中国香药植物（第一卷）

Chinese Aromatic Medicinal Plants

主 编 王羽梅 任 飞

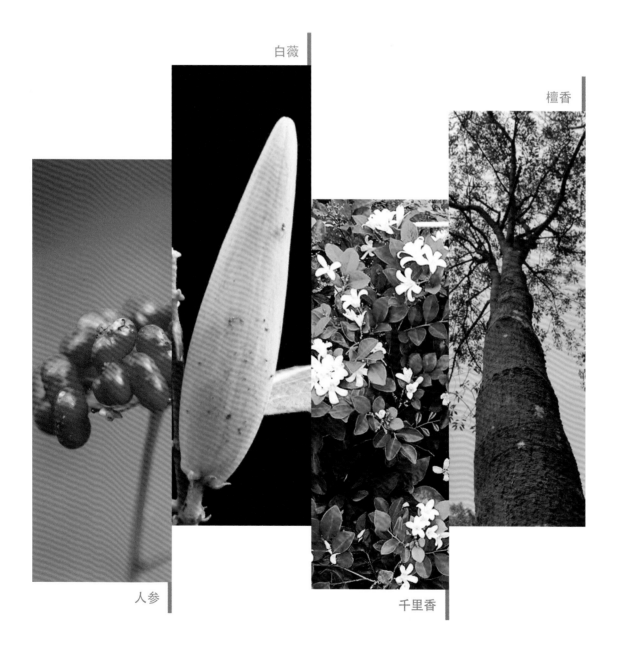

白薇

檀香

人参

千里香

华中科技大学出版社
http://press.hust.edu.cn
中国·武汉

图书在版编目（CIP）数据

中国香药植物 . 1-3 卷 / 王羽梅，任飞主编 . -- 武汉：华中科技大学出版社，2022.12
ISBN 978-7-5680-8817-6

Ⅰ.①中… Ⅱ.①王…②任… Ⅲ.①香料－药用植物－介绍－中国 Ⅳ.① R282.71

中国版本图书馆 CIP 数据核字 (2022) 第 239994 号

中国香药植物　　　　　　　　　　　　　　　　　　　　　　　　王羽梅　任 飞　主编
Zhongguo Xiangyao Zhiwu

出版发行：华中科技大学出版社（中国·武汉）　电话：(027)81321913
地　　址：武汉市东湖新技术开发区华工科技园（邮编：430223）
出 版 人：阮海洪

策划编辑：王　斌　　　　　　　　　　　　　　　　　　　　责任监印：朱　玢
责任编辑：吴文静　王佑芬　　　　　　　　　　　　　　　　装帧设计：柏桐文化

印　　刷：广州清粤彩印有限公司
开　　本：889 mm×1194 mm　1/16
印　　张：93
字　　数：1900 千字
版　　次：2022 年 12 月第 1 版　第 1 次印刷
定　　价：980.00 元（USD 196）（全三卷）

投稿热线：13925085234　　25000195@qq.com
本书若有印装质量问题，请向出版社营销中心调换
全国免费服务热线：400-6679-118 竭诚为您服务

《中国香药植物》编委会

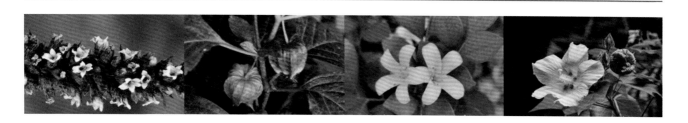

主　编：王羽梅　　任　飞

副主编：赵华祥　任安祥　杨得坡　卢佑铭　杨安坪　王晓龙　孙华彩
　　　　杨顺航

编委名单：（根据实际排名）

王羽梅——韶关学院	薛　凯——北京荣之联科技股份有限公司
任　飞——韶关学院	徐　杰——内蒙古师范大学
赵华祥——颇黎芳香医药科技（上海）有限公司	马丽霞——韶关学院
任安祥——韶关学院	潘春香——韶关学院
杨得坡——中山大学	肖艳辉——韶关学院
卢佑铭——雅琪实业（上海）有限公司	何金明——韶关学院
杨安坪——立颖国际有限公司	李思婷——欧芳生物科技（上海）股份有限公司
王晓龙——中国民族医药协会芳香医药分会	李策宏——四川省自然资源科学研究院
孙华彩——济南小格子网络科技有限责任公司	朱　强——宁夏林业研究院股份有限公司
杨顺航——西双版纳神农生物科技公司	叶喜阳——浙江农林大学
任晓强——韶关学院	罗开文——广西壮族自治区林业勘测设计院
王　斌——广州百彤文化传播有限公司	王颢颖——广州柏桐文化传播有限公司
易思荣——重庆三峡医药高等专科学校	刘　冰——中国科学院北京植物园
朱鑫鑫——信阳师范学院	邢福武——中国科学院华南植物园
庞玉新——广州药科大学	刘基男——云南大学
叶华谷——中国科学院华南植物园	纪宝玉——河南中医药大学
崔世茂——内蒙古农业大学	刘发光——韶关学院
徐晔春——广东花卉杂志社有限公司	寿海洋——上海辰山植物园
宋　鼎——昆明理工大学	叶育石——中国科学院华南植物园
张凤秋——辽宁锦州市林业草原保护中心	刘铁志——赤峰学院
郑悠雅——前海人寿广州总医院	吴文静——广州柏桐文化传播有限公司
陈振夏——中国热带农业科学院	

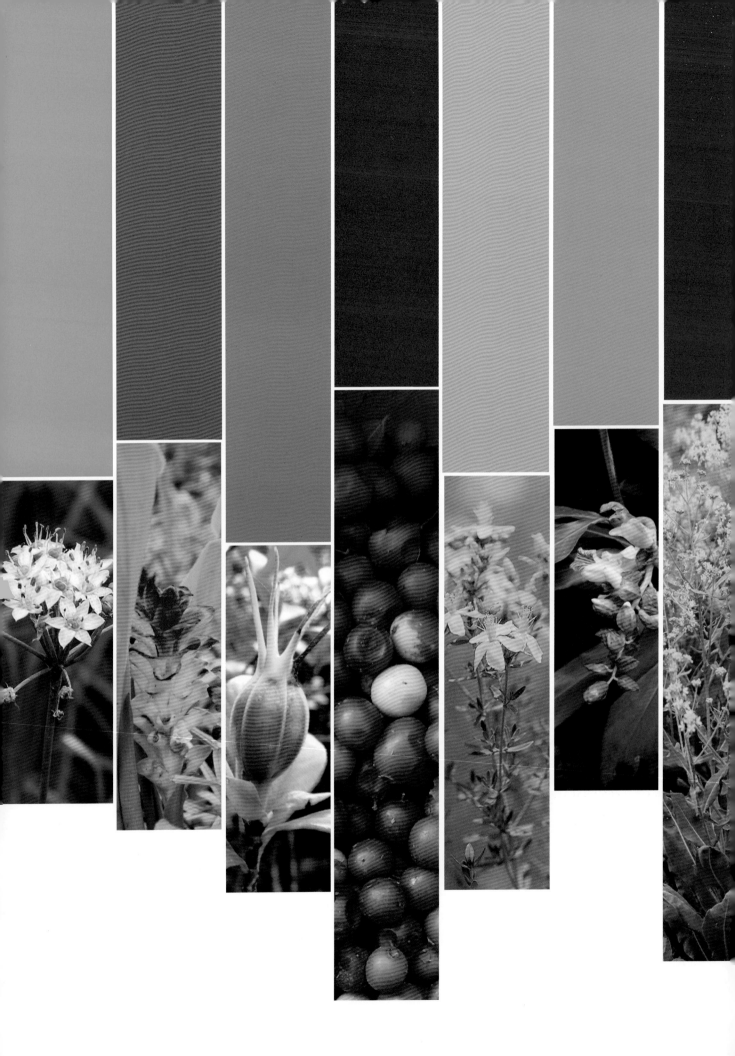

前　言

　　2013年，韶关学院芳香植物研究团队与陈策老师共同主编出版《芳香药用植物》后，很快脱销，从事芳香和中药行业的朋友对此的需求热情高涨，不断有朋友打听哪里可以买到该书。前些年，本团队致力于《中国芳香植物资源（1~6卷）》的编写，自2018年该书交稿后，我们立刻启动了《中国香药植物》（1~3卷）的编写工作。

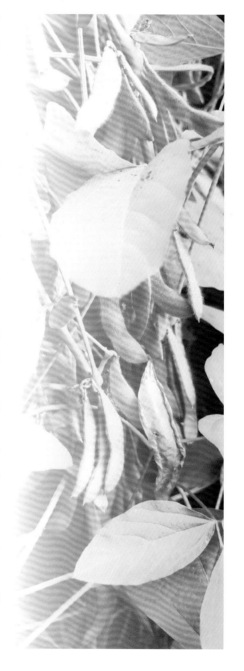

　　我国可以作为中药材利用的植物资源非常丰富，除了《中华人民共和国药典》（以下简称《药典》）规定使用的中药材外，更多中药材在各地、各民族被广泛使用。因此，编写本书遇到的首要困难是芳香药材的确定。我们想尽可能全面、系统地把我国的芳香中药材植物资源梳理出来，并加以介绍。所以，我们确定了药材选择原则如下：1. 从2020年版的《药典》收录的植物中药材中选取药用部位有芳香成分报道的芳香植物，构成本套书的第一卷。2.《中药世家》《中药数据库——中草药大全》《中华本草》《中药大辞典》《中国药用植物（1-30册）》等的中药材中选取药用部位有芳香成分报道的芳香药用植物。3. 部分地区民间或少数民族作为中药材使用，但以上数据库或文献没有收录的中药材没有选取。4. 药用部位没有芳香成分公开报道的中药材没有选取。5. 藻类、菌类、地衣类中药材没有收录。6. 提取物不单独列出。《药典》有规定成分的只列出该成分的研究报告，如紫苏叶挥发油的主成分为紫苏醛，芳香成分只列出以紫苏醛为主成分的研究报告。7. 芳香成分参考了公开发表的论文和公开出版的书籍，学位论文的资料没有引用。

　　该书的中文植物名称、分类地位和拉丁学名以中药数据库和《中国植物志》（电子版）为准，两者不一致的在括号中列出。随着分析测试手段的不断进步和研究的不断深入，芳香药材的成分分析报道也会越来越多，进入到芳香药用植物行列的植物资源也会越来越多。因此，本书选取的香药植物只有少数药材的主要成分是挥发油，多数药材只是含有挥发油，但不一定是该药材的主要成分或药用成分。

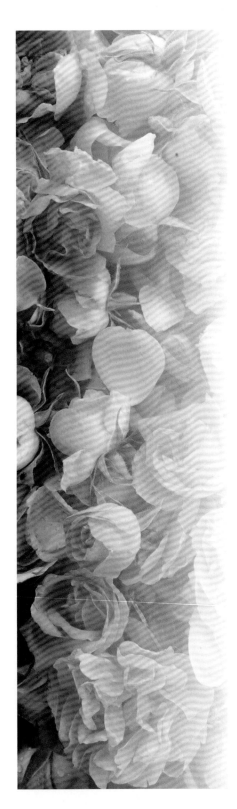

本书以药材名为标题进行描述，有的药材名和植物名一致，有的没有药材名的直接以植物名称分条描述。同一种植物有两种或两种以上器官药用的，分器官描述。同一种药材有两种或两种以上植物的采用同一条描述，形态特征和生境与分布分别描述。

韶关学院芳香植物研究团队成立于2001年，多年来，团队致力于芳香植物资源的研究。2008年，科学出版社出版了团队编写的首部专著《中国芳香植物》（上、下册），之后团队编写的《芳香药用植物》《中国芳香植物精油成分手册》（上、中、下册）《芳香蔬菜》《中国芳香植物资源》（1~6卷）等专著和《芳香植物栽培学》《芳香植物概论》等教材也相继出版。随着研究的不断深入和资料的不断丰富，对芳香植物的认识视野也在不断扩展，为了更好地满足广大芳香植物、中草药研究人员、相关企业和广大芳香爱好者的需求，我们组织力量编写了《中国香药植物》（1~3卷）。本书共收录药材1720种，涉及植物1640种（含亚种、变种）。

每一种植物尽可能配以彩色照片，为此，全国各地的数十名植物分类学家、植物摄影爱好者为本书提供了数量不等的植物照片，在此感谢为本书提供植物照片的所有作者。因为涉及人员太多，提供照片较少的部分摄影者未能列入编委，他们是：李钱鱼、宋阳、张孟聿、李忠宇、李雄、高志恳、王少平、郑珺、邹嫱、潘超美、周滨、周厚高、段士明、宛涛、王喜勇、王发国、邓双文、卢元贤、杨桂娣、丁全志、邹彬、刘坤良、潘伯荣、李镇魁、吴锦生、刘兆龙、李晓东、潘建斌、陈又生、卜万英、庞明娟、董上、黄颂谊、陈炳华、陈红锋、陈涛、迟建才、崔大方、崔煜文、代色平、付琳、何丽娜、黄建平、黄少伟、姜云传、柯欢、李泽贤、刘东明、刘军、刘翔、刘兴江、刘演、林秦文、马国华、马骉、区崇烈、秦位强、宋桂秋、屠鹏飞、王旺青、韦筱媚、吴永彬、吴玉虎、辛海亮、徐克学、徐隽彦、徐永福、宣晶、严临高、杨宗宗、叶文、叶兴蓉、易绮斐、由利修二、袁彩霞、张丽霞、张宏伟、张金龙、张荣京、张亚洲、张莹、周恒苍、周洪义、周鹂、曾庆文、徐世松等，由于提供照片的摄影者众多，如有遗漏深表歉意，并请联系作者，在此对他们表现歉意并致以衷心的感谢！

本书具备以下几个特点：1. 全面性：本书是在查阅大量文献的基础上精心编辑而成，是首次对我国芳香药用植物的全面叙述，收录的芳香中药植物力求全面、系统，比原《芳香药用植物》有较大幅度的增加。2.系统性：以中药材名称分条目介绍，每一个中药材介绍的内容包括：基源植物及其拉丁名和药用部位、形态特征、生境与在国内的分布、挥发油含量、挥发油主要成分、药材的性味功效与主治。3.权威性：本书参考了数以万计的公开发表的学术论文，参考了最新版的《中华人民共和国药典》等公开出版的专著等。植物分类、中文名和拉丁学名统一以《中国植物志》（电子版）为准，引用资料及数据具有权威性。4.观赏性：每一个中药材都配1~3幅彩图，彩图包括中药材、原植物图和（或）药用部位植物图，做到图文并茂。所用图片来自全国数十位植物分类专家和中药材研究专家。5.实用性：从本书可以了解我国药用芳香植物资源的全貌。可作为中医中药、芳香疗法、香精香料等相关专业或企业的研究人员、从业人员的重要参考书。

其他需要说明的几个问题：1.芳香药用植物中只有为数不多的中药材以挥发油为主成分，这些药材在《药典》中大多有挥发油含量和挥发油主成分含量的规定。绝大部分芳香药用植物是含有一定量的挥发油，但其有效成分不一定是挥发油。本书选择的是药用部位有挥发油成分报道的中药材，不能等同于其有效药用成分是挥发油。2.同一个中药材有多篇挥发油成分报道的论文时，如第一主成分相同时，只选其中一篇作为参考，如第一主成分不同时，则分别列出。3.为了节约篇幅，所有药材的挥发油成分只选取了相对含量等于或大于1%的成分，其他微量成分没有列出，如有兴趣了解详细成分，可参考原论文或《中国芳香植物精油成分手册》（上、中、下册）。4.全书的挥发油含量和芳香成分的相对含量统一精确到小数点后两位，对多于两位的原文进行了四舍五入，对少数以峰面积为单位的原文换算成了相对含量。5.为了方便读者阅读，对原论文是英文的挥发油成分翻译成了汉语，个别无法翻译的英文保留。

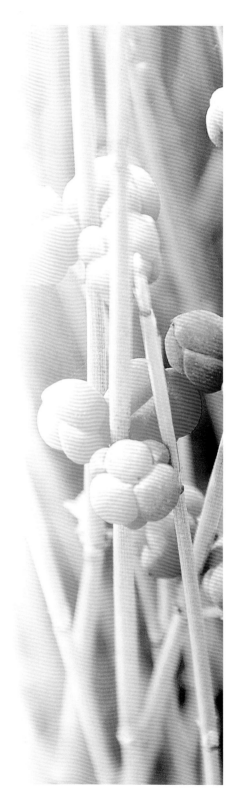

目录

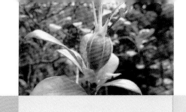

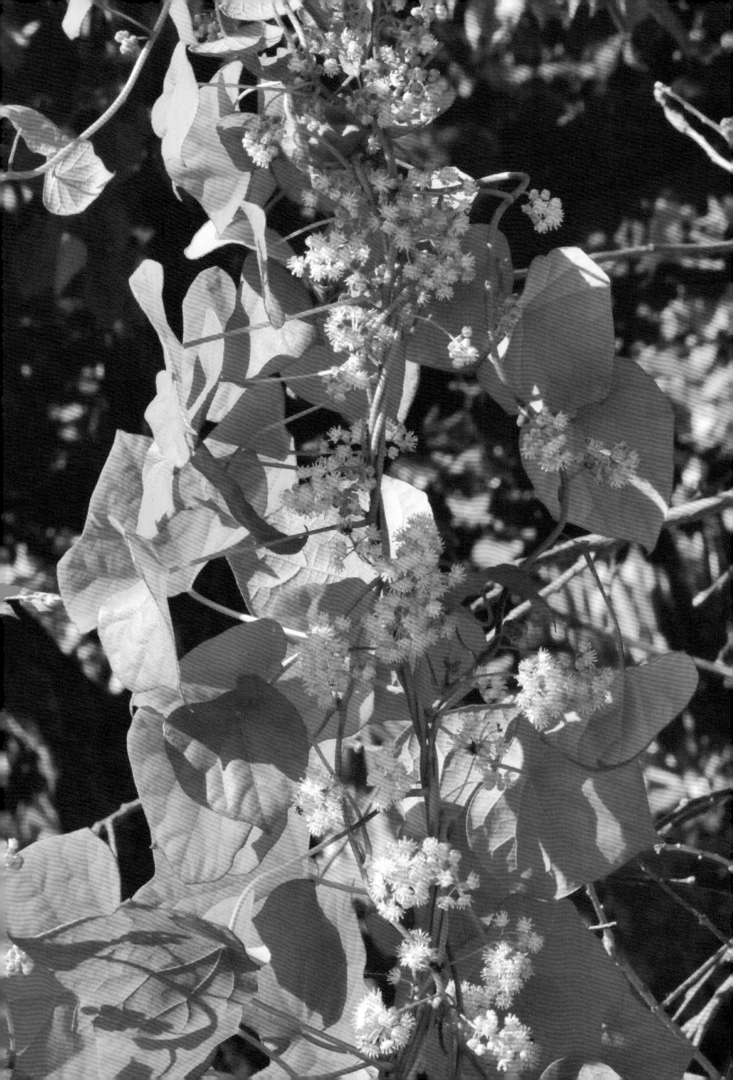

安息香 ▼

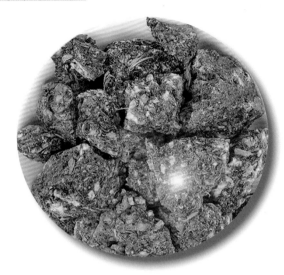

【基源】安息香科安息香属植物越南安息香（白花树）*Styrax tonkinensis* (Pierre) Craib ex Hartw. 的干燥树脂。

【形态特征】乔木，高6~30m。叶互生，纸质至薄革质，椭圆形至卵形，长5~18cm，宽4~10cm。圆锥花序，或渐缩小成总状花序；花白色，长12~25mm；小苞片钻形或线形；花萼杯状，萼齿三角形；花冠裂片膜质，卵状披针形或椭圆形。果实近球形，直径10~12mm，顶端急尖或钝；种子卵形，栗褐色，密被小瘤状突起和星状毛。花期4~6月，果熟期8~10月。

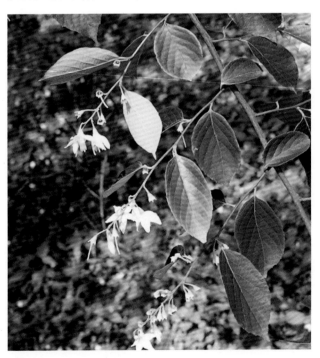

【习性与分布】热带亚热带树种，垂直分布在海拔100~2000m，喜生于气候温暖、较潮湿、微酸性、排水良好的山坡或山谷、疏林中或林缘。分布于云南、贵州、广东、广西、福建、湖南、江西。

【挥发油含量】水蒸气蒸馏的树脂的得油率为0.20%。

【芳香成分】娄方明等（2010）用水蒸气蒸馏法提取的白花树干燥树脂挥发油的主要成分为：2-丙烯醛（16.46%）、肉桂酸肉桂酯（15.86%）、肉桂酸苄酯（15.82%）、3-苯基苯甲酸苄酯（11.88%）、苯乙烯（8.99%）、苯甲醛（8.50%）、乙酰苯（3.21%）、长叶烯-V1（2.54%）等。彭颖等（2013）用水蒸气蒸馏法提取的白花树树脂挥发油的主要成分为：苯甲酸苄酯（52.66%）、苯甲酸（23.73%）、合成右旋龙脑（6.56%）、异龙脑（3.17%）、丁香酚（1.73%）、肉桂酸苄酯（1.45%）、苯甲酸烯丙酯（1.38%）、肉桂酸肉桂酯（1.34%）、苯甲酸甲酯（1.12%）等。

【性味与功效】开窍醒神，行气活血，止痛。用于中风痰厥，气郁暴厥，中恶昏迷，心腹疼痛，产后血晕，小儿惊风。

菝葜 ▼

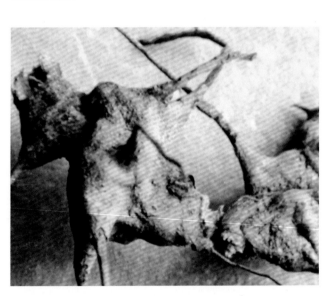

【基源】百合科菝葜属植物菝葜 *Smilax china* Linn. 的干燥根茎。

【形态特征】攀援灌木；根状茎为不规则的块状，粗2~3cm。茎长1~5m。叶薄革质或坚纸质，圆形或卵形，长3~10cm，宽1.5~10cm。伞形花序生于小枝上，具十

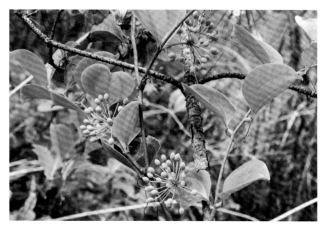

几朵或更多的花，常呈球形；花序托稍膨大，近球形；花绿黄色，外花被片长 3.5~4.5mm，宽 1.5~2mm，内花被片稍狭。浆果直径 6~15mm，熟时红色，有粉霜。花期 2~5 月，果期 9~11 月。

【习性与分布】多野生于海拔 2000m 以下的林下、灌丛中、路旁、河谷或山坡上。喜温暖，耐半阴。分布于山东、江苏、浙江、福建、台湾、江西、安徽、广西、湖南、湖北、四川、云南、贵州、广东、广西、河南、甘肃。

【芳香成分】金泳妍等（2011）用水蒸气蒸馏法提取的菝葜挥发油的主要成分为：棕榈酸（42.27%）、2- 己酰基呋喃（19.35%）、乙酰基丁香油酚（15.12%）、樟脑（2.82%）、花生酸（1.83%）、二十酸甲酯（1.55%）、12- 甲基 -2,13- 十八辛二烯 -1- 醇（1.34%）、4- 羟基 -3- 甲氧基乙酰苯（1.16%）等。

【性味与功效】味甘、酸，性平。利湿去浊，祛风除痹，解毒散瘀。用于小便淋浊，带下量多，风湿痹痛，疔疮痈肿。

土茯苓 ▼

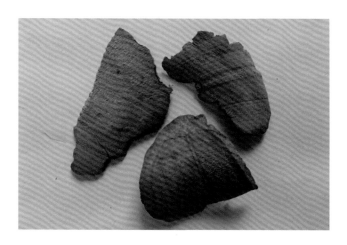

【基源】百合科菝葜属植物土茯苓（光叶菝葜） *Smilax glabra* Roxb. 的干燥根茎。

【形态特征】攀援灌木；根状茎块状，粗 2~5cm。茎长 1~4m。叶薄革质，狭椭圆状披针形，长 6~15cm，宽 1~7cm。伞形花序通常具 10 余朵花；花序托膨大，连同小苞片多少呈莲座状；花绿白色，六棱状球形，直径约 3mm；雄花外花被片近扁圆形，兜状；内花被片近圆形；雌花外形与雄花相似。浆果直径 7~10mm，紫黑色。花期 7~11 月，果期 11 月至次年 4 月。

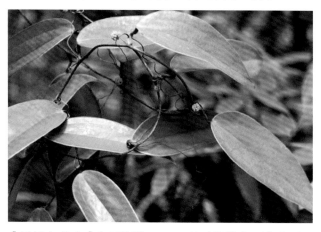

【习性与分布】生于海拔 1800m 以下的林中、灌丛下、河岸或山谷向阳处，也见于林缘与疏林中。喜温暖，耐干旱和荫蔽。分布于甘肃、台湾、海南、安徽、浙江、江西、福建、湖南、湖北、广东、广西、四川、云南。

【芳香成分】霍昕等（2006）用水蒸气蒸馏法提取的贵州贵阳产土茯苓挥发油的主要成分为：棕榈酸（17.87%）、萜品烯 -4- 醇（7.53%）、亚油酸（6.78%）、正壬烷（4.51%）、8,11- 十八碳二烯酸甲酯（2.22%）、α - 雪松醇（1.81%）、甲基棕榈酯（1.29%）等。周意等（2018）用顶空固相微萃取法提取的土茯苓挥发油的主要成分为：右旋萜二烯（26.91%）、松油醇（16.57%）、壬醛（10.12%）、癸醛（9.99%）、(-)-4- 萜品醇（4.39%）、2,2',5,5'- 四甲基联苯基（4.30%）、7- 甲基十八烷（3.50%）、十六烷醚（3.41%）、苯乙烯（2.38%）、1,2,3- 三甲基 -4-(1E)-1- 丙烯 -1- 基 - 萘（2.18%）、十六烷（2.10%）、月桂醛（1.97%）、三十一烷（1.72%）、己醛（1.61%）、萜品烯（1.34%）、二十二烷（1.25%）、正辛醛（1.14%）、十三烷（1.13%）等。

【性味与功效】味甘、淡，性平。解毒，除湿，通利关节。用于梅毒及汞中毒所致的肢体拘挛，筋骨疼痛，湿热淋浊，带下，痈肿，瘰疬，疥癣。

百合 ▼

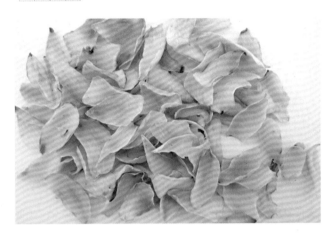

【基源】百合科百合属植物卷丹 *Lilium tigrinum* Ker Gawler（*Lilium lancifolium* Thunb.）、百合 *Lilium brownii* var. *viridulum* Baker、细叶百合（山丹）*Lilium pumilum* DC. 的干燥肉质鳞片。细叶百合鳞片未见芳香成分报道。

【形态特征】卷丹：鳞茎近宽球形，高约3.5cm，直径4~8cm；鳞片宽卵形，白色。茎高0.8~1.5m，带紫色条纹，具白色绵毛。叶散生，矩圆状披针形，长6.5~9cm，宽1~1.8cm，先端有白毛，边缘有乳头状突起。花3~6朵或更多；苞片叶状，卵状披针形；花梗紫色；花下垂，花被片披针形，反卷，橙红色，有紫黑色斑点。蒴果狭长卵形。花期7~8月，果期9~10月。

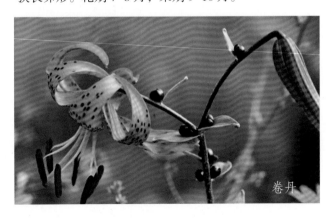

卷丹

百合：鳞茎球形，直径2~4.5cm；鳞片披针形，白色。茎高0.7~2m，有的有紫色条纹。叶散生，通常自下向上渐小，叶倒披针形至倒卵形，长7~15cm，宽0.6~2cm，全缘。花单生或几朵排成近伞形；苞片披针形；花喇叭形，有香气，乳白色，外面稍带紫色，无斑点。蒴

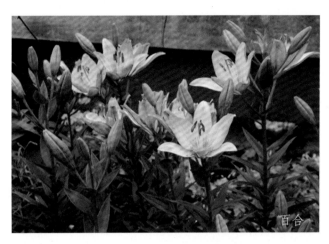

百合

果矩圆形。花期5~6月，果期9~10月。

【习性与分布】卷丹：生山坡灌木林下、草地，路边或水旁，海拔400~2500m。全国各地有栽培。百合：生于山坡草丛中、疏林下、山沟旁、地边或村旁，海拔300~920m。分布于河北、山西、河南、陕西、湖北、湖南、江西、安徽和浙江。

【挥发油含量】超临界萃取的百合干燥鳞茎的得油率为0.65%；水蒸气蒸馏的卷丹鳞茎的得油率为0.42%~0.55%。

【芳香成分】卷丹：李红娟等（2007）用水蒸气蒸馏法提取的陕西汉中露地栽培的卷丹鳞茎挥发油的主要成分为：1,3-二甲基苯（36.94%）、1-乙基-3-甲苯（14.67%）、乙苯（12.34%）、硬脂炔酸（8.40%）、棕榈酸（5.17%）、辛烷（3.12%）、2,4-二-三-丁苯（3.11%）、1,2,4-三甲基苯（2.47%）、硬脂酸（1.45%）、香草醛（1.24%）、丙基苯（1.16%）、二甲基癸酸（1.14%）、油酸（1.08%）等。

百合：姜霞等（2013）用水蒸气蒸馏法提取的甘肃榆中产百合干燥鳞茎挥发油的主要成分为：二十五烷（3.80%）、二十二烷（3.51%）、二十烷（3.09%）、7-异丙基-1,1,4a-三甲基-1,2,3,4,4a,9,10,10a-八氢菲（3.00%）、十八烷（2.69%）、十六烷（1.67%）等。傅春燕等（2015）用超临界CO_2萃取法提取的干燥鳞茎挥发油的主要成分为：正癸酸（23.88%）、新植二烯（5.76%）、邻苯二甲酸二辛酯（5.28%）、二十三烷（3.38%）、正碳十九酸（3.19%）、角鲨烷（2.88%）、乳酸乙酯（2.40%）、乙基新戊基邻苯二甲酸酯（1.92%）、二十八烷（1.72%）、十五烷（1.45%）、油酸（1.33%）、二十四烷（1.13%）、二十七烷（1.01%）等。

【性味与功效】味甘，性寒。养阴润肺，清心安神。用于阴虚燥咳，劳嗽咳血，虚烦惊悸，失眠多梦，精神恍惚。

川贝母 ▼

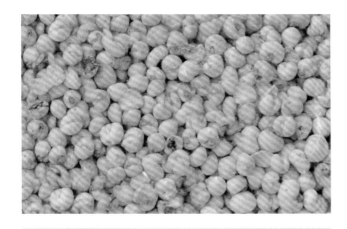

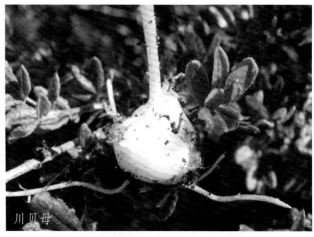

川贝母

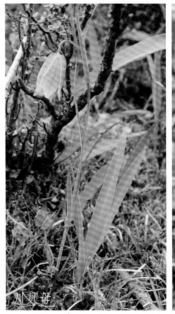

川贝母

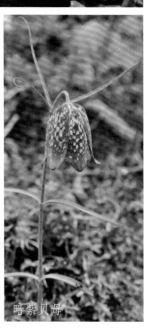

暗紫贝母

【基源】百合科贝母属植物川贝母 *Fritillaria cirrhosa* D. Don、暗紫贝母 *Fritillaria unibracteata* Hsiao et K.C.Hsia、甘肃贝母 *Fritillaria przewalskii* Maxim.、梭砂贝母 *Fritillaria delavayi* Franch.、太白贝母 *Fritillaria taipaiensis* P.Y.Li 或瓦布贝母 *Fritillaria unibracteata* Hsiao et K.C.Hsiavar wabuensis（S.Y.Tang et S.C.Yue）Z.D.Liu，S.Wang et S.C.Chen 的干燥鳞茎。甘肃贝母、梭砂贝母、太白贝母、瓦布贝母鳞茎未见芳香成分的报道。

【形态特征】川贝母：植株长 15~50cm。鳞茎由 2 枚鳞片组成，直径1~1.5cm。叶通常对生，条形至条状披针形，长 4~12cm，宽 3~10mm，花通常单朵，紫色至黄绿色，通常有小方格；每花有 3 枚叶状苞片，苞片狭长；花被片长 3~4cm，蜜腺窝在背面明显凸出。蒴果长宽各约1.6cm，棱上只有宽 1~1.5mm 的狭翅。花期 5~7 月，果期 8~10 月。

暗紫贝母：植株长 15~23cm。鳞茎由 2 枚鳞片组成，直径 6~8mm。叶在下面的 1~2 对为对生，上面的 1~2 枚散生或对生，条形或条状披针形，长 3.6~5.5cm，宽 3~5mm。花单朵，深紫色，有黄褐色小方格；叶状苞片 1 枚，先端不卷曲；花被片长 2.5~2.7cm；蜜腺窝稍凸出或不很明显。蒴果长 1~1.5cm，宽 1~1.2cm，棱上的翅很狭。花期 6 月，果期 8 月。

【习性与分布】川贝母：常生于林中、灌丛下、草地或河滩、山谷等湿地或岩缝中，海拔 3200~4200m。分布于西藏、云南、四川、甘肃、青海、宁夏、陕西和山西。

暗紫贝母：生于海拔 3200~4500m 的草地上。分布于四川和青海。

【芳香成分】川贝母：李玉美（2008）用水蒸气蒸馏法提取的川贝母干燥鳞茎挥发油的主要成分为：1- 十八烯 (16.38%)、1- 十二烯 (15.09%)、十六烷基 - 环氧乙烷 (11.38%)、棕榈醇 (10.65%)、花生醇 (7.95%)、9- 十八炔酸甲酯 (6.94%)、n- 十六酸 (5.41%)、Z-2- 十四烯 -1- 醇醋酸酯（2.68%）、双 (2- 乙基己基) 邻苯二甲酸酯（1.73%）、2-(9- 氧化十八烷基)-,(Z)- 乙醇 (1.46%) 等。

暗紫贝母：韵海霞等（2010）用有机溶剂萃取法提取的青海玛多产暗紫贝母干燥鳞茎挥发油的主要成分为：亚油酸（19.66%）、十六烷酸（18.63%）、乙酸丁酯（12.86%）、十八烷酸（8.92%）、甲酸丁酯（3.19%）、丙酸乙酯（2.38%）、2- 羟基 -1-(羟甲基) 十六烷酸乙酯（2.27%）、豆甾二烯 -3,5（1.55%）、棕榈酸异丙酯（1.37%）、十四烷酸（1.03%）等。

【性味与功效】味苦、甘，性微寒。清热润肺，化痰止咳，散结消痈。用于肺热燥咳，干咳少痰，阴虚劳嗽，痰中带血，瘰疬，乳痈，肺痈。

平贝母 ▼

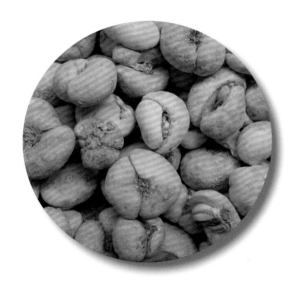

【基源】百合科贝母属植物平贝母 *Fritillaria ussuriensis* Maxim. 的干燥鳞茎。

【形态特征】植株长可达 1m。鳞茎由 2 枚鳞片组成，直径 1~1.5cm，周围还常有少数小鳞茎。叶轮生或对生，条形至披针形，长 7~14cm，宽 3~6.5mm。花 1~3 朵，紫色而具黄色小方格，顶端的花具 4~6 枚叶状苞片，苞片先端强烈卷曲；外花被片长约 3.5cm，宽约 1.5cm，比内花被片稍长而宽；蜜腺窝在背面明显凸出。花期 5~6 月。

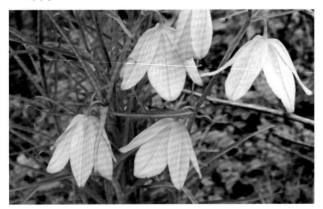

【习性与分布】生于低海拔地区的林下、草甸或河谷。喜冷凉湿润的环境。分布于辽宁、吉林、黑龙江。

【挥发油含量】超临界萃取的干燥鳞茎的得油率为 0.05%。

【芳香成分】韩成花等（2006）用超临界 CO_2 萃取法提取的吉林敦化产平贝母挥发油的主要成分为：5,9-

二烯呋喃（42.65%）、(+)-α-莎草酮（8.92%）、[1aR-(1aα,4aα,7α,7aβ,7bα)]-十氢-1,1,7-三甲基-4-亚甲基-1H-环丙 [e] 薁（8.00%）、β-石竹烯（6.36%）、反式石竹烯（1.75%）等。

【性味与功效】味苦、辛，性微寒。清热润肺，化痰止咳。用于肺热燥咳，干咳少痰，阴虚劳嗽，咳痰带血。

浙贝母 ▼

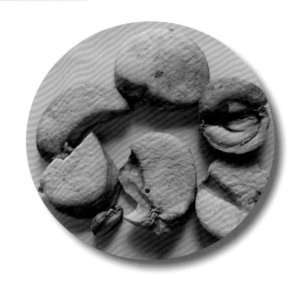

【基源】百合科贝母属植物浙贝母 *Fritillaria thunbergii* Miq. 的干燥鳞茎。

【形态特征】植株长 50~80cm。鳞茎由 2~3 枚鳞片组成，直径 1.5~3cm。叶在最下面的对生或散生，向上常兼有散生、对生和轮生的，近条形至披针形，长 7~11cm，宽 1~2.5cm。花 1~6 朵，淡黄色，有时稍带淡紫色，花具 2~4 枚叶状苞片；花被片长 2.5~3.5cm，宽约 1cm，内外轮的相似。蒴果长 2~2.2cm，宽约 2.5cm。花期 3~4 月，果期 5 月。

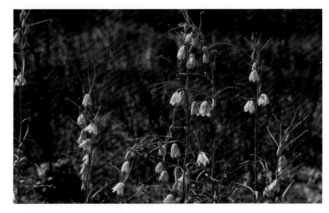

【习性与分布】生于海拔较低的山丘荫蔽处或竹林下。喜温和湿润、阳光充足的环境。分布于江苏、浙江、湖南。

【挥发油含量】超声－辅助法提取的浙贝母药材的得油率为0.91%。

【芳香成分】曹跃芬等（2012）用水蒸气蒸馏法提取的浙江金华产浙贝母挥发油的主要成分为：十六烷酸（53.46%）、(E,E)-9,12-十八烷二烯酸甲酯（26.96%）、油酸（9.34%）、十四烷酸（1.93%）、9-十六碳烯酸（1.87%）、亚油酸乙酯（1.17%）等。杜伟锋等（2018）用水蒸气蒸馏法提取的浙江宁波产浙贝母挥发油的主要成分为：亚油酸乙酯（36.93%）、16-贝壳杉烯（22.85%）、十六酸乙酯（10.67%）、3-甲烯基－雄甾烷-17-醇（10.59%）、[4aR-(4aα,4bβ)]-3,4,4a,4b,5,6,7,8,10,10a-十氢-1,1,4a,7,7-五甲基-2(1H)-菲酮（6.89%）、L-(+)-抗坏血酸-2,6-棕榈酸酯（4.84%）、4-烯-3-酮-17-雄甾醇（1.94%）、13β-甲基-13-乙烯基－罗汉松-7-烯-3β-醇（1.82%）、油酸（1.14%）等。

【性味与功效】味苦，性寒。清热化痰止咳，解毒散结消痈。用于风热咳嗽，痰火咳嗽，肺痈，乳痈，瘰疬，疮毒。

重楼 ▼

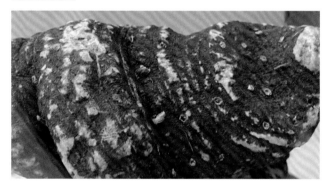

【基源】百合科重楼属植物云南重楼（宽瓣重楼）*Paris polyphylla* Sm.var. *yunnanensis* (Franch.) Hand.-Mazz.、七叶一枝花 *Paris polyphylla* Smith var. *chinensis* (Franch.) Hara（《中国植物志》为七叶一枝花华重楼变种）的干燥根茎。

【形态特征】云南重楼：叶6~12枚，厚纸质，披针形或倒卵状披针形。外轮花被片披针形，长3~4.5cm，内轮花被片6~12枚，条形；花丝极短；子房球形。花期6~7月，果期9~10月。

七叶一枝花：植株高35~100cm，无毛；根状茎粗厚，直径达1~2.5cm，外面棕褐色。叶5~10枚，矩圆形或倒卵状披针形，长7~15cm，宽2.5~5cm，先端短尖或渐尖，基部圆形或宽楔形；外轮花被片绿色，3~6枚，狭卵状披针形；内轮花被片狭条形。蒴果紫色，直径1.5~2.5cm，3~6瓣裂开。种子多数，具鲜红色多浆汁的外种皮。花期4~7月，果期8~11月。

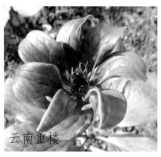 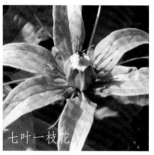

云南重楼　　　　　七叶一枝花

【习性与分布】云南重楼：生于海拔1400~3600m的林下或路边。分布于福建、湖北、湖南、广西、四川、贵州和云南。七叶一枝花：生于海拔1800~3200m的林下。分布于西藏、云南、四川和贵州。

【挥发油含量】超临界萃取的七叶一枝花干燥根茎的得油率为2.58%，云南重楼干燥根茎的得油率为2.31%。

【芳香成分】云南重楼：刘志雄等（2015）用超临界CO$_2$萃取法提取的宽瓣重楼干燥根茎挥发油的主要成分为：9,12-十八碳二烯酸（50.27%）、棕榈酸（11.93%）、9,12-十八碳二烯酸乙酯（2.96%）、9,12-十八碳二烯酸-2-羟基-1-羟甲基乙酯（2.69%）、邻苯二甲酸异丁基辛基酯（1.72%）、2-(9,12-十八碳二烯氧基)乙醇（1.71%）、N-苯基-1-萘胺（1.56%）、1-单棕榈酸甘油（1.19%）等。

七叶一枝花：刘志雄等（2014）用超临界CO$_2$萃取法提取的湖南湘西产七叶一枝花干燥根茎挥发油的主要成分为：邻苯二甲酸-异丁基-3-戊烯基酯（24.71%）、9,12-十八碳-二烯酸（13.91%）、八氢-4α-甲基-7-异丙基-2-(1H)-萘酮（7.77%）、甘油（6.03%）、油酸甲酯（5.72%）、1,2-邻苯二甲酸-丁基-2-异丁基酯（5.46%）、邻苯二甲酸二(2-乙基己基)酯（4.22%）、2-十四烷基-甘氨酰胺（1.90%）、9,12-十八碳二烯烷氧基乙醇（1.80%）、棕榈酸-2-羟基-1-(羟甲基)乙酯（1.69%）、甘油醚（1.31%）、10-甲基月桂酸甲酯（1.24%）、3,3-二乙氧基-1-丙醇（1.07%）等。

【性味与功效】味苦，性微寒。清热解毒，消肿止痛，凉肝定惊。用于疔疮痈肿，咽喉肿痛，蛇虫咬伤，跌扑伤痛，惊风抽搐。

韭菜子 ▼

【基源】百合科葱属植物韭菜 *Allium tuberosum* Rottl. ex Spreng. 的干燥成熟种子。

【形态特征】具倾斜的横生根状茎。鳞茎簇生，近圆柱状。叶条形，扁平，实心，宽 1.5~8mm，边缘平滑。花葶圆柱状，常具 2 纵棱，高 25~60cm，下部被叶鞘；总苞单侧开裂，或 2~3 裂，宿存；伞形花序半球状或近球状，具多但较稀疏的花；花白色；花被片内轮的矩圆状倒卵形，外轮的常较窄，矩圆状卵形至矩圆状披针形。花果期 7~9 月。

【习性与分布】对温度适应范围广，喜冷凉气候，耐低温，能抵抗霜害。对干旱有一定的抵抗能力。全国各地均有栽培。

【挥发油含量】水蒸气蒸馏的种子的得油率为 0.80%。

【芳香成分】胡国华等（2009）用水蒸气蒸馏法提取的'791 韭菜'种子挥发油的主要成分为：己醛（17.74%）、十九烯 -2- 酮（10.39%）、棕榈酸（10.20%）、2- 戊基呋喃（6.50%）、甲基 (2-) 丙烯基二硫醚（5.85%）、二烯丙基二硫醚（4.86%）、二甲基四硫化合物（4.37%）、乙基 (2-) 丁烯基硫醚（3.59%）、油酸（3.31%）、2,4- 二烯癸醛（3.10%）、庚醇（3.03%）、二二甲基丙烯基硫醚（2.09%）、甲基 (1-) 丙烯基二硫醚（1.90%）、二甲基二硫醚（1.77%）、甲基异丙烯基二硫醚（1.76%）、1,3- 二噻烷（1.68%）、4- 甲基十三烷（1.61%）、壬醛（1.46%）、4,8,12- 三甲基 -2- 十八酮（1.43%）、

叶绿醇（1.36%）、甲基丙烯基硫醚（1.17%）、庚醛（1.17%）、2- 甲基噻吩（1.02%）等。王雯萱等（2015）用水蒸气蒸馏法提取的韭菜种子挥发油的主要成分为：3-（异丙基硫代）丙酸（14.55%）、二烯丙基硫醚（13.13%）、二烯丙基二硫醚（12.38%）、1,3- 二噻烷（8.03%）、糠基甲基硫醚（3.96%）、2,2- 二（甲硫基）丙烷（2.44%）、3,3,6- 三甲基 -1,5- 庚二烯 -4- 酮（2.36%）、2- 正戊基呋喃（2.20%）、双（乙基硫代）甲烷（2.17%）、2- 甲基 -1,3- 二噻烷（2.06%）、正壬烷（1.85%）、2- 乙基 -1,3- 二噻烷（1.42%）、正己醇（1.21%）等。

【性味与功效】味辛，甘，性温。温补肝肾，壮阳固精。用于肝肾亏虚，腰膝酸痛，阳痿遗精，遗尿尿频，白浊带下。

【注】韭菜除种子《药典》入药外，根（韭根）和叶（韭菜）均可入药。韭根：用水蒸气蒸馏法提取的韭新鲜根茎挥发油的主要成分为：2- 甲基 -2- 戊烯醛（23.62%）、二甲基三硫醚（14.30%）、甲基丙基三硫醚（14.20%）、甲基丙烯基三硫醚（11.20%）、甲基丙烯基二硫醚(4.15%)、丙基丙烯基三硫醚（4.03%）、甲基丙烯基二硫醚（3.58%）、二丙基三硫醚（3.54%）、顺式 - 丙基丙烯基二硫醚(2.30%)、十三酮 -2（2.05%）、反式 - 丙基丙烯基二硫醚（1.90%）、二甲基四硫醚（1.30%）、二甲基二硫醚（1.10%）等（王鸿梅等，2002）。韭根味辛，性温。温中，行气，散瘀，解毒。治里寒腹痛，食积腹胀，胸痹疼痛，赤白带下，衄血，吐血，漆疮，疮癣，跌打损伤。韭菜：水蒸气蒸馏的叶的得油率为 5.99%~8.23%。韭葱叶挥发油的主要成分多为二甲基三硫醚（18.76%~38.56%）和甲基 -2- 丙烯基二硫醚（21.54%~31.46%），也有主成分不同的报告。王雄等（2012）用水蒸气蒸馏法提取的甘肃兰州产韭菜新鲜叶挥发油的主要成分为：二丙烯 - 双硫醚（39.31%）、甲基 - 丙烯基 - 双硫醚（32.76%）、甲基 - 丙烯基 - 三硫醚（12.16%）、二丙烯基 - 三硫醚（7.33%）、二甲基 - 三硫醚（3.41%）、丙烯硫基 - 乙酸甲酯（2.08%）、1,3- 二硫己烷（1.17%）等。陈贵林等（2007）用同时蒸馏 - 萃取法提取的'平韭 4 号'韭菜叶挥发油的主要成分为：二甲基三硫化物（38.56%）、E- 甲基 - 丙烯基硫化物（12.13%）、甲基 - 丙烯基 - 二硫化物（9.74%）、二甲基四硫化物（7.23%）、1,3- 二噻烷（3.80%）、烯丙基 - 甲基硫化物（3.62%）、甲基 -2- 丙烯基 - 二硫化物（3.46%）、Z- 甲基 - 丙烯基硫化物（2.78%）、3,7- 二甲基 -1,6- 辛二烯 -3-

醇（2.73%）、4-羟基 -3- 甲基苯乙酮（2.26%）、二 -2- 丙烯基三硫化物（1.90%）、2- 丙烯基 - 硫代乙腈（1.07%）等。卫煜英等（2003）用水蒸气蒸馏法提取的韭菜新鲜叶挥发油的主要成分为：甲基 -2-丙烯基二硫醚（31.46%）、二甲基二硫醚（21.73%）、二 -1- 丙烯基二硫醚（9.85%）、甲基 -1- 丙烯基二硫醚（9.48%）、二甲基三硫醚（8.55%）、甲基 -2-丙烯基三硫醚（5.59%）、二 -2- 丙烯基二硫醚（5.37%）、二噻烷（1.11%）、二 -1- 丙烯基三硫醚（1.07%）等。王鸿梅等（2002）用水蒸气蒸馏法提取的韭菜新鲜叶挥发油的主要成分为：2- 甲基 -2- 戊烯醛（22.54%）、二甲基三硫醚（12.50%）、甲基丙基三硫醚（7.96%）、甲基丙烯基二硫醚（5.10%）、甲基丙基二硫醚（4.50%）、二甲基二硫醚（4.10%）、十三酮 -2（4.10%）、甲基丙烯基三硫醚（4.05%）、丙基丙烯基三硫醚（2.50%）、二丙基三硫醚（2.39%）、十一酮 -2（2.10%）、丙基丙烯基二硫醚（顺式）（1.25%）、2,4- 五甲基噻吩（1.20%）等。韭菜叶味辛，性温。补肾，温中行气，散瘀，解毒。治肾虚阳痿，里寒腹痛，噎膈反胃，胸痹疼痛，衄血，吐血，尿血，痢疾，痔疮，痈疮肿毒，漆疮，跌打损伤。

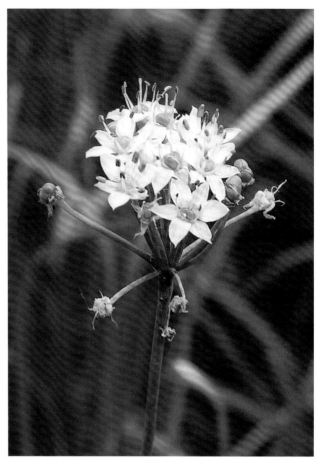

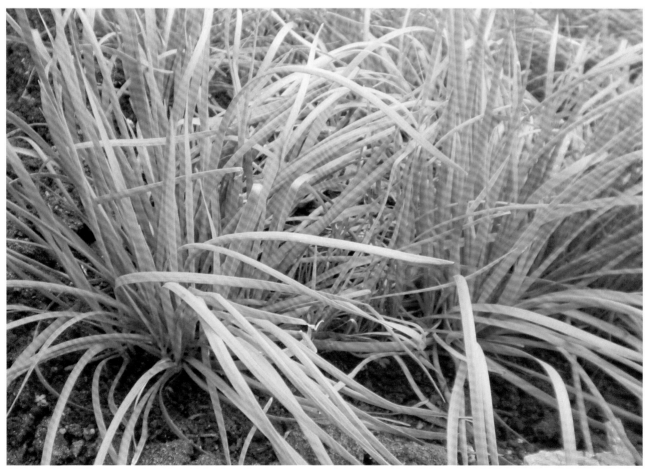

大蒜 ▼

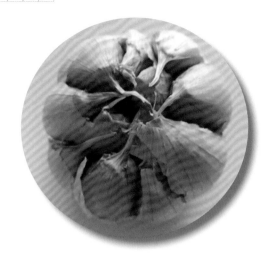

【基源】百合科葱属植物大蒜 *Allium sativum* Linn. 的鳞茎。

【形态特征】鳞茎球状至扁球状，通常由多数肉质、瓣状的小鳞茎紧密地排列而成，外面被数层白色至带紫色的膜质鳞茎外皮。叶宽条形，扁平，宽可达2.5cm。花葶实心，圆柱状，中部以下被叶鞘；总苞具长喙；伞形花序密具珠芽，间有数花；小苞片大，卵形，膜质，具短尖；花常为淡红色；花被片披针形至卵状披针形，长3~4mm，内轮的较短。花期7月。

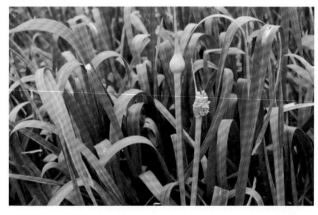

【习性与分布】喜冷凉、喜湿、怕旱。全国各地均有栽培。

【挥发油含量】水蒸气蒸馏的大蒜的得油率为0.07%~0.86%；超临界萃取的得油率为0.10%~1.88%；有机溶剂萃取的得油率为0.23%~2.80%。

【芳香成分】多数研究者提取的大蒜的挥发油的主成分为二烯丙基二硫化物（9.43%~76.99%），也有一些

分析的主要成分为其他含硫化合物。杨进等（2009）用水蒸气蒸馏法提取的湖北宜昌产'三峡紫皮蒜'挥发油的主要成分为：二烯丙基二硫醚（76.99%）、二烯丙基三硫醚（9.62%）、二烯丙基硫醚（4.30%）、甲基烯丙基二硫醚（2.72%）等。黄森等（2006）用水蒸气蒸馏法提取的陕西兴平产'白皮蒜'挥发油的主要成分为：二烯丙基三硫化物（43.85%）、二烯丙基二硫化物（35.28%）、甲基烯丙基三硫化物（11.10%）、1,3-二噻烷（3.20%）、二烯丙基硫化物（2.43%）、二丙烯基四硫化物（1.31%）等。孙颖等（2015）用液液萃取法提取的'独头蒜'挥发油的主要成分为：3-乙烯基-1,2-二硫环己-5-烯（50.27%）、3-乙烯基-1,2-二硫环己-4-烯（16.71%）、二烯丙基二硫醚（11.18%）、异丁硫醇（4.25%）、二烯丙基硫醚（1.88%）、二烯丙基三硫醚（1.61%）、烯丙基砜（1.04%）等。孙君社等（1995）超临界CO_2萃取法提取大蒜挥发油的主要成分为：2-乙烯基-4H-1,3-二噻烯（25.02%）、3-乙烯基-4H-1,2-二噻烯（15.27%）、二烯丙基二硫醚（14.84%）、2-丙烯-1-醇（13.01%）、丙基烯丙基二硫醚（8.48%）、二烯丙基三硫醚（5.36%）、丙烯（3.39%）、甲基烯丙基二硫醚（2.37%）、异丁基硫氢酸酯（1.96%）等。陈光伟（1997）用水蒸气蒸馏法提取的江苏启东产大蒜鳞茎挥发油的主要成分为：蒜糖醇（39.70%）、蒜氨酸（30.30%）、二烯丙基二硫化物（8.16%）、5-乙基噻唑（7.07%）、二丙烯氧基甲硫醚（4.45%）、2,3-氧乙烯基内桥呋喃糖苷（2.84%）、2-氨基喹啉（1.65%）、烯丙硫醚（1.08%）等。侯冬岩等（2000）用水蒸气蒸馏法提取的辽宁盘锦产大蒜挥发油的主要成分为：S,S-二丙基二硫代乙酸酯（28.74%）、二丙烯基三硫化物（19.78%）、亚乙基[1,3]二噻烷（15.81%）、3-甲氧基己烷（9.39%）、1-甲基-2-丙基二硫化物（7.70%）、3,3-二硫代-1-丙烯（3.10%）、二烯丙基四硫化物（2.20%）、5-甲基-2-吡啶硫醛（1.77%）、二甲基三硫化物（1.42%）、2-甲基-3-苯硫基丁烯（1.13%）、1-烃乙基吗啡啉（1.00%）等。王希丽等（2004）用同时蒸馏-萃取法提取的白皮蒜挥发油的主要成分为：2-烯丙基乙腈（41.88%）、二烯丙基二硫醚（29.54%）、(E)-1-(甲硫基)-1-丙烯（8.25%）、二-2-丙烯基三硫醚（5.71%）、甲基-2-丙烯基二硫醚（4.64%）、二-2-丙烯基四硫醚（2.08%）、烯丙基硫醚（1.47%）等；紫皮蒜挥发油的主要成分为：甲基烯丙基代乙酸酯（38.13%）、二烯丙基二硫醚（25.41%）、二-2-丙烯基三硫醚（10.48%）、甲基-2-

丙烯基三硫醚（6.35%）、二-2-丙烯基四硫醚（3.49%）、甲基-2-丙烯基二硫醚（2.94%）、2-甲基-2-丙烯酸-2-羟基丙酯（2.52%）、2-己烯酸（2.51%）、2-乙烯基-1,3-二噻吩（2.24%）、4-甲基-3-戊烯酸甲酯（1.31%）、等。

【性味与功效】味辛，性温。解毒消肿，杀虫，止痢。用于痈肿疮疡，疥癣，肺痨，顿咳，泄泻，痢疾。

【注】大蒜除鳞茎《药典》入药外，花茎（蒜梗）也可入药。用顶空固相微萃取法提取的陕西杨凌产蒜新鲜花苔挥发油的主要成分为：二烯丙基二硫醚（66.52%）、1,3-二噻烷（15.44%）、二烯丙基三硫醚（7.15%）、1-烯丙基甲基二硫醚（3.50%）、2-烯丙基甲基三硫醚（2.66%）、二甲基二硫醚（1.24%）、二烯丙基硫醚（1.09%）等（王长柱等，2013）。蒜梗治疮肿湿毒。

薤白 ▼

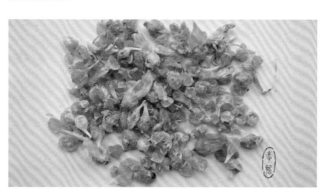

【基源】百合科葱属植物小根蒜 *Allium macrostemon* Bge. 或薤（藠头）*Allium chinense* G. Don 的干燥鳞茎。

【形态特征】小根蒜：鳞茎近球状，粗 0.7~2cm，基部常具小鳞茎；鳞茎外皮带黑色，纸质或膜质。叶 3~5 枚，半圆柱状，中空。花葶圆柱状，高 30~70cm，被叶鞘；总苞 2 裂；伞形花序半球状至球状，具多而密集的花；珠芽暗紫色，基部具小苞片；花淡紫色或淡红色；花被片矩圆状披针形，长 4~5.5mm，宽 1.2~2mm，内轮的常较狭。花果期 5~7 月。

藠头：鳞茎数枚聚生，狭卵状，粗 0.5~2cm；鳞茎外皮白色或带红色，膜质。叶 2~5 枚，具 3~5 棱的圆柱状，中空，近与花葶等长，粗 1~3mm。花葶侧生，圆柱状，

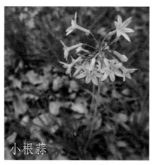
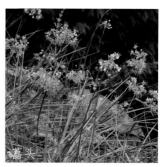

小根蒜　　　　藠头

高 20~40cm，下部被叶鞘；总苞 2 裂；伞形花序近半球状；小花梗基部具小苞片；花淡紫色至暗紫色；花被片宽椭圆形至近圆形。花果期 10~11 月。

【习性与分布】小根蒜：生于海拔 1500m 以下的山坡、田边、丘陵、山谷或草地上。喜温暖湿润的环境，耐旱、耐瘠、耐低温。地下鳞茎极耐寒。怕涝。除新疆、青海外，全国各地均有分布。藠头：耐寒性强，耐热性和耐旱性中等，不耐涝。分布于长江流域及以南各省。

【挥发油含量】水蒸气蒸馏的小根蒜干燥鳞茎的得油率为 0.30%~1.72%，超临界萃取的得油率为 1.09%~4.41%，超声辅助水蒸气蒸馏的得油率为 1.07%。水蒸气蒸馏的藠头新鲜鳞茎的得油率为 1.60%。

【芳香成分】小根蒜：林琳等（2008）用水蒸气蒸馏法提取的四川峨眉产薤白鳞茎挥发油的主要成分为：甲基烯丙基三硫醚（20.73%）、二甲基三硫醚（16.01%）、二甲基四硫醚（9.25%）、二甲基二硫醚（5.62%）、甲基丙基三硫醚（4.03%）、二烯丙基三硫醚（3.30%）、丙基丙烯基二硫醚（2.04%）、丙基烯丙基三硫醚（1.84%）、甲基异丙基二硫醚（1.29%）、甲基丙烯基三硫醚（1.21%）、二烯丙基二硫醚（1.19%）、二丙基三硫醚（1.11%）、甲基丙烯基二硫醚（1.08%）等。

藠头：彭军鹏等（1994）用水蒸气蒸馏法提取的湖南怀化产野生藠头新鲜鳞茎挥发油的主要成分为：甲基烯丙基三硫化物（23.06%）、二甲基三硫化物（19.82%）、正丙基甲基三硫化物（7.96%）、二甲基二硫醚（6.55%）、甲基烯丙基二硫化物（5.39%）、二烯丙基二硫化物（3.91%）、甲基丙烯三硫化物（3.64%）、二甲基四硫化物（3.64%）、正丙基烯丙基二硫化物（2.83%）、甲基丙烯基二硫化物（2.70%）、1,3-二噻烷（2.70%）、己二烯二硫化物（2.30%）、丙基烯丙基三硫化物（2.02%）、异丙基烯丙基二硫化物（1.89%）、2-丁烯-1-醇（1.62%）、二烯丙基三硫化物（1.21%）等。

【性味与功效】味辛、苦，性温。通阳散结，行气导滞。用于胸痹心痛，脘腹痞满胀痛，泻痢后重。

黄精 ▼

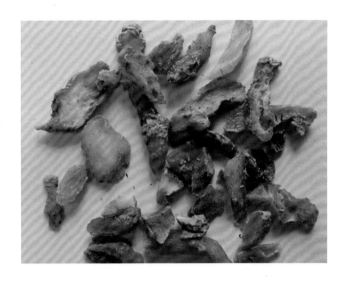

【基源】百合科黄精属植物滇黄精 *Polygonatum kingianum* Coll.etHemsl.、黄精 *Polygonatum sibiricum* Red. 或多花黄精 *Polygonatum cyrtonema* Hua 的干燥根茎。滇黄精根茎的芳香成分未见报道。

【形态特征】黄精：根状茎圆柱状，结节膨大，一头粗、一头细，在粗的一头有短分枝，直径 1~2cm。茎高 50~90cm。叶轮生，每轮 4~6 枚，条状披针形，长 8~15cm，宽 4~16mm，先端拳卷或弯曲成钩。花序通

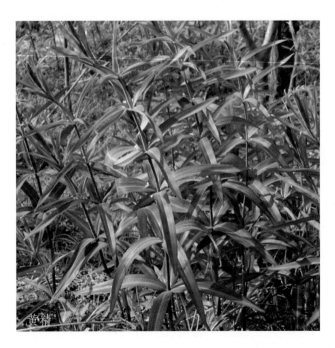

黄精

常具 2~4 朵花，似成伞形状；苞片膜质，钻形；花被乳白色至淡黄色。浆果直径 7~10mm，黑色，具 4~7 颗种子。花期 5~6 月，果期 8~9 月。

多花黄精：根状茎肥厚，通常连珠状或结节成块，直径 1~2cm。茎高 50~100cm，通常具 10~15 枚叶。叶互生，椭圆形至矩圆状披针形，长 10~18cm，宽 2~7cm，先端尖至渐尖。花序具 1~14 花，伞形；苞片微小，或不存在；花被黄绿色，全长 18~25mm。浆果黑色，直径约 1cm，具 3~9 颗种子。花期 5~6 月，果期 8~10 月。

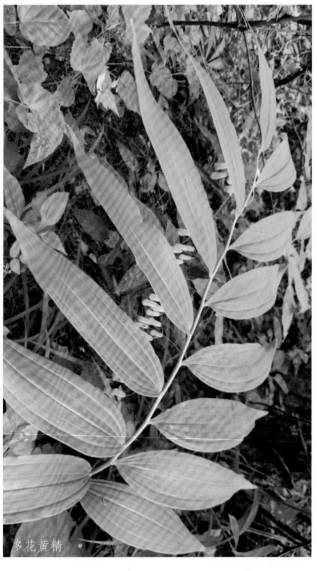

多花黄精

【习性与分布】黄精：生于林下、灌丛或山坡阴处，海拔 800~2800m。分布于黑龙江、吉林、辽宁、河北、山西、陕西、内蒙古、宁夏、甘肃、河南、山东、安徽、浙江。多花黄精：生于林下、灌丛或山坡阴处，海拔 500~2100m。分布于四川、贵州、湖南、湖北、河南、江西、安徽、江苏、浙江、福建、广东、广西。

【芳香成分】黄精：黄精根茎挥发油的主成分多为金合欢烯（15.34%~25.22%），也有主成分不同的报告。吴丽群等（2016）用顶空固相微萃取法提取的福建产黄精干燥根茎挥发油的主要成分为：金合欢烯（20.88%）、石竹烯（15.91%）、苯乙烯（10.55%）、棕榈酸（9.89%）、十六甲基庚硅辛氧烷（7.35%）、顺式 -2,4a,5,6,9a- 六氢 -3,5,5,9- 四甲基苯并环庚烯（5.59%）、反式 - 石竹烯（5.52%）、莰烯（5.50%）、(3R-E)-4- 乙烯基 -4- 甲基 -3-(1- 甲叉亚甲基)-1-(1- 甲基乙基) 环己烯（2.19%）、正己醛（1.98%）、正二十一烷（1.47%）、反式 -2- 己烯醛（1.45%）、十四烷（1.43%）、环氧丁香烯（1.17%）、环己酮（1.12%）、1,7,7- 三甲基 - 三环 [2.2.1.0(2,6)] 庚烷（1.03%）等。高茜等（2008）用同时蒸馏萃取法提取的黄精根茎挥发油的主要成分为：棕榈酸（35.30%）、反油酸甲酯（23.10%）、正己醛（8.29%）、1- 十四烯（5.74%）、油酸酰胺（5.31%）、(反)-3- 戊烯 -2- 酮（1.66%）、2- 正戊基呋喃（1.58%）、正辛醇（1.52%）、邻苯二甲酸二异丁酯（1.07%）、8- 甲基 -1- 癸烯（1.06%）、月桂酰胺（1.04%）等；用固相微萃取法提取的挥发油主要成分为：3- 丁基 -1(3H)- 异苯并呋喃酮（17.00%）、棕榈酸（15.90%）、亚麻酸甲酯（13.70%）、反油酸甲酯（9.95%）、1- 十四烯（6.56%）、3- 亚丁基 -1(3H)- 异苯并呋喃酮（3.60%）、α - 雪松醇（2.74%）、对苯二甲醛（2.19%）、叶绿醇（2.01%）、月桂醛（1.61%）、十五烷（1.58%）、石竹烯（1.02%）等。

多花黄精：王进等（2011）用水蒸气蒸馏法提取的安徽九华山产多花黄精根茎挥发油的主要成分为：莰烯（14.20%）、棕榈酸（13.80%）、亚油酸（8.53%）、1,7,7- 三甲基三环 [2.2.1.0(2,6)] 庚烷（7.57%）、正己醛（3.99%）、10S,11S- 雪松 -3(12),4- 二烯（3.99%）、油酸酰胺（2.80%）、蒎烯（2.37%）、2- 正戊基呋喃（2.24%）、芥酸酰胺（2.17%）、D- 樟脑（1.67%）、(R)-2,4a,5,6,7,8- 六羟基 -3,5,5,9- 四甲基 -1- 氢 - 苯并环庚烯（1.66%）、十五烷酸（1.47%）、月桂酸（1.25%）、4- 乙烯基 -2- 甲氧基苯酚（1.05%）等。陈龙胜等（2018）用水蒸气蒸馏法提取的湖北赤壁产多花黄精干燥根茎挥发油的主要成分为：庚烷（26.37%）、己醛（16.15%）、2- 正戊基呋喃（6.31%）、十四烷醛（5.89%）、正十三醛（4.35%）、2- 羟基 -5- 甲基苯乙酮（4.26%）、反 -2- 壬烯醛（4.07%）、十五醛（3.99%）、莰烯（2.73%）、十二醛（2.64%）、β - 石竹烯（2.55%）、邻苯二甲酸二异丁酯（2.01%）、5- 甲基 -2- 噻吩甲醛（1.81%）、1- 己醇（1.61%）、α - 雪松烯（1.59%）、2- 辛酮（1.48%）、3- 糠醛（1.29%）、桉叶油素（1.13%）、(+)- α - 长叶蒎烯（1.00%）等；湖北恩施产多花黄精干燥根茎挥发油的主要成分为：1- 己烯 -3- 醇（37.14%）、异佛尔酮（10.77%）、2,4- 癸二烯醛（8.21%）、2- 羟基 -5- 甲基苯乙酮（6.31%）、十五醛（4.00%）、十四烷醛（3.74%）、1- 己醇（3.71%）、反 -2- 辛烯醛（2.60%）、2- 甲氧基 -3- 仲丁基吡嗪（2.36%）、正壬醛（2.20%）、顺 -2- 庚烯醛（1.88%）、反 -2- 壬烯醛（1.64%）、5- 甲基 -2- 噻吩甲醛（1.47%）、正十三醛（1.31%）、邻苯二甲酸二异丁酯（1.25%）、反式 -2- 己烯 -1- 醇（1.19%）、6- 十一烷醇（1.17%）、反式 -2- 己烯醛（1.10%）、十二醛（1.06%）等；湖南岳阳产多花黄精干燥根茎挥发油的主要成分为：己醛（30.63%）、庚烷（14.79%）、2- 正戊基呋喃（7.01%）、2- 羟基 -5- 甲基苯乙酮（5.78%）、十四烷醛（4.83%）、1- 己醇（3.83%）、正十三醛（3.72%）、莰烯（3.29%）、十五醛（3.24%）、十二醛（2.93%）、反 -2- 壬烯醛（2.16%）、(Z)-4- 十三碳烯 -1- 醇乙酸酯（1.38%）、3- 蒈烯（1.35%）、桉叶油素（1.20%）等。余红等（2008）用水蒸气蒸馏法提取的安徽九华山产多花黄精根状茎挥发油的主要成分为：3-(2-[5-(羟甲基)-5,8a- 二甲基 -2- 二甲叉 -1- 萘戊基] 乙基 -3- 丁烯 -1- 醇（26.67%）、β - 石竹烯（11.25%）、β - 榄香烯（8.61%）、邻苯二甲酸二异辛酯（6.66%）、β - 芹子烯（6.14%）、7,15- 二烯 -3- 酮 - 海松酸（5.14%）、1- 三十七烷醇（4.97%）、α - 芹子烯（4.67%）、正二十七烷（4.22%）、环氧丁香烯（4.14%）、正十二烷（3.20%）、邻苯二甲酸二丁酯（3.20%）、乳酸正丁酯（2.56%）、正癸烷（1.83%）、2,6- 二叔丁基对甲基苯酚（1.55%）、2,4b- 二甲基 -8- 甲叉 -2- 乙烯基 -1,2,3,4,4a,4b,5,6,7,8,8a,9- 十二氢化菲（1.17%）等。

【性味与功效】味甘，性平。补气养阴，健脾，润肺，益肾。用于脾胃气虚，体倦乏力，胃阴不足，口干食少，肺虚燥咳，劳嗽咳血，精血不足，腰膝酸软，须发早白，内热消渴。

玉竹 ▼

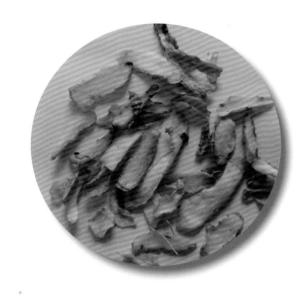

【基源】百合科黄精属植物玉竹 *Polygonatum odoratum* (Mill.) Druce 的干燥根茎。

【形态特征】根状茎圆柱形，直径 5~14mm。茎高 20~50cm，具 7~12 叶。叶互生，椭圆形至卵状矩圆形，长 5~12cm，宽 3~16cm，先端尖，下面带灰白色，下面脉上平滑至呈乳头状粗糙。花序具 1~8 花；花被黄绿色至白色，全长 13~20mm，花被筒较直，裂片长约 3~4mm。浆果蓝黑色，直径 7~10mm，具 7~9 颗.种子。花期 5~6 月，果期 7~9 月。

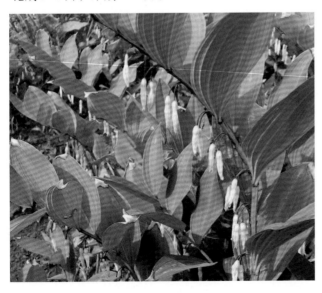

【习性与分布】多生于山野阴湿处，林下及落叶丛中，海拔 500~3000m。喜凉爽潮湿荫蔽环境，耐寒。分布于黑龙江、吉林、辽宁、河北、山西、内蒙古、甘肃、青海、山东、湖南、湖北、河南、安徽、江苏、江西、台湾。

【挥发油含量】水蒸气蒸馏的玉竹的得油率为 0.03%~0.15%；超临界萃取的根茎的得油率为 1.92%。

【芳香成分】竺平晖等（2010）用水蒸气蒸馏法提取的湖南邵东产玉竹挥发油的主要成分为：十六酸（40.77%）、9,12-二烯十八酸（22.31%）、雪松醇（6.92%）、(E)-9-烯基十八酸（2.29%）、正己醛（2.26%）、十四=烯（2.09%）、十五酸（1.79%）、十二酸（1.75%）、9-烯基十六酸（1.58%）、2-戊基呋喃（1.20%）等。黎勇等（1996）用水蒸气蒸馏法提取玉竹挥发油的主要成分为：十二烯（14.26%）、十三烯（13.66%）、十一烯（9.98%）、十四烷（8.02%）、十四烯（6.89%）、癸醇（4.21%）、十三烷（3.33%）、呋喃甲醛（2.85%）、2-氧代丙醛（2.67%）、4,8-二甲基十三烷（2.38%）、十二烷（2.32%）、5-十二烯-1-醇（1.66%）、5-丙基十三烷（1.66%）、4,5-二甲基-2-庚烯-3-醇（1.54%）、十七烷（1.42%）、癸醛（1.19%）、1,12-二三二烯（1.19%）、2-氧代丙酸（1.14%）、十五烯（1.07%）等。张沐新等（2008）用水蒸气蒸馏法提取的吉林敦化产玉竹挥发油的主要成分为：4,5,5a,6,6a,6b-六氢化-4,4,6b-三甲基-2H-环丙基[g]苯丙呋喃（10.50%）、α-荜澄茄油烯（7.16%）、1,2,3,5,6,.8a-六氢化-4,7-二甲基-1-(1-甲基乙基)环烷（6.83%）、3-甲氧基-2,5,6-三甲基酚（6.31%）、9-柏木烷酮（4.88%）、1,7,7-三甲基-二环[2.2.1]七-2-基酯（4.37%）、11-二十一碳酮（4.05%）、9β-乙酸基-4-羟基-3,4,8-三甲基-5α-H-三环[6.3.1.0(1,5)]（3.48%）、E-10,13,13-三甲基-11-十四烯-1-乙酸酯（3.46%）、十五烷酸（3.04%）、亚油酸乙酯（2.67%）、长叶烯（2.33%）、E,E,Z-1,3,12-十九碳三烯-5,14-二醇（2.26%）、荜澄茄醇（2.15%）、8,11-十八碳二烯酸甲酯（1.66%）、n-十六烷酸（1.59%）、1,2,3,3,4a,7,8,8a-八羟基-1,6-二甲基-4-(1-亚甲基)-萘醇（1.44%）、异丙基肉豆蔻酸酯（1.33%）、2-(1,1-二甲基乙基-1,4-二甲氧基苯（1.27%）等。

【性味与功效】味甘，性微寒。养阴润燥，生津止渴。用于肺胃阴伤，燥热咳嗽，咽干口渴，内热消渴。

山麦冬 ▼

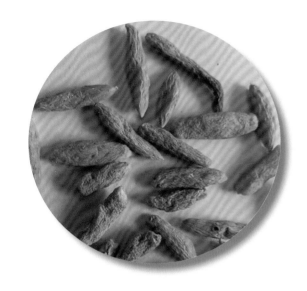

【基源】百合科山麦冬属植物湖北麦冬 *Liriope spicata*（Thunb.）Lour.var. *prolifera* Y.T.Ma（同种植物《中国植物志》为山麦冬 *Liriope spicata*（Thunb.）Lour.）或短葶山麦冬 *Liriope muscari*（Decne.）Baily（同种植物《中国植物志》为阔叶山麦冬 *Liriope platyphylla* Wang et Tang）的干燥块根。湖北麦冬块根芳香成分未见报道。

【习性与分布】生长于海拔50~1400m的山坡、山谷林下、路旁或湿地。分布于华北及秦岭以南各省区。

【挥发油含量】水蒸气蒸馏的山麦冬的得油率为0.05%。

【芳香成分】吴彦等（2015）用水蒸气蒸馏法法提取的山麦冬挥发油的主要成分为：甲基丁子香酚（42.15%）、黄樟素（17.15%）、肉豆蔻醚（14.18%）、3,5-二甲氧基甲苯（10.60%）、3,4,5-三甲氧基甲苯（9.05%）、榄香素（1.30%）等。

【性味与功效】味甘、微苦，性微寒。养阴生津，润肺清心。用于肺燥干咳，阴虚痨嗽，喉痹咽痛，津伤口渴，内热消渴，心烦失眠，肠燥便秘。

【形态特征】多年生草本。根状茎很短。叶基生，密集成丛，禾叶状，基部常为鞘所包裹。花葶从叶丛中央抽出，较长，总状花序具多数花；花小，几朵簇生于苞片腋内；苞片小，干膜质；小苞片很小，位于花梗基部；花被片6，淡紫色或白色。果实在发育的早期外果皮即破裂，露出种子。种子浆果状，球形或椭圆形，早期绿色，成熟后常呈暗蓝色。

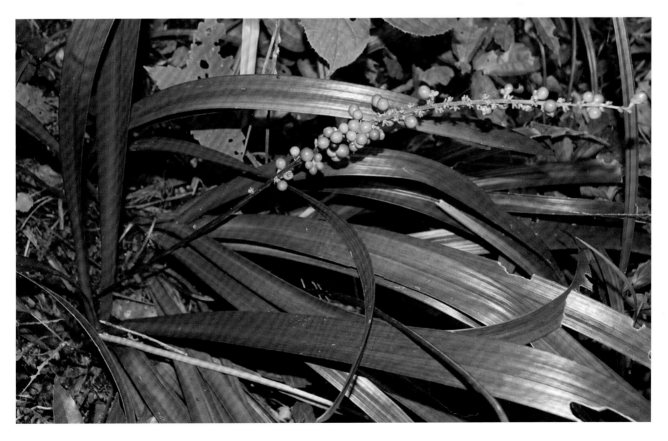

麦冬 ▼

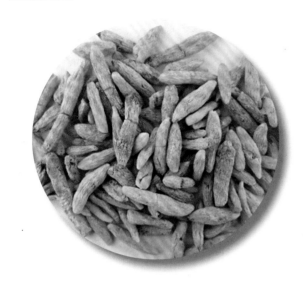

【基源】百合科沿阶草属植物麦冬 *Ophiopogon japonicus* (Linn. f.) Ker-Gawl. 的干燥块根。

【形态特征】根较粗，中间或近末端常膨大成椭圆形或纺锤形的小块根；小块根长 1~1.5cm，宽 5~10mm。茎很短，叶基生成丛，禾叶状，长 10~50cm，宽 1.5~3.5mm，边缘具细锯齿。总状花序长 2~5cm，具几朵至十几朵花；花单生或成对着生于苞片腋内；苞片披针形；花被片披针形，白色或淡紫色。种子球形，直径 7~8mm。花期 5~8 月，果期 8~9 月。

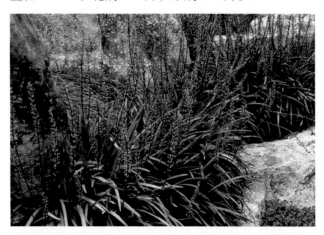

【习性与分布】生于海拔 2000m 以下的山坡阴湿处、林下或溪旁。喜温暖湿润和半阴环境，耐寒性较强，怕强光暴晒和忌干旱。分布于河北、河南、陕西、山东、安徽、江苏、浙江、江西、福建、台湾、湖北、湖南、广东、广西、四川、贵州、云南。

【挥发油含量】水蒸气蒸馏的麦冬的得油率为 0.09%；超临界萃取的麦冬的得油率为 0.31%。

【芳香成分】沈宏林等（2009）用同时蒸馏萃取法提取的麦冬挥发油的主要成分为：愈创醇（20.06%）、γ-松油烯（10.79%）、α-荜草烯(5.33%)、γ-芹子烯（4.64%）、莰烯（4.24%）、γ-古芸烯（3.79%）、β-愈创木烯（3.50%）、刺柏烯（3.39%）、β-芹子烯（2.92%）、亚油酸乙酯（1.70%）、β-榄香烯（1.06%）等。沈宏林等（2008）用索氏提取法提取的麦冬挥发油的主要成分为：亚油酸(24.65%)、棕榈酸（10.83%）、愈创醇(6.76%)、6-十八碳烯酸甲酯(6.37%)、α-依兰烯（2.89%）、γ-芹子烯（2.66%）、α-愈创烯（2.48%）、正三十六烷（2.34%）、正二十二烷（1.95%）、正二十八烷（1.93%）、正三十五烷（1.90%）、正二十五烷（1.74%）、β-榄香素（1.73%）、喇叭烯（1.51%）、正二十三烷（1.44%）、（1.33%）、硬脂酸甲酯（1.20%）、正二十一烷（1.02%）、等。吴洪伟等（2017）用超临界 CO_2 萃取法提取的麦冬挥发油的主要成分为：龙蒿脑（12.57%）、L-芳樟醇（8.13%）、亚麻酸甲酯（7.21%）、棕榈酸（7.07%）、T-荜澄茄醇（6.25%）、δ-愈创木烯（4.36%）、(1R,β)-1,4aβ-二甲基-7α-(1-甲基乙烯基)-十氢萘-1-α-醇（4.12%）、(-)-斯巴醇（3.58%）、(+)-十氢-α,α,4a,β-三甲基-β-环丙烷化[d]萘亚甲基-烯-7β-甲醇（3.31%）、乙酸冰片酯（3.00%）、β-榄烯（2.89%）、呋喃桉-3,11-二烯（2.19%）、α-愈创木烯（2.07%）、橙花叔醇（1.95%）、旱麦草烯（1.56%）、蓝桉醇（1.49%）、α,4-二甲基-α-(4-甲基-3-戊烯基)-3-环己烯-1-甲醇（1.41%）、α-紫穗槐烯（1.34%）、二氢-顺-α-可巴烯-8-醇（1.25%）、表莪术酮（1.15%）、(+/-)-(1α,4β,5β)-α,α,4-三甲基-8-亚甲基-螺[4.5]十二-6-烯-1-甲醇（1.08%）、D-2-莰烷酮（1.06%）等。朱永新等（1991）用水蒸气蒸馏法提取的浙江慈溪产麦冬挥发油的主要成分为：长叶烯（18.52%）、β-绿叶烯（9.64%）、愈创木醇（5.23%）、莎草烯（2.69%）、α-荜草烯（1.89%）、α-绿叶烯（1.78%）、4-羟基-茉莉酮（1.52%）、松油-4-醇（1.35%）等。

【性味与功效】味甘、微苦，性微寒。养阴生津，润肺清心。用于肺燥干咳，阴虚痨嗽，喉痹咽痛，津伤口渴，内热消渴，心烦失眠，肠燥便秘。

知母 ▼

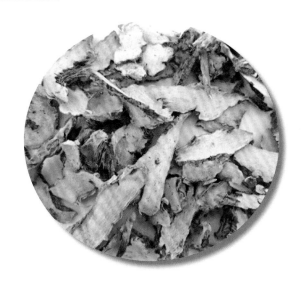

丁香酚（7.90%）、硬脂酸（2.62%）、二十七烷（2.50%）、苯甲酸苄酯（2.43%）、二十九烷（1.58%）、油酸（1.53%）、十五烷酸（1.31%）、二十三烷（1.26%）、龙脑（1.21%）、二十五烷（1.08%）等。张星贤等（2019）用顶空固相微萃取法提取的河北产知母药材挥发油的主要成分为：十七烷（14.84%）、二十烷（14.23%）、十九烷（7.48%）、棕榈酸甲酯（7.07%）、丹皮酚（6.47%）、十五烷（4.56%）、己醛（3.84%）、1-二十六烯（3.79%）、2,6,10-三甲基十四烷（3.36%）、4a,10-双（乙酰氧基）-9a,11a-二甲基-11-氧代-1-(5-氧代-2,5-二氢-3-呋喃基)十六氢环戊烷[7,8]菲并[8a,9-b]氧代-7-乙酸酯（2.82%）、5β-胆甾烷-3-酮-乙二醇缩醛（2.28%）、3-乙基-5-(2-乙基丁基)十八烷（1.62%）、6,10,14-三甲基-2-十五烷酮（1.31%）等。

【基源】百合科知母属植物知母 *Anemarrhena asphodeloides* Bunge 的干燥根茎。

【形态特征】根状茎粗 0.5~1.5cm，为残存的叶鞘所覆盖。叶长 15~60cm，宽 1.5~11mm，向先端渐尖而成近丝状，基部渐宽而成鞘状。总状花序通常较长，可达 20~50cm；苞片小，卵形或卵圆形；花粉红色、淡紫色至白色；花被片条形，长 5~10mm，宿存。蒴果狭椭圆形，长 8~13mm，宽 5~6mm，顶端有短喙。种子长 7~10mm。花果期 6~9 月。

【习性与分布】生于海拔 1450m 以下的山坡、草地或路旁较干燥或向阳的地方。喜温暖，阳光，耐干旱，耐寒。分布于河北、山西、山东、内蒙古、陕西、甘肃、辽宁、吉林、黑龙江。

【挥发油含量】水蒸气蒸馏的知母的得油率为 0.05%。

【芳香成分】陈千良等（2005）用水蒸气蒸馏法提取的河北易县产半野生知母挥发油的主要成分为：龙脑（9.35%）、己醛（8.78%）、2,4-癸二烯醛（7.72%）、糠醛（4.42%）、苯甲醛（3.74%）、1,1-二乙氧基己烷（3.74%）、薄荷-1-烯-8-醇（3.52%）、二十烷（3.35%）、石竹烯（3.28%）、氧化石竹烯（3.13%）、(E,E)-2,4-壬二烯醛（3.09%）、2-戊基呋喃（1.99%）、(E)-辛烯-2-醛（1.54%）、1-戊醇（1.48%）、1-己醇（1.23%）、壬醇（1.05%）等。钟可等（2013）用水蒸气蒸馏法提取的河北易县产栽培知母挥发油的主要成分为：亚油酸（36.43%）、棕榈酸（20.19%）、

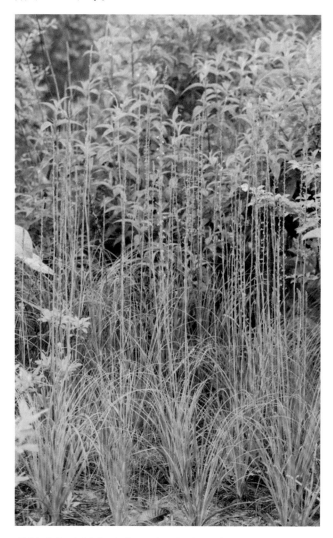

【性味与功效】味苦、甘，性寒。清热泻火，滋阴润燥。用于外感热病，高热烦渴，肺热燥咳，骨蒸潮热，内热消渴，肠燥便秘。

侧柏叶 ▼

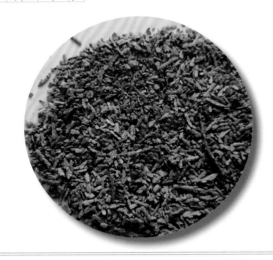

【基源】柏科侧柏属植物侧柏 *Platycladus orientalis* (Linn.) Franco 的干燥枝梢及叶。

【形态特征】乔木，高达 20m，胸径 1m。叶鳞形，长 1~3mm。雄球花黄色，卵圆形；雌球花近球形，蓝绿色，被白粉。球果近卵圆形，长 1.5~2.5cm，成熟前近肉质，蓝绿色，被白粉，成熟后木质，开裂，红褐色；种子卵圆形或近椭圆形，顶端微尖，灰褐色或紫褐色，长 6~8mm，稍有棱脊，无翅或有极窄之翅。花期 3~4 月，球果 10 月成熟。

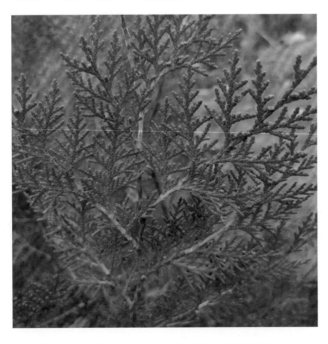

【习性与分布】喜光，干冷及暖湿气候都能适应。分布于内蒙古、吉林、辽宁、河北、山西、山东、江苏、浙江、福建、安徽、江西、河南、陕西、甘肃、四川、云南、贵州、湖北、湖南、广东、广西、西藏。

【挥发油含量】水蒸气蒸馏的枝叶的得油率为 0.25%~1.75%；微波萃取法提取的干燥叶的得油率为 3.88%。

【芳香成分】侧柏叶挥发油的主成分多为 α-蒎烯，也有主成分不同的报告。雷华平等（2016）用水蒸气蒸馏法提取的湖南张家界产侧柏叶挥发油的主要成分为：α-蒎烯（37.97%）、3-蒈烯（29.42%）、雪松醇（5.09%）、α-异松油烯（3.19%）、β-石竹烯（1.97%）、α-石竹烯（1.88%）、β-月桂烯（1.87%）、柠檬烯（1.53%）、α-葑烯（1.35%）、β-蒎烯（1.04%）等。孟根其其格等（2013）用水蒸气蒸馏法提取的陕西咸阳产侧柏叶挥发油的主要成分为：2-蒈烯（39.79%）、(R)-异柠檬烯（6.86%）、丁香烯（5.32%）、α-蒎烯（5.09%）、乙酸松油酯（5.06%）、Z,Z,Z-1,5,9,9-四甲基-1,4,7-环十一碳三烯（4.69%）、[3aS-(3aa,3ba,4a,7a,7aS*)]-7-甲基-3-亚甲基-4-(甲基乙基)-1-环戊 [1, 3] 环丙 [1,2] 苯（2.41%）、罗汉柏烯（2.34%）、侧柏烯（2.19%）、莰烯（1.21%）、水芹烯（1.19%）等。孙立靖等（2001）用水蒸气蒸馏法提取的山东济南产侧柏叶挥发油的主要成分为：雪松醇（19.26%）、α-蒎烯（13.27%）、异石竹烯（8.91%）、β-葎草烯（7.67%）、莰烯（5.24%）、3,7-二甲基-1,3,6-辛三烯（4.95%）、α-乙酸萜酯（4.52%）、α-雪松烯（4.35%）、δ-杜松烯（α,α,β）（2.86%）、α-杜松醇（2.38%）、α-愈创烯（1.93%）、香橙烯（1.50%）、β-蒎烯（1.41%）、绿花白千层醇（1.41%）、萜品油烯（1.37%）、顺-罗勒烯（1.29%）、1,8-萜二烯（1.18%）、新松香醇（1.05%）、α-荜澄茄油烯（1.01%）、β-榄香烯（1.00%）等。李鹏等（2006）用水蒸气蒸馏法提取的新疆石河子产侧柏叶挥发油的主要成分为：α-侧柏烯（17.20%）、α-蒎烯（8.42%）、3-蒈烯（7.07%）、柠檬烯（4.92%）、3-十一碳烯-1-炔（4.38%）、甲酸龙脑酯（4.18%）、芮木泪柏烯（4.04%）、樟脑（3.84%）、三环烯（3.23%）、瑟模环烯 A（3.10%）、β-蒎烯（3.03%）、双-(2-甲基丙基)-十六碳三烯酸酯（2.83%）、侧柏醇（2.70%）、α-樟脑酸（2.69%）、依兰油醇（2.22%）、4-甲基-1-(1-甲基乙基)-3-环己烯-1-醇（2.16%）、β-侧柏烯（2.16%）、樟烯（2.09%）、3,7-二甲基-1,3,6-十八碳三烯（1.76%）、3-甲基-2-丁烯-1-醇（1.68%）、β-金合欢烯（1.28%）、α-葎草烯（1.15%）、白菖烯（1.01%）等。回瑞华等（2006）用酶提取法提取的辽宁千山产侧柏枝叶挥发油的主要成分为：α-雪松烯（41.25%）、α-蒎烯（16.20%）、雪松醇（8.68%）、3,7,7-三甲基-双环[4.1.0]庚-2-烯（4.35%）、1,1,4,8-四甲基-4,7,10-环十-三烯（3.44%）、罗汉柏烯（2.35%）、1,2,3,5,6,8-六氢化-4,7-二甲基-1-甲基乙基萘（2.30%）、4-甲基-1-(1-甲基乙基)-双环[3.1.0]己-2-烯（2.20%）、1,1,3,7-四甲基-环丙基萘（1.40%）、1,2,4,5,6,8-六氧化-4,7-二甲基萘（1.36%）、7-甲基-4-亚甲基-1-(1-甲基乙基)萘（1.10%）等。杨再波等（2008）用固相微萃取法提取的贵州都匀产侧柏叶挥发油的主要成分为：白菖油萜(12.07%)、α-紫穗槐烯（10.89%）、1S-顺-去氢白菖烯(8.90%)、α-雪松醇(7.32%)、表-双环倍半水芹烯(5.92%)、反-石竹烯(5.23%)、α-古芸烯（4.43%）、γ-依兰油烯（3.14%）、别罗勒烯（3.10%）、α-姜黄烯（2.69%）、α-珂珀烯（2.29%）、(-)-α-古芸烯（2.05%）、(-)-石竹烯氧化物（1.98%）、反-β-金合欢烯（1.78%）、α-蒎烯（1.68%）、β-蛇床烯（1.65%）、大根香叶烯d（1.54%）、(+)-花侧柏烯（1.50%）、δ-杜松烯（1.47%）等。杨华等（2011）用超声波协助水蒸气蒸馏法提取的陕西延安产侧柏叶挥发油的主要成分为：1-甲基-4-异丙基-4-羟基环戊烯（28.44%）、α-蒎烯（22.47%）、松油烯（3.92%）、双环[3.1.0]癸烷-2-醇（3.88%）、1-甲基-1-乙酰氧基-4-异丙基-3-乙酸环己酮（2.52%）、4,7,7-三甲基双环[4.1.0]癸烷-2-醇（2.23%）、三十四烷（1.59%）、石竹烯（1.20%）、3,6-二甲基-4,5-二羟甲基环己烯（1.03%）等。

【性味与功效】味苦、涩，性微寒。凉血止血，化痰止咳，生发乌发。用于吐血、衄血，咯血，便血，崩漏下血，肺热咳嗽，血热脱发，须发早白。

柏子仁 ▼

【基源】柏科侧柏属植物侧柏 *Platycladus orientalis* (Linn.) Franco 的干燥成熟种仁。

【形态特征】同侧柏叶。
【习性与分布】同侧柏叶。
【挥发油含量】水蒸气蒸馏的柏子仁的得油率为0.24%。
【芳香成分】蒋继宏等（2006）用水蒸气蒸馏法提

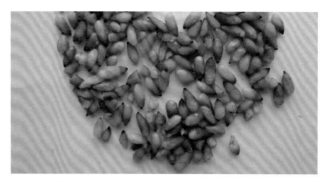

取的江苏徐州产柏子仁挥发油的主要成分为：雪松醇（26.92%）、榄香醇（9.75%）、(S)-马鞭草烯醇（7.58%）、α-杜松醇（6.10%）、乙酸冰片酯（5.68%）、(S)-马鞭草烯酮（5.22%）、α,α,4-三甲基-苯甲醇（4.63%）、D-柠檬烯（4.23%）、α-蒎烯（4.11%）、环氧化-β-石竹烯（3.03%）、4(10)-苧烯（2.86%）、对甲苯甲酸-2-乙基己酯（2.81%）、γ-桉叶油醇（2.57%）、2,6,8,8-四甲基-三环[5.2.2.0^{1,6}]十一碳-2-醇（2.05%）、α,α,6,8-四甲基-三环[4.4.0.0^{2,7}]癸-8-烯-3-甲醇（2.04%）、苯甲醛（2.02%）、1,5,5,8-四甲基-12-氧杂二环[9.1.0]十二-3,7-二烯（2.00%）、反-松香芹醇（1.91%）、β-月桂烯（1.70%）、硬尾醇（1.42%）、α-龙脑烯醛（1.35%）等。

【性味与功效】味甘，性平。养心安神，润肠通便，止汗。用于阴血不足，虚烦失眠，心悸怔忡，肠燥便秘，阴虚盗汗。

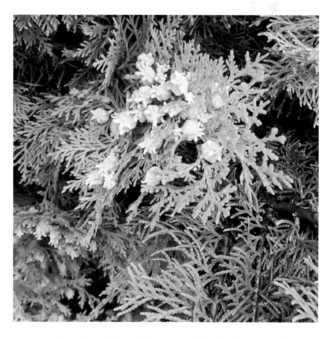

【注】侧柏除干燥枝梢及叶和干燥成熟种仁《药典》入药外，枝条（柏枝节）也可入药。用水蒸气蒸馏法提取的侧柏树枝挥发油的主要成分为：雪松醇

（11.83%）、姜黄烯（10.38%）、韦得醇（10.10%）、α–花侧柏烯（9.23%）、β–花侧柏烯醇（8.02%）、β–雪松烯（8.02%）、α–愈创木烯（7.64%）、α–侧柏萜醇（7.24%）、β–侧柏萜醇（6.23%）、γ–花侧柏烯醇（5.51%）、水芹烯（5.37%）、α–姜黄烯（3.81%）、β–蒎烯（3.75%）等（王鸿梅，2004）。柏枝节味苦、辛，性温。驱风除瘟，解毒疗疮。治风寒温痹，历节风，霍乱转筋，牙齿肿痛，恶疮，疥癞。

百部 ▼

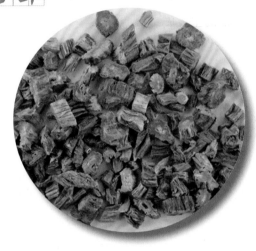

【基源】百部科百部属植物直立百部 *Stemona sessilifolia* (Miq.) Miq.、蔓生百部（百部）*Stemona japonica* (Bl.) Miq, 或对叶百部（大百部）*Stemona tuberosa* Lour. 的干燥块根。蔓生百部块根的芳香成分未见报道。

【形态特征】直立百部：半灌木。块根纺锤状，粗约1cm。茎直立，高30~60cm，不分枝，具细纵棱。叶

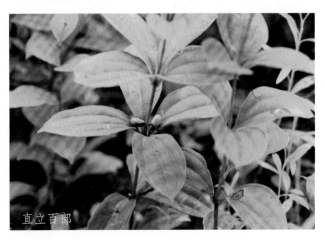

直立百部

薄革质，通常每3~4枚轮生，卵状椭圆形或卵状披针形，长3.5~6cm，宽1.5~4cm，顶端短尖或锐尖，基部楔形。花单朵腋生；鳞片披针形；花被片长1~1.5cm，宽2~3mm，淡绿色。蒴果有种子数粒。花期3~5月，果期6~7月。

对叶百部：块根通常纺锤状，长达30cm。茎常具少数分枝，攀援状。叶对生或轮生，卵状披针形或宽卵形，长6~24cm，宽2~17cm，顶端渐尖至短尖，基部心形，边缘稍波状，纸质或薄革质。花单生或2~3朵排成总状花序；苞片小，披针形；花被片黄绿色带紫色脉纹。蒴果光滑，具多数种子。花期4~7月，果期5~8月。

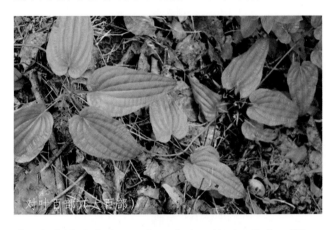

对叶百部（大百部）

【习性与分布】直立百部：常生于林下。分布于浙江、江苏、安徽、江西、山东、河南等省。对叶百部：生于海拔370~2 240m的山坡丛林下、溪边、路旁以及山谷和阴湿岩石中。分布于长江流域以南各省区。

【芳香成分】直立百部：龚敏等（2019）用顶空固相微萃取法提取的直立百部干燥块根挥发油的主要成分为：茴香脑（40.77%）、壬醛（9.48%）、皮蝇磷（8.34%）、草蒿脑（4.17%）、反式-2-壬烯醛（3.66%）、姥鲛烷（1.97%）、丹皮酚（1.87%）、萜品烯（1.85%）、β–蒎烯（1.73%）、(Z)-3,7-二甲基-1,3,6-十八烷三烯（1.57%）、1-石竹烯（1.18%）、萜品油烯（1.04%）、环辛烷（1.03%）、α–荜澄茄油烯（1.01%）等。

对叶百部：曾富佳等（2011）用水蒸气蒸馏法提取的贵州兴义产对叶百部干燥块根挥发油的主要成分为：硫单质（15.04%）、6,10,14-三甲基十五烷酮（9.10%）、1-辛烯-3-醇（7.88%）、邻苯二甲酸二异丁酯（6.39%）、棕榈酸（4.88%）、愈创木酚（3.25%）、酞酸丁酯（3.14%）、蓝木醇（3.09%）、蒽（3.09%）、β–桉叶醇（2.97%）、17-十八烷醛（2.51%）、α–雪松醇（2.45%）、4-乙基愈创木酚（2.36%）、7,9-

十八烷烯酮（2.26%）、苯乙醛（1.71%）、(Z)-9-十八碳烯酸（1.69%）、2,4-二甲基-苯酚（1.62%）、厄烯（1.56%）、4-苯基苯甲醛（1.33%）、反式香叶醇（1.52%）、2-十三烷酮（1.20%）、芳樟醇（1.10%）、爱草脑（1.09%）等。

【性味与功效】味甘、苦，性微温。润肺下气止咳，杀虫灭虱。用于新久咳嗽，肺痨咳嗽，顿咳；外用于头虱、体虱，蛲虫病，阴痒。

甘松 ▼

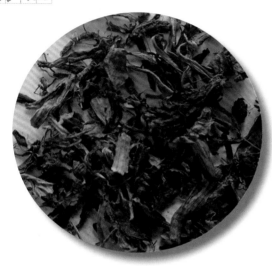

【基源】败酱科甘松属植物甘松（匙叶甘松）*Nardostachys jatamansi* (D. Don) DC. 的干燥根及根茎。

【形态特征】多年生草本；根状茎粗短，密被纤维状或片状老叶鞘，有浓烈气味。叶丛生，长匙形或线状倒披针形，全缘，3~5平行主脉；茎生叶1~4对，披针形，渐向上渐小。顶生聚伞花序密集成头状，花序下有总苞2~3对，每花有苞片1、小苞片2；花萼5齿裂，

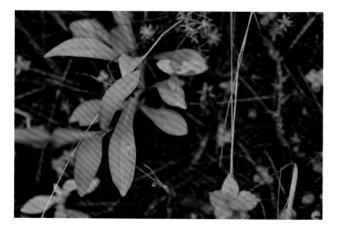

果时常增大；花冠紫红色，钟状。

【习性与分布】生于沼泽草甸、河漫滩和灌丛草坡，海拔2600~5000m。分布于云南、四川、甘肃、青海、西藏。

【挥发油含量】《药典》规定，甘松药材的挥发油含量不得少于1.80%。水蒸气蒸馏的甘松的得油率为0.50%~4.00%。

【芳香成分】多数研究的甘松药材挥发油的主成分为白菖烯（11.15%~28.74%），或缬草酮（11.56%~46.80%），也有主成分不同的报告。耿晓萍等（2011）用水蒸气蒸馏法提取的四川甘孜产甘松药材挥发油的主要成分为：白菖烯（28.74%）、β-马里烯（11.88%）、喇叭茶烯氧化物（Ⅱ）（11.75%）、马兜铃烯（4.89%）、[1R-(1,4aβ,8a)]-十氢-1,4a-二甲基-7-(1-甲乙基)-1-萘酚（4.89%）、匙叶桉油烯醇（2.44%）、β-芹菜烯（2.28%）、桉萜醇（1.79%）、7-表-芹菜烯（1.55%）、α-雪松醇（1.44%）、4-(2,6,6-三甲基-1-环己基-1-烯)-3-丁烯-2-酮（1.32%）等。余海清等（2019）用水蒸气蒸馏法提取的四川稻城县产甘松药材挥发油的主要成分为：缬草酮（29.40%）、螺旋藻醇（7.98%）、缬草萜烯醛（6.81%）、白菖烯（5.60%）、呋喃天竺葵酮（4.86%）、天然绿花百千层醇（2.14%）、(6E)-6-[(E)-2-丁烯基]-1,5,5-三甲基-1-环己烯（1.84%）、百秋李醇（1.60%）、(-)-α-古芸烯（1.33%）、β-马榄烯（1.02%）、α-蛇床烯（1.01%）等；乡城县产甘松药材挥发油的主要成分为：百秋李醇（14.26%）、白菖烯（6.98%）、缬草酮（4.20%）、呋喃天竺葵酮（3.26%）、3,9-愈创二烯（3.16%）、β-广藿香烯（2.42%）、异斯巴醇（2.35%）、塞瑟尔烯（2.25%）、β-马榄烯（1.28%）、β-紫罗兰酮（1.26%）、喇叭茶醇（1.05%）等；理塘县产甘松药材挥发油的主要成分为：1,1,7,7a-四甲基-1a,2,6,7,7a,7b-六氢-1H-环丙烷[a]萘（16.40%）、白菖烯（8.33%）、马兜铃酮（7.98%）、缬草酮（5.54%）、(+)-马榄醇（5.42%）、桉油烯醇（3.30%）、(-)-蓝桉醇（2.68%）、β-马榄烯（2.64%）、β-香根草烯（2.46%）、巴伦西亚橘烯（2.39%）、β-紫罗兰酮（1.85%）、臭蚁醛（1.75%）、马兜铃烯（1.48%）、γ-蛇床烯（1.08%）、1,10-缬草二烯（1.07%）等。

【性味与功效】味辛、甘，性温。理气止痛，开郁醒脾；外用祛湿消肿。用于脘腹胀满，食欲不振，呕吐；外用治牙痛，脚气肿毒。

蜘蛛香 ▼

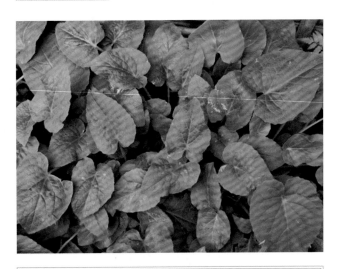

【基源】败酱科缬草属植物蜘蛛香 *Valeriana jatamansi* Jones 的干燥根茎和根。

【形态特征】植株高 20~70cm；根茎块柱状，节密，有浓烈香味。基生叶发达，叶片心状圆形至卵状心形，长 2~9cm，宽 3~8cm；茎生叶每茎 2~3 对，下部的心状圆形，上部的常羽裂。花序为顶生的聚伞花序，苞片和小苞片长钻形。花白色或微红色，杂性；雌花小，长 1.5mm；两性花较大，长 3~4mm。瘦果长卵形，两面被毛。花期 5~7 月，果期 6~9 月。

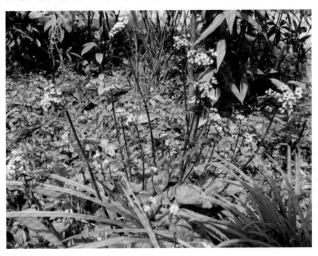

【习性与分布】生山顶草地、林中或溪边，海拔 2500m 以下。分布于陕西、河南、湖北、湖南、四川、贵州、云南、西藏。

【挥发油含量】水蒸气蒸馏的蜘蛛香的得油率为 0.14%~0.82%；超临界萃取的得油率为 8.85%；微波辅助萃取的得油率为 1.90%。

【芳香成分】蜘蛛香药材挥发油的主要成分多为异缬草酸（30.62%~52.95%），也有主成分不同的报告。杨再波等（2006）用水蒸气蒸馏法提取的贵州石阡产蜘蛛香挥发油的主要成分为：异缬草酸（52.95%）、广藿香醇（18.20%）、3-甲基戊酸（6.89%）、1-乙基-4,4-二甲基-环己-2-烯-1-醇（3.27%）、新西松烯A（2.12%）、十六酸（1.27%）、δ-愈创木烯（1.22%）、8,9-二氢-新异长叶烯（1.09%）、3,4-二氟-4-甲氧基联二苯（1.05%）等。梁光义等（2002）用水蒸气蒸馏法提取的贵州贵阳产蜘蛛香挥发油的主要成分为：广藿香醇（22.60%）、乙酸龙脑酯（13.07%）、δ-愈创烯（8.75%）、塞舌尔烯（4.74%）、刺蕊草醇（3.92%）、α-古芸烯（3.67%）、α-葎草烯（3.48%）、β-绿叶烯（3.29%）、莰烯（2.84%）、α-愈创烯（2.36%）、β-榄香烯（1.91%）、α-绿叶烯（1.71%）、7-表-α-蛇床烯（1.57%）、α-蒎烯（1.23%）、α-蛇床烯（1.16%）等。王海来等（2007）用超临界 CO_2 萃取法提取的云南永平产蜘蛛香挥发油的主要成分为：1,10-二氢奴卡酮（9.76%）、异戊酸（7.94%）、1,2-二去氢香木兰（7.66%）、广藿香醇（5.88%）、(-)-长蠕吉码烯（5.61%）、1,2-二甲基多氢萘（5.52%）、δ-愈创木烯（4.92%）、β-石竹烯（4.08%）、2,3-二甲基多氢萘（4.03%）、2,6-二甲基多氢萘（3.19%）、1,6-二甲基多氢萘（3.15%）、1-乙酰基-2,3-二氢-5-硝基-1H-吲哚（2.87%）、1,5-二甲基多氢萘（2.61%）、γ-石竹烯（2.59%）、邻苯二甲酸二丁酯（1.91%）、(Z,Z)-2,2-二甲基-3,5-癸二烯（1.45%）、n-十六酸（1.43%）、1-甲基-1-环十一烯（1.19%）、α-愈创木烯（1.08%）、乙酸龙脑酯（1.05%）、喇叭茶醇（1.03%）、(5R,7R,10S)-氧基桉-3,11-二烯（1.00%）等。胡晓娜等（2008）用水蒸气蒸馏法提取的贵州贵阳产蜘蛛香挥发油的主要成分为：顺式-桉叶烷-1-酮（35.20%）、广藿香醇（18.40%）、(-)-乙酸龙脑酯（5.50%）、异戊酸（5.20%）、δ-愈创木烯（4.00%）、刺蕊草醇（2.30%）、甲基-水杨酸酯（2.00%）、塞瑟尔烯（1.80%）、别香橙烯（1.50%）、α-芹子烯（1.40%）、7-(1-甲基乙烯基)-1-羟基-1,4-二甲基-1,2,4,5-[3H,6H]八氢薁（1.10%）、樟脑萜（1.00%）、α-愈创木烯（1.00%）等。

【性味与功效】味辛、微苦，性温。理气止痛，消食止泻，祛风除湿，镇惊安神。用于脘腹胀痛，食积不化，腹泻痢疾，风湿痹痛，腰膝酸软，失眠。

狗脊 ▼

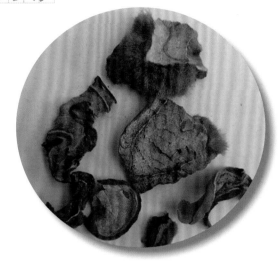

【基源】蚌壳蕨科金毛狗属植物金毛狗脊 *Cibotium baromatz* (Linn.) J. Sm. 的干燥根茎。

【形态特征】根状茎卧生，顶端生出一丛大叶，基部被有一大丛垫状的金黄色茸毛；叶片大，长达180cm，宽约相等，广卵状三角形，三回羽状分裂；孢子囊群在每一末回能育裂片1~5对，生于下部的小脉顶端，囊群盖坚硬，棕褐色，横长圆形，两瓣状，内瓣较外瓣小，成熟时张开如蚌壳，露出孢子囊；孢子为三角状的四面形，透明。

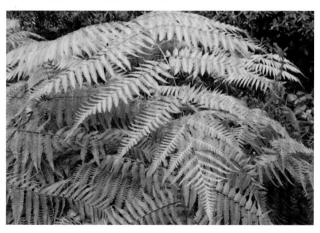

【习性与分布】生于山麓沟边及林下阴处酸性土上。分布于云南、贵州、四川、广西、广东、福建、台湾、浙江、江西、湖南等省区。

【挥发油含量】水蒸气蒸馏的狗脊的得油量为83.3μg/g；超临界萃取的得油率为3.13%。

【芳香成分】贾天柱等（1996）用水蒸气蒸馏法提取的云南景洪产狗脊挥发油的主要成分为：十六碳酸（43.61%）、异十六碳酸（28.54%）、十八碳二烯酸（22.47%）、十四碳酸（2.41%）、十四烷醇（1.20%）等。许重远等（2000）用超临界 CO_2 萃取法提取的云南景洪产狗脊解析釜I的挥发油主要成分为：异油酸（21.89%）、亚油酸（19.70%）、十六碳酸（16.86%）、十六碳三烯酸甲酯（11.71%）、十六碳烯酸（9.81%）、油酸（5.79%）、硬脂酸（2.96%）、油酸乙酯（1.35%）、亚油酸乙酯（1.27%）等；解析釜II的挥发油主要成分为：亚油酸（18.63%）、油酸（16.99%）、十五碳酸（13.20%）、亚油酸甲酯（10.12%）、十六碳烯酸（7.71%）、十八碳三烯醇（5.14%）、二十四烯酸甲酯（3.39%）、硬脂酸（2.27%）、邻苯二甲酸二丁酯（1.89%）等。

【性味与功效】味苦、甘，性温。祛风湿，补肝肾，强腰膝。用于风湿痹痛，腰膝酸软，下肢无力。

金钱草 ▼

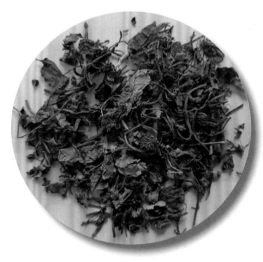

【基源】报春花科珍珠菜属植物过路黄 *Lysimachia christinae* Hance 的干燥全草。

【形态特征】茎柔弱，平卧延伸，长20~60cm。叶对生，近圆形，长1.5~8cm，宽1~6cm。花单生叶腋；花萼长4~10mm，分裂近达基部；花冠黄色，长7~15mm，裂片狭卵形以至近披针形，先端锐尖或钝，质地稍厚，具黑色长腺条。蒴果球形，直径4~5mm，无毛，有稀疏黑色腺条。花期5~7月，果期7~10月。

【习性与分布】生于沟边、路旁阴湿处和山坡林下，垂直分布上限可达海拔2300m。喜湿润，能耐水湿，也能耐一定的干旱，耐寒性较强。分布于河南、山西、江苏、安徽、浙江、江西、福建、台湾、湖北、湖南、广东、广西、陕西、云南、贵州、四川等省区。

【挥发油含量】水蒸气蒸馏的金钱草得油率为1.45%。

【芳香成分】周凌波（2010）用水蒸气蒸馏法提取的金钱草挥发油的主要成分为：正戊基-2-呋喃酮（32.59%）、柏木醇（15.58%）、广藿香醇（5.84%）、β-石竹烯（4.55%）、荜澄茄烯（3.39%）、麝香草酚（2.33%）、β-蒎烯（1.93%）、壬醛（1.50%）、植酮（1.50%）、紫苏醇（1.41%）、芳樟醇（1.18%）、愈创木烯（1.17%）、蓝桉醇（1.15%）等。侯冬岩等（2004）用水蒸气蒸馏提取的广西产金钱草挥发油的主要成分为：α-蒎烯（19.60%）、石竹烯氧化物（7.82%）、山奈酚（6.22%）、樟脑（5.07%）、山奈素（3.67%）、6,10,14-三甲基-2-十五烷酮（3.65%）、熊果酸（3.55%）、乙酸冰片酯（3.53%）、莰烯（2.67%）、桉油烯醇（2.26%）、L-莰醇冰片（1.90%）、α-金合欢烯（1.73%）、7-十四碳烯酸（1.56%）、桉叶油醇（1.54%）、十八碳烯（1.54%）、薄荷醇（1.43%）、2-吩嗪腈（1.11%）、α-萜品醇（1.02%）等。周意（2018）用顶空固相微萃取法提取的金钱草挥发油的主要成分为：壬醛（17.70%）、十三烷（9.45%）、反式-2,4-庚二烯醛（5.87%）、甲基庚烯酮（5.33%）、癸醛（5.16%）、α-蒎烯（4.68%）、3,11-十四碳二烯-1-醇（4.50%）、6-甲基-1-庚醇（4.07%）、十二烷（3.75%）、1-石竹烯（3.65%）、反-2-辛烯醛（3.33%）、肉豆蔻醛（2.81%）、2-戊基呋喃（2.73%）、(E)-2-庚烯醛（2.53%）、十四烷（2.50%）、庚醛（2.40%）、己醛（2.11%）、l-菖蒲烯（1.81%）、1-甲基环丙烷甲醇（1.69%）、青叶醛（1.58%）、香叶基丙酮（1.47%）、1-癸烯-3-酮（1.26%）等。

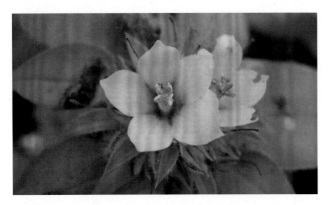

【性味与功效】味甘、淡，性平。利湿退黄，利尿通淋，解毒消肿。用于湿热黄疸，胆胀胁痛，石淋，热淋，小便涩痛，痈肿疔疮，蛇虫咬伤。

车前草 ▼

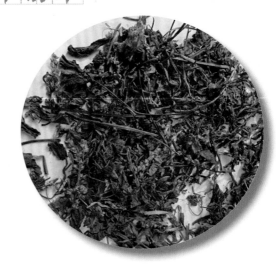

【基源】车前科车前属植物车前 *Plantago asiatica* Linn. 或平车前 *Plantago depressa* Willd. 的干燥全草。平车前的芳香成分未见报道。

【形态特征】二年生或多年生草本。叶基生呈莲座状，叶片纸质，宽卵形至宽椭圆形，长4~12cm，宽2.5~6.5cm，边缘波状、全缘或中部以下有锯齿。花序3~10个，穗状花序细圆柱状；苞片狭卵状三角形。花冠白色。蒴果纺锤状卵形，长3~4.5mm，于基部上方周裂。种子椭圆形，具角，黑褐色至黑色，背腹面微隆起。花期4~8月，果期6~9月。

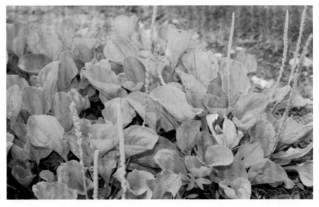

【习性与分布】生于草地、沟边、河岸湿地、田边、路旁或村边空旷处，海拔3200m以下的阳光充足的开阔地。喜温耐寒，喜湿耐旱，喜光耐阴，喜肥耐瘠。全国各地均有分布。

【挥发油含量】水蒸气蒸馏的车前草的得油率为2.79%。

【芳香成分】回瑞华等（2004）用同时蒸馏-萃取法

提取的辽宁千山产车前草挥发油的主要成分为：2,6-二叔丁基对甲酚（12.25%）、3-叔丁基-4-羟基茴香醚（9.33%）、6,10,14-三甲基-2-十五烷酮（9.01%）、1-壬烯-3-醇（6.32%）、2,6,10,14-四甲基-十六(碳)烷（5.65%）、十九(碳)烷（5.41%）、3,7-二甲基-1,6-辛二烯-3-醇（4.67%）、二十(碳)烷（4.64%）、2,6-双(1,1-二甲基(乙基)-2,5-环己二烯-1,4-二酮（4.42%）、5,6,7,7a-四氢-4,4,7a-三甲基-2(4H)-苯并呋喃酮（3.98%）、十七(碳)烷（3.91%）、2-(2,6,6-三甲基-1--环己烯-1-基)-2-丁烯-2-酮（3.87%）、2,6,11,15-四甲基-十六(碳)烷（3.62%）、十八(碳)烷（3.17%）、6-甲基-3-(1-甲基(乙基)-7-含氧二环[4.1.0]庚-2-酮（3.05%）、桉叶油素（2.70%）、D-苎烯（2.59%）、2-莰酮（2.35%）、2-乙基-1-己醇（2.10%）、1-(2,6,6-三甲基-1,3-环己二烯-1-基)-2-丁烯-1-酮（2.04%）等。

【性味与功效】味甘，性寒。清热利尿通淋，祛痰，凉血，解毒。用于热淋涩痛，水肿尿少，暑湿泄泻，痰热咳嗽，吐血衄血，痈肿疮毒。

西河柳 ▼

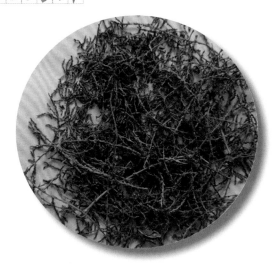

【基源】柽柳科柽柳属植物柽柳 *Tamarix chinensis* Lour. 的干燥细嫩枝叶。

【形态特征】乔木或灌木，高 3~8m；老枝暗褐红色，幼枝红紫色。每年开花两三次。春季开花：总状花序侧生在去年生的小枝上，花大而少；苞片线状长圆形；花5出；萼片5，狭长卵形；花瓣5，粉红色，椭圆形；花盘5裂，紫红色，肉质。蒴果圆锥形。夏、秋季开花：总状花序生于当年生幼枝顶端，花略小，密生；花瓣粉红色；花盘5裂。花期4~9月。

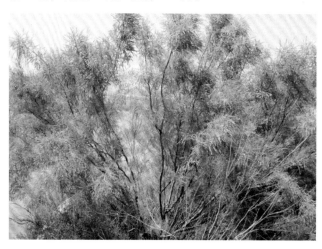

【习性与分布】喜生于河流冲积平原、海滨、滩头、潮湿盐碱地和沙荒地。分布于辽宁、河北、河南、山东、江苏、安徽、华东至西南各省区。

【挥发油含量】水蒸气蒸馏的西河柳的得油率为0.15%；索氏法提取的得油率为0.11%。

【芳香成分】吉力等（1997）用水蒸气蒸馏法提取的河北安国产西河柳挥发油的主要成分为：十六酸(22.22%)、十二酸（8.26%）、十四酸（5.43%）、9,12-十八碳二烯酸（3.86%）、9-十八碳烯酸（3.64%）、十六碳烯酸（3.12%）、6,10,14-三甲基-2-十五烷酮（2.20%）、植物醇（2.17%）、9-十六碳烯酸（2.00%）、二十二烷（1.66%）、十八酸（1.30%）、9,12,15-十八碳三烯酸(1.29%)、橙花叔醇（1.22%）、十五酸（1.04%）、T-依兰油醇（1.00%）、2,3-二甲基菲（1.00%）等。

王斌等（2007）用索氏提取法提取的山东产西河柳挥发油的主要成分为：十六酸甲酯（29.20%）、十八碳二烯酸(20.88%)、9-十八碳烯酸甲酯（12.31%）、β-维生素E(7.65%)、丁烯羟基甲苯（4.70%）、十八碳酸甲酯（2.36%）、8-十八碳烯酸甲酯（2.30%）、邻苯二甲酸（1.44%）、邻苯二甲酸二丁酯（1.02%）等。

【性味与功效】味甘、辛，性平。发表透疹，祛风除湿。用于麻疹不透，风湿痹痛。

【注】柽柳除干燥细嫩枝叶《药典》入药外，花（柽柳花）也可入药。用石油醚脱脂后微波法提取的新疆塔里木产柽柳花挥发油的主要成分为：邻苯二甲酸二异丁酯（24.99%）、邻苯二甲酸二丁酯（11.26%）、十六碳酸乙酯（5.28%）、(E,E)-2,4-癸二烯醛（4.40%）、E-2-庚醛（4.17%）、苯甲醇+苄醇（4.10%）、(E)-2-癸烯

醛（3.53%）、壬醛（2.38%）、4,7,7-三甲基双环[3.3.0]-2-辛酮（2.12%）、2-戊基呋喃（2.08%）、十六碳酸（1.90%）、苯甲酸（1.88%）、二十三烷（1.76%）、十六烷（1.69%）、9,12-十八碳二烯酸甲酯（1.58%）、4-羟基-3-甲氧基苯甲醛（1.35%）、二十四烷（1.26%）、二十二烷（1.25%）、十八烷（1.21%）、十六碳酸甲酯（1.17%）等（周忠波等，2007）。柽柳花治中风，又清热毒，发麻疹。

续断 ▼

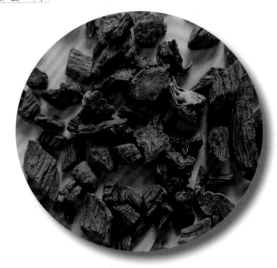

【基源】川续断科川续断属植物川续断 *Dipsacus asper* Wall. ex Henry 的干燥根。

【形态特征】多年生草本，高达2m；主根稍肉质。基生叶稀疏丛生，琴状羽裂，长15~25cm，宽5~20cm，叶面被白色刺毛；茎生叶下部为羽状深裂，上部叶披针形。头状花序球形，径2~3cm；总苞片5~7枚，叶状，披针形或线形，被硬毛；小苞片倒卵形，具喙尖；花萼四棱、皿状；花冠淡黄色或白色。瘦果长倒卵柱状，长约4mm。花期7~9月，果期9~11月。

【习性与分布】生于沟边、草丛、林缘和田野路旁。喜温暖而较凉爽气候，宜在海拔1000m以上的山区种植。能耐寒，忌高温。分布于湖北、江西、广西、四川、贵州、云南、湖南、西藏等省区。

【挥发油含量】超声辅助萃取的续断的得油率为1.87%。

【芳香成分】杨莹等（2016）用水蒸气蒸馏法提取的四川西昌产续断挥发油的主要成分为：棕榈酸（46.25%）、十八烷醇（9.63%）、十五烷酸（8.29%）、Z-11-十六碳烯酸（6.40%）、十七烷醇（5.14%）、顺-9-十六碳烯酸（4.77%）、邻苯二甲酸二异丁酯（2.72%）、9,12,15-十八碳三烯酸乙酯（2.27%）、顺-13-十八碳烯酸（1.92%）、肉豆蔻酸（1.57%）、十七烷酸（1.34%）、2-甲基萘（1.15%）、14-十五碳烯酸（1.01%）等。李涛等（2018）用超声辅助萃取法提取的云南弥渡产续断挥发油的主要成分为：γ-谷甾醇（35.80%）、豆甾醇（8.37%）、24-甲基-5-胆甾烯-3-醇（7.06%）、羊毛甾醇（6.71%）、正十五酸（3.23%）、正四十四烷（3.13%）、4α,14-二甲基-9β,19-环-5α-麦角甾-24(28)-烯-3β-醇乙酸酯（3.00%）、4-胆甾烯-3β-醇（2.29%）、羽扁豆醇（2.27%）、四十三烷（2.10%）、Z-7-十四碳烯醛（2.09%）、熊果-12-烯-28-醛（2.07%）、11,14-二十碳二烯酸甲酯（1.96%）、正二十一烷（1.96%）、2,6,10,15-四甲基十七烷（1.92%）、11-癸基二十四烷（1.74%）、溴化金合欢酯（1.62%）、1-氯二十七烷（1.11%）、1-氯二十碳烷（1.08%）等。卢化等（2018）用顶空固相微萃取法提取的四川产续断挥发油的主要成分为：丁香酚（28.37%）、右旋柠檬烯（14.84%）、芳樟醇（10.91%）、十五烷（3.86%）、己酸（3.69%）、正己醇（3.03%）、丁香酚酯（2.87%）、3,5-辛二烯酮（2.74%）、1-石竹烯（2.72%）、己醛（2.62%）、2-戊基呋喃（2.52%）、癸醛（2.42%）、β-松油烯（2.29%）、2'-氯苯基乙酮（2.26%）、苯甲醛（1.70%）、α-松油醇（1.40%）、异戊醛（1.31%）、肉桂酸乙酯（1.25%）、邻酞酸二异辛酯（1.22%）、4-萜烯醇（1.17%）等。

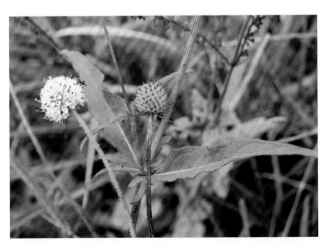

【性味与功效】味苦、辛，性微温。补肝肾，强筋骨，续折伤，止崩漏。用于肝肾不足，腰膝酸软，风湿痹痛，跌扑损伤，筋伤骨折，崩漏，胎漏。

薄荷 ▼

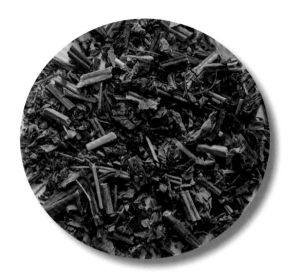

【基源】唇形科薄荷属植物薄荷 *Mentha haplocalyx* Briq. 的干燥地上部分。

【形态特征】多年生草本。茎高 30~60cm，锐四棱形，具四槽，多分枝。叶片披针形至卵状披针形，长 3~7cm，宽 0.8~3cm，边缘疏生粗大的牙齿状锯齿。轮伞花序腋生，轮廓球形。花萼管状钟形，外被微柔毛及腺点，萼齿 5，狭三角状钻形。花冠淡紫，长 4mm，外面略被微柔毛，冠檐 4 裂。小坚果卵珠形，黄褐色，具小腺窝。花期 7~9 月，果期 10 月。

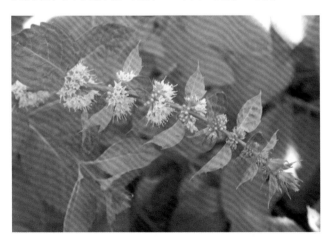

【习性与分布】生于水旁潮湿地，海拔可高达 3500m。喜温，耐热，耐寒。喜湿不耐涝，性较耐阴。全国各地均有分布。

【挥发油含量】《药典》规定薄荷药材含挥发油不得少于 0.80%。水蒸气蒸馏的薄荷的得油率为 0.52%~2.42%；超临界萃取的得油率为 1.48%~3.32%；超声波辅助蒸馏萃取的得油率为 1.57%。

【芳香成分】关于薄荷挥发油的研究报告较多，绝大多数研究的栽培薄荷挥发油的主成分都是薄荷醇（34.28%~85.81%），《药典》规定的薄荷挥发油主成分也是薄荷醇。但是，野生薄荷有多种化学型。所以在选择药材时要特别加以注意。阎博等（2015）用水蒸气蒸馏法提取的陕西长安产薄荷挥发油的主要成分为：(+/−)− 薄荷醇（68.40%）、乙酸龙脑酯（16.70%）、(2R,5R)−5− 甲基 −2− 异丙基环己酮（4.70%）、薄荷醇（2.10%）、大根香叶烯 D（1.60%）、3− 甲基 −6−(1− 甲基乙基)−2− 环己烯 −1− 酮（1.20%）、6− 甲基 −3−(1− 甲基乙基)−7− 氧杂二环 [4.1.0] 庚烷 −2− 酮（1.20%）等。

【性味与功效】味辛，性凉。疏散风热，清利头目，利咽，透疹，疏肝行气。用于风热感冒，风温初起，头痛，目赤，喉痹，口疮，风疹，麻疹，胸胁胀闷。

【注】《药典》收录的薄荷素油为薄荷的新鲜茎和叶经水蒸气蒸馏，再冷冻，部分脱脑加工得到的挥发油。味初辛、后凉。可用于皮肤或黏膜产生清凉感以减轻不适及疼痛。薄荷油（薄荷的鲜茎叶经蒸馏而得的挥发油）也可单独药用，味辛，性凉。疏风，清热。治外感风热，头痛目赤，咽痛，牙疼，皮肤风热。

断血流 ▼

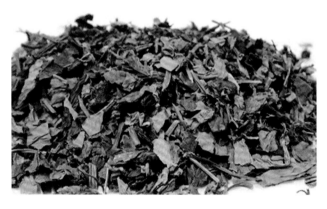

【基源】唇形科风轮菜属植物灯笼草 *Clinopodium polycephalum*（Vaniot）C.Y.Wu et Hsuan 或风轮菜 *Clinopodium chinense*（Benth.）O.Kuntze 的干燥地上部分。风轮菜的芳香成分未见报道。

【形态特征】直立多年生草本，高 0.5~1m，多分枝。茎四棱形，叶卵形，长 2~5cm，宽 1.5~3.2cm，先端钝或急尖，基部阔楔形至几圆形，边缘具疏圆齿状牙齿，上面榄绿色，下面略淡，两面被糙硬毛。轮伞花序多花，圆球伏；苞叶叶状，较小；苞片针状；花萼圆筒形，花冠紫红色，花盘平顶。小坚果卵形，长约1mm，褐色，光滑。花期 7~8 月，果期 9 月。

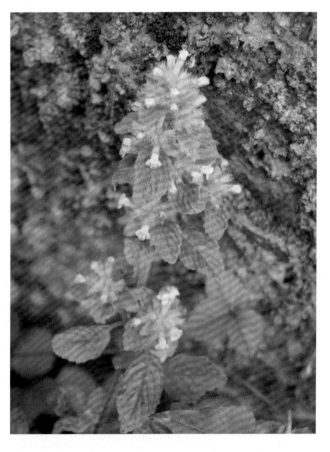

【习性与分布】生于山坡、路边、林下、灌丛中，海拔至 3400m。分布于陕西，甘肃，山西，河北，河南，山东，浙江，江苏，安徽，福建，江西，湖南，湖北，广西，贵州，四川，云南，西藏。

【挥发油含量】水蒸气蒸馏的灯笼草全草的得油率为 0.26%。

【芳香成分】王文通等（2018）用水蒸气蒸馏法提取的断血流药材挥发油的主要成分为：棕榈酸（21.94%）、氧化石竹烯（13.45%）、1- 石竹烯（12.40%）、亚油酸（7.82%）、4- 亚甲基 -1- 甲基 -2-(2- 甲基 -1- 丙烯 -1- 基)-1- 乙烯基 - 环己烷（3.67%）、1,2,3,4,4a,5,6,8a- 八氢 -7- 甲基 -4- 亚甲基 -1-(1- 甲基乙基)- 萘（2.94%）、(1α,4aα,8aα)-1,2,4a,5,6,8a- 六氢 -4,7- 二甲基 -1-(1- 甲基乙基) 萘（2.78%）、D-

杜松烯（2.36%）、叶绿醇（1.97%）、胡椒酮（1.83%）、4,11,11- 三甲基 -8- 亚甲基 - 双环 [7.2.0] 十一碳 -4- 烯（1.83%）、6,10,14- 三甲基 -2- 十五烷酮（1.67%）、香芹酚（1.56%）、(Z)-(8CI)-7,11- 二甲基 -3- 亚甲基 -1,6,10- 十二碳三烯（1.32%）、2,6,6- 三甲基 -2,4- 环庚二烯 -1- 酮（1.20%）、1,5,9,9- 四甲基 -Z,Z,Z-1,4,7- 环十一碳三烯（1.12%）、b- 元素（1.07%）、1,2- 环氧正十五烷（1.05%）等；用顶空固相微萃取法提取的断血流药材挥发油的主要成分为：1- 石竹烯（35.52%）、右旋萜二烯（6.96%）、氧化石竹烯（5.71%）、2- 异丙基 -5- 甲基 -3- 环己烯 -1- 酮（5.20%）、[S-(E,E)]-1- 甲基 -5- 亚甲基 -8-(1- 甲基乙基)-1,6- 环己二烯（4.34%）、(Z)-(8CI)-7,11- 二甲基 -3- 亚甲基 -1,6,10- 十二碳三烯（3.84%）、3,7,11,11- 四甲基双环 [8.1.0]-2,6- 十一碳二烯（3.65%）、2,6,6- 三甲基 -2,4- 环庚二烯 -1- 酮（3.31%）、b- 元素（3.16%）、1,2,3,4,4a,5,6,8a- 八氢 -7- 甲基 -4- 亚甲基 -1-(1- 甲基乙基)- 萘（2.94%）、3- 甲基 -1-(3- 甲基 -2- 呋喃基)-1- 丁酮（2.17%）、1,5,9,9- 四甲基 -Z,Z,Z-1,4,7- 环十一碳三烯（2.12%）、β - 蒎烯（1.95%）、(1R)-(+)-α - 蒎烯（1.91%）、1- 辛烯 -3- 醇乙酸酯（1.45%）、D- 杜松烯（1.43%）、香芹酚（1.13%）、4- 乙酰基 -1- 甲基 -1- 环己烯（1.06%）等。

【性味与功效】味辛、苦，性凉。收敛止血。用于崩漏，尿血，鼻衄，牙龈出血，创伤出血。

广藿香 ▼

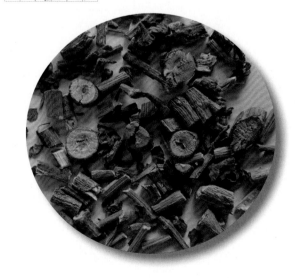

【基源】唇形科刺蕊草属植物广藿香 *Pogostemon cablin* (Blance) Benth. 的干燥地上部分。

【形态特征】多年生芳香草本或半灌木。茎直立，高0.3~1m，四棱形。叶圆形或宽卵圆形，长2~10.5cm，宽1~8.5cm，边缘具不规则的齿裂，草质。轮伞花序10至多花，下部的稍疏离，向上密集，排列成穗状花序，穗状花序顶生及腋生；苞片及小苞片线状披针形，密被绒毛。花萼筒状，齿钻状披针形。花冠紫色，长约1cm。花盘环状。花期4月。

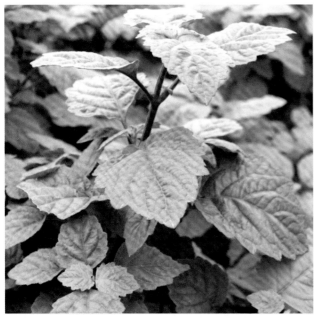

【习性与分布】喜欢生长在温暖的环境，比较耐寒。分布于广东、海南、福建、台湾、广西。

【挥发油含量】水蒸气蒸馏的广藿香的得油率为0.10%~6.00%；超临界萃取的得油率为2.10%~2.97%。

【芳香成分】《药典》规定含百秋李醇（广藿香醇）不得少于0.10%。广藿香干燥地上部分挥发油主成分大部分研究是广藿香醇（18.95%~63.87%），其次是广藿香酮（13.13%~72.63%），也有少数主成分不同的报告。魏刚等（2003）用水蒸气蒸馏法提取的广东湛江产广藿香挥发油的主要成分为：广藿香醇（45.84%）、δ-愈创木烯（13.26%）、α-愈创木烯（9.82%）、α-广藿香烯（6.01%）、刺蕊草烯（5.39%）、反式-丁香烯（2.47%）、广藿香酮（2.19%）、β-广藿香烯（1.61%）、α-丁香烯（1.58%）等。

【性味与功效】味辛，性微温。芳香化浊，和中止呕，发表解暑。用于湿浊中阻，脘痞呕吐，暑湿表证，湿温初起，发热倦怠，胸闷不舒，寒湿闭暑，腹痛吐泻，鼻渊头痛。

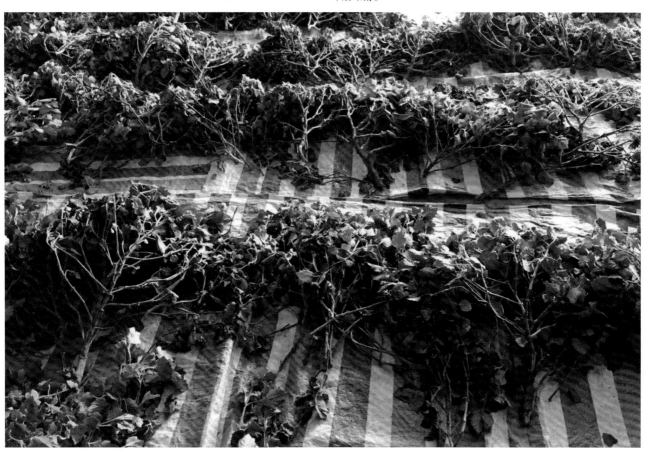

泽兰 ▼

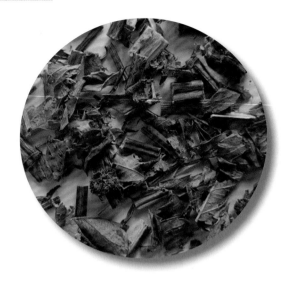

【基源】唇形科地笋属植物硬毛地笋（毛叶地瓜儿苗）*Lycopus lucidus* Turcz. var. *hirtus* Regel 的干燥地上部分。

【形态特征】这一变种与原变种不同在于茎棱上被向上小硬毛，节上密集硬毛；叶披针形，暗绿色，上面密被细刚毛状硬毛，叶缘具缘毛，下面主要在肋及脉上被刚毛状硬毛，两端渐狭，边缘具锐齿。

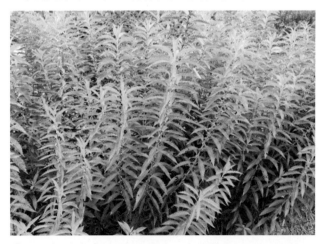

【习性与分布】生于沼泽地、水边等潮湿处，海拔可达2100m。适宜温暖湿润的气候，不怕涝，耐寒。分布于黑龙江、吉林、辽宁、内蒙古、河北、山东、山西、陕西、甘肃、浙江、江苏、江西、安徽、福建、台湾、湖北、湖南、广东、广西、贵州、四川、云南。

【芳香成分】泽兰药材挥发油的主成分多为石竹烯氧化物（22.07%~44.38%），也有主成分不同的报告。

王英锋等（2011）用水蒸气蒸馏法提取的湖南产泽兰药材挥发油的主要成分为：石竹烯氧化物（44.38%）、喇叭茶烯氧化物（17.05%）、α-石竹烯（5.60%）、α-法尼烯（4.88%）、植醇（2.43%）、石竹烯（2.22%）、γ-杜松烯（2.05%）、六氢法尼基丙酮（1.77%）、β-芹子烯（1.28%）、法尼基丙酮（1.02%）等；用超临界CO_2萃取法提取的泽兰药材挥发油的主要成分为：环己酮（52.47%）、葎草烯环氧化物（7.28%）、石竹烯氧化物（4.38%）、植醇（2.73%）、喇叭茶烯氧化物（1.96%）、顺-5,8,11,14,17-十二碳五烯酸甲酯（1.96%）、角鲨烯（1.55%）、十六酸乙酯（1.25%）、α-石竹烯（1.14%）等；用顶空固相微萃取法提取的泽兰挥发油的主要成分为：β-蒎烯（29.36%）、α-石竹烯（14.79%）、邻-伞花烃（13.13%）、α-蒎烯（12.39%）、石竹烯（11.24%）、喇叭茶烯氧化物（2.85%）、β-芹子烯（2.18%）、γ-杜松烯（1.98%）、反式-橙花叔醇（1.98%）、γ-萜品烯（1.41%）、依兰油烯（1.18%）等。韩淑萍等（1992）用水蒸气蒸馏法提取的泽兰挥发油的主要成分为：月桂烯（26.92%）、蛇麻烯（14.34%）、反式-丁香烯（10.24%）、β-蒎烯（5.37%）、γ-松油烯（4.49%）、丁香烯氧化物（2.44%）、α-蒎烯（2.30%）、β-水芹烯（1.90%）、橙花叔醇（1.55%）、γ-荜澄茄烯（1.50%）、对-聚伞花素（1.41%）、苯甲醛（1.20%）等。彭涛等（2011）用冷浸法提取的湖北产泽兰挥发油的主要成分为：棕榈酸甲酯（18.70%）、石竹烯氧化物（17.96%）、8,11-十八烷二烯酸甲酯（4.70%）、亚麻酸甲酯（4.17%）、3,4-二甲基-3-环己烯-1-甲醛（3.66%）、硬脂酸甲酯（3.55%）、(-)-α-人参烯（2.90%）、植酮（2.32%）、油酸甲酯（2.00%）、19-甲基十九烷酸甲酯（1.90%）、(+)-巴伦西亚橘烯（1.63%）、石竹烯（1.59%）、弥罗松酚（1.55%）、山嵛酸甲酯（1.45%）、脱氢-4-上松香醇（1.37%）、3-(2,2,6-三甲基双环[4.1.0]庚烯-1-基)-3-羟丙基酸乙酯（1.26%）、β-瑟林烯（1.08%）等。李瑞珍等（2007）用超临界CO_2萃取法提取的泽兰挥发油的主要成分为：十六酸（18.20%）、植醇（9.36%）、石竹烯氧化物（9.03%）、亚油酸（6.55%）、葎草烯（5.69%）、十六酸乙酯（4.82%）、亚麻酸（4.82%）、反-石竹烯（3.93%）、亚油酸乙酯（2.50%）、对伞花8-醇（1.99%）、油酸乙酯（1.71%）、油酸（1.58%）、丁子香酚（1.56%）、亚麻酸乙酯（1.53%）、细辛脑（1.29%）、β-芹子烯（1.20%）、α-雪松醇（1.07%）、肉桂醛（1.04%）、δ-杜松烯（1.04%）等。

【性味与功效】味苦、辛，性微温。活血调经，祛瘀消痈，利水消肿。用于月经不调，经闭，痛经，产后瘀血腹痛，疮痈肿毒，水肿腹水。

独一味 ▼

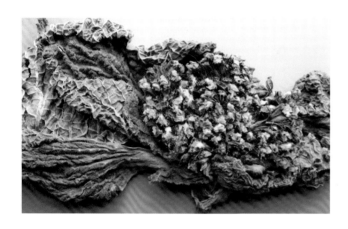

【基源】唇形科独一味属植物独一味 *Lamiophlomis rotata* (Benth.) Kudo 的干燥地上部分。

【形态特征】草本，高 2.5~10cm。叶片常 4 枚，辐状两两相对，菱状圆形、菱形、扇形、横肾形以至三角形，长 4~13cm，宽 4.4~12cm，边缘具圆齿。轮伞花序密集排列成有短葶的头状或短穗状花序，长 3.5~7cm；苞片披针形，向上渐小，小苞片针刺状。花萼管状，萼齿 5，短三角形，先端具刺尖。花冠长约 1.2cm，冠筒管状。花期 6~7 月，果期 8~9 月。

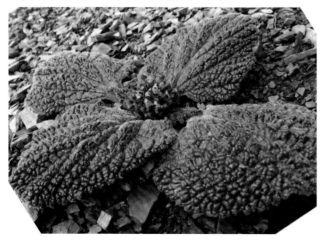

【习性与分布】生于高原或高山上强度风化的碎石滩中或石质高山草甸、河滩地，海拔 2700~4500m。分布于甘肃、青海、四川、云南、西藏。

【挥发油含量】水蒸气蒸馏的独一味的得油率为 0.10%。

【芳香成分】刘海峰等（2006）用水蒸气蒸馏法提取的独一味挥发油的主要成分为：十六烷酸（50.09%）、顺式 -9- 十八碳烯酸（13.44%）、十八碳 -9.12- 二烯酸（7.56%）、9- 十六碳烯酸（6.20%）、羟脯氨酸（4.63%）、14- 十五碳烯酸（3.21%）、亚油酸乙酯（1.70%）、十四烷酸（1.45%）、十五烷酸（1.26%）等。

【性味与功效】味甘、苦，性平。活血止血，祛风止痛。用于跌打损伤，外伤出血，风湿痹痛，黄水病。

【注】独一味除干燥地上部分《药典》入药外，根及根茎也可入药。水蒸气蒸馏的干燥根的得油率为 0.23%，干燥根挥发油的主要成分为：十六烷酸（34.51%）、十八碳 -9.12- 二烯酸（23.92%）、亚油酸乙酯（14.36%）、顺式 -9- 十八碳烯酸（11.05%）、9- 十六碳烯酸（4.35%）、14- 十五碳烯酸（2.60%）、十四烷酸（1.02%）等（刘海峰等，2006）。根及根茎味甘、苦，性平。活血化瘀，消肿止痛。治跌打，筋骨疼痛，关节肿痛，痛经，崩漏。

半枝莲 ▼

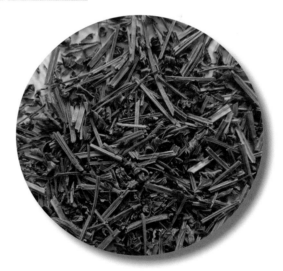

【基源】唇形科黄芩属植物半枝莲 *Scutellaria barbata* D. Don 的干燥地上部分。

【形态特征】根茎短粗。茎直立，高 12~55cm，四棱形。叶片三角状卵圆形或卵圆状披针形，长 1.3~3.2cm，宽 0.5~1.4cm，边缘生有疏而钝的浅牙齿。花单生于叶腋内；苞叶下部者似叶，较小，上部者更变小，椭圆形。花萼开花时长约2mm，果时花萼长4.5mm。花冠紫蓝色，长9~13mm，冠檐2唇形。花盘盘状，前方隆起。小坚果褐色，扁球形。花果期4~7月。

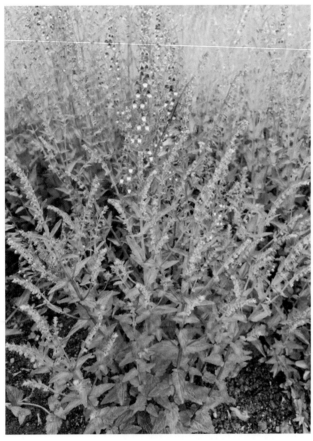

【习性与分布】生于水田边、溪边或湿润草地上，海拔2000m以下。分布于河北、山东、陕西、河南、江苏、浙江、台湾、福建、江西、湖北、湖南、广东、广西、四川、贵州、云南等省区。

【挥发油含量】同时蒸馏~萃取的半枝莲的得油率为1.84%；超临界萃取的得油率为9.27%~10.28%。

【芳香成分】王兆玉等（2009）用水蒸气蒸馏法提取的半枝莲挥发油的主要成分为：棕榈酸（34.07%）、亚油酸（13.21%）、叶绿醇（5.90%）、(Z,Z,Z)-9,12,15-亚麻酸（4.78%）、六氢法尼基丙酮（3.12%）、乐斯本（3.04%）、棕榈酸甲酯（1.42%）、(7S,10S,5E)-2,6,10-三甲基-7,10-环氧-2,5,11-十二碳三烯（1.31%）、肉豆蔻酸（1.26%）、(Z,Z,Z)-9,12,15-亚麻酸甲酯（1.08%）、百里香酚（1.02%）等。杨顺利（2004）用超临界CO_2萃取法提取的半枝莲挥发油的主要成分为：β-谷甾醇（22.73%）、十六酸（17.42%）、豆甾醇（13.20%）、油酸（11.77%）、菜油甾醇（9.34%）、豆甾-4-烯-3-

酮（5.41%）、叶绿醇（3.33%）、9,19-环羊毛甾-24-烯-3-醇（3.31%）、2,6,10,15,19,23-六甲基-2,6,10,14,18,22-二十四烷六烯（2.75%）、十八酸（1.70%）、6,10,14-三甲基-2-十五烷酮（1.39%）等。贺莉娟等（2007）用水蒸气蒸馏法提取的半枝莲挥发油的主要成分为：柏木醇（12.11%）、戊基乙烯基甲醇（9.34%）、β-珀钯烯（5.81%）、芳樟醇（3.05%）、β-波旁老鹳草烯（2.54%）、β-榄香烯（2.26%）、麝香草酚（1.78%）、α-佛手柑油烯（1.73%）、松油醇（1.39%）、丁香酚甲醚（1.37%）、己醛（1.23%）等。张福维等（2009）用同时蒸馏-萃取法提取的半枝莲挥发油的主要成分为：麝香草酚(24.10%)、呋喃甲醛(20.53%)、十六烷酸(16.56%)、2-羟基-4-甲氧基苯乙酮（5.46%）、十四酸（3.22%）、6,10,14-三甲基-2-十五烷酮（1.98%）、苯甲醛（1.87%）、1-辛烯-3-醇（1.84%）、3-甲基-6-(1-甲基乙基)-环己酮（1.03%）等。张海方等（2010）用超临界CO_2萃取法提取的半枝莲挥发油的主要成分为：亚油酸（30.87%）、软脂酸（10.99%）、邻苯二甲酸二异辛基酯（5.35%）、硬脂酸（4.55%）、维生素K（4.26%）、角鲨烯（3.36%）、维生素E（2.97%）、豆甾-7-烯-3-醇（1.86%）、植醇（1.58%）、软脂酸乙酯（1.07%）等。

【性味与功效】味辛、苦，性寒。清热解毒，化瘀利尿。用于疔疮肿毒，咽喉肿痛，跌扑伤痛，水肿，黄疸，蛇虫咬伤。

黄芩 ▼

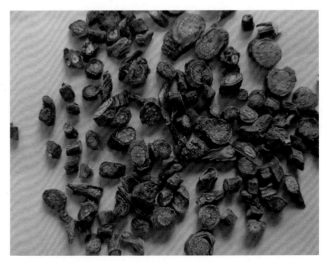

【基源】唇形科黄芩属植物黄芩 Scutellaria baicalensis Georgi 的干燥根。

【形态特征】多年生草本；根茎肥厚，肉质，径达 2cm。茎高 15~120cm，钝四棱形。叶坚纸质，披针形，长 1.5~4.5cm，宽 0.3~1.2cm。花序在茎及枝上顶生，总状，长 7~15cm，常于茎顶聚成圆锥花序；苞片下部者似叶，上部者远较小，披针形。花冠紫、紫红至蓝色，长 2.3~3cm。小坚果卵球形，黑褐色，具瘤，腹面近基部具果脐。花期 7~8 月，果期 8~9 月。

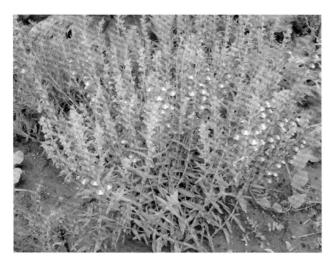

【习性与分布】生于向阳草坡地、休荒地上，海拔 60~2000m。分布于黑龙江、辽宁省、内蒙古、河北、河南、甘肃、陕西、山西、山东、四川、江苏。

【挥发油含量】超声波提取的黄芩的得油率为 11.15%；超临界萃取的得油率为 1.46%。

【芳香成分】罗兰等（2013）用水蒸气蒸馏法提取的黄芩挥发油的主要成分为：棕榈酸（17.25%）、亚油酸（14.52%）、芥酸酰胺（10.24%）、苯乙酮（9.11%）、二十一烷（5.61%）、菲（3.75%）、甲苯（2.91%）、蒽（2.37%）、邻苯二甲酸二异丁酯（2.22%）、二十八烷（1.79%）、荧蒽（1.37%）、芘（1.31%）、糠醛（1.29%）、二苯骈呋喃（1.06%）、亚油酸甲酯（1.06%）等。宋双红等（2010）用水蒸气蒸馏法提取的陕西蒲城产黄芩挥发油的主要成分为：二苯基胺（26.57%）、丁二酸－甲基－双(1-甲基丙基)酯（9.23%）、1,2-苯二羧酸,丁基-8-甲基壬基酯（8.90%）、2,2'-亚甲基双[6-(1,1-二甲基乙基)]-4-甲基-2-苯酚（5.64%）、柏木烷酮（4.87%）、十五烷（3.52%）、邻苯二甲酸

二异丁酯（3.28%）、琥珀酸二异丁基酯（2.48%）、正二十一碳烷（2.10%）、二十碳烷（2.10%）、N,N-二甲基苯胺（1.92%）、3,8-二甲基十一烷（1.86%）、己二酸双 (2-甲基丙基) 酯（1.85%）、4,6-二甲基十二烷（1.69%）、反式亚甲基丙酮（1.67%）、醋酸,13-十四碳烯酯（1.33%）、三十六烷（1.25%）、β-石竹烯（1.21%）、大根香叶烯 D（1.05%）等。杨得坡等（1999）用电喷雾离子化技术提取的河南新乡产黄芩挥发油的主要成分为：β-广藿香烯（14.54%）、邻苯二甲酸二庚酯（12.07%）、异戊二烯（10.52%）、抗氧化剂 BHA（9.06%）、β-愈创木烯（6.62%）、α-长叶松烯（4.77%）、己二酸二辛酯（4.44%）、异癸基-辛基-邻苯二甲酸二酯（4.14%）、乙酰苯（3.82%）、癸基-己基-邻苯二甲酸二酯（3.11%）、双 (2-乙基己基)-邻苯二甲酸二酯（3.07%）、癸基-辛基-邻苯二甲酸二酯（2.00%）、β-芹子烯（1.98%）、α-愈创木烯（1.86%）、邻苯二甲酸二异己酯（1.71%）、愈创木奥（1.29%）、异薄荷酮（1.24%）、香薄荷酮（1.17%）、薄荷酮（1.08%）等。肖丽和等（2003）用超临界 CO_2 萃取法提取的山东临沂产黄芩挥发油的主要成分为：亚油酸（47.97%）、正十六烷酸（17.45%）、4-甲基 -2,6-二 (1,1-二甲基乙基) 苯酚（5.79%）、硬脂酸（5.74%）、3,7,11-三甲基 -2,6,10-十二碳三炔 -1-醇（2.47%）、1-辛烯 -3-醇（2.38%）、(1S)-1,7,7-三甲基二环[2,2,1]庚烷 -2-酮（2.00%）、石竹烯（1.59%）、桉叶油素（1.51%）、吉马烯 D（1.08%）、雪松烯（1.03%）等。

【性味与功效】味苦，性寒。清热燥湿，泻火解毒，止血，安胎。用于湿温、暑湿、胸闷呕恶，湿热痞满，泻痢，黄疸，肺热咳嗽，高热烦渴，血热吐衄，痈肿疮毒，胎动不安。

连钱草 ▼

【基源】唇形科活血丹属植物活血丹 Glechoma longituba（Nakai）Kupr. 的干燥地上部分。

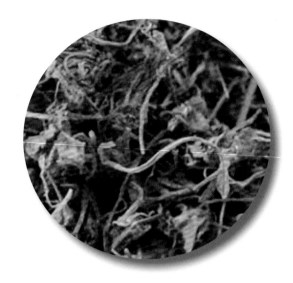

【形态特征】多年生草本，具匍匐茎，茎高 10~30cm，四棱形，基部通常呈淡紫红色。叶草质，心形，下小上大，长1.8~2.6cm，宽2~3cm，边缘具圆齿。轮伞花序通常2花，稀具4~6花；苞片及小苞片线形。花萼管状。花冠淡蓝、蓝至紫色，下唇具深色斑点，上部渐膨大成钟形。花盘杯状，微斜。成熟小坚果深褐色，长圆状卵形。花期4~5月，果期5~6月。

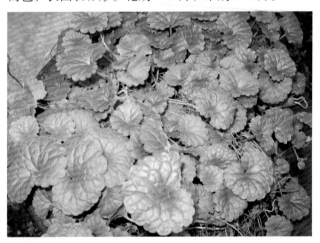

【习性与分布】生于林缘、疏林下、草地中、溪边等阴湿处，海拔50~2000m。喜阴湿，适宜在温暖，湿润的气候条件下生长。除青海、甘肃、西藏、新疆外，全国各地均有分布。

【挥发油含量】水蒸气蒸馏的连钱草的得油率为 0.03%~0.70%。

【芳香成分】连钱草挥发油的主成分多为螺岩兰草酮 (17.52%~20.00%)，也有主成分不同的报告。陶勇等（2011）用水蒸气蒸馏法提取的湖北武汉产连钱草挥发油的主要成分为：螺岩兰草酮 (20.00%)、2-亚甲基 -5-(1-甲基)-8- 甲基 - 二环 [5.3.0] 癸烷 (16.36%)、2-[(Z)-3- 己烯基 -1- 甲基 -3- 亚甲基 -1- 环己烯

(15.84%)、1,2,3,4,5,6,7,8- 八氢 -1,4- 二甲基 -7-(1-甲基亚乙基)- 奥（8.57%）、2,3,5- 三甲基 -4- 亚甲基 -5-(1- 甲基乙烯基)-2- 环戊烯 -1- 酮（8.33%）、异松樟酮（5.44%）、1- 羟基 -1,7- 二甲基 -4- 异丙基 -2,7- 环癸二烯（3.93%）、(E)-2,4,4- 三甲基 -3-(1,3-丁二烯基)-2- 环己烯 -1- 酮（2.80%）、2,4,6- 三 (1,1-二甲基乙基) 苯酚（2.74%）、à- 杜松醇（2.68%）、大根香叶烯 D（2.38%）、[1S-(1 à)]- 六氢 -1,6- 二甲基 -4-(1- 甲基乙基)- 萘（2.33%）、à- 金合欢烯（1.34%）、τ- 依兰油醇（1.10%）等。周子晔等（2011）用水蒸气蒸馏法提取的浙江温州产连钱草药材挥发油的主要成分为：β- 石竹烯（14.66%）、早熟素 I（11.25%）、喇叭烯（10.60%）、异松蒎酮（10.50%）、石竹素（7.02%）、β- 荜澄茄油烯（6.34%）、γ- 榄香烯（4.68%）、反式斯巴醇（4.53%）、α- 石竹烯（3.46%）、异松油烯（2.83%）、橙花叔醇（2.37%）、瓦伦烯（2.20%）、檀紫三烯（2.04%）、n- 棕榈酸（1.90%）、β- 法尼烯（1.58%）、顺式澳白檀醇（1.53%）、β- 榄香烯（1.45%）、叶绿醇（1.35%）、胜红蓟素（早熟素Ⅱ）（1.33%）、十六基环氧乙烷（1.00%）等。陈月华等（2017）用水蒸气蒸馏法提取的河南信阳产连钱草药材挥发油的主要成分为：柠檬烯（31.01%）、薄荷酮（17.15%）、胡薄荷酮（9.92%）、γ- 榄香烯（6.50%）、(E)-3,7- 二甲基 -1,3,6- 辛三烯（5.26%）、石竹烯（4.49%）、β- 侧柏烯（4.23%）、(Z)-3,7-二甲基 -1,3,6- 辛三烯（2.40%）、α- 石竹烯（2.34%）、2- 异丙基 -5- 甲基 -9- 亚甲基 - 双环 [4.4.0] 癸 -1-烯（2.29%）、大根香叶烯 D（1.49%）等。

【性味与功效】味辛、微苦，性微寒。利湿通淋，清热解毒，散瘀消肿。用于热淋，石淋，湿热黄疸，疮痈肿痛，跌打损伤。

荆芥

【基源】唇形科裂叶荆芥属植物荆芥（裂叶荆芥）*Schizonepeta tenuifolia* (Benth.) Brig. 的干燥地上部分。

【形态特征】一年生草本。茎高 0.3~1m，四棱形。叶通常为指状三裂，大小不等，长1~3.5cm，宽1.5~2.5cm，

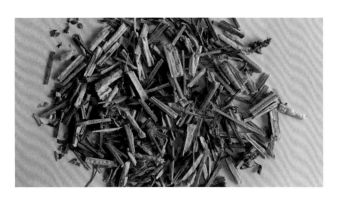

草质。花序为多数轮伞花序组成的顶生穗状花序，主茎上的较大多花，侧枝上的较小疏花；苞片叶状，与叶同形，往上渐变小，小苞片线形，极小。花萼管状钟形。花冠青紫色。小坚果长圆状三棱形，褐色，有小点。花期7~9月，果期在9月以后。

荆芥穗 ▼

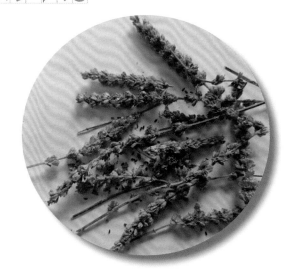

【基源】唇形科裂叶荆芥属植物荆芥（裂叶荆芥）*Schizonepeta tenuifolia* (Benth.) Brig. 的干燥花蕾。

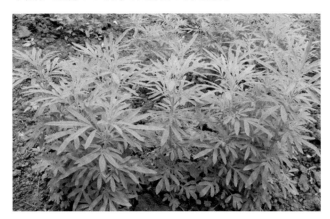

【习性与分布】生于山坡路边或山谷、林缘，海拔540~2700m。喜温暖，也较耐热，耐阴，耐贫瘠，耐旱而不耐渍。分布于黑龙江、辽宁、河北、河南、山西、陕西、甘肃、青海、四川、贵州、江苏、浙江、江西、湖北、福建、云南。

【挥发油含量】《药典》规定荆芥含挥发油不得少于0.60%。水蒸气蒸馏的得油率为0.20%~1.30%；超临界萃取的得油率为1.80%~6.31%；溶剂法萃取的得油率为2.28%~2.71%。

【芳香成分】《药典》规定含胡薄荷酮不得少于0.020%。荆芥挥发油的主成分多为胡薄荷酮（40.45%~50.93%）。吴玉兰等（2000）用水蒸气蒸馏法提取的江苏产荆芥挥发油的主要成分为：胡薄荷酮（40.45%）、薄荷酮（38.33%）、异薄荷酮（5.45%）、香芹酮（2.79%）、氧化石竹烯（2.73%）、马鞭草烯酮（1.33%）、广藿香醇（1.23%）等。

【性味与功效】味辛，性微温。解表散风，透疹。用于感冒，头痛，麻疹，风疹，疮疡初起。炒炭治便血，崩漏，产后血晕。

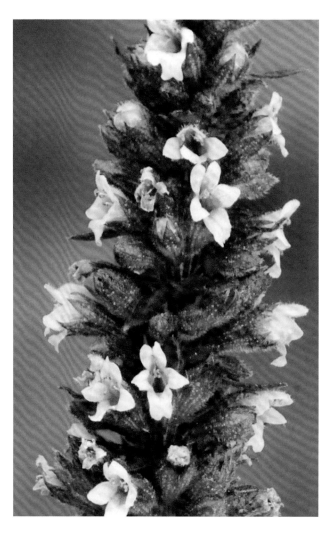

【形态特征】同荆芥。

【习性与分布】同荆芥。

【挥发油含量】《药典》规定荆芥穗含挥发油不得少于0.40%。水蒸气蒸馏的花穗或花的得油率为0.61%~1.69%；微波辅助水蒸气蒸馏的干燥花穗的得油率为1.56%。

【芳香成分】《药典》规定荆芥穗含胡薄荷酮不得少于0.080%。荆芥穗挥发油的主成分为胡薄荷酮。谢练武等（2009）用水蒸气蒸馏法提取的湖北红安产荆芥穗挥发油的主要成分为：(+)-胡薄荷酮（31.36%）、薄荷酮（14.51%）、(E,E)-5,7-十二碳二烯（5.08%）、α-蛇麻烯（5.00%）、柠檬油精（4.50%）、薄荷呋喃（2.95%）、乙基-(E)-9-十六碳烯酯（2.78%）、α-菖蒲二烯（2.47%）、异胡薄荷酮（2.29%）、(E)-β-金合欢烯（2.19%）、乙酸-1-辛烯基酯（2.15%）、2-十一碳烯醛（1.96%）、(-)-胡薄荷酮（1.90%）、亚油酸乙酯（1.73%）、顺式-对-薄荷-2,8-二烯-1-醇（1.53%）等。

【性味与功效】味辛、苦，性微温。发表，祛风，理血。治感冒发热，头痛，咽喉肿痛，中风口噤，吐血，衄血，便血，崩漏，产后血晕，痈肿，疮疥，瘰疬。

香薷 ▼

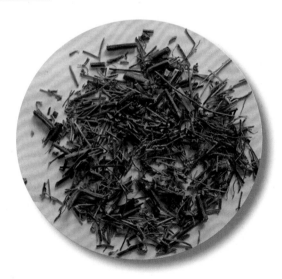

【基源】唇形科石荠苎属植物石香薷 *Mosla chinensis* Maxim. 或江香薷 *Mosla chinensis* 'Jiangxiangru' 的干燥地上部分。前者习称"青香薷"，后者习称"江香薷"。

【形态特征】直立草本。茎高9~40cm。叶线状长圆形至线状披针形，长1.3~3.3cm，宽2~7mm。总状花序头状，长1~3cm；苞片覆瓦状排列，圆倒卵形。花萼钟形，萼齿5，钻形。花冠紫红、淡红至白色，长约5mm，略伸出于苞片，外面被微柔毛。花盘前方呈指状膨大。小坚果球形，直径约1.2mm，灰褐色，具深雕纹，花期6~9月，果期7~11月。

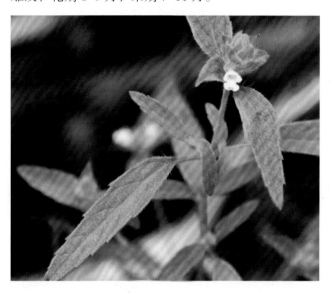

【习性与分布】生于草坡或林下，海拔至1400m。分布于河南、山东、江苏、安徽、浙江、福建、台湾、江西、湖北、湖南、广东、广西、贵州、四川。

【挥发油含量】水蒸气蒸馏的香薷的得油率为0.23%~4.00%；超临界萃取的得油率为2.04%~3.56%；溶剂萃取的得油率为1.40%~2.24%。

【芳香成分】《药典》规定含麝香草酚与香荆芥酚的总量不得少于0.16%。香薷药材挥发油的主成分多为麝香草酚和香荆芥酚（32.52%~83.32%），也有主成分不同的报告。林崇良等（2012）用水蒸气蒸馏法提取的浙江温州产石香薷新鲜全株挥发油的主要成分为：麝香草酚（39.99%）、香荆芥酚（36.88%）、对聚伞花素（6.05%）、α-石竹烯（5.63%）、γ-萜品烯（4.05%）、(Z,E)-α-法尼烯（1.05%）等。舒任庚等（2010）用水蒸气蒸馏法提取的江西新余产石香薷全草挥发油的主要成分为：香荆芥酚（49.91%）、百里香酚（16.89%）、香荆芥酚乙酸酯（7.22%）、对-聚伞花素（7.16%）、γ-萜品烯（4.82%）、百里酚乙酸酯（3.23%）、α-石竹烯（2.38%）、2-蒈烯（1.56%）、β-月桂烯（1.02%）等。

【性味与功效】味辛，性微温。发汗解表，化湿和中。用于暑湿感冒，恶寒发热，头痛无汗，腹痛吐泻，水肿，小便不利。

丹参 ▼

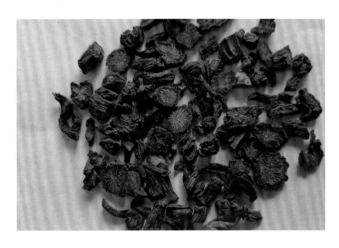

【基源】唇形科鼠尾草属植物丹参 *Salvia miltiorrhiza* Bunge 的干燥根及根茎。

【形态特征】多年生直立草本；根肥厚，肉质，外面朱红色，内面白色，长 5~15cm，直径 4~14mm。茎直立，高 40~80cm。叶常为奇数羽状复叶，长 1.5~8cm，宽 1~4cm，卵圆形或宽披针形，草质。轮伞花序 6 花或多花，组成长梗的顶生或腋生总状花序；苞片披针形。花萼钟形，带紫色。花冠紫蓝色。小坚果黑色，椭圆形。花期 4~8 月，花后见果。

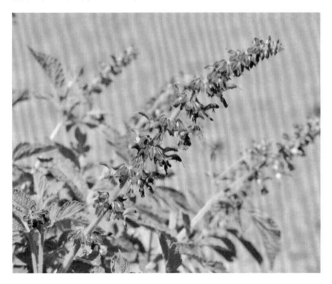

【习性与分布】生于山坡、林下草丛或溪谷旁，海拔 120~1300m。喜气候温和，光照充足，空气湿润。分布于四川、山西、陕西、山东、河南、河北、江苏、浙江、安徽、江西、湖南等省。

【挥发油含量】超临界萃取的丹参的得油率为 2.64%~9.07%。

【芳香成分】梁嘉钰等（2018）用水蒸气蒸馏法提取的丹参挥发油的主要成分为：(4βS- 反式)-4β,5,6,7,8,8α,9,10- 八氢 -4β,8,8- 三甲基 -1-(1- 甲基乙基)-2- 菲酚（68.39%）、蛇麻烷 -1,6- 二烯 -3- 醇（6.42%）、3,5,6,7,8,8α- 六氢 -4,8α- 二甲基 -6-(1- 甲基乙烯基)- 2(1H) 萘酮（6.41%）、7- 异丙基 -1,1,4α- 三甲基 -1,2,3,4,4α,9,10α- 八氢 - 菲（2.92%）、1,2- 苯二甲酸 , 丁基 2- 乙基己基酯（2.23%）、10- 十八碳烯酸甲酯（1.45%）、1,3,5- 三环戊基苯（1.44%）等。冯蕾等（2009）用水蒸气蒸馏法提取的白花丹参挥发油的主要成分为：蛇麻烷 (27.78%)、合铁锈醇 (26.13%)、1R-[1α.(R*),4a,8aα]-α- 乙烯基十氢 -α,5,5,8a- 四甲基 -2- 亚甲基 ,1- 萘丙醇 (17.37%)、四氢除虫菊酮（1.31%）、7- 异丙基 -1,1,4a- 三甲基 -1,2,3,4,4a,9,10,10a- 八氢菲内酯（1.23%）、顺 - 八氢 -2-(1H) 萘酮（1.21%）等；紫花丹参根挥发油的主要成分为：合铁锈醇 (44.39%)、7- 异丙基 -1,1,4a- 三甲基 -1,2,3,4,4a,9,10,10a- 八氢菲内酯 (23.41%)、苯乙醛（2.74%）、8- 己基 - 十五烷（2.28%）、2,4- 二叔丁基苯酚（2.08%）、大根香叶烯 D（1.12%）等。典灵辉等（2006）用水蒸气蒸馏法提取的丹参挥发油的主要成分为：正十六酸（26.60%）、正二十烷（4.57%）、正二十一烷（4.53%）、邻苯二甲酸二异丁酯（3.90%）、正十七烷（2.64%）、十氢 -1,1,4,7- 四甲基 -1H- 环丙 [e] 薁（2.64%）、丁化羟基甲苯（2.54%）、1,2,3,5- 四甲基苯（2.51%）、2- 甲基萘（2.31%）、正十九烷（2.30%）、苯甲醛（2.18%）、油酸（2.06%）、薁（2.01%）、正十五酸 (1.83%)、β - 突厥酮（1.81%）、7- 异丙基 -1,1,4a- 三甲基 -1,2,3,4,4a,9,10,10a- 八氢菲（1.73%）、邻苯二甲酸正丁基 , 异丁基酯（1.68%）、正十九醇（1.68%）、2,6- 二 (1,1- 二甲基乙基)-2,5- 环己二烯 -1,4- 二酮（1.63%）、杜烯（1.53%）、十氢 -4,8,8- 三甲基 -9- 亚甲基 -1,4- 甲薁（1.48%）、正十六烷（1.18%）、1,2,3,4- 四甲基 -5- 亚甲基 -1,3- 环戊二烯（1.17%）、对 - 伞花烃（1.13%）、正二十二烷（1.12%）等。

【性味与功效】味苦，性微寒。活血祛瘀，通经止痛，清心除烦，凉血消痈。用于胸痹心痛，脘腹胁痛，癥瘕积聚，热痹疼痛，心烦不眠，月经不调，痛经经闭，疮疡肿痛。

夏枯草 ▼

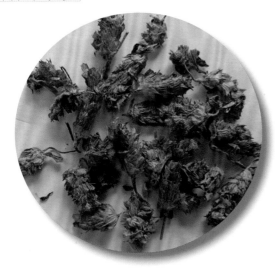

【基源】唇形科夏枯草属植物夏枯草 *Prunella vulgaris* Linn. 的干燥果穗。

【形态特征】多年生草木；根茎匍匐。茎高 20~30cm。茎叶卵圆形，长 1.5~6cm，宽 0.7~2.5cm；花序下方的一对苞叶似茎叶。轮伞花序密集组成顶生的穗状花序，每一轮伞花序下承以苞片；苞片宽心形，膜质，浅紫色。花萼钟形，筒倒圆锥形。花冠紫、蓝紫或红紫色。花盘近平顶。小坚果黄褐色，长圆状卵珠形，长 1.8mm，宽约 0.9mm。花期 4~6 月，果期 7~10 月。

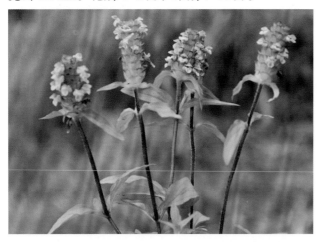

【习性与分布】生于荒坡、草地、溪边及路旁等湿润地上，海拔高可达 3000m。喜温暖湿润和阳光充足环境，略耐阴。分布于陕西、甘肃、新疆、河南、湖北、湖南、江西、浙江、福建、台湾、广东、广西、云南、贵州、四川、山东、山西、安徽、西藏。

【挥发油含量】水蒸气蒸馏的夏枯的得油率为 0.8%。

【芳香成分】白发平等（2019）用水蒸气蒸馏法提取的安徽产夏枯草挥发油的主要成分为：棕榈酸（43.65%）、叶绿醇（9.47%）、石竹烯氧化物（5.89%）、二十四烷（4.52%）、顺 -6- 十八碳烯酸（4.19%）、植酮（3.75%）、肉豆蔻醚（3.53%）、3- 辛醇（3.29%）、4,7- 亚甲基八氢茚（2.61%）、石竹烯（2.55%）、β- 波旁烯（2.07%）、(Z,Z)-9,12- 十八烷二烯酸（1.99%）、2,4- 二叔丁基苯酚（1.72%）、茴香脑（1.61%）、香橙烯（1.32%）、二十烷（1.02%）等。张星贤等（2019）用顶空固相微萃取法提取的安徽产夏枯草药材挥发油的主要成分为：百秋李醇（13.82%）、氧化石竹烯（12.62%）、十九烷（9.86%）、6,10,14- 三甲基 -2- 十五烷酮（9.27%）、十七烷（7.67%）、9- 十八炔 -12- 烯酸甲酯（6.54%）、二氢猕猴桃内酯（5.74%）、3- 乙基 -5-(2- 乙基丁基) 十八烷（4.15%）、1- 二十六烯（3.30%）、5β- 胆甾烷 -3- 酮 - 乙二醇缩醛（2.25%）、十五烷（2.15%）、4a,10- 双 (乙酰氧基)-9a,11a- 二甲基 -11- 氧代 -1-(5- 氧代 -2,5- 二氢 -3- 呋喃基) 十六氢环戊烷[7,8]菲并 [8a,9-b] 氧代 -7- 乙酸酯（1.33%）等。

【性味与功效】味辛、苦，性寒。清肝泻火，明目，散结消肿。用于目赤肿痛，目珠夜痛，头痛眩晕，瘰疬，瘿瘤，乳痈，乳癖，乳房胀痛。

【注】夏枯草除干燥果穗《药典》入药外，花序或全草也可入药。水蒸气蒸馏的全草的得油率为 0.31%。贺莉娟等（2007）用水蒸气蒸馏法提取的夏枯草全草挥发油的主要成分为：薄荷酮（25.99%）、紫苏醛（7.05%）、麝香草酚（5.01%）、β- 异丙基苯（4.94%）、胡薄荷酮（2.06%）、香芹酚（1.87%）、土曲霉酮（1.75%）、石竹烯（1.74%）、广藿香醇（1.60%）、桉油精（1.01%）等。杨鹿佳等（1988）用水蒸气蒸馏法提取的夏枯草全草挥发油的主要成分为：1,8- 桉叶油素（44.83%）、β- 蒎烯（15.74%）、芳樟醇（6.41%）、月桂烯（5.95%）、α- 水芹烯（5.58%）、乙酸芳樟酯（4.19%）、α- 蒎烯（3.36%）、δ- 榄香烯（1.12%）、乙酸 -1- 对蓋烯 -8- 基酯（1.05%）等。杨翠等（2019）用气流吹扫微萃取法提取的吉林省长白山产夏枯草干燥花挥发油的主要成分为：正二十九烷（16.05%）、香豆素（7.79%）、糠醛（5.48%）、正十六烷酸（3.72%）、正二十七碳烷（3.52%）、3,7,11,15- 四甲基 -2- 十六碳烯 -1- 醇（3.43%）、硬脂酸（2.69%）、乙酸金合欢酯（2.68%）、亚麻酸（2.66%）、2- 呋喃甲醇（2.22%）、儿茶酚（1.98%）、4- 乙基儿茶酚（1.64%）、5- 甲基 -2- 呋喃甲醇（1.58%）、

正二十六烷（1.51%）、二丙二醇单甲醚（1.41%）、(6E,10E)-7,11,15- 四 甲 基 -3- 亚 甲 基 -1,6,10,14-十六碳四烯（1.29%）、双环亚丁基氧化物（1.23%）、苯酚（1.21%）、4- 乙烯基 -2- 甲氧基苯酚（1.07%）等。全草和花序味苦、辛，性寒。清肝明目，清热散结。治淋巴结结核，甲状腺肿大，高血压病，头痛，耳鸣，目赤肿痛，肺结核，急性乳腺炎，腮腺炎，痈疖肿毒。

冬凌草 ▼

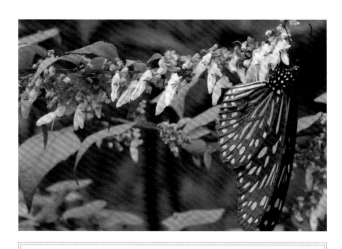

【基源】唇形科香茶菜属植物碎米桠 *Rabdosia rubescens* (Hemsl.) Hara 的干燥地上部分。

【形态特征】小灌木，高 0.3~1.2m。茎叶对生，卵圆形，长 2~6cm，宽 1.3~3cm，边缘具粗圆齿状锯齿，膜质至坚纸质。聚伞花序 3~5 花，在茎及分枝顶上排列成狭圆锥花序；苞叶菱状卵圆形至披针形，向上渐变小，小苞片钻状线形。花萼钟形，明显带紫红色。花冠外疏被腺点。花盘环状。小坚果倒卵状三棱形，长 1.3mm，淡褐色。花期 7~10 月，果期 8~11 月。

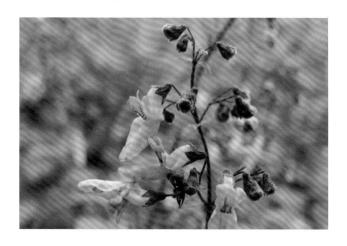

【习性与分布】生于山坡、灌木丛、林地、砾石地及路边等向阳处，海拔 100~2800m。阳性耐阴植物，略喜阴。抗寒性强，耐干旱、瘠薄。分布于湖北、陕西、甘肃、河南、河北、山西、贵州、浙江、安徽、江西、广西、湖南、四川。

【挥发油含量】水蒸气蒸馏的冬凌草的得油率为 0.05%~0.56%；微波萃取的干燥全草的得油率为 0.10%。

【芳香成分】冬凌草挥发油的主成分有：石竹烯（17.70%~48.20%）、石竹烯氧化物（16.83%~45.55%）、棕榈酸（15.28%~32.92%）、百里秋醇（10.20%~27.88%）等，也有主成分不同的报告。李高申等（2016）用顶空固相微萃取法提取的河南济源野生冬凌草 A6 挥发油的主要成分为：石竹烯（42.57%）、植酮（13.53%）、石竹烯氧化物（10.47%）、β - 荜澄茄烯（7.86%）、α - 石竹烯（5.59%）、二氢猕猴桃内酯（4.01%）等；A10 挥发油的主要成分为：石竹烯氧化物（24.37%）、石竹烯（23.65%）、植酮（12.37%）、百里秋醇（7.48%）、α - 石竹烯（4.22%）、二氢猕猴桃内酯（3.17%）等；A16 挥发油的主要成分为：棕榈酸（32.92%）、植酮（7.39%）、十四酸（5.27%）、十五酸（1.84%）、石竹烯（1.61%）、二氢猕猴桃内酯（1.52%）等；A2 挥发油的主要成分为：百里秋醇（27.88%）、植酮（22.54%）、二氢猕猴桃内酯（6.25%）等；A23 挥发油的主要成分为：(E)-9-十八碳烯酸（26.28%）、棕榈酸（20.09%）、石竹烯氧化物（5.90%）、亚油酸（4.22%）、油酸（4.22%）、植酮（2.19%）、百里秋醇（2.00%）、二氢猕猴桃内酯（1.51%）等。刘建华等（2005）用水蒸气蒸馏法提取的贵州产冬凌草挥发油的主要成分为：1,8- 桉树脑（18.95%）、α - 蒎烯（4.66%）、芳樟醇（4.39%）、石竹烯氧化物（4.07%）、樟脑（3.86%）、薄荷酮（3.15%）、β - 蒎烯（2.45%）、丙酸芳樟酯（2.13%）、苧烯（2.09%）、萜品烯 -4- 醇（2.02%）、1- 辛烯 -3- 醇（1.95%）、水杨酸甲酯（1.77%）、α - 苧酮（1.70%）、二氢鸡蛋果素Ⅱ（1.65%）、L- 冰片（1.60%）、对伞花烃（1.39%）、3- 辛醇（1.27%）、β - 石竹烯（1.26%）、苯甲醛（1.23%）、壬醛（1.12%）、长叶薄荷酮（1.09%）等。周卿等（2012）用水蒸气蒸馏法提取的贵州产冬凌草挥发油的主要成分为：(S)-1- 甲基 -4-(5- 甲基 -1- 亚甲基 -4- 己烯基）环己烯（14.90%）、α - 香柑油烯（14.66%）、石竹烯（9.72%）、石竹烯氧化物（7.57%）、1- 甲基 -5- 亚甲基 -8-(1- 甲基乙基)-1,6- 环癸二烯

（7.18%）、2,6- 二甲基 -6-(4- 甲基 -3- 戊烯基)- 二环 [3.1.1] 庚 -2- 烯（5.51%）、橙花叔醇（4.66%）、(E)-β- 金合欢烯（3.50%）、(1Z,4Z,7Z)-1,5,9,9- 四甲基 -1,4,7- 环十一三烯（2.61%）、莰烯（2.49%）、棕榈酸（2.48%）、R,R,R-(E)-3,7,11,15- 四甲基 -2- 十六烯 -1- 醇（1.56%）、β- 榄香烯（1.51%）、十六炔(1.25%)、1,5,5,8- 四甲基 -12- 氧杂二环[9.1.0]十二碳 -3,7- 二烯（1.16%）、4,7- 二甲基 -1-(1- 异丙基)-1,2,3,5,6,8a- 六氢萘（1.13%）、(+)- 环异萨替文烯（1.09%）、β- 荜澄茄油烯（1.08%）等。唐倩囡等（2009）用水蒸气蒸馏法提取的河南淇县产冬凌草挥发油的主要成分为：棕榈酸甲酯（13.77%）、亚麻酰氯（11.50%）、棕榈酸乙酯（9.04%）、6,10,14- 三甲基 -2- 十五烷酮（6.92%）、十四酸甲酯（6.69%）、亚油酸乙酯（6.45%）、14- 甲基十五酸甲酯（6.08%）、异戊酸香叶酯（4.85%）、2- 甲基 -1- 十六烷醇（3.96%）、14- 甲基棕榈酸甲酯（3.17%）、正三十七醇（3.07%）、(Z,Z,Z)-9,12,15- 十八碳三烯酸乙酯（2.79%）、(Z,Z,Z)-9,12,15- 十八碳三烯酸甲酯（2.75%）、二十酸甲酯（2.49%）、二十酸乙酯（1.87%）、8-(2- 辛基环丙基) 辛酸甲酯（1.71%）、叶绿醇（1.55%）、丙酸 -3-(3,7,11- 三甲基 -1,6,10- 十二碳三烯) 酯（1.40%）、氯代十八烷（1.33%）、叔十六硫醇（1.31%）、2- 己基 -1 - 癸醇（1.13%）等。白玉华等（2009）用溶剂浸渍法提取冬凌草药材挥发油的主要成分为：1-(2- 羟基 -4- 甲氧基苯基) 乙酮（59.35%）、邻苯二甲酸丁基十一烷基酯（5.92%）、(6E,10E,14E,18Z)-2,6,10,14,18,22- 六烯 -2,6,10,15,19,23- 六甲基二十四烷（4.87%）、3,7,11,15- 四甲基 -2- 十六烯 -1- 醇（4.57%）、(Z)-9- 十八烯醛（3.73%）、正十六酸（2.85%）、邻苯二甲酸二异丁酯（2.67%）、十八酸（2.15%）、4β,5,6,7,8,8α,9,10- 八氢 -4β,8,8- 三甲基 -2- 菲酚（1.68%）、1,9- 环十六烯（1.46%）、6,10,14- 三甲基 -2- 十五烷酮（1.38%）、N- 苯基 -2- 萘胺（1.23%）、9,12- 十八二烯酸（1.02%）等。孙汉董等（1981）用水蒸气蒸馏法提取的河南沁阳产冬凌草挥发油的主要成分为：β- 榄香烯（20.23%）、棕榈酸（6.60%）、壬醛（1.33%）、α- 蒎烯（1.00%）、癸醛（1.00%）等。

【性味与功效】味苦、甘，性微寒。清热解毒，活血止痛。用于咽喉肿痛，症瘕痞块，蛇虫咬伤。

益母草 ▼

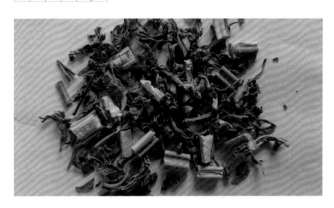

【基源】唇形科益母草属植物益母草 *Leonurus japonicus* Houttuyn（《中国植物志》益母草的学名为 *Leonurus artemisia* (Lour.) S. Y. Hu）的干燥地上部分。

【形态特征】一年生或二年生草本。茎直立，通常高 30~120cm。茎下部叶轮廓为卵形，掌状 3 裂；茎中部叶轮廓为菱形，较小；花序最上部的苞叶线形，长 3~12cm，宽 2~8mm。轮伞花序腋生，具 8~15 花，轮廓为圆球形，组成长穗状花序；小苞片刺状。花萼管状钟形。花冠粉红至淡紫红色。花盘平顶。小坚果长圆状三棱形。花期 6~9 月，果期 9~10 月。

【习性与分布】生长于多种生境，尤以阳处为多，海拔可高达 3400m。喜温暖较湿润环境，耐严寒。喜阳光，怕涝。全国各地均有分布。

【挥发油含量】水蒸气蒸馏的益母草的得油率为 0.10%~0.85%，酶法提取的得油率为 2.30%~4.05%，微波辅助水蒸气蒸馏的得油率为 0.11%。

【芳香成分】孙玲等（2016）用水蒸气蒸馏法提取的益母草挥发油的主要成分为：反式 - 石竹烯（15.13%）、叶绿醇（5.45%）、棕榈酸（4.83%）、石竹烯氧化物（4.16%）、1- 辛烯 -3- 醇（3.99%）、葎草烯（3.08%）、γ- 榄香烯（3.06%）、顺式 - 石竹烯（2.12%）、邻苯二甲基二丁酯（1.12%）、δ- 杜松烯（1.02%）等。刘梦菲等（2018）用顶空固相微萃取法提取的益母草挥发油的主要成分为：大根香叶烯 D（25.31%）、双环吉马烯（10.59%）、α- 荜澄茄油烯（4.80%）、1- 石竹烯（4.77%）、氧化石竹烯（4.00%）、d- 杜松烯（1.95%）、α- 蒎烯（1.73%）、罗勒烯（1.68%）、蘑菇醇（1.15%）、桉树脑（1.03%）、癸醛（1.03%）、壬酸乙酯（1.03%）、左旋樟脑（1.00%）、辛酸乙酯（1.00%）等。贺莉娟等（2007）用水蒸气蒸馏法提取的益母草挥发油的主要成分为：薄荷酮（22.22%）、紫苏醛（6.06%）、石竹烯（4.56%）、L-樟脑（3.27%）、胡薄荷酮（2.23%）、α-布藜烯（2.14%）、柏木醇（1.96%）、石竹烯氧化物（1.79%）、广藿香醇（1.67%）、土曲霉酮（1.52%）、α-广藿香萜烯（1.45%）、香芹酚（1.40%）、大根香叶烯D（1.26%）、α-石竹烯（1.26%）、β-珀珀烯（1.21%）等。回瑞华等（2007）用酶提取技术提取的益母草挥发油的主要成分为：十氢化-4,4,8,9,10-五甲基萘（17.93%）、1-辛烯-3-醇（12.98%）、2,6-二叔丁基-对甲苯酚（10.36%）、3-叔丁基-4-羟基苯甲醚（9.42%）、桉油精（8.81%）、氧化石竹烯（8.79%）、丁香醛（7.83%）、斯巴醇（6.78%）、2-甲氧基-4-乙烯基苯酚（6.60%）、4,4,7a-三甲基-5,6,7,7a-四氢化-2(H)-苯基呋喃酮（4.71%）、1,2,3-三甲氧基-5-甲基苯（4.15%）、2-甲基-4-(1-甲基乙基)-2-环己酮（4.11%）、3,6-二甲基-2,3,3a,4,5,7a-六氢化苯基呋喃（3.88%）、4-甲基-1-戊醇（3.84%）等；用同时蒸馏萃取法提取的益母草挥发油的主要成分为：3-叔丁基-4-羟基苯甲醚（17.90%）、2,6-二叔丁基-对甲苯酚（15.27%）、氧化石竹烯（8.79%）、1-辛烯-3-醇（8.54%）、斯巴醇（6.78%）、丁香醛（4.48%）、2-甲基-4-(1-甲基乙基)-2-环己酮（3.91%）、2-甲氧基-4-乙烯基苯酚（2.40%）、4,4,7a-三甲基-5,6,7,7a-四氢化-2(H)-苯基呋喃酮（2.26%）等。

茺蔚子 ▼

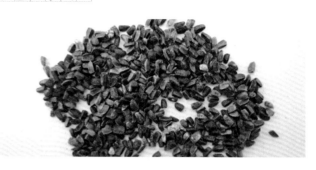

【基源】唇形科益母草属植物益母草 *Leonurus japonicus* Houttuyn（《中国植物志》益母草的学名为 *Leonurus artemisia* (Lour.) S. Y. Hu）的干燥成熟果实。

【形态特征】同益母草。

【习性与分布】同益母草。

【挥发油含量】水蒸气蒸馏的茺蔚子的得油率为0.20%~1.50%。

【芳香成分】高佳等（2009）用水蒸气蒸馏法提取的茺蔚子挥发油的主要成分为：四十四烷（21.97%）、二十四烷（16.08%）、2,4,4,6-四甲基-2-庚烯（10.80%）、二十一烷（10.78%）、二十烷（9.14%）、十七烷（7.56%）、十六烷（4.87%）、三十六烷（4.61%）、十二烷（2.10%）、十四烷（2.03%）、2-(4-甲基-3-环己烯-1-基)-2-丙醇（1.34%）等。康琛等（2010）用水蒸气蒸馏法提取的陕西西安产茺蔚子挥发油的主要成分为：环己酮（11.11%）、柏木脑（5.80%）、左旋乙酸龙脑酯（2.39%）、乙酸正丁酯（2.06%）、六氢合金欢丙酮（1.93%）、丁香烯（1.38%）、α-蒎烯（1.34%）、薄荷脑（1.04%）等。

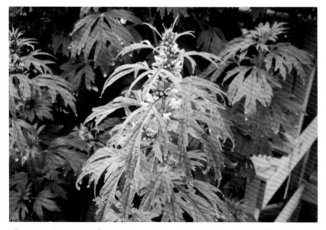

【性味与功效】味苦、辛，性微寒。活血调经，利尿消肿，清热解毒。用于月经不调，痛经经闭，恶露不尽，水肿尿少，疮疡肿毒。

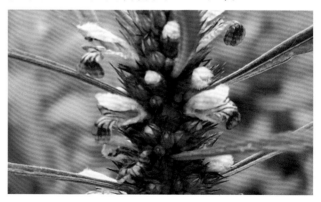

【性味与功效】味甘、辛，性微寒。活血调经，清肝明目。用于月经不调，经闭痛经，目赤翳障，头晕胀痛。

紫苏叶 ▼

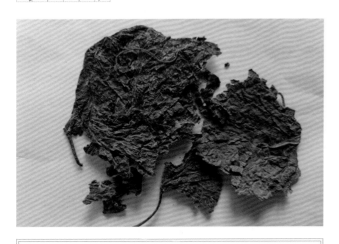

【基源】唇形科紫苏属植物紫苏 *Perilla frutescens* (Linn.) Britton 的干燥叶(或带嫩枝)。

【形态特征】一年生直立草本。茎高 0.3~2m。叶阔卵形或圆形,长 7~13cm,宽 4.5~10cm,边缘有粗锯齿,膜质或草质,两面绿色或紫色,或仅下面紫色。轮伞花序 2 花,组成偏向一侧的总状花序;苞片近圆形,长宽约 4mm。花萼钟形,夹有黄色腺点。花冠白色至紫红色,长 3~4mm。花盘前方呈指状膨大。小坚果近球形,灰褐色。花期 8~11 月,果期 8~12 月。

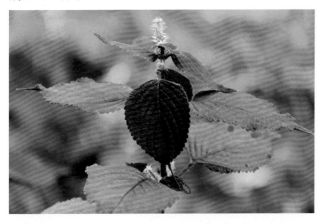

【习性与分布】喜光,喜温耐寒,比较耐湿。全国各地均有分布。

【挥发油含量】《药典》规定紫苏叶含挥发油不得少于 0.40%。水蒸气蒸馏的得油率为 0.38%~1.42%,同时蒸馏萃取得油率为 0.82%,超临界萃取的得油率为 2.50%~5.13%,超声波萃取的得油率为 2.16%,纤维素酶辅助水蒸气蒸馏的得油率为 0.49%。

【芳香成分】紫苏叶挥发油有多种化学型,《药典》

规定的药材要含有紫苏醛为主成分的化学型,我国的紫苏以紫苏醛(15.83%~75.88%)为主成分的化学型较多,也有以紫苏酮等为主成分的其他多种化学型,故在选用时要特别加以注意。有人认为紫苏的颜色越紫,所含紫苏醛越高,因此人们习惯将色紫、味浓的类型作为药用。有研究者发现紫苏颜色会随着生育时期、光照、栽培条件的改变而有较大变化,因此紫苏叶片颜色并不是判断所含化合物种类的主要依据。熊耀坤等(2018)用水蒸气蒸馏法提取的湖南娄底产紫苏叶药材挥发油的主要成分为:紫苏醛(43.08%)、双戊烯(16.19%)、茴香脑(12.75%)、α-葎草烯(9.54%)、芳樟醇(1.89%)、紫苏醇(1.72%)、石竹素(1.23%)等。

【性味与功效】味辛,性温。解表散寒,行气和胃。用于风寒感冒,咳嗽呕恶,妊娠呕吐,鱼蟹中毒。

【注】《中华本草》中有药名"白苏叶",与紫苏叶为同一植物,故没有单独列出。

紫苏梗 ▼

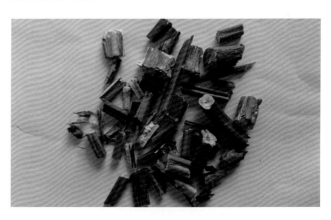

【基源】唇形科紫苏属植物紫苏 *Perilla frutescens* (Linn.) Britton 的干燥茎。

【形态特征】同紫苏叶。

【习性与分布】同紫苏叶。

【挥发油含量】水蒸气蒸馏的紫苏梗的得油率为 0.08%~0.38%,同时蒸馏萃取的紫苏梗得油率为 0.02%。

【芳香成分】《药典》对紫苏梗挥发油含量和化学型没有规定。潘炯光等(1992)用水蒸气蒸馏法提取的河北安国产紫苏梗挥发油的主要成分为:紫苏醛(26.82%)、十六烷酸(13.30%)、紫苏醇(11.40%)、

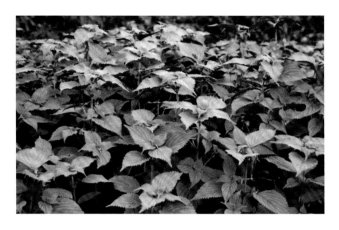

亚油酸＋油酸（6.57%）、反式－丁香烯（4.89%）、丁香烯氧化物（1.50%）、α－佛手柑油烯（1.30%）、芳樟醇（1.20%）等。熊运海等（2010）用水蒸气蒸馏法提取的湖南长沙产紫苏梗挥发油的主要成分为：D-柠檬烯（33.28%）、桉叶油素（23.73%）、4,11,11-三甲基-8-亚甲基-二环十一碳烯（4.20%）、十三烷酸（3.33%）、5-(1,5-二甲基-4-己烯基)-2-甲基-1,3-环己二烯（3.04%）、4-亚甲基-1-甲基乙基-环己烯（2.10%）、2,6-二甲基-6-(4-甲基-3-戊烯基)-双环[3.1.1]庚-2-烯（1.85%）、1-甲基-4-(1-甲基乙基)-1,4-环己二烯（1.72%）、可巴烯（1.64%）、莰烯（1.50%）、α－金合欢烯（1.49%）、(R)-1-甲基-4-(1,2,2-三甲基环戊烯基)-苯（1.43%）、1-甲基-4-(1-甲基乙基)苯（1.39%）、石竹烯氧化物（1.27%）、S-3-(1,5-二甲基-4-己烯基)-6-亚甲基-环己烯（1.24%）、α,α,4-三甲基-3-环己烯-1-甲醇（1.06%）等。王健等（2013）同时蒸馏萃取法提取的云南丽江产紫苏梗挥发油的主要成分为：2-己酰呋喃（28.16%）、十五烷酸（12.66%）、环己醇（5.02%）、石竹烯（4.70%）、双环[3.3.1]-1-壬醇（4.59%）、苄醇（3.75%）、芳樟醇（3.38%）、2-甲氧基-二苯并呋喃（2.90%）、β－榄香烯（2.84%）、2,6-二叔丁基萘（2.34%）、杜松脑（2.33%）、石竹素（2.25%）、苯乙醇（2.16%）、1-(1,3α,4,5,6,7-六氢-4-羟基-3,8-二甲基-5-薁基)乙酮（1.88%）、水杨酸甲酯（1.87%）、(E)-β-香柠檬烯（1.85%）、大马士酮（1.83%）、4-(2-甲基环己烯)-2-丁烯醛（1.73%）、肉豆蔻酸（1.57%）、4-甲基戊酸（1.17%）、α-葎草烯（1.17%）、β-瑟林烯（1.15%）、α-荜澄茄醇（1.05%）等。

【性味与功效】味辛，性温。理气宽中，止痛，安胎。用于胸膈痞闷，胃脘疼痛，嗳气呕吐，胎动不安。

紫苏子 ▼

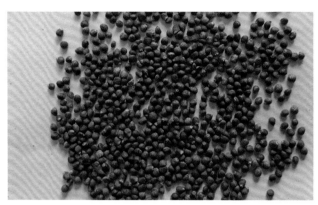

【基源】唇形科紫苏属植物紫苏 *Perilla frutescens* (Linn.) Britton 的干燥成熟果实。

【形态特征】同紫苏叶。

【习性与分布】同紫苏叶。

【挥发油含量】水蒸气蒸馏的得油率为0.11%~0.15%。

【芳香成分】胡怀生（2014）用水蒸气蒸馏法提取的甘肃庆阳产紫苏子挥发油的主要成分为：鲸蜡烷（37.01%）、正二十烷（11.59%）、正十九烷（9.61%）、2,6,10-三甲基十二烷（8.95%）、正十四烷（6.59%）、正十三烷（5.14%）、邻苯二甲酸二异辛酯（2.87%）、甘油（2.54%）、肉豆蔻酸（.98%）、十七烷基-三氟乙酸酯（1.46%）、5-丙基癸烷（1.34%）、2-甲基-5-丙基壬烷（1.33%）、o-癸-羟胺（1.25%）、4,6-二甲基十二烷（1.18%）、2-甲基十一烷（1.11%）、2,3,7-三甲基辛烷（1.11%）、柠檬烯（1.07%）等。王健等（2013）用同时蒸馏萃取法提取的云南丽江产紫苏子挥发油的主要成分为：2-己酰呋喃（41.47%）、苯乙醛（19.46%）、反式角鲨烯（5.53%）、4-(2-甲基环己烯)-2-丁烯醛（4.41%）、环己醇（3.81%）、壬醛（3.12%）、石竹烯（2.64%）、芳樟醇（2.46%）、棕榈酸（2.13%）、

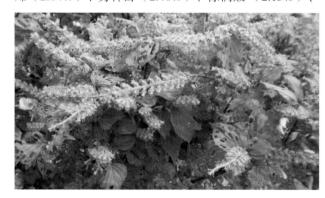

苯甲醛（1.50%）、石竹素（1.28%）、4-甲基戊酸（1.11%）、2-正-己基呋喃（1.01%）等。吕金顺等（2009）用同时蒸馏萃取法提取的甘肃天水产紫苏子挥发油的主要成分为：紫苏酮(10.51%)、桉油精(6.58%)、丁香酚（6.13%）、n-十六酸（5.81%）、水芹烯（5.72%）、2-呋喃甲醇（4.77%）、2-甲氧基苯酚（4.55%）、1-异丙基-4-亚甲基二环[3.1.0]己烷（4.14%）、苯酚（3.54%）、1S-α-蒎烯（3.07%）、乙酸乙酯（3.01%）、黄樟脑（2.98%）、1-异丙基-4-亚甲基环己烯（2.69%）、1-甲基-3-异丙基苯（2.68%）、D-柠檬烯（2.57%）、糠醛（2.54%）、金合欢醇（2.54%）、(Z)-3,7-二甲基-1,3,6-辛三烯（2.51%）、(E)-2-己烯醛（2.50%）、(Z)-3-己烯-1-醇（2.49%）、2,6-二甲氧基苯酚（2.29%）、α-亚麻酸（2.02%）、4-甲基苯酚（2.01%）、乙醇（1.88%）、3-甲基正丁醛（1.69%）、2-甲基正丁醛（1.61%）、3,7-二甲基-1,6-庚二烯-1-醇（1.53%）、辛酸（1.16%）等。刘胜辉等（2009）用固相微萃取法提取的广东湛江产紫苏子挥发油的主要成分为：β-石竹烯(41.20%)、紫苏醛（12.38%）、α-石竹烯（6.39%）、2,6-二甲基-6-(4-甲基-3-戊基)双环[3.1.1]七碳-2-烯（6.30%）、1,4-二乙基-1,4-二甲基-2,5-环己二烯（5.11%）、柠檬烯（4.80%）、(E,E)-1-甲基-5-亚甲基-8-异丙基-1,6-环癸二烯（4.30%）、临氨基苯甲酸沉香酯（3.77%）、4-乙烯基-4-甲基-3-异丙烯基-1-异丙基-环己烯（2.29%）、1α,2β,4β-1-乙烯基-1-甲基-2,4-二异丙基环己烷（1.30%）等。汪洪武等（2011）用水蒸气蒸馏法提取的紫苏子挥发油的主要成分为：(Z,Z,Z)-9,12,15-十八三烯-1-醇（45.52%）、正十六酸（18.12%）、罗勒烯（6.85%）、(Z,Z)-9,12-十八二烯酸（5.79%）、戊基-2-呋喃基甲酮（5.17%）、硬脂酸（4.64%）、α-萜品油烯（2.83%）、(Z,E)-α-法呢烯（1.21%）等。隋利强等（2019）用顶空固相微萃取法提取的紫苏子药材挥发油的主要成分为：异硫氰酸烯丙酯（7.76%）、3,5-辛二烯-2-酮（3.90%）、芳樟醇（2.28%）、壬醛（1.35%）、右旋萜二烯（1.22%）、正辛醛（1.14%）、紫苏烯（1.02%）等。

【性味与功效】味辛，性温。降气化痰，止咳平喘，润肠通便。用于痰壅气逆，咳嗽气喘，肠燥便秘。

【注】《中华本草》中有药名"白苏子"，与紫苏子为同一植物，故没有单独列出。

巴豆

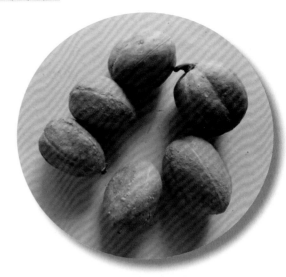

【基源】大戟科巴豆属植物巴豆 Croton tiglium Linn. 的干燥成熟果实。

【形态特征】灌木或小乔木，高 3~6m。叶纸质，卵形，长 7~12cm，宽 3~7cm，边缘有细锯齿，有时近全缘。总状花序，顶生，长 8~20cm，苞片钻状，长约 2mm；雄花：花蕾近球形，疏生星状毛或几无毛；雌花：萼片长圆状披针形，长约 2.5mm。蒴果椭圆状，长约 2cm，直径 1.4~2cm，被疏生短星状毛或近无毛；种子椭圆状，长约 1cm，直径 6~7mm。花期 4~6 月。

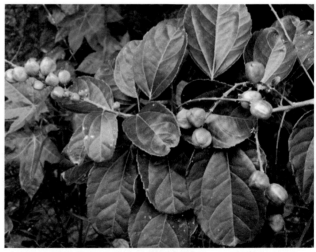

【习性与分布】生于村旁、山地疏林、旷野、溪旁、林缘。喜温暖湿润气候，不耐寒，怕霜冻。喜阳光。分布于四川、云南、广西、贵州、湖北、浙江、福建、江西、湖南、广东、海南等省区。

【芳香成分】胡静等（2008）用石油醚萃取法提取的

巴豆挥发油的主要成分为：亚油酸（55.90%）、油酸（25.91%）、13-二十二碳烯酸（7.40%）、棕榈酸（2.41%）、硬脂酸（1.56%）、花生酸（1.42%）、9,12-十六碳二烯酸甲酯（1.29%）、肉豆蔻酸（1.13%）等。

【性味与功效】味辛，性热，有大毒。泻下冷积，逐水退肿，祛痰，利咽，蚀疮。用于寒冷积便秘，腹满胀痛，水肿腹满，气急喘促，疮疡脓熟未溃。

【注】巴豆除干燥成熟果实《药典》入药外，叶（巴豆叶）也可入药。水蒸气蒸馏的巴豆新鲜叶的得油率为3.40%。用水蒸气蒸馏法提取的广西临桂产巴豆新鲜叶挥发油的主要成分为：2-甲基苯甲醛 (24.75%)、十六烷酸 (17.77 %)、叶绿醇 (17.09%)、2-甲氧基-4-乙烯基苯酚 (6.54%)、十五烷醛 (5.56%)、亚麻酸 (4.95%)、亚麻酸 (4.95%)、3,7,11,15-四甲基-2-十六烯-1-醇（4.10%）、十二烷酸（1.58%）、十四烷酸（1.41%）、5,4,4,7a-三甲基5,6,7,7a-四氢-2(4H)-苯丙呋喃酮（1.06%）、1-壬烯-4-醇（1.01%）等（张少梅等，2008）。巴豆叶味辛，性温，有毒。祛风活血，杀虫解毒。治疟疾，痹证，跌打损伤，缠腰火丹，疮癣，蛇伤。

京大戟 ▼

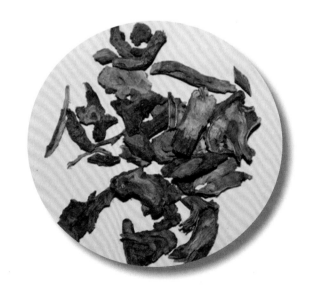

【基源】大戟科大戟属植物大戟 *Euphorbia pekinensis* Rupr. 的干燥根。

【形态特征】多年生草本。茎单生或多分枝，高40~90cm。叶互生，椭圆形，全缘；总苞叶4~7枚，长椭圆形；苞叶2枚，近圆形。花序单生于二歧分枝顶端；总苞杯状，边缘4裂；腺体4。雄花多数；雌花1枚。蒴果球状，长约4.5mm，直径4.0~4.5mm，成熟时分裂为3个分果爿。种子长球状，暗褐色或微光亮；种阜近盾状。花期5~8月，果期6~9月。

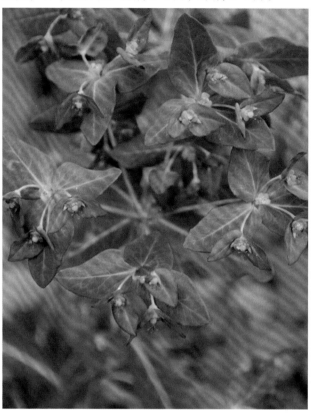

【习性与分布】生于山坡、灌丛、路旁、荒地、草丛、林缘和疏林内。广布于全国大部分地区，北方尤为普遍。

【挥发油含量】水蒸气蒸馏的京大戟的得油率为0.30%。

【芳香成分】李雪飞等（2013）用水蒸气蒸馏法提取的京大戟挥发油的主要成分为：沉香螺旋醇（49.23%）、四甲基环癸二烯异丙醇（20.66%）、2-甲基-3β-羟基-5α-甾醇（7.29%）、3-乙基-3-羟基-5α-雄甾烷-17-酮（6.10%）、(3β,5α)-2-亚甲基-3-羟基胆甾烷（4.05%）、β-榄香烯（1.70%）、τ-(1)-环氧化古芸烯（1.43%）、姜烯（1.19%）等。

【性味与功效】味苦，性寒，有毒。泻水逐饮，消肿散结。用于水肿胀满，胸腹积水，痰饮积聚，气逆咳喘，二便不利，痈肿疮毒，瘰疬痰核。

地锦草 ▼

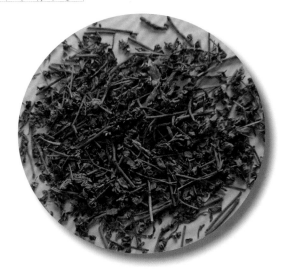

【基源】大戟科大戟属植物地锦 *Euphorbia humifusa* Willd. ex Schlecht.、斑地锦 *Euphorbia maculata* L. 的干燥全草。斑地锦全草的芳香成分未见报道。

【形态特征】一年生草本。茎匍匐，长达 20~30cm。叶对生，椭圆形，长 5~10mm，宽 3~6mm，边缘中部以上具细锯齿；叶面绿色，叶背淡绿色，有时淡红色。花序单生于叶腋；总苞陀螺状，边缘 4 裂，裂片三角形；腺体 4，矩圆形，边缘具附属物。雄花数枚；雌花 1 枚。蒴果三棱状卵球形，成熟时分裂为 3 个分果爿。种子三棱状卵球形，灰色。花果期 5~10 月。

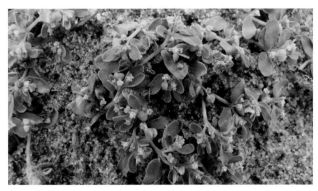

【习性与分布】生于原野荒地、路旁、田间、沙丘、海滩、山坡等地。喜温暖湿润气候，稍耐荫蔽，较耐湿。除海南外，分布于全国。

【芳香成分】张伟等（2012）用顶空固相微萃取法提取的河南开封产地锦草挥发油的主要成分为：棕榈酸（20.35%）、植醇（16.41%）、2- 甲氧基 -4- 乙烯苯酚（10.98%）、金合欢丙酮（8.10%）、N-[9- 硼杂双环 [3.3.1]-9- 基]- 丙胺（6.72%）、棕榈酸甲酯（4.28%）、吡喃酮（3.53%）、二氢猕猴桃内酯（3.25%）、α- 紫罗酮（2.66%）、α- 亚麻酸（2.63%）、亚麻酸甲酯（2.49%）、邻苯二甲酸二丁酯（2.20%）、月桂酸（1.54%）、可巴烯（1.48%）、邻苯二甲酸异壬酯（1.34%）、脱氢紫罗酮（1.13%）等。

【性味与功效】味苦、辛，性平。清热解毒，凉血止血，利湿退黄。用于痢疾，泄泻，咯血，尿血，便血，崩漏，疮疖痈肿，湿热黄疸。

甘遂 ▼

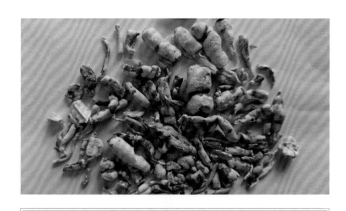

【基源】大戟科大戟属植物甘遂 *Euphorbia kansui* T. N. Liou ex S. B. Ho 的干燥块茎。

【形态特征】多年生草本。根末端呈念珠状膨大。茎高 20~29cm。叶互生，线状披针形或线状椭圆形，长 2~7cm，宽 4~5mm，全缘；总苞叶 3~6 枚，倒卵状椭圆形；苞叶 2 枚，三角状卵形。花序单生于二歧分枝顶端；总苞杯状；边缘 4 裂。雄花多数；雌花 1 枚。蒴果三棱状球形，长与直径均 3.5~4.5mm。种子长球状，灰褐色至浅褐色。花期 4~6 月，果期 6~8 月。

【习性与分布】生于荒坡、沙地、田边、低山坡、路旁等。分布于河南、山西、陕西、甘肃、宁夏。

【芳香成分】邵霞等（2013）用水蒸气蒸馏法提取的陕西宝鸡产甘遂挥发油的主要成分为：二叔丁对甲酚（49.97%）、十六烷（4.60%）、6,10,14- 三甲基 -2- 十五烷基酯（4.08%）、十八烷（4.06%）、十六酸甲酯（3.78%）、十六酸乙酯（3.50%）、2,6,10,14- 四甲基 - 十六烷（2.96%）、三十四烷（2.91%）、正二十七烷（2.81%）、苯乙烯（2.05%）等。

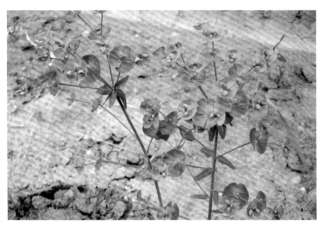

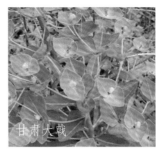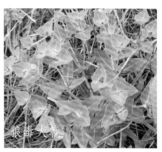

甘肃大戟　狼毒大戟

【性味与功效】味苦，性寒，有毒。泻水逐饮，消肿散结。用于水肿胀满，胸腹积水，痰饮积聚，气逆咳喘，二便不利，风痰　痫，痈肿疮毒。

 狼毒 ▼

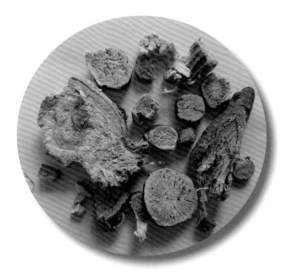

【基源】大戟科大戟属植物月腺大戟（甘肃大戟）*Euphorbia ebracteolata* Hayata（《中国植物志》接受学名为 *Euphorbia kansuensis* Prokh.）或狼毒大戟 *Euphorbia fischeriana* Steud. 的干燥根。

【形态特征】月腺大戟：多年生草本，全株无毛。根圆柱状，肉质，长 10~30cm，直径 3~7cm。茎单一直立，高 20~60cm。叶互生，线形至长圆形，变化较大，长 6~9cm，宽 1~2cm；总苞叶 3~8 枚，同茎生叶；苞叶 2 枚，卵状三角形。花序单生二歧分枝顶端；总苞钟状；腺体 4，半圆形，暗褐色。雄花多

枚；雌花 2 枚。蒴果三角状球形。种子三棱状卵形。花果期 4~6 月。

狼毒大戟：多年生草本。根圆柱状，肉质，常分枝，长 20~30cm，直径 4~6cm。茎单一不分枝，高 15~45cm。叶互生，于茎下部鳞片状，呈卵状长圆形，向上渐大；茎生叶长圆形，长 4~6.5cm，宽 1~2cm；总苞叶同茎生叶，常 5 枚。花序单生二歧分枝的顶端；总苞钟状；腺体 4，半圆形，淡褐色。雄花多枚，雌花 1 枚。蒴果卵球状。种子扁球状。花果期 5~7 月。

【习性与分布】月腺大戟：生于山坡、草丛、沟谷、灌丛或林缘等。分布于内蒙古、河北、山西、陕西、宁夏、甘肃、青海、江苏、河南、湖北、四川等地。

狼毒大戟：生于海拔 100~600m 的草原、干燥丘陵坡地、多石砾干山坡及阳坡稀疏的松林下。分布于黑龙江、吉林、辽宁、内蒙古。

【挥发油含量】水蒸气蒸馏的狼毒大戟干燥根的得油率为 0.20%；月腺大戟干燥根的得油率为 0.03%。

【芳香成分】月腺大戟：芮和恺等（1992）用水蒸气蒸馏法提取的月腺大戟干燥根挥发油的主要成分为：己酸（9.35%）、2- 呋喃羧醛（7.19%）、苯甲醛（3.28%）、己醛（2.43%）、1- 甲氧基 -4-(1- 丙烯基)苯（1.65%）、5- 甲基 -2- 呋喃羧醛（1.50%）、1,2-二甲氧基苯（1.33%）、1-(2- 呋喃基) 乙酮（1.29%）、4- 甲基戊酸（1.24%）等。

狼毒大戟：邢有权等（1991）用水蒸气蒸馏法提取的黑龙江双城产狼毒大戟干燥根挥发油的主要成分为：7,10- 十八二烯酸甲酯（30.44%）、十六碳酸乙酯（23.38%）、全氢化菲（5.97%）、松香芳三烯（5.64%）、山达海松二烯（3.79%）、对 - 正壬基 - 苯酚（2.95%）、异海松二烯（2.06%）、2,6,10- 三甲基十五烷（1.37%）、1,1- 二异己基 - 乙烯（1.24%）、2- 甲基 - 十四酸甲酯（1.12%）等。

【性味与功效】味辛，性平，有毒。散结，杀虫。外用于淋巴结结核、皮癣；灭蛆。

千金子 ▼

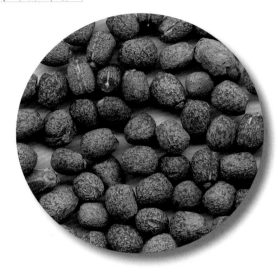

【基源】大戟科大戟属植物续随子 *Euphorbia lathyris* Linn. 的干燥成熟种子。

【形态特征】二年生草本。茎直立，高可达1m。叶交互对生，下密上疏，线状披针形，长6~10cm，宽4~7mm，全缘；总苞叶和茎叶均为2枚，卵状长三角形，全缘。花序单生，近钟状，边缘5裂，裂片三角状长圆形；腺体4，新月形。雄花多数；雌花1枚。蒴果三棱状球形。种子柱状至卵球状，长6~8mm，直径4.5~6.0mm。花期4~7月，果期6~9月。

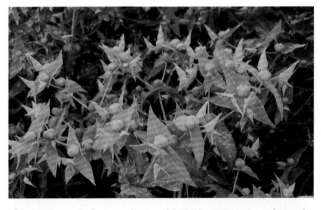

【习性与分布】生于水田、低湿旱田及地边。喜温暖，光照及中生环境。宜湿润，怕水涝。分布于黑龙江、吉林、辽宁、内蒙古、陕西、甘肃、新疆、河北、河南、山东、山西、江苏、安徽、江西、浙江、福建、台湾、湖南、湖北、广西、云南、贵州、四川、西藏。

【挥发油含量】水蒸气蒸馏的千金子的得油率为0.10%~0.61%。

【芳香成分】焦威等（2008）用水蒸气蒸馏法提取的

四川产千金子药材挥发油的主要成分为：(E)-9-十八烯酸甲酯（10.73%）、(E)-9-十八烯酸（10.60%）、新西柏烯（8.47%）、桉树脑（7.40%）、油酸乙酯（5.30%）、1-甲氧基-9-十八烯（4.05%）、1-甲氧基-4-(1-丙烯基)苯（2.63%）、二十一烷（2.50%）、9-十六烯醇（1.78%）、正壬醛（1.55%）、十九烷（1.46%）、二十八烷（1.08%）、十六烷酸甲酯（1.08%）等。祝洪艳等（2009）用水蒸气蒸馏法提取的河南产千金子挥发油的主要成分为：油酸（17.75%）、亚油酸（15.85%）、油酸-2-丙三醇酯（13.20%）、油酸乙酯（7.82%）、9-十八烯酸甲酯（6.44%）1-甲氧基-9-十八烯（4.05%）、1-甲氧基-4-(1-丙烯基)苯（2.63%）、二十一烷（2.50%）、9-十六烯醇（1.78%）、正壬醛（1.55%）、十九烷（1.46%）、二十八烷（1.08%）、十六烷酸甲酯（1.08%）等。杜天信等（2004）用水蒸气蒸馏法提取的河南禹州产千金子挥发油的主要成分为：正庚烷（33.73%）、3-乙基戊烷（11.02%）、正辛烷（6.81%）、2-甲基庚烷（6.39%）、3-甲基庚烷（6.33%）、2,5-二甲基己烷（4.05%）、α-檀香萜醇（3.06%）、甲基环己烷（3.02%）、棕榈酸（2.88%）、1,1,3-三甲基环戊烷（2.75%）、植醇（2.35%）、2,3-二甲基己烷（1.43%）、3,3-二甲基己烷（1.32%）、2-甲氧基-4-乙烯基苯酚（1.20%）、棕榈酸甲酯（1.17%）、4-(4-羟基-3-甲氧基)苯基-2-丁酮（1.14%）等。

【性味与功效】味辛，性温，有毒。泻下逐水，破血消症；外用疗癣蚀疣。用于二便不通，水肿，痰饮，积滞胀满，血瘀经闭；外治顽癣，赘疣。

龙脷叶 ▼

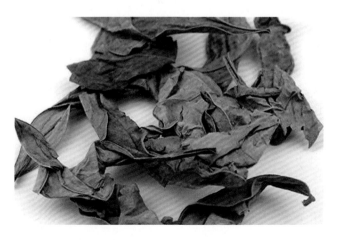

【基源】大戟科守宫木属植物龙脷叶 *Sauropus spatulifolius* Beille 的干燥叶。

【形态特征】常绿小灌木，高 10~40cm。叶通常聚生于小枝上部，鲜时近肉质，干后近革质或厚纸质，匙形、倒卵状长圆形或卵形，长 4.5~16.5cm，宽 2.5~6.3cm；托叶三角状耳形。花红色或紫红色，雌雄同枝，2~5朵簇生，有时组成短聚伞花序；苞片披针形，多；萼片 6，2 轮，倒卵形；花盘腺体 6；雌花：无花盘。花期 2~10 月。

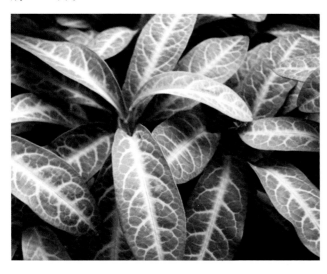

【习性与分布】生于山谷、山坡湿润肥沃的丛林中。喜温暖湿润的气候。福建、广东、广西等地有栽培

【挥发油含量】水蒸气蒸馏的龙脷叶的得油率为0.03%。

【芳香成分】汪小根等（2007）用水蒸气蒸馏法提取的广东广州产龙脷叶挥发油的主要成分为：棕榈酸（28.43%）、3,7,11,15-四甲基-2-十六碳烯-1-醇（17.11%）、金合欢基丙酮（8.82%）、1-辛烯-3-醇(戊基乙烯基甲醇)（7.78%）、广藿香醇（7.56%）、6,10-二甲基-5,9-十一碳二烯-2-酮（7.36%）、(all-E)-2,6,10,15,19,23-六甲基-2,6,10,14,18,22-二十四碳六烯（5.03%）、5,5-二甲基-4-(3-甲基-1,3-丁二烯)-1-氧杂螺[2,5]辛烷（4.20%）、六氢法呢基丙酮（3.17%）、3-乙基-5-(2'-乙基丁基)十八烷（2.93%）、正二十七碳烷（2.44%）、2-甲基-2-(4-甲基-3-戊烯基)环丙烷甲醇（2.13%）、6,11-二甲基-2,6,10-十二碳三烯-1-醇（1.82%）等。

【性味与功效】味甘、淡，性平。润肺止咳，通便。用于肺燥咳嗽，咽痛失音，便秘。

余甘子 ▼

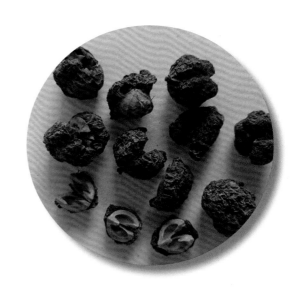

【基源】大戟科叶下珠属植物余甘子 *Phyllanthus emblica* Linn. 的干燥成熟果实。

【形态特征】乔木，高达23m。叶片纸质至革质，二列，线状长圆形，长 8~20mm，宽 2~6mm；托叶三角形，褐红色。多朵雄花或和 1 朵雌花组成腋生的聚伞花序；萼片 6；雄花：萼片膜质，黄色，长倒卵形或匙形；花盘腺体 6，近三角形；雌花：萼片长圆形或匙形；花盘杯状。蒴果呈核果状，圆球形，直径 1~1.3cm；种子略带红色。花期 4~6 月，果期 7~9 月。

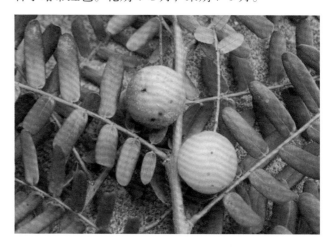

【习性与分布】生于海拔 200~2300m 的山地疏林、灌丛、荒地或山沟向阳处。极喜光，耐干热瘠薄。分布于江西、福建、台湾、广东、海南、广西、贵州、云南、四川等省区。

【挥发油含量】水蒸气蒸馏的果肉的得油率为0.23%；

超临界萃取的果实的得油率为 1.32%~2.50%。

【芳香成分】赵谋明等（2007）用超临界 CO_2 萃取法提取的广东惠州产野生余甘子挥发油的主要成分为：β－波旁烯(38.23%)、二十六烷(17.20%)、麝香草酚(10.94%)、二十五烷(8.51%)、β－丁香烯(5.39%)、2,3-二羟基丙酸(4.36%)、十六烷酸(2.65%)、二十烷醇(1.80%)、6-甲基-5-庚烯-2-醇(1.70%)、甲基丁香酚(1.25%)等。

【性味与功效】味苦、甘、酸，性凉。清热凉血，消食健胃，生津止咳。用于血热血瘀，消化不良，腹胀，咳嗽，喉痛，口干。

【注】余甘子除成熟果实《药典》入药外，叶（余甘子叶）也可入药。用水蒸气蒸馏法提取的广东粤东产余甘子干燥叶挥发油的主要成分为：十六酸(41.34%)、反亚麻酸(14.14%)、亚麻酸(10.61%)、十八酸(9.24%)、叶绿醇(2.67%)、异植醇(2.64%)、二十五烷(2.64%)、二十七烷(1.38%)、二十九烷(1.37%)、5-氧脯氨酸(1.23%)、蓝桉醇(1.09%)等（董勤等，2009）。余甘子叶味辛，性平。祛湿利尿。治水肿，皮肤湿疹。

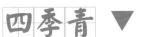

四季青 ▼

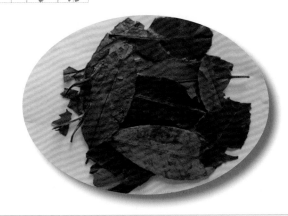

【基源】冬青科冬青属植物冬青 *Ilex chinensis* Sims 的干燥叶。

【形态特征】常绿乔木，高达 13m。叶片革质，椭圆形或披针形，长 5~11cm，宽 2~4cm，边缘具圆齿。雄花：花序具 3~4 回分枝，每分枝具花 7~24 朵；花淡紫色或紫红色，4~5 基数；花萼浅杯状；花冠辐状，花瓣卵形；雌花：花序具 1~2 回分枝，具花 3~7 朵；花萼和花瓣同雄花。果长球形，红色，长 10~12mm，直径

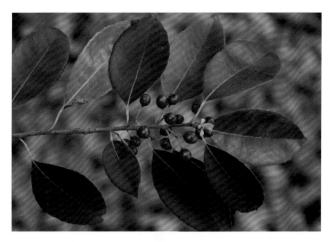

6~8mm。花期 4~6 月，果期 7~12 月。

【习性与分布】生于海拔 500~1000m 的山坡常绿阔叶林中和林缘。分布于江苏、安徽、浙江、江西、福建、台湾、河南、湖北、湖南、广东、广西、云南等省区。

【芳香成分】廖立平等（2003）用水蒸气蒸馏法提取的四季青挥发油的主要成分为：2-甲基-1-戊烯-3-醇(28.55%)、十六碳酸(23.91%)、苯甲醇(4.87%)、3-羰基-α-紫罗兰醇(3.68%)、二氢猕猴桃内酯(2.25%)、4-(5-羟基-2,6,6-三甲基-环己烯基)-3-丁烯-2-酮(1.48%)、十四碳酸(1.41%)、1-羟基-3-甲基-2-丁酮(1.15%)、苯乙醇(1.15%)、4-羟基-3,5-二甲基苯甲醛(1.15%)、1-羟基-芳樟醇(1.12%)、6,10,14-三甲基-2-十五碳酮(1.05%)、己酸(1.03%)等。

【性味与功效】味苦、涩，性寒。清热解毒，消肿祛瘀。用于肺热咳嗽，咽喉肿痛，痢疾，胁痛，热淋；外治烧烫伤，皮肤溃疡。

枸骨叶 ▼

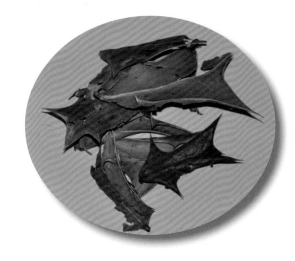

【基源】冬青科冬青属植物枸骨 *Ilex cornuta* Lindl. et Paxt. Flow. Garn. 的干燥叶。

【形态特征】常绿灌木或小乔木，高 0.6~3m。叶片厚革质，二型，四角状长圆形或卵形，长 4~9cm，宽 2~4cm，先端具 3 枚尖硬刺齿；托叶胼胝质。花序簇生于二年生枝的叶腋内；苞片卵形；花淡黄色，4 基数。雄花：基部具 1~2 枚小苞片；花萼盘状；花冠辐状。雌花：基部具 2 枚小苞片；花萼与花瓣像雄花。果球形，直径 8~10mm，鲜红色。花期 4~5 月，果期 10~12 月。

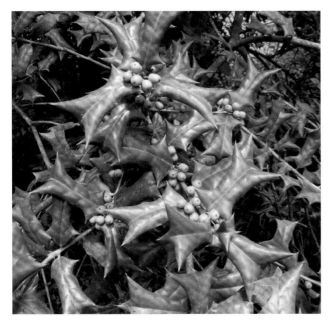

【习性与分布】生于海拔 150~1900m 的山坡、丘陵等的灌丛中、疏林中以及路边、溪旁和村舍附近。喜光耐阴，耐寒性较差。分布于江苏、上海、安徽、浙江、江西、湖北、湖南等地。

【挥发油含量】水蒸气蒸馏的枸骨叶的得油率为 0.03%。

【芳香成分】毋福海等（2004）用水蒸气蒸馏法提取的枸骨叶挥发油的主要成分为：丙酸芳樟酯（11.92%）、苯甲醇（9.88%）、苯乙醇（9.45%）、苯甲醛（9.41%）、2-庚烯醛（9.36%）、贝壳杉 -16- 烯（5.52%）、香叶醇（2.33%）、5- 乙烯基 -,5- 三甲基 - 顺 -2- 四氢呋喃甲醇（2.04%）、4,4,7a- 三甲基 -5,6,7,7a- 四氢 -2(4H)- 苯并呋喃（1.89%）、香茅醇（1.74%）、芳樟醇（1.67%）、l- 辛醇（1.19%）、4-(2,6,6- 三甲基 -2- 环己 -1- 烯基)-3- 丁烯 -2- 酮（1.02%）等。王文娟等（2016）用水蒸气蒸馏法提取的安徽黄山产枸骨叶挥发油的主要成分为：β - 桉叶醇（35.25%）、榄香醇（23.48%）、泪柏醚（4.00%）、2,6- 二叔丁基对甲苯酚（3.90%）、桉叶油醇（2.83%）、13- 表 - 泪柏醚（1.50%）、1,6- 二甲基 -4-(1- 甲基乙基)- 萘（1.33%）、2,3,4,4a,5,6- 六氢 -1,4a- 二甲基 -7-(1- 甲基乙基)- 萘（1.18%）、叶醇（1.01%）等；超临界 CO_2 萃取法提取的枸骨叶挥发油的主要成分为：蒲公英甾醇（65.27%）、羽扇烯酮（8.09%）、白桦酯醇（4.15%）等。

【性味与功效】味苦，性凉。清热养阴，益肾，平肝。用于肺痨咯血，骨蒸潮热，头晕目眩。

救必应 ▼

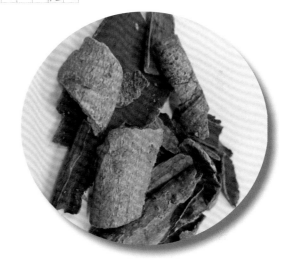

【基源】冬青科冬青属植物铁冬青 *Ilex rotunda* Thunb. 的干燥树皮。

【形态特征】常绿灌木或乔木，高可达 20m。叶薄革质或纸质，卵形或椭圆形，长 4~9cm，宽 1.8~4cm，全缘；托叶钻状线形。聚伞花序或伞形状花序具 2~13

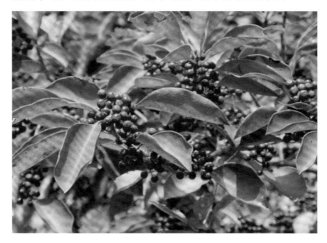

花。雄花序：花白色，4基数；花萼盘状；花冠辐状。雌花序：具3~7花，花白色，5~7基数；花萼浅杯状；花冠辐状。果近球形，直径4~6mm，红色；分核5~7，椭圆形。花期4月，果期8~12月。

【习性与分布】生于海拔400~1100m的山坡常绿阔叶林中和林缘。暖温带树种。喜湿润，耐阴，耐瘠，耐旱，耐霜冻。分布于江苏、安徽、浙江、江西、福建、台湾、湖北、湖南、广东、香港、广西、海南、贵州、云南等省区。

【芳香成分】黎锦城等（2001）用超临界CO_2萃取法提取的救必应挥发油的主要成分为：(23)-乙基胆甾-5-烯-3β-醇（11.45%）、9-十八碳烯酸（10.89%）、十六酸（9.35%）、（角）鲨烯（9.14%）、邻苯二甲酸二丁酯（8.89%）、巴查烷-3β-醇（5.30%）、亚油酸（4.41%）、β-豆甾醇（3.26%）、α-香树脂素（3.00%）、亚油酸乙酯（2.86%）、正二十烷（2.78%）、23-甲基胆固醇对称性（同分）异构体（2.76%）、十六酸乙酯（1.99%）、十七烷（1.88%）、油酸乙酯（1.71%）、顺式细辛醚（1.53%）、邻苯二甲酸二异丁酯（1.05%）等。

【性味与功效】味苦，性寒。清热解毒，利湿止痛。用于暑湿发热，咽喉肿痛，湿热泻痢，脘腹胀痛，风湿痹痛，湿疹，疮疖，跌打损伤。

补骨脂 ▼

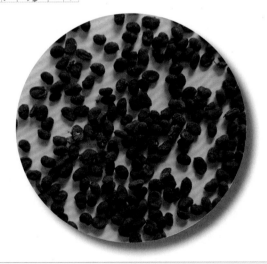

【基源】豆科补骨脂属植物补骨脂 *Psoralea corylifolia* Linn. 的干燥成熟果实。

【形态特征】一年生直立草本，高60~150cm。叶为单叶；托叶镰形；叶宽卵形，长4.5~9cm，宽3~6cm，边缘有锯齿，两面有黑色腺点。花序腋生，有花10~30朵，组成密集的总状或小头状花序；苞片膜质，披针形；花萼被白色柔毛和腺点，萼齿披针形；花冠黄色或蓝色，花瓣具瓣柄，旗瓣倒卵形。荚果卵形，长5mm，具小尖头，黑色。种子扁。花、果期7~10月。

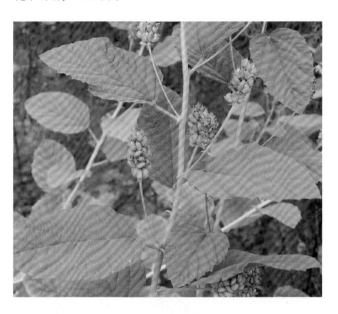

【习性与分布】常生长于山坡、溪边、田边。喜温暖湿润性气候，喜光。分布于云南、河北、甘肃、江西、四川、安徽、广东、广西、贵州、河南、山西、陕西。

【挥发油含量】水蒸气蒸馏的干燥果实的得油率为0.10%~0.20%。

【芳香成分】补骨脂挥发油的主成分多为补骨脂酚（22.98%~48.12%），也有主成分不同的报告。吉力等（1995）用水蒸气蒸馏法提取的补骨脂挥发油的主要成分为：补骨脂酚（27.53%）、石竹烯氧化物（21.08%）、反-石竹烯（12.32%）、-荜澄茄醇（2.35%）、乙酸乙酯（1.92%）、荜草烯（1.05%）、δ-荜澄茄烯+去氢白菖烯（1.02%）等。杨再波等（2008）用顶空微萃取法提取的补骨脂挥发油的主要成分为：反-石竹烯（26.80%）、石竹烯氧化物（9.83%）、3,7-二甲基-6-辛烯-1-醇（4.66%）、白菖油烯（4.48%）、芳樟醇（3.56%）、α-荜草烯（3.28%）、1S,顺-卡拉烯（3.16%）、异补骨脂素（3.02%）、α-紫穗槐烯（2.19%）、4-(3,7-二甲基-3-乙烯基辛-1,6-二烯)苯酚（2.17%）、α-依兰烯（1.80%）、石竹烷-3,8(13)-二烯5.β-醇（1.77%）、α-珀坦烯（1.72%）、(E,E)-3,7,11-三甲基-2,6,10-癸三烯-1-醇乙酸酯（1.63%）、乙酸乙酯（1.61%）、α-依兰油烯（1.53%）、石竹烷-4(12),8(13)-二烯5.β-

醇（1.52%）、呋喃香豆素（1.52%）、顺-对-薄荷-2-烯-7-醇（1.50%）、β-马榄烯（1.39%）等。

【性味与功效】味辛、苦，性温。温肾助阳，纳气平喘，温脾止泻；外用消风祛斑。用于肾阳不足，阳痿遗精，遗尿尿频，腰膝冷痛，肾虚作喘，五更泄泻；外用治白癜风，斑秃。

黑（大）豆 ▼

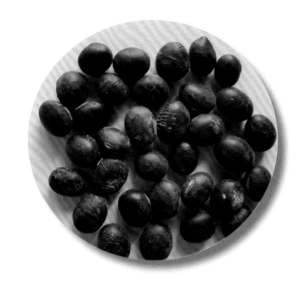

【基源】豆科大豆属植物大豆 Glycine max (Linn.) Merr. 的干燥成熟的黑色种子。

【形态特征】一年生草本，高 30~90cm。叶通常具 3 小叶；托叶宽卵形；小叶纸质，近圆形；小托叶钻针形。总状花序有 5~8 朵花；苞片、小苞片披针形；花萼密被长硬毛或糙伏毛；花紫色、淡紫色或

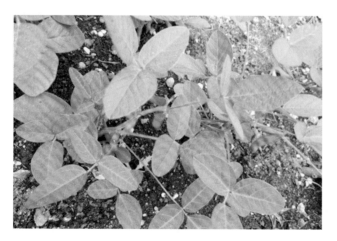

白色，旗瓣倒卵状近圆形，翼瓣篦状，龙骨瓣斜倒卵形。荚果肥大，长圆形；种子 2~5 颗，近球形，淡绿、黄、褐和黑色等多样，椭圆形。花期 6~7 月，果期 7~9 月。

【习性与分布】喜湿润，但又忌渍。全国各地均有栽培。

【芳香成分】李玉美（2008）用水蒸气蒸馏法提取的黑豆药材挥发油的主要成分为：5,10-二乙氧基-2,3,7,8-四氢-1H,6H-二吡咯[1,2-a;1',2'-d]吡嗪（6.78%）、4-氨基苯酚（4.56%）、己内酰胺（4.37%）、2-(1-甲丙基)-双环[2.2.1]庚烷（3.15%）、六氢化-3-(2-甲丙基)-吡咯[1,2-a]吡嗪-1,4-二酮（2.92%）、5-甲基-5-(2-甲基丙基)-2,4-咪唑二酮（2.90%）、3-甲基噻吩-2-腈（2.32%）、2,5-二甲基-1-丙基吡咯（2.24%）、十四酰基泛酰胺乙硫醇（2.15%）、1-(1-环戊烯基)-四氢吡咯（2.12%）、3-乙基二氢化-4-[(1-甲基-1H-咪唑基)-甲基]-(3S-顺式)-2(3H)-呋喃酮（2.11%）、2-乙酸基咪唑（2.04%）、11-苯氧基十一烷酸（1.80%）、3-乙氧基-4-甲氧苯酚（1.75%）、4-[3-(4-丁氧基苯氧基)丙基]-吗啉（1.69%）、4,7,14,20-四氧杂-1,10-二氮双环[8.7.5]二十二烷（1.65%）、2-十二酸（1.59%）、1-(3-氯苯基)-2-((1,1-二甲基乙基)氨基)-1-丙酮（1.59%）、4-甲酰氨基-5-氟代-1-á-d-呋喃核糖基-咪唑（1.55%）、1-(1-癸基十一烷基)十一氢萘（1.49%）、尿酸（2.41%）、5-(4-羟基丁基)-2,4-咪唑二酮（1.24%）、20,24-二羟基-4,7,13,16,22-五氧杂-1,10-二氮双环[8.8.7]-五氧杂烷（1.23%）、3,6,6-三甲基十一烷基-2,5,10-三酮（1.17%）、丙酸（1.10%）、3-羟基十二酸（1.05%）、正缬氨酸（1.03%）等。

【性味与功效】味甘，性平。益精明目，养血祛风，利水，解毒。用于阴虚烦渴，头晕目昏，体虚多汗，肾虚腰痛，水肿尿少，痹痛拘挛，手足麻木，药食中毒。

【注】黑大豆除种子《药典》入药外，花（黑大豆花）也可入药。花挥发油的主成分多为1-辛烯-3-醇（37.86%~74.20%），也有主成分不同的报告。宋志峰等（2014）用静态顶空萃取法提取的吉林长春产'杂交豆1号'大豆新鲜花挥发油的主要成分为：1-辛烯-3-醇（49.59%）、3-辛酮（15.59%）、3-辛醇（10.71%）、2,4-二甲基己烷（8.60%）、1-

己醇（2.61%）、癸烷（2.44%）、2,6,10-三甲基-十二烷（1.87%）、正壬醛（1.78%）、3-己烯-1-醇（1.53%）等；'吉农26'大豆新鲜花挥发油的主要成分为：3-辛酮（38.87%）、3-辛醇（22.76%）、1-辛烯-3-醇（13.75%）、1-己醇（6.12%）、2,4-二甲基己烷（4.90%）、3-己烯-1-醇（2.20%）、2,6,10-三甲基-十二烷（2.06%）、反式-2-己烯醛（1.21%）、癸烷（1.18%）、2-戊基呋喃（1.08%）、正壬醛（1.02%）等。黑大豆花味苦、微甘，性凉。明目去翳。治翳膜遮睛。

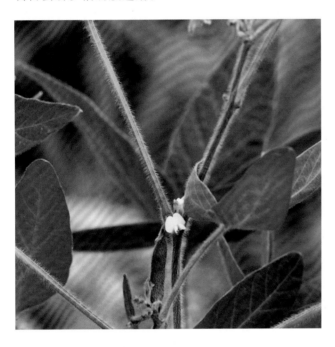

甘草 ▼

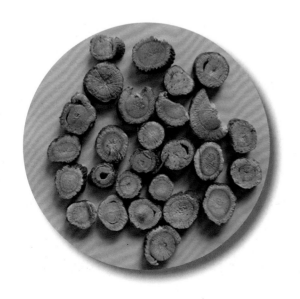

【基源】豆科甘草属植物甘草 *Glycyrrhiza uralensis* Fisch.、胀果甘草 *Glycyrrhiza inflata* Bat. 或光果甘草（洋甘草）*Glycyrrhiza glabra* L. 的干燥根和根茎。

【形态特征】甘草：多年生草本。根和根状茎无甜味。茎高1~1.5m。叶长6~20cm；托叶披针形；小叶9~15枚，披针形，两面密被鳞片状腺体，边缘钩状细齿。总状花序腋生，花密集成球状；苞片卵状披针形，具腺点；花萼钟状，密被腺点；花冠紫色或淡紫红色。果序椭圆状，荚果卵圆形，外面被刚硬的刺。种子2枚，黑色，圆肾形。花期6~7月，果期7~9月。

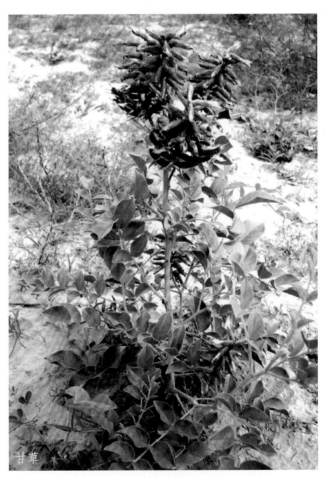

甘草

胀果甘草：多年生草本；根与根状茎具甜味。茎高30~120cm。叶长5~20cm；托叶三角状披针形；小叶5~17枚，近圆形，两面密被腺点。总状花序腋生，具多数花；苞片长圆状披针形，褐色，膜质；花萼钟状；花冠紫色、白色或黄色。荚果弯曲呈镰刀状或呈环状，密集成球。种子3~11，暗绿色，圆形或肾形。花期6~8月，果期7~10月。

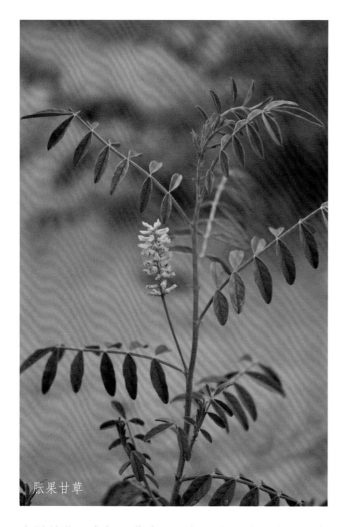

胀果甘草

光果甘草：多年生草本；根与根状茎有甜味。茎高50~150cm。叶长4~20cm；托叶小三角状披针形，褐色；小叶3~9枚，卵形或长圆形，长2~6cm，宽0.8~3cm，两面被腺点，边缘波状。总状花序腋生，具多花；苞片长圆状披针形；花萼钟状；花冠紫色。荚果椭圆形，

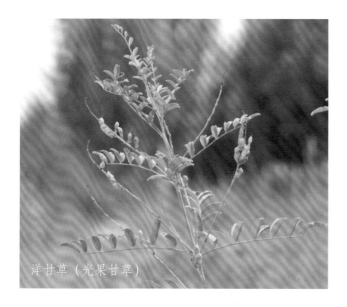

洋甘草（光果甘草）

长8~30mm，宽5~10mm。种子1~4枚，圆形，绿色，径2~3mm。花期5~7月，果期6~10月。

【习性与分布】甘草：常生于干旱沙地、河岸砂质地、山坡草地及盐渍化土壤中。分布于东北、华北、西北各省区及山东。胀果甘草：常生于河岸阶地、水边、农田边或荒地中。分布于内蒙古、甘肃和新疆。光果甘草：生于河岸阶地、沟边、田边、路旁，较干旱的盐渍化土壤上亦能生长。分布于东北、华北、西北各省区。

【挥发油含量】水蒸气蒸馏的甘草的得油率为0.03%。

【芳香成分】甘草：禹晓梅（2010）用水蒸气蒸馏法提取的甘肃产甘草挥发油的主要成分为：二十酸（32.02%）、乙烷基环丁醇（14.82%）、5-甲基-2-甲基乙基-环己醇（8.70%）、2-戊烷基呋喃（7.99%）、3-羟基-3,7-二甲基-1,6辛烯醇（6.09%）、薄荷醇（6.00%）、2-十二烯（2.19%）、α,α-4-三甲基-3-环己烯-1-甲醇（1.82%）、十五醇（1.49%）、二丁基邻苯二甲酸酯（1.27%）、9-二十烯（1.12%）、2-庚酮（1.01%）等。周能等（2012）用水蒸气蒸馏法提取的甘草干燥根及根茎挥发油的主要成分为：棕榈酸（29.30%）、亚油酸（11.40%）、己醛（3.08%）、油酸（2.02%）、肉豆蔻酸（1.56%）、4-萜烯醇（1.32%）、硬脂酸（1.26%）、十五烷酸（1.08%）等。周倩等（2017）用水蒸气蒸馏法提取的内蒙古产甘草挥发油的主要成分为：L-抗坏血酸-2,6-二棕榈酸酯（54.10%）、亚油酸（26.40%）、亚麻酸（13.25%）、顺,顺-7,10-十六碳烯（1.35%）等。梁勇等（2005）用水蒸气蒸馏法提取的甘草挥发油的主要成分为：2,6-双(1,1-二甲基乙基)-4-甲基苯酚（20.16%）、正十六酸（8.33%）、邻苯二甲酸二甲酯（6.52%）、正十九烷（4.71%）、正十八酸（4.68%）、正十八烷（4.16%）、正十七烷（4.02%）、正二十烷（4.01%）、(Z,Z)-9,12-十八碳二烯酸（3.93%）、油酸（3.63%）、正二十一烷（3.12%）、1-十八碳烯（2.79%）、正二十二烷（1.87%）、十八酸甲酯（1.83%）、3,5,5-三甲基-2-环己烯-1-酮（1.77%）、正十五烷（1.67%）、十六酸乙酯（1.63%）、正二十三烷（1.58%）、正十四酸（1.35%）、2,3-二氢-3,5-二羟基-4H-吡喃-4-酮（1.28%）、(E)-9-二十碳烯（1.22%）、乙酸（1.18%）、1,2-二甲基苯（1.06%）等。马君义等（2006）用水蒸气蒸馏法提取的甘肃兰州产人工栽培的六年生甘草干燥根挥发油的主要成分为：2-甲基庚烷(14.70%)、3-甲基庚烷(12.22%)、庚烷

（7.73%）、3-甲基己烷（6.61%）、辛烷（6.12%）、2,3-二甲基戊烷（6.04%）、2,4-二甲基己烷（5.82%）、3-乙基戊烷（4.99%）、2-甲基己烷（4.47%）、甲基-环己烷（3.88%）、2,3-二甲基己烷（3.53%）、2,5-二甲基己烷（2.94%）、己烷（2.78%）、3,3-二甲基己烷（2.47%）、甲基环戊烷（2.13%）、3,4-二甲基己烷（2.01%）、2,2,4-三甲基戊烷（1.51%）、反式-1,2-二甲基环戊烷（1.37%）、3,3-二甲基戊烷（1.27%）、2-甲基戊烷（1.02%）等。

许永等（2009）用同时蒸馏萃取法提取的云南产甘草浸膏挥发性成分的主要成分为：己酸（30.62%）、棕榈酸（13.55%）、己酸乙酯（3.99%）、亚油酸乙酯（3.93%）、11-十六碳烯醛（2.84%）、3-甲基-环戊醇（2.09%）、2-戊基呋喃（1.82%）、1-己醇（1.76%）、庚酸（1.38%）、1-正癸醇（1.00%）等。

胀果甘草：马君义等（2005）用水蒸气蒸馏法提取的甘肃兰州产栽培6年的胀果甘草挥发油的主要成分为：3-甲基庚烷（8.27%）、4-甲基庚烷（7.95%）、2-甲基庚烷（7.38%）、庚烷（6.99%）、辛烷（6.45%）、2,4-二甲基己烷（6.22%）、3-乙基戊烷（5.39%）、3-甲基己烷（5.17%）、2-甲基己烷（4.52%）、甲基环己烷（4.33%）、2,3-二甲基己烷（4.17%）、2,5-二甲基己烷（3.23%）、2,3-二甲基戊烷（3.00%）、3-乙基己烷（2.92%）、2,3,4-三甲基己烷（2.86%）、正己烷（2.78%）、甲基环戊烷（2.62%）、2,2,3,3-四甲基丁烷（1.90%）、1,2-二甲基环戊烷（1.76%）、3,3-二甲基戊烷（1.54%）、3-甲基戊烷（1.02%）、2-甲基-3-苯基-丙醛（1.00%）等。

光果甘草：赵甜甜等（2013）用同时蒸馏萃取法提取的新疆产栽培光果甘草挥发油的主要成分为：棕榈酸（22.68%）、植酮（15.88%）、正己醛（13.68%）、氧化石竹烯（8.95%）、四甲基辛烷（5.74%）、2,2'-亚甲基双-(4-甲基-6-叔丁基苯酚)（5.28%）、2-正戊基呋喃（4.94%）、β-大马酮（3.67%）、苯乙烯（3.55%）、壬醛（3.25%）、12-杂氧环[9.1.0]-3,7-二烯烃-1,5,5,8-四甲基-(1R,3E,7E,11R)-十二烷（2.87%）、苯甲醛（2.28%）、α-荜澄茄醇（2.32%）、邻苯二甲酸十六丙酯（2.20%）、2,3-二甲基十二烷（1.52%）、11-环戊烷-十一烷酸甲酯（1.18%）等。

【性味与功效】味甘，性平。补脾益气，清热解毒，祛痰止咳，缓急止痛，调和诸药。用于脾胃虚弱，倦怠乏力，心悸气短，咳嗽痰多，脘腹、四肢挛急疼痛，痈肿疮毒，缓解药物毒性、烈性。

葛根 ▼

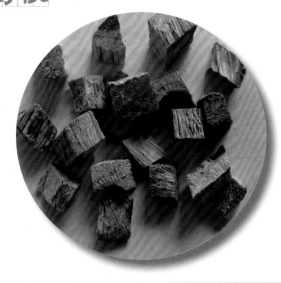

【基源】豆科葛属植物葛（野葛）*Pueraria lobata* (Willd.) Ohwi 或甘葛藤 *Pueraria thomsonii* Benth.（同种植物《中国植物志》为粉葛 *Pueraria montana* (Willd.) Ohwi var. *thomsonii* (Benth.)van der Maesen）的干燥根。

【形态特征】葛：粗壮藤本，长可达8m，有粗厚的块状根。羽状复叶具3小叶；托叶卵状长圆形；小托叶线状披针形；小叶三裂，顶生小叶宽卵形，侧生小叶斜卵形，稍小。总状花序中部以上有颇密集的花；苞片线状披针形；小苞片卵形；花2~3朵聚生于花序轴的节上；花萼钟形；花冠紫色。荚果长椭圆形，扁平。花期9~10月，果期11~12月。

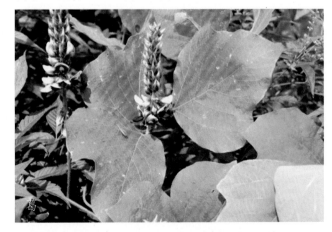

葛

甘葛藤：藤本。根肥大。三出复叶；托叶披针状长椭圆形；小叶片菱状卵形至宽卵形，有时3裂，长9~21cm，宽8~18cm。总状花序腋生；小苞片卵形；

花萼钟状，萼齿5，披针形；花冠紫色，长1.3~1.8cm。荚果长椭圆形，扁平；长10~12cm，宽1~1.2cm，密被黄褐色长硬毛。种子肾形或圆形。花期6~9月，果期8~10月。

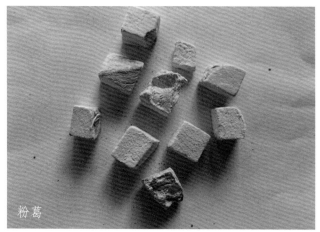

粉葛

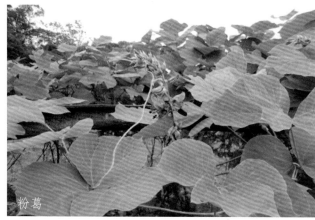

粉葛

【习性与分布】葛：常见于草坡灌丛，疏林地及林缘，也能生长于石缝，荒坡，石骨子地，砾石地，喀斯特熔岩上，喜生于温暖潮湿而向阳的地方。分布于除新疆、青海及西藏外，几乎遍及全国。甘葛藤：生长于山坡、路边草丛中及较阴湿的地方。分布于云南、四川、西藏、江西、广西、广东、海南。

【芳香成分】葛：张斌等（2010）用水蒸气蒸馏法提取的葛根药材挥发油的主要成分为：二十酸（28.83%）、(Z,Z)-9,12-十八碳二烯酸（14.05%）、苯亚甲基丙二醛（4.60%）、9,12-十八碳二烯酸乙酯（4.51%）、己醛（3.52%）、(E)-3,7-二甲基-2,6-辛二烯醛（2.29%）、水芹烯（1.91%）、松油醇（1.72%）、2-异丙烯基-5-甲基-4-己烯醛（1.55%）、十七烷（1.45%）、2-戊基呋喃（1.42%）、莰醇（1.42%）、二十一烷（1.40%）、4,6-二甲基十二烷（1.36%）、右旋柠檬烯（1.26%）、二十二烷（1.02%）等。张鹏云等（2019）用顶空固相微萃取法提取的葛根药材

挥发油的主要成分为：广藿香醇（9.72%）、十六酸乙酯（7.63%）、大茴香脑（6.61%）、糠醛（5.93%）、亚油酸乙酯（4.80%）、醋酸（4.28%）、7,10-十八碳二烯酸甲酯（3.70%）、十六酸甲酯（3.64%）、己醛（3.60%）、2-正戊基呋喃（3.58%）、植酮（2.99%）、表雪松醇（2.62%）、2,6,10,14-四甲十六烷（2.81%）、邻苯二甲酸二丁酯（2.22%）、香叶基丙酮（2.14%）、反-2-癸烯醛（1.97%）、邻苯二甲酸二异丁酯（1.45%）、十五醛（1.34%）、苯乙醛（1.19%）、δ-愈创木烯（1.13%）等。李国辉（2009）用水蒸气蒸馏法提取的葛根药材挥发油的主要成分为：芹子-6-烯-4-醇（32.74%）、6,10,14-三甲基-2-十五烷酮（12.98%）、苯亚甲基丙二醛（5.36%）、己醛（4.09%）、(E)-3,7-二甲基-2,6-辛二烯醛（2.73%）、2,4-二(1,1-甲基乙基)-苯酚（2.33%）、β-水芹烯（2.12%）、2-异丙烯基-5-甲基-己-4-烯醛（1.99%）、对薄荷-1-烯-8-醇（1.93%）、9,12-十八碳二烯酸乙酯（1.73%）、8-己基-十五烷（1.71%）、2-戊基呋喃（1.61%）、4,6-二甲基-十二烷（1.54%）、龙脑（1.53%）、D-柠檬烯（1.43%）等。

甘葛藤：李耀华等（2014）用水蒸气蒸馏法提取的湖南产粉葛挥发油的主要成分为：亚油酸（50.88%）、棕榈酸（30.12%）、肉豆蔻醚（9.61%）、乙基棕榈酸（1.63%）等。

【性味与功效】味甘、辛，性凉。解肌退热，生津止渴，透疹，升阳止泻，通经活络，解酒毒。用于外感发热头痛，项背强痛，口渴，消渴，麻疹不透，热痢，泄泻，眩晕头痛，中风偏瘫，胸痹心痛，酒毒伤中。

【注】葛除根《药典》入药外，叶（葛叶）、藤茎（葛蔓）、花（葛花）均可入药。葛叶：水蒸气蒸馏的葛叶的得油率为0.11%~0.12%。用水蒸气蒸馏法提

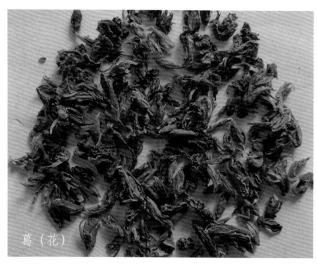

葛（花）

取的河北易县产葛叶挥发油的主要成分为：植物醇（30.17%）、六氢金合欢基丙酮（8.61%）酸二丁酯（3.37%）顺，反 - 金合欢醇（2.01%）十六酸（1.45%）β - 紫罗酮（1.07%）等（王淑惠等，2002）。葛叶味甘、微涩，性凉。止血。治外伤出血。葛蔓：水蒸气蒸馏的葛藤茎的得油率为 0.17%。葛蔓挥发油的主成分为十六烷酸（24.64%~36.21%）。用水蒸气蒸馏法提取的江苏省茅山地区产葛干燥藤茎挥发油的主要成分为：十六烷酸（24.64%）、10,13- 十八碳二烯酸（11.93%）、十八烷酸（6.33%）、肉豆蔻酸（5.38%）、植酮（4.39%）、2- 甲基 -Z,Z-3,13- 十八碳二烯醇（2.55%）、十七烷酸（2.40%）、十五烷酸（2.13%）、11- 十八碳烯酸（2.10%）、(Z)-9- 十六碳烯酸（2.02%）、2- 戊酸十四酯（1.96%）、壬二酸（1.50%）、9- 十八炔（1.35%）、十二烷酸（1.16%）、8-(2- 呋喃) 辛酸酯（1.03%）等（仰玲玲等，2014）。葛蔓味甘，性寒。清热解毒，消肿。治喉痹，疮痈疖肿。葛花：水蒸气蒸馏的葛花的得油率为 0.07%。用水蒸气蒸馏法提取的河北易县产葛花挥发油的主要成分为：六氢金合欢基丙酮（15.89%）、十六酸甲酯（3.86%）、酸二丁酯（2.14%）、十六酸（1.73%）、2,6- 二异丁基对甲酚（1.58%）等（王淑惠等，2002）；江西宜丰产葛新鲜花挥发油的主要成分：棕榈酸（68.23%）、6,10,14- 三甲基 -2- 十五烷酮（8.10%）、正二十五烷（5.32%）、硬脂酸（5.02%）、肉豆蔻酸（3.58%）、亚油酸（3.19%）、甲苯（2.35%）、棕榈酸甲酯（1.53%）等（梁倩等，2012）。葛花味甘，性凉。解酒醒脾，止血。治伤酒烦热口渴，头痛头晕，脘腹胀满，呕逆吐酸，不思饮食，吐血，肠风下血。

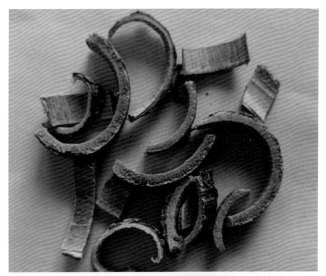

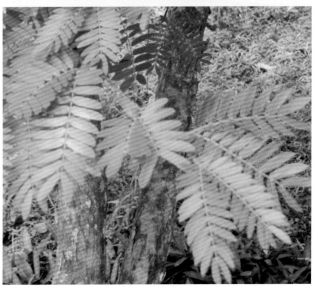

长 9~15cm，宽 1.5~2.5cm。花期 6~7 月；果期 8~10 月。

【习性与分布】生于山坡。能耐砂质土及干燥气候。喜光，喜温暖湿润和阳光充足环境，耐干旱瘠薄，不耐水涝和严寒。分布于东北至华南及西南各省区。

【挥发油含量】超临界萃取的合欢皮的得油率为 5.40%。

【芳香成分】吴刚等（2005）用超临界 CO_2 萃取法提取的合欢皮挥发油的主要成分为：棕榈酸（9.05%）、9,12- 十八烯酸甲酯（5.99%）、胡椒碱（4.68%）、棕榈酸乙酯（4.09%）、十七烷（3.81%）、十五烷（3.41%）、己酸（3.11%）、油酸乙酯（3.03%）、二十七烷（1.83%）、二十九烷（1.81%）、三十一烷（1.74%）、二十烷（1.48%）、硬脂酸乙酯（1.45%）、8- 十七烯（1.37%）、三十六烷（1.31%）、1- 甲基 -4-(5- 甲基 -1- 亚甲基 -4- 己烯)- 环己烯（1.29%）、二十二烷（1.26%）、十九烷（1.00%）等。

合欢皮 ▼

【基源】豆科合欢属植物合欢 *Albizia julibrissin* Durazz. 的干燥树皮。

【形态特征】落叶乔木，高可达 16m。托叶线状披针形。二回羽状复叶，羽片 4~20 对；小叶 10~30 对，线形至长圆形，长 6~12mm，宽 1~4mm，向上偏斜。头状花序于枝顶排成圆锥花序；花粉红色；花萼管状；花冠长 8mm，裂片三角形，长 1.5mm。荚果带状，王丽梅等（2016）用顶空固相微萃取法提取的合欢皮挥发油的主要成分为：桉树脑（15.02%）、壬醛（5.62%）、右旋龙脑（5.21%）、10-甲基十九烷（4.48%）、2,6,10,14-四甲基十五烷（3.91%）、β-月桂烯（3.56%）、己酸（3.51%）、石竹烯（3.12%）、α-萜品烯（2.44%）、2-正戊基呋喃（2.16%）、2,6,10-三甲基十五烷（1.88%）、α-法尼烯（1.78%）、樟脑（1.72%）、异丙烯基甲苯（1.54%）、α-水芹烯（1.40%）、三十六烷（1.29%）、香叶基丙酮（1.26%）、邻异丙基甲苯（1.18%）、对烯丙基苯酚（1.17%）、2,6,10,14-四甲基二十烷（1.15%）、顺式芳樟醇氧化物（1.12%）、α-荜澄茄醇（1.09%）、1,2-环氧十二烷（1.08%）、异戊二烯（1.07%）、β-水芹烯（1.03%）等。

【性味与功效】味甘，性平。解郁安神，活血消肿。用于心神不安，忧郁失眠，肺痈，疮肿，跌扑伤痛。

合欢花 ▼

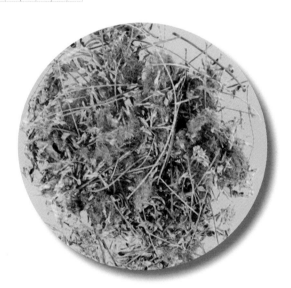

【基源】豆科合欢属植物合欢 *Albizia julibrissin* Durazz. 的干燥花序。

【形态特征】同合欢皮。

【习性与分布】同合欢皮。

【芳香成分】王丽梅等（2016）用顶空固相微萃取法提取的合欢干燥花挥发油的主要成分为：桉树脑（21.90%）、壬醛（7.89%）、十六烷（6.91%）、

右旋龙脑（6.78%）、十七烷（4.31%）、石竹烯（4.01%）、右旋杜松烯（3.13%）、α-法尼烯（2.72%）、α-荜澄茄醇（2.67%）、正己醛（2.52%）、十五烷（2.38%）、樟脑（2.18%）、三烯-蛔蒿素（2.16%）、十四烷（2.13%）、橙花叔醇（2.04%）、异戊二烯（2.01%）、茴香脑（1.89%）、(Z)-3,7-二甲基-1,3,6-十八烷三烯（1.10%）、2,6,10,14-四甲基十七烷（1.05%）、α-水芹烯（1.01%）、己酸（1.01%）等。王一卓等（2012）用水蒸气蒸馏法提取的江苏产合欢花挥发油的主要成分为：二十一烷（24.73%）、植酮（22.97%）、二十八烷（16.12%）、二十四烷（8.44%）、棕榈酸甲酯（6.69%）、邻苯二甲酸二异丁酯（5.23%）、反亚油酸甲酯（3.64%）、2,6-二叔丁基对甲苯酚（2.65%）、邻苯二甲酸二丁酯（2.32%）、11,14,17-二十碳三烯酸甲酯（1.56%）、二十七烷（1.55%）、3-乙酰氧基-7,8-环氧羊毛甾烷-11-醇（1.36%）、2,2'-亚甲基-基-双(4-甲基-6-叔丁基苯酚)(1.11%) 等。

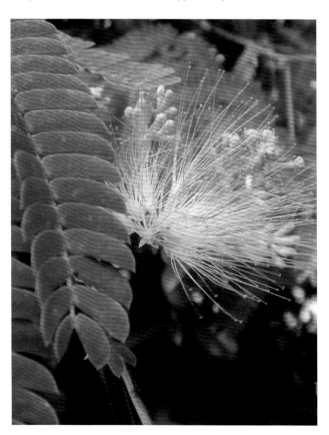

【性味与功效】味甘，性平。解郁安神。用于心神不安，忧郁失眠

胡芦巴 ▼

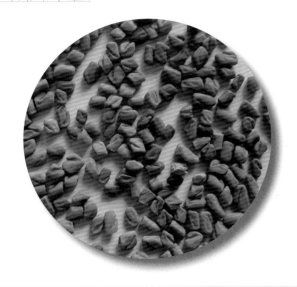

【基源】豆科胡芦巴属植物胡芦巴 *Trigonella foenum-graecum* Linn. 的干燥成熟种子。

【形态特征】一年生草本，高 30~80cm。羽状三出复叶；托叶全缘，膜质；小叶长倒卵形，近等大，长 15~40mm，宽 4~15mm。花 1~2 朵着生叶腋，长 13~18mm；萼筒状；花冠黄白色或淡黄色，基部稍呈董青色，旗瓣长倒卵形。荚果圆筒状，长 7~12cm，径 4~5mm，有种子 10~20 粒。种子长圆状卵形，长 3~5mm，宽 2~3mm，棕褐色。花期 4~7 月，果期 7~9 月。

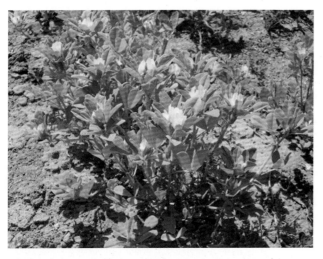

【习性与分布】生于田间、路旁。适应性强，抗寒，喜冷凉、干旱、日照充足的气候，耐旱怕涝。全国各地均有分布。

【挥发油含量】超临界萃取的胡芦巴的得油率为 2.81%~5.96%；超声波萃取的得油率为 2.61%。

【芳香成分】陈灵等（2015）用顶空固相微萃取法提取的四川产胡芦巴挥发油的主要成分为：正己醇（32.61%）、愒各醇（19.18%）、正戊醇（4.49%）、愒各醛（4.06%）、2- 正戊基呋喃（3.48%）、1,3- 二甲基 -1- 环己烯（3.20%）、仲丁醇（3.19%）、2- 甲基 -3- 丁烯 -2- 醇（3.14%）、乙酸己酯（2.42%）、乙基乙烯基甲醇（2.04%）、梨醇酯（2.03%）、1- 辛烯 -3- 醇（1.85%）、正己醛（1.84%）、乙酸戊酯（1.69%）、丙位己内酯（1.46%）等；山西产胡芦巴挥发油的主要成分为：正己酸（10.96%）、千里酸乙酯（10.23%）、正己醛（8.88%）、3- 丙烯基 - 愈创木酚（5.26%）、壬醛（4.94%）、正己醇（4.63%）、愒各醇（4.38%）、正十四烷（2.64%）、正十五烷（2.41%）、黄樟素（2.39%）、甲基丁香酚（2.05%）、愒各醛（1.82%）、萘（1.82%）、正十六烷（1.45%）、2- 正戊基呋喃（1.43%）、异辛醇（1.08%）、癸醛（1.02%）等。苏勇等（2012）用搅拌棒吸附萃取 - 热脱附法提取的胡芦巴酊剂的主要挥发性成分为：棕榈酸乙酯（21.81%）、苯乙酸苯乙酯（19.94%）、戊酸（6.58%）、硬脂酸乙酯（5.06%）、薄荷脑（5.05%）、己酸（4.40%）、辛酸乙酯（2.96%）、肉豆蔻酸乙酯（2.87%）、十五酸乙酯（2.30%）、苯乙酸乙酯（2.27%）、月桂酸乙酯（2.18%）、癸酸乙酯（1.94%）、壬酸乙酯（1.26%）、苯甲酸苄酯（1.26%）、异戊酸（1.19%）、香兰素（1.06%）、己酸乙酯（1.05%）等。李源栋等（2017）用超临界 CO_2 萃取法提取的安徽泗县产胡芦巴干燥种子净油的主要成分为：葫芦巴内酯（12.74%）、亚油酸（12.27%）、乙酸（7.03%）、糠醇（6.47%）、亚油酸乙酯（5.59%）、5- 羟甲基糠醛（5.31%）、棕榈酸（4.33%）、油酸（3.49%）、甲酸（3.05%）、2,3- 二氢苯并呋喃（2.87%）、4- 环戊烯 -1,3- 二酮（2.01%）、油酸乙酯（1.85%）、棕榈酸乙酯（1.77%）、2- 甲基 -1,3- 环戊二酮（1.47%）、亚麻酸乙酯（1.36%）、3- 羟基 -6- 甲基吡啶（1.13%）、丙酮酸甲酯（1.06%）等。董丽等（2004）用固相微萃取技术提取的胡芦巴浸膏的挥发性主要成分为：4- 乙基苯酚（10.46%）、丁酸乙酯（1.92%）、苯甲酸苄酯（1.71%）、邻苯二甲酸二丁酯（1.71%）、2,4- 双 (1,1- 二甲基乙基) 苯酚（1.63%）等。

【性味与功效】味苦，性温。温肾助阳，祛寒止痛。用于肾阳不足，下元虚冷，小腹冷痛，寒疝腹痛，寒湿脚气。

槐花 ▼

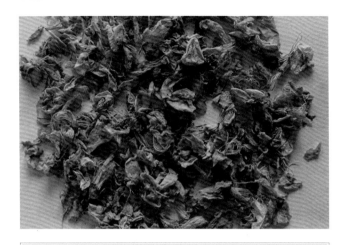

【基源】豆科槐属植物槐 *Sophora japonica* Linn. 的干燥花及花蕾。前者习称"槐花"，后者习称"槐米"。

【形态特征】落乔木，高达25m。羽状复叶长达25cm；托叶有卵形、叶状、线形或钻状；小叶4~7对，对生或近互生，纸质，卵状披针形，长2.5~6cm，宽1.5~3cm；小托叶2枚，钻状。圆锥花序顶生；小苞片2枚；花萼浅钟状；花冠白色或淡黄色，旗瓣近圆形，紫色脉纹。荚果串珠状，种子1~6粒，卵球形，淡黄绿色，干后黑褐色。花期7~8月，果期8~10月。

【习性与分布】中等喜光，喜温凉气候。分布于辽宁以南各省区。

【挥发油含量】水蒸气蒸馏的槐花的得油率为0.26%~0.41%；超临界萃取的得油率为1.50%。

【芳香成分】槐花：田锐等（2010）用微波辅助水蒸气蒸馏法提取的陕西延安产野生槐花挥发油的主要成分为：丁二酸双丁酸酯（11.46%）、6,10,14-三甲基-2-十五烷酮（6.42%）、环丙基甲醇（6.37%）、8-十八烯醛（5.70%）、环丁醇（5.60%）、十五醛（5.12%）、10-甲基-1-十一烯（3.58%）、乙二醇十八烷基醚（3.48%）、十八醛（3.01%）、双（仲丁基）-2-甲基丁二酸（2.70%）、丙氨酸（2.56%）、3-甲基-3-十一烯（2.49%）、正十九烷醇（2.00%）、10-甲基十九烷（1.96%）、2,4,6-三甲基辛烷（1.77%）、2-甲基-6-丙基十二烷（1.64%）、正十五烷（1.49%）、2,6,11-三甲基十二烷（1.12%）、正二十烷（1.08%）等。贾春晓等（2004）用水蒸气蒸馏法提取的河南郑州产槐花挥发油的主要成分为：6,10,14-三甲基-2-

十五烷酮（19.64%）、3,7,11-三甲基-2,6,10-十二碳三烯-1-醇（13.30%）、二十七烷（7.50%）、3-甲基吡啶（7.12%）、2-氨基苯甲酸甲酯（6.20%）、3,7-二甲基-1,6-辛二烯-3-醇（4.46%）、十七烷（2.23%）、苯乙醛（2.14%）、苍术醇（2.08%）、二十五烷（1.81%）、3,7-二甲基-2,6-辛二烯-1-醇（1.72%）、苯乙醇（1.70%）、1-辛烯-3-醇（1.63%）、十八烷（1.51%）、1-己醇（1.43%）、3,7,11-三甲基-2,6,10-十二碳三烯-3-醇（1.17%）等。银建中等（2006）用超临界CO_2萃取法提取的槐花挥发油的主要成分为：2-乙基邻苯二甲酸酯（19.84%）、亚麻酸（10.82%）、二十七烷（7.22%）、亚油酸（2.57%）、棕榈酸（1.39%）等。李杰红等（2007）用顶空固相微萃取法提取的槐花挥发油的主要成分为：1,9,12-三氧-4,6-二氨基环十四烷-5-硫酮（20.58%）、棕榈酸（9.05%）、9,12,15-十八三烯醇（7.05%）、(Z,Z)-9,12-十八碳二烯酸（6.85%）、β-谷甾醇（6.11%）、十八烷酸（2.00%）、1-十九碳烯（1.94%）、6-甲氧基-8-硫-二环[3.2.1]-3-庚醇（1.63%）、麦芽酚（1.18%）等。李铁纯等（2017）用顶空固相微萃取法提取的槐花挥发油的主要成分为：己烯醛（18.30%）、1-己醇（14.17%）、2-戊基呋喃（9.45%）、苯乙醇（7.11%）、3-辛酮（5.90%）、壬醛（5.51%）、2-乙基呋喃（4.44%）、反-2-己烯醛（4.25%）、1-辛烯-3-醇（4.14%）、叶醇（3.27%）、1-戊醇（2.84%）、芳樟醇（2.32%）、

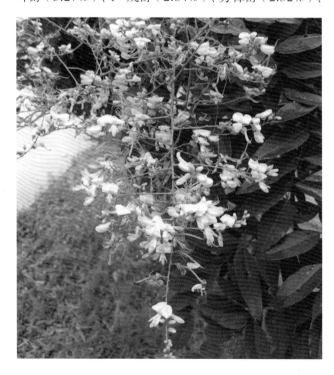

2-甲基-1-戊烯-3-酮(2.15%)、二甲硫(1.93%)、戊醛(1.93%)、庚醛(1.77%)、丙酮(1.69%)、苯甲醇(1.31%)等。

槐米：杨海霞等（2010）用水蒸气蒸馏法提取的河南产槐米挥发油的主要成分为：8-十七碳烯(26.36%)、[S-(R*,S*)]-5-(1,5-二甲基-4-己烯基)-2-甲基-1,3-环己二烯(12.09%)、石竹烯(11.97%)、2-甲氧基-3-(2-丙烯基)苯酚(8.46%)、(E)-7,11-二甲基-3-亚甲基-1,6,10-十二碳三烯(8.24%)、1-(1,5-二甲基-4-己烯基)-4-甲苯(7.18%)、[S-(R*,S*)]-3-(1,5-二甲基-4-己烯基)-6-亚甲基环己烯(6.29%)、环氧石竹烯(5.30%)、环十六烷(1.14%)、1-甲氧基-4-(1-丙烯基)苯(1.10%)等。王丽艳等（2008）用水蒸气蒸馏、乙醚萃取法提取的槐花挥发油法主要成分为：α-蒎烯(23.03%)、邻苯二甲酸二丁酯(17.71%)、邻苯二甲酸癸基异丁基酯(6.20%)、长叶烯(4.88%)、苯乙醇(4.84%)、2-氨基-安息香酸甲酯(3.63%)、植酮(3.27%)、2-乙基1-己醇(2.73%)、β-蒎烯(1.74%)、苯甲醇(1.71%)、石竹烯(1.63%)、2-己酮(1.26%)、糠醛(1.00%)等。陈屹等（2008）用水蒸气蒸馏法提取的江苏产槐花挥发油的主要成分为：十六酸(13.92%)、5-甲基糠醛(10.18%)、呋喃甲醛(9.21%)三十二烷(6.55%)、2-甲氧基-4-(2-丙烯基)-苯酚(6.22%)、2-甲氧基-4-(1-丙烯基)-苯酚(3.38%)、石竹烯氧化物(3.04%)、8-十七碳烯(3.01%)、4-乙烯基-2-甲氧基苯酚(2.21%)、6,10,14-三甲基-2-十五酮(2.11%)、三十烷(2.10%)、2-甲氧基苯酚(2.08%)、二十烷(1.97%)、反式石竹烯(1.87%)、2-甲氧基-3-(2-丙烯基)-苯酚

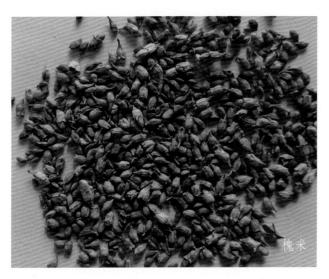

槐米

(1.77%)、丁香酚甲醚(1.60%)、己酸(1.57%)、己醛(1.49%)、苯并噻唑(1.41%)、5,6,7,7a-四氢-4,4,7a-三甲基-2(4H)-苯并呋喃(1.39%)、9-甲基-顺式十氢萘-1,8-二酮(1.30%)、二十二烷(1.23%)、反-2-己烯醛(1.12%)、苯乙醛(1.03%)等。

【性味与功效】味苦，性微寒。凉血止血，清肝泻火。用于便血，痔血，血痢，崩漏，吐血，衄血，肝热目赤，头痛眩晕。

【注】槐除花及花蕾《药典》入药外，嫩枝（槐枝）和叶（槐叶）也可入药。槐枝：超临界萃取的干燥茎的得油率为0.09%。用水蒸气蒸馏法提取的贵州龙里产槐新鲜枝条挥发油的主要成分为：棕榈酸(39.53%)、亚油酸(16.04%)、油酸(6.98%)、1-己醇(6.78%)、硬脂酸(3.45%)、(E)-十三烯-1-醇(2.53%)、正己醛(1.74%)、2-己烯醛(1.57%)、大马士酮(1.34%)、茶香螺烷B(1.06%)等（张艳焱等，2014）。槐枝味苦，性平。散瘀止血，清热燥湿，祛风杀虫。治崩漏，赤白带下，痔疮，阴囊湿痒，心痛，目赤，疥癣。槐叶：超临界萃取的干燥叶的得油率为0.16%。用超临界CO_2萃取法提取的安徽合肥产'龙爪槐'干燥叶挥发油的主要成分为：十六烷酸(7.86%)、Z,Z-9,12-十八碳二烯酸(5.80%)、2-甲氧基-4-乙烯基苯酚(5.32%)、4-乙基-2-甲氧基-苯酚(5.20%)、Z-3-己烯-1-醇(5.11%)、植醇(4.77%)、E-1-(2,6,6-三甲基-1,3-环己二烯-1-基)-2-丁烯-1-酮(4.47%)、2,3-二氢-香豆酮(3.47%)、6,10,14-三甲基-2-十五烷酮(3.32%)、2-亚异丙基-3-甲基-3,5-己二烯醛(3.26%)、顺-2-(5-甲基-5-乙烯基四氢-2-呋喃基)-2-丙醇(2.61%)、Z-(13,14-环氧)十四烷-11-烯-1-醇乙酸酯(2.55%)、α-甲基-α-[4-甲基-3-戊烯基]环氧乙烷甲醇(2.39%)、苯乙醛(2.18%)、4-乙基-苯酚(2.10%)、3,7-二甲基-1,5,7-辛三烯-3-醇(1.96%)、1-己烷(1.44%)、1,3,3-三甲基环己-1-烯-4-甲醛(1.42%)、n-十六烷醛(1.42%)、2,4-二(1,1-二甲基乙基)-苯酚(1.40%)、苯乙醇(1.39%)、十四烷酸(1.35%)、4-(2,6,6-三甲基环己-1,3-二烯基)丁-3-烯-2-酮(1.34%)、13-十七碳烯-1-醇(1.30%)、6,10-二甲基-5,9-十一碳二烯-2-酮(1.26%)、丁香油酚(1.25%)、8-丙氧基-香松烷(1.22%)、3-己烯-1-醇-1-苯甲酸酯(1.17%)、3,7,11-三甲基-1,6,10-十二碳三烯-3-醇(1.15%)等（卫强等，2016）。槐叶味苦，性平。清肝泻火，凉血解毒，燥湿杀虫。治小儿惊痫，壮热，肠风，尿血，痔疮，湿疹，疥癣，痈疮疔肿。

苦参 ▼

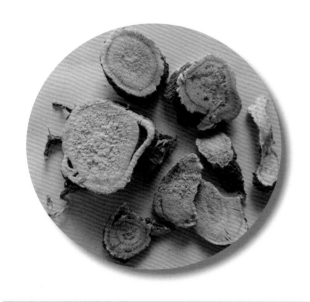

【基源】豆科槐属植物苦参 *Sophora flavescens* Ait. 的干燥根。

【形态特征】草本或亚灌木，高1~2m。羽状复叶长达25cm；托叶披针状线形；小叶6~12对，互生或近对生，纸质，椭圆形至披针状线形，长3~6cm，宽0.5~2cm。总状花序顶生，花多数；苞片线形；花萼钟状；花冠白色或淡黄白色。荚果长5~10cm，呈不明显串珠状，成熟后开裂成4瓣，有种子1~5粒；种子长卵形，深红褐色或紫褐色。花期6~8月，果期7~10。

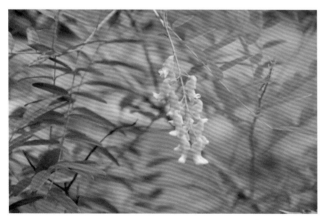

【习性与分布】生于山坡、沙地草坡灌木林中或田野附近，海拔1500m以下。全国各地均有分布。

【挥发油含量】水蒸气蒸馏的苦参的得油率为0.60%。

【芳香成分】王秀坤等（1994）用水蒸气蒸馏法提取的苦参挥发油的主要成分为：二十烷（17.03%）、

十九烷（14.33%）、十八烷（13.11%）、n-十七烷（12.90%）、2,6,10,14-四甲基十七烷（12.06%）、2,6,10,14-四甲基十六烷（6.31%）、2,6,10,14-四甲基十五烷（4.27%）、n-十六烷（3.99%）、香叶基丙酮（3.72%）、1-辛烯-5-醇（1.70%）、α-松油醇（1.37%）、月桂酸（1.06%）、1,8-桉叶油素（1.02%）等。张星贤等（2019）用顶空固相微萃取法提取的内蒙古产苦参药材挥发油的主要成分为：十六烷（12.85%）、十七烷（11.88%）、1-二十六烯（11.69%）、蓝桉醇（9.15%）、(3R,3aS,6S,7R,8aS)-八氢-3,6,8,8-四甲基-6-丙氧基-1H-3a,7-亚甲基薁（8.81%）、百秋李醇（8.80%）、1-氯二十一碳烷（6.27%）、1-氯十九烷（5.17%）、4a,10-双(乙酰氧基)-9a,11a-二甲基-11-氧代-1-(5-氧代-2,5-二氢-3-呋喃基)十六氢环戊烷[7,8]菲并[8a,9-b]氧代-7-乙酸酯（3.03%）、5β-胆甾烷-3-酮-乙二醇缩醛（2.69%）、9-十八炔-12-烯酸甲酯（1.03%）等。

【性味与功效】味苦，性寒。清热燥湿，杀虫，利尿。用于热痢，便血，黄疸尿闭，赤白带下，阴肿阴痒，湿疹，湿疮，皮肤瘙痒，疥癣麻风；外治滴虫性阴道炎。

山豆根 ▼

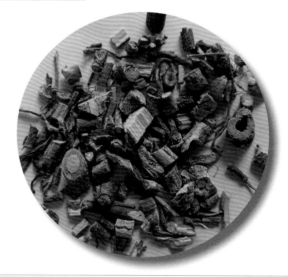

【基源】豆科槐属植物越南槐 *Sophora tonkinensis* Gapnep. 的干燥根及根茎。

【形态特征】灌木。羽状复叶长10~15cm；小叶5~9对，革质或近革质，椭圆形，长15~25mm，宽

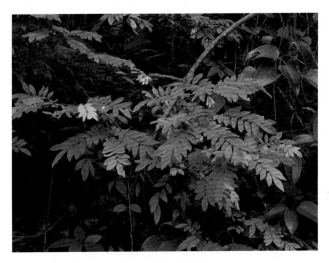

10~15mm，下部的叶渐小，顶生小叶大。总状花序或基部分枝近圆锥状，顶生；苞片小，钻状；花长10~12mm；花萼杯状；花冠黄色。荚果串珠状，沿缝线开裂成2瓣，有种子1~3粒；种子卵形，黑色。花期5~7月，果期8~12。

【习性与分布】生于亚热带或温带的石山或石灰岩山地的灌木林中，海拔1000~2000m。分布于广西、贵州、云南。

【芳香成分】郭志峰等（2008）用水蒸气蒸馏法提取的山豆根挥发油的主要成分为：棕榈酸(14.41%)、(Z,Z)-9.12-十八碳二烯酸（13.79%）、1-(1-环己烯-1-基)-乙酰酮和己酸（8.50%）、己醛（5.01%）、醋酸乙酯（5.00%）、壬酸（3.26%）、2,4-二(1,1-二甲基乙基)噻吩（2.91%）、2-呋喃甲醛（2.60%）、4-甲氧基-6-[2-丙烯基]-1,3-苯并间二氧杂环戊烯（2.54%）、1-[2-羟基-4-甲氧基苯基]乙酮（2.06%）、苯乙醛（2.05%）、1,2-苯二甲酸丁基环己基酯（1.92%）、3-甲基-4-辛烯（1.76%）、2-丙烯酸-3-(3,4-二甲氧基苯基)甲基酯（1.49%）、1-(1-环己烯-1-基)-乙酮和己酸（1.41%）、3,4-二氢-8-羟基-3-甲基-1H-2-苯并吡喃-1-酮（1.31%）、2,4-壬二烯醛（1.21%）、[3R-(3α,3αβ,6α,7β,8aα)]-八氢-3,6,8,8-四甲基-1H-3a,7-甲醇（1.21%）、薁（1.21%）、4-乙酰氧基-3-甲氧基苯乙烯（1.16%）、S-(Z)-3,7,11-三甲基-1,6,10-十二碳三烯-3-醇（1.10%）、二氢-5-戊基-2[3H]-呋喃酮（1.08%）等。杜莹等（2014）用水蒸气蒸馏法提取的广西桂林产山豆根挥发油的主要成分为：己醛（26.46%）、月桂烯（12.74%）、2-戊-呋喃（8.65%）、2(10)-蒎烯（8.47%）、麝香草酚（3.85%）、(2E,4E)-2,4-葵

二烯醛(3.79%)、甲酸己酯(2.51%)、环己烯(2.20%)、(E)-2-烯醛(2.00%)、(E)-2-壬烯醛（1.84%）、桧烯（1.79%）、右旋柠檬烯（1.59%）、壬醛（1.42%）、乙烯基戊基甲醇（1.42%）等。

【性味与功效】味苦，性寒，有毒。清热解毒，消肿利咽。用于火毒蕴结，乳蛾喉痹，咽喉肿痛，齿龈肿痛，口舌生疮。

沙苑子 ▼

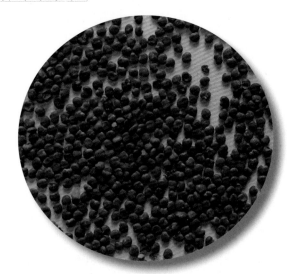

【基源】豆科黄耆属植物扁茎黄芪（背扁黄耆）*Astragalus complanatus* Bunge. 的干燥成熟种子。

【形态特征】茎平卧，单1至多数，长20~100cm。羽状复叶具9~25片小叶；托叶披针形；小叶椭圆形，长5~18mm，宽3~7mm。总状花序生3~7花；苞片钻形；花萼钟状；花冠乳白色或带紫红色，旗瓣近圆形，翼瓣长圆形，龙骨瓣近倒卵形。荚果略膨胀，狭长圆形，长达35mm；种子淡棕色，肾形，长1.5~2mm，宽2.8~3mm，平滑。花期7~9月，果期8~10月。

【习性与分布】生于海拔1000~1700m的路边、沟岸、草坡及干草场。分布于东北、华北及河南、宁夏、甘肃、江苏、四川。

【挥发油含量】水蒸气蒸馏的沙苑子的得油率为2.59%。

【芳香成分】朱凤妹等（2009）用同时蒸馏浸提法提取的沙苑子挥发油的主要成分为：4,4a,5,6,7,8-己二

烯 -2(3H)- 萘烷酮（23.93%）、(1aα,7α,7aα,7bα)-1,1a,4,5,6,7,7a,7b- 八 氢 -1,1,7,7a- 四 甲 基 -2H- 环 丙 基 [a] 萘 -2- 酮（21.21%）、[3aR-(3a,α,4β,7α)]-2,4,5,6,7,8- 六 氢 -1,4,9,9- 四 甲 基 -3H-3a,7- 菊环烃甲醇（10.41%）、东苍术酮（6.00%）、2,4,6,7,8,8a- 己二烯 -5(1H)- 甙菊环烃（3.05%）、7R,8R-8- 羟基 -4- 异丙叉 -7（2.90%）、(1ar,4b,7ar,7b3)-1a,2,4,5,6,7,7a,7b- 八 氢 -1,1,7,7a- 四甲基 -(+)-1H- 环丙基 [a] 萘 -4- 醇（2.89%）、1H- 环丙基 [e] 甙菊环烃, 萘烷（2.41%）、脱氢香橙烯（2.35%）、依兰烯（1.78%）、4,4- 二甲基 -3-(3- 甲基 -3- 亚乙基)-2- 亚甲基 - 二环 [4.1.0] 庚烷（1.60%）、1,7,7- 三甲基二环 [2.2.1] 庚烯（1.22%）等。郭胜男等（2013）用顶空固相微萃取法提取的沙苑子药材挥发油的主要成分为：二丁基羟基甲苯（19.33%）、左旋乙酸龙脑酯（14.10%）、樟脑（5.98%）、右旋龙脑（4.27%）、(1a,3a,5a)-3- 甲基 -2- 亚甲基 -1, 5- 二乙烯基 - 环己烷（3.39%）、1,5,5- 三甲基 -6- 亚甲基 - 环己烯（3.20%）、苯乙醇（3.18%）、十六烷（2.60%）、苯并噻唑（2.50%）、壬醛（2.40%）、癸醛（2.24%）、十三烷（2.14%）、十五烷（2.08%）、石竹烯（1.80%）、香叶基丙酮（1.71%）、环己基异氰酸酯（1.56%）、环己基异硫氰酸脂（1.35%）等。

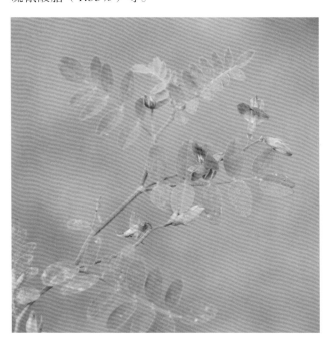

【性味与功效】味甘，性温。补肾助阳，固精缩尿，养肝明目。用于肾虚腰痛，遗精早泄，遗尿尿频，白浊带下；眩晕，目暗昏花。

黄芪 ▼

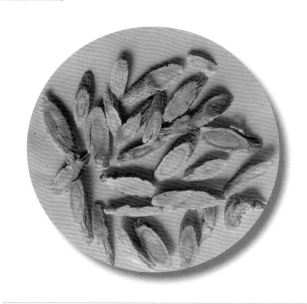

【基源】豆科黄耆属植物蒙古黄芪（蒙古黄耆）*Astragalus membranaceus*（Fisch.）Bge. var.*mongholicus*（Bge.）Hsiao 或膜荚黄芪（黄耆）*Astragalus membranaceus*（Fisch.）Bge. 的干燥根。

【形态特征】蒙古黄芪：多年生草本。主根肥厚，木质。茎直立，有细棱，被白色柔毛。羽状复叶有 13~27 片小叶，长 5~10cm；托叶离生，卵形或线状披针形；小叶椭圆形，长 5~10mm，宽 3~5mm。总状花序稍密，有 10~20 朵花；苞片线状披针形；

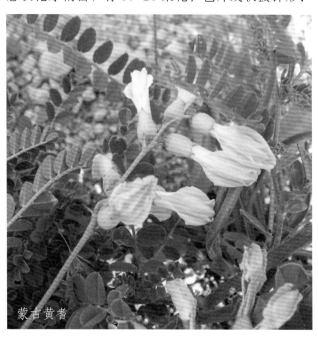

蒙古黄耆

小苞片 2；花萼钟状；花冠黄色。荚果薄膜质，半椭圆形，顶端具刺尖，无毛；种子 3~8 颗。花期 6~8 月，果期 7~9 月。

膜荚黄芪：多年生草本，高 50~100cm。主根肥厚。茎直立。羽状复叶有 13~27 片小叶，长 5~10cm；托叶卵形或披针形；小叶椭圆形，长 7~30mm，宽

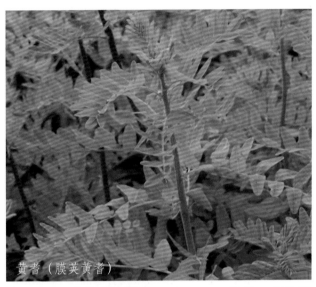

黄耆（膜荚黄耆）

3~12mm。总状花序稍密，有 10~20 朵花；苞片线状披针形；小苞片 2；花萼钟状；花冠黄色。荚果薄膜质，半椭圆形，长 20~30mm，宽 8~12mm，顶端具刺尖，两面被细短柔毛；种子 3~8 颗。花期 6~8 月，果期 7~9 月。

【习性与分布】蒙古黄芪：生于向阳草地及山坡上。分布于黑龙江、内蒙古、河北、山西。膜荚黄芪：生于林缘、灌丛或疏林下，亦见于山坡草地或草甸中。分布于东北、华北及西北。全国各地多有栽培。

【挥发油含量】水蒸气蒸馏的黄芪药材的得油率为 0.041%。

【芳香成分】蒙古黄芪：陈贤双等（2020）用顶空固相微萃取法提取的山西、甘肃、内蒙古产蒙古黄芪挥发油的第一主成分均为己醛，相对含量在 12.03%~18.64%。内蒙古产蒙古黄芪挥发油的主要成分为：己醛（16.07%）、己酸（6.92%）、2-丁基-2-辛烯醛（4.81%）、薄荷醇（3.88%）、2-戊基呋喃（3.59%）、乙酸甲酯（3.30%）、1-辛烯-3-醇（2.78%）、2-丁基呋喃（2.72%）、(E,E)-3,5-辛二烯-2-酮（2.62%）、苯甲醛（2.18%）、苯甲醇（2.16%）、3-己烯-1-醇（2.07%）、3,5-辛二烯-2-酮（1.85%）、1-己醇（1.72%）、甲酸己酯（1.72%）、庚酸（1.48%）、姜黄烯（1.39%）、乙酰苯（1.35%）、1-戊醇（1.28%）、

a-胡椒烯（1.20%）、十八醛（1.16%）、3-辛烯-2-酮（1.15%）、苯甲酸（1.15%）等。

膜荚黄芪：田锡林等（1994）用同时蒸馏萃取法提取吉林抚松产膜荚黄芪挥发油的主要成分为：2-甲基-2-丁醇（45.59%）、正三十六烷（5.62%）、2-戊炔-1-醇（1.57%）、4-甲基-2,6-双-二甲乙基苯酚（1.38%）等。杨娜等（2018）用顶空固相微萃取法提取内蒙古武川产膜荚黄芪挥发油的主要成分为：2-戊基呋喃（11.14%）、醋酸（10.69%）、姜黄烯（6.06%）、己醛（5.79%）、己腈（5.15%）、α-胡椒烯（3.91%）、椰子醛（3.69%）、羊油酸（3.48%）、正庚酸（3.26%）、甲苯（2.39%）、(E)-β-金合欢烯（2.38%）、蛇麻烯（2.01%）、3,3,7,7-四甲基-5-(2-甲基-1-丙烯-1-基) 三环 [4.1.0.0^{2,4}] 庚烷（1.97%）、β-榄香烯（1.88%）、庚腈（1.79%）、β-愈创木烯（1.74%）、(+)-水菖蒲烯（1.67%）、2-庚酮（1.61%）、(-)-α-古芸烯（1.51%）、杜松烯（1.47%）、2,2,4,4,6,6,8,8,10,10,12,12-十八甲基环六硅氧烷（1.30%）、2-辛酮（1.24%）、(-)-β-甜没药烯（1.20%）、2,2,4,4,6,6,8,8,10,10,12,12,14,14-十四甲基环庚硅烷（1.08%）、甘香烯（1.08%）、(-)-β-倍半水芹烯（1.03%）、己酸甲酯（1.01%）等。徐怀德等（2011）用同时蒸馏萃取法提取陕西子洲产膜荚黄芪挥发油的主要成分为：正己醛（13.69%）、正己醇（9.67%）、己-2-烯醛（9.24%）、7-甲基-十三烷（3.40%）、(E,E)-2,4-癸二烯醛（3.26%）、2,6-二甲基十一烷（2.93%）、1,2,3-甲氧基-5-(2-丙烯基)-苯（2.59%）、2-甲基十二烷（2.21%）、己基-环己烷（2.11%）、2-甲基-反萘烷（2.11%）、(E)-2-己烯-1-醇（2.02%）、1-甲基环1-己基酮（1.88%）、2-己基1-癸醇（1.67%）、2-甲基-十一烷（1.63%）、戊基-环己烷（1.52%）、5-甲基-十四烷（1.45%）、(Z)-油酸甲酯（1.39%）、3-甲基-十一烷（1.29%）、十三烷（1.18%）、2,3-二甲基癸烷（1.14%）、2-甲基癸烷（1.12%）、十氢化萘（1.12%）等。

【性味与功效】味甘，性温。补气升阳，固表止汗，利水消肿，生津养血，行滞通痹，托毒排脓，敛疮生肌。用于气虚乏力，食少便溏，中气下陷，久泻脱肛，便血崩漏，表虚自汗，气虚水肿，内热消渴，血虚萎黄，半身不遂，痹痛麻木，痈疽难溃，久溃不敛。

降香 ▼

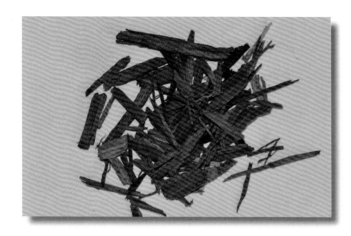

【基源】豆科黄檀属植物降香 *Dalbergia odorifera* T. Chen 的树干和根的干燥心材。

【形态特征】乔木，高 10~15m。羽状复叶长 12~25cm；小叶 3~6 对，近革质，卵形，复叶顶端的 1 枚小叶最大，往下渐小。圆锥花序腋生，分枝呈伞房花序状；基生小苞片近三角形，副萼状小苞片阔卵形；花萼下方 1 枚披针形，余阔卵形；花冠乳白色或淡黄色，旗瓣倒心形，翼瓣长圆形，龙骨瓣半月形。荚果舌状长圆形，对种子的部分明显凸起，有种子 1~2 粒。

【习性与分布】生于中海拔有山坡疏林中、林缘或旷地上。喜温暖，较耐旱而不耐涝，喜光照。分布于海南、福建、广东、广西。

【挥发油含量】《药典》规定降香药材含挥发油不得少于 1.0%。水蒸气蒸馏的降香的得油率为 0.61%~5.01%，超临界萃取的得油率为 1.12%~4.05%，有机溶剂萃取的得油率为 2.76%~8.12%。

【芳香成分】降香挥发油主成分多为橙花叔醇（26.38%~43.99%），也有主成分不同的报告。郭丽冰等（2007）用水蒸气蒸馏法提取的湖南产降香挥发油的主要成分为：橙花叔醇（38.24%）、2,4-二甲基-2,4-庚二烯醛（25.83%）、2,4-二甲基-2,6-庚二烯醛（18.48%）等。赵夏博等（2012）用水蒸气蒸馏法提取的海南产降香挥发油的主要成分为：氧化石竹烯（54.22%）、7,11-二甲基-10-十二碳-1-醇（14.11%）、6,11-二甲基-2,6,10-十二碳三烯-1-醇（10.24%）、橙花叔醇（10.22%）、1,5,5,8-四甲基-12-氧化双环[9.1.0]十二烷-3,7-丁二烯（3.47%）、

2-丁基-3-甲基-5-(2-甲基-2-丙烯基)环己酮（2.63%）等。王军等（2019）用水蒸气蒸馏法提取的海南产降香挥发油的主要成分为：[(7R,10S)-2,6,10-三甲基-7,10-环氧-2,11-十二碳-6-醇（46.33%）、橙花叔醇（24.27%）、[(7R,10S)-2,6,10-三甲基-7,10-环氧-2,11-十二碳-6-醇]A（14.04%）等。李天略等（2009）用微波辅助萃取法提取的海南产降香挥发油的主要成分为：2-氨基-苯酚（27.43%）、橙花叔醇（24.83%）、(E)-2-长松针烯-4-醇（24.65%）、2-(5-甲基-呋喃)丙醛（7.38%）、1,1-二甲基-2-(2-甲基-2-丙烯基)-环丙烷（4.67%）、4,8-二甲基-3,7-壬二烯-2-醇（1.73%）、1,3-二甲基-2-异丙基环戊烯（1.17%）、反-2,3-环氧癸烷（1.00%）等。纪明慧等（2009）用水蒸气蒸馏法提取的海南产降香挥发油的主要成分为：2,4-二甲基-2,4-庚二烯醛（31.59%）、橙花叔醇（23.21%）、(E)-2-长松针烯-4-醇（22.74%）、2-(5-甲基-呋喃)丙醛（8.65%）、1,1-二甲基-2-(2-甲基-2-丙烯基)-环丙烷（4.85%）、4-甲基-4-(四氢吡喃)氧代戊烷-2,3-二酮（1.41%）等。

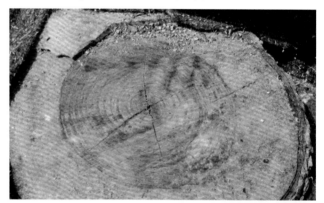

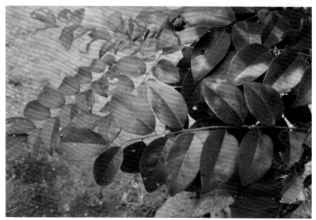

【性味与功效】味辛，性温。化瘀止血，理气止痛。用于吐血，衄血，外伤出血，肝郁胁痛，胸痹刺痛，跌扑伤痛，呕吐腹痛。

决明子 ▼

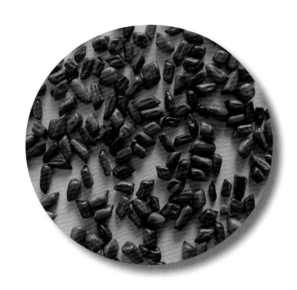

【基源】豆科决明属植物决明 *Cassia obtusifolia* Linn. 或 小决明 *Cassia tora* Linn.（《中国植物志》决明的学名为 *Cassia tora* Linn.，无收录小决明）的干燥成熟种子。

【形态特征】一年生亚灌木状草本，高 1~2m。叶长 4~8cm；叶轴上每对小叶间有棒状的腺体 1 枚；小叶 3 对，膜质，倒卵形，长 2~6cm，宽 1.5~2.5cm，顶端有小尖头；托叶线状。花腋生，通常 2 朵聚生；萼片卵形或卵状长圆形，膜质；花瓣黄色。荚果纤细，近四棱形，两端渐尖，长达 15cm，宽 3~4mm，膜质；种子约 25 颗，菱形，光亮。花果期 8~11 月。

【习性与分布】生于山坡、旷野及河滩沙地上。喜高温湿润和阳光充足环境，不耐寒，怕霜冻和积水。分布于长江以南各省去区。

【挥发油含量】水蒸气蒸馏的决明子的得油率为 0.21%~0.23%；超临界萃取的得油率为 0.27%~2.34%；有机溶剂萃取的得油率为 0.67%。

【芳香成分】吕华军等（2008）用水蒸气蒸馏法提取的广西产决明子挥发油的主要成分为：(Z,Z)-9,12-十八碳二烯酸（22.24%）、油酸（22.12%）、十六酸（13.82%）、(E)-9-十八碳烯酸（4.12%）、十八酸（4.12%）、(Z)-9-二十三烯（1.09%）、(E)-9-十六碳烯酸（1.01%）等。王立英等（2016）

用超临界 CO_2 萃取法提取的安徽产决明子挥发油的主要成分为：二氢香豆素（59.30%）、9,12-十八烷二烯酸乙酯（13.62%）、丁烯酞内酯（5.77%）、n-十六酸（3.69%）、丁羟甲苯（1.88%）等。张云峰等（2007）用水蒸气蒸馏法提取的决明子挥发油的主要成分为：油酸（26.73%）、(Z,Z)-9,12-十八碳二烯酸（20.56%）、n-十六烷酸（15.51%）、(E)-9-十八（碳）烯酸（6.50%）、十八酸（5.62%）、(Z)-9-二十三碳烯（2.23%）、9-十六碳烯酸（1.45%）等。张星贤等（2019）用顶空固相微萃取法提取的江苏产决明子挥发油的主要成分为：二氢猕猴桃内酯（53.18%）、十五烷（34.58%）、5β-胆甾烷-3-酮-乙二醇缩醛（12.24%）等。

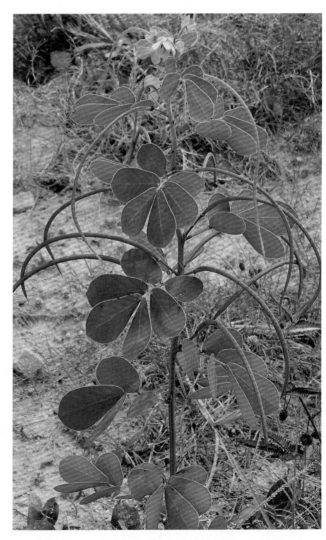

【性味与功效】味甘、苦、咸，性微寒。清热明目，润肠通便。用于目赤涩痛，羞明多泪，头痛眩晕，目暗不明，大便秘结。

番泻叶 ▼

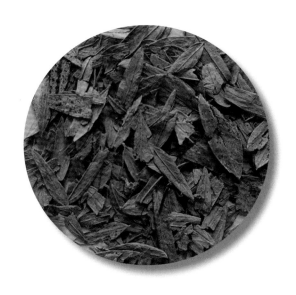

【基源】豆科决明属植物狭叶番泻 *Cassia angustifolia* Vahl 或尖叶番泻 *Cassia acutifolia* Delile 的干燥小叶。尖叶番泻叶的芳香成分未见报道。

【形态特征】为草本状小灌木，高 1m 左右，偶数羽状复叶，互生，小叶 5~8 对，披针形，先端急尖，基部稍不对称，无毛，全缘。总状花序腋生；花蝶形，黄色，花瓣 5，倒卵形；雄蕊 10；雌蕊弯如镰；子房上位有柄，被疏毛。荚果扁平，长矩形，熟时褐色，种子扁平，有柄，成熟时黄绿色、褐色。花期 3~4 月，果期 5~6 月。

【习性与分布】生于热带地区，适宜在高温干旱的半沙漠地区生长。海南、广西等地区有引种栽培。

【芳香成分】段静雨等（2014）用水蒸气蒸馏法提取的番泻叶挥发油的主要成分为：法尼基丙酮（16.32%）、植物醇（13.02%）、角鲨烯（6.87%）、植酮（6.67%）、丹皮酚（6.00%）、香叶基丙酮（3.61%）、亚麻酸甲酯（2.95%）、4-[2,2,6- 三甲基 -7- 氧杂二环 [4.1.0] 庚 -1- 基]-3- 丁烯 -2- 酮（2.61%）、9,12- 十八碳二烯酸甲酯（1.87%）、二氢猕猴桃内酯（1.74%）、2E,6E,10E,14- 四烯 3,7,11,15- 四甲基十六碳酸乙酯（1.16%）等。

【性味与功效】味甘、苦，性寒。泻热行滞，通便，利水。用于热结积滞，便秘腹痛，水肿胀满。

鸡血藤 ▼

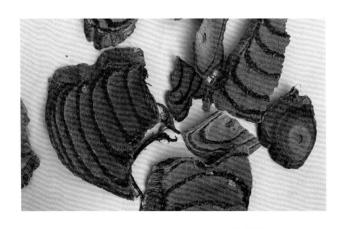

【基源】豆科密花豆属植物密花豆 *Spatholobus suberectus* Dunn 的干燥藤茎。

【形态特征】攀援藤本。小叶纸质或近革质，顶生的两侧对称，宽椭圆形至近圆形，长 9~19cm，宽 5~14cm；侧生的两侧不对称；小托叶钻状。圆锥花序腋生或生于小枝顶端，苞片和小苞片线形；花萼短小；花瓣白色，旗瓣扁圆形；翼瓣斜楔状长圆形；龙骨瓣倒卵形。荚果近镰形，长 8~11cm；种子扁长圆形，种皮紫褐色。花期 6 月，果期 11~12 月。

【习性与分布】生于海拔 800~1700m 的山地疏林或密林沟谷或灌丛中。分布于广东、广西、海南、江西、四川、福建、贵州、云南。

【挥发油含量】水蒸气蒸馏的鸡血藤的得油率为 0.25%~0.41%。

【芳香成分】吴蔓等（2011）用水蒸气蒸馏法提取的广西百色产鸡血藤挥发油的主要成分为：n- 十六酸（54.99%）、油酸（10.10%）、(Z,Z)-9,12- 十八碳二烯酸（6.56%）、甲苯（3.13%）、萘（3.03%）、十五烷酸（2.51%）、1- 甲基 -4-(1- 甲丙基) 苯（2.00%）、1,4- 二氧杂环己 -2- 醇（1.93%）、硬脂酸（1.68%）、肉豆蔻酸（1.62%）、十六烷基环氧乙烷（1.62%）、1,2,4,5- 四甲基苯（1.37%）、十八甲基环壬硅氧烷（1.11%）、十五 (烷) 醛（1.03%）等。高玉琼等（2006）用有机溶剂 - 水蒸气蒸馏法提取的广西产鸡血藤挥发油的主要成分为：α- 红没药醇（22.44%）、E- 茴香脑（10.21%）、杜松醇（3.61%）、1- 辛烯 -3- 醇（3.54%）、γ- 杜松烯（2.53%）、石竹烯氧化物（2.34%）、去氢白菖烯

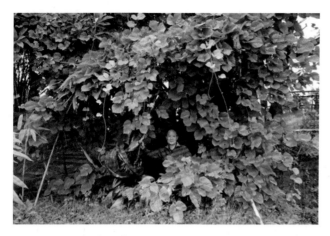

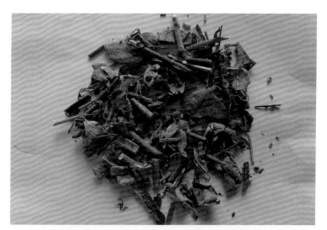

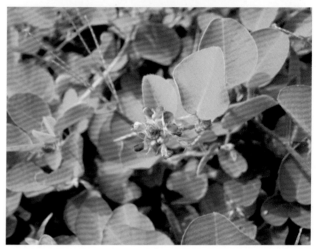

（1.95%）、白菖油萜（1.92%）、橙花叔醇（1.81%）、壬醛（1.76%）、β-石竹烯（1.70%）、α-萜品烯（1.58%）、香榧醇（1.50%）、萜品烯-4-醇（1.39%）、樟脑（1.23%）、2-戊基呋喃（1.06%）、芳樟醇（1.03%）等。康淑荷等（2003）用水蒸气蒸馏法提取的鸡血藤挥发油的主要成分为：香芹醇（28.56%）、5-甲基-3-己烯-2-酮（14.20%）、2-(2′,3′-环氧-3′-甲基丁基)甲基呋喃（10.43%）、4-甲基六氢吡啶（6.38%）、1,8-桉叶油素（5.86%）、顺式-石竹烯（5.82%）、金合欢烯（1.67%）、β-依兰烯（1.06%）等。黄荣清等（2004）用乙醇浸提法提取的鸡血藤脂溶性挥发油的主要成分为：亚油酸乙酯（14.49%）、月桂酸（11.57%）、月桂酸乙酯（11.33%）、醋酸乙酯（5.06%）、二十四烷酸乙酯（4.57%）、豆甾-4-烯-3-酮（2.55%）、硬脂酸乙酯（2.36%）、二十五烷酸乙酯（1.59%）、β-谷甾醇（1.39%）、山嵛酸乙酯（1.33%）、二十九烷（1.04%）等。

【性味与功效】味辛、甘，性温。活血补血，调经止痛，舒筋活络。用于月经不调，痛经，经闭，风湿痹痛，麻木瘫痪，血虚萎黄。

广金钱草 ▼

【基源】豆科山蚂蝗属植物广东金钱草 *Desmodium styracifolium* (Osbeck) Merr. 的干燥地上部分。

【形态特征】直立亚灌木状草本，高30~100cm。叶通常具单小叶，有时具3小叶；托叶披针形；小叶厚纸质至近革质，近圆形，长与宽均2~4.5cm。总状花序顶生或腋生；花密生，每2朵生于节上；苞片密集，覆瓦状排列，宽卵形；花冠紫红色，旗瓣倒卵形或近圆形，翼瓣倒卵形，龙骨瓣较翼瓣长，极弯曲。荚果长10~20mm，宽约2.5mm，扁平。花、果期6~9月。

【习性与分布】生于山坡、草地或灌木丛中，海拔1000m以下。分布于广东、海南、广西、云南。

【挥发油含量】水蒸气蒸馏的广金钱草的得油率为0.10%。

【芳香成分】马贤鹏等（2018）用水蒸气蒸馏法提取的广东产广金钱草挥发油的主要成分为：菲（21.98%）、植酮（19.68%）、壬醛（8.68%）、1H-菲那烯（4.48%）、法尼基丙酮（4.06%）、大马士酮（3.84%）、2,6-二叔丁基对甲基苯酚（2.25%）、异植物醇（1.81%）、香叶基丙酮（1.75%）、β-紫罗酮（1.63%）、邻苯二甲酸二异丁酯（1.43%）、正十六烷（1.41%）、2-己基辛醇（1.20%）、十二醛（1.00%）等。杨欣等（2019）用水蒸气蒸馏法提取的广西南宁产广金钱草挥发油的主要成分为：二十四烷（15.04%）、二十三烷（12.84%）、二十五烷（11.65%）、二十六烷（8.75%）、六氢法尼基丙酮（6.52%）、二十二烷（6.23%）、二十七烷（5.34%）、二十八烷（2.68%）、2-硬脂酸单甘油酯（2.65%）、二十九烷（2.53%）、二十一烷（2.46%）、法尼基丙酮（2.10%）、角鲨烯（2.10%）、三十一烷（1.47%）、1-棕榈酸单甘油酯（1.40%）、叶绿醇（1.38%）、三十烷（1.30%）等。周意（2018）用顶空固相微萃取法提取的广金钱草挥发油的主要成分为：壬醛（24.92%）、十三烷（20.22%）、十二烷（5.91%）、癸醛（5.83%）、十五烯（4.37%）、己醛（4.07%）、1-石竹烯（3.13%）、1-辛烯-3-酮（2.93%）、青叶醛（2.78%）、己炔醇（2.63%）、香叶基丙酮（2.54%）等。

【性味与功效】味甘、淡，性凉。利湿退黄，利尿通淋。用于黄疸尿赤，热淋，石淋，小便涩痛，水肿尿少。

鸡骨草 ▼

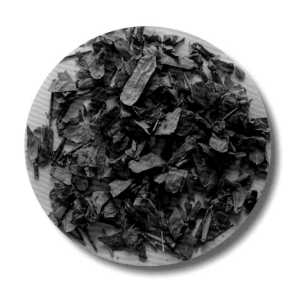

【基源】豆科相思子属植物广州相思子 *Abrus cantoniensis* Hance 的干燥全株。

【形态特征】攀援灌木，高1~2m。羽状复叶互生；小叶6~11对，膜质，长圆形，长0.5~1.5cm，宽0.3~0.5cm。总状花序腋生；花小，长约6mm，聚生于花序总轴的短枝上；花冠紫红色或淡紫色。

荚果长圆形，扁平，长约3cm，宽约1.3cm，顶端具喙，成熟时浅褐色，有种子4~5粒。种子黑褐色，种阜蜡黄色，中间有孔，边具长圆状环。花期8月。

【习性与分布】生于疏林、灌丛或山坡，海拔约200m。喜阳光和较干燥的环境，不耐寒。分布于湖南、广东、广西。

【芳香成分】王巧荣等（2013）用水蒸气蒸馏法提取的广东产鸡骨草挥发油的主要成分为：β-蒎烯（18.17%）、α-古芸烯（9.51%）、白菖油萜（8.03%）、δ-榄香烯（6.70%）、α-蒎烯（5.31%）、δ-石竹烯（3.74%）、环氧化异香树烯（2.82%）、[3.1.1]-3-庚醇（2.28%）、表姜烯酮（2.22%）、β-马榄烯（2.06%）、牻牛儿烯（2.04%）、斯巴醇（1.88%）、雅榄蓝烯（1.52%）、α-榄香烯（1.37%）、α-松油醇（1.23%）等。肖晓等（2017）用水蒸气蒸馏法提取的鸡骨草挥发油的主要成分为：（±）-α-乙酸松油酯（24.30%）、丁香酚甲醚（22.22%）、茴香脑（14.08%）、邻乙酰苯酚（3.07%）、丁香酚（2.90%）、棕榈酸（2.44%）、芍药醇（2.41%）、甘香烯（1.92%）、顺甲基异丁香酚（1.82%）、β-杜松烯（1.65%）、正己醛（1.52%）、α-石竹烯（1.01%）等。

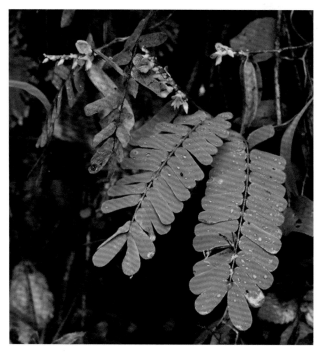

【性味与功效】味甘、苦，性凉。利湿退黄，清热解毒，疏肝止痛。用于湿热黄疸，胁肋不舒，胃脘胀痛，乳痈肿痛。

红芪 ▼

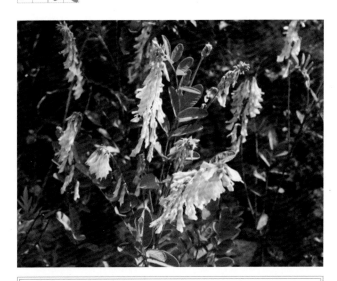

【基源】豆科岩黄芪属植物多序岩黄蓍（芪）*Hedysarum polybotrys* Hand.-Mazz. 的干燥根。

【形态特征】多年生草本，高 100~120cm。叶长 5~9cm；托叶披针形，棕褐色干膜质；小叶 11~19；小叶片卵状长圆形，长 18~24mm，宽 4~6mm。总状花序腋生；花多数；苞片钻状披针形；花萼斜宽钟状；花冠淡黄色，旗瓣倒长卵形，翼瓣线形。荚果 2~4 节，节荚近圆形，宽 3~5mm，两侧微凹。花期 7~8 月，果期 8~9 月。

【习性与分布】生于山地石质山坡和灌丛、林缘等。分布于甘肃、四川。

【挥发油含量】水蒸气蒸馏的红芪的得油率为 0.10%。

【芳香成分】陈耀祖等（1987）用水蒸气蒸馏法提取的红芪挥发油的主要成分为：1-甲氧基-4-(2-丙烯基)-苯（13.60%）、1,2-二甲氧基-4-(2-丙烯基)-苯（9.60%）、5,8-二甲基-3-(甲硫基)-三氮唑[4.3.α]吡嗪（7.50%）、7-甲基-苯并呋喃（4.80%）、

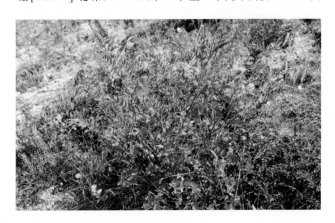

癸酸（3.00%）、2,3-二氢化-1-甲基-3-苯基-氢茚（3.00%）、2-甲氧基-5-(1-丙烯基)-苯酚（2.90%）、4-甲基-1-(1-甲基-乙基)-双环[3.1.0]己烯-3-酮-2（2.70%）、4-(2,2,3,3-四甲基丁基)-苯酚（2.60%）、2,3,6-三甲基苯酚甲醚（2.40%）、5-甲基-嘧啶（2.00%）、苯甲醛（1.70%）、2,3,6,7,8,8a-六氢-1,4,9,9-四甲基-(1α,3aα,7α,8aβ)-1H-3α,7-甲基薁（1.60%）、3-乙基苯酚（1.60%）、2-甲氧基苯酚（1.50%）、3-环己基丙酸-2-丙烯酯（1.40%）、双环[5.1.0]辛烷-8-(1-甲基-亚乙基)（1.30%）、2-甲基苯甲腈（1.20%）、1,4-苯二甲醛（1.20%）、1-辛烯（1.10%）、α,α,4-三甲基-3-环己烯-1-甲醇（1.00%）、4-甲氧基-4-(丙烯基)-苯（1.00%）等。

【性味与功效】味甘，性温。补气升阳，固表止汗，利水消肿，生津养血，行滞通痹，托毒排脓，敛疮生肌。用于气虚乏力，食少便溏，中气下陷，久泻脱肛，便血崩漏，表虚自汗，气虚水肿，内热消渴，血虚萎黄，半身不遂，痹痛麻木，痈疽难溃，久溃不敛。

苏木 ▼

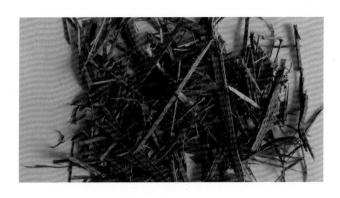

【基源】豆科云实属植物苏木 *Caesalpinia sappan* Linn. 的干燥心材。

【形态特征】小乔木，高达 6m。二回羽状复叶长 30~45cm；羽片 7~13 对，对生，小叶 10~17 对，纸质，长圆形。圆锥花序顶生或腋生；苞片大，披针形，早落；花托浅钟形；萼片 5，稍不等；花瓣黄色，阔倒卵形，最上面一片基部带粉红色。荚果木质，近长圆形，长约 7cm，宽 3.5~4cm，红棕色；种子 3~4 颗，长圆

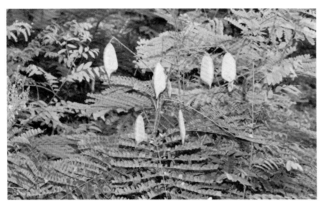
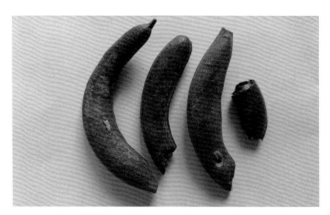

形，浅褐色。花期 5~10 月；果期 7 月至翌年 3 月。

【习性与分布】野生于海拔 500~1800m 的热带、亚热带地区，多栽培于园边、地边、村前村后。分布于云南、贵州、四川、广西、广东、福建、台湾。

【挥发油含量】水蒸气蒸馏的苏木的得油率为 0.02%。

【芳香成分】刘玉峰等（2016）用水蒸气蒸馏法提取的山东菏泽产苏木挥发油的主要成分为：(Z,Z)-9,12- 十八碳二烯酸（10.53%）、邻苯二甲酸二丁酯（5.02%）、(E,E)-2,4- 癸二烯醛（4.36%）、邻苯二甲酸异壬酯（3.01%）、桉油烯醇（2.27%）、1,2,3,4- 四氢化 -5- 甲基 -11-3- 异丙氧基萘（2.08%）、雪松醇（1.98%）、1,6- 二甲基 -4-(1- 甲基乙基)- 萘（1.97%）、α- 蒎烯（1.92%）、α- 荜澄茄醇（1.64%）、(6S)-6- 甲基 -6- 乙烯基 -1-(1- 甲基乙基)-3-(1- 甲基乙烯基)- 环己烯（1.62%）、10,10- 二甲基 -2,6- 二亚甲基二环 [7.2.0] 十一碳 -5β- 醇（1.48%）、1,6- 二甲基 -4-(1- 亚甲基)-1,2,3,4,4α,7- 六氢化萘（1.21%）、辛酸（1.08%）等。

【性味与功效】味甘、咸、微辛，性平。活血祛瘀，消肿止痛。用于跌打损伤，骨折筋伤，瘀滞肿痛，经闭痛经，产后瘀阻，胸腹刺痛，痈疽肿痛。

猪牙皂 ▼

【基源】豆科皂荚属植物皂荚 *Gleditsia sinensis* Lam. 的干燥不育果实。

【形态特征】落叶乔木或小乔木，高可达 30m。叶为一回羽状复叶，长 10~26cm；小叶 2~9 对，纸质，卵状披针形至长圆形，边缘具细锯齿。花杂性，黄白色，组成总状花序；花序腋生或顶生；雄花：深棕色；萼片 4；花瓣 4，长圆形；两性花：略大。荚果带状，长 12~37cm，宽 2~4cm；果瓣革质，褐棕色或红褐色；种子多颗，椭圆形。花期 3~5 月；果期 5~12 月。

【习性与分布】生于山坡林中或谷地、路旁，海拔自平地至 2500m。喜光而稍耐荫，喜温暖湿润的气候，耐旱、耐热、耐寒。分布于河北、山东、河南、山西、陕西、甘肃、江苏、安徽、浙江、江西、湖南、湖北、福建、广东、广西、四川、贵州、云南等省区。

【芳香成分】周力等（2013）用水蒸气蒸馏法提取的贵州产猪牙皂挥发油的主要成分为：右旋大根香叶烯（8.14%）、芳樟醇（6.21%）、δ- 杜松烯（5.91%）、α- 玷耙烯（4.66%）、α- 芹子烯（3.61%）、正己醛（3.40%）、α- 依兰油烯（2.96%）、α- 紫穗槐烯（2.65%）、β- 没药烯（2.60%）、α- 松油醇（2.50%）、双戊烯（2.42%）、β- 芹子烯（2.29%）、α- 柏木烯（2.23%）、(+)- 香橙烯（1.98%）、γ- 杜松烯（1.93%）、茴香脑（1.75%）、(-)-4- 萜品醇（1.70%）、反式 - 石竹烯（1.66%）、别香橙烯（1.54%）、壬醛（1.47%）、α- 杜松醇（1.29%）、2- 戊酰呋喃（1.12%）、T- 杜松醇（1.12%）、2- 正戊基呋喃（1.10%）、α- 柏木脑（1.08%）、长叶烯（1.07%）、(E)-2- 己烯醛（1.03%）等。

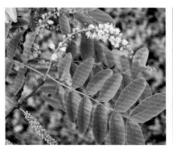
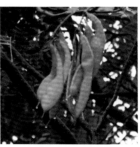

【性味与功效】味辛，性温，有小毒。祛痰开窍，散结消肿。用于中风口噤，昏迷不醒，癫痫痰盛，关窍不通，喉痹痰阻，顽痰喘咳，咯痰不爽，大便燥结；外治痈肿。

满山红 ▼

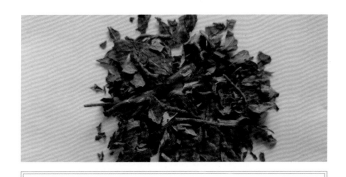

【基源】杜鹃花科杜鹃属植物兴安杜鹃 *Rhododendron dauricum* Linn. 的干燥叶。

【形态特征】半常绿灌木，高 0.5~2m。叶片近革质，椭圆形，长 1~5cm，宽 1~1.5cm，下面密被鳞片。花序腋生枝顶或假顶生，1~4 花，先叶开放，伞形着生；花萼 5 裂，密被鳞片；花冠宽漏斗状，长 1.3~2.3cm，粉红色或紫红色，外面无鳞片，通常有柔毛。蒴果长圆形，长 1~1.5cm，径约 5mm，先端 5 瓣开裂。花期 5~6 月，果期 7 月。

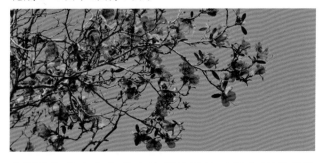

【习性与分布】生于山地落叶松林、桦木林下或林缘。分布于黑龙江、吉林、辽宁、内蒙古。

【挥发油含量】水蒸气蒸馏的满山红的得油率为 0.11%~4.30%，超临界萃取的得油率为 2.40%~3.82%。

【芳香成分】焦淑清等（2009）用水蒸气蒸馏法提取的黑龙江伊春产满山红挥发油的主要成分为：石竹烯（24.08%）、1,1,4,8- 四甲基 -4,7,10- 环十一碳三烯（13.27%）、4a,8- 二甲基 -2-(1- 甲基乙烯基乙基)-1,2,3,4,4a,5,6,8a- 八氢萘（6.31%）、石竹烯氧化物（5.86%）、7- 甲基 -4- 甲基乙烯基 -1,2,3,4,4a,5,6,8a- 八氢萘（5.21%）、4a- 甲基 -1- 甲基乙烯基 -7-(1- 甲基乙烯基乙基) 十氢萘（4.36%）、3,7- 二烯 -1,5,5,8- 四甲基氧环 [9.1.0]- 十一烷（4.22%）、4,7- 二甲基 -1- 异丙基 -1,2,3,5,6,8a- 六氢萘（3.14%）、1,7,7- 三甲基 - 双环 [2.2.1] 庚 -2- 醇乙酸酯（2.59%）、4a,8- 四

甲基 -1,2,3,4,4a,5,6,8a- 八氢萘 -2- 甲醇（2.11%）、- 蒎烯（2.00%）、1- 异丙基 -7- 甲基 -4- 甲基乙烯基 -1,2,3,4a,5,6,8a- 八氢萘（1.57%）、檀紫三烯（1.57%）、6,10- 二甲基 -5,9- 十一碳二烯 -2- 酮（1.49%）、1,2,3,6- 四甲基双环 [2.2.2] 辛 -2- 烯（1.38%）、柯巴烯（1.01%）等。惠宇等（2012）用水蒸气蒸馏法提取的黑龙江产满山红挥发油的主要成分为：桉叶醇（10.95%）、β- 愈创木烯（10.21%）、长叶醛（7.88%）、1,5,9,9- 四甲基 -1,4,7- 环十一碳三烯（7.80%）、杜鹃酮（5.91%）、(-)- 荜澄茄烯环氧化物 Ⅱ（5.52%）、2- 庚基 -1,3- 二氧戊环（4.99%）、石竹烯（3.70%）、(+)-γ- 古芸烯（3.44%）、石竹烯氧化物（2.72%）、沉香螺萜醇（2.72%）、4,4- 二甲基 - 四环 [6.3.2.0²·⁵.0¹·⁸] 十三烷 -9- 醇（2.35%）、(-)- 香树烯（2.29%）、5- 乙烯基 -5- 甲基 -4-(1- 甲基乙烯基)-2-(1- 甲基亚乙基)- 环己酮（1.77%）、香树烯氧化物 -(2)（1.77%）、7- 甲基 -4- 亚甲基 -1-(1- 异丙基)-1,2,3,4,4a,5,6,8a- 八氢萘（1.57%）、顺 -Z-α- 氧化甜没药烯（1.34%）、α- 姜黄烯（1.24%）、10-(1- 甲基乙烯基)-3,7- 环癸二烯 -1- 酮（1.24%）、异香树烯环氧化物（1.17%）、石竹烯醇（1.16%）、1,5,5,8- 四甲基 -3,7- 环十一碳二烯 -1- 醇（1.08%）、反式 - 橙花叔醇（1.07%）、(+)- 斯巴醇（1.02%）等。闫克玉等（2009）用同时蒸馏萃取法提取的满山红挥发油的主要成分为：(Z,Z,Z)-1,5,9,9- 四甲基 -1,4,7- 环十一碳三烯（10.55%）、石竹烯（7.26%）、桉叶醇（3.38%）、4(14),11- 桉叶二烯（2.79%）、糠醛（2.35%）、大牻牛儿酮（2.28%）、顺 -Z-α- 氧化红没药烯（2.17%）、1,2,3,5,6,8a- 六氢化 -4,7- 二甲基 -1-(1- 异丙基) 萘（2.15%）、1,2,3,4,4a,5,6,8a- 八氢化 -7- 甲基 -4- 亚甲基萘（1.81%）、薄荷醇（1.57%）、桧脑（1.53%）、苯甲醛（1.51%）、荜澄茄烯（1.50%）、植酮（1.38%）、1,5,5,8- 四甲基 -12- 氧杂二环 [9.1.0]-3,7- 二 - 十二烯（1.30%）、1,5,5,8- 四甲基 -3,7- 环十一碳二烯 -1- 醇（1.28%）、4,11,11- 三甲基 -8- 亚甲基 - 二环 [7.2.0]-4 - 十一烯（1.16%）、香叶基丙酮（1.09%）、氧化石竹烯（1.07%）、1,2,3,4,4a,5,6,7- 八氢化 -α,α,4a,8- 四甲基 -2- 萘甲醇（1.02%）等。

【性味与功效】味辛、苦，性寒，有小毒。止咳，祛痰。治急、慢性支气管炎。

【注】《药典》中的满山红油为兴安杜鹃的干燥叶经水蒸气蒸馏得到的挥发油。功效同满山红。

杜仲 ▼

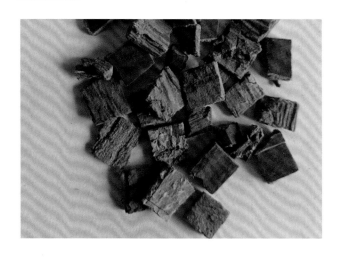

【基源】杜仲科杜仲属植物杜仲 *Eucommia ulmoides* Oliv. 的干燥树皮。

【形态特征】落叶乔木，高达 20m；树皮灰褐色，粗糙。芽体卵圆形，红褐色，有鳞片 6~8 片。叶椭圆形，薄革质，长 6~15cm，宽 3.5~6.5cm，边缘有锯齿。花生于当年枝基部，雄花无花被；苞片倒卵状匙形，顶端圆形；雌花单生，苞片倒卵形。翅果扁平，长椭圆形，长 3~3.5cm，宽 1~1.3cm，先端 2 裂。种子扁平，线形，两端圆形。早春开花，秋后果实成熟。

【习性与分布】生长于海拔 300~500m 的低山、谷地或低坡的疏林里。喜阳光充足、温和湿润气候，耐寒。分布于四川、陕西、湖北、河南、贵州、云南、甘肃、湖南、浙江等省区。

【芳香成分】陈望爱等（2008）用水蒸气蒸馏法提取的四川产杜仲挥发油的主要成分为：己醛（11.70%）、2-甲基苯并呋喃（11.40%）、2-正戊基呋喃（6.85%）、2,4-十一碳二烯醛（6.21%）、2-十一碳烯醛（4.89%）、(Z)-2-癸烯醛（4.71%）、壬醛（3.52%）、棕榈酸（2.88%）、β-环柠檬醛（2.50%）、3-乙基-4,4-二甲基-2-戊烯（2.42%）、(E)-2-辛烯醛（2.16%）、(E)-2-壬烯醛（2.12%）、1-(2-呋喃基)-3-丁烯-1,2-二醇（1.99%）、(E,E)-2,4-癸二烯醛（1.44%）、3,3-二甲基己烷（1.40%）、β-大马酮（1.38%）、(E,E)-2,4-庚二烯醛（1.33%）、苯并呋喃（1.23%）、异亚丙基环己烷（1.19%）、乙酰愈创木酮（1.03%）等。林杰等（2018）用顶空固相微萃取法提取的杜仲挥发油的主要成分为：壬醛（17.47%）、癸醛（8.85%）、

己醛（6.37%）、双戊烯（% 5.14）、辛醛（3.73%）、正己醇（2.74%）、2-戊基呋喃（2.65%）、(-)-4-萜品醇（1.60%）、庚醛（1.27%）等。李岩等（2010）用水蒸气蒸馏法提取的贵州贵阳产杜仲雌性株树皮挥发油的主要成分为：2-莰烯-10-醛（27.82%）、软脂酸（16.25%）、1,2-环八二醇（4.16%）、顺，顺，顺-7,10,13-十六三醛（3.94%）、反-7-十四烯酸（3.74%）、1-己醇（3.68%）、亚苄基丙醛（2.80%）、苯甲酸癸酯（2.76%）、3-十六炔（2.59%）、1-辛醇（2.57%）、甲基-2-丁二酮（2.28%）、2,4-庚烷（1.84%）、β-大马烯酮（1.82%）、甲酸庚酯（1.56%）、(3-甲基-2-环氧乙烷)-甲醇（1.51%）、庚醛（1.15%）等；雄性株树皮挥发油的主要成分为：3-顺-3-辛烯-5-炔（14.84%）、软脂酸（12.30%）、3-十六炔（7.48%）、1,2-环氧十一烷（5.78%）、植醇（5.70%）、辛醇（4.71%）、1,3-苯二胺，双(3-苯基丙烯酯)（4.25%）、庚醛（3.86%）、苯甲酸癸酯（2.94%）、3-乙炔苯酚(2.50%)、β-大马烯酮（2.14%）、3-乙基环己烯（1.91%）、2,4-庚烷（1.88%）、甲基-2-丁二酮（1.41%）等。

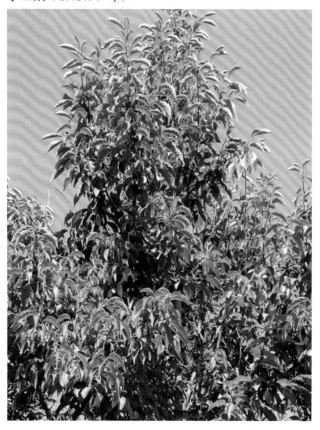

【性味与功效】味甘，性温。补肝肾，强筋骨，安胎。用于肝肾不足，腰膝酸痛，筋骨无力，头晕目眩，妊娠漏血，胎动不安。

杜仲叶 ▼

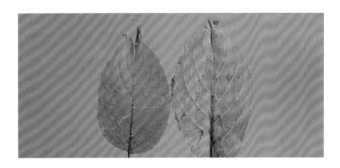

【基源】杜仲科杜仲属植物杜仲 *Eucommia ulmoides* Oliv. 的干燥叶。

【形态特征】同杜仲。

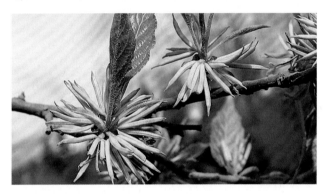

【习性与分布】同杜仲。

【挥发油含量】水蒸气蒸馏的杜仲叶的得油率为0.13%；超临界萃取的得油率为2.15%~3.83%。

【芳香成分】黄相中等（2011）用水蒸气蒸馏法提取的云南楚雄产杜仲叶挥发油的主要成分为：(E,E)-2,4-庚二烯醛（12.19%）、亚乙基环己烷（8.59%）、壬醛（7.27%）、6,10-二甲基-5,9-十一二烯-2-酮（4.31%）、苯乙醛（4.01%）、4-萜品醇（3.93%）、6,10,14-三甲基-2-十五烷酮（3.36%）、金合欢醇乙酸酯（2.96%）、二丁基羟基甲苯（2.81%）、(E)-2-己烯醛（2.41%）、庚醛（1.86%）、植醇（1.74%）、苯甲醛（1.58%）、1-己醇（1.41%）、2,3-辛二酮（1.41%）、γ-榄香烯（1.35%）、顺-3-己烯-1-醇（1.34%）、(2Z)-2-癸醛（1.31%）、绿花白千层醇（1.26%）、γ-萜品油烯（1.23%）、5-异丙基-2-甲基双环[3.1.0]己烷-2-醇（1.17%）、7-亚甲基-9-氧杂双环[6.1.0]壬-2-烯（1.13%）、2-十五炔-1-醇（1.06%）、邻苯二甲酸二异丁酯（1.02%）、金合欢醇（1.00%）等。贾智若等（2014）用水蒸气蒸馏法提取的四川绵阳产杜仲叶挥

发油的主要成分为：植醇（21.49%）、植酮（20.56%）、法尼基丙酮（7.09%）、金合欢烷（2.93%）、3-呋喃甲醇乙酸酯（2.82%）、香叶基丙酮（2.32%）、1,2,3-三甲基-4-烯丙基萘（2.22%）、棕榈酸（2.02%）、β-紫罗酮（1.91%）、棕榈酸甲酯（1.49%）、异植物醇（1.35%）、α-紫罗酮（1.29%）、肉桂酸乙酯（1.16%）、2,4-二叔丁基-4-甲基苯酚（1.15%）等。贾智若等（2013）用超临界CO₂萃取法提取的海南信阳产杜仲叶挥发油的主要成分为：棕榈酸乙酯（10.85%）、亚麻醇（9.14%）、异丁子香烯（4.70%）、对甲氧基肉桂酸乙酯（4.26%）、亚油酸乙酯（3.26%）、2,4-二叔丁基-4-甲基苯酚（3.23%）、叶绿醇（3.22%）、右旋龙脑（2.86%）、榄香烯（2.57%）、马苄烯酮（2.28%）、牻牛儿酮（2.23%）、正十五烷（2.12%）、β-石竹烯（2.10%）、α-葎草烯（1.98%）、硬脂酸乙酯（1.90%）、δ-杜松烯（1.67%）、D-樟脑（1.63%）、α-松油醇（1.57%）、蛇床烯（1.43%）、左旋乙酸冰片酯（1.35%）、3-甲基-1-十二炔-3-醇（1.12%）、乙酸苯酯（1.07%）等。林杰等（2018）用顶空固相微萃取法提取的湖南慈利产杜仲叶挥发油的主要成分为：壬醛（13.53%）、1-石竹烯（10.36%）、3,5-辛二烯-2-酮（3.86%）、醋酸（3.47%）、顺-4-乙基-3-壬烯-5-炔（3.40%）、萜品烯（3.22%）、1-甲基-5-(1-甲基乙烯基)环己烯（3.18%）、2,6-二甲基吡嗪（3.09%）、十四烷基环氧乙烷（2.94%）、异松油烯（2.30%）、反式-2,4-庚二烯醛（2.25%）、3-呋喃甲醇（2.14%）、己醛（2.13%）、β-环柠檬醛（1.90%）、2-己烯醛（1.43%）、乙酸冰片酯（1.35%）、二氢猕猴桃内酯（1.05%）、α-荜澄茄烯（1.02%）等。李岩等（2010）用水蒸气蒸馏法提取的贵州贵阳产杜仲雌性株叶挥发油的主要成分为：反-3-己烯-1-醇（39.53%）、3-呋喃甲基醋酸酯（38.97%）、2-癸烯-1-醇（9.24%）、植醇（3.42%）、芳樟醇（1.97%）等；雄性株叶挥发油的主要成分为：呋喃甲酯（51.31%）、3-己烯-1-醇（消旋体）（38.11%）、2-癸烯-1-醇（4.33%）、3-己烯-1-醇，醋酸酯（1.41%）等。巩江等（2010）用水蒸气蒸馏法提取的杜仲叶挥发油的主要成分为：3-四氢呋喃甲醇（57.02%）、叶醇（19.61%）、植醇（6.37%）、醋酸-4-己烯-1-醇（1.93%）、β-芳樟醇（1.71%）、十五烷酸（1.13%）等。

【性味与功效】味微辛，性温。补肝肾，强筋骨。用于肝肾不足，头晕目眩，腰膝酸痛，筋骨痿软。

布渣叶 ▼

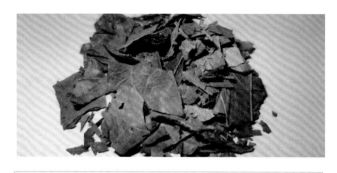

【基源】椴树科破布叶属植物破布叶 *Microcos paniculata* Linn. 的干燥叶。

【形态特征】灌木或小乔木，高 3~12m。叶薄革质，卵状长圆形，长 8~18cm，宽 4~8cm；托叶线状披针形，长 5~7mm。顶生圆锥花序长 4~10cm；苞片披针形；萼片长圆形，长 5~8mm，外面有毛；花瓣长圆形，长 3~4mm，下半部有毛；腺体长约 2mm；雄蕊多数，比萼片短。核果近球形或倒卵形，长约 1cm；果柄短。花期 6~7 月。

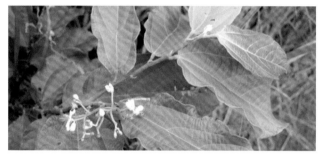

【习性与分布】生于路边灌丛、小丘上。分布于海南、广东、广西、云南。

【挥发油含量】水蒸气蒸馏的布渣叶的得油率为 0.63%。

【芳香成分】毕和平等（2007）用水蒸气蒸馏法提取的海南三亚产布渣叶干燥叶挥发油的主要成分为：2-甲氧基 -4- 乙烯基苯酚（18.12%）、二十八烷（11.77%）、十六烷酸（11.29%）、二十五烷（10.32%）、二十七烷（8.61%）、2,3- 二氢苯并呋喃（6.29%）、四十四烷（5.99%）、三十六烷（5.51%）、二十四烷（4.89%）、植醇（3.70%）、三十烷（3.65%）、三十五烷（3.25%）、1- 十五烯（2.70%）、四十三烷（2.41%）、十四烷（1.50%）等。宋伟峰等（2012）用水蒸气蒸馏法提取的布渣叶挥发油的主要成分为：正十六酸（48.20%）、十八碳烯酸甲酯（9.02%）、亚油酸甲酯（8.19%）、植醇（8.09%）、二十九烷（6.52%）、正十六酸甲酯（3.09%）、油酸（2.99%）、二十七烷（2.90%）、亚油酸（2.17%）、

四十四烷（1.86%）、硬脂酸甲酯（1.41%）、3,7,11,15-四甲基 -2- 十六烯 -1- 醇（1.12%）等。

【性味与功效】味淡、微酸，性平。消食化滞，清热利湿。用于饮食积滞，感冒发热，湿热黄疸。

北豆根 ▼

【基源】防己科蝙蝠葛属植物蝙蝠葛 *Menispermum dauricum* DC. 的干燥根茎。

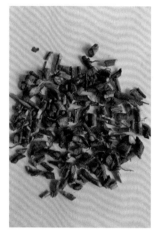 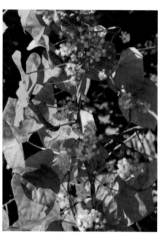

【形态特征】草质、落叶藤本，根状茎褐色。叶纸质或近膜质，轮廓为心状扁圆形，长和宽均约 3~12cm，边缘有 3~9 角或 3~9 裂。圆锥花序单生或有时双生，有花数朵至 20 余朵；雄花：萼片 4~8，膜质，绿黄色，倒卵状椭圆形，自外至内渐大；花瓣 6~8 或多至 9~12 片，肉质，凹成兜状；雌花：退化雄蕊 6~12。核果紫黑色。花期 6~7 月，果期 8~9 月。

【习性与分布】多生于海拔 200~1500m 的山地林缘、灌丛沟谷或缠绕岩石上。耐寒。分布于东北、华北、华东。

【芳香成分】郭志峰等（2008）用水蒸气蒸馏法提取的北豆根挥发油的主要成分为：十三烷酸（34.17%）、1-[3- 氨基 -4- 甲氧基苯基]- 乙烷酮（10.33%）、9,12-十八碳二烯醛（9.76%）、4- 丁二醇 - 呋喃酮（7.02%）、十一烷酸 +1- 甲基 -4- 硝基 -1H- 吲唑（4.13%）、苯甲醇（3.73%）、无水醋酸（3.29%）、2- 十四炔 -1-醇（1.65%）、2- 甲基 -4,5- 壬二烯（1.43%）、1-苯基 -4- 烯 - 戊烷酮（1.43%）等。

【性味与功效】味苦，性寒。清热解毒，祛风止痛。用于咽喉肿痛，热毒泻痢，风湿痹痛。

青风藤 ▼

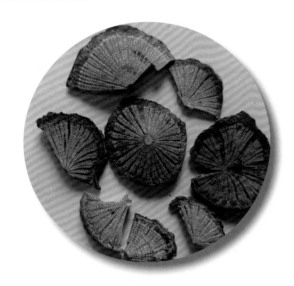

【基源】防己科风龙属植物青藤（风龙）*Sinomenium acutum*（Thunb.） Rehd. et Wils. 和毛青藤 *Sinomenium acutum*（Thnnh.） Rehd.et Wils. var. *cinereum* Rehd. et Wils. 的干燥藤茎。毛青藤藤茎芳香成分未见报道。

【形态特征】木质大藤本，长可达 20 余米。叶革质至纸质，阔卵形，长 6~15cm 或稍过之，边全缘、有角至 5~9 裂，裂片尖或钝圆。圆锥花序长可达 30cm，苞片线状披针形。雄花：小苞片 2，紧贴花萼；萼片外轮长圆形至狭长圆形，内轮近卵形，与外轮近等长；花瓣稍肉质。核果红色至暗紫色。花期夏季，果期秋末。

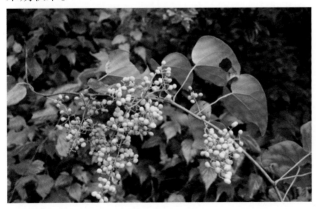

【习性与分布】生于林中。分布于长江流域及其以南各省区，北至陕西，南至广东和广西，以及云南。

【芳香成分】陈俊等（2012）用水蒸气蒸馏法提取的湖北产青风藤挥发油的主要成分为：(Z,Z)-9,12-

十八碳二烯酸（33.78%）、正十六烷酸（23.23%）、异薄荷酮（11.28%）、顺式 -7- 十二烯 -1- 醇（2.45%）、3- 甲基 -5- 丙基 - 壬烷（1.75%）、2,4- 二（1,1- 二甲基乙基）- 苯酚（1.74%）、3,3- 二甲基 -6- 苯基己腈（1.52%）、十八醛（1.51%）、十四烷（1.29%）、6,10,14- 三甲基 -2- 十五烷酮（1.28%）、2,3,5,8- 四甲基 - 癸烷（1.03%）等。

【性味与功效】味苦，性平。祛风湿，通经络，利小便。用于风湿痹痛，关节肿胀，麻痹瘙痒。

黄藤 ▼

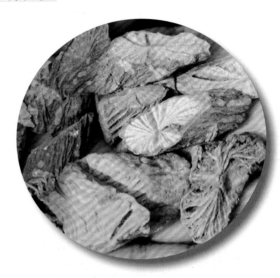

【基源】防己科天仙藤属植物黄藤（天仙藤）*Fibraurea recisa* Pierre. 的干燥藤茎。

【形态特征】木质大藤本，长可达 10 余米或更长。叶革质，长圆状卵形，有时阔卵形或阔卵状近圆形，长约 10~25cm，宽约 2.5~9cm。圆锥花序生无叶老枝或老茎上，雄花序阔大，长达 30cm；雄花花被自外至内渐大。核果长圆状椭圆形，很少近倒卵形，长1.8~3cm，黄色，外果皮干时皱缩。花期春夏季，果期秋季。

【习性与分布】生于林中。分布于云南、广西、广东。

【芳香成分】张举成等（2006）用石油醚萃取法提取的野生黄藤药材挥发油的主要成分为：癸烷（8.17%）、十一烷（5.34%）、4- 甲基癸烷（5.08%）、反式十氢萘（4.14%）、3- 甲基癸烷（3.33%）、1,1,2,3- 四甲基环己烷（2.96%）、2,6- 二甲基辛烷（2.57%）、1- 乙基 -2,3- 二甲基苯（2.52%）、3,6-

二甲基辛烷（2.45%）、2-甲基癸烷（2.44%）、2,6,10-三甲基十二烷（2.43%）、1,2,4-三甲基环己烷（2.32%）、3-甲基壬烷（2.11%）、3,7-二甲基壬烷（2.07%）、1-乙基-2,4-二甲基苯（1.21%）、2-甲基壬烷（1.19%）、2-甲基十氢萘（1.08%）、1,3-二甲基环己烷（1.02%）、3,7-二甲基癸烷（1.01%）等；用微波萃取法提取的黄藤药材挥发油的主要成分为：E-9-十八碳烯酸（10.50%）、棕榈酸（10.01%）、Z,Z-9,12-十八碳二烯酸（9.76%）、2,6-二叔丁基-4-羟基甲苯（6.06%）、二十烷（4.43%）、十八碳酸（3.72%）、十九烷（3.03%）、二十一烷（3.01%）、三十五烷（2.73%）、二十二烷（2.58%）、4,8,12,16-四甲基-γ-十七内酯（2.52%）、棕榈酸丁酯（2.36%）、三十六烷（2.18%）、1-十八碳烯（1.84%）、(24R)-4-豆甾烯-3-酮（1.56%）、十四烷（1.53%）、2-甲基十七烷（1.49%）、5-丙基癸烷（1.40%）、十八碳酸丁酯（1.27%）、8-庚基十五烷（1.26%）、邻苯二甲酸二(2-乙基己基)酯（1.22%）、E-3-二十碳烯（1.19%）、二十八烷（1.11%）、十八烷（1.07%）等。

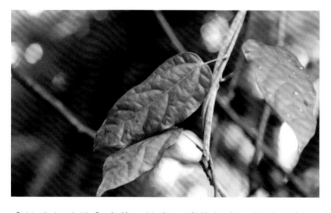

【性味与功效】味苦，性寒。清热解毒，泻火通便。用于热毒内盛，便秘，泻痢，咽喉肿痛，目赤红肿，痈肿疮毒。

【注】天仙藤除干燥藤茎《药典》入药外，根也可入药。用水蒸气蒸馏法提取的天仙藤干燥根挥发油的主要成分为：2,6-二叔丁基-4-羟基甲苯（21.83%）、癸烷（6.22%）、1,1,2,3-四甲基环己烷（6.13%）、4-甲基癸烷（4.61%）、邻苯二甲酸二丁酯（4.10%）、1,2,3,5-四甲基环己烷（3.74%）、顺-1-乙基-3-甲基环己烷（3.10%）、[1R-(1a(S*),2β,5a)]-4-(2-羟基乙基)-5-甲基-2-异丙基苯磺酸环己酯（3.06%）、十一烷（2.98%）、丁基环己烷（2.75%）、1,2,3,4-四甲基环己烷（2.68%）、十氢萘（2.01%）、

1,1,3-三甲基环己烷（1.67%）、2-甲基丁基环己烷（1.56%）、1,2-二乙基-3-甲基环己烷（1.21%）、2-甲基癸烷（1.20%）、3-甲基癸烷（1.20%）等；用微波萃取法提取的干燥根挥发油的主要成分为：Z,Z-9,12-十八碳二烯酸（28.50%）、棕榈酸（25.28%）、14-十五碳烯酸（24.25%）、2,6-二叔丁基-4-羟基甲苯（8.99%）、十八碳酸（6.42%）、3-叔丁基-4-甲氧基苯酚(1.65%)等(张举成等，2006)。根味甘、苦，性寒，有毒。清热，解毒，利尿，通便。治饮食中毒，热郁便秘，痢疾，传染性肝炎，疮痈，赤眼，咽喉肿痛。

急性子 ▼

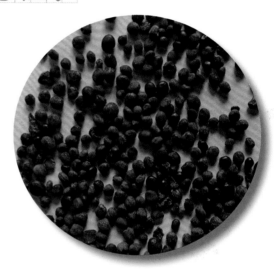

【基源】凤仙花科凤仙花属植物凤仙花 *Impatiens balsamina* Linn. 的干燥成熟种子。

【形态特征】一年生草本，高60~100cm。叶互生，披针形，长4~12cm，宽1.5~3cm，边缘有锐锯齿，向基部常有数对无柄的黑色腺体。花单生或2~3朵簇生于叶腋，白色、粉红色或紫色，单瓣或重瓣；苞片线形；侧生萼片2，卵形，唇瓣深舟状，旗瓣圆形，兜状，翼瓣倒卵状长圆形。蒴果宽纺锤形，长10~20mm。种子多数，圆球形，黑褐色。花期7~10月。

【习性与分布】喜阳光，怕湿，耐热不耐寒。全国各地广泛栽培。

【芳香成分】曹利等（2017）用顶空固相微萃取法提取的急性子药材挥发油的主要成分为：正己醛（11.15%）、β-石竹烯（10.89%）、(1S)-(+)-3-蒈烯（5.78%）、4-蒈烯（4.75%）、壬醛（4.54%）、

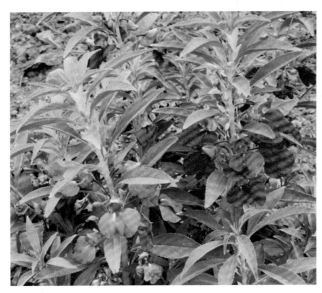

7,7-二甲基-2-亚甲基二环[2.2.1]庚烷（4.35%）、1-戊烯-3-醇（3.51%）、β-水芹烯（3.01%）、月桂烯（2.68%）、2-甲基吡嗪（2.56%）、2-甲基-1,3,5-己三烯（3.25%）、[1S-(1α,4α,5α)]-4-甲基-1-(1-甲基乙基)-二环[3.1.0]己烷-3-酮（2.44%）、2,5-二甲基吡嗪（2.17%）、(1R)-(+)-反式-异柠檬烯（2.15%）、(E,E)-2,4-庚二烯醛（2.14%）、丙醛（2.11%）、3-甲基-2-丁烯醛（2.01%）、(-)-α-可巴烯（1.75%）、α-蒎烯（1.63%）、樟脑（1.51%）、3-甲基-7-硫杂双环[4.1.0]庚烷（1.40%）、1-亚甲基-2-甲基-3-(1-甲基乙烯基)环戊烷（1.36%）、1-戊醇（1.32%）、2,5-二甲基环己醇（1.27%）、正丁醇（1.14%）、龙脑（1.09%）等。

【性味与功效】味微苦、辛，性温。破血，软坚，消积。用于症瘕痞块，经闭，噎膈。

青果 ▼

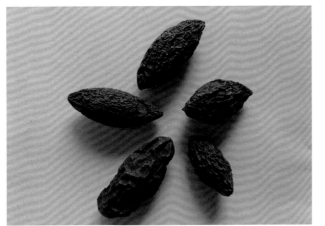

【基源】橄榄科橄榄属植物橄榄 *Canarium album* (Lour.) Rauesch. 的干燥成熟果实。

【形态特征】乔木，高10~35m。小叶3~6对，纸质至革质，披针形至卵形，长6~14cm，宽2~5.5cm；全缘。花序腋生；雄花序为聚伞圆锥花序，长15~30cm，多花；雌花序为总状，长3~6cm，具花12朵以下。雄花花盘球形，雌花环状。果序长1.5~15cm，具1~6果。果卵圆形至纺锤形，长2.5~3.5cm，成熟时黄绿色。种子1~2。花期4~5月，果10~12月成熟。

【习性与分布】野生于海拔1300m以下的沟谷和山坡杂木林中。喜温暖。分布于广东、广西、福建、四川、台湾、云南。

【挥发油含量】水蒸气蒸馏的青果的得油率为0.02%；超临界萃取的果肉的得油率为7.39%。

【芳香成分】孙琴等（2008）用水蒸气蒸馏法提取的青果挥发油的主要成分为：肉豆蔻醚（32.58%）、γ-芹子烯（12.47%）、β-香烯氧化物（7.26%）、α-古芸烯（6.83%）、棕榈酸（6.15%）、绿花烯（6.02%）、α-榄香烯（4.36%）、(Z)-橙花叔醇（3.39%）、茉莉酮（2.43%）、4,10-二甲基-7-异丙基-双环[4,4,0]-1,4-癸二烯（2.29%）、油酸（1.36%）等。谭穗懿等（2008）用水蒸气蒸馏法提取的青果药材挥发油的主要成分为：石竹烯（24.87%）、(±)-2-亚甲基-6,6-二甲基-二环[3.1.1]-庚烷（13.51%）、p-薄荷-1-烯-8-醇（7.15%）、(1S)-2-亚甲基-6,6-二甲基-二环[3.1.1]-庚烷（6.20%）、(E)-十八碳-9-烯酸（4.72%）、珀㭎烯（3.17%）、[3aS-(3aα,3bβ,4β,7α,7aS)]-八氢-7-甲基-3-亚甲基-4-(1-甲基乙基)-1H-环戊[1,3]环丙[1,2]苯（2.65%）、D-柠檬烯（2.00%）、(1S-顺)-1,2,3,5,6,8a-

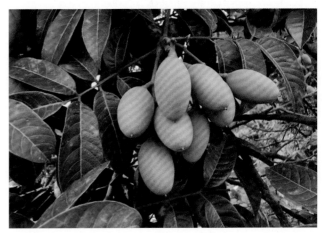

六氢 -4,7- 二甲基 -1-(1- 甲基乙基) 萘（1.88%）、(R)-4- 甲基 -1- 羟基 -1-(1- 甲基乙基)-3- 环己烯（1.48%）、α– 水芹烯（1.23%）、(Z,Z)– 亚油酸（1.22%）、(Z)-9- 十八碳烯醛（1.15%）、(+)-4- 蒈烯（1.14%）、α– 荜澄茄油烯（1.14%）、(Z)- 十八碳 -9- 烯酸甲酯（1.04%）等。

【性味与功效】味甘、酸，性平。清热解毒，利咽，生津。用于咽喉肿痛，咳嗽痰黏，烦热口渴，鱼蟹中毒。

没药 ▼

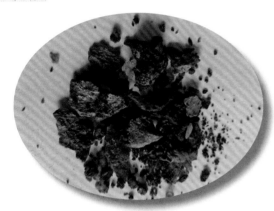

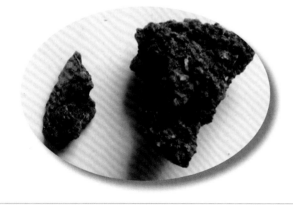

【基源】橄榄科没药属植物没药（地丁树）*Commiphora myrrha* Engl.、哈地丁树 *Commiphora molmol* Engl. 的干燥树脂。哈地丁树树脂芳香成分未见报道。

【形态特征】低矮灌木或乔木，高 3m。叶散生或丛生，单叶或三出复叶，小叶倒长卵形或倒披针形，中央一片长 7~18mm，宽 4~8mm，远较两侧叶大。具雄花，雌花或两性花，通常四数。花萼杯状；花瓣 4 片。核果卵形，尖头，光滑，棕色，外果皮革质或肉质，

具种子 1~3 枚，但仅 1 枚成熟。种子具蜡质种皮，胚的子叶互相折叠，胚根向上弯曲。

【习性与分布】生长于非洲，海拔 500~1500m 的山坡地。广东、海南、新疆有栽培。

【挥发油含量】《药典》规定没药树脂含挥发油不得少于 4.00%。水蒸气蒸馏的没药树脂的得油率为 0.41%~5.22%；超临界萃取的得油率为 12.09%~25.41%；超声波萃取的得油率为 3.56%；索氏法提取的得油率为 5.75%；酶法提取的得油率为 6.00%；无溶剂微波萃取的得油率为 4.20%。

【芳香成分】没药挥发油的主成分多为 2- 羟基 -2,4,6- 环庚三烯 -1- 酮（托酚酮）（13.32%~28.86%），也有主成分不同的报告。王艳艳等（2011）用水蒸气蒸馏法提取的广东产没药挥发油的主要成分为：2- 羟基 -2,4,6- 环庚三烯 -1- 酮（28.86%）、苯甲唑啉（5.88%）、(-)- 匙叶桉油烯醇（4.89%）、2-(1,2- 二甲基 -2- 环戊烯 -1- 基)- 乙酸苯酯（4.00%）、Δ1,9- 八氢化萘 -2- 酮（3.49%）、(1S- 顺)-1,2,3,4- 四氢 -1,6- 二甲基 -4-(1- 甲基乙基)- 萘（2.79%）、β– 花柏烯（2.53%）、α– 荜澄茄苦素（2.40%）、2,4- 二异丙烯基 -1- 甲基 -1- 乙烯基环己胺（2.40%）、2-(4- 甲基吡啶基 -2- 氨基) 甲基 – 苯酚（2.26%）、榄香醇（2.22%）、α– 桉叶醇（2.17%）、(E,E)-10-(1- 甲基乙烯基)-3,7- 环癸二烯 -1- 酮（2.11%）、1,4- 二甲基 -7-(1- 甲基乙基)- 薁苷菊环 -2- 醇（2.09%）、δ– 杜松烯（1.85%）、[1S-(1α,3aα,3bβ,6aβ,6bα)]- 十氢 -3a- 甲基 -6- 亚甲基 -1-(1- 甲基乙基)- 环丁烷 [1,2,3,4] 并二环戊烯（1.45%）、2- 甲基 -1,3- 苯二胺（1.45%）、4(14),11- 桉叶二烯（1.43%）、β– 蛇床烯醇（1.22%）、4- 乙烯基 -4- 甲基 -3- 环己烯（1.18%）、α– 白菖考烯（1.17%）、2,2'- 亚乙基双 (5- 甲基呋喃)（1.07%）、α– 桉叶烯（1.05%）、莪术烯（1.05%）、γ– 古芸烯（1.05%）等。杨卫贤等（1989）用水蒸气蒸馏法提取的没药挥发油的主要成分为：7- 甲基 -3- 亚甲基 -1,6- 辛二烯（39.00%）、1- 乙烯基 -1- 甲基 -2,4- 双 (1- 亚甲基)- 乙基环己烷（16.60%）、2- 羟基 -2'- 甲氧基 – 二苯醚（7.70%）、6- 乙烯基 -4,5,6,7- 四氢 -3,6- 二甲基 -2- 亚甲基 – 苯并呋喃乙酸甲酯（7.44%）、α– 法尼烯（7.39%）、4- 乙烯基 -4- 甲基 -3-(1- 甲代乙烯基)- 丙基 – 环己烯（4.98%）、(E,E)-3,7,11- 三甲基 – 十二碳 -2,6,10-

三烯 -1- 醇（2.60%）、2,6- 二甲基 -6-(4- 甲基 -3- 戊烯基)- 二环 [3.1.1]-2- 庚烯（2.42%）、1,3- 二甲基 -8- 异丙基三环 [4.4.0.0²⁷]-3- 癸烯（1.68%）、1,3- 二甲基苯（1.29%）、(Z)-3,7- 二甲基 -1,3,6- 辛三烯（1.25%）、3,7- 二甲基 -1,3,7- 辛三烯（1.20%）等。胡珊梅等（1999）用水蒸气蒸馏法提取的来自广东潮州的没药挥发油的主要成分为：1,2,3,4- 四氢化萘（18.02%）、木罗烯（15.49%）、β - 榄香烯（14.35%）、δ - 榄香烯（12.97%）、托酚酮（8.15%）、白菖烯（5.81%）、δ - 杜松烯（5.75%）、三甲基乙烯基苯硅烷（3.72%）、β - 花柏烯（3.03%）、1- 丙基 -2- 乙基 - 苯并咪唑（2.83%）、4- 乙基 - 氧化吡啶（2.09%）、γ - 杜松烯（1.82%）、大根香叶酮（1.12%）、香柠檬烯（1.11%）、β - 菖蒲烯酮（1.11%）等。王勇等（2005）用水蒸气蒸馏法提取的没药挥发油的主要成分为：β - 榄香烯（13.26%）、4- 乙烯基 -4- 甲基 -3-(1- 甲基乙烯基)-1-(1- 甲基亚乙基) 环己烯（8.34%）、可巴烯（7.07%）、(-)- 斯巴醇（6.93%）、2,3- 二胺 - 甲苯（5.87%）、2- 环庚三烯酚酮（5.30%）、1,2,3,4,4a,5,6,8a- 八氢 -7- 甲基 -4- 亚甲基 -1-(1- 甲基亚乙基) 萘（5.23%）、2- 异丙基 -5- 甲基 -9- 亚甲基 - 双环 [4.4.0] 十 -1- 烯（2.85%）、十氢 -4a- 甲基 -8- 亚甲基 -2-(1- 甲基亚乙基) 萘烷醇（2.42%）、1a,2,3,4,4a,5,6,7b- 八氢 -1,1,4,7- 四甲基 -1H- 环内基 [e] 甘菊环（2.30%）、大根香叶烯（2.04%）、(+)- 表 - 二环倍半水芹烯（2.03%）、3,5,6,7,8,8a- 六氢 -4,8a- 二甲基 -6-(1- 甲基乙烯基)-2(1H)- 萘酮（1.71%）、胆固醇（1.57%）、2,6- 二甲基 -6-(4- 甲基 -3- 戊烯基 - 双环 [3.3.1] 七 -2- 烯（1.28%）、γ - 榄香烯（1.25%）、1,2,3,5,6,8a- 六氢 -4,7- 二甲基 -1-(1- 甲基亚乙基) 萘（1.23%）、4- 异丙基 -1,6- 二甲基萘（1.14%）、2,6- 二甲基 - 喹啉（1.10%）等。符继红等（2006）用水蒸气蒸馏法提取的新疆产没药树脂挥发油的主要成分为：α - 香柠檬烯（12.52%）、红没药烯（10.03%）、蛇床烯（8.75%）、2- 羟基 -2,4,6- 环庚三烯 -1- 酮（6.25%）、1,7- 二甲基 -7-(4- 甲基 -3- 戊烯基)- 三环 [2.2.1.0²⁶] 庚烷（4.38%）、α - 荜澄茄油烯（2.81%）、β - 檀香萜（2.75%）、2,4- 二异丙烯基 -1- 甲基 -1- 乙烯基环己烷（2.63%）、苯甲酸苯甲酯（2.52%）、α - 珀耙烯（2.50%）、δ - 杜松烯（2.48%）、莰烯（2.29%）、十氢 -4a- 甲基 -8- 亚甲基 -2-(1- 甲基乙基)-1- 萘酯（2.19%）、β - 倍半水芹烯（1.88%）、榄香醇（1.86%）、β - 波旁烯（1.82%）、δ - 愈创木烯（1.80%）、γ - 古芸烯（1.79%）、4a,5,6,7,8,8a- 六氢 -7,α - 异丙基 -4aβ ,8aβ - 二甲基 -2(1H)- 萘酮（1.77%）、3,3- 二甲基 -2- 异丙基环戊烯（1.56%）、α - 萜品烯（1.37%）、1-(1,5- 二甲基 -4- 己烯基)-4- 甲基苯（1.35%）、1,2,3,4,4a,5,6,8a- 八氢 -7- 甲基 -4- 亚甲基 -1-(1- 甲基乙基) 萘（1.25%）等。赵富春等（2006）用水蒸气蒸馏法提取的没药挥发油的主要成分为：4,5,6,6a- 四氢 -2(1H)- 并环戊烯酮(13.82%)、1,5,9- 三甲基 -1,5,9- 环十二碳三烯（9.60%）、(3R- 反式)-4- 乙烯基 -4- 甲基 -3- 异丙烯基 -1- 异丙基 - 环己烯（9.33%）、α - 荜澄茄油烯（8.81%）、十氢 -3a- 甲基 -6- 亚甲基 -1- 异丙基 - 环丁 [1,2:3,4] 二环戊烯（8.63%）、脱氢香橙烯 D（3.86%）、1R,3Z,9S-4,11,11- 三甲基 -8- 亚甲基双环 [7.2.0] 十一碳 -3- 烯（3.59%）、柏木烯（3.46%）、1,2,3,4,4a,5,6,8a- 八氢 -7- 甲基 -4- 亚甲基 -1- 异丙基 - 萘（2.78%）、1- 乙基 -1- 甲基 -2,4- 二异丙烯基环己烯（2.67%）、1,2,3,5,6,8a- 六氢 -4,7- 二甲基 -1- 异丙基 - 萘（2.59%）、7- 亚甲基 -2,4,4- 三甲基 -2- 乙烯基 - 双环 [4.3.0] 壬烷（2.27%）、1,2,3,5,6,7,8,8a- 八氢 -1,8a- 二甲基 -7- 异丙基 - 萘（1.83%）、八氢 -7- 甲基 -3- 亚甲基 -4- 异丙基 -1H- 环戊并 [1,3] 环丙并 [1,2] 苯（1.41%）、1,2,4a,5,6,8a- 六氢 -4,7- 二甲基 -1- 异丙基 - 萘（1.33%）、γ - 榄香烯（1.32%）、1,2,3,3a,4,5,6,7- 八氢 -1,4- 甲基 -7- 异丙烯基 - 薁（1.30%）、3,17- 二羟基 -3β - 孕甾 -5- 烯 -20- 酮（1.29%）、2-(3- 异丙烯基 -4- 甲基 -4- 乙烯基 - 环己基)-2- 丙醇（1.21%）、环异蒜头素（1.04%）、1,2,3,4,5,6,7,8- 八氢 -1,4- 二甲基 -7- 异丙烯基 - 薁（1.01%）等。陈华等（2006）用水蒸气蒸馏法提取的没药挥发油的主要成分为：乙酸辛酯（26.68%）、1- 辛醇（11.15%）、3,7- 二甲基 -1,6- 辛二烯 -3- 醇（4.13%）、[1S-(1α ,3aβ ,4α ,8aβ)]-4,8,8- 三甲基 -9- 亚甲基 -1,4- 亚甲基化薁（2.53%）、3,7- 二甲基 -1,3,6- 辛三烯（2.38%）、乙酸 -1,7,7- 三甲基 - 双环 [2.2.1] 庚 -2- 酯（2.34%）、乙酸 -3,7- 二甲基 -2,6- 辛二烯 -1- 醇酯（2.13%）、(1S)-6,6- 二甲基 -2- 亚甲基 - 二环 [3.1.0] 庚烷（1.91%）、1-R-α - 蒎烯（1.90%）、柠檬烯（1.79%）、3,5- 二甲基环己烯（1.40%）、桉叶油素（1.09%）等。

【性味与功效】味苦，性平。散瘀定痛，消肿生肌。用于胸痹心痛，胃脘疼痛，痛经经闭，产后瘀阻，症瘕腹痛，风湿痹痛，跌打损伤，痈肿疮疡。

乳香 ▼

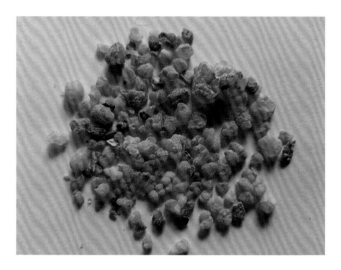

【基源】橄榄科乳香属植物乳香树（阿拉伯乳香）*Boswellia carteri* Birdw. 及同属植物 *Boswellia bhaw-dajiana* Birdw 的树脂。

【形态特征】矮小乔木，高 4~5m。叶互生，密集形成叶簇，或于上部疏生，奇数羽状复叶，长 15~25cm，小叶 7~9 对，对生，向上渐大，小叶片长卵形。花小，排成稀疏的总状花序；苞片卵形；花萼杯状；花瓣 5 片，淡黄色，卵形；花盘大，玫瑰红色。果实小，长约 1cm，倒卵形，有三棱，肉质，肥厚，折生成 3~4 瓣膜。每室具种子 1 枚。花期 4 月。

【习性与分布】生长地高温干燥少雨，年降雨量不足 100 mm。海南、广东有栽培。

【挥发油含量】《药典》规定索马里乳香含挥发油不得少于 6.0%，埃塞俄比亚乳香含挥发油不得少于 2.0%。水蒸气蒸馏的乳香的得油率为 0.27%~3.31%；超临界萃取的得油率为 11.10%~20.40%；有机溶剂萃取的得油率为 13.00%。

【芳香成分】乳香挥发油的主成分为多乙酸辛酯（25.67%~92.46%），也有主成分不同的报告。王艳艳等（2011）用水蒸气蒸馏法提取的广东产乳香挥发油的主要成分为：乙酸辛酯（27.84%）、[1R-(1R*,3E,7E,11R*,12R*)]-4,8,12,15,15-五甲基-二环 [9.3.1] 十五碳-3,7-二烯-12-醇（26.90%）、二戊基-锌（17.03%）、4,4'-二硫代双-4-辛氧基苯（6.57%）、1-辛醇（4.23%）、荜澄茄-1(10),4-二烯（1.18%）、4,11,11-三甲基-8-亚甲基-双环 [7.2.0] 十一-4-烯（1.12%）、

反式-3,5,6,8a-四氢-2,5,5,8a-四甲基-基-2H-1-苯并吡喃（1.11%）等。滕坤等（2013）用水蒸气蒸馏法提取的乳香挥发油的主要成分为：碘代十八烷（55.80%）、二十九烷（4.91%）、正二十一碳烷（4.40%）、三十烷（4.27%）、二十九烷（4.09%）、5-胆烯-3-β-醇（3.38%）、二甲基十七烷（3.15%）等。

【性味与功效】味辛、苦，性温。活血定痛，消肿生肌。用于胸痹心痛，胃脘疼痛，痛经经闭，产后瘀阻，症瘕腹痛，风湿痹痛，筋脉拘挛，跌打损伤，痈肿疮疡。

谷精草 ▼

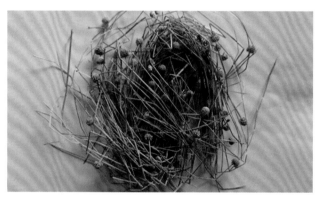

【基源】谷精草科谷精草属植物谷精草 *Eriocaulon buergerianum* Koern. 的干燥带花茎的头状花序。

【形态特征】草本。叶线形，丛生，半透明，具横格，长 4~20 cm，中部宽 2~5mm。花葶多数；鞘状苞片长 3~5cm；花序熟时近球形；总苞片近圆形，禾秆色；苞片倒卵形；雄花：花萼佛焰苞状；花冠裂片 3，近锥形；雌花：萼合生，外侧开裂，顶端 3 浅裂；花瓣 3 枚，离生，扁棒形，肉质。种子矩圆状，长 0.75~1mm。花果期 7~12 月。

【习性与分布】生于水底泥中，池沼、溪沟、水田边等潮湿处。分布于江苏、安徽、浙江、江西、福建、台湾、湖北、湖南、广东、广西、四川、贵州。

【挥发油含量】水蒸气蒸馏的谷精草药材的得油率为 0.083%。

【芳香成分】邱燕等（2006）用水蒸气蒸馏法提取的谷精草药材挥发油的主要成分为：软脂酸

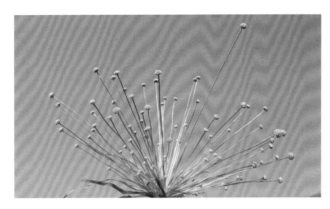

（75.93%）、(Z,Z)-9,12-十八烷二烯酸（11.19%）、(Z,Z,Z)-9,12,15-十八烷三烯酸甲酯（3.38%）、反油酸（2.28%）、6,10,14-三甲基-2-十五烷酮（2.26%）、十四烷酸（1.67%）、二十八烷（1.25%）等。夏佳璇等（2018）用顶空固相微萃取法提取的谷精草挥发油的主要成分为：1-石竹烯（15.12%）、薄荷脑（8.42%）、右旋大根香叶烯（6.03%）、月桂酸乙酯（5.81%）、癸酸乙酯（4.91%）、软脂酸乙酯（4.78%）、α-石竹烯（3.26%）、植酮（2.96%）、α-蒎烯（2.73%）、去氢白菖烯（2.63%）、壬醛（2.59%）、茴香脑（2.36%）、壬酸乙酯（2.28%）、(1R)-(+)-α-蒎烯（2.10%）、辛酸乙酯（1.92%）、胡薄荷酮（1.88%）、十四烷（1.64%）、右旋萜二烯（1.44%）、香叶基丙酮（1.36%）、十一酸乙酯（1.17%）、1-溴三十烷（1.01%）等。

【性味与功效】味甘，性平。疏散风热，明目退翳。用于风热目赤，肿痛羞明，眼生翳膜，风热头痛。

白茅根 ▼

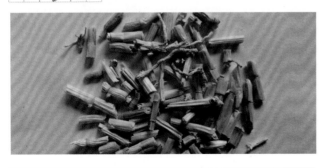

【基源】禾本科白茅属植物白茅 *Imperata cylindrica* Beauv.var. *major*(Nees)C.E.Hubb.（《中国植物志》白茅的学名为 *Imperata cylindrica* (Linn.) Beauv.）的干燥根茎。

【形态特征】多年生，具粗壮的长根状茎。高30~80cm。叶鞘聚集于秆基；叶舌膜质，分蘖叶片长约20cm，宽约8mm，扁平，质地较薄；秆生叶片长1~3cm，窄线形，质硬。圆锥花序稠密，长20cm，宽达3cm，小穗长4.5~6mm；两颖草质及边缘膜质，第一外稃卵状披针形，透明膜质，第二外稃卵圆形。颖果椭圆形，长约1mm。花果期4~6月。

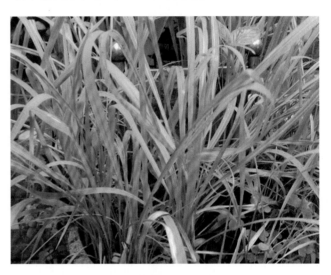

【习性与分布】生于低山带平原河岸草地、沙质草甸、荒漠与海滨。喜温暖湿润气候，喜阳耐荫，喜湿润，耐瘠薄和干旱。分布于辽宁、河北、山西、山东、陕西、新疆等北方地区。

【芳香成分】宋伟峰等（2012）用水蒸气蒸馏法提取的白茅根挥发油的主要成分为：亚油酸（44.99%）、棕榈酸（35.23%）、顺-7-十四烯醛（13.82%）、邻苯二甲酸二辛酯（2.58%）等。

【性味与功效】味甘，性寒。凉血止血，清热利尿。用于血热吐血，衄血，尿血，热病烦渴，湿热黄疸，水肿尿少，热淋涩痛。

麦芽 ▼

【基源】禾本科大麦属植物大麦 *Hordeum vulgare* Linn. 成熟果实发芽后干燥而得。

【形态特征】一年生。秆粗壮，高50~100cm。叶鞘松弛抱茎；两侧有两披针形叶耳；叶舌膜质，长1~2mm；叶片长9~20cm，宽6~20mm，扁平。穗状花序长3~8cm（芒除外），径约1.5cm，小穗稠密；

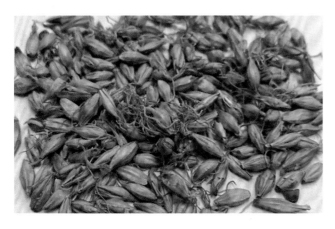

颖线状披针形；外稃具 5 脉，先端延伸成芒，芒长 8~15cm，边棱具细刺；内稃与外稃几等长。颖果熟时粘着于稃内，不脱出。

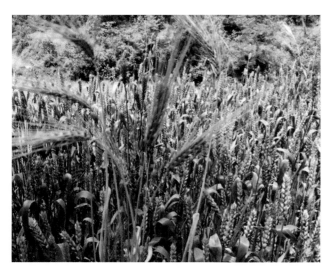

【习性与分布】耐旱、耐盐、耐低温冷凉、耐瘠薄。全国各地均有栽培。

【挥发油含量】水蒸气蒸馏的麦芽的得油率为 0.34%。

【芳香成分】董亮等（2013）用顶空固相微萃取法提取的麦芽药材挥发油的主要成分为：异戊醛（26.31%）、正己醛（24.69%）、2-甲基丁醛（12.87%）、反 -2- 壬烯醛（5.07%）、苯乙醛（3.87%）、异丁醛（2.37%）、乙酸乙酯（2.37%）、二甲基硫（2.04%）、苯甲醛（1.94%）、戊醛（1.76%）、异戊醇（1.15%）、3- 乙基 -2- 甲基 -1,3- 己二烯（1.08%）等。

【性味与功效】味甘，性平。行气消食，健脾开胃，回乳消胀。用于食积不消，脘腹胀痛，脾虚食少，乳汁郁积，乳房胀痛，妇女断乳，肝郁胁痛，肝胃气痛。生麦芽健脾和胃，疏肝行气。用于脾虚食少，乳汁郁积。炒麦芽行气消食回乳。用于食积不消，妇女断乳。焦麦芽消食化滞。用于食积不消，脘腹胀痛。

淡竹叶 ▼

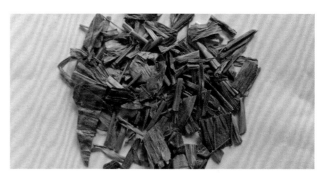

【基源】禾本科淡竹叶属植物淡竹叶 *Lophatherum gracile* Brongn. 的干燥茎叶。

【形态特征】多年生，具木质根头。须根中部膨大呈纺锤形小块根。高 40~80cm。叶舌质硬，褐色；叶片披针形，长 6~20cm，宽 1.5~2.5cm。圆锥花序长 12~25cm；小穗线状披针形；颖顶端钝，边缘膜质，第一颖长 3~4.5mm，第二颖长 4.5~5mm；第一外稃长 5~6.5mm，内稃较短；不育外稃向上渐狭小，互相密集包卷。颖果长椭圆形。花果期 6~10 月。

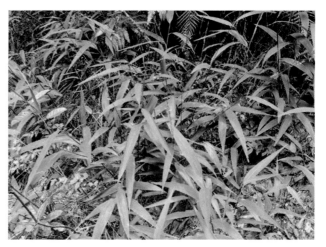

【习性与分布】生于山坡、林地或林缘、道旁阴蔽处。耐贫瘠，喜温暖湿润，耐阴亦稍耐阳。分布于江苏、安徽、浙江、江西、福建、台湾、湖南、广东、广西、四川、云南。

【挥发油含量】水蒸气蒸馏的淡竹叶的得油率 1.66%，超临界萃取的得油率为 0.61%~2.12%。

【芳香成分】薛月芹等（2009）用水蒸气蒸馏法提取的浙江临安产淡竹叶挥发油的主要成分为：2- 呋喃甲醛（14.40%）、乙酸丁酯（7.56%）、2- 己烯醛（6.69%）、2,3- 二氢苯并呋喃（4.92%）、(E,E)-

2,4- 庚二烯 - 醛（4.76%）、5- 甲基 -2- 呋喃甲醛（4.29%）、十四甲基环庚硅氧烷（3.44%）、5,6,7,7a- 四氢 -4,4,7a- 三甲基 -2(4H)- 苯并呋喃酮（3.43%）、N-(4- 溴 - 正丁基)-2- 哌啶酮（2.12%）、邻苯二甲酸二异丁酯（2.08%）、乙醛（2.00%）、2- 甲基己烷（1.90%）、2- 甲基戊烷（1.58%）、己烷（1.51%）、乙醇（1.40%）、反式 - β -5,6- 环氧 - 紫罗兰酮（1.35%）、草酸乙基异丁基酯（1.29%）、(E,E)-2,4- 山梨醛（1.20%）、3- 甲基己烷（1.14%）、苯甲醇（1.12%）等。倪克平等（2008）用同时蒸馏萃取法提取的淡竹叶挥发油的主要成分为：棕榈酸（30.74%）、橙花叔醇（12.04%）、亚麻酸（3.39 99%）、糠醛（3.41%）、2- 羟基苯乙酮（3.28%）、亚油酸（3.08%）、桉油精（3.04%）、植醇（2.67%）、6,10,14- 三甲基 -2- 十五酮（2.60%）、叶醇（2.05%）、二十二烷（1.97%）、二氢猕猴桃内酯（1.91%）、油酸（1.67%）、己酸（1.61%）、α - 松油醇（1.38%）、月桂酸（1.30%）、α - 杜松醇（1.26%）、己醛（1.23%）、苯并呋喃（1.15%）、5- 甲基糠醛（1.05%）、壬酸（1.01%）、紫罗兰酮（1.01%）等。巩江等（2009）用水蒸气蒸馏法提取的陕西秦岭产淡竹叶挥发油的主要成分为：苯甲醛（32.57%）、4- 乙烯基 -2- 甲氧基 - 苯酚（6.19%）、十五酸（5.68%）、反式 - β - 紫罗兰酮（4.72%）、2,3- 二氢苯并呋喃（4.71%）、苯甲醇（3.75%）、β - 芳樟醇（2.51%）、环己基甲酮（2.29%）、顺 -3- 苯甲酸己酯（1.96%）、香草醛（1.94%）、正壬醛（1.87%）、六羟法尼基丙酮（1.69%）、环己酮（1.26%）、间苯二酚（1.22%）、植醇（1.08%）、1- 辛烯 -3- 醇（1.06%）、苯乙醛（1.03%）等。

【性味与功效】味甘、淡，性寒。清热泻火，除烦止渴，利尿通淋。用于热病烦渴，小便短赤涩痛，口舌生疮。

竹茹 ▼

【基源】禾本科植物青秆竹 *Bambusa tuldoides* Munro、大头典竹 *Sinocalamus beecheyanus*（Munro）McClure var.pubescens P. F. Li 或淡竹（毛金竹）*PhylLostachys nigra*（Lodd.）Munro var. *henonis*（Mitf.）Stapf ex Rendle 的茎秆的干燥中间层。青秆竹和大头典竹竹茹芳香成分未见报道。

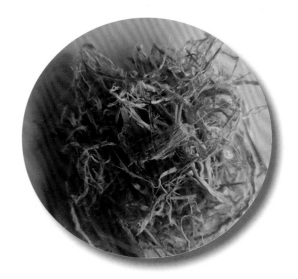

【形态特征】竿高 7~18m，中部节间长 25~30cm；竿环与箨环均隆起。箨耳长圆形至镰形，紫黑色，边缘生有紫黑色繸毛；箨舌拱形，紫色；箨片三角形，绿色。末级小枝具 2 或 3 叶；叶片质薄，长 7~10cm，宽约 1.2cm。花枝呈短穗状，基部 4~8 片苞片；佛焰苞 4~6 片，每片腋内有 1~3 枚假小穗。小穗披针形，具 2 或 3 朵小花；颖 1~3 片。笋期 4 月下旬。

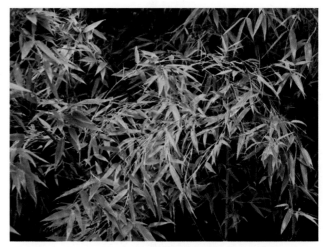

【习性与分布】生于林中。分布于黄河流域以南。

【挥发油含量】水蒸气蒸馏的淡竹竹茹的得油率为 0.012%。

【芳香成分】贠亚波等（2019）用水蒸气蒸馏法提取的四川产淡竹竹茹药材挥发油的主要成分为：十五酸（17.77%）、2- 羟基 - 环十五烷酮（13.48%）、十四酸（9.22%）、四十四烷（4.43%）、β - 桉叶醇（2.68%）、二十一烷（1.85%）等。

【性味与功效】味甘，性微寒。清热化痰，除烦止呕。用于痰热咳嗽，胆火挟痰，惊悸不宁，心烦失眠，中风痰迷，舌强不语，胃热呕吐，妊娠恶阻，胎动不安。

芦根 ▼

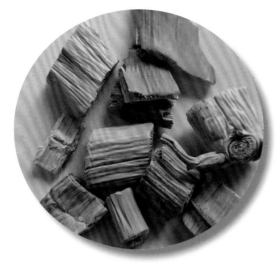

一不孕外稃雄性，长约 12mm，第二外稃长 11mm；内稃长约 3mm，两脊粗糙；颖果长约 1.5mm。

【习性与分布】生于江河湖泽、池塘沟渠沿岸和低湿地。全国各地均有分布。

【芳香成分】王华（2008）用同时蒸馏萃取法提取的云南产芦根干燥药材挥发油的主要成分为：邻苯二甲酸二辛酯（16.50%）、十六酸（15.70%）、亚油酸甲酯（4.99%）、糠醛（2.85%）、3-亚丁基-1(3H)-异苯并呋喃酮（2.82%）、4-羟基-3-甲氧基苯乙酮（1.31%）等。

【性味与功效】味甘，性寒。清热泻火，生津止渴，除烦，止呕，利尿。用于热病烦渴，肺热咳嗽，肺痈吐脓，胃热呕哕，热淋涩痛。

【基源】禾本科芦苇属植物芦苇 *Phragmites communis* Trin.（同种植物《中国植物志》学名为 *Phragmites australis* (Cav.) Trin. ex Steud.）的新鲜或干燥根茎。

【形态特征】多年生，根状茎十分发达。叶舌边缘密生一圈长约 1mm 的短纤毛，两侧缘毛长 3~5mm；叶片披针状线形，长 30cm，宽 2cm，顶端长渐尖成丝形。圆锥花序大型，长 20~40cm，宽约 10cm，分枝多数，着生稠密下垂的小穗；小穗含 4 花；颖具 3 脉；第

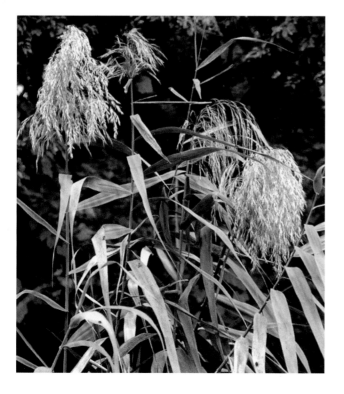

薏苡仁 ▼

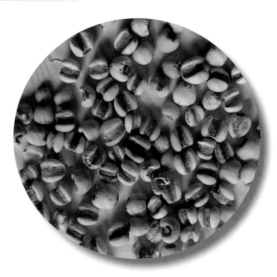

【基源】禾本科薏苡属植物薏苡 *Coix lacryma-jobi* Linn.var.ma-yuen（Roman.）Stapf（《中国植物志》薏苡的学名为 *Coix lacryma-jobi* Linn.）的干燥成熟种仁。

【形态特征】一年生粗壮草本。高 1~2m，具 10 多节。叶片扁平宽大，长 10~40cm，宽 1.5~3cm。总状花序腋生成束，4~10cm。雌小穗位于花序下部，外面包以骨质念珠状总苞，总苞卵圆形，珐琅质；第一颖卵圆形，顶端渐尖呈喙状。颖果小，雄小穗 2~3 对，着生于总状花序上部；雄小穗长 6~7mm，第一颖草质，边缘内折成脊，具翼，第二颖舟形。花果期 6~12 月。

【习性与分布】多生于湿润的屋旁、池塘、河沟、山谷、溪涧或易受涝的农田等地方,海拔200~2000m。喜温暖、潮湿。分布于辽宁、河北、山西、山东、陕西、河南、江苏、安徽、浙江、江西、湖北、湖南、福建、台湾、广东、广西、海南、四川、贵州、云南等省区。

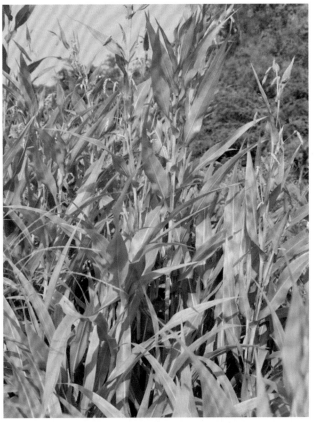

【挥发油含量】超临界萃取的种子的得油率为2.24%。

【芳香成分】邹耀洪等(1992)用同时蒸馏萃取法提取的薏苡仁挥发油的主要成分为:1,3-二氧杂环戊烷(10.20%)、2,4-二甲基-2-戊烯(10.10%)、2-甲基-2-己醇(9.70%)、4,8,8-三甲基-9-甲烯基十氢-1,4-亚甲基并薁(6.50%)、壬醛(3.75%)、十七烷(3.66%)、二十烷(3.42%)、己酸(3.36%)、十六烷(3.08%)、十八烷(2.99%)、十九烷(2.96%)、薄荷醇(2.59%)、2,6,10,14-四甲基十五烷(2.56%)、十五烷(2.56%)、十三烷(2.35%)、2-丁基-2-辛烯醛(2.20%)、十六酸(2.20%)、9-烯十八烯酸-2,3-二羟基丙酯(1.95%)、2-癸烯醛(1.83%)、3-壬烯-2-酮(1.83%)、苯并噻唑(1.68%)、十四烷(1.50%)、2,6-二甲基十七烷(1.25%)、3-甲基己烷(1.22%)、3-甲基-2-戊酮(1.22%)、5-丙基十三烷(1.04%)等。

【性味与功效】味甘、淡,性微寒。利水渗湿,健脾止泻,除痹,排脓,解毒散结。用于水肿,脚气,小便不利,脾虚泄泻,湿痹拘挛,肺痈,肠痈,赘疣,癌肿。

三棱 ▼

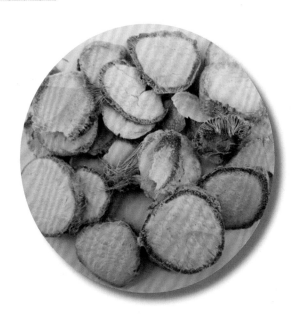

【基源】黑三棱科黑三棱属植物黑三棱 *Sparganium stoloniferum* (Graebn.) Buch.-Ham. ex Juz. 的干燥块茎。

【形态特征】多年生水生或沼生草本。块茎膨大;根状茎粗壮。茎直立,高0.7~1.2m。叶片长20~90cm,宽0.7~16cm,下部背面呈龙骨状凸起,基部鞘状。圆锥花序具3~7个侧枝,每个侧枝上着生7~11个雄性头状花序和1~2个雌性头状花序,主轴顶端通常具3~5个雄性头状花序;雄性头状花序呈球形;雄花花被片匙形。果实倒圆锥形,褐色。花果期5~10月。

【习性与分布】通常生于海拔1500m以下的湖泊、河沟、沼泽、水塘边浅水处,仅在西藏见于3600m的高山水域中。喜暖湿润气候,耐寒,不怕酷热,宜向阳、低湿环境。分布于黑龙江、吉林、辽宁、内蒙古、河北、山西、河南、陕西、宁夏、甘肃、山东、安徽、江苏、浙江、江西、湖南、湖北、贵州、四川、云南、西藏等省区。

【挥发油含量】水蒸气蒸馏的三棱的得油率为0.04%~3.19%。

【芳香成分】廖华军(2014)用水蒸气蒸馏法提取的三棱挥发油的主要成分为:[4aR-(4aα,7α,8aβ)]-十氢化-4a-甲基-1亚甲基-7-(甲基乙烯基)-萘(32.09%)、雪松醇(30.40%)、(E,E)-10-

(1- 甲基乙烯基)-3,7- 癸二烯 -1- 酮（6.54%）、
11- 十 二 烯 -1- 醇 三 氟 醋 酸 酯（4.55%）、
α,α,4- 三甲基 -3- 环己烯 -1- 甲醇（4.31%）、
[3R-（3α,3aβ,7β,8aα）]-2,3,4,7,8,8a- 六
氢 -3,6,8,8- 四甲基 -1H-3a,7- 亚甲基薁（4.05%）、
[1aR-(1aα,3aα,7bα)]-1a,2,3,3a,4,5,6,7b- 八
氢 -1,1,3a,7- 四甲基 -1H- 环丙烷 [a] 萘（2.50%）、
(Z,Z)-9,12- 亚 油 酸（2.50%）、3- 氯 乙 基 亚油酸
（2.04%）等。朱凤妹等（2010）用同时蒸馏萃取法
提取的三棱挥发油的主要成分为：3,5,6,7,8,8a- 六
氢 -4,8α - 二 甲 基 -6-(11- 甲 基 乙 烯 基)-2(1H) 萘酮
(12.95%)、2,4,6,7,8,8a- 六 氢 -5(1H)- 薁 酮（10.72%
)、十 氢 -4α - 甲 基 -1- 萘（5.78%）、3H-3a,7- 甲醇
薁（5.69%）、二苯胺（2.04%）、桉树脑（1.74%）、
1,2,3,4,5,6- 六 氢 -1,1,5,5- 四 甲 基 -(2S- 顺 式)-7H-
2,4a- 甲醇萘 -7- 酮（1.50%）、8,9- 脱氢新异长叶
烯（1.25%）、氧 化 石 竹 烯（1.21%）、十 氢 -4α -
甲 基 -1- 萘（1.20%）、6- 甲 氧 基 -2-(1- 丁 烯 -3-
基) 萘（1.16%）、衣 兰 烯（1.13%）、1- 乙 烯 基 -1-
甲 基 -2,4- 双 (1- 甲 基 乙 基)-1-(1α,2β,4β)- 环 己
烷（1.13%）、9- 柏木烷酮（1.10%）等。陈耀祖等
（1988）用水蒸气蒸馏法提取的三棱挥发油的主要
成分为：棕榈酸（32.70%）、苯乙醇（11.70%）、
对苯二酚（11.50%）8- 羟基 -3- 甲基 -3,4- 二氢
化 -1H-2- 苯并呋喃 -1- 酮（3.70%）、糠醇（2.30%）、
去氢木香内酯（2.00%）、2- 羟基 -5- 甲基苯乙酮
（1.90%）、2- 乙 酰 基 吡 咯（1.70%）、肉 豆 蔻 醚
（1.60%）、2,3- 二氢苯并呋喃（1.30%）、棕榈酸
乙酯（1.30%）、糠醛（1.20%）、己酸（1.20%）、
5- 甲基呋喃醛（1.20%）、5- 己基二氢 -2(3H)- 呋
喃酮（1.00%）、β - 榄香烯（1.00%）等。巩丽丽
（2011）用静态顶空萃取法提取的三棱挥发油的主
要成分为：糠醛（63.14%）、5- 甲基糠醛（6.54%）、
2- 甲基 - 丁醛（2.54%）、异戊醛（2.25%）、β -
法呢烯（1.28%）等。陆兔林等（1999）用水蒸气
蒸馏法提取的三棱挥发油的主要成分为：9,12- 二
烯十八烷酸（23.33%）、正十六烷酸（23.14%）、
2- 羟基环十五烷酮（9.28%）、1,2- 二甲氧基 -4-
(2- 丙烯基) 苯（6.67%）、正十五烷酸（5.43%）、
14- 十五烷酸（5.33%）、正十四酸（3.81%）、菲
（3.05%）、十六酸甲酯（2.86%）、1- 甲氧基 -4-
丙烯基苯（2.57%）、苍术醇（2.09%）、烯（2.05%）、

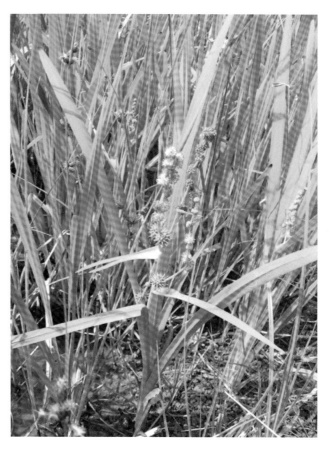

3,7- 二甲基 -10- 异丙叉 -3,7- 环癸二烯酮（1.71%）、
1,4,6- 三甲基萘（1.52%）、芹菜脑（1.43%）、1,7,7-
三甲基二环 [2.2.1]-2- 庚酮（1.00%）等。

【性味与功效】味苦，性平。破血行气，消积止痛。
用于症瘕痞块，痛经，瘀血经闭，胸痹心痛，食积
胀痛。

榧子 ▼

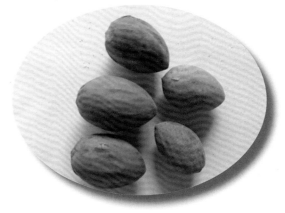

【基源】红豆杉科榧树属植物榧树 *Torreya grandis* Fort. ex Lindl. 的干燥成熟种子。

【形态特征】乔木，高达 25m。叶条形，列成两列，长 1.1~2.5cm，宽 2.5~3.5mm。雄球花圆柱状，长约 8mm，基部的苞片有明显的背脊，雄蕊多数。种子椭圆形、卵圆形、倒卵圆形或长椭圆形，长 2~4.5cm，径 1.5~2.5cm，熟时假种皮淡紫褐色，有白粉，顶端微凸，基部具宿存的苞片，胚乳微皱；初生叶三角状鳞形。花期 4 月，种子翌年 10 月成熟。

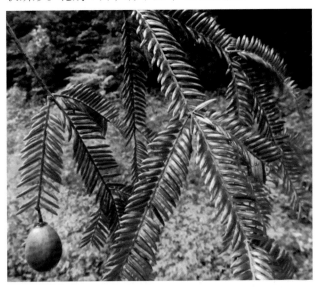

【习性与分布】生于海拔 1400m 以下，温暖多雨环境。喜温暖湿润，能耐寒，忌强烈日光，不耐旱涝，忌积水。分布于江苏、四川、湖南、福建、江西、安徽、浙江、贵州等省区。

【芳香成分】朱亮锋等（1993）用水蒸气蒸馏法提取的榧子挥发油的主要成分为：柠檬烯（15.92%）、β-杜松烯（15.80%）、β-金合欢烯（7.23%）、β-荜澄茄烯异构体（5.44%）、δ-杜松醇（5.41%）、α-蒎烯（3.72%）、α-松油醇（2.31%）、松油烯-4（1.74%）、芳樟醇（1.47%）、β-荜澄茄烯（1.43%）、莔烯-2（1.11%）、α-荜澄茄烯（1.09%）等。

【性味与功效】味甘、涩，性平。杀虫消积，润肺止咳，润燥通便。用于钩虫病，蛔虫病，绦虫病，虫积腹痛，小儿疳积，肺燥咳嗽，大便秘结。

【注】榧树除种子《药典》入药外，枝叶（榧枝叶）也可入药。用水蒸气蒸馏法提取的浙江诸暨产榧树叶挥发油的主要成分为：柠檬烯（44.24%）、α-蒎烯（20.75%）、δ-3-莔烯（4.00%）、α-依兰油烯（1.71%）、β-蒎烯（1.69%）、香叶烯（1.42%）、菲烯醇（1.27%）、反式-β-金合欢烯（1.18%）、δ-杜松烯（1.09%）、γ-依兰油烯（1.05%）等（何关福等，1986）。榧枝叶祛风除湿。治风湿疮毒

荜茇 ▼

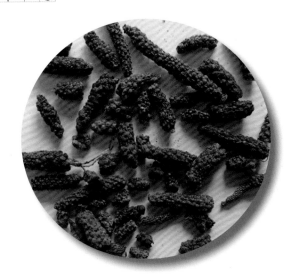

【基源】胡椒科胡椒属植物荜茇 *Piper longum* Linn. 的干燥近成熟或成熟果穗。

【形态特征】攀援藤本，长达数米。叶纸质，有密细腺点，卵圆形，长 6~12cm，宽 3~12cm。花单性，雌雄异株，聚集成与叶对生的穗状花序。苞片近圆形。雌花序苞片略小，直径 0.9~1mm。浆果下部嵌生于花序轴中并与其合生，上部圆，顶端有脐状凸起，直径约 2mm。花期 7~10 月。

【习性与分布】生长在海拔 200~1000m 的低谷、河谷和盆地边缘的湿热地区。多生长在竹林、芭蕉林下、村寨篱笆周围及河滩旷地。分布于云南、广西、广东、福建、海南等省区。

【挥发油含量】水蒸气蒸馏的荜茇的得油率为 0.55%~1.19%；超临界萃取的得油率为 4.36%~9.70%。

【芳香成分】容蓉等（2010）用水蒸气蒸馏法提取的海南产荜茇挥发油的主要成分为：[S-(E,E)]-1-甲基-5-亚甲基-8-(1-甲基乙基)-1,6-环癸二烯（24.04%）、石竹烯（9.37%）、8-十七烷烯（7.78%）、4(14),11-桉叶油烯（6.23%）、十五烷（5.34%）、十七烷（5.15%）、(S)-1-甲基-4-(5-甲基-1-亚甲基-4-己烯基)环己烯（4.44%）、(-)-α-人参烯（2.86%）、[S-(R*,S*)]-5-(1,5-二甲基-4-己烯基)-2-甲基-1,3-环己二烯（2.73%）、(E)-5-十八烷烯（2.39%）、[2R-(2α,4aα,8aβ)]-1,2,3,4,4a,5,6,8a-八氢-4a,8-二甲基-2-(1-甲基乙基)萘（2.02%）、α-石竹烯（1.99%）、Z-5-十九烷烯（1.93%）、3,7-

二甲基 -1,3,7- 辛三烯（1.43%）、(Z)-7,11- 二甲基 -3- 亚甲基 -1,6,10- 十二烷三烯（1.17%）等。吴知行等（1994）用水蒸气蒸馏法提取的荜茇挥发油的主要成分为：十七烯（14.20%）、十七烷（12.10%）、十五烷（10.60%）、α- 姜烯（8.91%）、1- 十七烯（8.14%）、β- 芹子烯（5.29%）、β- 荜澄茄油烯（4.14%）、α- 葎草烯（2.29%）、(-)- 叶苔醇（2.27%）、β- 金合欢烯（1.71%）、十三烷（1.62%）、1- 十九烯（1.52%）、顺式十氢化萘（1.20%）、十九烷（1.17%）等。李熙灿等（2006）用水蒸气蒸馏法提取的海南产荜茇挥发油的主要成分为：氧化石竹烯（11.51%）、α- 石竹烯(8.50%）、石竹烯(8.25%）、1- 氯十八烷（8.04%）、3,4- 二甲基 -1- 甲酰基 -3- 环己烯（7.32%）、8- 十七烯（5.10%）、里哪醇（4.51%）、正十七烷（4.44%）、S-4-(5- 甲基 -1- 亚甲基 -4- 己烯基)- 环己烯（4.20%）、大根香叶烯 D（3.85%）、4(14),11- 桉叶油二烯（3.71%）、1- 十七烯（3.10%）、(-)-α- 人参萜烯（2.91%）、(-)- 蓝桉醇（1.78%）、苯乙酮（1.60%）、1- 十五烯（1.53%）、1- 甲基 -4-(1,5- 二甲基 -1,4- 己二烯基) 环己烯（1.42%）、1S,2α,4β-1- 甲基 -1- 乙烯基 -2,4- 二 (甲基乙烯基)- 环己烷（1.31%）、2- 甲基 -5-(1,5- 二甲基 -4- 己烯基)-1,3- 环己二烯（1.24%）、(-)- 桉油烯醇（1.18%）、喇叭茶醇（1.03%）等。张裕强等 (2008) 用水蒸气蒸馏法提取的云南产荜茇挥发油的主要成分为：豆甾烷 -3,5- 二烯（33.99）、麦角甾 -4,6,22- 三烯 -3- 醇（7.00%）、3- 苯基 -1-(3- 苯基 -1H- 异吲哚 -1- 亚基)-1H- 异吲哚（6.34%）、(3β,22Z)- 乙酸酯 - 豆甾 -5,22- 二烯 -3- 醇（5.86%）、[S-(E,E)]-1- 甲基 -5- 亚甲基 -8-(1- 甲基乙基)-1,6- 环癸二烯（3.21%）、8a- 二甲基 -6-(1- 甲基乙基基)-3,5,6,7,8,8a- 六氢 -4-2(1H) 萘酮（3.04%）、豆甾烷 -3,5,22- 三烯（2.76%）、石竹烯（2.16%）、维生素 E（2.04%）、α- 甲基胆甾 -7- 烯 -3- 酮（2.01%）、(Z)-3- 十七碳烯（1.94%）、癸硫（1.94%）、(5β)- 乙烯基 -A- 去甲胆甾烷 -3- 酮（1.61%）、(1R,2S,8R,8Ar)-8- 乙酸基 (乙酰氧基)-1-(2- 羟基乙基)-1,2,5,5- 四甲基 - 反 - 十氢化萘（1.44%）、正十七烷（1.30%）、(3β)- 乙酸酯 -9,19- 环羊毛甾 -24- 烯 -3- 醇（1.24%）、(1S-cis)-1,2,3,5,6,8a- 六 氢 -4,7- 二 甲 基 -1-(1- 甲基乙基) 萘（1.23%）、8- 十七碳烯（1.23%）、桉烷 -4(14)-11- 二烯（1.19%）、正十五烷（1.18%）、(S)-1- 甲基 -4-(5- 甲基 -1- 亚甲基 -4- 己烯基)-

环己烯（1.07%）、八氢 -4- 甲基 -4,2,8- 乙基亚基 -2H-1- 苯并吡喃（1.04%）、2,6- 二甲基 -6-(4- 甲基 -3- 戊烯基)- 二环 [3.1.1]-2- 庚烯（1.00%）等；用超临界 CO_2 萃取法提取的荜茇挥发油的主要成分为：胡椒碱（29.27%）、十四氢 -1- 甲基菲（19.82%）、(2,5- 二甲氧基苯基)-4- 甲氧基 - 苯酰胺（6.79%）、(Z)-3- 十七碳烯（4.48%）、2- 重氮基 -2,3- 二氢 -3- 甲基 -1H-1- 茚酮（3.83%）、正十七烷（3.27%）、长叶薄荷酮（3.17%）、(1R)-1,7,7- 三甲基 - 二环 [2.2.1] 庚烷 -2- 酮（3.10%）、4-[(1- 羧基 -2- 甲基丁基) 氨基]-2(1H)- 嘧啶酮（2.93%）、十氢 -2- 甲基 - 萘（2.83%）、[S-(E,E)]-1- 甲基 -5- 亚甲基 -8-(1- 甲基乙基)-1,6- 环癸二烯（2.50%）、反式 - 八氢 -2(1H)- 萘酮（2.42%）、8- 十七碳烯（2.41%）、苯丙酸（2.19%）、正十五烷（1.67%）、石竹烯（1.28%）、(S)-1- 甲基 -4-(5- 甲基 -1- 亚甲基 -4- 己烯基)- 环己烯（1.12%）、1- 十九碳烯（1.10%）、[4aR-(4aα,7α,8aβ)]- 十氢 -4a- 甲基 -1- 亚甲基 -7-(1- 甲基乙烯基)- 萘（1.08%）、1- 甲基 - 环癸烷（1.07%）等。陆占国等（2011）用顶空固相微萃取法萃取的荜茇挥发油主要成分为：β- 石竹烯 (17.93%)、β- 荜澄茄油烯 (15.89%)、十五烷（8.29%）、β- 芹子烯 (6.67%)、雪松烯（6.34%）、β- 反式罗勒烯 (6.17%)、十三烷（4.88%）、α- 罗勒烯（3.26%）、α- 人参烯（2.72%）、顺 -2- 烯十六醇（2.68%）、杜松烯（2.45%）、1- 十五烯（2.35%）、α- 芹子烯（2.18%）、珀帕烯（1.92%）、芳樟醇（1.76%）、莰烯（1.72%）、β- 古芸烯（1.72%）、α- 蒎烯（1.58%）、β- 蒎烯（1.23%）、(E)-6- 十三烯（1.01%）等。

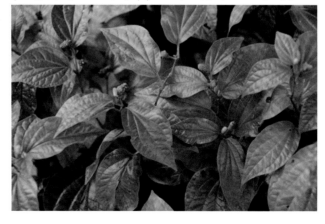

【性味与功效】味辛，性热。温中散寒，下气止痛。用于脘腹冷痛，呕吐，泄泻，寒凝气滞，胸痹心痛，头痛，牙痛。

海风藤 ▼

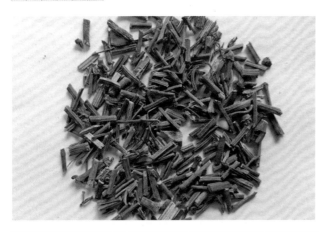

【基源】胡椒科胡椒属植物风藤 *Piper kadsura* (Choisy) Ohwi 的干燥藤茎。

【形态特征】木质藤本。叶近革质，具白色腺点，卵形，长 6~12cm，宽 3.5~7cm。花单性，雌雄异株，聚集成与叶对生的穗状花序。雄花序长 3~5.5cm；苞片圆形，盾状，直径约 1mm，边缘不整齐，腹面被白色粗毛。雌花序短于叶片；苞片和花序轴与雄花序的相同；子房球形，离生，柱头 3~4，线形，被短柔毛。浆果球形，褐黄色，直径 3~4mm。花期 5~8 月。

【习性与分布】生于低海拔林中，攀援于树上或石上。喜高温、潮湿、静风的环境。分布于福建、浙江、台湾等省区。

【挥发油含量】水蒸气蒸馏的海风藤的得油率为 0.20%~0.58%，超临界萃取的得油率为 0.90%。

【芳香成分】王贤亲等（2009）用水蒸气蒸馏法提取的浙江温州产海风藤挥发油的主要成分为：喇叭茶萜醇（39.62%）、长叶蒎烯环氧化物（8.52%）、(Z,Z)-β-金合欢烯（6.19%）、广藿香烷（4.48%）、橙花叔醇

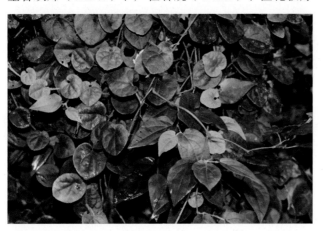

（4.26%）、没药醇氧化物（3.97%）、4-萜品醇（3.78%）、9-十八碳烯（2.92%）、α-紫穗槐烯（2.81%）、α-红没药醇氧化物（2.67%）、α-石竹烯（2.53%）、n-十六酸（1.70%）、吉玛烯 D（1.62%）、四甲基环癸二烯甲醇（1.48%）、Z-α-反式-香柠檬醇（1.42%）、α-波旁老鹳草烯（1.08%）、α-雪松烯（1.08%）等。李娜等（2013）用水蒸气蒸馏法提取的福建福州产海风藤挥发油的主要成分为：α-石竹烯（15.84%）、反-橙花叔醇（15.18%）、石竹烯（8.92%）、石竹烯氧化物（7.65%）、匙叶桉油烯醇（5.05%）、β-水芹烯（3.33%）、喇叭茶醇（2.35%）、β-蒎烯（2.19%）、γ-芹子烯（1.98%）、胡椒烯（1.69%）、α-蒎烯（1.60%）、去氢白菖烯（1.50%）、3,7(11)-桉叶二烯（1.24%）、[1α,4aα,8aα]-1,2,4a,5,6,8a-六氢-4,7-二甲基-1-(1-甲基乙基)萘（1.05%）等。

【性味与功效】味辛、苦，性微温。祛风湿，通经络，止痹痛。用于风寒湿痹，肢节疼痛，筋脉拘挛，屈伸不利。

胡椒 ▼

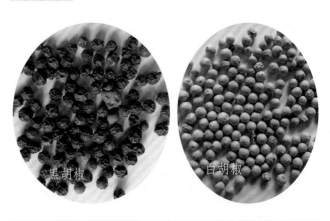

黑胡椒　　　　　白胡椒

【基源】胡椒科胡椒属植物胡椒 *Piper nigrum* Linn. 的干燥近成熟或成熟果实。

【形态特征】木质攀援藤本。叶厚，近革质，卵状长圆形，长 10~15cm，宽 5~9cm。花杂性，通常雌雄同株；花序与叶对生，短于叶或与叶等长；苞片匙状长圆形，长 3~3.5cm，顶端阔而圆，呈浅杯状，狭长处与花序轴合生，仅边缘分离。浆果球形，直径 3~4mm，成熟时红色，未成熟时干后变黑色。花期 6~10 月。

【习性与分布】生长于荫蔽的树林中。适于高温潮湿环境，耐热、耐寒、耐旱、耐风，不耐水涝。台湾、

福建、海南、广东、广西、云南有栽培。

【挥发油含量】水蒸气蒸馏的胡椒的得油率为1.00%~4.70%，超临界萃取的得油率为3.01%~7.80%，溶剂萃取的得油率为3.70%~12.90%。

【芳香成分】胡椒挥发油的主成分有：3-蒈烯（24.17%~34.64%）、石竹烯（20.62%~48.41%）等，也有主成分不同的报告。赵丽娟等（2001）用同时蒸馏萃取法提取的海南产白胡椒挥发油的主要成分为：3-蒈烯（24.17%）、D-苧烯（21.94%）、β-蒎烯（14.34%）、1R-α-蒎烯（8.66%）、石竹烯（8.32%）、α-水芹烯（7.82%）、β-月桂烯（4.44%）、1-甲基-4-异丙基苯（2.11%）、4-蒈烯（1.46%）、4-乙烯基-4-甲基-3-(1-甲基乙烯基)-1-(1-甲基乙基)环己烯（1.14%）等。侯冬岩等（2005）用水蒸气蒸馏法提取的海南三亚产野生黑胡椒挥发油的主要成分为：石竹烯（31.66%）、蒈烯-3（8.60%）、柠檬烯（8.05%）、1,7,7-三甲基-2-乙烯基双环[2.2.1]庚-2-烯（7.08%）、1,2-间苯甲酸双(2甲基丙基)酯（5.13%）、可巴烯（4.89%）、β-蒎烯（4.14%）、氧化石竹烯（4.08%）、蒈烯-4（3.73%）、1,1,4,8-四甲基-4,7,10-环十一三烯（3.28%）、4,7-二甲基-1-异丙基-1,2,3,5,6,8a-六氢化萘（2.56%）、α-水芹烯（1.80%）、1-甲基-4-异丙基苯（1.46%）、3,7-二甲基-1,6-辛二烯-3-醇（1.31%）、4-甲基-1-异丙基双环[3.1.1]己-2-烯（1.05%）、4,8-二甲基-2-(1-甲基乙烯基)八氢化萘（1.03%）等。王延辉等（2016）用同时蒸馏萃取法提取的海南产胡椒挥发油的主要成分为：柠檬醛（22.99%）、β-柠檬醛（18.38%）、D-柠檬烯（7.89%）、芫荽醇（2.63%）、(+)-香茅醛（2.37%）、顺马鞭草烯醇（2.36%）、石竹烯（2.29%）、L-松油醇（2.21%）、左旋-β-

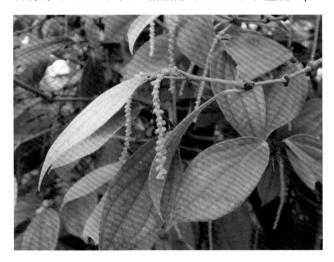

蒎烯（2.03%）、桉树醇（1.97%）、香叶醇（1.55%）、(S)-顺马鞭草烯醇（1.40%）、β-榄香烯（1.20%）、顺-香叶醇（1.05%）等。

【性味与功效】味辛，性热。温中散寒，下气，消痰。用于胃寒呕吐，腹痛泄泻，食欲不振，癫痫痰多。

【注】胡椒除果实《药典》入药外，根（胡椒根）、叶（胡椒叶）也可入药。胡椒根：水蒸气蒸馏的胡椒根及根茎的得油率为0.30%~3.10%，超临界萃取的干燥根的得油率为2.30%~2.31%。胡椒根挥发油的主成分多为反式-石竹烯（47.62%~51.20%），也有主成分不同的报告。敖平等（1998）用水蒸气蒸馏法提取的海南产胡椒根挥发油的主要成分为：反式-石竹烯（51.20%）、顺式-石竹烯（6.76%）、δ-3-蒈烯（6.00%）、葎草烯（3.67%）、柠檬烯（2.97%）、β-蒎烯（1.35%）等。侯冬岩等（2004）用同时蒸馏-萃取法提取的胡椒根挥发油的主要成分为：金合欢醇（18.04%）、3-蒈烯（14.26%）、石竹烯（13.70%）、D-柠檬烯（8.77%）、2-甲基-苯并[e]茚（6.68%）、5-丁基-6-己基-八氢化-1H-茚（6.48%）、1,1,4,8-四甲基-4,7,10-环十一三烯（6.32%）、β-蒎烯（6.23%）、2,6-双(1,1-二甲基乙基)-2,5-环己二烯-1,4-二酮（5.72%）、丁羟基甲苯（4.00%）、α-蒎烯（3.31%）、十六烷（2.90%）、十五烷（1.95%）、9-乙基-4,4,8,10-四甲基十氢化萘（1.91%）、1,1,4,4,7,7-六甲基环壬烷（1.44%）、α-水芹烯（1.43%）、3-甲基-4-甲酯基己-2,4-二烯酸（1.35%）、珀杷烯（1.17%）等。胡椒叶：水蒸气蒸馏的胡椒新鲜叶的得油率为0.86%，石油醚萃取的新鲜叶的得油率为1.00%。穆晗雪等（2017）用水蒸气蒸馏法提取的海南文昌产胡椒新鲜叶挥发油的主要成分为：环己烷（46.76%）、3-甲基己烷（16.14%）、1,2-二甲基环戊烷（14.59%）、1,3-二甲基环戊烷（8.84%）、庚烷（3.24%）、3,3-二甲基戊烷（2.26%）、石竹烯（2.25%）等。张伟等（2017）用顶空固相微萃取法提取的海南万宁产胡椒新鲜叶挥发油的主要成分为：β-石竹烯（15.72%）、柠檬烯（9.39%）、3-蒈烯（9.32%）、β-蒎烯（6.80%）、α-萜品烯（4.98%）、1R-α-蒎烯（3.86%）、D-杜松烯（3.36%）、β-芹子烯（2.03%）、1,7,7-三甲基-2-乙烯基二环[2.2.1]庚-2-烯（1.96%）等。胡椒根、胡椒叶味辛，性热。温中散寒，理气止痛。治胃寒呕吐，腹痛腹泻，慢性气管炎，哮喘；外用治疟疾。

黑芝麻 ▼

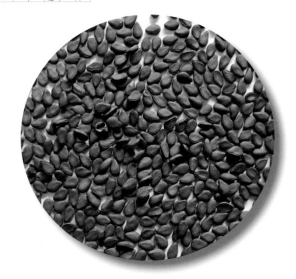

【基源】胡麻科胡麻属植物芝麻 *Sesamum indicum* Linn. 的干燥成熟种子。

【形态特征】一年生直立草本，高60~150cm。叶矩圆形或卵形，长3~10cm，宽2.5~4cm，下部叶常掌状3裂，中部叶有齿缺，上部叶近全缘。花单生或2~3朵同生于叶腋内。花萼裂片披针形。花冠长2.5~3cm，筒状，白色而常有紫红色或黄色的彩晕。蒴果矩圆形，长2~3cm，直径6~12mm。种子有黑白之分。花期夏末秋初。

【习性与分布】原产于热带，是喜温作物，怕寒冷，怕水淹。全国各地均有分布。

【芳香成分】陈俊卿等（2005）用顶空萃取法提取的黑芝麻挥发油的主要成分为：戊烷（16.52%）、丙酮（12.17%）、乙醛（10.97%）、庚醛（9.51%）、甲基吡嗪（7.32%）、己醛（5.61%）、2,6-二级

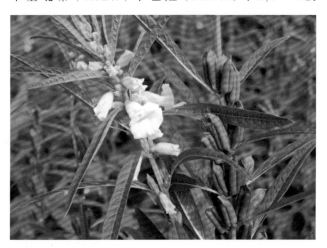

吡嗪（3.16%）、乙酸（3.12%）、噻吩（2.54%）、乙酸甲酯（2.32%）、2-甲基丙醛（2.06%）、二硫碳化合物（1.99%）、(Z)-2-庚醛（1.74%）、3-甲基丁醛（1.73%）、2-甲基呋喃（1.67%）、戊醛（1.59%）、2-丁酮（1.11%）、1-戊醇（1.01%）等。

【性味与功效】味甘，性平。补肝肾，益精血，润肠燥。用于精血亏虚，头晕眼花，耳鸣耳聋，须发早白，病后脱发，肠燥便秘。

核桃仁 ▼

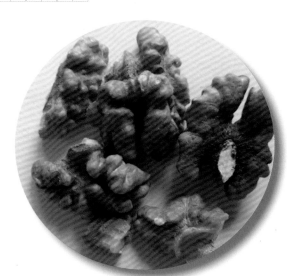

【基源】胡桃科胡桃属植物胡桃 *Juglans regia* Linn. 的干燥成熟种子。

【形态特征】乔木，高达20~25m。奇数羽状复叶长25~30cm；小叶通常5~9枚，椭圆状卵形，长约6~15cm，宽约3~6cm。雄性柔荑花序下垂，长约5~10cm。雄花的苞片、小苞片及花被片均被腺毛。雌性穗状花序通常具1~4雌花。果序短，杞俯垂，具1~3果实；果实近于球状，直径4~6cm。花期5月，果期10月。

【习性与分布】生于海拔400~1800m的山坡及丘陵地带，我国平原及丘陵地区常见栽培。喜温暖湿润、阳光充足环境，较耐干冷，不耐湿热。抗旱性较弱，不耐盐碱，不耐水淹。分布于华北、西北、西南、华中、华东、华南各省区。

【芳香成分】王影等（2016）用顶空固相微萃取法提取的陕西产'杂果仁白二'核桃仁挥发油的主要

成分为：己醛（29.01%）、苯甲醛（3.34%）、戊醛（1.11%）、柠檬烯（1.09%）等。安冉等（2016）用顶空固相微萃取法提取的新疆新和产核桃仁挥发油的主要成分为：4- 羟基 - 丁酸（29.22%）、α- 蒎烯（22.02%）、苄基异戊基醚（11.58%）、香芹烯（4.21%）、α- 水芹烯（3.81%）、对伞花烃（3.30%）、邻伞花烃（2.81%）、己醛（2.78%）、邻二甲苯（2.45%）、琥珀酸苯氧基乙酸乙酯（2.23%）、β- 蒎烯（2.09%）、乙酸桃金娘烯酯（1.23%）、2,2,3,4- 四甲基 - 戊烷（1.18%）、5,6,7- 三甲氧基 -1- 茚酮（1.17%）等。

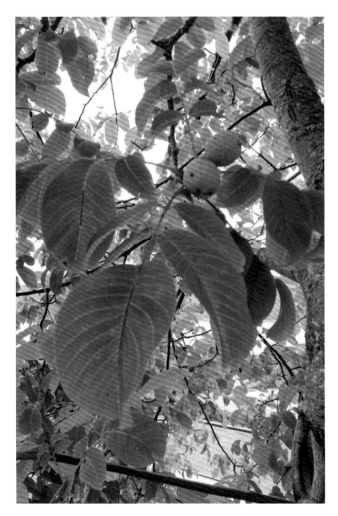

【性味与功效】味甘，性温。补肾，温肺，润肠。用于肾阳不足，腰膝酸软，阳痿遗精，虚寒喘嗽，肠燥便秘。

【注】胡桃除种子《药典》入药外，叶（胡桃叶）、花（胡桃花）、树皮（胡桃树皮）、果实的木质隔膜（分心木）均可入药。胡桃叶：水蒸气蒸馏的叶的得油率为 0.27%~0.48%。巩江等（2010）用水蒸气蒸馏法提取的胡桃叶挥发油的主要成分为：反 -(+)- 橙花叔醇（45.14%）、叶醇 (8.62%)、金合欢醇 (5.54%

）、4- 乙烯基 -2- 甲氧基 - 苯酚（3.84%）、壬醛（1.91%）、香豆满（1.79%）、4- 己烯 -1- 醇（1.78%）、正二十一烷（1.69%）、β- 芳樟醇（1.68%）、环己酮（1.35%）等。卓志航等（2016）用顶空固相微萃取法提取的四川罗江产胡桃新鲜叶挥发油的主要成分为：1- 石竹烯（20.48%）、β- 蒎烯（16.40%）、(3aS,3bR,4S,7R,7aR)-7- 甲基 -3- 乙叉 -4- 异丙基八氢 -1H- 盐酸环戊醇乙胺酯 [1.3] 环丙烷 [1,2] 苯（11.12%）、(1R)-(+)-α- 蒎烯（9.68%）、右旋萜二烯（7.48%）、蘑菇醇（7.06%）、胡桃醌（6.16%）、(Z)-3,7- 二甲基 -1,3,6- 十八烷三烯（2.96%）、芳樟醇（2.21%）、5- 丁香酚（1.78%）、Z,Z,Z-1,5,9,9- 四甲基 -1,4,7- 环十一碳三烯（1.69%）、二环大根香叶烯（1.61%）、反式 -2- 己烯醛（1.39%）、左旋 -β- 蒎烯（1.26%）、(E)-β- 金合欢烯（1.22%）等。刘亚敏等（2004）用水蒸气蒸馏法提取的陕西杨凌产 '西洛 3 号' 核桃阴干叶挥发油的主要成分为：[1aR-(1aα,7α,7aβ,7bα)]-1a,2,3,5,6,7,7a,7b- 八氢 -1,1,4,7- 四甲基 -1H- 环丙 [e] 薁（49.15%）、[1aR-(1aα,7α,7aα,7bα)]-1a,2,3,5,6,7,7a,7b- 八氢 -1,1,7,7a- 四甲基 -1H- 环丙 [a] 萘（9.29%）、(1S)- 顺 -1,2,3,4,5,6,7,8- 八氢 -1,4- 二甲基 -7-(1- 甲基亚乙基) 薁（8.52%）、丁香酚（3.90%）、(2R)-1,2,3,4,4a,5,6,8 a- 八氢 -1α,1,4a,8- 四甲基 -2- 萘甲醇（2.51%）、(1S)-6- 二甲基 -2- 亚甲基双环 [3.1.1] 庚 -3- 醇（2.34%）、4,11,11- 三甲基 -8- 亚甲基双环 [7.2.0] 十一碳 -4- 烯（1.64%）、(E)-6,10- 二甲基 -5,9- 十一碳二烯 -2- 酮（1.57%）、(2R)-1'α,1α,4a- 三甲基 -8- 亚甲基 - 十氢 -2- 萘甲醇（1.55%）、(E)-7,11- 二甲基 -3- 亚甲基 -1,6,10- 十二碳三烯（1.34%）、牻牛儿烯（1.16%）、(1S)-4,6,6- 三甲基双环 [3.1.1] 庚 -3- 烯 -2- 酮（1.14%）、6,6- 二甲基双环 [3.1.1]-2- 烯 -2- 甲醇（1.06%）、6,10,14- 三甲基 -2- 十五烷酮（1.06%）等。张捷莉等（1998）用水蒸气蒸馏法提取的辽宁千山产核桃阴干叶挥发油的主要成分为：苯甲醇（10.48%）、甲酸乙酯（8.42%）、2- 甲氧基 -4-(2- 丙烯基) 苯酚（7.96%）、姜黄烯（5.85%）、反 - 石竹烯（4.08%）、(E)-2- 己烯醛（3.79%）、1,1- 二乙氧基乙烷（3.38%）、苯乙醇（3.17%）、δ- 杜松烯（2.41%）、N- 苯基苯胺（2.38%）、乙醇（2.34%）、4- 甲基 -1- 异丙基 -3- 环己烯 -1- 醇（2.28%）、葎草烯（2.08%）、十七烷（1.99%）、2,3,5,6- 四乙基苯酚（1.92%）、2-

异丙基-5-甲基-9-亚甲基-双环[4.4.0]癸-1-烯（1.91%）、1,2,3-三甲基苯（1.89%）、1,2-二甲氧基-4-(2-丙烯基)苯（1.89%）、苯并噻唑（1.29%）、2-羟基苯甲酸甲酯（1.21%）等。胡桃叶味苦、涩，性平，有毒。解毒，消肿。用于象皮肿，白带过多，疥癣。**胡桃花**：吕玉年等（2011）用水蒸气蒸馏法提取的胡桃干燥花序挥发油的主要成分为：邻苯二甲酸丁酯(25.24%)、二十四烷（22.62%）、二十三烷(22.61%)等。胡桃花味甘、微苦，性温。软坚散结，除疣。治赘疣。**胡桃树皮**：卓志航等（2016）用顶空固相微萃取法提取的四川罗江产胡桃新鲜树皮挥发油的主要成分为：桉叶油醇（17.37%）、左旋-β-蒎烯（12.31%）、p-伞花烃（12.00%）、2-正戊基呋喃（9.28%）、胡桃醌（7.03%）、(1R)-(+)-α-蒎烯（6.50%）、b-绿叶烯（5.55%）、萜品烯（4.90%）、异松油烯（4.42%）、1-石竹烯（3.94%）、罗勒烯（2.08%）、顺-2-(2-戊烯基)呋喃（2.00%）、α-萜品烯（1.48%）、百里醌（1.34%）、反-2,6-壬二醛（1.18%）、反式蒎茨酮(1.14%)、苯乙烯（1.12%）等。胡桃树皮味苦、涩，性凉。涩肠止泻，解毒，止痒。治痢疾，麻风结节，肾囊风，皮肤瘙痒。**分心木**：李平等（2016）用顶空固相微萃取法提取胡

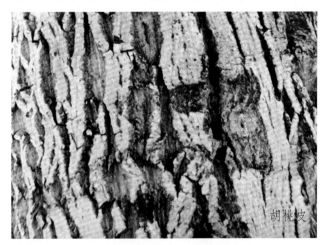

胡桃皮

桃干燥分心木水提液的挥发性成分，不同萃取头萃取的成分不同。以 50/30 μm DVB/CAR/PDMS 萃取头提取的主要成分为：己醛（52.34%）、萘（7.66%）、甲酸己酯（6.57%）、(E)-2-辛烯醛（6.01%）、2-乙基-1-己醇（4.27%）、1-辛烯-3-醇（3.62%）、(E)-2-庚烯醛（2.80%）、壬醛（1.95%）、(E)-3-辛烯-2-酮（1.64%）、氯乙酸壬酯（1.45%）、硝基苯（1.30%）、(E)-2-壬烯醛（1.16%）等；以 100 μm PDMS 萃取头提取的主要成分为：3-氯苯

亚甲基丙酮（24.70%）、二乙二醇二丁醚（11.29%）、2-甲基萘（4.19%）、2-甲基丁二酸二丁酯（3.97%）、己二酸二异丁酯（3.53%）、邻苯二甲酸二丁酯（3.24%）、萘（2.77%）、戊酸丙酯（2.38%）、2,6-二(1,1-二甲基乙基)-2,5-环己二烯-1,4-二酮（2.34%）、丁二酸二(2-甲基丙基)酯（2.27%）、戊二酸二丁酯（2.25%）、十五烷（1.96%）、(E)-6,10-二甲基-5,9-十一双烯-2-酮（1.85%）、雪松醇（1.80%）、芴（1.74%）、十七烷（1.62%）、2,7-二甲基萘（1.59%）、十四酸异丙酯（1.59%）、氧芴（1.49%）、苯甲酸-2-乙基己基酯（1.39%）、十六烷酸乙酯（1.37%）、香橙烯（1.32%）、2-(苯基亚甲基)-辛醛（1.22%）、菲（1.11%）、4-甲基氧芴（1.01%）等；以 RTX-WAX-50/30 μm DVB/CAR/PDMS 萃取头提取的主要成分为：3-叔丁基-4-羟基苯甲醚（29.52%）、1-己醇（12.55%）、2-乙基-1-庚醇（3.88%）、萘（3.37%）、1-庚醇（2.41%）、1-辛醇（2.17%）、1-辛烯-3-醇（2.14%）、2-壬烯-1-醇（1.87%）、苯并噻唑（1.75%）、苯酚（1.75%）、1-戊醇（1.71%）、壬基环丙烷（1.56%）、2-壬烯醛（1.35%）、2-辛烯醛（1.30%）、薄荷醇（1.28%）、2-庚酮（1.23%）、2,3-二氢苯唑呋喃（1.17%）、3,5-二辛烯-2-酮（1.07%）、1-甲基萘（1.06%）等。分心木味苦、涩，性平。补肾涩精。治肾虚遗精，滑精，遗尿。

沙棘 ▼

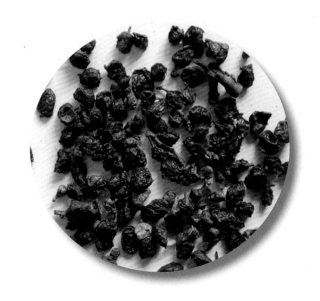

【基源】胡颓子科沙棘属植物沙棘（中国沙棘）*Hippophae rhamnoides* Linn. 的干燥成熟果实。

【形态特征】落叶灌木或乔木，高 1~5m，高山沟谷可达 18m，棘刺较多。单叶通常近对生，与枝条着生相似，纸质，狭披针形，长 30~80mm，宽 4~13mm，上面绿色，下面银白色或淡白色，被鳞片。果实圆球形，直径 4~6mm，橙黄色或橘红色；种子小，阔椭圆形至卵形，有时稍扁，长 3~4.2mm，黑色或紫黑色，具光泽。花期 4~5 月，果期 9~10 月。

【习性与分布】常生于海拔 800~3600m 温带地区向阳的山嵴、谷地、干涸河床地或山坡，多砾石或沙质土壤或黄土上。喜光，能耐严寒、干旱、酷热，耐贫瘠和轻度盐碱。分布于山西、陕西、甘肃、青海、新疆、内蒙古、宁夏、河北、四川、云南、西藏等省区。

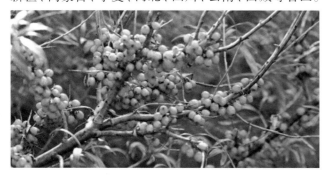

【挥发油含量】水蒸气蒸馏的沙棘的得油率为 0.02%~0.04%，去籽果实的得油率为 1.23%~1.69%。

【芳香成分】胡兰等（2009）用水蒸气蒸馏法提取的新疆伊犁尼勒克县产野生沙棘挥发油的主要成分为：3-甲基-2-丁醇（35.48%）、2,4-二甲基辛烷（16.25%）、苯乙醇（4.02%）、癸烷（3.37%）、1,2-二甲基苯（2.54%）、壬烷（2.34%）、糠醛（1.94%）、3-甲基丁醇-1（1.88%）、二十烷（1.77%）、二十二烷（1.74%）、二十一烷（1.65%）、十二烷（1.53%）、4-甲基-辛烷（1.50%）、二十三烷（1.35%）、十三烷（1.20%）、4-甲基十九碳烷（1.19%）、壬醛（1.18%）、辛烷（1.08%）、二十五烷（1.08%）、苯乙醛（1.02%）等；南疆麦盖提县产野生沙棘挥发油的主要成分为：2,4-二甲基庚烷（53.78%）、2,6,17-十八-二烯醇乙酸酯（10.31%）、E,E-2,13-十八二烯醇-1-乙酸酯（5.13%）、2-辛烯醛（4.89%）、十一烷（2.04%）、2-癸烯醛（1.82%）、癸烷（1.54%）、十二烷（1.38%）、十四烷基环氧乙烷（1.25%）、棕榈酸（1.13%）、十九醇（1.07%）、十三烷（1.05%）等。张鹏云等（2019）用水蒸气蒸馏法提取的内蒙古产沙棘药材挥发油的主要成分为：甲基十六碳-9-烯酸酯（18.61%）、棕榈酸甲酯（16.21%）、亚油酸甲酯（13.41%）、(Z)-9-十八烯酸甲酯（12.78%）、9-十六碳烯酸乙酯（7.64%）、十六酸乙酯（4.09%）、顺式-9-二十三烯（3.91%）、13-十八碳烯酸甲酯（2.95%）、亚油酸乙酯（2.40%）、油酸乙酯（2.19%）、硬脂酸甲酯（1.11%）等。杜然等（2007）用超临界 CO_2 萃取法提取的沙棘挥发油的主要成分为：亚油酸（30.01%）、油酸（24.09%）、棕榈酸（21.26%）、三十二烷醇（8.97%）、棕榈油酸（2.89%）、十八碳烯酸甲酯（1.92%）、亚麻酸（1.35%）、十六烷酸甲酯（1.20%）等。陈友地（1990）用有机溶剂萃取法提取的沙棘挥发油的主要成分为：3-甲基丁酸甲基丁酯（23.30%）、异己酸乙酯（8.40%）、辛酸乙酯（7.10%）、3-甲基丁酸丙酯（6.20%）、2,4,6-三甲基辛酸甲酯（3.40%）、壬酸乙酯（2.80%）、十六碳酸乙酯（2.20%）、1,2-二乙基苯（2.10%）、15-甲基十六烯酸[11]苄酯（1.80%）、十三烷（1.80%）、1,3,3-三甲基-三环庚烷（1.70%）、己酸-2-甲基丙酯（1.70%）、正壬醛（1.70%）、2-甲基己烷（1.60%）、4-甲基庚烷（1.50%）、2-甲基戊烷（1.40%）、4,8-二甲基-三烷（1.40%）、十四碳酸乙酯（1.40%）、2,8-二甲基十一甲酯（1.30%）、2,6-二甲基庚烷（1.10%）、3-甲基苯酸丁酯（1.00%）、1,2,4-三甲基苯（1.00%）等。李娟等（1996）用超临界 CO_2 萃取法提取的沙棘挥发油的主要成分为：甾醇（27.23%）、十八碳二烯酸（22.26%）、维生素 E（10.46%）、十六烷酸（6.61%）、E,Z-2,4-癸二烯醛（6.54%）、E,E-2,4-庚二烯醛（4.53%）、E,E-2,4-癸二烯醛（4.17%）、β-生育酚（3.54%）、β-香树酯醇（1.52%）、α-香树脂醇（1.03%）等。卢金清等（2011）用水蒸气蒸馏法提取的沙棘挥发油的主要成分为：Z-7-十六酸（40.72%）、棕榈酸（38.79%）、肉豆蔻酸（3.12%）、反油酸（2.95%）、十八烷（2.61%）、岩芹酸（1.36%）、14-甲基十五烷酸甲酯（1.23%）、(Z)-十六烯酸甲酯（1.04%）等。

【性味与功效】味酸、涩，性温。健脾消食，止咳祛痰，活血散瘀。用于脾虚食少，食积腹痛，咳嗽痰多，胸痹心痛，瘀血经闭，跌扑瘀肿。

木鳖子 ▼

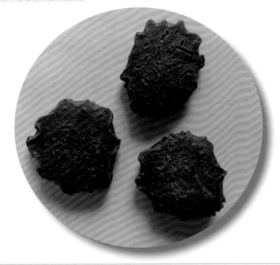

【基源】葫芦科苦瓜属植物木鳖 *Momordica co chinchinensis* (Lour.) Spreng. 的干燥成熟种子。

【形态特征】粗壮大藤本，长达 15m。叶片卵状，长、宽均 10~20cm。雌雄异株。雄花：单生于叶腋或有时 3~4 朵着生在总状花序轴上；苞片兜状，圆肾形；花萼筒漏斗状；花冠黄色。雌花：单生于叶腋，苞片兜状；花冠、花萼同雄花。果实卵球形，长 12~15cm，红色。种子多数，卵形或方形，干后黑褐色，边缘有齿。花期 6~8 月，果期 8~10 月。

【习性与分布】常生于海拔 450~1100m 的山沟、林缘及路旁。喜温暖湿润的气候和向阳的环境。略耐荫，不耐寒。分布于江苏、安徽、江西、福建、台湾、广东、广西、湖南、四川、贵州、云南、西藏。

【挥发油含量】水蒸气蒸馏的木鳖子的得油率为 0.23%。

【芳香成分】邢炎华等（2016）用水蒸气蒸馏法提取的木鳖子挥发油的主要成分为：3- 甲氧基 -1,2- 丙二醇（27.05%）、2,3- 二氢 -3,5- 二羟基 -6- 甲基 -4(H) 吡喃 -4- 酮（8.17%）、4- 甲基 -1,3- 二氧己环（6.65%）、戊醛（5.57%）、乳酸（4.56%）、甘油缩甲醛（3.63%）、2- 甲氧基 -1,3- 二氧戊烷（3.43%）、2- 乙氧基丁烷（3.24%）、1,1- 二乙氧基戊烷（2.94%）、丁二酸单甲酯（2.47%）、乙酸乙酯（2.07%）、1-(1- 甲基乙氧基)-2- 丙醇（2.01%）、戊酸乙酯（1.95%）、乙酸戊酯（1.41%）、丙二醇甲醚醋酸酯（1.38%）、1- 戊醇（1.20%）、2- 甲基 -1- 丁醇（1.16%）、甲酸戊酯（1.05%）等。林杰等（2014）

用顶空固相微萃取法提取的木鳖子挥发油的主要成分为：2- 丙基 -2- 庚烯醛（15.54%）、戊酸戊酯（7.52%）、戊酸（6.00%）、己酸（5.32%）、(E,E) -2,4- 壬二烯醛（5.13%）、糠（基）硫醇（2.73%）、2,6- 二叔丁基对甲苯酚（2.68%）、5- 癸酮（2.39%）、侧柏酮（1.87%）、5- 壬酮（1.84%）、己酸戊酯（1.56%）、1- 戊醇（1.31%）、4- 羟基辛酸 γ- 内酯（1.27%）等。

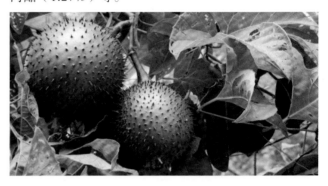

【性味与功效】味苦、微甘，性凉，有毒。散结消肿，攻毒疗疮。用于疮疡肿毒，乳痈，瘰疬，痔瘘，干癣，秃疮。

天花粉 ▼

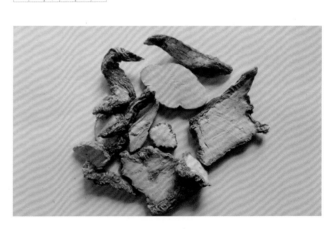

【基源】葫芦科栝楼属植物栝楼 *Trichosanthes kirilowii* Maxim.、双边栝楼（中华栝楼）*Trichosanthes rosthornii* Harms 的干燥根。双边栝楼根的芳香成分未见报道。

【形态特征】攀援藤本，长达 10m；块根圆柱状。叶片纸质，轮廓近圆形，长宽均约 5~20cm，常 3~7 浅裂至中裂。花雌雄异株。雄总状花序单生，有 5~8 花，小苞片倒卵形；花萼筒状；花冠白色，顶端具 1 绿

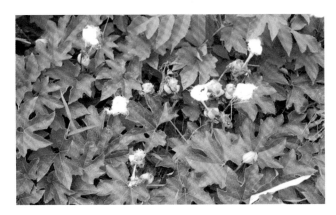

色尖头，两侧具丝状流苏。雌花单生；花冠同雄花。果实椭圆形，黄褐色或橙黄色；种子卵状椭圆形，淡黄褐色。花期5~8月，果期8~10月。

【习性与分布】生于海拔200~1800m的山坡林下、灌丛中、草地和村旁田边。分布于辽宁、华北、华东、中南、陕西、甘肃、四川、贵州和云南。

【芳香成分】胡合姣等（2005）用石油醚萃取后再水蒸气蒸馏提取的浙江余杭产栝楼根挥发油的主要成分为：十六酸乙酯（24.49%）、9,12-二烯十八酸乙酯（11.70%）、9-烯十八酸乙酯（9.45%）、丁二酸二乙酯（7.60%）、十四酸乙酯（2.97%）、十二烷酸乙酯（2.81%）、己酸乙酯（2.47%）、苯丙酸乙酯（2.20%）、3,5-二烯-6-辛酮（1.76%）、2,6-二叔丁基-4-甲基苯酚（1.52%）、2-二乙氧基-3-甲基-丁醛（1.37%）、9-烯十六酸乙酯（1.18%）等。

【性味与功效】味甘、微苦，性微寒。清热泻火，生津止渴，消肿排脓。用于热病烦渴，肺热燥咳，内热消渴，疮疡肿毒。

瓜蒌子 ▼

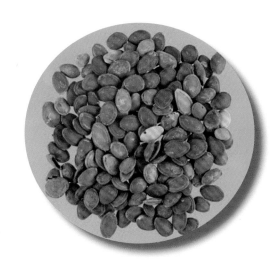

【基源】葫芦科栝楼属植物栝楼 *Trichosanthes kirilowii* Maxim.、双边栝楼（中华栝楼）*Trichosanthes rosthornii* Harms 的干燥成熟种子。双边栝楼种子的芳香成分未见报道。

【形态特征】同天花粉。

【习性与分布】同天花粉。

【挥发油含量】水蒸气蒸馏的瓜蒌子的得油率为1.97%。

【芳香成分】徐礼英等（2009）用水蒸气蒸馏法提取的安徽潜山产瓜蒌子挥发油的主要成分为：2-金刚烷基-间甲氧基苯甲酸酯（15.07%）、邻苯二甲酸二丁酯（11.25%）、棕榈酸（8.88%）、己二酸二乙酯（7.60%）、己二酸异丁酯（5.72%）、戊二酸二丁酯（3.42%）、戊二酸二乙酯（3.10%）、二十七烷（2.96%）、苯乙醛（1.98%）、甘油（1.20%）、乙酸-7-甲基-Z-十四碳烯-1-酯（1.11%）、乙基胆酯（1.11%）、2,4,7,14-四甲基-4-乙烯基三环[5.4.3.0^{1,8}]十四烷-6-醇（1.09%）、环十二酮（1.08%）、1,6-二甲基-4-异丙基萘（1.04%）等。万丽娟等（2015）用顶空固相微萃取法提取的瓜蒌子挥发油的主要成分为：(E,E)-2,4-壬二烯醛（21.50%）、2,4-壬二烯醛（10.01%）、戊酸戊酯（4.60%）、正己醇（4.28%）、正戊醇（4.02%）、2-丙基-2-庚烯醛（3.90%）、(E, E)-2,4-癸二烯醛（3.25%）、乙酰乙酸正己酯（3.18%）、2,4-癸二烯-1-醇（2.75%）、正己醛（2.12%）、辛酸-2-四氢呋喃甲酯（1.51%）、反-2-辛烯醛（1.45%）、2,6-二叔丁基对甲酚（1.45%）、2-正戊基呋喃（1.40%）、5-癸酮（1.15%）、苯并噻唑（1.09%）、4-丙基庚烷（1.06%）等。

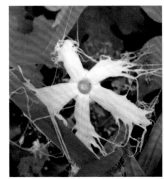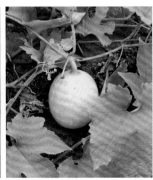

【性味与功效】味甘，性寒。润肺化痰，滑肠通便。用于燥咳痰黏，肠燥便秘。

瓜蒌皮 ▼

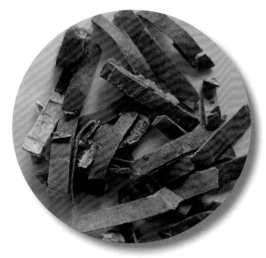

【基源】葫芦科栝楼属植物栝楼 *Trichosanthes kirilowii* Maxim.、双边栝楼（中华栝楼）*Trichosanthes rosthornii* Harms 的干燥成熟果皮。

【形态特征】栝楼：同天花粉。

双边栝楼：攀援藤本；块根条状。叶片纸质，轮廓近圆形，长 6~20cm，宽 5~16cm，3~7 深裂。花雌雄异株。雄花单生或为总状花序；具 5~10 花；小苞片菱状倒卵形；花萼筒狭喇叭形；花冠白色，顶端具丝状长流苏。雌花单生；花萼筒圆筒形，花冠同雄花。果实球形，长 8~11cm，径 7~10cm，橙黄色。种子卵状椭圆形，褐色。花期 6~8 月，果期 8~10 月。

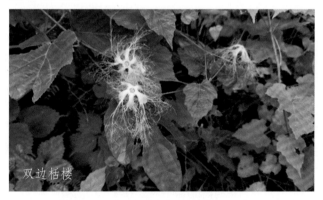

双边栝楼

【习性与分布】栝楼：同天花粉。双边栝楼：生于海拔 400~1850m 的山谷密林中、山坡灌丛中及草丛中。分布于甘肃、陕西、湖北、四川、贵州、云南、江西。

【挥发油含量】水蒸气蒸馏的双边栝楼干燥成熟果皮的得油率为 0.09%。

【芳香成分】栝楼：巢志茂等（1992）用水蒸气蒸馏法提取的山东长清产栝楼干燥果皮挥发油的主要成分为：棕榈酸（53.65%）、亚油油+亚麻酸（22.06%）、肉豆蔻酸（7.91%）、月桂酸（4.93%）、正十五烷酸（2.21%）、棕榈油酸（2.13%）、歧链十五烷酸（1.45%）等。

双边栝楼：巢志茂等（1996）用水蒸气蒸馏法提取的四川峨眉山产双边栝楼干燥成熟果皮挥发油的主要成分为：邻苯二甲酸二丁酯（17.37%）、棕榈酸甲酯（7.56%）、菲（4.96%）、萤蒽（3.91%）、3-甲基菲（3.32%）、蒽（2.56%）、3-甲基-1-丁醇（2.50%）、芘（2.44%）、亚麻酸乙酯（2.34%）、β-芹子烯（2.15%）、2,3-二甲基菲（2.01%）、亚油酸乙酯（1.97%）、植物醇（1.92%）、六氢金合欢基丙酮（1.84%）、棕榈酸乙酯（1.82%）、4-羟基-4-甲基-2-戊酮（1.42%）、十五烷酸乙酯（1.41%）、亚麻酸甲酯（1.38%）、糠醛（1.30%）、二十二烷（1.27%）、亚油酸甲酯（1.14%）等。

【性味与功效】味甘，性寒。清热化痰，利气宽胸。用于痰热咳嗽，胸闷胁痛。

罗汉果 ▼

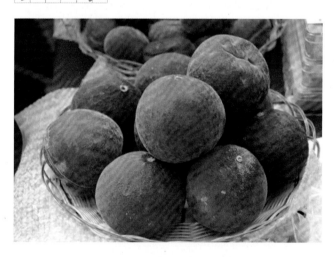

【基源】葫芦科罗汉果属植物罗汉果 *Siraitia grosvenorii* (Swingle) C. Jeffrey ex Lu et Z. Y. Zhang 的干燥果实。

【形态特征】攀援草本；根纺锤形或近球形。叶片膜质，卵形心形，长 12~23cm，宽 5~17cm。雌雄异株。雄花序总状，6~10 朵花；花萼筒宽钟状，裂片 5，三角形；花冠黄色，被黑色腺点，裂片 5，长圆形。雌花单生或 2~5 朵集生；花萼和花冠比雄花大。果实近球形，长 6~11cm，径 4~8cm。种子多数，淡黄色，近圆形或阔卵形，扁压状。花期 5~7 月，果期 7~9 月。

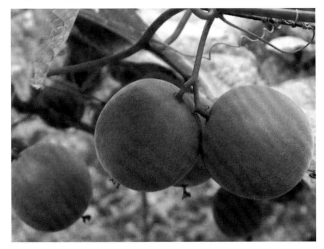

【习性与分布】常生于海拔 400~1400m 的山坡林下及河边湿地、灌丛。喜热怕寒，宜湿润气候。喜半阴半阳的环境，忌高温，忌积水。分布于江西、湖南、贵州、广东、广西。

【挥发油含量】水蒸气蒸馏的罗汉果的得油率为 0.03%~0.65%；超临界萃取的得油率为 10.08%；超声波萃取的得油率为 0.17%；匀浆减压浓缩法提取的得油率为 0.21%。

【芳香成分】刘绍华等（2008）用有机溶剂萃取法提取的罗汉果挥发油的主要成分为：14- 甲基 - 十五甲酸酯（9.55%）、1,2- 苯二酸，顺式 (2- 甲基丙基) 酯（3.89%）、甲基 - 二丁基琥珀酸酯（1.64%）、叔丁基羟基甲苯（1.38%）、己二酸二异丁酯（1.09%）等。陈海燕等（2011）用水蒸气蒸馏法提取的广西产无籽罗汉果新鲜成熟果实挥发油的主要成分为：乙二醇异丙醚 (27.21%)、1,2- 苯二甲酸丁基 -2- 乙基己酯 (13.51%)、邻苯二甲酸二异丁酯（10.85%）、天竺葵醛（10.22%）、(E)-3- 癸烯酸（6.52%）、丁酸丁酯（4.99%）、乙酸 -2- 十三烷酯（4.86%）、十九烷（2.68%）、十八烷（2.39%）、9- 癸烯酸（2.20%）、2- 庚酮（2.01%）、月桂醛（1.99%）、2- 十三烷醇（1.63%）、3- 羟基 - 丁酸丁酯（1.27%）、肉豆蔻醛（1.20%）、二十一烷（1.12%）、己酸丁酯（1.11%）等。吴林芬等（2012）用水蒸气蒸馏法提取的广西桂林产罗汉果挥发油的主要成分为：棕榈酸（18.40%）、亚油酸（17.38%）、苯乙醛（11.98%）、糠醛（11.07%）、2- 乙酰基吡咯（6.30%）、5- 甲基呋喃醛（2.58%）、

壬酸 (2.22%)、邻甲氧基苄胺（1.89%）、壬醛（1.26%）、2- 乙酰基呋喃（1.18%）、4-(3- 氨基苯基)-2- 甲基 -4- 氧杂丁酸（1.14%）、4- 环戊烯 -1,3- 二酮（1.09%）等；超声浸取法提取的罗汉果挥发油的主要成分为：香叶基香叶醇（23.85%）、11- 十六炔 -1- 酮（11.71%）、2- 亚甲基 -5α- 胆甾烷 -3β- 醇（10.52%）、香叶基芳樟醇（8.15%）、1- 正三十七醇（7.06%）、5- 羟甲基糠醛（5.56%）、邻苯二甲酸单乙基己基酯（5.54%）、棕榈酸（4.79%）、(Z)- 氧代环十七碳 -8- 烯 -2- 酮（2.39%）、17- 十八炔酸（2.29%）、2- 丙基棕榈酸甲酯（1.28%）、觉鲨烯（1.07%）、2,3- 二氢 -3,5- 二羟基 -6- 甲基 -4(H)- 吡喃 -4- 酮（1.02%）等；匀浆萃取法提取的罗汉果挥发油的主要成分为：顺式十八碳 -9- 烯酸（15.33%）、棕榈酸（13.85%）、香叶基香叶醇（10.99%）、1- 正三十七醇（8.45%）、角鲨烯（8.06%）、香叶基芳樟醇（7.64%）、觉鲨烯（5.81%）、2- 亚甲基 -5α- 胆甾烷 -3β- 醇（4.36%）、2,6,10,14,18- 五甲基 -2,6,10,14,18- 二十碳五烯（3.55%）、硬脂酸（3.30%）、芳萜烷（2.43%）、异香橙烯环氧化物（1.45%）、叶绿醇（1.09%）等。

【性味与功效】味甘，性凉。清热润肺，利咽开音，滑肠通便。用于肺热燥咳，咽痛失音，肠燥便秘。

蒺藜 ▼

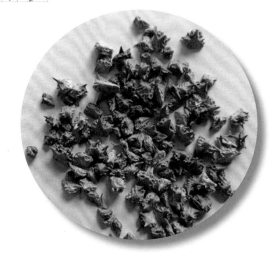

【基源】蒺藜科蒺藜属植物蒺藜 *Tribulus terrester* Linn. 的干燥成熟果实。

【形态特征】一年生草本。茎平卧，枝长 20~60cm。偶数羽状复叶，长 1.5~5cm；小叶对生，3~8 对，矩圆形或斜短圆形，长 5~10mm，宽 2~5mm，全缘。花腋生，花黄色；萼片 5；花瓣 5；基部有鳞片状腺体。果有分果瓣 5，硬，长 4~6mm，无毛或被毛，中部边缘有锐刺 2 枚，下部常有小锐刺 2 枚，其余部位常有小瘤体。花期 5~8 月，果期 6~9 月。

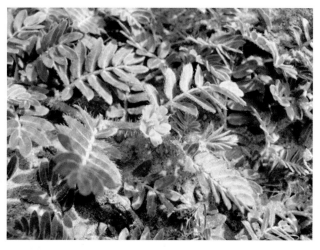

【习性与分布】生于沙地、荒地、山坡、居民点附近。全国各地均有分布。

【芳香成分】霍昕等（2014）用水蒸气蒸馏法提取的蒺藜挥发油的主要成分为：(E,E)-2,4- 癸二烯醛（9.16%）、香芹烯（7.95%）、反式 - 茴香烯（7.63%）、肉桂酸乙酯（6.69%）、己醛（5.85%）、α- 松油醇（4.46%）、科绕魏素（4.05%）、2- 戊烷基 - 呋喃（3.53%）、(E)-2- 庚烯醛（3.51%）、芳樟醇（3.31%）、2,4- 癸二烯醛（3.06%）、雪松醇（2.66%）、(-)-4- 萜品醇（2.59%）、1- 辛醇（2.04%）、龙脑（2.04%）、苯乙醛（1.93%）、2 - 羟基 - 4- 甲氧基苯甲醛（1.72%）、胡椒酮（1.68%）、4- 甲氧基肉桂酸乙基酯（1.58%）、桉树脑（1.48%）、十五烷（1.39%）、异龙脑（1.25%）、肉豆蔻醚（1.21%）、(E)-2- 辛烯醛（1.12%）等。杨立梅等（2016）用水蒸气蒸馏法提取的蒺藜挥发油的主要成分为：邻苯二甲酸单 (2- 乙基己基) 酯（87.93%）、1,1,3,3,5,5,7,7,9,9,11,11,13,13,15,15- 十六甲基 - 八硅烷（1.85%）、正二十烷（1.77%）、正十六烷（1.48%）、正二十四烷（1.22%）、正二十八烷（1.01%）等。

【性味与功效】味辛、苦，性微温。平肝解郁，活血祛风，明目，止痒。用于 头痛眩晕，胸胁胀痛，乳闭乳痈，目赤翳障，风疹瘙痒。

罗布麻叶 ▼

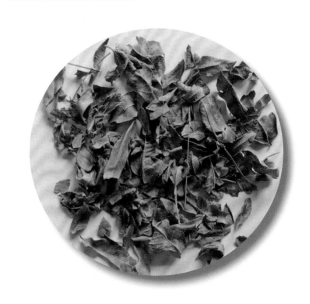

【基源】夹竹桃科罗布麻属植物罗布麻 *Apocynum venetum* Linn. 的干燥叶。

【形态特征】直立半灌木，高 1.5~3m；枝条红色。叶对生，椭圆形，长 1~5cm，宽 0.5~1.5cm，叶缘具细牙齿。圆锥状聚伞花序一至多歧，通常顶生，有时腋生；苞片膜质，披针形；花萼 5 深裂；花冠圆筒状钟形，紫红色或粉红色，具 3 条明显紫红色的脉纹。蓇葖 2，箸状圆筒形，长 8~20cm，直径 2~3mm；种子多数，卵圆状长圆形，黄褐色。花期 4~9 月，果期 7~12 月。

【习性与分布】野生在盐碱荒地和沙漠边缘及河流两岸、冲积平原、河泊周围及戈壁荒滩上。分布于新疆、甘肃、青海、陕西、山西、河北、江苏、山东、内蒙古、辽宁。

【挥发油含量】水蒸气蒸馏的罗布麻叶的得油率为 0.15%~1.51%。

【芳香成分】罗布麻叶挥发油的主成分有：正 -3- 己 烯 醇（10.46%~13.45%）、2- 戊 烯 -1- 醇（7.84%~16.67%）、2- 戊基呋喃（9.20%~14.77%）等，也有主成分不同的报告。张冠东等（2009）用水蒸气蒸馏法提取的东北产罗布麻叶挥发油的主要成分为：14 6,10,14- 三甲基 -2- 十五烷酮（12.25%）、十三烷酸（5.33%）、4-(2,6,6- 三甲基 -1- 环己烯)-3- 丁烯 -2- 酮（3.23%）、2,3- 二甲基 -1,5- 二乙烯基 - 环己烷（3.19%）、十七烷（2.94%）、2,7- 二甲基 -

萘（2.84%）、(Z)-6,10- 二甲基 -5,9- 十一双烯 -2-酮（2.79%）、1,5- 二甲基 – 萘（2.76%）、2,2- 二甲基 – 邻苯二甲酸（2.72%）、(Z)-3- 己烯 -1- 醇 -苯甲酸（2.14%）、1- 甲基 – 萘（2.03%）、2- 甲基 -6-对甲基苯基 -2- 庚烯（1.85%）、芴（1.65%）、2,6,10,14-四甲基 – 十五烷（1.57%）、菲（1.45%）、二十烷（1.44%）、十六烷（1.41%）、3- 叔丁基 -4- 羟基茴香醚（1.38%）、10- 甲基 – 十二烷（1.21%）、2,6,10,15-四甲基 – 十七烷（1.20%）、2- 十二烷基 -1,3- 丙二醇（1.13%）、十三烷（1.09%）、4- 乙基 -1- 叔丁基 –苯（1.07%）、2,3,6- 三甲基 – 萘（1.05%）等。周春玲等（2011）用水蒸气蒸馏法提取的安徽产罗布麻叶挥发油的主要成分为：二氢猕猴桃内酯（13.82%）、2,3- 二氢香豆酮（11.95%）、正三十一烷（7.50%）、3-乙基 -4- 甲基 -1- 氢吡咯 -2,5- 二酮（6.68%）、苯甲酸酯（5.46%）、棕榈酸（4.24%）、亚麻酰氯（3.50%）、苯乙醇（3.31%）、丹皮酚（3.14%）、苯甲醇（1.84%）、紫罗兰酮（1.77%）、4-[2,2,6- 三甲基 -7- 氧杂二环[4.1.10] 庚 -1- 烯基]-3- 丁烯 -2- 酮（1.41%）、肉豆蔻酸（1.40%）、柏木脑（1.35%）、油酸酰胺（1.16%）、6,10- 二甲基 -5,9- 二烯 -2- 十一酮（1.08%）等。李奇等（2009）用顶空固相微萃取法提取的吉林产罗布麻叶挥发油的主要成分为：2- 戊基呋喃（12.16%）、2-(2- 戊基) 呋喃（7.42%）、2- 戊烯 -1- 醇（6.30%）、1,2,5,5- 四甲基 -1,3- 环戊二烯（6.01%）、藏红花醛（4.83%）、甲基环己烷（4.79%）、正 -3- 己烯醇（4.74%）、2,6,10,14- 四甲基十五烷（3.42%）、顺式氧化芳樟醇（2.83%）、2,6- 二甲基环己醇（2.29%）、胡薄荷酮（2.25%）、2- 甲基二氢 -3(2H)- 呋喃酮（1.95%）、安息香醛（1.76%）、β – 环柠檬醛（1.76%）、反式氧化芳樟醇（1.61%）、氧化石竹烯（1.61%）、1,3,5-辛三烯（1.51%）、柠檬烯（1.46%）、壬醛（1.46%）、薄荷酮（1.46%）、α – 萜品烯（1.37%）、3,5- 二甲基苯酚（1.17%）、δ – 桉叶烯（1.17%）、石竹烯（1.12%）等；江苏产罗布麻叶挥发油的主要成分为：2- 戊烯 -1- 醇（14.28%）、2- 戊基呋喃（10.26%）、柠檬烯（6.86%）、2-(2- 戊基) 呋喃（5.87%）、1,2,5,5-四甲基 -1,3- 环戊二烯（5.75%）、石竹烯（4.14%）、藏红花醛（3.77%）、2- 甲基二氢 -3(2H)- 呋喃酮（3.65%）、安息香醛（3.58%）、正 -3- 己烯醇（3.52%）、1,3,5- 辛三烯（2.78%）、甲基环己烷（2.66%）、胡薄荷酮（2.53%）、3,5- 二甲基苯酚（2.29%）、β –

环柠檬醛（2.22%）、α – 萜品烯（1.98%）、顺式氧化芳樟醇（1.73%）、4,4- 二甲基 -2- 环戊烯 -1- 酮（1.61%）、2,6- 二甲基环己醇（1.42%）、反式氧化芳樟醇（1.30%）、壬醛（1.30%）、正十四烷（1.17%）等；辽宁产罗布麻叶挥发油的主要成分为：正 -3- 己烯醇（13.45%）、2- 戊烯 -1- 醇（11.35%）、2- 戊基呋喃（9.46%）、2-(2- 戊基) 呋喃（7.28%）、甲基环己烷（4.65%）、1,2,5,5- 四甲基 -1,3- 环戊二烯（4.03%）、藏红花醛（3.34%）、胡薄荷酮（3.11%）、2-甲基二氢 -3(2H)- 呋喃酮（2.34%）、柠檬烯（2.30%）、顺式氧化芳樟醇（2.17%）、β – 环柠檬醛（2.17%）、安息香醛（1.85%）、反式氧化芳樟醇（1.85%）、壬醛（1.81%）、薄荷酮（1.67%）、3,5- 二甲基苯酚（1.23%）、α – 萜品烯（1.22%）、1-α – 萜品醇（1.22%）、4,4- 二甲基 -2- 环戊烯 -1- 酮（1.07%）等。陈明鸽等（2005）用同时蒸馏萃取法提取的新疆罗布泊产罗布麻叶挥发油的主要成分为：4(14)-11- 桉叶双烯(17.10%)、薄荷醇（7.03%）、5,6,7,7a- 四氢化 -4,4,7a-三甲基 -2(4H)- 苯并呋喃（6.64%）、三甲基 -8- 亚甲基 – 十氢化 -4- 亚甲基萘醇（5.25%）、氧化石竹烯（3.94%）、茅（苍）术醇（2.88%）、石竹烯（2.79%）、[2R-2-(1α,4aα,8aβ)]-4a,8- 二甲基 -2-(1- 甲基乙烯基)-1,2,3,4,4a,5,6,8a- 八氢化亚萘（2.46%）、(4aR-反 , 反)-4a- 甲基 -1- 亚甲基 -7-(1- 甲基乙烯基) 十氢化亚萘（2.29%）、[3R-(3α,3aβ,7β,8aα)]- 八氢化 -3,8,8- 三甲基 -6- 亚甲基 -1H-3a,7- 壬烯（1.83%）、[1R-(1α,7β,8aα)]-1,2,3,4,5,6,7,8,8a- 八氢化 -1,8a-二甲基 -7-(1- 甲基乙烯基) 亚萘（1.72%）、顺 , 顺 ,顺 -1,1,4,8- 四甲基 -4,7,10- 环 [1.1] 三烯（1.68%）、乙酸 -1,7,7- 三甲基 – 双环 [2.2.1] 庚 -2- 羰基酯（1.51%）、R-(1R*,3E,7E,11R*)-1,5,5,8- 四甲基 -12-环氧 [9.1.0]-3,7- 叔辛二烯（1.50%）、1- 甲氧基 -4-(1- 丙烯基) 苯（1.36%）、3-(2,6,6- 三甲基 -1- 环己烯 -1- 甲基)-2- 丙醛（1.30%）、3,7- 二甲基 -1,6-辛二烯 -3- 醇（1.19%）、6,10,14- 三甲基 -2- 十五酮（3.14%）、1,7,7- 三甲基 – 双环 [2.2.1] 庚 -2- 酮（1.00%）等。范维刚等（2005）用水蒸气蒸馏法提取的新疆库尔勒产罗布麻叶挥发油的主要成分为：石竹烯氧化物（10.57%）、1-α – 松油醇（10.38%）、苯甲酸 -3- 己烯 -1- 醇酯（6.45%）、3,7,11,15- 四甲基 -2- 十六烯 -1- 醇（5.99%）、β – 大马酮（5.85%）、反式金合欢醇（5.27%）、2- 甲基 -5-(1- 甲基乙基)

苯酚（4.77%）、胡薄荷酮（4.24%）、白菖油萜（3.73%）、正十六烷（2.58%）、正十四碳烷（2.53%）、5-甲基-2-(1-甲基乙基)环己醇（2.09%）、3-戊烯-2-酮（1.84%）、(E,E)-法尼基丙酮（1.68%）、β-红没药烯（1.54%）、1-甲醛-2,6,6-三甲基-1,3-环己二烯（1.46%）、三十二(碳)烷（1.28%）、1-甲基-4-(1-甲基乙烯基)环己烯（1.19%）、十四碳醛（1.19%）、1-(2-呋喃基)-2-乙酮（1.02%）、1,2-二氧戊环-1,2-二恶茂烷（1.01%）等。

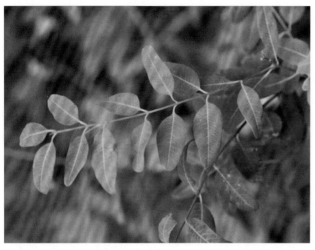

【性味与功效】味甘、苦，性凉。平肝安神，清热利水。用于肝阳眩晕，心悸失眠，浮肿尿少。

豆蔻 ▼

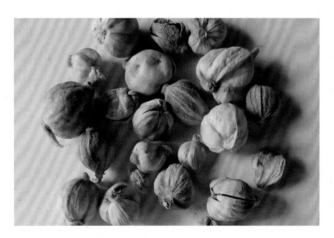

【基源】姜科豆蔻属植物白豆蔻 *Amomum kravanh* Pierre ex Gagnep.、爪哇白豆蔻 *Amomum compactum* Soland ex Maton 的干燥成熟果实。按产地不同分为"原豆蔻"和"印尼白蔻"。

【形态特征】白豆蔻：茎丛生，株高3m。叶片卵状披针形，长约60cm，宽12cm；叶舌圆形。穗状花序圆柱形，密被覆瓦状排列的苞片；苞片三角形，麦秆黄色；小苞片管状；花萼管状，白色微透红；唇瓣椭圆形，中央黄色，边黄褐色。蒴果近球形，直径约16mm，白色或淡黄色；种子暗棕色，有芳香味。花期：5月；果期：6~8月。

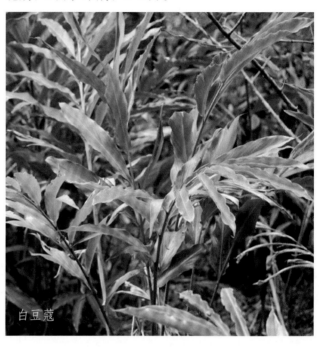

白豆蔻

爪哇白豆蔻：株高1~1.5m，茎基叶鞘红色。叶片披针形，长25~50cm，宽4~9cm，顶端有尾尖，具缘毛；叶舌二裂，圆形。穗状花序圆柱形；苞片卵状长圆形，麦秆色；小苞片管状；花萼管与花冠管等长；花冠白色或稍带淡黄；唇瓣椭圆形，淡黄色。果扁球形，直径1~1.5cm，被疏长毛；种子为不规则多面体，宽约4mm。花期2~5月；果期6~8月。

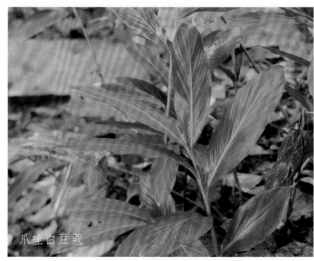

爪哇白豆蔻

【习性与分布】白豆蔻：生于气候温暖、潮湿、富含腐殖质的林下。云南、广东、广西有栽培。爪哇白豆蔻：宜栽种于排水及保肥性能良好的林下环境。广东、海南有引种栽培。

【挥发油含量】《药典》规定原豆蔻仁含挥发油不得少于5.0%；印尼白蔻仁不得少于4.0%。水蒸气蒸馏的白豆蔻的得油率为2.60%~7.84%；超临界萃取的得油率为4.23%。水蒸气蒸馏的爪哇白豆蔻果实的得油率为3.31%~5.40%。

【芳香成分】《药典》规定豆蔻仁含桉油精不得少于3.0%。豆蔻药材挥发油的主成分为桉油精（59.70%~81.20%）。

白豆蔻：朱缨等（2018）用水蒸气蒸馏法提取的云南产白豆蔻挥发油的主要成分为：桉油精（65.81%）、对伞花烃（3.57%）、柠檬油烯（2.94%）、β-蒎烯（2.54%）、α-松油醇（2.23%）、α,α,4-三甲基-3-环己烯-1-甲醇乙酸（1.37%）、2,6,6-三甲基二环[3.1.1]庚-2-烯（1.02%）等。

爪哇白豆蔻：丁平等（1996）用水蒸气蒸馏法提取的海南产爪哇白豆蔻挥发油的主要成分为：1,8-桉叶油素（76.84%）、β-蒎烯（6.55%）、α-松油醇（5.69%）、α-蒎烯（2.41%）、小茴香酮（1.11%）、松油醇-4（1.08%）、β-月桂烯（1.03%）等。

【性味与功效】味辛，性温。化湿行气，温中止呕，开胃消食。用于湿浊中阻，不思饮食，湿温初起，胸闷不饥，寒湿呕逆，胸腹胀痛，食积不消。

草果 ▼

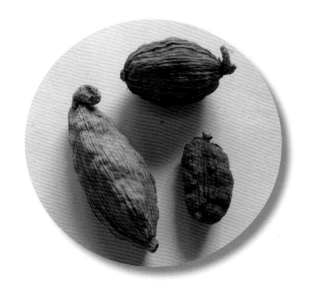

【基源】姜科豆蔻属植物草果 *Amomum tsaoko* Crevost et Lemaire. 的干燥成熟果实。

【形态特征】茎丛生，高达3m，全株有辛香气。叶片长椭圆形，长40~70cm，宽10~20cm；叶舌全缘。穗状花序不分枝，有花5~30朵；鳞片长椭圆形，革质，干后褐色；苞片披针形；小苞片管状；花冠红色，管长2.5cm；唇瓣椭圆形。蒴果密生，熟时红色，干后褐色，长椭圆形，长2.5~4.5cm，宽约2cm。种子多角形，直径4~6mm。花期4~6月；果期9~12月。

【习性与分布】生于疏林下，海拔1100~1800m。喜温暖而阴凉的山区气候环境，怕热，怕霜冻。喜湿润，怕干旱。阴生植物，不耐强烈日光照射，喜庇阴环境。分布于云南、广西、贵州等省区。

【挥发油含量】《药典》规定草果种子团含挥发油不得少于1.4%。水蒸气蒸馏的果实的得油率为0.74%~4.00%，种子的得油率为0.68%~3.74%；超临界萃取的果实的得油率为1.00%~5.40%；微波萃取的果实的得油率为2.37%~4.50%；溶剂萃取的果实的得油率为2.17%；超声波萃取的果实的得油率为3.82%。

【芳香成分】草果挥发油的主成分为有：1,8-桉叶油素（16.49%~56.33%）、2-癸烯醛（15.29%~20.97%）、3,7-二甲基-2,6-辛二烯醛（17.78%~25.85%）等，也有主成分不同的报告。丁艳霞等（2009）用水蒸气蒸馏法提取的云南马关产草果挥发油的主要成分为：1,8-桉叶油素（28.36%）、(E)-2-癸烯醛（14.08%）、香叶醇（9.88%）、基苯甲醛（9.29%）、反-2-十二烯醛（6.33%）、4-丙柠檬醛（6.22%）、α-菲兰烯（5.54%）、α-蒎烯（3.26%）、橙花叔醇（2.12%）、β-蒎烯（2.01%）、苯甲醛（1.05%）等。胡彦等（2018）用顶空固相微萃取法提取的云南麻栗坡产栽培草果椭圆形小果挥发油的主要成分为：顺式-2-癸烯醛（20.97%）、α-柠檬醛（20.19%）、(反式)-2-十二烯醛（10.67%）、β-柠檬醛（9.95%）、α-乙基苯乙醛（9.77%）、桉树脑（9.05%）、反式橙花叔醇（2.75%）、香叶醇（2.24%）、α-松油醇（2.10%）、11,12-二氧杂四环[4.3.1.1³,¹⁰.1²,⁵]十二烷（1.52%）、4-正丙基苯甲醛（1.36%）、2,3-二氢-1H-茚-4-甲醛（1.12%）等；楔形大果挥发油的主要成分为：α-柠檬醛（20.68%）、顺式-2-癸烯醛（18.85%）、(反式)-2-十二烯醛（12.51%）、β-柠檬醛（9.32%）、α-

乙基苯乙醛（8.75%）、桉树脑（8.70%）、反式橙花叔醇（4.76%）、α-松油醇（2.58%）、11,12-二氧杂四环[4.3.1.1^{3,10}.1^{2,5}]十二烷（1.52%）、四环[3.3.1.0.1^{3,9}]癸烷-10-酮（1.09%）、香叶醇（1.08%）、2,3-二氢-1H-茚-4-甲醛（1.01%）等。赵怡等（2004）用超临界 CO_2 萃取法提取的广西产草果挥发油的主要成分为：香茅醇（12.85%）、香叶醇乙酸酯（9.50%）、反-橙花叔醇（5.28%）、环辛醇乙酸酯（4.02%）、[4,5]癸烷-6,10-二酮（3.72%）、2-癸烯-1-醇（3.09%）、3-苯基-2-戊烯（2.83%）、紫丁香醇（2.70%）、9-十二碳烯-1-醇乙酸酯（2.67%）、11-十二炔-1-醇乙酸酯（2.63%）、α-松油醇（2.47%）、4-异丁

基苯乙酮（2.20%）、4-丙基苯醛（2.02%）、香芹醇（1.92%）、桧萜醇（1.69%）、桉树脑（1.68%）、9-十八碳烯酸（1.64%）、α-甲基肉桂醛（1.61%）、十六烷酸（1.53%）、β-柠檬醛（1.45%）、2-十三碳烯-1-醇（1.43%）、2-辛基环丙烯-1-庚醇（1.41%）、香芹烯酮（1.28%）、10-十二炔-1-醇（1.08%）、α-柠檬醛（1.00%）等。谷风林等（2018）用水蒸气蒸馏法提取的云南贡山产草果药材挥发油的主要成分为：3,7-二甲基-2,6-辛二烯醛（18.43%）、2-癸烯醛（16.40%）、桉油精（15.40%）、柠檬醛（10.84%）、反-2-十二烯醛（9.41%）、橙花叔醇（3.98%）、α-松油醇（3.39%）、2-甲基-3-苯基-2-丙烯醛（3.05%）、香叶醇（2.21%）、2-苯基巴豆醛（1.90%）、1-乙基丙基苯（1.48%）、2-辛烯醛（1.24%）等。

【性味与功效】味辛，性温。燥湿温中，截疟除痰。用于寒湿内阻，脘腹胀痛，痞满呕吐，疟疾寒热，瘟疫发热。

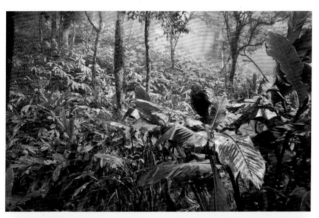

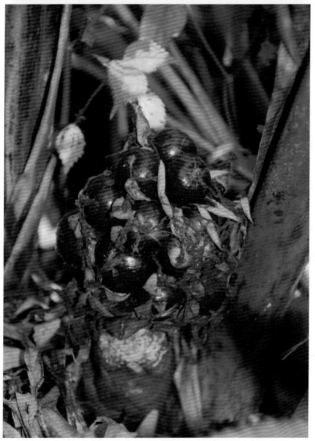

砂仁 ▼

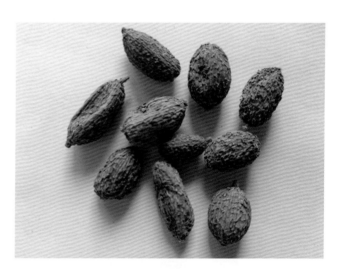

【基源】姜科豆蔻属植物阳春砂（砂仁）*Amomum villosum* Lour.、绿壳砂（缩砂密）*Amomum villosum* Lour. var. *xanthioides*（Wall. ex Bak.）T. L. Wu et Senjen. 或海南砂（海南砂仁）*Amomum longiligulare* T. L.Wu. 的干燥成熟果实。

【形态特征】阳春砂：株高 1.5~3m，茎散生。中部叶片长披针形，长 37cm，宽 7cm，上部叶片线形；叶舌半圆形。穗状花序椭圆形，鳞片膜质，椭圆形，褐色或绿色；苞片披针形；小苞片管状；花萼白色；花冠白色；中脉凸起，黄色而染紫红，基部具二个紫色的痂状斑。蒴果椭圆形，长 1.5~2cm，宽 1.2~2cm，紫红色；种子多角形。花期 5~6 月；果期 8~9 月。

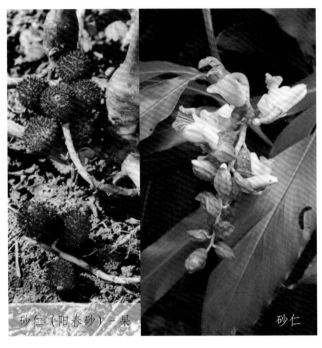

砂仁（阳春砂）-果　　　砂仁

绿壳砂：多年生草本，高 1.5~3m。根茎匍匐地面。叶片披针形，长 20~35cm，宽 3~7cm，两面光滑无毛；叶舌半圆形，长 0.3~0.5cm。穗状花序椭圆形；苞片披针形，膜质；小苞片管状，膜质；花白色；唇瓣白色，中脉凸起，黄色而染紫红，基部具 2 个紫色的闸状斑。蒴果成熟时绿色，果皮上的柔刺较扁。花期 5~6 月；果期 8~9 月。

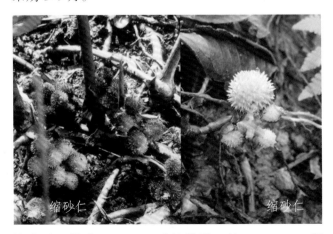

缩砂仁　　　缩砂仁

海南砂：株高 1~1.5m。叶片线形，长 20~30cm，宽 2.5~3cm；叶舌披针形，薄膜质；苞片披针形，褐色；

小苞片长约 2cm，包卷住萼管，萼管白色；花冠裂片长圆形，长约 1.5cm；唇瓣圆匙形，白色，中脉隆起，紫色。蒴果卵圆形，长 1.5~2.2cm，宽 0.8~1.2cm，被片状、分裂的短柔刺；种子紫褐色，被淡棕色、膜质假种皮。花期 4~6 月；果期 6~9 月。

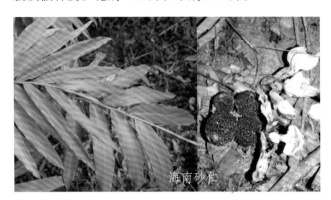

海南砂仁

【习性与分布】阳春砂：栽培或野生于山地荫湿之处。分布于福建、广东、广西、云南。绿壳砂：生于林下潮湿处，海拔 600~800m。分布于云南。海南砂：生于山谷密林中。分布于广东、海南。

【挥发油含量】《药典》规定阳春砂、绿壳砂种子团含挥发油不得少于 3.0%；海南砂种子团含挥发油不得少于 1.0%。水蒸气蒸馏的砂仁果实的得油率为 1.24%~6.80%；有机溶剂萃取的砂仁果实的得油率为 3.00%~8.00%；超临界萃取的砂仁果实的得油率为 3.89%；水蒸气蒸馏的缩砂密干燥果实的得油率为 1.67%~4.25%；水蒸气蒸馏的海南砂仁果实的得油率为 1.12%~4.12%。

【芳香成分】《药典》规定砂仁含乙酸龙脑酯不得少于 0.90%。砂仁药材挥发油的主成分均为乙酸龙脑酯（26.80%~78.85%）。

阳春砂：尹莉君等（2020）用水蒸气蒸馏法提取的广东阳春产阳春砂药材挥发油的主要成分为：乙酸龙脑酯（45.97%）、樟脑（20.49%）、柠檬烯（6.89%）、莰烯（5.21%）、月桂烯（3.83%）、β-蒎烯（2.10%）、α-蒎烯（1.65%）等。

绿壳砂：叶强等（2014）用水蒸气蒸馏法提取的云南临沧产绿壳砂挥发油的主要成分为：乙酸龙脑酯（41.90%）、樟脑（23.42%）、1,7,7-三甲基-双环[2.2.1]己烷-2-醇（13.18%）、右旋萜二烯（2.03%）、莰烯（1.98%）、邻苯二甲酸单（2-乙基己基）酯（1.98%）、芳樟醇（1.46%）、月桂烯（1.05%）等。

海南砂：吴忠等（2000）用超临界 CO_2 萃取法提取的海南砂挥发油的主要成分为：左旋乙酸龙脑酯

（37.90%）、油酸（11.80%）、十六烷酸（10.31%）、樟脑（4.61%）、乙酸（4.41%）、14-十五烷酸（3.81%）、龙脑（3.08%）、7,10,13-十六碳三烯酸（2.47%）、(+)-橙花叔醇（2.18%）、9,12-十八碳二烯酸（1.93%）、11,14-二十一碳二烯酸甲酯（1.54%）、9-十六烷酸（1.48%）、3-十二烯-1-炔（1.32%）、9,12,15-十八碳三烯酸（1.11%）等。

【性味与功效】味辛，性温。化湿开胃，温脾止泻，理气安胎。用于湿浊中阻，脘痞不饥，脾胃虚寒，呕吐泄泻，妊娠恶阻，胎动不安。

【注】阳春砂和绿壳砂的种子也以同药名入药，挥发油的主成分相近，功效相同，故未单独列出。

生姜 ▼

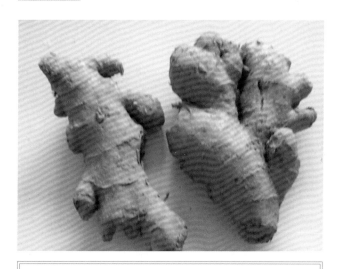

【基源】姜科姜属植物姜 *Zingiber officinale* Rosc. 的新鲜根茎。

【形态特征】株高 0.5~1m；根茎肥厚，有芳香及辛辣味。叶片披针形，长 15~30cm，宽 2~2.5cm；叶舌膜质。穗状花序球果状，长 4~5cm；苞片卵形，长约 2.5cm，淡绿色或边缘淡黄色；花萼管长约 1cm；花冠黄绿色，管长 2~2.5cm，裂片披针形；唇瓣有紫色条纹及淡黄色斑点，侧裂片卵形。花期：秋季。

【习性与分布】喜温暖、湿润的气候，耐寒和抗旱能力较弱，不耐霜。幼苗期不耐强光，旺盛生长期需要较强的光照。抗涝性能差。中部，东南部至西南部各省栽培。

【挥发油含量】《药典》规定生姜含挥发油不得少于 0.12%，水蒸气蒸馏的得油率为 0.04~5.02%，微

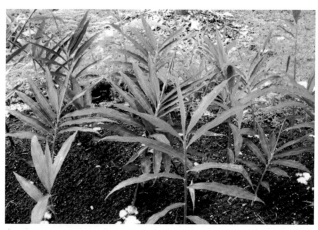

波辅助水蒸气蒸馏的得油率为 0.87%；超声波辅助水蒸气蒸馏的得油率为 0.94%。

【芳香成分】生姜挥发油以姜烯（20.04%~34.70%）为主成分的居多，也有以 β-水芹烯（14.80%~25.37%）等为主成分的报告。战琨友等（2009）用水蒸气蒸馏法提取的山东莱芜产'莱芜大姜'挥发油的主要成分为：α-姜烯（25.92%）、β-倍半水芹烯（10.34%）、β-蒎烯（7.48%）、莰烯（6.10%）、顺-柠檬醛（5.34%）、α-姜黄烯（4.91%）、β-没药烯（4.55%）、α-法尼烯（4.49%）、乙酸香叶酯（3.43%）、反-柠檬醛（2.21%）、γ-杜松烯（1.65%）、龙脑（1.58%）、α-蒎烯（1.55%）、乙酸橙花叔醇（1.51%）、香叶醛（1.34%）、(+)-α-没药烯（1.33%）、o-乙烯基-α,α,4-三甲基-3-(1-甲乙烯基)-环己烷甲醇（1.23%）、2,6-二甲基-2,6-辛二烯-1,8-二醇（1.22%）、4,11,11-三甲基-8-亚甲基-二环[7.2.0]-4-十一烯（1.20%）等。周露等（2016）用水蒸气蒸馏法提取的云南产生姜挥发油的主要成分为：β-水芹烯（14.80%）、2-十一烷酮（12.65%）、莰烯（12.35%）、香叶醛（8.36%）、龙脑（6.99%）、柠檬烯（6.34%）、香茅醇（2.90%）、β-红没药烯（2.84%）、α-蒎烯（2.82%）、6-甲基-5-庚烯-2-酮（2.60%）、玫瑰呋喃（1.71%）、α-布藜烯（1.47%）、月桂烯（1.27%）、顺-倍半水合桧烯（1.02%）等。钟凌云等（2015）用水蒸气蒸馏法提取的生姜挥发油的主要成分为：α-柏木烯（47.42%）、α-荜澄茄油烯（15.07%）、罗汉柏烯（9.28%）、姜黄烯（8.03%）、(S)-甜没药烯（5.79%）、依兰烯（3.09%）、艾蒿三烯（1.46%）、愈创木烯（1.10%）、2,6-二甲基-6-(4-甲基-3-戊烯基)-二环[3.1.1]庚-2-烯（1.00%）等。霍文兰等（2015）用超临界 CO_2 萃取法提取的生姜挥发油的主要成分为：丁基乙醛酸（37.74%）、α-姜烯（20.04%）、β-倍

半水芹烯（7.22%）、β-红没药烯（3.27%）、2-丁醇（2.99%）、α-姜黄烯（2.83%）、正二十烷（2.75%）、正十四烷（2.64%）、α-法呢烯（2.03%）、正十八烷（1.90%）、异丙基乙醚（1.73%）、异丙基乙醚（1.73%）、1-苯基-1,3-丙二醇（1.36%）、2,4,5-三甲基-1,3-二氧戊环（1.26%）、2-乙氧基戊烷（1.24%）、1-甲氧基-4-丙烯基苯（1.12%）等。丁东宁等（1988）用水蒸气蒸馏法提取的陕西城固产生姜挥发油的主要成分为：2-莰醇（29.20%）、莰烯（21.60%）、α-姜黄烯（7.50%）、牻牛儿醛（6.40%）、β-罗勒烯（6.30%）、橙花醛（4.40%）、α-佛手烯（4.40%）、β-法呢烯（4.30%）、β-红没药烯（3.40%）、香叶烯（3.40%）、2-莰醇（1.80%）、3-莰醇（1.70%）、β-蒎烯（1.30%）等。陈秀珍等（1992）用水蒸气蒸馏法提取的广西阳朔产生姜挥发油的主要成分为：(E)-柠檬醛（35.31%）、(Z)-柠檬醛（14.11%）、△(7)-薄荷烯（13.23%）、α-蒎烯（6.50%）、1,3,3-三甲基-2-氧杂二环[2.2.1]辛烷（3.92%）、2,6-二甲基-6-(4-甲基-3-戊烯基)二环[3.1.1]庚-2-烯（3.89%）、α-金合欢烯（2.67%）、异莳醇（2.39%）、1-(1,5-二甲基-4-己烯)-4-甲基苯（2.24%）、三环烯（1.30%）、月桂烯（1.31%）等。李铁纯等（2003）用水蒸气蒸馏法提取的辽宁沈阳产生姜挥发油的主要成分为：3,7-二甲基-2,6-辛二烯醛（17.09%）、桉叶油素（14.30%）、5-(1,5-二甲基-4-己烯)-2-甲基-1,3-环己二烯（7.61%）、龙脑（7.42%）、α-松油醇（3.59%）、3,7-二甲基-6-辛烯-1-醇（2.98%）、β-倍半水芹烯（2.78%）、3,7-二甲基-1,6-辛二烯-3-醇（2.45%）、1-甲基-4-(5-甲基-1-亚甲基-4-己烯)-环己烯（2.27%）、1-(1,5-二甲基-4-己烯)-4-甲基苯（1.92%）、2-庚醇（1.76%）等。崔庆新等（2006）用水蒸气蒸馏法提取的山东产生姜挥发油的主要成分为：桧烯（16.92%）、莰烯（13.10%）、香橙醛（7.09%）、α-蒎烯（5.22%）、姜烯（4.20%）、龙脑（3.71%）、α-姜黄烯（2.82%）、β-倍半菲兰烯（2.72%）、β-月桂烯（2.71%）、α-松油醇（1.86%）、[1R-(1α,3α,4β)]-4-乙烯基-α,α,4-三甲基-3-(1-甲基乙烯基)-环己烷甲醇（1.58%）、3,7-二甲基-1,6-辛二烯-3-醇（1.57%）、α-金合欢烯（1.57%）、β-没药烯（1.56%）、芳樟醇（1.42%）、罗汉柏烯（1.30%）、3,7-二甲基-6-辛烯-1-炔-3-醇（1.16%）、α-菲兰烯（1.06%）等。李银塔等（2009）用超临界 CO_2 萃取法提取的生姜挥发油的主要成分为：β-倍半水芹烯（31.30）、金合欢烯（28.40%）、姜烯

（5.32%）、莰烯（5.08%）、β-水芹烯（4.10%）、1-甲基-4-(5-甲基-1-亚甲基-4-己烯醛)-环己烯（2.19%）、柠檬烯（2.09%）、石竹烯（2.02%）、α-蒎烯（1.90%）、2-十六烷醇（1.44%）、6-姜醇（1.04%）等。谭建宁（2011）用水蒸气蒸馏法提取的广西玉林产生姜挥发油的主要成分为：乙酸香叶酯（13.36%）、橙花醇（11.22%）、柠檬醛（10.57%）、β-柠檬醛（7.60%）、桉油精（7.38%）、莰烯（6.84%）、芳樟醇（2.76%）、α-姜黄烯（2.34%）、α-蒎烯（2.26%）、α-松油醇（2.02%）、β-桉叶油醇（1.72%）、龙脑（1.29%）、β-没药烯（1.24%）、D-柠檬烯（1.19%）、反式-橙花叔醇（1.00%）等；山东临沂产生姜挥发油的主要成分为：莰烯（14.50%）、柠檬醛（7.47%）、桉油精（7.19%）、姜烯（6.89%）、β-侧柏烯（6.41%）、β-柠檬醛（5.07%）、α-姜黄烯（4.60%）、β-倍半水芹烯（4.48%）、α-蒎烯（3.11%）、龙脑（3.08%）、β-没药烯（2.94%）、橙花醇（2.52%）、τ-依兰油烯（2.47%）、α-松油醇（1.53%）、芳樟醇（1.04%）等。

【性味与功效】味辛，性微温。解表散寒，温中止呕，化痰止咳，解鱼蟹毒。用于风寒感冒，胃寒呕吐，寒痰咳嗽，鱼蟹中毒。

干姜

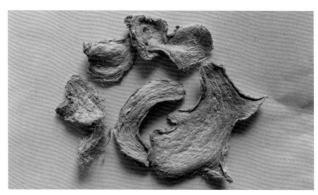

【基源】姜科姜属植物姜 *Zingiber officinale* Rosc. 的干燥根茎。

【形态特征】同生姜。

【习性与分布】同生姜。

【挥发油含量】《药典》规定干姜含挥发油不得少于0.80%。超临界萃取的得油率为0.30%~8.00%；有机溶剂萃取的得油率为1.33%~5.00%。

【芳香成分】干姜挥发油的第一主成分多为姜烯（11.06%～46.33%），也有主成分不同的报告。熊运海等（2015）用水蒸气蒸馏法提取的河北产干姜挥发油的主要成分为：姜烯（30.74%）、D-柠檬烯（12.78%）、β-倍半水芹烯（12.26%）、α-金合欢烯（7.29%）、姜黄烯（2.41%）、珂杷烯（1.39%）、(E)-柠檬醛（1.28%）、(E,E)-金合欢醇乙酸酯（1.25%）、茅术醇（1.25%）、十三酸（1.25%）、2-异丙烯基-5-甲基-己烯-4-醛（1.16%）、β-丁香挥发油（1.11%）、莰烯（1.08%）、荜澄茄油烯醇（1.01%）等。赵宏冰等（2015）用水蒸气蒸馏法提取的干姜挥发油的主要成分为：α-柠檬醛（40.58%）、β-水芹烯（10.38%）、姜烯（7.81%）、樟脑萜（7.39%）、桉叶油醇（7.04%）、β-倍半水芹烯（3.47%）、α-姜黄烯（3.12%）、反式-橙花叔醇（2.04%）、α-松油醇（2.02%）、甲基庚烯酮（1.79%）、α-金合欢烯（1.74%）、α-蒎烯（1.67%）、1-甲基-4-(5-甲基-1-亚甲基-4-己烯基)-环己烯（1.51%）、4-乙烯基-4-三甲基-3-(1-甲基乙烯基)-环己甲醇（1.36%）、β-芳樟醇（1.19%）、乙酸香叶酯（1.18%）等。梁洁等（2000)用超临界CO₂萃取法提取广东产干姜挥发油，解析Ⅱ的主要成分为：α-香柠檬烯（22.13%）、β-倍半水芹烯（9.07%）、香桧烯（4.42%）、ar-姜黄烯（4.12%）、α-反-β-香柠檬烯（4.12%）、姜油酮（2.98%）、姜醇（n=4）（2.74%）、姜烯酚(n=4)（2.66%）、油酸（1.20%）、亚油酸（1.11%）、姜烯酚(n=8)（1.07%）等；解析Ⅰ的主要成分为：姜醇（9.24%）、α-香柠檬烯（8.85%）、姜烯酚（6.90%）、β-倍半水芹烯（6.73%）、姜烯酚(n=8)（3.66%）、ar-姜黄烯（3.61%）、α-反-β-香柠檬烯（3.61%）、姜油酮（3.43%）、香桧烯（2.61%）、油酸（1.38%）、姜辣素(n=6)（1.37%）、亚油酸（1.03%）等。陈耕夫等（2002）用CO₂超临界萃取法提取的干姜挥发油的主要成分为：姜醇（26.17%）、姜烯（4.70%）、癸醛（4.20%）、β-倍半水芹烯（2.46%）、辛醛（1.83%）、4-羟基-3-甲氧苯基-3-癸酮（1.35%）、l,5-二甲基-4-己烯基-4-甲基苯（1.17%）、β-红没药烯（1.15%）、桧烯（1.14%）、金合欢烯（1.04%）等。热增才旦等（2007）用水蒸气蒸馏法提取的干姜挥发油的主要成分为：雪杉-8-烯（28.34%）、1-甲基-4-[1-甲乙烯]环己烯（19.74%）、樟烯（11.52%）、(+)-反-橙花叔醇（6.54%）、α-金合欢烯（3.29%）、

龙脑（3.19%）、1-[1,5-二甲基-4-己基]-4-甲基苯（2.82%）、1,3,3-三甲基-三环[2,2,1,0(2,6)]庚烷（2.45%）、对-1-蓋烯-8-醇（1.28%）、α-水茴香萜（1.10%）等。郑君成等（2009）用超临界CO₂萃取法提取的干姜挥发油的主要成分为：5-(1,5-二甲基-4-己烯)-2-甲基-1,3-环己二烯（26.22%）、4-(3-羟基-2-甲基苯基)-丁-2-酮（12.82%）、α-法呢烯（9.23%）、3-(1,5-二甲基-4-己烯)-6-亚甲基-环己烯（9.06%）、6-(3,5-二甲基-呋喃-2-y1)-6-甲基-庚烷（8.58%）、1-(1,5-二甲基-4-己烯)-4-甲基苯（4.41%）、4-姜酚（2.52%）、6-姜酚（2.11%）、己醛（1.55%）、(4-甲氧苯基)-(2-次甲基环己基)-甲醇（1.55%）、辣椒碱（1.42%）、癸醛（1.09%）等。钟凌云等（2015）用水蒸气蒸馏法提取的干姜挥发油的主要成分为：α-柏木烯（18.85%）、(-)-α-左芸烯（9.29%）、β-倍半水芹烯（8.84%）、姜黄烯（6.77%）、β-水芹烯（6.28%）、α-金合欢烯（5.19%）、(1S-顺)-愈创木烯（3.94%）、柠檬醛（3.27%）、(S)-甜没药烯（2.58%）、2-莰烯（2.34%）、异龙脑（2.17%）、(S)-4-异丙基-1-乙烯基-α-榄香烯（1.73%）、异丁子香烯（1.68%）、二环[2.2.1]庚烷（1.59%）、乙酸冰片酯（1.38%）、3-莰烯（1.09%）、2-十一酮（1.05%）等。李智宁等（2019）用水蒸气蒸馏法提取的河南产干姜发油的主要成分为：β-水芹烯（26.67%）、莰烯（15.09%）、姜烯（10.98%）、(E)-柠檬醛（10.11%）、(Z)-柠檬醛（6.20%）、α-蒎烯（4.74%）、α-法尼烯（4.57%）、β-倍半水芹烯（4.45%）、α-姜黄烯（4.22%）、月桂烯（2.33%）、a-檀香脑（1.68%）、乙酸香叶酯（1.08%）等。

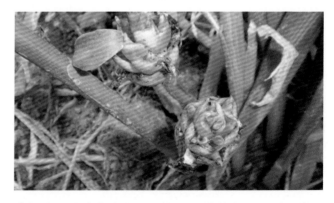

【性味与功效】味辛，性热。温中散寒，回阳通脉，温肺化饮。用于脘腹冷痛，呕吐泄泻，肢冷脉微，寒饮喘咳。

片姜黄 ▼

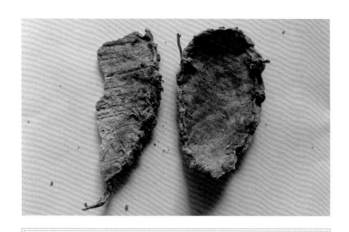

【基源】姜科姜黄属植物温郁金 Curcuma wenyujin Y. H. Chen et C. Ling 的干燥根茎。

【形态特征】株高约 1 m；根茎肉质，肥大，椭圆形，黄色，芳香；根端膨大呈纺锤状。叶基生，叶片长圆形，长 30~60cm，宽 10~20cm。花葶单独由根茎抽出，穗状花序圆柱形，长约 15cm，有花的苞片淡绿色，卵形，长 4~5cm，无花的苞片较狭，长圆形，白色而染淡红；花冠管漏斗形，裂片长圆形，白色。花期：4~6 月。

【习性与分布】栽培或野生于林下。分布于我国东南部至西南部各省区。

【挥发油含量】《药典》规定片姜黄含挥发油不得少于 1.0%；水蒸气蒸馏的片姜黄的得油率为 1.11%~2.21%。

【芳香成分】王丽丽等（2010）用水蒸气蒸馏法提取的浙江温州产片姜黄挥发油的主要成分为：莪术二酮（33.17%）、环异长叶烯（14.83%）、吉马酮（13.34%）、莪术烯（8.05%）、β-榄香烯（4.17%）、莪术醇（3.17%）、新莪术二酮（2.93%）、α-石竹烯（2.65%）、τ-古芸烯（2.55%）、异龙脑（1.99%）、β-芹子烯（1.26%）、β-榄香烯酮（1.22%）、桉油精（1.15%）、樟脑（1.08%）等。汤敏燕等 (2000) 用水蒸气蒸馏法提取的片姜黄挥发油的主要成分为：莪术酮（11.66%）、莪术烯醇（11.22%）、芳姜黄酮（8.21%）、莪术醇（7.27%）、新莪术二酮（3.53%）、莪术二酮（3.47%）、异莪术烯醇（3.27%）、吉马酮（2.31%）、2-甲基-5-(1,5-二甲基-4-己烯基)-1,3-环己二烯（2.25%）、α-姜黄烯（2.08%）、β-榄香烯（1.37%）、1,8-桉叶油素（1.34%）、4a,8-二甲基-2-(1-甲基乙烯基)-1,2,3,4,4a,5,6,8a-八氢萘

（1.24%）等。张桂芝等（2007）用水蒸气蒸馏法提取的片姜黄挥发油的主要成分为：莪术呋喃烯（21.18%）、8,9-去氢-9-甲酰基-环异长叶烯（8.39%）、1-乙烯基-1-甲基-2,4-二(1-丙烯基)-环己烷（7.95%）、樟脑（7.74%）、α-杜松醇（6.73%）、3,7-二甲基-10-甲基乙烯基-3,7-环癸二烯酮（5.77%）、1,2,3,3a,8,8a-六氢-2,2,8-三甲基-5,6-薁二甲醛（4.45%）、龙脑（3.97%）、氧化丁香烯（3.80%）、桉油精（3.18%）、莰烯（2.86%）、乙酸异龙脑酯（2.84%）、环氧异香橙烯（1.77%）、3-(1,5-二甲基-4-乙烯基)-6-亚甲基环己烯（1.60%）、α,α,4,8-三甲基-3,7-环癸二烯-1-甲醇（1.59%）、β-蒎烯（1.10%）等。赵玉兰等（2009）用水蒸气蒸馏法提取的片姜黄挥发油主要成分为：8,9-去氢-9-甲酰基环异长叶烯(25.46%)、1,8-桉叶油素（12.11%）、樟脑（6.63%）、9-异丙基-1-甲基-2-亚甲基-5-氧杂三环 [5.4.0.0(3,8)] 十一烷（4.33%）、二氢木香烯内酯（3.19%）、β-榄香烯（2.88%）、莪术烯（2.70%）、莪术二酮（2.42%）、吉玛酮（2.13%）、龙脑（2.03%）、桧樟脑（1.74%）、巴西菊内酯（1.45%）、对映-匙叶桉油烯醇（1.22%）、环氧异香橙烯（1.22%）、新莪术二酮（1.13%）、樟烯（1.12%）、表蓝桉醇（1.05%）等。

【性味与功效】味辛、苦，性温。破血行气，通经止痛。用于胸胁刺痛，胸痹心痛，痛经经闭，症瘕，风湿肩臂疼痛，跌扑肿痛。

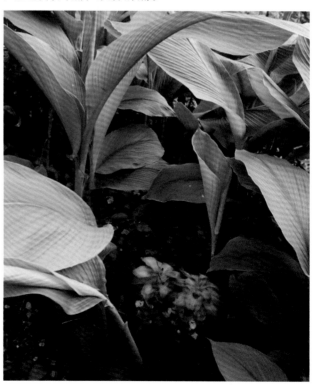

郁金 ▼

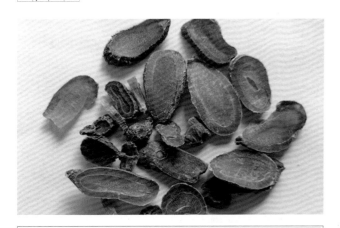

【基源】姜科姜黄属植物温郁金 *Curcuma wenyujin* Y.H. Chen et C.Ling、姜黄 *Curcuma longa* L.、广西莪术 *Curcuma kwangsiensis* S.G.Lee et C.F.Liang 或蓬莪术（莪术）*Curcuma phaeocaulis* Val. 的干燥块根。前两者分别习称"温郁金"和"黄丝郁金"，其余按性状不同习称"桂郁金"或"绿丝郁金"。

【形态特征】温郁金：同片姜黄。

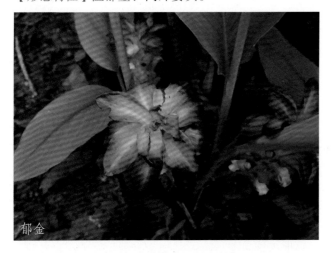

郁金

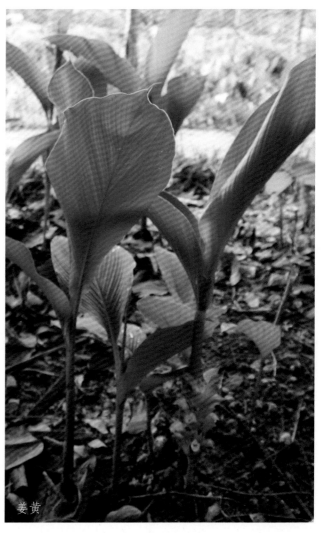

姜黄

长 14~39cm，宽 4.5~9.5cm。穗状花序从根茎抽出，和具叶的营养茎分开；苞片阔卵形，长约 4cm；花生于下部和中部的苞片腋内；花萼白色；花冠管喇叭状，花冠裂片 3 片，卵形。花期：5~7 月。

姜黄：株高 1~1.5m，根茎很发达，成丛，分枝很多，圆柱状，橙黄色，极香；根粗壮，末端膨大呈块根。叶每株 5~7 片，椭圆形，长 30~90cm，宽 15~18cm。花葶由叶鞘内抽出，穗状花序圆柱状，长 12~18cm，直径 4~9cm；苞片卵形，白色，边缘染淡红晕；花萼白色；花冠淡黄色。花期：8 月。

广西莪术：根茎卵球形，长 4~5cm，直径约 2.5~3.5cm。须根末端常膨大成近纺锤形块根；块根直径 1.4~1.8cm。春季抽叶，叶基生，2~5 片，椭圆状披针形，

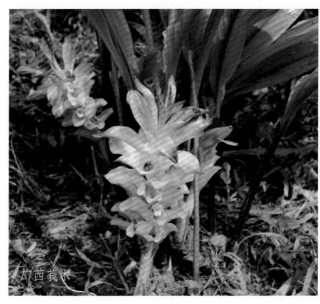

广西莪术

莪术：株高约1m；根茎圆柱形，肉质，具樟脑般香味；根细长或末端膨大成块根。叶直立，椭圆状长圆形，长25~60cm，宽10~15cm，中部常有紫斑，无毛。花葶由根茎单独发出，常先叶而生；穗状花序阔椭圆形，长10~18cm，宽5~8cm；苞片卵形，稍开展，下部的绿色，顶端红色，上部的较长而紫色；花萼白色；花冠裂片长圆形，黄色。花期：4~6月。

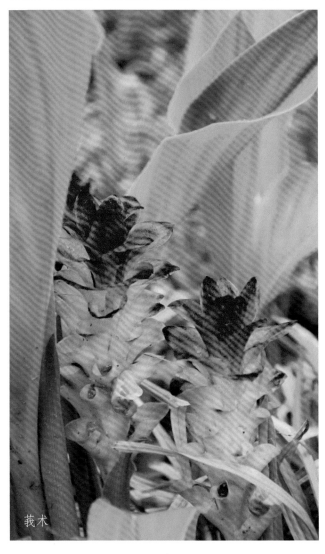

莪术

【习性与分布】郁金：同片姜黄。姜黄：喜生于向阳的地方。分布于台湾、福建、广东、广西、云南、西藏等省区。广西莪术：栽培或野生于山坡草地及灌木丛中。分布于广西、云南。莪术：栽培或野生于林荫下。分布于台湾、福建、江西、广东、广西、四川、云南等省区。

【挥发油含量】水蒸气蒸馏的温郁金的得油率为0.19%~0.51%；黄丝郁金（姜黄）的得油率为0.36%~1.34%；桂郁金（广西莪术）的得油率为0.53%~2.54%；绿丝郁金（莪术）的得油率为0.20%~0.28%。

【芳香成分】温郁金：张军等（2017）用水蒸气蒸馏法提取的温郁金挥发油的主要成分为：喇叭茶萜烯氧化物（21.82%）、吉马酮（21.63%）、3,4,5,6,7,8-六氢-4a,8a-二甲基-1氢-萘乙酰-2-酮（19.96%）、莪术烯（16.50%）、(2,4a,5,8a-四甲基-1,2,3,4,4a,7,8,8a-八氢-1-萘Ⅰ)醋酸酯（6.53%）、莪术-4-烯-12-酸,6α-羟基-γ-内酯（5.91%）、甘香烯（3.97%）、β-榄香烯（3.66%）、β-榄香酮（2.37%）、(2,4a,5,8a-四甲基-1,2,3,4,4a,7,8,8a-八氢-1-萘)醋酸酯（2.23%）、长叶马鞭草烯酮（1.92%）、(4aα,5α,8aβ)-八氢-4a,5-二甲基-2(1H)-萘酮（1.31%）、大根香叶烯B（1.23%）、长蠕孢吉码烯（1.17%）等。易新萍等（2010）用水蒸气蒸馏法提取的新疆产温郁金挥发油的主要成分为：新莪术二酮(13.29%)、莪术二酮(10.05%)、马兜铃烯(5.76%)、吉马酮(5.62%)、杜松醇(3.51%)、3,7-环癸烷二烯-1-酮(2.83%)、β-榄香烯(2.54%)、姜烯(2.45%)、桉油醇(2.09%)、β-挥发油(1.80%)、樟脑(1.75%)、1-(1,5-二甲基-4-乙烯)-4-甲基苯(1.73%)、莪术烯(1.51%)、表蓝桉醇(1.26%)、里哪丙酸(1.21%)、1-β-蒎烯(1.16%)、2-壬醇(1.14%)等。

姜黄（黄丝郁金）：张军等（2017）用水蒸气蒸馏法提取的黄丝郁金药材挥发油的主要成分为：芳姜黄酮（31.32%）、姜黄酮（26.63%）、N-十二烷基-N-甲基-苯胺（13.69%）、(+)-β-柏木烯（4.05%）、α-姜黄烯（3.74%）、莪术烯（3.38%）、(2,5,5,8a-四甲基-1,2,3,5,6,7,8,8a-八氢-1-萘)酯-乙酸盐（2.48%）、2,4,4-三甲基-3-(3-甲基丙基)环己-2-烯酮（1.90%）、(+)-4-菖烯（1.82%）、石竹素（1.57%）、1-异-丁基-2,5-二甲基苯（1.52%）、石竹烯（1.35%）等。汤敏燕等（2000）用水蒸气蒸馏法提取的姜黄块根挥发油的主要成分为：榄香素（13.93%）、十六烷酸（7.73%）、亚油酸（6.58%）、莪术烯醇（4.66%）、异榄香素（2.58%）、β-榄香烯（2.45%）、吉马酮（2.44%）、莪术酮（2.44%）、反式-β-紫罗酮（1.72%）、(-)-α-萜品醇（1.71%）、α-蛇麻烯（1.49%）、油酸（1.36%）、莪术二酮（1.18%）、二十烷（1.35%）等。侯卫等（1999）用水蒸气蒸馏法提取的姜黄块根挥发油的主要成分为：姜黄酮（29.27%）、姜油烯（13.01%）、3-己烯-1-

醇（10.01%）、姜黄素（6.97%）、香桧烯（3.86%）、龙脑（2.98%）、水芹烯（1.87%）等。

广西莪术（桂郁金）：张军等（2017）用水蒸气蒸馏法提取的桂郁金药材挥发油的主要成分为：吉马酮（23.15%）、二氢土木香内酯（9.75%）、异绒白乳菇醛（8.58%）、β-榄香烯（7.52%）、马兜铃烯（7.01%）、(+)-喇叭烯（4.70%）、莪术烯（3.81%）、β-榄香酮（3.29%）、芳姜黄酮（2.81%）、12-异丙基-1,5,9-三甲基-4,8,13-环十四碳三烯-1,3-二醇（2.36%）、马兜铃烯（2.25%）、(+)-樟脑（1.69%）、四(1-甲基亚乙基)-环丁烷（1.65%）、邻苯二甲酸二丁酯（1.35%）、抗坏血酸二棕榈酸酯（1.30%）、石竹素（1.15%）、大根香叶烯B（1.07%）、巴伦西亚橘烯（1.03%）等。刘喜华等（2014）用水蒸气蒸馏法提取的广西灵山产桂郁金挥发油的主要成分为：莪二酮（23.04%）、吉玛酮（13.28%）、表莪术酮（9.56%）、莪术烯（7.34%）、β-榄香烯（4.82%）、吉玛烯B（2.50%）、莪术呋喃二烯（2.26%）、新莪二酮（1.96%）、吉玛烯D（1.86%）、α-荜草烯（1.66%）、(1R)-(+)-樟脑（1.65%）、石竹烯（1.58%）、桉树醇（1.16%）、L-乙酸冰片酯（1.03%）等。潘小姣等（2011）用水蒸气蒸馏法提取的广西钦州产桂郁金挥发油的主要成分为：莪术呋喃烯（25.23%）、吉玛酮（11.13%）、β-榄香烯（6.53%）、1-甲基-1-乙烯基-2-(1-甲乙烯基)-4-(1-甲基亚乙基)-环己烷（3.47%）、β-榄香烯酮（2.97%）、β-蛇麻烯（2.22%）、石竹烯（2.05%）、(4aR-反式)-十氢-4a-甲基-1-亚甲基-7-(1-甲基亚乙基)-萘（2.01%）、[1S-(1α,7α,8aβ)]-1,2,3,5,6,7,8,8a-八氢-1,4-双甲基-7-(1-甲乙烯基)-甘菊环烃（1.58%）、α-石竹烯（1.50%）、异香橙烯环氧化物（1.27%）、6-异丙烯基-4,8a-双甲基-1,2,3,5,6,7,8,8a-八氢-萘醇-2（1.24%）、樟脑（1.23%）、佛术烯（1.15%）等。

莪术（绿丝郁金）：张军等（2017）用水蒸气蒸馏法提取的绿丝郁金药材挥发油的主要成分为：宝丹酮（27.63%）、吉马酮（13.14%）、1,4-雄甾二烯-3,17-二酮（9.26%）、(-)-马兜铃烯（6.57%）、(4b)-12,13-环氧-单端孢霉-9-烯-4,15-二醇（5.49%）、17-乙酸勃地酮（5.33%）、

β-榄香烯（3.77%）、莪术烯（3.57%）、巴西菊内酯（3.29%）、β-芹子烯（2.11%）、芳姜黄酮（1.89%）、6-异丙烯基-4,8a-二甲基-4a,5,6,7,8,8a-六氢-1H-萘-2-酮（1.60%）、石竹素（1.17%）、2,2,7,7-四甲基三环[6.2.1.0(1,6)]十一碳-4-烯-3-酮（1.17%）、二氢木香烃内酯（1.14%）、大根香叶烯B（1.06%）、1,2-二氢罗汉柏烯-(II)（1.03%）等。周欣等（2002）用水蒸气蒸馏法提取的浙江永嘉产莪术挥发油的主要成分为：莪术二酮（17.13%）、莪术烯（16.79%）、吉玛酮（7.73%）、姜黄醇（6.59%）、1,8-桉叶油素（4.46%）、β-榄香烯（4.02%）、新莪术二酮（2.85%）、吉马烯B（1.83%）、樟脑（1.77%）、吉马烯D（1.10%）等；浙江瑞安陶川产莪术块根挥发油的主要成分为：莪术烯（24.87%）、莪术二酮（16.88%）、吉玛酮（8.22%）、β-榄香烯（5.93%）、1,8-桉叶油素（5.29%）姜黄醇（2.99%）、新莪术二酮（2.57%）、樟脑（2.07%）、吉马烯B（1.85%）、吉马烯D（1.57%）、芳樟醇（1.25%）、异龙脑（1.05%）等。陈淑莲等（2000）用超临界CO_2萃取法提取的莪术挥发油的主要成分为：3-亚基-7,11-二甲基十二-1,6,10-三烯（23.70%）、4-甲基-1-(1,5-二甲基-4-己烯基)苯（19.60%）、2-甲基-5-(1,5-二甲基-4-己烯基)-1,3-环己二烯（15.20%）、莪术酮（7.40%）、3,7-二甲基-10-(1-甲基亚乙基)-3,7-环十二二烯（7.04%）、1-甲基-4-(5-甲基-1-亚甲基-4-己烯基)环乙烯（6.94%）、丁基-2-甲基丙基-1,2-苯二甲酸酯（3.71%）、3,7,11-三甲基-2,6,10-十二三烯-1-醇（2.12%）、2-环己基苯氧基-2-丙醇（2.03%）、长叶烯醛（1.94%）、1β-乙酸基桉叶-4(15),7(11)-二烯-8,12-交酯（1.91%）、吉马烯（1.33%）、莪术二酮（1.13%）等。陈毓亨等（1986）用水蒸气蒸馏法提取的四川新津产莪术挥发油的主要成分为：莪术酮（16.40%）、姜黄酮（9.90%）、芳姜黄酮（9.31%）、姜黄烯（7.38%）、吉玛酮（3.45%）、姜烯（2.82%）、丁香烯（1.80%）、莪术二酮（1.44%）、桉油素（1.16%）等。

【性味与功效】味辛、苦，性寒。活血止痛，行气解郁，清心凉血，利胆退黄。用于胸胁刺痛，胸痹心痛，经闭痛经，乳房胀痛，热病神昏，癫痫发狂，血热吐衄，黄疸尿赤。

莪术 ▼

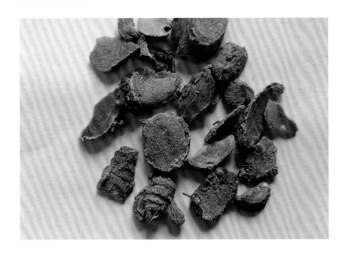

【基源】姜科姜黄属植物蓬莪术 *Curcuma phaeocaulis* Val.、广西莪术 *Curcuma kwangsiensis* S.G.Lee et C.F.Liang 或温郁金 *Curcuma wenyujin* Y.H.Chen et C.Ling 的干燥根茎。后者习称温莪术。

【形态特征】郁金：同片姜黄。广西莪术：同郁金。莪术：同郁金。

【习性与分布】郁金：同片姜黄。广西莪术：同郁金。莪术：同郁金。

【挥发油含量】《药典》规定莪术含挥发油不得少于1.5%。水蒸气蒸馏的莪术的得油率为0.35%~2.31%，超临界萃取的得油率为2.16%~8.44%，微波萃取的得油率为2.77%。水蒸气蒸馏的广西莪术的得油率为0.40%~1.75%，超临界萃取的得油率为1.97%~5.90%，微波萃取的得油率为3.36%，共沸精馏耦合工艺提取的得油率为0.92%。

【芳香成分】莪术：*Nuriza Rahmadini* 等（2016）用水蒸气蒸馏法提取的莪术挥发油的主要成分为：吉马酮（14.63%）、樟脑（3.84%）、芳姜黄酮（3.68%）、β－榄香烯（1.75%）、α－松油醇（1.24%）等。郑勇凤等（2016）用水蒸气蒸馏法提取的四川产莪术挥发油的主要成分为：环庚三烯酚酮（34.06%）、三环[5.1.0.0^{2,4})]辛-5-烯-5-丙酸（12.22%）、吉马酮（10.48%）、莪术烯（9.32%）、2-甲氧基-4-(2-丙烯基)-1-(1-丙炔氧基)苯（5.96%）、β－榄香烯（5.21%）、巴西菊内酯（4.83%）、桉油烯醇（3.57%）、凤蝶醇（1.27%）、莪术酮（1.01%）等。汤洪波等（2010）

用纤维素酶提取法提取的莪术挥发油的主要成分为：表－莪术酮（14.39%）、呋喃二烯（11.68%）、β－姜黄酮（11.63%）、芳姜黄酮（5.62%）、樟脑（5.40%）、β－榄香烯（4.67%）、异龙脑（4.30%）、β－榄香酮（4.28%）、芳樟烯（2.13%）、2-十九烷酮（2.06%）、β－红没药烯（1.70%）、石竹烯氧化物（1.25%）等；水蒸气蒸馏提取法提取的莪术挥发油的主要成分为：β－姜黄酮（18.45%）、表－莪术酮（14.59%）、β－榄香烯（5.40%）、β－榄香酮（5.26%）、β－红没药烯（2.26%）、肉豆蔻酸（1.67%）、石竹烯氧化物（1.59%）、葎草烯环氧衍生物（1.24%）、异龙脑（1.17%）、莪术酮（1.16%）、香木兰烯（1.08%）等。周欣等（2004）用水蒸气蒸馏法提取的广西产蓬莪术挥发油的主要成分为：莪术酮（11.91%）、1,8-桉叶油素（9.35%）、樟脑（8.80%）、莪术烯（8.53%）、β－榄香烯（6.71%）、吉玛酮（6.49%）、β－蒎烯（5.64%）、2-壬酮（3.31%）、异龙脑（3.18%）、莪术烯醇（2.90%）、吉马烯B（2.75%）、樟烯（2.11%）、吉马烯D（2.03%）、呋喃二烯（1.27%）、龙脑（1.15%）、α－蒎烯（1.09%）、吉马烯A（1.02%）等；贵州荔波产野生莪术挥发油的主要成分为：莪术二酮（35.82%）、新莪术二酮（8.14%）、吉玛酮（6.70%）、姜黄醇（3.72%）、石竹烯氧化物（2.44%）、β－榄香烯（1.84%）、β－石竹烯（1.46%）、β－桉叶油醇（1.35%）、α－葎草烯（1.19%）等；浙江温州产莪术挥发油的主要成分为：樟脑（10.11%）、吉玛酮（7.98%）、莪术烯（6.91%）、表－莪术酮（6.65%）、β－榄香烯（6.08%）、1,8-桉叶油素（4.33%）、芳姜黄烯（3.34%）、异龙脑（2.95%）、β－金合欢烯（2.33%）、α－杜松醇（2.47%）、莰烯（2.17%）、龙脑（1.66%）、乙酸异龙脑酯（1.49%）、(反,反)-α－金合欢烯（1.22%）、吉马烯B（1.21%）、δ－榄香烯（1.12%）、葎草烯环氧衍生物Ⅱ（1.02%）等；浙江瑞安产莪术挥发油的主要成分为：莪术烯（19.31%）、姜黄酮（15.13%）、吉玛酮（8.53%）、姜黄醇（5.35%）、1,8-桉叶油素（4.61%）、β－榄香烯（4.43%）、呋喃二烯（3.77%）、新莪术二酮（2.11%）、β－榄香烯（2.05%）、吉马烯B（2.04%）、樟脑（1.79%）、吉马烯D（1.57%）、芳樟醇（1.10%）等。

广西莪术：潘小姣等（2011）用水蒸气蒸馏法提取的广西钦州产广西莪术挥发油的主要成分为：莪术呋喃烯（25.23%）、吉马酮（11.13%）、β－榄香烯（6.53%）、1-甲基-1-乙烯基-2-(1-甲乙烯基)-4-(1-甲基亚乙基）- 环己烷（3.47%）、β- 榄香烯酮（2.97%）、β- 蛇麻烯（2.22%）、石竹烯（2.05%）、（4aR- 反式）- 十氢 -4a- 甲基 -1- 亚甲基 -7-(1- 甲基亚乙基)- 萘（2.01%）、[1S-(1α,7α,8aβ)]-1,2,3,5,6,7,8,8a- 八氢 -1,4- 双甲基 -7-(1- 甲乙烯基)- 甘菊环烃（1.58%）、α- 石竹烯（1.50%）、异香橙烯环氧化物（1.27%）、6- 异丙烯基 -4,8a- 双甲基 -1,2,3,5,6,7,8,8a- 八氢 - 萘醇 -2（1.24%）、樟脑（1.23%）、佛术烯（1.15%）等。

刘雪梅等（2011）用超临界 CO_2 萃取法提取的广西玉林产广西莪术挥发油的主要成分为：反式 - 对甲氧基肉桂酸乙酯（55.29%）、3,4- 二甲氧基肉桂酸（8.57%）、茴香脑（6.29%）、肉桂酸乙酯（5.23%）、二氢黄蒿萜酮（3.82%）、十五烷（3.02%）、β- 细辛醚（2.56%）、香豆素（2.22%）、顺式 - 对甲氧基肉桂酸乙酯（1.90%）、L- 柠檬烯（1.85%）、吉玛酮（1.26%）等。孙艳涛等（2010）用水蒸气蒸馏法提取的广西莪术挥发油的主要成分为：莪术烯（41.61%）、β- 榄香酮（18.21%）、桉油精（12.40%）、α- 松油醇（9.61%）、卡拉烯（3.62%）、樟脑（3.17%）、莪术二酮（1.66%）、3,7- 二甲基 -1,6- 辛二烯 -3- 醇（1.20%）、吉马烯（1.11%）、龙脑（1.05%）等。覃葆等（2010）用水蒸气蒸馏法提取的广西灵山产广西莪术挥发油的主要成分为：牻牛儿酮（12.70%）、β- 榄香烯（11.55%）、γ- 榄香烯（3.73%）、D- 樟脑（2.74%）、大牻牛儿烯 D（2.67%）、朱栾倍半萜（2.48%）、桉油精（2.33%）、δ- 榄香烯（1.88%）、β- 瑟林烯（1.68%）、异龙脑（1.52%）、c-β- 瑟林烯（1.50%）、β- 甜橙油（1.01%）等。陈旭等（2008）用水蒸气蒸馏法提取的广西产广西莪术挥发油的主要成分为：β- 榄香烯酮（12.60%）、樟脑（9.40%）、吉玛酮（9.28%）、莪术烯（8.80%）、桉油素（8.20%）、β- 榄香烯（5.88%）、莪术酮（5.64%）、莪术二酮（5.04%）、δ- 瑟林烯（3.70%）、莪术醇（3.22%）、异龙脑（3.20%）、α- 丁子香烯（3.14%）、莰烯（2.92%）、龙脑（2.66%）、2- 壬醇（2.00%）、δ- 榄香烯（1.90%）、α- 石竹烯（1.86%）、β- 石竹烯（1.78%）、α- 蒎烯（1.36%）、D- 柠檬烯（1.30%）等。

温莪术：袁文娟等（2011）用水蒸气蒸馏法提取的温莪术根茎挥发油的主要成分为：莪术二酮（36.77%）、呋喃双烯（18.31%）、牻牛儿酮（11.56%）、桉油脑（4.58%）、新莪术二酮（3.73%）、δ- 榄香烯（3.25%）、莪术烯（3.11%）、β- 榄香烯（2.61%）、樟脑（2.48%）、γ- 榄香烯（1.97%）、β- 桉叶油

醇（1.26%）、异龙脑（1.18%）等。孙艳涛等（2010）用水蒸气蒸馏法提取的温莪术挥发油的主要成分为：莪术烯（34.83%）、桉油精（11.20%）、α- 松油醇（9.96%）、莪术醇（9.56%）、β- 榄香酮（8.61%）、β- 榄香烯（8.57%）、樟脑（2.50%）、γ- 榄香烯（2.18%）、吉马酮（1.65%）、卡拉烯（1.33%）、吉马烯（1.25%）等。罗春兰等（2005）用水蒸气蒸馏法提取的温莪术挥发油的主要成分为：4- 乙炔基 -4- 羟基 -3,5,5- 三甲基环己烯酮（22.97%）、1,3,5- 三异丙基苯（13.67%）、莪术二酮（13.54%）、10- 甲基乙烯基 -3,7- 环癸二烯酮（12.58%）、吉玛酮（8.78%）、表 - 莪术酮（7.22%）、3,4,5,6,7,8- 六氢萘酮（6.23%）、β- 榄香烯（6.17%）、2,4,6- 五甲基苯胺（5.17%）、3,3,6,6- 四甲基三环己烯（2.82%）、樟脑（2.43%）、β- 姜黄酮（1.98%）、1- 乙烯基 -1- 甲基 -2,4- 二丙烯基环己烷（1.73%）、异龙脑（1.48%）、2,3- 二氢苯并呋喃（1.08%）等。周欣等（2002）用水蒸气蒸馏法提取的温莪术挥发油的主要成分为：吉玛酮（9.12%）、莪术烯（8.77%）、β- 榄香烯（3.80%）、樟脑（3.79%）、异龙脑（2.99%）、α- 杜松醇（1.69%）、β- 榄香酮（1.63%）、桉叶 -4(14),11- 二烯（1.58%）、呋喃二烯（1.22%）、异喇叭烯（1.17%）、β- 桉叶油醇（1.13%）、1,8- 桉叶油素（1.08%）、吉马烯 B（1.02%）、乙酸异龙脑酯（1.00%）等。

【性味与功效】味辛、苦，性温。行气破血，消积止痛。用于癥瘕痞块，瘀血经闭，胸痹心痛，食积胀痛。

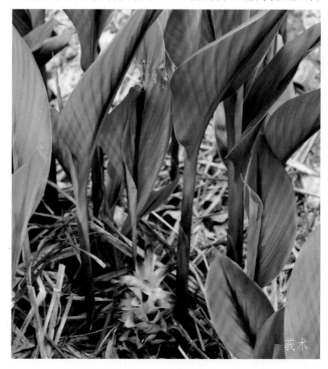

莪术

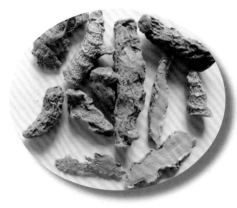

姜黄 ▼

【基源】姜科姜黄属植物姜黄 *Curcuma longa* L. 的干燥根茎。

【形态特征】同郁金。

【习性与分布】同郁金。

【挥发油含量】《药典》规定姜黄含挥发油不得少于7.0%。水蒸气蒸馏法提取的姜黄的得油率为5.47%~7.20%。超临界萃取的得油率为4.00%~5.50%，微波辅助水蒸气蒸馏的得油率为1.63%~4.52%；有机溶剂萃取的得油率为6.89%~17.18%。

【芳香成分】樊钰虎等（2012）用水蒸气蒸馏法提取的姜黄挥发油的主要成分为：α-姜黄酮（26.43%）、α-姜烯（15.34%）、芳姜黄酮（11.82%）、β-倍半水芹烯（11.52%）、姜黄新酮（9.78%）、α-姜黄烯（3.44%）、β-甜没药烯（2.23%）、β-石竹烯（2.05%）、8-羟甲基-反-双环[4.3.0]壬-3-烯（1.39%）、桉树脑（1.10%）、双表雪松烯（1.03%）等。羊青等（2016）用水蒸气蒸馏法提取的四川产姜黄挥发油的主要成分为：芳姜黄酮（56.00%）、(+)-α-大西洋（萜）酮（2.01%）、α-姜黄酮（1.86%）、(6R,1'R)-6-(1',5'-二甲基-4'-己烯基)-3-甲基-环己烯-2-酮（1.83%）、β-红没药烯（1.73%）、2-表-α-雪松烯（1.71%）、姜醇（1.47%）、4-(1,5-二甲基-4-己烯基)-环己烯-2-酮（1.43%）等。吴惠勤等（2000）用超临界 CO_2 萃取法提取的广东产姜黄挥发油的主要成分为：α-姜烯（22.96%）、顺-6-生姜醇（11.03%）、β-倍半水芹烯（10.88%）、α-姜黄烯（9.65%）、(E)-金合欢烯（9.26%）、反-10-生姜醇（4.93%）、桧烯（4.40%）、亚油酸（3.38%）、

油酸（2.97%）、顺-8-生姜醇（2.93%）、莰烯（2.73%）、十六酸（1.63%）、α-芹子烯（1.40%）、别香树烯（1.24%）等。汤敏燕等（2000）用水蒸气蒸馏法提取的江西樟树产姜黄挥发油的主要成分为：柠檬烯（11.46%）、莪术二酮（10.67%）、莪术醇（8.43%）、莪术酮（8.12%）、樟脑（6.22%）、莪术烯醇（5.15%）、1S-(1α,3aβ,4a)-八氢-4-甲基-8-亚甲基-7-(1-甲基乙基)-1,4-甲醇-1H-茚（3.63%）、β-芳樟醇（3.07%）、异龙脑（3.06%）、美优酮（2.00%）、呋喃大牻牛儿酮（1.87%）、β-榄香烯（1.28%）、莰烯（1.27%）、龙脑（1.17%）、呋喃二烯酮（1.15%）等。强悦越等（2020）用水蒸气蒸馏法提取的福建连城产姜黄挥发油的主要成分为：β-柏木烯（26.58%）、α-姜烯（22.27%）、姜黄烯（14.82%）、β-红没药烯（8.01%）、姜黄酮（5.73%）、芳姜黄酮（5.72%）、姜黄新酮（2.62%）、吉马酮（1.69%）、(E)-β-金合欢烯（1.67%）等。

【性味与功效】味辛、苦，性温。破血行气，通经止痛。用于胸胁刺痛，胸痹心痛，痛经经闭，症瘕，风湿肩臂疼痛，跌扑肿痛。

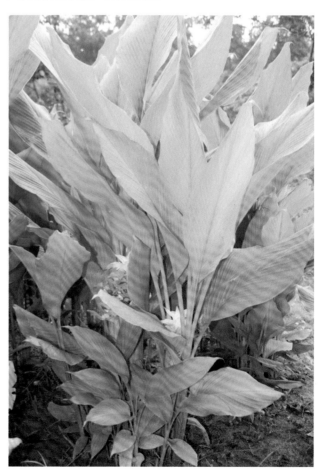

草豆蔻 ▼

【基源】姜科山姜属植物草豆蔻 *Alpinia katsumadai* Hayata 的干燥近成熟种子。

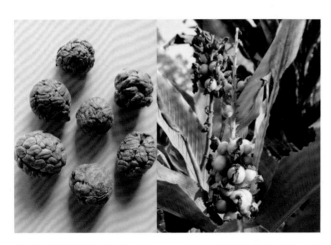

【形态特征】株高达 3m。叶片线状披针形，长 50~65cm，宽 6~9cm；叶舌长 5~8mm。总状花序顶生，直立，长达 20cm；小苞片乳白色，阔椭圆形，长约 3.5cm；花萼钟状，长 2~2.5cm，顶端不规则齿裂；花冠管长约 8mm，花冠裂片边缘稍内卷；唇瓣三角状卵形，长 3.5~4cm，具放射的彩色条纹。果球形，直径约 3cm，熟时金黄色。花期 4~6 月；果期 5~8 月。

【习性与分布】生于山地疏或密林中。喜湿润，忌干旱。分布于福建、云南、贵州、广东、广西、海南。

【挥发油含量】《药典》规定草豆蔻含挥发油不得少于 1.0%。水蒸气蒸馏的得油率为 0.23%~0.80%。

【芳香成分】草豆蔻挥发油的主成分有：1,8-桉叶油素（27.97%~45.03%）、法尼醇（19.83%~21.56%）等，也有主成分不同的报告。曾志等（2012）用水蒸气蒸馏法提取的广东产草豆蔻挥发油的主要成分为：1,8-桉叶油素（45.03%）、α-蛇麻烯（10.19%）、1-甲基-4-(1-甲基乙基)苯（8.92%）、α-松油醇（4.69%）、4-苯基-2-丁酮（3.54%）、α-金合欢烯（2.85%）、龙脑（2.04%）、α-水芹烯（1.69%）、石竹烯（1.62%）、[3R-(3α,3aα,8aα)]-6,8a-二甲基-3-(1-甲基乙基)-3a(1H)-2,3,4,5,8,8a-六氢甘菊醇（1.61%）、α-蒎烯（1.60%）、3-苯基-2-丙烯酸甲酯（1.43%）、4-松油醇（1.34%）、水芹烯环氧化物（1.31%）、香桧烯（1.19%）、芳樟醇（1.06%）、β-金合欢烯（1.00%）等。朱亮锋等（1993）用水

蒸气蒸馏法提取的广东广州产草豆蔻挥发油的主要成分为：胡萝卜醇（16.41%）、金合欢醇（14.82%）、3-苯基-2-丁酮（8.11%）、芳樟醇（5.29%）、1,8-桉叶油素（3.11%）、桂醛（3.04%）、α-松油醇（3.02%）、α-石竹烯（1.54%）、龙脑（1.53%）、β-金合欢烯（1.21%）、β-杜松烯（1.01%）等。于萍等（2002）用水蒸气蒸馏法提取的广西玉林产草豆蔻挥发油的主要成分为：法呢醇（19.83%）、桉叶油素（12.52%）、3-蒈烯（7.43%）、3-苯基-2-丁酮（4.84%）、β-蒎烯（4.68%）、α,α,4-三甲基-3-环己烯-1-甲醇（4.20%）、3,7-二甲基-1,6-辛二烯-3-醇（3.92%）、α-蒎烯（3.54%）、3-苯基-2-丙烯酸甲酯（3.50%）、十六酸（3.04%）、β-杜松烯（2.51%）、α-石竹烯（2.47%）、莰烯（1.81%）、4-甲基-1-(1-甲乙基)-3-环己烯-1-醇（1.77%）、α-香柠檬烯（1.62%）、薰衣草醇（1.37%）、1-环己基-1-烯-2-丙酮（1.30%）、α-桉叶油醇（1.29%）、4-亚甲基-1-(1-甲乙基)双环[3,1,0]己-3-醇（1.23%）、顺-对-薄荷烯-2,醇-1（1.23%）、β-石竹烯（1.13%）、1-甲基-3-(1-甲乙基)苯（1.13%）、1,7,7-三甲基-双环[2,2,1]庚-2-醇（1.01%）、β-红没药烯（1.00%）等。张力等（2006）用乙醚萃取法提取的海南产草豆蔻挥发油的主要成分为：棕榈酸（12.31%）、桉油精（10.84%）、3,7,11-三甲基-2,6,10-十二碳三烯-1-醇（10.37%）、1-甲基-2-(1-甲基乙基)苯（8.80%）、3-苯基-2丁酮（8.57%）、9-十八碳烯酸（5.98%）、α-石竹烯（3.01%）、胡萝卜醇（1.86%）、龙脑（1.81%）、石竹烯氧化物（1.79%）、樟脑（1.69%）、α-蒎烯（1.61%）、莰烯（1.34%）、D-柠檬油精（1.10%）、3,7-二甲基-1,6-辛二烯-3-醇（1.07%）、6,6-二甲基二环[3,1,1]庚烷（1.03%）等。陈少东等（2010）以石油醚为溶剂用索氏法提取的草豆蔻挥发油的主要成分为：α-石竹烯（28.28%）、α-法尼醇（25.11%）、石竹烯（9.14%）、3-苯基-2-丁酮（9.12%）、δ-荜澄茄烯（6.12%）、十氢萘（3.32%）、γ-荜澄茄烯（2.83%）、1,4-二甲基-3-环己烯甲基酮（2.52%）、对甲氧基肉桂酸乙酯（2.45%）、瓦伦烯（2.35%）、γ-古芸烯（2.23%）、圆柚酮（2.17%）、β-葎草烯（1.60%）等。

【性味与功效】味辛，性温。燥湿行气，温中止呕。用于寒湿内阻，脘腹胀满冷痛，嗳气呕逆，不思饮食。

高良姜 ▼

【基源】姜科山姜属植物高良姜 Alpinia officinarum Hance 的干燥根茎。

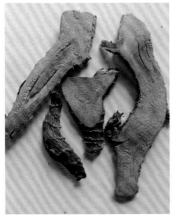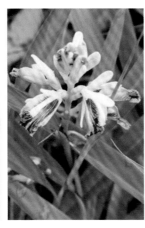

【形态特征】株高 40~110cm，根茎延长，圆柱形。叶片线形，长 20~30cm，宽 1.2~2.5cm；叶舌薄膜质，披针形。总状花序顶生，长 6~10cm；小苞片极小；花萼管长 8~10mm，顶端 3 齿裂；花冠管较萼管稍短，裂片长圆形，长约 1.5cm，后方的一枚兜状；唇瓣卵形，白色而有红色条纹。果球形，直径约 1cm，熟时红色。花期：4~9 月；果期：5~11 月。

【习性与分布】野生于荒坡灌丛或疏林中，或栽培。喜温暖湿润的气候条件，耐干旱，怕涝。要求一定的荫蔽条件。分布于广东、广西、云南、台湾、海南。

【挥发油含量】水蒸气蒸馏的高良姜的得油率为 0.22%~1.65%，超临界萃取的得油率为 1.20%~16.23%；溶剂萃取的得油率为 3.00%~6.60%；超声辅助溶剂萃取的得油率为 4.00%。

【芳香成分】容蓉等（2010）用水蒸气蒸馏法提取的广东徐闻产高良姜挥发油的主要成分为：1,8- 桉叶油素（26.76%）、α,α,4- 三甲基 -3- 环己烯 -1- 甲醇（6.88%）、2,6- 二甲基 -6-(4- 甲基 -3- 戊烯基)- 双环 [3.1.1] 庚 -2- 烯（3.94%）、石竹烯（3.19%）、(S)-6- 乙烯基 -6- 甲基 -1-(1- 甲基乙基)-3-(1- 甲基亚乙基)- 环己烯（3.06%）、(1S- 顺)-1,2,3,5,6,8a- 六氢 -4,7- 二甲基 -1-(1- 甲基乙基)- 环己烯萘（2.85%）、β- 蒎烯（2.05%）、[2R-(2α,4aα,8aβ)]-1,2,3,4,4a,5,6,8a- 八氢 -4a,8- 二甲基 -2-(1- 甲基乙炔基)- 萘（1.88%）、D- 柠檬烯（1.66%）、莰烯（1.57%）、(1R)-1,7,7- 三甲基 - 双环 [2.2.1] 庚 -2- 酮（1.48%）、1R-α- 蒎烯（1.44%）、4- 甲基 -1-(1- 甲基乙基)-3- 环己烯 -1- 醇（1.37%）、[4aR-(4aα,7α,8aβ)]- 十氢 -4a- 甲基 -1- 亚甲基 -7-(1- 甲基乙炔基)- 萘（1.29%）、4(14),11- 桉叶二烯（1.22%）、[1aR-(1aα,7bα)-1a,2,3,5,6,7,7a,7b- 八氢 -1,1,4,7- 四甲基 -1H- 环丙并 [e] 薁（1.19%）、6- 氨基 -1- 萘酚（1.11%）等。熊运海等（2015）用水蒸气蒸馏法提取的广东产高良姜挥发油的主要成分为：桉叶醇（20.03%）、α- 金合欢烯（9.18%）、松油醇（7.67%）、α- 柏木烯（3.56%）、α- 荜澄茄醇（2.49%）、β- 石竹烯（2.34%）、D- 柠檬烯（2.32%）、十三酸（2.11%）、异丁子酚（2.08%）、樟脑（1.80%）、萜烯醇（1.75%）、1S- 六氢化 -4,7- 二甲基 -1-(1- 甲基乙基)- 萘（1.73%）、莰烯（1.72%）、石竹烯（1.52%）、八氢化 -7- 甲基 -4- 亚甲基 -1-(1- 甲基乙基)- 萘（1.44%）、八氢化 -1,4- 二甲基 -7-(1- 甲基乙基)- 甘菊蓝（1.40%）、八氢化 -1,8a- 二甲基 -7-(1- 甲基乙烯基)- 萘（1.36%）、龙脑（1.34%）、4(14),11- 桉叶二烯（1.20%）、δ- 荜澄茄醇（1.19%）等。周漩等（2006）用水蒸气蒸馏法提取的福建产高良姜挥发油的主要成分为：γ- 杜松烯（21.02%）、1,8- 桉叶油素（19.76%）、α- 松油醇（13.83%）、α- 香柠檬烯（4.37%）、反式 - 石竹烯（3.56%）、环异长叶烯（3.29%）、9- 马兜铃烯（2.41%）、β- 芹子烯（2.32%）、樟脑（2.04%）、β- 愈创木烯（1.28%）、α- 可巴烯（1.05%）、白菖油烯（1.00%）等。张倩芝等（2006）用超临界 CO$_2$ 萃取法提取的广东徐闻产高良姜挥发油的主要成分为：1,7- 二苯基 -4- 庚烯 -3- 酮（50.51%）、1,7- 二苯基 -5- 羟基 -3- 庚酮（21.08%）、γ- 杜松油烯（3.14%）、1,8- 桉叶素（2.99%）、α- 萜品醇（2.48%）、苄基丙酮（1.92%）、反式 -α- 佛手柑油烯（1.47%）、别香橙烯（1.36%）等。赖展鹏等（2010）用水蒸气蒸馏法提取的广东徐闻人工栽培 5 年生高良姜挥发油的主要成分为：法尼烯（26.36%）、L-α- 松油烯（9.71%）、1,8- 桉油精（6.09%）、γ- 杜松烯（5.03%）、反式 - 石竹烯（4.43%）、α- 佛手柑油烯（3.07%）、γ- 橄榄烯（2.48%）、δ- 杜松烯（2.28%）、α- 蛇麻烯（2.08%）、β- 芹子烯（1.67%）、氧化丁香烯（1.48%）、(-)-α- 芹子烯（1.28%）等。

【性味与功效】味辛，性热。温胃止呕，散寒止痛。用于脘腹冷痛，胃寒呕吐，嗳气吞酸。

红豆蔻 ▼

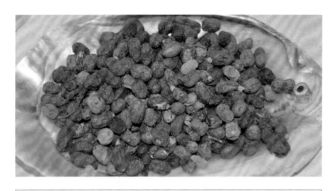

【基源】姜科山姜属植物红豆蔻（大高良姜）*Alpinia galanga* (Linn.) Willd. 的干燥成熟果实。

【形态特征】株高达 2m；根茎块状。叶片长圆形或披针形，长 25~35cm，宽 6~10cm；叶舌近圆形。圆锥花序密生多花，长 20~30cm，分枝多，每一分枝上有花 3~6 朵；小苞片披针形；花绿白色；萼筒状；花冠管长约 6~10mm，裂片长圆形；唇瓣匙形，白色而有红线条，深 2 裂。果长圆形，长 1~1.5cm，宽约 7mm，熟时棕色或枣红色。花期 5~8 月；果期 9~11 月。

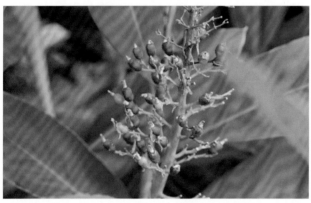

【习性与分布】生于山野沟谷荫湿林下或灌木丛中和草丛中，海拔 100~1300m。分布于广东、广西、云南、海南、台湾、四川等省区。

【挥发油含量】《药典》规定红豆蔻含挥发油不得少于 0.40%。水蒸气蒸馏的得油率为 0.17%~0.98%。

【芳香成分】刘晓爽等（2009）用水蒸气蒸馏法提取的山东郓城产红豆蔻挥发油的主要成分为：α-法尼烯（13.18%）、1,7,7-三甲基双环 [2.2.1]-2-乙酸庚内酯（8.85%）、5,5-二甲基 -4-(3-甲基 -1,3-丁二烯基)-1-氧杂螺 [2,5] 辛烷（5.65%）、桉油精（4.98%）、双 - 表 -α-柏木烯（3.46%）、8-十七碳烯（3.25%）、α,α,4-三甲基 -3-环己烯甲

醇（3.22%）、2,5,9-三甲基环十一化 -4,8-二烯酮（2.28%）、(R)-1,7,7-三甲基双环 [2.2.1]-2-庚酮（2.21%）、4,4-二甲基四环 [6.3.2.0^{2.5}.0^{1.8}]-9-十三醇（1.90%）、十七烷（1.82%）、5,5-二甲基 -4-(3-基 -1,3-丁二烯基)-1-氧杂螺 [2,5] 辛烷（1.68%）、[3R-(3α,3aβ,7β,8aα)]-八氢化 -3,8,8-三甲基 -6-亚甲基 -1H-3a,7-亚甲基薁（1.66%）、十五烷（1.65%）、(1)-氧化别香橙烯（1.52%）、(E)-3,7-二甲基 -2,6-乙酸辛二烯酯（1.45%）、石竹烯基醇（1.45%）、β-石竹烯（1.44%）、1-(1,5-二甲基 -4-己烯基)-4-甲基苯（1.39%）、1,5,9-三甲基 -12-异丙基 -4,8,13-环十四碳三烯 -1,3-二醇（1.35%）、可巴烯（1.19%）、(Z)-3-十七碳烯（1.14%）、顺 -2,3,4,4a,5,6,7,8-八氢化 -1,1,4a,7-四甲基 -1H-苯并环庚烯醇（1.12%）、葎草烯（1.08%）、α-石竹烯（1.08%）、(E,E)-3,7,11-三甲基 -2,6,10-乙酸十二碳三烯醇基酯（1.04%）、2,6-二甲基 -6-(4-甲基 -3-戊烯基) 双环 [3.3.1]-2-庚烯（1.02%）等；广西玉林产红豆蔻挥发油的主要成分为：β-石竹烯（11.04%）、桉油精（6.77%）、α-石竹烯（5.40%）、1,7,7-三甲基双环 [2.2.1]-2-乙酸庚内酯（4.72%）、α-法尼烯（4.55%）、[3R-(3α,3aβ,7β,8aα)]-八氢化 -3,8,8-三甲基 -6-亚甲基 -1H-3a,7-亚甲基薁（4.18%）、十五烷（3.69%）、5,5-二甲基 -4-(3-甲基 -1,3-丁二烯基)-1-氧杂螺 [2,5] 辛烷（3.54%）、8-十七碳烯（3.10%）、(R)-1,7,7-三甲基双环 [2.2.1]-2-庚酮（2.37%）、(E,E)-3,7,11-三甲基 -2,6,10-乙酸十二碳三烯醇基酯（2.36%）、α,α,4-三甲基 -3-环己烯甲醇（2.07%）、(Z)-3-十七碳烯（2.04%）、6,9-十七碳二烯（1.49%）、2,5,9-三甲基环十一化 -4,8-二烯酮（1.41%）、(1)-氧化别香橙烯（1.40%）、1-(1,5-二甲基 -4-己烯基)-4-甲基苯（1.33%）、4,4-二甲基四环 [6.3.2.0(2.5).0(1.8)]-9-十三醇（1.30%）、双 - 表 -α-柏木烯（1.24%）、(E)-3,7-二甲基 -2,6-乙酸辛二烯酯（1.10%）、(Z)-6-十八碳烯酸（1.07%）、1,2,3,4-四氢 -5,6,7,8-四甲基萘（1.02%）、顺 -2,3,4,4a,5,6,7,8-八氢化 -1,1,4a,7-四甲基 -1H-苯并环庚烯醇（1.02%）等；广东清平产红豆蔻挥发油的主要成分为：桉油精（13.53%）、5,5-二甲基 -4-(3-甲基 -1,3-丁二烯基)-1-氧杂螺 [2,5] 辛烷（9.54%）、十五烷（7.57%）、8-十七碳烯（5.26%）、1,7,7-三甲基双环 [2.2.1]-2-乙酸庚内酯（4.09%）、α,α,4-三甲基 -3-环己烯甲醇（3.72%）、(R)-1,7,7-三甲基双环 [2.2.1]-2-庚

酮（3.40%）、4,4-二甲基四环[6.3.2.0(2,5).0(1,8)]-9-十三醇（3.18%）、(1)-氧化别香橙烯（3.04%）、β-石竹烯（2.58%）、α-法尼烯（2.47%）、氧化石竹烯（2.00%）、2,5,9-三甲基环十一化-4,8-二烯酮（1.86%）、6,9-十七碳二烯（1.51%）、(E,E)-3,7,11-三甲基-2,6,10-乙酸十二碳三烯醇基酯（1.40%）、(R)-4-甲基-1-异丙基-3-环己烯醇（1.33%）、α-石竹烯（1.19%）、2,6-二甲基-6-(4-甲基-3-戊烯基)双环[3.3.1]-2-庚烯（1.01%）等。曾志等（2012）用水蒸气蒸馏法提取的广东产红豆蔻挥发油的主要成分为：十五烷（27.14%）、8-十七碳烯（7.60%）、1,8-桉叶油素（5.97%）、3,7,11-三甲基-2E,6E,10-十二烷三烯-1-醇乙酸酯（5.65%）、石竹烯（5.17%）、乙酸癸酯（4.93%）、1,5Z,7E-十二烷三烯（4.14%）、斯巴醇（2.79%）、2-甲氧基-4-(2-丙烯基)苯乙酸酯（2.66%）、柠檬烯（2.62%）、α-蒎烯（2.40%）、榄香烯（1.98%）、3,7-二甲基-1,6-辛二烯-3-醇（1.61%）、1,2-二甲氧基-4-(2-丙烯基)苯（1.34%）、十七碳烯（1.34%）、β-倍半水芹烯（1.32%）、金合欢烯（1.29%）、乙酸香叶酯（1.22%）、姜黄烯（1.19%）、十七烷（1.13%）、[1aR-(1aα,4aβ,7α,7aβ,7bα)]-1,1,7-三甲基-4-亚甲基-1H-十氢环丙烷甘菊环烃（1.09%）等。

【性味与功效】味辛，性温。散寒燥湿，醒脾消食。用于脘腹冷痛，食积胀满，呕吐泄泻，饮酒过多。

【注】红豆蔻除果实《药典》入药外，根茎（大高良姜）也可入药。水蒸气蒸馏的大高良姜的得油率为1.17%，超临界萃取的得油率为1.60%~4.90%。大高良姜挥发油的主成分多为1'-乙酰氧基胡椒酚乙酸酯（82.18%~95.292%），也有主成分不同的报告。吴惠勤等（2001）用超临界CO2萃取法提取的大高良姜挥发油的主要成分为：1'-乙酰氧基胡椒酚醋酸酯（82.18%）、十五烷（3.45%）、β-甜没药烯（2.51%）、佛手柑油烯（2.24%）、β-倍半水芹烯（1.67%）、邻苯二甲酸二异丁酯（1.55%）、1'-乙酰氧基丁香油酚乙酸酯（1.49%）、1,8-桉叶油素（1.28%）、8-十七烯（1.22%）等。刘磊等（2012）用水蒸气蒸馏法提取的广西上思产大高良姜挥发油的主要成分为：桉叶油醇（29.93%）、α-香柠檬烯（7.30%）、蒎烯（4.06%）、4-萜烯醇（2.18%）、β-榄香烯（2.14%）、石竹素（1.02%）等。大高良姜味辛，性温。温胃，散寒，行气止痛。治胃脘冷痛，伤食吐泻。

益智 ▼

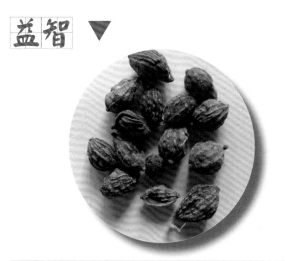

【基源】姜科山姜属植物益智 *Alpinia oxyphylla* Miq. 的干燥成熟果实。

【形态特征】株高1~3m；茎丛生。叶片披针形，长25~35cm，宽3~6cm；叶舌膜质，2裂。总状花序，花时整个脱落；大苞片极短，膜质，棕色；花萼筒状，一侧开裂至中部，先端具3齿裂；花冠裂片长圆形，白色；唇瓣倒卵形，粉白色而具红色脉纹。蒴果鲜时球形，干时纺锤形，长1.5~2cm，宽约1cm；种子不规则扁圆形。花期3~5月；果期4~9月。

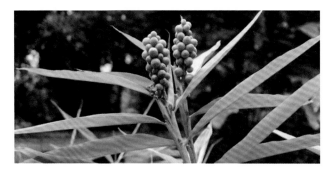

【习性与分布】生于林下阴湿处。喜温暖湿润的环境，半阴植物。分布于海南、广东、广西、云南、福建。

【挥发油含量】《药典》规定益智含挥发油不得少于1.0%。水蒸气蒸馏的果实的得油率为0.003%~1.70%，种子的得油率为0.65%~1.77%；超临界萃取的果实的得油率为3.20%~3.96%；索氏法提取的果实的得油率为3.80%。

【芳香成分】益智挥发油的主成分多为对-伞花烃（26.71%~55.19%），也有主成分不同的报告。罗秀珍等（2001）用水蒸气蒸馏法提取的海南产益智挥发油的主要成分为：p-聚伞花烃（44.87%）、香橙烯（9.13%）、芳樟醇（4.39%）、桃金娘醛（3.90%）、

β－蒎烯（3.87%）、α－蒎烯（2.93%）、天竺葵酮－A（2.62%）、松油醇－4（2.56%）、3,7(11)-香芹二烯（1.75%）、别香树烯（1.28%）、圆柚酮（1.27%）、6-甲基庚-5-烯-2-酮（1.17%）等。陈少东等（2011）用水蒸气蒸馏法提取的海南产益智挥发油的主要成分为：圆柚酮（15.51%）、γ－榄香烯（10.71%）、瓦伦烯（8.69%）、α－芹子烯（6.71%）、马兜铃酮（5.48%）、β－紫罗兰酮（5.37%）、螺[4.5]葵烷（5.23%）、喇叭烯氧化物（5.15%）、2,6-二-叔丁基-苯醌（4.92%）、γ－古芸烯（4.81%）、α－人参烯（3.90%）、对甲氧基肉桂酸乙酯（3.38%）、γ－依兰油烯（2.22%）、石竹烯氧化物（2.14%）、α－长叶蒎烯（1.82%）、γ－芹子烯（1.57%）、4-丁基苯甲酸（1.45%）等。余辉等（2014）用水蒸气蒸馏法提取的益智挥发油的主要成分为：1,2,4,5-四甲苯（42.96%）、桃金娘烯醛（4.66%）、芳樟醇（4.34%）、(-)-4-萜品醇（2.96%）、萜品烯（2.21%）、圆柚酮（1.48%）、β－蒎烯（1.32%）、右旋萜二烯（1.25%）、(1S)-(+)-3-蒈烯（1.02%）等。王宁生等（1991）用水蒸气蒸馏法提取的海南产益智挥发油的主要成分为：α－香附酮（27.89%）、姜醇（7.45%）、α－桉叶醇（6.09%）、α,α－二甲基苯丙酸（5.30%）、绿叶烯（5.23%）、α－依兰油烯（4.47%）、螺[4.4]壬烷-2-酮（3.49%）、香橙烯（3.09%）、愈创木醇（2.31%）、α－松油醇（2.04%）、β－榄香烯（1.79%）、姜烯（1.27%）、1-甲基-3-异丙基环己烯（1.03%）等。黄勤挽等（2008）用水蒸气蒸馏法提取的广西产益智挥发油的主要成分为：瓦伦烯（10.76%）、7-表-α－芹子烯（3.90%）、α－愈创木烯（3.52%）、二环榄香烯（3.46%）、葎草烯环氧化物Ⅱ（3.22%）、β－芹子烯（3.20%）、1,4-杜松二烯（3.06%）、3,3,5-三甲基环己醇（2.44%）、环氧石竹烯（2.09%）、环氧异牻牛儿酮（1.85%）、2,2,5,5,8,8,-六甲基-三亚[4.4.0.07,9]壬-3-烯（1.73%）、1-甲酸基-2,2,6-三甲基-3-(3-甲丁基-2-烯基)-5-环己烯（1.60%）、α－古香油烯（1.45%）、γ－荜澄茄烯（1.26%）、γ－芹子烯（1.15%）等。

【性味与功效】味辛，性温。暖肾固精缩尿，温脾止泻摄唾。用于肾虚遗尿，小便频数，遗精白浊，脾寒泄泻，腹中冷痛，口多唾涎。

山奈 ▼

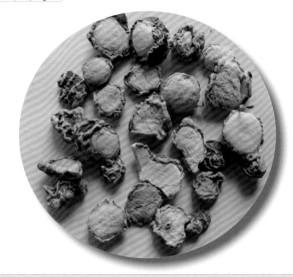

【基源】姜科山奈属植物山奈 *Kaempferia galanga* Linn. 的干燥根茎。

【形态特征】根茎块状，单生或数枚连接，淡绿色或绿白色，芳香。叶通常2片贴近地面生长，近圆形，长7~13cm，宽4~9cm；叶鞘长2~3cm。花4~12朵顶生，半藏于叶鞘中；苞片披针形，长2.5cm；花白色，有香味；花萼约与苞片等长；花冠管长2~2.5cm，裂片线形；唇瓣白色，基部具紫斑，长2.5cm，宽2cm，深2裂至中部以下。果为蒴果。花期8~9月。

【习性与分布】喜温暖湿润气候，不耐寒，喜阳光，较耐旱，忌积水。分布于台湾、广东、海南、广西、四川、云南、福建等省区。

【挥发油含量】《药典》规定山奈含挥发油不得少于4.5%。水蒸气蒸馏的得油率为0.64%~3.68%；超临界萃取的得油率为3.10%~10.12%；微波辅助水蒸气蒸馏的得油率为2.55%。

【芳香成分】山奈挥发油的主成分多为反-对甲氧基桂酸乙酯（27.52%~87.40%），也有主成分不同的报告。凌育赵等（2010）用水蒸气蒸馏法提取的广东产山奈挥发油的主要成分为：反-对甲氧基桂酸乙酯（54.46%）、1,8-桉叶油素（5.71%）、十七烷（4.71%）、桂酸皮乙酯（3.23%）、β－蒎烯（2.95%）、十五烷（2.67%）、δ－蒈烯（2.32%）、优香芹酮（1.73%）、龙脑（1.58%）、樟烯（1.37%）、α－蒎烯（1.36%）、百里香酚（1.13%）等。佘金明等（2010）用水蒸气蒸馏法提取的广东产山奈挥发油的主要成分为：正十五烷 (31.02%)、反式桂皮酸乙酯 (22.49%)、4- 甲氧基桂皮酸乙酯 (14.86%)、3- 蒈烯（7.52%）、反式 -9- 十九烷（3.11%）、二环 -[2.2.1] 庚烷（1.87%）、冰片（1.80%）、3- 异丙基 - 甲苯（1.53%）、古香油烯（1.42%）、厚果酮氯化物（1.30%）、古芸烯（1.20%）、十七烷（1.07%）、桉油精（1.02%）等。

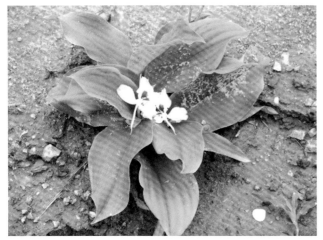

【性味与功效】味辛，性温。行气温中，消食，止痛。用于胸膈胀满，脘腹冷痛，饮食不消。

枫香脂 ▼

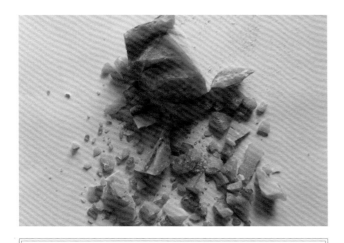

【基源】金缕梅科枫香树属植物枫香树 *Liquidambar formosana* Hance 的干燥树脂。

【形态特征】落叶乔木，高达 30m，鳞状苞片敷有树脂，干后棕黑色。叶薄革质，阔卵形，掌状 3 裂；边缘有锯齿；托叶线形，红褐色。雄性短穗状花序常多个排成总状。雌性头状花序有花 24~43 朵，萼齿 4~7

个，针形。头状果序圆球形，木质，直径 3~4cm；蒴果下半部藏于花序轴内，有宿存花柱及针刺状萼齿。种子多数，褐色，多角形或有窄翅。

【习性与分布】多生于平地，村落附近及低山的次生林。喜阳光，幼树稍耐阴。喜温暖湿润气候，也能耐干旱瘠薄，但较不耐水湿，不耐寒，不耐盐碱。分布于秦岭及淮河以南各省区。

【挥发油含量】《药典》规定枫香脂含挥发油不得少于 1.0%。水蒸气蒸馏的得油率为 10.00%~23.12%。

【芳香成分】宋晓等（2010）用水蒸气蒸馏法提取的江西宁都产枫香脂挥发油的主要成分为：α - 蒎烯（34.10%）、β - 蒎烯（21.40%）、莰烯（14.13%）、苧烯（7.86%）、β - 石竹烯（7.80%）、左旋樟脑（2.73%）、桧烯（2.32%）、乙酸冰片酯（1.84%）、β - 荜澄茄油烯（1.30%）、侧柏烯（1.00%）等；贵州惠水产枫香脂挥发油的主要成分为：β - 石竹烯（26.51%）、α - 蒎烯（22.40%）、β - 蒎烯（15.67%）、莰烯（7.32%）、δ - 杜松醇（6.90%）、苧烯（3.42%）、石竹素（3.15%）、β - 荜澄茄油烯（3.14%）、乙酸冰片酯（2.38%）、α - 荜澄茄油烯（1.38%）、左旋樟脑（1.38%）、左旋肉桂酸龙脑酯（1.25%）、γ - 依兰油烯（1.19%）、桧烯（1.12%）、α - 依兰油烯（1.09%）等。朱亮锋等（1993）用水蒸气蒸馏法提取的枫香脂挥发油的主要成分为：4- 甲基己醇（26.06%）、莰烯（15.12%）、柠檬烯（9.22%）、戊二烯基环戊烷（6.37%）、樟脑（5.34%）、对伞花烃（5.24%）、龙脑（3.32%）、α - 金合欢烯（2.02%）、松油醇 -4（1.86%）等。席亚男等（2010）用顶空固相微萃取法提取的枫香脂挥发油的主要成分为：长叶烯（53.00%）、松油醇（9.48%）、β - 石竹烯（9.48%）、(+)- 环蒜头素（5.67%）、长叶蒎烯（4.55%）、α - 石竹烯（1.55%）、(+)- 蒜头素（1.22%）等。

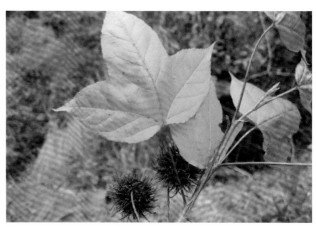

【性味与功效】味辛、微苦，性平。活血止痛，解毒生肌，凉血止血。用于跌扑损伤，痈疽肿痛，吐血，衄血，外伤出血。

路路通 ▼

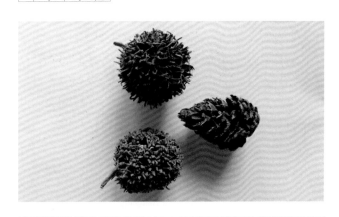

【基源】金缕梅科枫香树属植物枫香树 *Liquidambar formosana* Hance 的干燥成熟果序。

【形态特征】同枫香脂。

【习性与分布】同枫香脂。

【挥发油含量】水蒸气蒸馏的路路通得油率为 0.07%~0.38%。

【芳香成分】路路通药材挥发油的主成分有：δ - 杜松烯（10.87%~19.91%）、橙花叔醇（16.05%~24.68%）等，也有主成分不同的报告。杨艳芹等（2016）用顶空固相微萃取法提取的湖南产路路通药材挥发油的主要成分为：δ - 杜松烯（16.08%）、氧化石竹烯（12.63%）、大根香叶烯 D（10.05%）、优葛缕酮（7.28%）、α - 甜旗烯（6.38%）、对伞花烃（4.61%）、桃金娘醛（3.85%）、1- 甲基 -4- 异丙烯基苯（3.52%）、α - 蒎烯（3.10%）、环氧化红没药烯（2.89%）、香芹蒎酮（2.48%）、α - 金合欢烯（2.20%）、α - 松油醇（2.18%）、β - 榄香烯（2.05%）、卡达烯（1.82%）、4- 甲基 -3-(1- 甲基亚乙基)-1- 环己烯（1.74%）、α - 依兰油烯（1.57%）、γ - 依兰油烯（1.53%）、异松油烯（1.31%）、1,4- 桉叶素（1.23%）、莰烯（1.14%）、4- 萜品醇（1.00%）等；河北产路路通挥发油的主要成分为：橙花叔醇（19.24%）、γ - 榄香烯（13.00%）、α - 蒎烯（7.07%）、珂珀烯（7.00%）、优葛缕酮（6.22%）、氧化石竹烯（3.62%）、β - 榄香烯（3.42%）、β - 蒎烯（3.26%）、α - 甜旗烯（2.89%）、桃金娘醛（2.78%）、α -

金合欢烯（2.74%）、δ - 杜松烯（2.56%）、香芹蒎酮（2.31%）、γ - 依兰油烯（2.23%）、环氧化红没药烯（2.02%）、α - 芹子烯（1.86%）、异松香芹醇（1.72%）、大根香叶烯 D（1.64%）、对伞花烃（1.62%）、6- 烯醇（1.44%）、冰片（1.13%）、1- 甲基 -4- 异丙烯基苯（1.09%）、α - 荜澄茄油烯（1.09%）等。刘玉民等（2010）用水蒸气蒸馏法提取的重庆产路路通挥发油的主要成分为：β - 蒎烯（21.96%）、α - 蒎烯（21.32%）、柠檬烯（8.43%）、(E)-2- 己烯醛（8.04%）、β - 石竹烯（5.67%）、α - 松油醇（4.39%）、(E)-β - 罗勒烯（4.31%）、(E)- 植醇（3.53%）、叶醇（2.78%）、百里香酚（2.47%）、4- 松油醇（2.15%）、α - 松油烯（1.53%）、γ - 桉叶醇（1.35%）、依兰油醇（1.22%）、安息香醛（1.15%）等。

【性味与功效】味苦，性平。祛风活络，利水，通经。用于关节痹痛，麻木拘挛，水肿胀满，乳少，经闭。

【注】枫香树除树脂、果序《药典》入药外，叶（枫香树叶）也可入药。水蒸气蒸馏的枫香树叶的得油率为 0.10%~2.81%。枫香树叶挥发油的主成分多为 α - 蒎烯（34.48%~34.60%），也有主成分不同的报告。张韵慧等（2012）用水蒸气蒸馏法提取的广西产枫香树叶挥发油的主要成分为：α - 蒎烯（34.48%）、柠檬烯（26.97%）、β - 蒎烯（19.25%）、β - 石竹烯（2.57%）、β - 月桂烯（1.62%）、萜品油烯（1.45%）等。刘亚敏等（2009）用水蒸气蒸馏法提取的重庆产枫香树叶挥发油的主要成分为：β - 蒎烯（21.18%）、α - 蒎烯（20.70%）、(E)-2- 己烯醛（7.64%）、柠檬烯（7.59%）、β - 石竹烯（6.08%）、α - 萜品醇（4.59%）、(E)-β - 罗勒烯（3.56%）、(E)- 植醇（3.42%）、叶醇（2.68%）、L- 芳樟醇（2.38%）、4- 萜品醇（2.33%）、依兰油醇（1.27%）、4- 异丙基甲苯（1.24%）、γ - 桉叶醇（1.18%）、己醛（1.08%）、香叶醇（1.05%）等。姜志宏等（1991）用水蒸气蒸馏法提取的江苏南京产枫香树叶挥发油的主要成分为：4- 松油醇（27.17%）、1,8- 萜二烯（9.39%）、β - 石竹烯（7.06%）、伞形花酮（6.82%）、γ - 依兰油烯（4.89%）、(Z)-3- 己烯 -1- 醇（4.62%）、4- 乙酰松油醇（3.80%）、β - 侧柏烯（3.26%）、顺 - 脱氢白菖蒲烯（2.25%）、β - 荜澄茄烯（2.17%）、α - 异松油烯（2.17%）、γ - 石竹烯（1.90%）、γ - 松油烯（1.63%）、菲（1.49%）、α - 松油醇（1.36%）、β - 波旁烯（1.03%）等。枫香树叶味辛、苦，性平。行气止痛，解毒，止血。治胃脘疼痛，伤暑腹痛，痢疾，泄泻，痈肿疮疡，湿疹，吐血，咳血，创伤出血。

苏合香 ▼

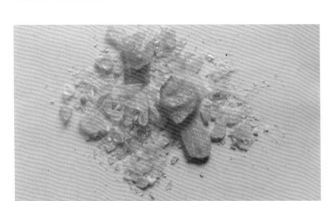

【基源】金缕梅科枫香树属植物苏合香 *Liquidambar orientalis* Miller 的树干渗出的香树脂经加工精制而成。

【形态特征】乔木，高 10~15m。托叶小；叶互生；掌状 5 裂，偶为 3 或 7 裂，裂片卵形或长方卵形，边缘有锯齿。花小，单性，雌雄同株，多数成圆头状花序，黄绿色。雄花的花序成总状排列；仅有苞片。雌花的花序单生；花被细小。果序圆球状，直径约 2.5cm，聚生多数蒴果；蒴果先端喙状，成熟时顶端开裂。种子 1 或 2 枚，狭长圆形，扁平，顶端有翅。

【习性与分布】喜生于湿润肥沃的土壤。广西有栽培。

【挥发油含量】水蒸气蒸馏的苏合香的得油率为 0.25%~1.80%。

【芳香成分】彭颖等（2013）用水蒸气蒸馏法提取的苏合香挥发油的主要成分为：α－蒎烯（18.00%）、莰烯（15.83%）、β－蒎烯（14.41%）、柠檬烯（6.37%）、

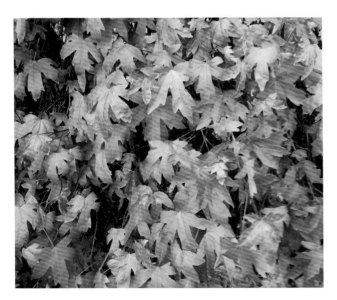

樟脑（5.87%）、反式石竹烯（3.36%）、4-异丙基甲苯（2.84%）、马苄烯酮（2.76%）、长叶烯（2.57%）、合成右旋龙脑（1.83%）、(-)-桃金娘烯醛（1.62%）、石竹烯氧化物（1.54%）、苯乙酮（1.51%）、左旋肉桂酸龙脑酯（1.27%）、3,7 二甲基 -1,6- 辛二烯 -3- 醇丙酸酯（1.21%）、桃金娘烯醇（1.10%）、反式松香芹醇（1.00%）等。姚发业等（2008）用水蒸气蒸馏法提取的叙利亚产苏合香挥发油的主要成分为：苯甲酸苄酯（29.87%）、石竹烯（4.12%）、绿叶烯（3.43%）、17-氧白羽扇豆碱（3.21%）、乙酸苄酯（2.74%）、肉桂酸苄酯（2.65%）、乙醇（2.49%）、硬尾醇氧化物（2.49%）、乙酰苯丙酯（2.43%）、氢化枞醇（2.39%）、安息香醛（2.21%）、(5,α)-17-氧杂雄烷 -16- 酮（2.20%）、肉桂酸异丁酯（2.13%）、肉桂烯（1.95%）、氢化肉桂醛（1.87%）、4,14- 松香油（1.85%）、异广藿香烷（1.23%）、乙酸肉桂烯（1.20%）、2,6,6-三甲基 -3-(苯硫基) 环庚 -4- 烯醇（1.05%）等。

【性味与功效】味辛，性温。开窍，辟秽，止痛。用于中风痰厥，猝然昏倒，胸痹心痛，胸腹冷痛，惊痫。

肿节风 ▼

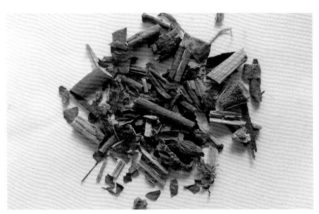

【基源】金粟兰科草珊瑚属植物草珊瑚 *Sarcandra glabra* (Thunb.) Nakai 的干燥全株。

【形态特征】常绿半灌木，高 50~120cm；茎、枝有膨大的节。叶革质，椭圆形，长 6~17cm，宽 2~6cm，边缘具粗锐锯齿，齿尖有一腺体；叶柄基部合生成鞘状；托叶钻形。穗状花序顶生，多少成圆锥花序状；苞片三角形；花黄绿色。核果球形，直

径 3~4mm，熟时亮红色。花期 6 月，果期 8~10 月。

【习性与分布】生于山坡、沟谷林下阴湿处，海拔420~1500m。适宜温暖湿润气候，喜阴凉环境，忌强光直射和高温干燥。分布于四川、云南、贵州、浙江、安徽、福建、江西、台湾、湖北、湖南、广西、广东。

【挥发油含量】水蒸气蒸馏的肿节风的得油率为0.15%~0.34%。

【芳香成分】黄晶玲等（2018）用水蒸气蒸馏法提取的肿节风挥发油的主要成分为：桉油烯醇（15.19%）、苦橙花醇（10.14%）、芹子烯（7.83%）、α-荜澄茄醇（6.10%）、蓝桉醇（5.00%）、双环[2.2.1]庚-2-醇-1,7,7-三甲基-2-乙酸酯（4.93%）、荜澄茄醇（4.49%）、愈创木烯（4.04%）、棕榈酸（2.67%）、(Z)-石竹烯（2.04%）、脱氢阿片烯（1.85%）、α-蒎烯（1.68%）、卡达林（1.60%）、α-石竹烯（1.19%）等；用顶空固相微萃取法提取的挥发油的主要成分为：左旋乙酸龙脑酯（16.63%）、α-荜澄茄油烯（5.68%）、喇叭茶醇（4.30%）、反式-橙花叔醇（4.11%）、α-石竹烯（3.54%）、桉油烯醇（3.30%）、1-石竹烯（2.54%）、b元素（2.49%）、1,1,4,7-四甲基十氢-4aH-环丙并[e]薁-4-醇（2.30%）、3-蒈烯（2.06%）、角鲨烯（1.21%）、芳樟醇（1.09%）、莰烯（1.07%）、[1aR-(1α,4α,7α,7α)]-4-亚甲基-1,1,7-三甲基-十氢-1H-环丙并[e]薁（1.01%）等。李松林等（1991）用水蒸气蒸馏法提取的贵州镇宁产肿节风药材挥发油的主要成分为：橙花叔醇（17.60%）、十六烷酸（9.59%）、γ-榄香烯（8.60%）、1,14-二烯二十酸甲酯（7.70%）、β-桉油醇（5.81%）、γ-广藿香烯（4.24%）、δ-杜松烯（3.63%）、喇叭茶萜醇（3.10%）、

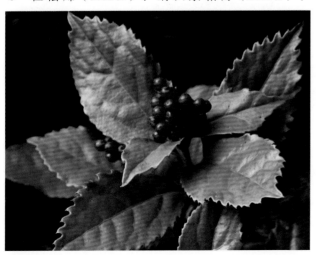

菖蒲-吉玛酮（2.64%）、1,2-苯基二羧酸二丁酯（2.50%）、11,14,17-三烯二十酸甲酯（2.40%）、δ-榄香烯（1.94%）、α-榄香烯（1.54%）、乙酸龙脑酯（1.53%）、γ-杜松油烯（1.51%）、愈创醇（1.35%）等；四川峨眉产肿节风挥发油的主要成分为：十六烷酸（20.82%）、2-十八烯醇（6.40%）、β-桉油醇（5.49%）、1,2-苯基二羧酸二丁酯（5.36%）、11,14-二烯二十酸甲酯（5.14%）、橙花叔醇（4.83%）、菖蒲-吉玛酮（3.59%）、喇叭茶萜醇（1.81%）、愈创醇（1.61%）、11,14,17-三烯二十酸甲酯（1.47%）、α-松香醇（1.32%）、α-榄香烯（1.21%）、别香榧烯（1.07%）等。朱亮锋等（1993）用水蒸气蒸馏法提取的广东鼎湖山产肿节风挥发油的主要成分为：γ-榄香烯（18.51%）、α-罗勒烯（3.43%）、β-月桂烯（3.39%）、乙酸龙脑酯（1.88%）、榄香醇（1.68%）、β-榄香烯（1.40%）、β-桉叶醇（1.14%）、乙酸-α-松油酯（1.13%）等。

【性味与功效】味苦、辛，性微温。清热凉血，活血消斑，祛风通络。用于血热发斑发疹，风湿痹痛，跌打损伤。

紫花地丁

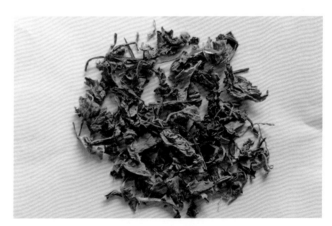

【基源】堇菜科堇菜属植物紫花地丁 *Viola yedoensis* Makino（同种植物《中国植物志》现用学名为 *Viola philippica* Cav.）的干燥全草。

【形态特征】多年生草本，高达 20 余 cm。叶多数，基生，莲座状；下部叶片较小，三角状卵形，上部

者较长，长圆形，边缘具圆齿，果期叶片长可达 10余 cm，宽可达 4cm；托叶膜质，苍白色或淡绿色。花中等大，紫堇色或淡紫色，喉部有紫色条纹；小苞片线形；萼片披针形；花瓣倒卵形。蒴果长圆形；种子卵球形，淡黄色。花果期 4 月中下旬至 9 月。

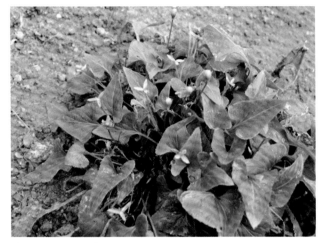

【习性与分布】生于田间、荒地、山坡草丛、林缘或灌丛中。在庭园较湿润处常形成小群落。耐阴、耐盐碱。喜光，喜湿润的环境，耐寒。分布于黑龙江、吉林、辽宁、内蒙古、河北、山西、陕西、甘肃、山东、江苏、安徽、浙江、江西、福建、河南、台湾、湖北、湖南、广西、四川、贵州、云南。

【挥发油含量】同时蒸馏萃取的紫花地丁的得油率为 0.30%~1.65%，超临界萃取的得油率为 2.92%。

【芳香成分】龚敏等（2017）用顶空固相微萃取法提取的紫花地丁挥发油的主要成分为：2- 戊酰呋喃（18.01%）、十五烷（5.22%）、冰片（4.20%）、十四烷（3.61%）、β- 紫罗兰酮（2.65%）、蘑菇醇（2.50%）、萜品油烯（2.25%）、蒎烯（2.06%）、二十烷（2.03%）、萜品烯（1.99%）、2,3- 二氢 -2,2,6-三甲基苯甲醛（1.97%）、1- 石竹烯（1.95%）、3-蒈烯（1.89%）、二氢猕猴桃内酯（1.77%）、肉桂酸乙酯（1.69%）、苯乙醇（1.66%）、7,11- 二甲基 -3-亚甲基 -1,6,10- 十二碳三烯（1.50%）、左旋樟脑（1.33%）、苯甲醛（1.30%）、4- 甲基 -1-(1- 甲基乙基)- 二脱氢衍生物 - 双环 [3.1.0] 己烷（1.21%）、α- 蒎烯（1.16%）、3- 甲基 -6-(甲基乙基)- 反式环己烯（1.01%）等。陈玉花等（2008）用乙醚萃取浓缩、水蒸气蒸馏的方法提取的紫花地丁挥发油的主要成分为：邻苯二甲酸二乙酯 (16.46%)、3,7,11,15-四甲基 -2- 十六烷 -1- 醇（9.87%）、6,10,14- 三甲基 -2- 十五碳酮（8.22%）、十六碳酸甲酯（7.71%）、

邻苯二甲酸二丁酯（4.53%）、N,N- 二苯基甲酰胺肼（4.00%）、(1S)-1,7,7- 三甲基二环 [2.2.1] 庚 -2-酮（3.51%）、异植醇（3.11%）、1-(4- 羟基 -3-甲氧基) 苯乙酮（2.16%）、(Z,Z,Z)-9,12,15- 十八碳三烯酸甲酯（2.09%）、正十六碳酸（1.91%）、6- 柠檬醇三甲基乙酸酯（1.75%）等。祁伟等（2011）用 CO_2 超临界萃取法提取的紫花地丁挥发油的主要成分为：十四烷 (17.63%)、肉豆蔻酸(12.65%)、植物醇（11.91%）、9,12,15- 十八碳三烯酸甲酯（10.95%）、邻苯二甲酸二丁酯（6.44%）、1,19- 二十烷二烯（6.44%）、亚油酸（5.39%）、4- 氯 -2- 氟 -5- 硝基 - 甲苯（3.99%）、3′,5,6-乙氧基 -3,4′,7- 三甲 - 黄酮（3.59%）、铃兰醛（3.56%）、1,2,3,6- 四氢 -1- 甲基 -4-[4- 羟基苯基] 吡啶（3.26%）、1,3,5 三 - 甲基 - 苯（2.96%）、环氧乙烷（2.25%）、对二甲苯（1.41%）、十八烷（1.31%）、3,3- 二 甲 基 - 丁酮（1.25%）、9,12-十八碳二烯酸（1.03%）等。白殿罡（2008）用同时蒸馏萃取法提取的紫花地丁挥发油的主要成分为：棕榈酸（29.56%）、植醇（6.70%）、(Z,Z,Z)-9,12,15-十八碳三烯 -1- 醇（6.50%）、(Z,Z)-9,12- 十八碳二烯酸（3.72%）、D- 柠檬烯（3.39%）、苯乙醇（2.90%）、5,6,7,7a- 四氢化 -4,4,7a- 三甲基 -2(4H)-苯半呋喃酮（2.32%）、二十一烷（2.02%）、苯乙醛（1.96%）、5- 甲基 -2-(1- 亚异丙基)- 环己酮（1.34%）、 二 十 二 烷（1.29%）、(1S)-1,7,7- 三甲基 - 二环 [2.2.1] 庚 -2- 酮（1.24%）、 二 十 烷（1.21%）等。秦艳等（2019）用水蒸气蒸馏法提取的浙江紫花地丁挥发油的主要成分为：6,10,14- 三甲基 -2- 十五烷酮（10.61%）、植醇（9.76%）、[1S-(1α,3aβ,4α,7β,8aβ)]- 十氢 -1,5,5,8a- 四甲基 -4- 甲醇奠 -7- 醇（5.72%）、5β,7βH,10α- 桉叶 -11- 烯 -1α- 醇（4.62%）、十六碳酸甲酯（3.33%）、正十六烷酸（2.90%）、(Z,Z)-9,12,15- 十八碳三烯酸甲酯（2.79%）、棕榈酸乙酯（2.33%）、1- 壬烯（1.95%）、(E,E)-6,10,14- 三甲基 -5,9,13- 十五碳三烯 2- 酮（1.67%）、8,11- 十八碳二烯酸甲酯（1.40%）、[1R-(1R*,3E,7E,11R*)]-1,5,5,8- 四甲基 -12- 氧杂双环 [9.1.0] 十二碳 -3,7- 二烯（1.30%）、(E)-4-(2,6,6-三甲基 -1- 环己烯 -1- 基)-3- 丁酮 -2- 酮（1.19%）等。

【性味与功效】味苦、辛，性寒。清热解毒，凉血消肿。用于疔疮肿毒，痈疽发背，丹毒，毒蛇咬伤。

冬葵果 ▼

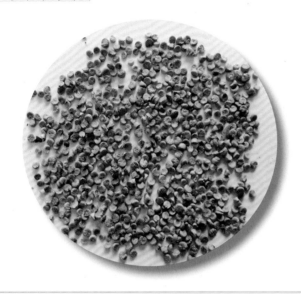

【基源】锦葵科锦葵属植物野葵（冬葵）*Malva verticillata* Linn. 的干燥成熟果实。

【形态特征】二年生草本，高 50~100cm。叶肾形或圆形，直径 5~11cm，通常为掌状 5~7 裂，裂片三角形，边缘具钝齿；托叶卵状披针形。花 3~多朵簇生于叶腋；小苞片 3，线状披针形，长 5~6mm；萼杯状，萼裂 5，广三角形；花冠淡白色至淡红色，花瓣 5，先端凹入。果扁球形，径约 5~7mm；分果爿 10~11；种子肾形，径约 1.5mm，紫褐色。花期 3~11 月。

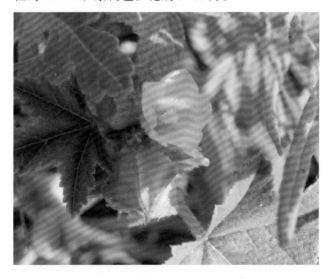

【习性与分布】常生于在海拔 1600~3000m 的山坡、林缘、草地、路旁。全国各地均有分布。

【芳香成分】李增春等（2008）用水蒸气蒸馏法提取的冬葵果挥发油的主要成分为：(S)-1,7,7- 三甲基 - 双环 [2.2.1] 庚烷 -2- 酮（17.10%）、2-（丙基 -2- 烯酰氧基）十四烷（7.48%）、(E)-2- 辛烯醛（7.06%）、(Z)-2- 辛烯 -2- 醇（5.21%）、(Z)-2- 壬烯醛（4.83%）、3,5- 辛二烯 -2- 醇（4.37%）、5- 己基氢化 -2-(3H)- 呋喃酮（4.33%）、正己酸（4.05%）、3-（丙基 -2 烯酰氧基）- 十二烷（2.40%）、反式 -1.2- 环戊二醇（2.30%）、壬 -2- 烯 -1- 醇（2.30%）、2- 甲基 -5-(1- 甲基乙烯基)- 环己醇（2.26%）、1- 甲基 -6,7- 二氧双环 [3.2.1] 辛烷（1.66%）、1,1- 二氯 -2- 己基 - 环丙烷（1.49%）、4,4- 二甲基二氢 -2(3H)- 呋喃酮（1.44%）、邻苯二甲酸二丁酯（1.39%）、1-（乙烯氧基）- 戊烷（1.34%）、(E)-2,6- 二甲基 -3,5,7- 辛三烯 -2- 醇（1.27%）、Z-1,9- 十六碳二烯（1.11%）等。

【性味与功效】味甘、涩，性凉。清热利尿，消肿。用于尿闭，水肿，口渴；尿路感染。

木芙蓉叶 ▼

【基源】锦葵科木槿属植物木芙蓉 *Hibiscus mutabilis* Linn. 的干燥叶。

【形态特征】落叶灌木或小乔木，高 2~5m。叶圆卵形或心形，直径 10~15cm，常 5~7 裂，裂片三角形，具钝圆锯齿；托叶披针形。花单生于枝端叶腋间；小苞片 8，线形，密被星状绵毛；萼钟形，裂片 5，卵形；花初开时白色或淡红色，后变深红色，直径约 8cm，花瓣近圆形，基部具髯毛。蒴果扁球形，直

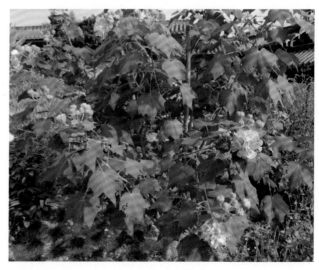

径约 2.5cm，果片 5；种子肾形。花期 8~10 月。

【习性与分布】喜温暖湿润和阳光充足环境。不耐寒，忌干旱，略耐阴，耐水湿。分布于辽宁、河北、山东、陕西、安徽、江苏、浙江、江西、福建、台湾、广东、广西、湖南、湖北、贵州、四川、云南等省区。

【挥发油含量】超临界萃取的木芙蓉叶的得油率为 5.83%。

【芳香成分】郭锦明等（2009）用水蒸气蒸馏法提取的湖南长沙产木芙蓉叶挥发油的主要成分为：六氢法尼基丙酮（51.82%）、叶绿醇（14.43%）、棕榈酸甲酯（4.56%）、2-乙基-1,4-二甲基苯（3.39%）、石竹烯（2.78%）、环己烯-1-基-3-丁烯-2-酮（2.32%）、2-甲氧基-3-(烯丙基)-苯酚（2.31%）、雪松烯（1.95%）、植醇（1.22%）、棕榈酸（1.21%）等。郭华等（2006）用超临界 CO_2 萃取法提取的木芙蓉叶挥发油的主要成分为：棕榈酸（12.51%）、(E,E)-2,4-癸二烯醛（8.84%）、邻苯二甲酸二丁酯（7.18%）、4-羟基-4-甲基-4H-萘-1-酮（6.63%）、(R)-5,6,7,7a-四氢化-4,4,7a-三甲基-2(4H)-苯并呋喃酮（4.40%）、(E,E)-6,10,14-三甲基-5,9,13-十五三烯-2-酮（4.39%）、苯乙醛（4.15%）、植醇（4.14%）、6,10,14-三甲基-2-十五烷酮（3.98%）、2-乙基-1,3-二甲基-苯（2.94%）、庚醛（2.84%）、1-(2-呋喃基)-乙酮（2.59%）、二十一烷（2.25%）、4-(2,2,6-三甲基-7-氧杂二环[4·1·0]七-1-基)-3-丁烯-2-酮（2.07%）、壬酸（2.01%）、广藿香醇（1.98%）、1-(2-羟基-4-甲氧苯基)-乙酮（1.96%）、6-甲基-5-(1-甲乙基)-5-庚烯-3-炔-2-醇（1.95%）、(E)-2-癸烯醛（1.91%）、3,5-二甲基-苯甲醇（1.88%）、4-乙基-1,2-二甲基-苯（1.69%）、反-5-甲基-2-(1-甲基乙烯基)-环己醇（1.44%）、2-戊基-呋喃（1.39%）、(E)-2-辛烯醛（1.11%）、二十烷（1.08%）等。

【性味与功效】味辛，性平。凉血，解毒，消肿，止痛。治痈疽焮肿，缠身蛇丹，烫伤，目赤肿痛，跌打损伤。

黄蜀葵花 ▼

【基源】锦葵科秋葵属植物黄蜀葵 *Abelmoschus manihot* (Linn.) Medic. 的干燥花冠。

【形态特征】一年生或多年生草本，高 1~2m。叶掌状 5~9 深裂，直径 15~30cm，裂片长圆状披针形，具粗钝锯齿；托叶披针形，长 11~1.5cm。花单生于枝端叶腋；小苞片 4~5，卵状披针形；萼佛焰苞状，5 裂，近全缘；花大，淡黄色，直径约 12cm。蒴果卵状椭圆形，长 4~5cm，直径 2.5~3cm，被硬毛；种子多数，肾形，被柔毛组成的条纹多条。花期 8~10 月。

【习性与分布】常生于山谷草丛、田边或沟旁灌丛间。喜温热，喜光。怕涝。分布于河北、河南、陕西、湖北、湖南、贵州、甘肃、山东、四川、云南、广西、广东、福建等省区。

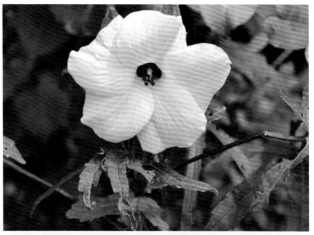

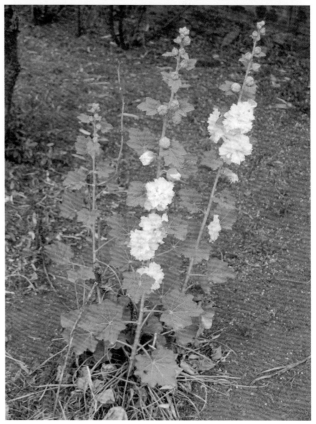

【挥发油含量】超临界萃取的黄蜀葵干燥花浸膏的得率为5.43%。

【芳香成分】张元媛等（2011）用水蒸气蒸馏法提取的黄蜀葵花挥发油的主要成分为：十六（烷）酸（53.37%）、二十二烷（15.06%）、二十四烷（11.02%）、9,12-二烯十八酸（6.41%）、十四（烷）酸（3.15%）、2,6,10,15-四甲基十七烷（2.84%）、6,10-二甲基,2-十一烷酮（2.06%）、十六烷（1.96%）、十一烯酸烯丙酯（1.41%）、二十一烷（1.38%）、十八烷（1.34%）等。

【性味与功效】味甘、辛，性凉。清利湿热，消肿解毒。用于湿热壅遏，淋浊水肿；外治痈疽肿毒，水火烫伤。

红景天 ▼

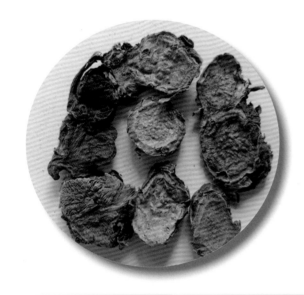

【基源】景天科红景天属植物大花红景天 *Rhodiola crenulata* (Hook. f. et Thoms.) H. Ohba 的干燥根及根茎。

【形态特征】多年生草本。高5~20cm。不育枝先端密着叶，叶宽倒卵形，长1~3cm。花茎多，直立或扇状排列，稻秆色至红色。叶椭圆状长圆形，长1.2~3cm，宽1~2.2cm。花序伞房状，有多花，长2cm，宽2~3cm，有苞片；花大形，雌雄异株；雄花萼片5；花瓣5，红色，倒披针形；雌花蓇葖5，干后红色；种子倒卵形，两端有翅。花期6~7月，果期7~8月。

【习性与分布】生于海拔2800~5600m的山坡草地、灌丛中、石缝中。分布于西藏、云南和四川。

【挥发油含量】水蒸气蒸馏的红景天的得油率为0.43%~1.00%；有机溶剂萃取的根及根茎的得油率为0.25%~3.65%。

【芳香成分】李涛等（2010）用水蒸气蒸馏法提取的四川汶川产红景天挥发油的主要成分为：香叶醇（27.77%）、2-甲基-3-丁烯-2-醇（9.70%）、正辛醇（8.50%）、3-甲基-2-丁烯醇（4.30%）、亚油酸（3.91%）、十六酸（3.63%）、桃金娘烯醇（1.95%）、正癸醇（1.57%）、3-羟基苯甲酸甲酯（1.16%）、L-香茅醇（1.12%）、(Z,Z)-9,12-十八碳二烯酸(1.05%)、正二十一烷（1.03%）、正二十三烷（1.01%）等。

郭胜男等（2014）用水蒸气蒸馏法提取的红景天挥发油的主要成分为：8-十六炔（30.28%）、棕榈酸（13.61%）、3-甲基-2-丁烯-1-醇（9.03%）、香叶醇（8.77%）、芳樟醇（7.61%）、豆蔻醇（5.72%）、二甲基氰胺（4.73%）、草蒿脑（4.13%）、α-松油醇（3.29%）、6,6-二甲基二环[3.1.1]庚-2-烯-2-甲醇（1.58%）、3-甲基-1,2-丁二烯（1.06%）等。

常相娜等（2005）用水蒸气蒸馏法提取的青海产红景天挥发油的主要成分为：1-环癸烯（12.69%）、甲酸辛酯（10.93%）、二十四酸（9.94%）、二十一烷（5.18%）、棕榈酸乙酯（2.77%）、十九烷（2.16%）、二十三烷（1.57%）、棕榈酸（1.26%）、十七烷

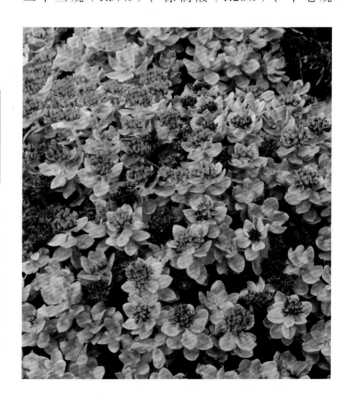

（1.25%）、十八烷（1.25%）、1-二十三醇（1.17%）、1-癸醇（1.08%）、邻苯二甲酸二丁酯（1.01%）等。韩泳平等（2005）用水蒸气蒸馏法提取的西藏林芝产红景天挥发油的主要成分为：正辛醇(20.31%)、牻牛儿醇(12.86%)、2甲基-3-丁烯-2-醇(12.07%)、3-甲基-2-丁烯醇（6.69%）、十六酸（6.43%）、亚油酸（5.74%）、环癸烷（4.05%）、6-甲基-5-庚烯-2-醇（3.22%）、桃金娘烯醇（3.01%）、二十三烷（1.94%）、辛酸（1.71%）、芳樟醇（1.64%）、α-松油醇（1.53%）、紫苏醇（1.24%）、9,1,15-十八碳-烯酸甲酯（1.20%）、β-二氢紫罗兰醇（1.18%）、正己醇（1.15%）、芳樟醇氧化物（1.05%）等。

【性味与功效】味甘、涩，性寒。益气活血，通脉平喘。用于气虚血瘀，胸痹心痛，中风偏瘫，倦怠气喘。

垂盆草

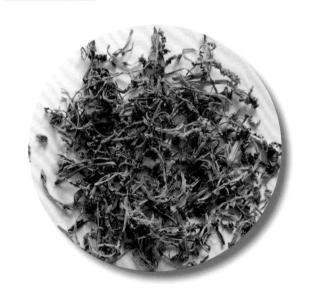

【基源】景天科景天属植物垂盆草 *Sedum sarmentosum* Bunge 的新鲜或干燥全草。

【形态特征】多年生草本。不育枝及花茎细。3叶轮生，叶倒披针形至长圆形，长15~28mm，宽3~7mm。聚伞花序，有3~5分枝，花少，宽5~6cm；萼片5，披针形至长圆形；花瓣5，黄色，披针形至长圆形，长5~8mm；鳞片10，楔状四方形；心皮5，长圆形，长5~6mm，略叉开，有长花柱。种子卵形，长0.5mm。

花期5~7月，果期8月。

【习性与分布】生于海拔1600m以下山坡阳处或石上。喜温暖湿润、半阴的环境。较耐旱、耐寒。分布于福建、贵州、四川、湖北、湖南、江西、安徽、浙江、江苏、甘肃、陕西、河南、山东、山西、河北、辽宁、吉林、北京。

【挥发油含量】水蒸气蒸馏的垂盆草的得油率为0.34%。

【芳香成分】崔炳权等（2008）用水蒸气蒸馏法提取的广东产垂盆草干燥全草挥发油的主要成分为：6,10,14-三甲基-2-十五烷酮（28.15%）、十六烷酸（6.88%）、9,12-十八碳二烯酸（4.61%）、十五烷（3.59%）、3,7,11,15-四甲基-2-十六碳烯-1-醇（2.67%）、十四烷酸（2.42%）、异植醇（2.13%）、法呢丙酮（1.92%）、邻苯二甲酸（1.81%）、3,7,11-三甲基十二烷醇(1.80%)、7-甲基-6-十三烯（1.59%）、十六烷酸甲酯（1.50%）、对-甲氧基肉桂酸乙酯（1.04%）等。韩荣春（2007）用水蒸气蒸馏法提取的垂盆草全草挥发油的主要成分为：十六酸（16.18%）、六氢金合欢基丙酮（15.73%）、2-己酰基呋喃（5.66%）、麝香内酯（4.12%）、十四酸（2.91%）、3,7,11-三甲基十二醇（1.82%）、金合欢基丙酮（1.77%）、亚油酸（1.66%）、1,5,9-三甲基-12-(1-甲基乙基)-4,8,13-环十四三烯-1,3-二醇（1.64%）、环氧丁香烯（1.46%）、植物醇（1.45%）、6,10-二甲基-5,9-十一二烯-2-酮（1.31%）、1-(2,6,6-三甲基-1,3-环己二烯基)-2-丁烯酮（1.19%）、十五酸（1.01%）等。

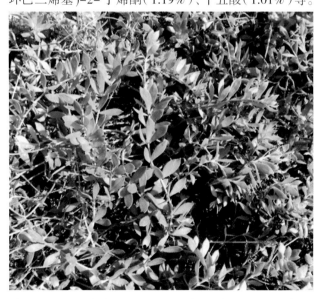

【性味与功效】味甘、淡，性凉。利湿退黄，清热解毒。用于湿热黄疸，小便不利，痈肿疮疡。

半边莲 ▼

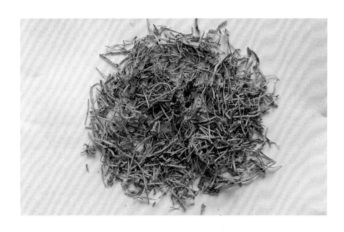

【基源】桔梗科半边莲属植物半边莲 *Lobelia chinensis* Lour. 的干燥全草。

【形态特征】多年生草本。茎细弱，匍匐，高6~15cm。叶互生，椭圆状披针形至条形，长8~25cm，宽2~6cm。花通常1朵，生分枝的上部叶腋；花萼筒倒长锥状；花冠粉红色或白色，长10~15mm，背面裂至基部。蒴果倒锥状，长约6mm。种子椭圆状，稍扁压，近肉色。花果期5~10月。

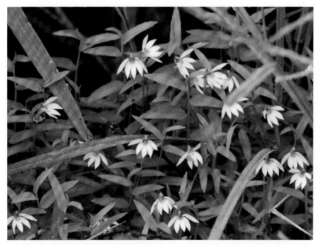

【习性与分布】生于水田边、沟边及潮湿草地上。分布于长江中、下游及以南各省区。

【芳香成分】张雅男等（2018）用同时蒸馏萃取法提取的半边莲挥发油的主要成分为：癸酸（38.27%）、2-十一酮（8.07%）、月桂酸（5.22%）、b-侧柏烯（4.85%）、左旋乙酸冰片酯（3.34%）、植酮（3.28%）、1-壬醇（2.22%）、壬酸（2.00%）、β-蒎烯（1.87%）、癸醛（1.66%）、2-十三烷

酮（1.63%）、氧化石竹烯（1.49%）、5-甲基-1-庚烯（1.42%）、匙桉醇（1.36%）、十一酸（1.27%）、冰片（1.26%）等。

【性味与功效】味辛，性微寒。清热解毒，利尿消肿。用于痈肿疔疮，蛇虫咬伤，臌胀水肿，湿热黄疸，湿疹湿疮。

党参 ▼

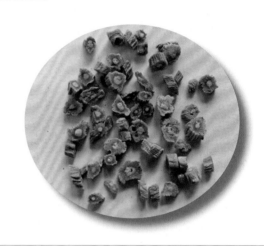

【基源】桔梗科党参属植物党参 *Codonopsis pilosula* (Franch.) Nannf.、素花党参 *Codonopsis pilosula* Nannf. var. *modesta* (Nannf.) L. T. Shen 或川党参 *Codonopsis tangshen* Oliv. 的干燥根。

【形态特征】党参：根常肥大呈纺锤状，长15~30cm，直径1~3cm，肉质。茎缠绕，长约1~2m，具叶，不育或先端着花。叶有疏短刺毛，叶

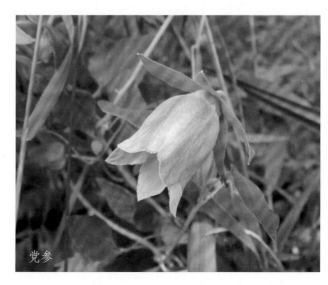

党参

片卵形，长 1~6.5cm，宽 0.8~5cm，边缘具波状钝锯齿。花单生于枝端。花萼筒部半球状；花冠上位，阔钟状，黄绿色，浅裂，全缘。蒴果下部半球状，上部短圆锥状。种子多数，卵形，细小，棕黄色。花果期 7~10 月。

素花党参：与原变种的主要区别仅仅在于本变种全体近于光滑无毛；花萼裂片较小，长约 10mm。

川党参：根常肥大呈纺锤状，长 15~30cm，直径 1~1.5cm，肉质。茎缠绕，长可达 3m，具叶，不育或顶端着花，叶片卵形或披针形，长 2~8cm，宽 0.8~3.5cm。花单生于枝端，花萼几乎全裂；花冠上位，钟状，淡黄绿色而内有紫斑，浅裂。蒴果下部近于球状，上部短圆锥状，直径 2~2.5cm。种子多数，椭圆状，细小，光滑，棕黄色。花果期 7~10 月。

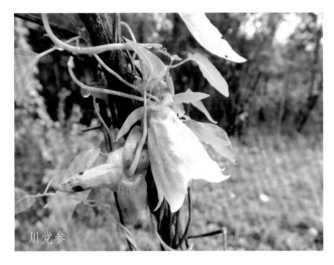
川党参

【习性与分布】党参：生于海拔 1560~3100m 的山地林边及灌丛中。分布于西藏、四川、云南、甘肃、陕西、宁夏、青海、河南、山西、河北、内蒙古及东北等地区。全国各地有大量栽培。素花党参：生于海拔 1500~3200m 间的山地林下、林边及灌丛中。分布于四川、青海、甘肃、陕西、山西。川党参：生于海拔 900~2300m 间的山地林边灌丛中，现已大量栽培。分布于四川、贵州、湖南、湖北、陕西。

【挥发油含量】水蒸气蒸馏的川党参的得油率为 0.10%，党参的得油率为 0.12%~0.32%，索氏 - 蒸馏提取的党参的得油率为 2.48%。

【芳香成分】党参：多数研究的党参挥发油的主成分为棕榈酸（29.40%~50.08%），也有主成分不同的报告。姜坤好等（2018）用水蒸气蒸馏法提取的贵州道真产党参挥发油的主要成分为：棕榈酸（37.02%）、亚油酸（18.07%）、亚油酸甲酯（8.58%）、棕榈

酸甲酯（4.62%）、三十烷（3.58%）、亚油酸乙酯（2.81%）、角鲨烯（2.44%）、亚麻酸甲酯（2.35%）、花柏烯（2.13%）、二十四烷（1.96%）、二十烷（1.71%）、棕榈酸乙酯（1.46%）、2,2'- 亚甲基双 -(4- 甲基 -6- 叔丁基苯酚（1.32%）、肉豆蔻酸（1.17%）、亚麻酸乙酯（1.02%）、γ - 姜黄素（1.01%）等。廖杰等（1987）用水蒸气蒸馏法提取的党参挥发油的主要成分为：十六酸甲酯（28.02%）、正十八烷（3.63%）、正十九烷（3.11%）、正二十烷（2.62%）、正十七烷（2.60%）、十八碳二烯酸甲酯（1.75%）、正二十一烷（1.73%）、十五酸甲酯（1.40%）、辛酸甲酯（1.16%）、十四酸甲酯（1.08%）等。刘海萍等（2006）用水蒸气蒸馏法提取的党参挥发油的主要成分为：2,8- 莰烷二醇（17.07%）、愈创木二烯（10.88%）、1-[6- 羟基 -2-(1- 甲基乙烯基)-7- 苯并呋喃基] 乙酮（10.49%）、[-]-3,7,7- 三甲基 -11- 亚甲基 - 螺 [5.5]-2- 十一烯（8.51%）、金合欢烯（8.18%）、氮化溴（4.79%）、罗汉柏烯（4.67%）、石竹烯（2.83%）、长叶松烯（2.26%）、(2R,4R)-6,8- 薄荷二烯过氧化氢（2.20%）、1- 异丙烯基 -4,8- 二甲基 - 螺 [4,5]-7- 癸烯（2.12%）、2,4aa',5,6,7,8,9,9aa'- 八氢 -3,5,5- 三甲基 -9- 亚甲基 - 螺 [5.5]-2- 十一烯（1.45%）、1- 苯基 -2- 甲基 -1- 辛烯（1.30%）、壬醛（1.25%）、9- 亚甲基 - 芴（1.05%）等。

素花党参：陈克克等（2009）用索氏法提取的陕西凤县产素花党参挥发油的主要成分为：亚油酸（29.73%）、棕榈酸（12.94%）、角鲨烯（12.00%）、油酸甲酯（3.14%）、2,3- 二甲基萘烷（2.65%）、亚麻酸甲酯（1.83%）、2- 甲基 -3- 羟基 -2,4,4- 三甲基戊基丙酸酯（1.67%）、硬脂酸甲酯（1.64%）、1,4- 二甲基 -1,2,3,4- 四氢萘（1.20%）、山嵛酸甲酯（1.15%）、反式十三醇（1.06%）、1,1- 二甲基丁基苯（1.05%）、正二十一烷（1.04%）、2,6,10,14- 四甲基十六烷（1.03%）等。

川党参：杨荣平等（2007）用水蒸气蒸馏法提取的重庆巫溪产川党参挥发油的主要成分为：棕榈酸（36.89%）、(E,E)-9,12- 十八碳二烯酸甲酯（34.25%）、鱼鲨烯（2.18%）、肉豆蔻酸（1.59%）等。

【性味与功效】味甘，性平。健脾益肺，养血生津。用于脾肺气虚，食少倦怠，咳嗽虚喘，气血不足，面色萎黄，心悸气短，津伤口渴，内热消渴。

桔梗 ▼

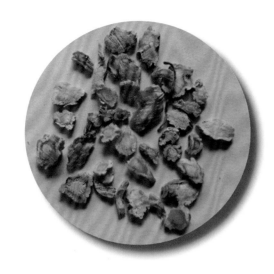

【基源】桔梗科桔梗属植物桔梗 *Platycodon grandiflorus* (Jacq.) A. DC. 的干燥根。

【形态特征】茎高 20~120cm。叶全部轮生，部分轮生至全部互生，叶片卵形，卵状椭圆形至披针形，长 2~7cm，宽 0.5~3.5cm，边缘具细锯齿。花单朵顶生，或数朵集成假总状花序，或有花序分枝而集成圆锥花序；花萼筒部半圆球状或圆球状倒锥形，被白粉，裂片三角形；花冠大，长 1.5~4.0cm，蓝

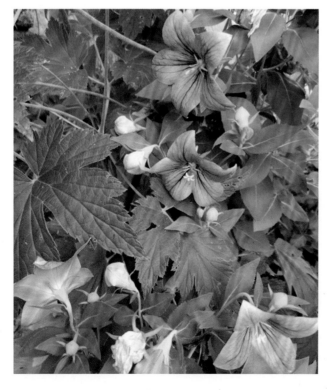

色或紫色。蒴果球状，长 1~2.5cm，直径约 1cm。花期 7~9 月。

【习性与分布】生于海拔 2000m 以下的阳处草丛、灌丛中，少生于林下。喜凉爽湿润环境，耐寒。喜阳光充足或侧方蔽荫。分布于东北、华北、华东、华中各省及广东、广西、贵州、云南、四川、陕西等省区。

【挥发油含量】水蒸气蒸馏的桔梗的得油率为 0.12%~0.22%。

【芳香成分】周玲等（2009）用水蒸气蒸馏法提取的安徽产桔梗挥发油的主要成分为：棕榈酸（51.10%）、十八碳二烯酸甲酯（5.18%）、9-十六碳烯酸（4.16%）、十六酸甲酯（4.01%）、十四烷酸（3.93%）、对-薄荷酮（3.73%）、胡薄荷酮（3.16%）、甲基丁子香酚（2.11%）、顺-11-十八碳烯酸甲基酯（1.95%）、六氢法尼基丙酮（1.34%）、十五烷酸（1.18%）、2-羟基-环十五烷酮（1.06%）、石竹烯氧化物（1.06%）等。许永等（2010）用乙醇浸提浸膏后再同时蒸馏萃取的方法提取的桔梗挥发油的主要成分为：亚油酸甲酯（34.00%）、棕榈酸（21.79%）、邻苯二甲酸二异辛酯（16.14%）、亚麻酸甲酯（6.48%）、糠醛（3.75%）、丹皮酚（1.48%）、邻苯二甲酸二乙酯（1.15%）等。丁长江等（1996）用乙醚回流后再水蒸气蒸馏的方法提取的桔梗挥发油的主要成分为：5-己烯酸（11.79%）、1-十一碳烯（9.82%）、2-甲基-2-丙烯-1-醇（9.81%）、甲酸异丙酯（5.22%）、正十七烷（3.49%）、1,2-苯二甲酸甲酯丁酯（2.81%）、3,4-庚二烯（2.26%）、2-羟基-二环[3.1.1]庚-6-酮（2.25%）、2-环戊烯-1-酮（2.01%）、2-丁烯醛（1.35%）、3,6,6-三甲基-二环[3.1.1]庚二烯（1.00%）等。

【性味与功效】味苦、辛，性平。宣肺，利咽，祛痰，排脓。用于咳嗽痰多，胸闷不畅，咽痛音哑，肺痈吐脓。

南沙参 ▼

【基源】桔梗科沙参属植物轮叶沙参 *Adenophora tetraphylla* (Thunb.) Fisch. 或沙参（杏叶沙参）*Adenophora stricta* Miq. 的干燥根。

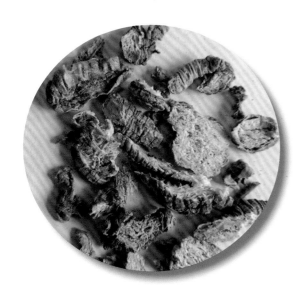

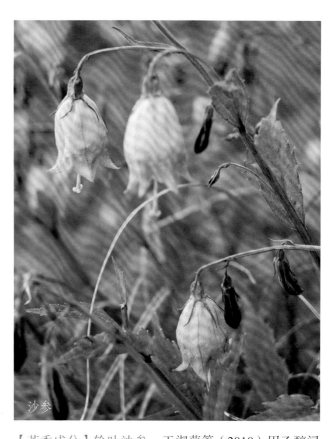

沙参

【形态特征】轮叶沙参：茎高大，可达1.5m。茎生叶3~6枚轮生，叶片卵圆形至条状披针形，长2~14cm，边缘有锯齿。花序狭圆锥状，生数朵花或单花。花萼无毛，筒部倒圆锥状，裂片钻状，全缘；花冠筒状细钟形，蓝色、蓝紫色，长7~11mm，裂片短，三角形。蒴果球状圆锥形，长5~7mm，直径4~5mm。种子黄棕色，矩圆状圆锥形。花期7~9月。

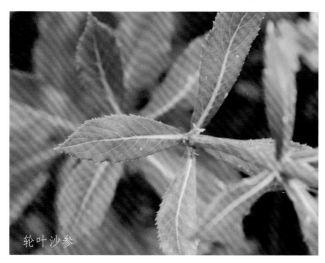

轮叶沙参

沙参：茎高40~80cm。基生叶心形；茎生叶椭圆形至狭卵形，边缘有不整齐的锯齿，长3~11cm，宽1.5~5cm。花序常不分枝而成假总状花序，花萼筒部常倒卵状，裂片狭长，多为钻形；花冠宽钟状，蓝色或紫色，裂片三角状卵形。蒴果椭圆状球形，长6~10mm。种子棕黄色，稍扁，有一条棱，长约1.5mm。花期8~10月。

【习性与分布】轮叶沙参：生于草地和灌丛中，在南方可至海拔2000m的地方。分布于东北、内蒙古、河北、山西、山东、华东各省、广东、广西、云南、四川、贵州。

沙参：生于低山草丛中和岩石缝中。分布于江苏、安徽、浙江、江西、湖南。

【芳香成分】轮叶沙参：王淑萍等（2010）用乙醇浸提水蒸气蒸馏法提取的轮叶沙参挥发油的主要成分为：镰叶芹醇（63.49%）、n-十六碳酸（5.50%）、十六碳酸乙酯（4.67%）、(E)-2-壬烯醛（3.21%）、9,12-十九碳二烯酸乙酯（2.05%）、(R)-1-甲基-4-(1,2,2-三甲基环戊基)苯（1.87%）、四环[3.3.0.0^{2,4}.0^{3,6}]十八碳-7-烯-4-甲酯（1.59%）等。卢金清等（2013）用顶空固相微萃取法提取的江苏宜兴产轮叶沙参挥发油的主要成分为：(1R)-(+)-α-蒎烯（52.17%）、己醛（10.85%）、天竺葵醛（7.45%）、桧烯（5.62%）、糠醛（3.67%）、水芹醛（2.47%）、羊脂醛（2.25%）、β-月桂烯（2.00%）、乙酸（1.91%）、松油烯（1.70%）、(+)-4-蒈烯（1.08%）、4-戊烯醛（1.00%）等；安徽亳州产轮叶沙参挥发油的主要成分为：己醛（28.35%）、天竺葵醛（12.04%）、3-甲基-1-丁醇（10.52%）、2-甲基-1-丙醇（10.15%）、异缬草醛（5.76%）、水芹醛（5.52%）、糠醛（4.47%）、羊脂醛（4.43%）、戊醛（4.34%）、S-(-)-2-甲基-1-丁醇（3.09%）、1-己醇（3.01%）、1-戊醇（2.73%）、乙酸（2.23%）等。

沙参：王淑萍等（2008）用水蒸气蒸馏法提取的沙参挥发油的主要成分为：镰叶芹醇（43.75%）、己醛（8.21%）、辛醛（7.33%）、1,1-二乙氧基己烷（3.49%）、壬醛（3.08%）、(E)-2-壬烯醛（2.51%）、1,1-二乙氧基辛烷（2.38%）、(R)-1-甲基-4-(1,2,2-三甲基环戊基)苯（1.91%）、庚醛（1.61%）、4-异丙基-1-环己烯基-1-烃基乙二醛（1.29%）、1-壬烯-3-醇（1.20%）、(E,E)-2,4-癸二烯醛（1.14%）、(Z)-2-癸烯醛（1.09%）、9(10H)-吖啶酮（1.07%）等。高茜等（2008）用固相微萃取法提取的沙参挥发油的主要成分为：亚麻酸甲酯（63.90%）、环葵烯（5.40%）、2,4-二甲基-咪-二氧六环（2.61%）、糠醛（1.60%）、5-羟甲基糠醛（1.54%）、十四醇（1.31%）、β-芹子烯（1.15%）、α-芹子烯（1.07%）、正葵烷（1.04%）等；用加速溶剂萃取法提取的沙参挥发油的主要成分为：5-羟甲基糠醛（20.30%）、2,4-二甲基-咪-二氧六环（13.40%）、反油酸甲酯（8.60%）、十五烷酸（7.15%）、糠醛（6.09%）亚麻酸甲酯（5.30%）、芥酸（4.15%）、5-甲基呋喃醛（2.47%）、己醛（1.89%）、邻苯二甲酸二辛酯（1.30%）等。

【性味与功效】味甘，性微寒。养阴清肺，益胃生津，化痰，益气。用于肺热燥咳，阴虚劳嗽，干咳痰黏，胃阴不足，食少呕吐，气阴不足，烦热口干。

苍耳子 ▼

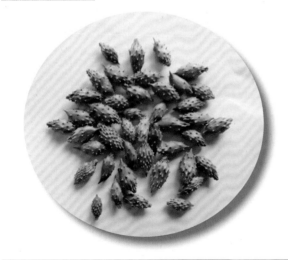

【基源】菊科苍耳属植物苍耳 *Xanthium sibiricum* Patrin ex Widder 的干燥成熟带总苞的果实。

【形态特征】一年生草本，高 20~90cm。根纺锤状。叶三角状卵形或心形，长 4~9cm，宽 5~10cm，边缘有粗锯齿。雄性头状花序球形，总苞片长圆状披针形，花托柱状，托片倒披针形；雄花多数，花冠钟形；雌性头状花序椭圆形，外层总苞片小，披针形，内层总苞片椭圆形，绿色，淡黄绿色或有时带红褐色。瘦果 2，倒卵形。花期 7~8 月，果期 9~10 月。

【习性与分布】常生长于平原、丘陵、低山、荒野路边、田边。喜温暖稍湿润气候。耐干旱瘠薄。全国各地均有分布。

【挥发油含量】水蒸气蒸馏的苍耳子的得油率为 0.003%~0.380%；超临界萃取的得油率为 2.59%~3.32%。

【芳香成分】王淑萍等（2007）用水蒸气蒸馏法提取的吉林长岭产苍耳子挥发油的主要成分为：正十六烷酸（10.73%）、十八烷（7.34%）、1,2-苯二甲酸双(2-甲基)丙基酯（2.66%）、正二十三烷（2.65%）、二十七烷（2.52%）、1-环氧化双云杉二烯（2.15%）、二丁基化羟基甲苯（2.11%）、二十五烷（2.09%）、6,10,14-三甲基-2-十五烷酮（2.05%）、正二十一烷（2.01%）、十氢-4a-甲基-1-甲基萘烯（1.88%）、2,6,10,15,19,23-六甲基-2,6,10,14,18-二十四碳五烯（1.60%）、十六烷（1.57%）、3,4,5,6,7,8-六氢-1H-萘-2-酮（1.24%）等。周涛等（2017）用顶空固相微萃取法提取的湖北罗田产苍耳子挥发油的主要成

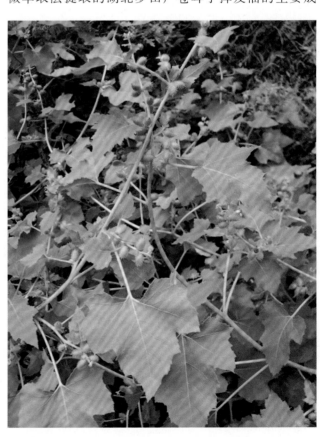

分为：桉叶油醇（15.30%）、樟脑（9.60%）、冰片（6.89%）、1-十一碳炔（5.91%）、薄荷醇（3.55%）、(Z)-3,7-二甲基-1,3,6-十八烷三烯（3.16%）、2,3-二氢-2,2,6-三甲基苯甲醛（2.85%）、5-乙基-2-壬醇（1.95%）、1,7,7-三甲基降冰片烷[2.2.1]乙酸（1.95%）、松油醇（1.86%）、1-甲基-4-(1-甲基乙烯基)环己醇（1.70%）、反式-2-壬烯醛（1.46%）、2-甲基呋喃（1.32%）、黏蒿三烯（1.31%）、癸醛（1.26%）、1-石竹烯（1.26%）、4-甲基-1-(1-甲基乙基)-3-环己烯-1-醇（1.12%）、1,7,7-三甲基二环[2.2.1]庚烷-2,3-二酮（1.12%）、十四烷（1.03%）、崖柏酮（1.02%）等。覃振林等（2006）用水蒸气蒸馏法提取的广西南宁产苍耳子挥发油的主要成分为：十八碳-9,12-二烯酸（22.10%）、十六酸（14.00%）、T-杜松醇（4.74%）、3(15),7(14)-石竹二烯-6-醇（4.68%）、葎草烯（3.00%）、β-杜松烯（2.56%）、石竹烯（1.60%）、2,4-癸二烯醛（1.14%）、β-柏木-8-醇（1.05%）等。王虹等（2009）用水蒸气蒸馏法提取的苍耳子挥发油的主要成分为：(E,E)-2,4-癸二烯醛（31.01%）、正十六酸（10.76%）、(E,Z)-2,4-癸二烯醛（10.01%）、二十一烷（3.66%）、2,6,10-三甲基十五烷（3.03%）、十四烷酸（2.91%）、(E)-2-庚烯醛（2.04%）、9,12-十八碳二烯酸（2.02%）、2,6-二叔丁基-4-甲基苯酚（2.01%）、5,6,7,8-四氢-2,5-二甲基萘酚（1.93%）、四甲基四十烷（1.93%）、十六烷（1.84%）、2,6,10,15-四甲基十七烷（1.51%）、10-十一烯醛（1.26%）、2-异丙基-5-甲基-6-氧杂二环[3.1.0]正己烷-1-甲醛（1.23%）、3-甲基-庚烷（1.21%）、十一烷（1.07%）、2,7,10-三甲基十二烷（1.06%）、2-甲基-1,2,3-丙烷三基戊酸酯（1.05%）、己酸（1.03%）、2,4-二羟基-3-甲基苯乙酮（1.02%）、紫杉紫素（1.02%）等。胡迪等（2012）用水蒸气蒸馏法提取的苍耳子挥发油的主要成分为：十八碳烯酸乙酯（31.69%）、顺式-11-十八碳酸甲酯（12.84%）、十六烷基酸乙酯（11.59%）、(Z,Z)-9,12-十八碳二烯酸甲酯（5.25%）、13-甲基十五烷基酸甲酯（1.51%）、2,6,10,15-四甲基十七烷（1.37%）、4-氨基-1,5-戊二酸（1.11%）等。

【性味与功效】味辛、苦，性温，有小毒。散风寒，通鼻窍，祛风湿。用于风寒头痛，鼻塞流涕，鼻鼽，鼻渊，风疹瘙痒，湿痹拘挛。

【注】苍耳除果实《药典》入药外，全草（苍耳）也可入药。水蒸气蒸馏的苍耳新鲜地上部分的得油率为0.10%，微波法提取的苍耳干燥叶的得油率为2.14%~3.66%。覃振林等（2006）用水蒸气蒸馏法提取的广西南宁产苍耳干燥全草挥发油的主要成分为：葎草烯（10.55%）、石竹烯（8.44%）、β-芹子烯（6.70%）、β-杜松烯（5.90%）、3(15),7(14)-石竹二烯-6-醇（4.81%）、氧化石竹烯（4.14%）、6,10,14-三甲基-2-十五酮（1.92%）、α-芹子烯（1.71%）、大香叶烯D（1.04%）等。徐鹏翔等（2017）用超临界CO_2萃取法提取的苍耳干燥叶挥发油的主要成分为：桧烯（43.07%）、亚麻酸（11.64%）、n-十六烷酸（7.75%）、8,11,14-三烯酸-17-甲酯（5.62%）、亚麻酸乙酯（4.67%）、亚油酸（3.46%）、右旋大根香叶烯（3.39%）、棕榈酸乙酯（2.42%）、(4E)-4-十三烯-6-炔（2.19%）、叶绿醇（2.11%）、1-(1,2,3,4,7,7a-六氢-1,4,4,5-四甲基-1,3a-乙醇胺-3aH-茚-6-基)乙酮（1.49%）、石竹烯氧化物（1.03%）等。苍耳味苦、辛，性微寒，有小毒。祛风，散热，除湿，解毒。治感冒，头风，头晕，鼻渊，目赤，目翳，风温痹痛，拘挛麻木，疔疮，疥癣，皮肤瘙痒，痔疮，痢疾。

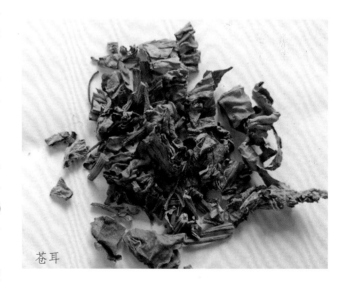

苍耳

白术 ▼

【基源】菊科苍术属植物白术 Atractylodes macrocephala Koidz. 的干燥根茎。

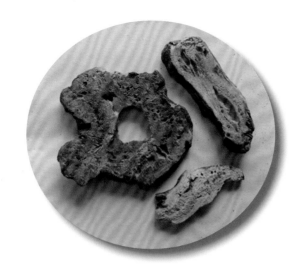

【形态特征】多年生草本，高 20~60cm，根状茎结节状。茎中部叶通常 3~5 羽状全裂，侧裂片 1~2 对；中部叶向上向下渐小；叶纸质，边缘有针刺状缘毛或细刺齿。6~10 个头状花序单生茎枝顶端。苞叶针刺状羽状全裂。总苞大，宽钟状。总苞片 9~10 层，覆瓦状排列；顶端紫红色。小花长 1.7cm，紫红色。瘦果倒圆锥状，长 7.5mm。花果期 8~10 月。

【习性与分布】生于山坡草地及山坡林下。喜凉爽稍干燥气候，较耐寒，怕高温高湿，也怕旱、忌涝。分布于浙江、江苏、江西、河南、安徽、四川、湖南、湖北、陕西、福建等省区。

【挥发油含量】水蒸气蒸馏的白术药材的得油率为 0.83%~1.60%；超临界萃取的得油率为 1.28%~5.93%；有机溶剂萃取的得油率为 0.61%~3.00%；超声波溶剂法提取的得油率为 1.60%；微波萃取的得油率为 1.40%~2.95%。

【芳香成分】白术挥发油的主成分多为苍术酮（15.96%~63.40%），也有主成分不同的报告。周日宝等（2008）用水蒸气蒸馏法提取的湖南平江产白术挥

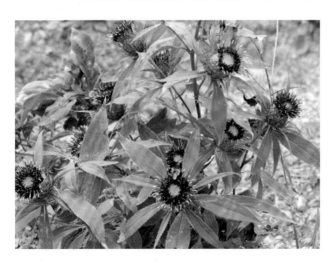

发油的主要成分为：苍术酮（61.49%）、4- 重氮乙酰基 - 三环 [3.3.1.1^{3,7}] 癸烷基 -2,6- 二酮（5.73%）、苍术醇（4.90%）、1- 甲氧基 -2-(1- 甲基 -2- 亚甲基环戊基)- 苯（4.67%）、β - 人参烯（3.80%）、大根叶香烯（3.17%）、1,3- 二 (3- 苯氧基苯氧基) 苯（2.15%）、4,4a,5,6,7,8- 六氢化 -4a,5- 二甲基 -3-(1- 甲基亚乙基)-2(3H) - 萘（1.84%）、2,6- 二 (1,1- 甲基乙基)-2,5- 环己二烯 -1,4- 二酮（1.59%）等。佘金明等（2013）用水蒸气蒸馏法提取的白术挥发油的主要成分为：1,2,3,4- 四氢 -1- 丁基异喹啉（63.21%）、大根香叶烯 D（7.42%）、6- 异丙烯基 -4,8a- 二甲基 -4a,5,6,7,8,8a- 六氢 -1H- 萘 -2- 酮（4.66%）、α - 依兰油烯（4.43%）、桉叶油醇（3.60%）、石竹烯（1.56%）、棕榈酸（1.15%）、亚油酸（1.00%）等。郑晓媚等（2015）用水蒸气蒸馏法提取的安徽产白术挥发油的主要成分为：3,5- 二羟 -4'- 甲氧基二苯（36.82%）、香叶烯 B（6.48%）、N1-(2,5- 二苯甲基)- N2- 异丁基草酰胺（4.60%）、β - 芹子烯（4.42%）、5,8- 二羟基 - 2,3,7- 三甲基 -1,4- 萘二酮（4.24%）、丁烯酸内酯 A（3.99%）、马兜铃酮（2.13%）、11- 二甲基 -4- 乙基三环己基膦四氟硼酸盐 [6.3.1.0^{6,11}] 不分解 - 6(7)- 酸盐（1.79%）、5-(1,1- 二乙基)- 2,3- 过氧基 -1,1- 二甲基 -1- 氢化 - 茚（1.53%）、γ - 榄香烯（1.40%）、2- 甲基 -3-[4- t- 丁基] 苯基丙酸（1.40%）、1,2,9,10- 去四氢马兜铃烷（1.37%）、2,2,5- 三甲基 - 2'(氢)- 5',6'- 过氧基吡喃酮 [3',4'-g] 茚满 -1- 酮（1.21%）、反式石竹烯（1.18%）等。韩邦兴等（2015）用水蒸气蒸馏法提取的安徽岳西产白术挥发油的主要成分为：苍术醇（39.41%）、苍术酮（27.58%）、1,2,3,4,5,6,7,8- 八氢 -1,4- 二甲基 -7-(1- 甲基乙缩醛)-(1S- 顺)- 甘菊环烃（12.51%）、1,2,3,4 α ,5,6,8 α - 八氢 -4 α ,8- 二甲基 -2-(1- 甲基亚乙基) 萘（1.89%）、长叶烯 -12（1.74%）、β - 古芸香烯（1.50%）、乙酰氧基苍术酮（1.33%）、十氢 -4 α - 甲基 -1- 亚甲基 -7-(1- 甲基亚乙基)（1.29%）、5- 异丙烯基 -3,8- 二甲基 -1,2,4,5,6,7,8,8a- 八氢奥（1.01%）等。杨丽芳等（2015）用水蒸气蒸馏法提取的白术挥发油的主要成分为：反式 -6- 乙烯基 -4,5,6,7- 四氢 -3,6- 二甲基 -5- 异丙烯基 - 苯并呋喃（37.75%）、γ - 榄香烯（7.07%）、8,9- 脱氢 - 摆线异长叶烯（5.25%）、4,11- 二烯桉（3.26%）、十六氢芘（2.50%）、(Z,Z)-9,12- 十八碳二烯酸（2.31%）、棕榈酸（1.99%）、正十六烷酸（1.99%）、脱氢香橙

烯（1.68%）、1,2,3,6,7,8,8a,8b- 八氢 -4,5- 二甲基联苯（1.62%）、石竹烯（1.15%）、1- 甲基 -4-(1- 甲基乙基)-1,4- 环己二烯（1.09%）等。邱琴等（2002）用水蒸气蒸馏法提取的安徽宁国产白术挥发油的主要成分为：1,7,7- 三甲基双环 [2.2.1] 庚 -5- 烯 -2- 醇（20.66%）、2,3,5,5,8,8- 六甲基 - 环辛 -1,3,6- 三烯（8.50%）、2,3,4,5,7,7- 六甲基 -1,3,5- 环庚三烯（6.36%）、4-(2,6,6- 三甲基 -1- 环己烯)-3- 丁烯 -1- 酮（3.99%）、5- 吡啶基 -3- 氨基 -3,5- 氮杂环己二烯酮（3.97%）、6,6- 二甲基 -3- 亚甲基 - 双环 [3.1.1] 庚烷（3.69%）、顺 -8- 异丙基二环 [4.3.0] 菲 -3- 烯（3.64%）、6,7- 二甲基 -1,2,3,5,8,8a- 六氢萘（3.59%）、2,7- 二甲基 -5-(1- 甲基乙基)-1,8- 壬二烯（2.99%）、6- 甲基 -1,3- 二异丙烯基 - 环己烯（2.89%）、1,5,5- 三甲基 -6- 亚甲基 - 环己烯（2.60%）、1,2,3,6,7,8,8a,8b- 八氢 - 二甲基 - 二亚苯基（1.93%）、2,2- 二甲基 -3- 亚甲基 - 双环 -[2.2.1] 庚烷（1.74%）、2- 甲基 -1- 苯基 -2- 丙烯 -1- 醇（1.67%）、3,5,9- 三甲基 - 癸 -2,4,8- 三烯 -1- 醇（1.67%）、2- 甲基 -5-(1- 甲基乙烯基)- 环己醇（1.47%）、α -1- 戊炔基 - 苯甲醇（1.43%）、1-(1- 甲基 -2- 丙烯基)-4-(2- 甲基丙基)- 苯（1.25%）、1-(3,5,5- 三甲基 -2- 环己烯 -1- 内鎓盐)-2- 丙酮（1.21%）、石竹烯氧化物（1.20%）等。张忠义等（2003）用超临界 CO_2 萃取法提取的白术挥发油的主要成分为：2,7- 二甲氧基 -3,6- 二甲基萘（38.11%）、γ - 芹子烯（13.50%）、大根香叶烯 B（9.32%）、1- 甲氧基 -2-(1- 甲基 -2- 亚甲基环戊基)- 苯（5.22%）、β - 芹子烯（3.12%）、2,7- 二甲氧基 -5- 甲基 -1,4- 萘醌（3.04%）、(Z,Z)-9,12- 十八碳二烯酸（2.13%）、正十六酸（1.51%）、γ - 榄香烯（1.13%）、(+)-β - 愈创木烯（1.06%）等。刘朋朋等（2011）用水蒸气蒸馏法提取的河北安国产白术挥发油的主要成分为：1,2,3,4,4a,5,6,8a- 八氢 -4a,8- 甲基 -2-(2- 丙烯基)-1- 萘酚 (56.42%)、(1S- 顺式)-1,2,3,5,6,8a- 六氢 -4,7- 二甲基 -1-(1- 甲基乙基)- 萘（12.61%）、[4aR-(4a α ,7 α ,8a β)]- 十氢 -4a- 甲基 -1- 亚甲基 -7-(1- 甲基乙烯基)- 萘（4.41%）、(4aR- 反式)-1,2,3,4,4a,5,6,8a- 八氢 -4a,8- 二甲基 -2-(1- 甲基亚乙基)- 萘（3.68%）、(4aR- 顺式)-4,4a,5,6,7,8- 六氢 -4a,5- 二甲基 -3-(1- 甲基亚乙基)- 2(3H)- 萘酮（2.72%）、8,9- 脱氢 - 新异长叶烯（2.18%）、罗汉柏烯 -(I2)（1.72%）、7R,8R- 8- 羟基 -4- 异亚丙基 -7- 甲基双环 [5.3.1] 十一碳 -1- 烯（1.35%）、[1R-(1 α ,7 β ,8a α)]-1,2,3,5,6,7,8,8a- 八氢 -1,8a- 二甲基 -7 -(1- 甲基乙烯基)- 萘（1.06%）等。

【性味与功效】味苦、甘，性温。健脾益气，燥湿利水，止汗，安胎。用于脾虚食少，腹胀泄泻，痰饮眩悸，水肿，自汗，胎动不安。

苍术

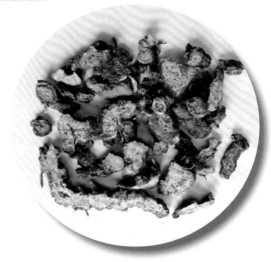

【基源】菊科苍术属植物茅苍术（苍术）*Atractylodes lancea*（Thunb.）DC. 或北苍术 *Atractylodes chinensis*（DC.） Koidz. 的干燥根茎。北苍术根茎芳香成分未见报道。

【形态特征】多年生草本。茎高 15~100cm。中下部茎叶长 8~12cm，宽 5~8cm，3~9 羽状深裂或半裂；上部茎叶不分裂，长椭圆形。或全部茎叶不裂，倒卵形，长 2.2~9.5cm，宽 1.5~6cm，硬纸质。头状花序单生茎枝顶端。总苞钟状。总苞片 5~7 层，覆瓦状排列。小花白色，长 9mm。瘦果倒卵圆状，被白色长直毛。冠毛刚毛褐色或污白色，羽毛状。花果期 6~10 月。

【习性与分布】生于山坡草地、林下、灌丛及岩缝隙中。喜温和，湿润气候，耐寒力强，忌强光和高温。宜向阳荒山或荒坡地。分布于黑龙江、吉林、辽宁、内蒙古、河北、山西、甘肃、河南、陕西、江苏、浙江、江西、山东、安徽、湖北、湖南、四川等省区。

【挥发油含量】水蒸气蒸馏的苍术的得油率为 0.10%~10.14%，超临界萃取的得油率为 4.50%~13.80%；有机溶剂萃取的得油率为 1.96%~8.94%；微波萃取的得油率为 4.26%~4.42%；超声波萃取的得油率为 7.52%。

【芳香成分】苍术挥发油主要成分由茅（苍）术醇、

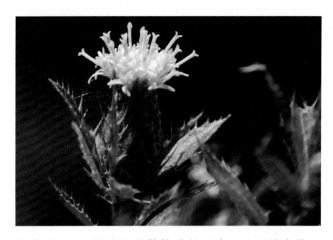

苍术酮、β-桉叶油醇等构成的居多，这3种成分一般认为是苍术的特征成分。此外，也有较多主成分不同的报告。韩邦兴等（2015）用水蒸气蒸馏法提取的江苏南京产苍术挥发油的主要成分为：苍术酮（38.26%）、苍术醇（27.05%）、反式-3-乙烯基-3-甲基-2-(1-甲基乙烯基)-6-(1-甲基乙缩醛)-环己酮（8.79%）、1,2,3,4,5,6,7,8-八氢-1,4-二甲基-7-(1-甲基乙缩醛)-(1S-顺)-甘菊环烃（4.47%）、2-羟基芴（3.56%）、1,2,3,4α,5,6,8α-八氢-4α,8-二甲基-2-(1-甲基亚乙基)萘（1.70%）、5-异丙烯基-3,8-二甲基-1,2,4,5,6,7,8,8a-八氢薁（1.51%）、1-(5,5-二甲基-1-环戊烯-1-基)-2-甲氧基苯（1.51%）、(+)-3,8-二甲基乙烯基-5-(1-甲基乙烯基)-1,2,3,4,5,6,7,8-八氢甘菊环烃-6-酮（1.50%）、6S-2,3,8,8-四甲基三环[5.2.2^{1,6}]-十一-2-烯（1.29%）、绿叶烯（1.24%）等；安徽潜山产苍术挥发油的主要成分为：苍术醇（50.81%）、苍术酮（29.55%）、反式-3-乙烯基-3-甲基-2-(1-甲基乙烯基)-6-(1-甲基乙缩醛)-环己酮（2.07%）、β-古芸香烯（1.65%）、2-羟基芴（1.54%）、1-(5,5-二甲基-1-环戊烯-1-基)-2-甲氧基苯（1.36%）、6S-2,3,8,8-四甲基三环[5.2.2^{1,6}]-十一碳-2-烯（1.14%）、5-异丙烯基-3,8-二甲基-1,2,4,5,6,7,8,8a-八氢薁（1.08%）、绿叶烯（1.05%）、十氢-4α-甲基-1-亚甲基-7-(1-甲基亚乙基)（1.01%）等。高岩等（2017）用水蒸气蒸馏法提取的安徽亳州产苍术挥发油的主要成分为：β-桉叶油醇（45.60%）、苍术酮（14.03%）、茅苍术醇（7.89%）、普沙林（3.35%）、5,7,8-三甲基-2-苯并二氢吡喃酮（2.50%）、丁烯苯酞（2.43%）、桉叶-5,11(13)-二烯-8,12-内酯（2.15%）、马榄烯（1.99%）、β-榄香烯（1.85%）、巴西菊内酯（1.49%）、4'-乙基苯丙酮（1.42%）、薄荷呋喃（1.30%）、芹子烯（1.26%）等。张桂芝等（2012）用

水蒸气蒸馏法提取的苍术挥发油的主要成分为：α-水芹烯（19.32%）、β-桉叶油醇（10.63%）、辣薄荷酮（8.17%）、β-侧柏烯（7.99%）、苍术素（7.62%）、对聚伞花素（7.16%）、桉油精（6.90%）、α-蒎烯（4.05%）、α-松油醇乙酸酯（3.54%）、芳樟醇（3.05%）、4-萜品醇（3.04%）、榄香醇（2.45%）、α-萜品醇（1.61%）、4-侧柏烯（1.28%）、(-)-β-蒎烯（1.13%）等。毛坤等（2014）用水蒸气蒸馏法提取的湖北京山产苍术挥发油的主要成分为：对苯基苯甲醛（26.43%）、呋喃二烯（25.81%）、β-瑟林烯（8.25%）、茅术醇（2.89%）、α-红没药醇（2.44%）、β-桉油醇（1.88%）、大根香叶烯B（1.62%）、朱栾倍半萜（1.58%）、α-水芹烯（1.57%）、α-蒎烯（1.46%）、α-倍半水芹烯（1.44%）、α-愈创木烯（1.33%）、γ-芹子烯（1.08%）等。李西林等（2008）用同时蒸馏萃取法提取的苍术挥发油的主要成分为：萘（22.26%）、荜澄茄醇（10.14%）、香松烯（7.50%）、β-桉叶油醇（6.15%）、茅术醇（4.18%）、环丙烷（3.88%）、环己烷（3.21%）、桉脂素（3.07%）、三环岩兰烷（2.99%）、十八氢化萘（2.88%）、榄香醇（2.78%）、甘葡环烃（2.41%）、γ-桉叶油醇（2.25%）、香豆酮（2.22%）、红没药醇（1.59%）等。邹小兴等（2009）用水蒸气蒸馏法提取的湖北神农架产苍术挥发油的主要成分为：[1aR-(1aα,4α,4aβ,7bα)]-1a,2,3,4,4a,5,6,7b-八氢-1,1,4,7-四甲基-1-氢-环丙烯并[e]薁（34.63%）、γ-榄香烯（18.93%）、10S,11S-雪松烷-3(12),4-二烯（12.02%）、[4aR-(4aα,7α,8aβ)]-十氢-4a-甲基-1-亚甲基-7-异丙烯萘（10.21%）、(S)-3,4,4a,5,6,7,8,9-八氢-4a-甲基-2H-苯并环庚烯-2-酮（4.94%）、脱氢香橙烯（4.03%）、石竹烯（3.70%）、α-石竹烯（2.37%）等。佘金明等（2010）用水蒸气蒸馏法提取的苍术挥发油的主要成分为: 2-(2-甲氧基)苯甲氧基苯酚（29.22%）、2-芴醇（7.77%）、γ-芹子烯（7.01%）、大根香叶烯B（6.56%）、芹烷二烯酮（4.42%）、2,3-二氢-7-甲氧基-4-甲基-1H-1,5-苯并二氮卓-2-酮（3.72%）、甘香烯（3.64%）、丁子香烯（3.60%）、β-丁子香烯（3.54%）、6S-2,3,8,8-四甲基-三环[5.2.2.0(1,6)]十一-2-烯（3.37%）、雅槛蓝树油烯（2.63%）、β-倍半水芹烯（2.57%）、δ-愈创木烯（1.90%）、芴酮（1.84%）、(Z,Z,Z)-1,5,9,9四-甲基-1,4,7-环十一-3-烯（1.58%）、4,11,11-三甲基-8-亚甲基-

双环 [7,2,0] 十一 -4- 烯（1.53%）、2- 异丙烯基 -4a,8-二甲基 -1,2,3,4,4a,5,6,8a- 八氢萘（1.35%）、γ- 桉叶（油）醇（1.34%）、4- 苯甲氧苯胺（1.30%）、β- 雪松烯（1.26%）、绿叶烯（1.10%）等。武子敬等（2010）用同时蒸馏萃取法提取的苍术挥发油的主要成分为：呋喃二烯（23.11%）、马兜铃烷（21.97%）、α-蒎烯（3.44%）、油酸（2.62%）、α- 水芹烯（1.47%）、棕榈酸（1.44%）、二十六烷（1.13%）、二十七烷（1.13%）、瓦伦橘烯（1.12%）、二十八烷（1.01%）等。张翼等（2018）用水蒸气蒸馏法提取的苍术挥发油的主要成分为：(4aS,8aR)-3,8a- 二甲基 -5- 亚甲基 -4,4a,5,6,7,8,8a,9- 八氢萘 [2,3-b] 呋喃（19.58%）、a,a,4a- 三甲基 -8- 亚甲基 -[2R-(2a,4a,8aβ)]-2- 十氢萘甲醇（11.05%）、[1,1'联苯基]-4- 甲醛（8.60%）、3,5,8a- 三甲基 -4,4a,8a,9- 四氢萘并 [2,3-b] 呋喃（8.59%）、木香烃内酯（6.89%）、(4aR,8aS)-4a- 甲基 -1-亚甲基 -7-(丙 -2- 基) 十氢萘（6.05%）、9- 十八碳烯酸甲酯（3.47%）、十氢 -4a- 甲基 -1- 亚甲基 -7-(1- 甲基乙烯基)-[4aR-(4a,7a,8aβ)]- 萘（2.72%）、1,5- 二甲基 -8-(1- 甲基亚乙基)-(E,E)-1,5- 环己二烯（2.61%）、茅术醇（2.44%）、(1R,3aS,5aS,8aR)-1,3a,4,5a-四甲基 -1,2,3,3a,5a,6,7,8- 八氢环戊二烯（2.29%）、(1R,3aS,5aS,8aR)-1,3a,5a- 三甲基 -4- 亚甲基二氢环戊二烯（1.89%）、Modephene（1.55%）、1- 乙烯基 -1-甲基 -2-(1- 甲基乙烯基)-4-(1- 甲基亚乙基)- 环己烷（1.55%）等。

【性味与功效】味苦、辛，性温。燥湿健脾，祛风散寒，明目。用于湿阻中焦，脘腹胀满，泄泻，水肿，脚气痿躄，风湿痹痛，风寒感冒，夜盲，眼目昏涩。

川木香 ▼

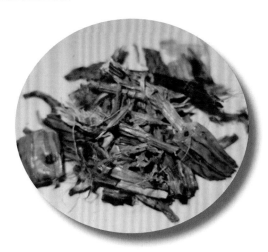

【基源】菊科川木香属植物川木香 *Vladimiria souliei*（Franch.）Ling（同种植物《中国植物志》的拉丁学名为 *Dolomiaea souliei*（Franch.）Shih）或灰毛川木香 *Vladimiria souliei*（Franch.）Ling var. *cinerea* Ling（同种植物《中国植物志》的拉丁学名为 *Dolomiaea souliei*（Franch.）Shih var. *mirabilis*（Anth.）Shih）的干燥根。灰毛川木香根的芳香成分未见报道。

【形态特征】多年生莲座状草本。叶基生，莲座状，椭圆形或披针形，长 10~30cm，宽 5~13cm，质地厚，羽状半裂，或叶不裂，边缘锯齿或刺尖或犬齿状浅裂。头状花序 6~8 个集生于莲座状叶丛中。总苞宽钟状。总苞片 6 层。苞片质地坚硬，先端成针刺状。小花红色，花冠 5 裂。瘦果圆柱状，稍扁，顶端有果缘。冠毛黄褐色，多层。花果期 7~10 月。

【习性与分布】生于高山草地及灌丛中，海拔 3700~3800 m。分布于四川、西藏。

【挥发油含量】水蒸气蒸馏的川木香的得油率为 0.40%~2.60%。

【芳香成分】《药典》规定含木香烃内酯和去氢木香内酯的总量不得少于 3.2%。胡慧玲等（2010）用水蒸气蒸馏法提取的川木香挥发油的主要成分为：去氢木香内酯（26.60%）、愈创木 -1(10)- 烯 -11- 醇（9.52%）、莎草烯（6.41%）、石竹烯氧化物（5.75%）、α- 桉醇（4.34%）、木香烃内酯（3.72%）、γ- 榄香烯（3.11%）、1H- 邻二氮杂茂（2.87%）、榄香醇（2.42%）、菖蒲二烯（2.17%）、雅槛蓝（树）油烯（2.04%）、α- 蛇麻烯（1.75%）、γ-广藿香烯（1.69%）、姜黄烯（1.55%）、β- 榄香烯（1.43%）、β- 广藿香烯（1.15%）、环桉叶醇（1.10%）等。

【性味与功效】味辛、苦，性温。行气止痛。用于胸胁、脘腹胀痛，肠鸣腹泻，里急后重。

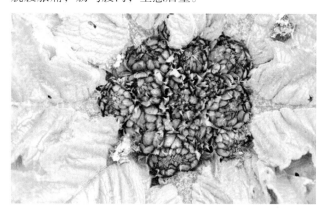

灯盏细辛（灯盏花） ▼

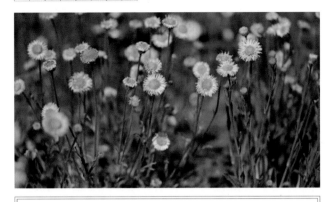

【基源】菊科飞蓬属植物短葶飞蓬 *Erigeron breviscapus* (Vant.) Hand.-Mazz 的干燥全草。

【形态特征】多年生草本。茎高5~50cm。基部叶莲座状，倒卵状披针形，长1.5~11cm，宽0.5~2.5cm；茎叶2~4个，狭披针形，基部半抱茎，上部叶渐小，线形。头状花序单生于茎枝的顶端，总苞半球形，总苞片3层，线状披针形，绿色或上顶紫红色。外围雌花舌状，3层，蓝色或粉紫色；中央的两性花管状，黄色。瘦果狭长圆形；冠毛淡褐色。花期3~10月。

【习性与分布】常见于海拔1200~3500m的中山和亚高山开旷山坡，草地或林缘。日照时数越长越好。分布于湖南、广西、贵州、四川、云南、西藏等省区。

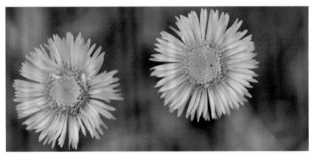

【挥发油含量】水蒸气蒸馏的灯盏细辛的得油率为0.24%~0.46%。

【芳香成分】赵勇等（2004）用水蒸气蒸馏法提取的灯盏细辛挥发油的主要成分为：4-(对-甲氧基苯基)-3-丁烯-2-酮（11.22%）、对-甲氧基-B-环丙基苏合香烯（9.86%）、十六碳酸（2.93%）、氧化石竹烯（2.19%）、2,3,8,8-四甲基三环[5,2,2,0^{1,6}]十一碳-2-烯（1.70%）、1,3,5,7-环辛四烯-1-甲醛（1.70%）、二十一烷（1.49%）、正十九烷（1.26%）、4-(1,5-二甲基己-4-烯基)环己-2-烯酮（1.23%）、2,3,5,9-四甲基三环

[6,3,0,0^{1,5}]（1.16%）、壬酸（1.08%）、α-金合欢烯（1.01%）、莰烯（1.01%）等。李涛等（2017）用水蒸气蒸馏法提取的云南弥渡产灯盏细辛挥发油的主要成分为：4-甲氧基-1-萘酚（79.83%）、2,2-二甲基-3,5-癸二炔（6.35%）、反式-4α-甲基-4α,5,6,7,8,8α-六氢-2(1H)萘酮（2.70%）、1,1,4,7-四甲基-1α,2,3,4,4α,5,6,7b-八氢-1H-环丙[e]薁（2.41%）、β-金合欢烯（1.55%）、3,5,9-三甲基-2,4,8-癸三烯-1-醇（1.28%）等。徐文晖等（2012）用水蒸气蒸馏法提取的云南文山产灯盏细辛挥发油的主要成分为：6,7-二甲醇基-二氢-茚-2-酮（49.69%）、6,7-二甲醇基-四氢-茚-2-酮（21.07%）、十六烷酸（17.61%）、亚麻酸（1.75%）、亚油酸（1.64%）、氧化石竹烯（1.31%）、三甲基-两环[4.1.0]庚-3-醇（1.29%）等。许慧等（2019）用顶空固相微萃取法提取的灯盏细辛挥发油的主要成分为：9-甲基四环[7.3.1.0(2.7).1(7.11)]十四烷（14.56%）、β-倍半水芹烯（9.85%）、(1S)-(-)-β-蒎烯（9.60%）、β-甜没药烯（9.19%）、N-噻吩-3-基-7-甲基苯并(b)乙酰胺（7.39%）、α-古芸烯（6.86%）、1,3,5-三异丙苯（4.21%）、2-戊酰呋喃（2.68%）、1,2,4-三丙基苯（2.48%）、(-)-α-荜澄茄油烯（1.92%）、莰烯（1.85%）、(1R)-(+)-α-蒎烯（1.40%）、1,2,4a,5,6,8a-六氢-1-异丙基-4,7-二甲基萘（1.33%）、反式石竹烯（1.31%）、α-姜黄烯（1.23%）、正十六烷（1.14%）、香柠檬烯（1.09%）等。

【性味与功效】味辛、微苦，性温。活血通络止痛，祛风散寒。用于中风偏瘫，胸痹心痛，风湿痹痛，头痛，牙痛。

天山雪莲 ▼

【基源】菊科风毛菊属植物天山雪莲（雪莲花）*Saussurea involucrata* (Kar. et Kir.) Sch.-Bip. 的干燥地上部分。

【形态特征】多年生草本，高15~35cm。叶密集，叶片椭圆形，长达14cm，宽2~3.5cm，边缘有尖齿；最

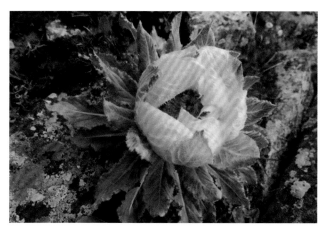

上部叶苞叶状，膜质，淡黄色，宽卵形，长 5.5~7cm，宽 2~7cm，包围总花序，边缘有尖齿。头状花序 10~20 个，在茎顶密集成球形的总花序。总苞半球形；总苞片 3~4 层，边缘或全部紫褐色。小花紫色，长 1.6cm。瘦果长圆形。冠毛污白色。花果期 7~9 月。

【习性与分布】生于山坡、山谷、石缝、水边、草甸，海拔 2400~3470m。通常生长在高山雪线以下，气候多变，冷热无常，雨雪交替，以高山草甸土为主的环境。分布于新疆。

【挥发油含量】超临界萃取的天山雪莲的得油率为 0.60%~2.49%。

【芳香成分】贾忠建等（1986）用同时蒸馏萃取法提取的天山雪莲挥发油的主要成分为：软脂酸乙酯（30.10%）、月桂酸乙酯（11.30%）、十七碳二烯 + 正十三烷酸乙酯（8.30%）、6,10,14- 三甲基十五烷酮 -2（6.50%）、正十五碳烯 -1（5.20%）、二氢去氢广木香内酯（4.50%）、倍半萜烯（2.90%）、1,6- 二甲基 -4- 异丙基萘 + 正十七碳烯 -1（2.60%）、4,4,7a- 三甲基 -5,6,7,7a- 四氢苯并呋喃酮 -2（2.50%）、正十八碳烷（2.20%）、正十九碳烷（2.00%）、肉豆蔻酸乙酯（1.80%）、2,6- 二叔丁基苯醌（1.60%）、正十五烷酸乙酯（1.50%）、烷烃（1.30%）、正十六碳烷（1.00%）、正十七碳烷（1.00%）等。张富昌等（2007）用超临界 CO_2 萃取法提取的天山雪莲挥发油的主要成分为：去氢木香内酯（22.24%）、二十三烷（18.83%）、棕榈酸（12.89%）、长叶松酸甲酯异构体（10.81%）、二十二烷（9.70%）、二十四烷（6.03%）、11,14,17- 二十碳三烯酸甲酯（1.96%）、9- 十八碳烯酸乙酯（1.24%）、二十碳烷（1.19%）等。

【性味与功效】味苦、辛，性热，有毒。温肾助阳，祛风胜湿，活血通经。治阳痿，腰膝软弱，风湿痹痛，妇女月经不调，闭经，宫冷腹痛，寒饮咳嗽。

艾叶 ▼

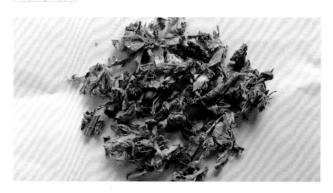

【基源】菊科蒿属植物艾 *Artemisia argyi* Levl. et Van. 的干燥叶。

【形态特征】多年生草本或略成半灌木状，有浓烈香气。高 80~250cm。叶厚纸质；茎下部叶近圆形，羽状深裂；中部叶卵形，1~2 回羽状深裂至半裂；上部叶与苞片叶羽状半裂、浅裂或不分裂。头状花序椭圆形；总苞片 3~4 层，覆瓦状排列；雌花 6~10 朵，花冠狭管状，紫色；两性花 8~12 朵，花冠管状或高脚杯状，檐部紫色。瘦果长卵形。花果期 7~10 月。

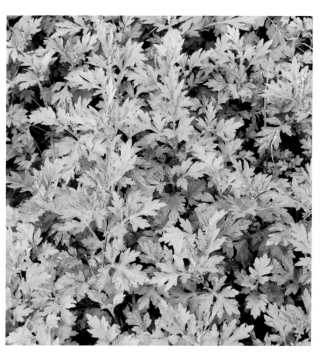

【习性与分布】生于低海拔至中海拔地区的荒地、路旁河边、草地及山坡等地，也见于森林草原及草原地区。全国各地均有分布。

【挥发油含量】水蒸气蒸馏的艾叶药材的得油率为 0.63%~2.30%，超临界萃取的得油率为 0.53%~3.75%，有机溶剂萃取的得油率为 0.37%~2.08%，微波联合纤维素酶萃取的得油率为 3.61%。

【芳香成分】《药典》规定艾叶含桉油精不得少于 0.050%。艾叶挥发油的主成分多为桉油精（7.84%~49.09%），也有主成分不同的报道。肖宇硕等（2018）用水蒸气蒸馏法提取湖北蕲春产艾叶药材挥发油的主要成分为：桉油精（33.57%）、樟脑（9.86%）、2-莰醇（5.65%）、1-石竹烯（4.96%）、α-松油醇（4.07%）、崖柏酮（3.18%）、(+)-杀螨醇（3.03%）、大根香叶烯（2.61%）、顺式-卡波醇（2.45%）、莰烯（2.39%）、氧化石竹烯（2.37%）、顺-β-松油醇（2.32%）、蘑菇醇（2.21%）、5-烯丙基愈创木酚（1.76%）、蒎烯（1.39%）、萜品烯（1.22%）、10,10-二甲基-2,6-二甲基双环 [7.2.0] 十一烷-5β-醇（1.20%）、皮蝇磷（1.09%）、左旋乙酸冰片酯（1.01%）等。

【性味与功效】味辛、苦，性温，有小毒。温经止血，散寒止痛；外用祛湿止痒。用于吐血，衄血，崩漏，月经过多，胎漏下血，少腹冷痛，经寒不调，宫冷不孕；外治皮肤瘙痒。醋艾炭温经止血，用于虚寒性出血。

青蒿 ▼

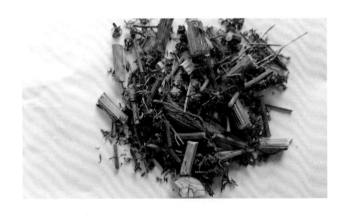

【基源】菊科蒿属植物黄花蒿 *Artemisia annua* Linn. 的干燥地上部分。

【形态特征】一年生草本；有浓烈香气。高 1~2m。叶纸质；茎下部叶宽卵形，3~4 回栉齿状羽状深裂，有半抱茎的假托叶；中部叶 2~3 回栉齿状的羽状深裂；上部叶与苞片叶 1~2 回栉齿状羽状深裂。头状花序球形，多数，基部有小苞叶；总苞片 3~4 层；花深黄色，雌花 10~18 朵，花冠狭管状；两性花 10~30 朵，花冠管状；

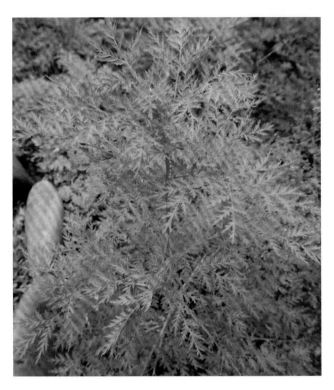

瘦果小，椭圆状卵形。花果期 8~11 月。

【习性与分布】分布在海拔 1500~3650m 的地区，东部、南部省区生长在路旁、荒地、山坡、林缘等处；其他省区还生长在草原、森林草原、干河谷、半荒漠及砾质坡地等，也见于盐渍化的土壤上。喜温暖、阳光，忌水浸，不耐荫蔽。全国各地均有分布。

【挥发油含量】水蒸气蒸馏的青蒿的得油率为 0.18%~4.33%，超临界萃取的得油率为 0.47%~1.20%。

【芳香成分】青蒿挥发油的第一主成分多为蒿酮（5.11%~70.19%）和樟脑（6.05%~41.89%）等，也有主成分不同的报告。何兵等（2008）用水蒸气蒸馏法提取的重庆酉阳产青蒿挥发油的主要成分为：蒿酮（43.04%）、右旋樟脑（12.12%）、桉油精（7.44%）、莰烯（5.64%）、大根香叶烯 D（4.43%）、β-石竹烯（3.52%）、β-月桂烯（3.32%）、石竹烯氧化物（2.01%）、反式-金合欢醇（1.89%）、2,6-二甲基-1,5,7-辛三烯-3-醇（1.70%）、蒿醇（1.61%）、桧烯（1.26%）、反式-长松香芹醇（1.20%）、橙花醇（1.17%）等。杨占南等（2008）用水蒸气蒸馏法提取的贵州金沙产青蒿挥发油的主要成分为：樟脑（41.89%）、L-龙脑（10.39%）、对-薄荷-1-烯-8-醇（10.39%）、石竹烯（8.42%）、大根香叶烯 D（5.52%）、桉叶油素（4.37%）、莰烯（3.06%）、大根香叶烯 B（2.49%）、顺式澳白檀醇（2.47%）、(-)-新丁香三环烯-（Ⅱ）（2.35%）、β-红没药烯（2.19%）、氧化异香树烯（2.17%）、荜澄茄油烯醇（2.17%）、4-萜品醇（1.35%）、可巴烯（1.26%）、1-壬烯-3-醇（1.24%）、反式-3(10)-视黄-2-醇（1.01%）等。张凤杰等（2010）用超临界CO_2萃取法提取的湖南产青蒿挥发油的主要成分为：杜松醇(12.75%)、脱氧青蒿素(10.91%)、1H-环丙烷萘（7.10%）、1,3-二氧杂环己烷-4,6-二酮(6.19%)、α-愈创木烯(6.06%)、二环[2.2.1]庚醛-2-酮(6.03%)、双氢青蒿素（3.29%）、环丁[1,2:3,4]二环辛烯-1,7(2H,6bH)-二酮(2.29%)、桉树脑(2.13%)、二环[2.2.1]庚醛-2-醇(1.90%)、青蒿丙素(1.65%)、悬铃木-1,6-二酮（1.40%）、丁子香烯氧化物(1.40%)、长叶烯醛(1.32%)、异石竹烯(1.21%)、甘菊蓝(1.21%)、α-松油醇(1.08%)等。杨华等（2009）用水蒸气蒸馏法提取的陕西延安产野生青蒿挥发油的主要成分为：(-)-斯巴醇（21.34%）、石竹烯氧化物(15.46%)、视黄醛(12.21%)、1-三十七烷醇（7.28%）、2-(7-十七烷氧基)-2H-吡喃（4.38%）、3,5-脱氢-6-甲氧基-22-旦甾烯-21-醇新戊酸酯（2.91%）、10,12-二十五炔酸（2.68%）、(5E)-5-亚苄基-3-[(3,4)-二甲基氨基甲基]-1,3-噻唑-2,4-二酮（2.38%）、2,3-二甲基-7-甲氧基甲基-1,3,5-庚三烯（2.24%）、雪松烯-β-醇（2.03%）、蒿脑（1.70%）、1-(3,3-二甲基-1-丁炔基)-3,3-二甲基-1-环丙烯（1.40%）、5,6-双羟甲基-3a,4,5,6,7a-六氢化-1-二氢茚酮（1.35%）、2-蒎烯-10-醇（1.11%）、异松香芹醇（1.09%）、l-氯十八碳烷（1.05%）等。赵进等（2009）用水蒸气蒸馏法提取的安徽铜陵产青蒿挥发油的主要成分为：青蒿酸(16.20%)、α-荜澄茄烯（7.84%）、2-亚甲基-6,8,8-三甲基-三环[5.2.2.0(1,6)]十一烷-3-醇（5.92%）、氧化石竹烯（5.53%）、β-石竹烯（5.11%）、大根香叶烯D（4.87%）、十六酸（4.63%）、芹子烯（3.56%）、(8S-顺)2,4,6,7,8,8a-六氢-3,8-二甲基-4-(1-甲基亚乙基)-1,7(11)-愈创木二烷-8-酮-5(1H)-奠酮（2.40%）、1-(1,5-二甲基-4-己烯基)-4-甲基-苯（2.26%）、1-甲基-2,4-二(1-甲基乙基)-环己烷（1.93%）、别香橙烯（1.90%）、2-(2-呋喃基甲基)-5-甲基-呋喃（1.87%）、6,10,14-三甲基-2-十五烷酮（1.83%）、樟脑（1.76%）、β-金合欢烯（1.61%）、二十四

烷（1.50%）、二十一烷（1.45%）、1-(2,6-二甲基苯基)-3-甲氧基-2-咪唑烷酮（1.28%）、植醇（1.09%）、1S-(1α,7α,8aα)-1,2,3,5,6,7,8,8a-八氢-1,8a-二甲基-7-(1-甲基乙烯基)-萘（1.07%）、异石竹烯（1.01%）、(+)-表-二环倍半水芹烯（1.01%）等；四川泸州产青蒿挥发油的主要成分为：β-石竹烯（13.63%）、α-荜澄茄烯（9.89%）、青蒿酸（9.52%）、大根香叶烯D（6.80%）、樟脑（6.63%）、氧化石竹烯（6.61%）、β-金合欢烯（5.59%）、蒿酮（4.75%）、芹子烯（3.74%）、6-异丙烯基-4,8a-二甲基-1,2,3,5,6,7,8,8-八氢-萘-2-醇（3.29%）、桉油精（2.48%）、长叶醛（1.80%）、α-荜澄茄油烯（1.46%）、1-[2-呋喃基甲基)-2-呋喃基]-乙酮（1.40%）、8-氧-9H-环异长叶烯（1.35%）、β-蒎烯（1.10%）等。徐新建等（2008）用水蒸气蒸馏法提取的甘肃祁连山产青蒿挥发油的主要成分为：甜没药萜醇(23.47%)、甜没药萜醇氧化物B（11.31%）、反-橙花叔醇（10.04%）、2-乙烯基萘（8.72%）、反-罗勒烯（6.88%）、甜没药萜醇氧化物A（6.27%）、柠檬油精（4.91%）、7-甲基-3-亚甲基-1,6-辛二烯（3.68%）、水芹烯（3.43%）、萜品烯（3.34%）、斯巴醇（2.17%）、(1R)-(+)-α-蒎烯（1.88%）、4-甲基-1-(异丙基)-3-环己烯-1-醇（1.46%）、莰烯（1.26%）、6,7-二甲基萘酚（1.16%）、5,7-二甲基萘酚（1.14%）等。刘向前等（2006）用水蒸气蒸馏法提取的湖南衡山产青蒿挥发油的主要成分为：(Z)-β-法呢烯（13.95%）、大牻牛儿烯D（9.77%）、樟脑（7.96%）、石竹烯（7.06%）、桉树脑（6.78%）、(-)-匙叶桉叶醇（4.49%）、2-异丙烯基-4a,8-二甲基-1,2,3,4,4a,5,6,7-八氢化萘（3.91%）、石竹烯氧化物（2.99%）、刺柏脑（2.34%）、β-月桂烯（2.21%）、大牻牛儿烯B（2.06%）、(-)-γ-杜松醇（2.05%）、4-香芹蓝烯醇（1.41%）、珀杷烯（1.40%）、α-松油醇（1.34%）、对-聚伞花素（1.25%）、4(14),11-桉叶二烯（1.17%）、γ-松油精（1.01%）等。魏兴国等（2004）用水蒸气回流法提取的山东德州野生青蒿挥发油的主要成分为：1,2-二甲氧基-4-烯丙基苯（12.98%）、1,4-氢化-1,4-亚乙烯基萘（10.39%）、珀杷烯（9.06%）、2-甲烯基-4,8,8-三甲基-4-烯丙基二环[5.2.0]壬烷（9.06%）、β-蒎烯（5.11%）、1-甲基-1-乙烯基-2,4-

二(1-甲基乙烯基)环己烷（4.88%）、桉树脑（3.73%）、4-烯丙基氧化亚氨基-2-蒈烯（3.43%）、大根香叶烯D（3.36%）、1-甲基-4-异丙基-1,4-环己二烯（3.26%）、β-金合欢烯（3.01%）、柠檬烯（2.63%）、对-甲基异丙苯（2.36%）、γ-榄香烯（2.16%）、反式-罗勒烯（2.07%）、3-烯丙基-6-甲氧基苯酚（1.99%）、β-愈创木烯（1.70%）、2-甲氧基-3-烯丙基苯酚（1.54%）、(1S)-α-蒎烯（1.33%）、α-石竹烯（1.29%）、1-(1,5-二甲基-4-己烯基)-4-甲基苯（1.14%）、2,6-二甲基-6-(4-甲基-3-戊烯基)-二环庚-2-烯（1.13%）等。张星贤等（2019）用顶空固相微萃取法提取的河北产青蒿药材挥发油的主要成分为：氧化石竹烯（23.55%）、1,2,3,5,6,7,8,8a-八氢-1-甲基-6-亚甲基-4-(1-甲基乙基)萘（7.68%）、5,5-二甲基-4-(3-甲基-1,3-丁二烯基)-1-氧二桥[2.5]辛烷（6.58%）、香楂醇（5.72%）、6,10,14-三甲基-2-十五烷酮（3.63%）、左旋樟脑（2.87%）等。

【性味与功效】味苦、辛，性寒。清虚热，除骨蒸，解暑热，截疟，退黄。用于温邪伤阴，夜热早凉，阴虚发热，骨蒸劳热，暑邪发热，疟疾寒热，湿热黄疸。

【注】黄花蒿除地上部分《药典》入药外，果实（青蒿子）也可入药。水蒸气蒸馏的青蒿子的得油率为0.40%~0.70%。用水蒸气蒸馏法提取的湖南雪峰山产野生黄花蒿种子挥发油的主要成分为：丁香烯环氧化物(8.99%)、(E)-7,11-二甲基-3-亚甲基-1,6,10-十二碳三烯(8.16%)、丁香烯(6.89%)、[S-(E,E)]-1-甲基-5-亚甲基-8-(1-甲基乙基)-1,6-环癸二烯（4.01%）、9-柏木烷酮(3.91%)、苯甲醚(2.25%)、新异长叶烯（2.11%）、桉油精（1.49%）、1,2-二甲氧基-4-(2-丙烯基)苯（1.46%）、α-金合欢烯（1.37%）、[1aR-(1aα,4aα,7α,7aβ,7bα)]-十氢-1,1,7-三甲基-4-亚甲基-1H-环丙[e]薁（1.36%）、[4aR-(4aα,7α,8aβ)]-十氢-4a-甲基-1-亚甲基-7-(1-甲基乙烯基)（1.31%）、[1aR-(1aα,4α,4a.β,7bα)]-1a,2,3,4,4a,5,6,7b-八氢-1,1,4,7-四甲基-1H-环丙[e]薁（1.26%）、(+)-2-樟脑（1.20%）、2-甲基-2-丁烯酸,2,7-二甲基-7-辛烯-5-炔-4-基酯（1.13%）、2-甲基-4-(2,6,6-甲基-1-环己烯)-2-丁烯（1.05%）、雪松醇（1.02%）等（李瑞珍等，2007）。青蒿子味甘，性凉。清热明目，杀虫。治劳热骨蒸，痢疾，恶疮，疥癣，风疹。

茵陈 ▼

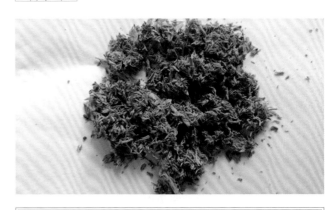

【基源】菊科蒿属植物滨蒿（猪毛蒿）*Artemisia scoparia* Waldst. et Kit. 或茵陈蒿 *Artemisia capillaris* Thunb. 的干燥地上部分。

【形态特征】滨蒿：多年生或近一、二年生草本；植株有浓烈的香气。茎高40~130cm，红褐色。叶近圆形，二至三回羽状全裂；茎下部叶长卵形，长1.5~3.5cm，宽1~3cm，二至三回羽状全裂；中部叶长圆形，一至二回羽状全裂。头状花序近球形，基部有线形的小苞叶；总苞片3~4层；花冠狭圆锥状，花冠管状。瘦果长圆形，褐色。花果期7~10月。

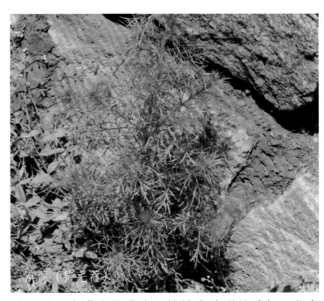

滨蒿（猪毛蒿）

茵陈蒿：半灌木状草本，植株有浓烈的香气。茎高40~120cm，红褐色。营养枝端有密集叶丛，常成莲座状；叶卵状椭圆形，长2~5cm，宽1.5~3.5cm，二至三回羽状全裂；中部叶卵圆形，一至二回羽状全裂；上部叶与苞片叶羽状3~5全裂。头状花序卵球形；总苞片3~4层；雌花6~10朵，花冠狭管状；两性花3~7朵，花冠

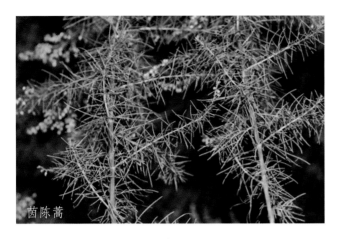

茵陈蒿

管状。瘦果长圆形。花果期 7~10 月。

【习性与分布】滨蒿：东部、南部省区分布在中、低海拔地区的山坡、旷野、路旁等，西北省区分布在中、低海拔至 2800m 的地区，西南省区最高分布到 4000m 地区，在半干旱或半温润地区的山坡、林缘、路旁、草原、黄土高原、荒漠边缘地区都有，遍及全国。茵陈蒿：生于低海拔地区河岸、海岸附近的湿润沙地、路旁及低山坡地区。分布于辽宁、河北、陕西、山东、江苏、安徽、浙江、江西、福建、台湾、河南、湖北、湖南、广东、广西、四川等地。

【挥发油含量】水蒸气蒸馏的茵陈的得油率为 0.03%~0.75%。

【芳香成分】滨蒿：周天等（2006）用水蒸气蒸馏法提取的吉林长岭产滨蒿挥发油的主要成分为：2,5- 亚乙基螺 [4.2.2]-3,7,9- 三烯（21.62%）、斯巴醇（18.45%）、石竹烯（12.28%）、1,2- 二甲氧基 -4-(2- 丙烯基) 苯（5.76%）、石竹烯氧化物（4.91%）、1-(1,5- 二甲基 -4- 己烯基)-4- 甲基苯（4.20%）、毛蒿素（3.48%）、β- 法呢烯（3.02%）、反 - 橙花叔醇（2.84%）、大根香叶烯（2.17%）、2- 甲氧基 -4-(1- 丙烯基)- 乙酸酚酯（1.27%）等。吴怀墨等（2017）用超声法提取的宁夏盐池产滨蒿挥发油的主要成分为：二十碳烷（21.74%）、十六烷（20.94%）、二十一烷（16.11%）、四十四烷（7.71%）、4,6- 二甲基十二烷（4.91%）、十八烷（4.54%）、3,5- 二 -(1,1- 二甲基乙基)（3.23%）、叶绿醇（2.47%）、5- 乙基 -2- 甲基辛烷（2.03%）、正十五烷（1.81%）、十五烷（1.81%）、辛 -3- 烯 -1,5- 二炔（1.30%）、2,6,10,14- 四甲基十六烷（1.13%）等。

茵陈蒿：张知侠等（2006）用水蒸气蒸馏法提取的陕西西安产茵陈蒿挥发油的主要成分为：邻 - 二甲苯（26.97%）、1,3,5- 环庚三烯（15.14%）、大根香叶烯 D（4.07%）、苊（3.32%）、十五烷（3.23%）、

十四烷（2.76%）、邻苯二甲酸二丁酯（2.42%）、β- 金合欢烯（1.94%）、十七烷（1.74%）、大根香叶烯 B（1.67%）、癸烷（1.48%）、2- 己基 - 辛醇（1.48%）、石竹烯（1.34%）、2,4- 戊二烯 - 苯（1.12%）等。常亮等（2013）用水蒸气蒸馏法提取的山东产茵陈蒿挥发油的主要成分为：棕榈酸（33.10%）、氧化石竹烯（19.10%）、匙叶桉油烯醇（9.90%）、α- 荜澄茄醇（5.90%）、肉豆蔻酸（4.90%）、别香树烯氧化物（2.50%）、植物蛋白胨（2.40%）、叶绿醇（2.30%）、7R,8R-8- 羟基 -4- 亚异丙基 -7- 甲基二环 [5.3.1] 十一 -1- 烯（2.00%）、环氧化马兜铃烯（2.00%）、月桂酸乙酯（1.90%）、荜草烯环氧化物 I（1.80%）、γ- 姜黄烯（1.60%）、d- 绿花白千层醇（1.60%）、γ- 木香醇（1.30%）、α- 荜澄茄烯（1.10%）等。张永明等（2003）用超临界 CO_2 萃取法提取的山东产茵陈蒿挥发油的主要成分为：百里酚（16.92%）、2- 异丙基 -4- 甲基 -1- 甲氧基苯（10.81%）、异百里酚（7.81%）、2- 特丁基 -4-(2,4,4- 三甲基戊基) 苯酚（7.80%）、β- 杜松烯（4.44%）、2- 异丙基 -5- 甲基 -1- 甲氧基苯（4.24%）、匙叶桉油烯醇（3.58%）、α- 荜草烯（3.47%）、对 - 辛基酚（2.50%）、β- 波旁老鹳草烯（2.36%）、γ- 依兰油烯（2.34%）、对异丙基甲苯（1.73%）、4- 松油醇（1.51%）、吉玛烯 D（1.43%）、t- 依兰油醇（1.21%）、β- 红没药烯（1.20%）、γ- 松油烯（1.10%）等；用水蒸气蒸馏法提取的茵陈蒿挥发油的主要成分为：匙叶桉油烯醇（16.98%）、吉玛烯 D（8.32%）、反式 _ 石竹烯（6.24%）、2,4- 戊二炔苯（3.94%）、β- 金合欢烯（3.33%）、β- 红没药烯（1.87%）、吉玛烯 B（1.82%）、α- 荜澄茄油烯（1.67%）等。熊耀坤等（2018）用水蒸气蒸馏法提取的茵陈药材挥发油的主要成分为：大牻牛儿烯 D（18.44%）、α- 荜草烯（12.44%）、石竹素（9.63%）、2- 乙烯基萘（5.40%）、植酮（5.15%）、叶绿醇（4.90%）、α- 荜澄茄醇（4.12%）、β- 榄香烯（2.71%）、正二十烷（2.36%）、香树烯（2.32%）、τ- 依兰油醇（2.03%）、橙花叔醇（1.90%）、1,2,5,6a,7,8- 六氢化 -7- 甲基 -1-(1- 甲基乙基)- 萘（1.83%）、α- 胡椒烯（1.58%）、正二十一烷（1.58%）、香树烯（1.39%）、正二十七烷（1.39%）、β- 甜没药烯（1.22%）等。

【性味与功效】味辛、苦，性微寒。清利湿热，利胆退黄。用于黄疸尿少，湿温暑湿，湿疮瘙痒。

红花 ▼

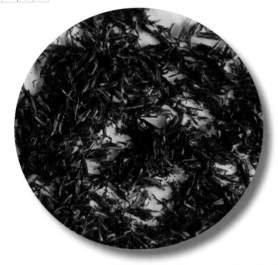

【基源】菊科红花属植物红花 *Carthamus tinctorius* Linn. 的干燥花。

【形态特征】一年生草本。高 20~150cm。中下部茎叶长椭圆形，长 7~15cm，宽 2.5~6cm，边缘锯齿或全缘，齿顶有针刺，向上的叶渐小。全革质，半抱茎。头状花序多数，为苞叶所围绕，苞片椭圆形，有篦齿状针刺。总苞卵形，总苞片 4 层。小花红色、橘红色，全部为两性，花冠长 2.8cm。瘦果倒卵形，长 5.5mm，宽 5mm，乳白色。花果期 5~8 月。

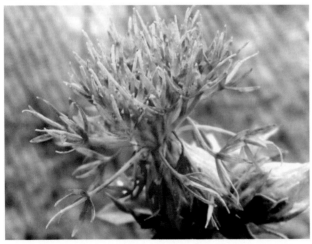

【习性与分布】喜欢冷凉干爽，阳光充足的环境，抗寒、耐旱、耐盐碱、耐贫瘠，怕涝。分布于黑龙江、吉林、辽宁、河北、山西、内蒙古、陕西、甘肃、青海、山东、浙江、贵州、四川、西藏、新疆等省区。

【挥发油含量】水蒸气蒸馏的红花的得油率为 0.02%~2.20%；超临界萃取的得油率为 1.32%；微波法提取的得油率为 2.53%~4.20%；索氏法提取的得油率为 1.95%~2.85%。

【芳香成分】王媚等（2017）用水蒸气蒸馏法提取的四川产红花挥发油的主要成分为：棕榈酸（16.29%）、3-甲基茚（14.45%）、亚麻酸（12.30%）、6,10,14-三甲基-2-十五烷酮（11.75%）、1-(+)-抗坏血酸-2,6-二棕榈酸酯（9.43%）、氧化石竹烯（7.60%）、月桂酸（7.01%）、肉豆蔻酸（4.41%）、(3,3-二甲基-1-亚甲基丁基)苯（3.66%）、3-乙基-3-羧基-(5α)-3-乙基-3-羧基雄甾烷-17-酮（3.57%）、棕榈酸甲酯（3.23%）、肉豆蔻醛（2.80%）、四十四烷（2.49%）、1,5,9-三甲基-12-(1-甲基乙基)-4,8,13-环十四碳三烯-1,3-二醇（2.15%）、十八烷醛（2.01%）、17-三十五碳烯（1.72%）、4-甲基-1-苯基-2-戊酮（1.18%）、2-十五烷酮（1.08%）、反式-1,2-双(1-甲基乙烯基)-环丁烷（1.04%）等。蔡丽玲等（1997）用水蒸气蒸馏法提取的红花挥发油的主要成分为：月桂酸（14.66%）、棕榈酸（10.01%）、邻苯二甲酸二丙酯（3.63%）、肉豆蔻酸（3.01%）、十九烷（2.95%）、邻苯二甲酸二甲酯（2.52%）、邻苯二甲酸二乙酯（2.19%）、十六烷（2.11%）、壬酸（2.03%）、辛酸（1.14%）等。李晓如等（2007）用水蒸气蒸馏法提取的红花挥发油的主要成分为：n-十碳酸（15.19%）、2,3-己二酮（12.12%）、3,3-二甲基-庚烷（11.26%）、(S)-2,2,4-三甲基-甲磺酯（10.99%）、辛烷（10.22%）、1,5-庚二烯-3,4-二醇（2.88%）、2,2,4-三甲基-3-戊酮（2.72%）、1-十一碳醇（2.47%）、1,5-十七碳二烯-3,4-二醇（2.45%）、2-丙氧基2丁烷（2.42%）、6-甲基-6-(5-甲基呋喃-2-烷 heotan-2-酮（2.33%）、5-甲基-1-己烯（2.07%）、十四碳烯（1.26%）、2-甲基丁酸酐（1.01%）等。韩小金等（2009）用水蒸气蒸馏法提取的红花挥发油的主要成分为：蛇麻烯-(vl)(16.53%)、十二烷酸(16.09%)、绒白乳菇醛(14.70%)、石竹烯氧化物(8.15%)、二十碳酸(5.83%)、(-)-匙叶桉油烯醇(5.37%)、角鲨烯（4.03%）、1-十七烯（3.53%）、香叶酸异戊酸酯（3.18%）、香橙烯氧化物（2.94%）、邻苯二甲酸二2-乙基丁酯（2.01%）、5,7十二双炔-1,12二醇（1.91%）、香树精（1.79%）、二十二烷（1.50%）、四十四烷（1.49%）、丁香烯氧化物（1.39%）、肉豆蔻酸（1.35%）、花生四烯酸甲酯（1.30%）等；用超临界 CO_2 萃取法提取的红花挥发油的主要成分为：绒白乳菇醛(19.29%)、花生四烯酸甲酯(8.66%)、1-甲

基 -5- 氧代 -l- 丙基 -n,1- 二甲基 -L- 组氨酰 -N,1-L- 色氨酰 -N,N,N2,o- 四甲基 -L- 丝氨酰胺 (6.74%)、二十二烷 (5.79%)、亚麻酸单甘油酯（4.66%）、亚油酸甲酯（4.38%）、二十九烷（4.36%）、月桂酸（3.56%）、三十二碳醇（3.39%）、二十碳酸（2.85%）、Z-5- 甲基 -6- 烯二十一碳酮（2.85%）、石竹烯氧化物（2.50%）、四十四烷（2.43%）、邻苯二甲酸二 2- 乙基丁酯（2.04%）、无羁萜（1.99%）、硬酯酸 -3- 十八烷基丙烷氧基酯（1.97%）、2,4- 十七烷双酮（1.63%）、乌索烷 -12- 烯 -3a'- 醇 , 醋酸酯（1.60%）、角鲨烯（1.56%）、香叶酸异戊酸酯（1.49%）、(−)- 匙叶桉油烯醇（1.26%）、12- 齐墩果烯（1.23%）、邻苯二甲酸双异辛基酯（1.18%）等。黎凌楠等（2011）用索氏法提取新疆塔城产红花的挥发油，用正己烷萃取的挥发油主要成分为：9,12,15- 十八碳三烯 -1- 醇（14.27%）、棕榈酸（13.39%）、壬酸 -2- 丙烯酯（8.82%）、反 式 - 双 环 [10.8.0] 二 十 烷（8.34%）、2,4- 二十三烷二酮（6.99%）、(3α)-12- 齐墩果烯 -3- 醇乙酸酯（4.28%）、乌苏 -12- 烯（3.77%）、硬脂酸（3.33%）、顺式 -14- 二十九烯（3.15%）、2,4- 十九烷二酮（2.99%）、月桂酸（2.83%）、叶绿醇（2.66%）、正二十醇（2.46%）、3,6- 十九烷二酮（1.50%）、β -1- 辛炔 - 苯乙醇（1.40%）、五环 [5.2.1.0(1,5).0(5,9).0(6,8)] 癸烷（1.38%）、植酮（1.18%）、(5β)- 胆甾 -8(14)- 烯 -24- 醇（1.09%）、亚油酸异丙酯（1.04%）等；用二氯甲烷萃取的红花挥发油的主要成分为：2,4- 二十三烷二酮（20.54%）、9,12,15- 十八碳三烯 -1- 醇（11.23%）、2,4- 十七烷二酮（7.74%）、1,2- 环氧十八烷（7.02%）、棕榈酸（6.66%）、(3α)-12- 齐墩果烯 -3- 醇乙酸酯（4.29%）、顺式 -14- 二十九烯（3.55%）、2,4- 十九烷二酮（3.50%）、7,9- 甘二烷酮（3.25%）、乙酸羽扇醇酯（2.87%）、1,2- 环氧十九烷（2.75%）、二十一烷（2.69%）、正二十醇（2.41%）、3,6- 十九烷二酮（2.20%）、硬脂酸（1.73%）、(5β)- 胆甾 -8(14)- 烯 -24- 醇（1.62%）、14,16- 三十一烷二酮（1.48%）、花生酸（1.17%）、9,19- 环羊毛甾醇 -24- 烯 -3,26- 二醇 , 二乙酸酯（1.13%）、维生素 E（1.03%）等。

【性味与功效】味辛，性温。活血通经，散瘀止痛。用于经闭，痛经，恶露不行，症瘕痞块，胸痹心痛，瘀滞腹痛，胸胁刺痛，跌扑损伤，疮疡肿痛。

小蓟 ▼

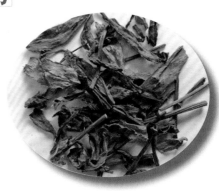

【基源】菊科蓟属植物刺儿菜 Cirsium setosum (Willd.) MB. 的干燥地上部分。

【形态特征】多年生草本。茎直立，高 30~120cm。基生叶和中部茎叶椭圆形，长 7~15cm，宽 1.5~10cm；上部茎叶渐小，叶缘有细密的针刺，或刺齿。头状花序单生或在茎枝顶端排成伞房花序。总苞卵形，直径 1.5~2cm。总苞片约 6 层，覆瓦状排列。小花紫红色或白色，雌花花冠长 2.4cm，两性花花冠长 1.8cm。瘦果淡黄色，椭圆形。花果期 5~9 月。

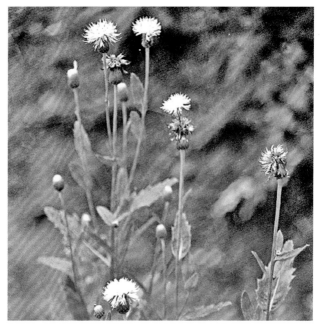

【习性与分布】生于山坡、河旁或荒地、田间，海拔 170~2650m。为中生植物。除西藏、云南、广东、广西外，几遍全国各地。

【挥发油含量】超临界萃取的干燥茎的得油率为 0.56%~0.91%，干燥叶的得油率为 0.81%~1.35%。

【芳香成分】卫强等（2016）用超临界 CO_2 萃取法提

取的安徽合肥产刺儿菜环己烷萃取的干燥茎挥发油的主要成分为：n-十六烷酸（14.48%）、十四烷酸（10.12%）、二十八烷（7.44%）、二十九烷（5.80%）、Z,Z-9,12-十八碳二烯酸（4.60%）、丁香油酚（3.64%）、1,2-苯二羧酸二异辛酯（1.78%）、十八烷酸（1.34%）、十五烷酸（1.20%）、3,5-脱氢-6-甲氧基-胆甾-22-烯-21-醇,新戊酸酯（1.08%）、1-三十七烷醇（1.04%）、2-甲氧基-4-乙烯基苯酚（1.02%）等；乙醚萃取的干燥茎挥发油的主要成分为：甲氧基苯基肟（27.05%）、3-癸-2-醇（12.84%）、二-仲-丁基醚（11.05%）、2-乙氧基戊烷（6.25%）、1,3-二氯-2-丙醇（4.88%）、2,4-二甲基-3-戊醇（3.50%）、2-辛基-环丙烷十四烷酸甲酯（3.00%）、1,1-二乙氧基-乙烷（2.75%）、2,2-二甲基-1-戊醇（2.00%）、1,2-苯二羧酸,丁基-8-甲基壬基酯（1.50%）等。环己烷萃取的干燥叶挥发油的主要成分为：二十八烷（13.13%）、二十五烷（10.00%）、甲苯（7.93%）、二十一烷（7.45%）、甲基环己烷（7.33%）、丁香油酚（4.25%）、1,2-苯二羧酸二异辛酯（3.15%）、苯乙醛（3.08%）、植醇（2.98%）、对二甲苯（2.95%）、二十四烷（2.88%）、5-戊烷基-1,3-苯二酚（2.20%）、4-(2,6,6-三甲基-1,3-环己二烯-1-基)-2-丁酮（1.80%）、二十七烷（1.53%）、4-十三烷基环己烷羧酸酯（1.53%）、乙苯（1.48%）、1-三十五烷醇（1.35%）、4-(2,6,6-三甲基-7-氧杂双环[4.1.0]庚-1-基)-3-丁烯-2酮（1.18%）、十八醛（1.08%）、4-(2,6,6-三甲基-1-环己烯-1-基)-3-丁烯-2酮（1.08%）、三十五烯（1.05%）等；乙醚萃取的干燥叶挥发油的主要成分为：1,1-二乙氧基-乙烷（18.90%）、2,3-丁二醇（13.00%）、2,4-双(1,1-二甲基乙基)-苯酚（5.63%）、二十五烷（3.83%）、二十一烷（3.45%）、2-甲基-戊酸甲酯（2.90%）、二十八烷（2.50%）、三十一烷（2.20%）、2,4,5-三甲基-1,3-二氧戊环烷（2.05%）、α,α-二甲基苯乙醇（2.03%）、2,6,11,15-四甲基-十六烷（1.85%）、1,2-苯二羧酸,丁基-8-甲基壬基酯（1.68%）、二-仲-丁基醚（1.65%）、11,14-二十烷甲基酯（1.45%）、甲基2-邻-苄基-d-阿拉伯呋喃糖苷（1.38%）、邻苯二甲酸,丁基十四烷基酯（1.35%）、乙苯（1.33%）、植醇（1.30%）、十六烷（1.05%）等。

【性味与功效】味甘、苦，性凉。凉血止血，散瘀解毒消痈。用于衄血，吐血，尿血，血淋，便血，崩漏，外伤出血，痈肿疮毒。

大蓟 ▼

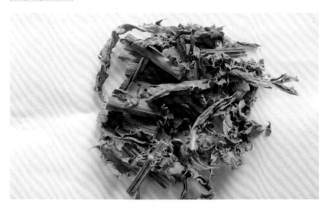

【基源】菊科蓟属植物蓟 *Cirsium japonicum* DC. 的干燥地上部分。

【形态特征】多年生草本，块根纺锤状。高30~150cm。基生叶卵形，长8~20cm，宽2.5~8cm，羽状深裂，边缘有针刺及刺齿；向上叶渐小。头状花序少数生茎端。总苞钟状，直径3cm。总苞片约6层，覆瓦状排列，向内层渐长，顶端渐尖呈软针刺状。小花红色或紫色，长2.1cm，不等5浅裂。瘦果压扁，长4mm，宽2.5mm。冠毛浅褐色，多层。花果期4~11月。

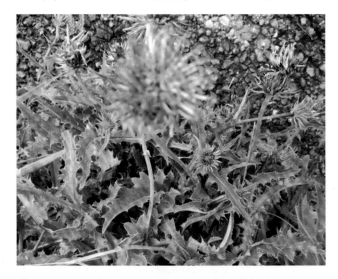

【习性与分布】生于山坡林中、林缘、灌丛中、草地、荒地、田间、路旁或溪旁，海拔400~2100m。喜冷凉湿润的气候。分布于河北、山东、陕西、江苏、浙江、江西、湖北、湖南、四川、贵州、云南、广西、广东、福建、台湾。

【挥发油含量】超临界萃取的大蓟的得油率为3.0%。

【芳香成分】符玲等（2010）用水蒸气蒸馏法提取的河南龙浴湾产大蓟挥发油的主要成分为：α-香柠檬烯

（11.44%）、α-榄香烯（7.30%）、桉叶油-4(14),11-二烯（4.78%）、2-甲基-4-(2,6,6-三甲基-1环己烯基)丁-2-烯-1-醇（4.46%）、2-甲基-4-(2,6,6-三甲基-1-环己烯-1-基)-2-丁烯醛（4.46%）、1,8-二甲基-8,9-环氧-4-异丙基螺[4.5]癸烷-7-酮（4.38%）、石竹烯氧化物（3.92%）、1-(1,4-二羟基-2-萘基)乙酮（3.14%）、2,5-十八碳二炔酸甲酯（2.71%）、3,7,11,15-四甲基-2-十六烯-1-醇（2.71%）、雪松烯（2.07%）、匙叶桉油烯醇（2.07%）、己醛（1.91%）、α-法呢烯（1.75%）、杜松烯（1.72%）、去氢白菖烯（1.51%）、吉玛烯D（1.27%）、7R,8R-8-羟基-4-异亚丙基-7-甲基二环[5.3.1]十一-1-烯（1.04%）等。罗浔等（2009）用超临界CO₂萃取法提取的四川若尔盖草原产大蓟挥发油的主要成分为：邻苯二甲酸双-2-乙基己酯（30.81%）、邻苯二甲酸二异辛酯（16.60%）、邻苯二甲酸单产-2-乙基己基酯（15.96%）、棕榈酸（6.82%）、棕榈酸甲酯（4.92%）、酞酸二正丁酯（3.27%）、甲基反油酸（1.65%）、亚油酸甲酯（1.64%）、植物醇（1.36%）、2,3,4-三甲基正己烷（1.14%）、甲基丁二酸双(2-甲基丙基)酯（1.14%）、己二酸双(2-甲基丙基)酯（1.11%）、邻苯二甲酸二异丁酯（1.11%）等。

【性味与功效】味甘，苦，性凉。凉血止血，散瘀解毒消痈。用于衄血，吐血，尿血，便血，崩漏，外伤出血，痈肿疮毒。

菊花 ▼

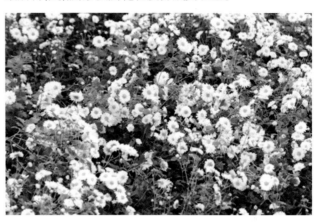

【基源】菊科菊属植物菊花 *Dendranthema morifolium* (Ramat.) Tzvel. 的干燥头状花序。药材按产地和加工方法不同，分为"亳菊"、"滁菊""贡菊""杭菊""怀菊"。

【形态特征】多年生草本或亚灌木，高60~150cm。单叶互生，卵形至披针形，长5~15cm，羽状浅裂或半裂，边缘有缺刻。花生于枝顶，头状花序大小不一。总苞片多层。舌状花颜色各种。管状花黄色。有1000余个品种，根据花径大小、花枝习性分成两大区；再根据舌状花与管状花数量之比分成舌状花系与盘状花系，最后再依据瓣形及瓣化程度分成类和型。

【习性与分布】短日照植物。喜温暖湿润和阳光充足环境，耐寒性强，不耐高温和干旱，怕多雨，积水和大风，忌强光暴晒。全国各地均有分布。

【挥发油含量】水蒸气蒸馏的菊花的得油率为0.11%~2.15%；超临界萃取的得油率为0.42%~5.92%；有机溶剂萃取的得油率为5.40%~9.14%；亚临界萃取的得油率为3.37%~4.19%。

【芳香成分】菊花的种类繁多，不同产地药材的挥发油成分也有差异。

亳菊：马凤爱等（2017）用水蒸气蒸馏法提取的安徽亳州产'小亳菊'挥发油的主要成分为：[1R-(1α,4aβ,8aα)]-十氢化-1,4a-二甲基-7-(1-甲基亚乙基)-1-萘醇（9.91%）、氧化石竹烯（6.93%）、τ-兰油醇（6.90%）、β-金合欢烯（6.70%）、石竹烯（5.69%）、二十一烷（5.64%）、(1S-顺)-1,2,3,4,5,6,8a-六氢-4,7-二甲基-1-(1-异丙基)-萘（3.43%）、二十七烷（3.26%）、菊薁（2.82%）、4-表-库贝醇（2.46%）、香橙烯氧化物-(2)（2.32%）、[S-(E,E)]-1-甲基-5-亚甲基-8-(1-甲基乙基)-1,6-环癸二烯（2.15%）、4,4'-二甲基联苯（1.71%）、(E)-3,7,11-三甲基-1,6,10-十二碳三烯-3-醇（1.62%）、α-松油醇（1.44%）、麝香草酚（1.41%）、[4aR-(4aα,7α,8aβ)]-十氢化-4a-甲基-1-亚甲基-7-(1-甲基乙烯基)-萘（1.40%）、6,10,14-三甲基-2-十五烷酮（1.31%）等。孙玲等（2014）用水蒸气蒸馏法提取的安徽产大

亳菊挥发油的主要成分为：马鞭草酮（14.52%）、α-石竹烯（8.14%）、β-倍半水芹烯（4.98%）、兔毛蒿酮（4.15%）、沉香醇（3.97%）、d-莰醇（3.74%）、龙脑（3.67%）、菊油环酮（3.17%）、dl-柠檬烯（3.16%）、杜松脑（2.97%）、β-金合欢烯（2.41%）、异柠檬醛（2.28%）、3-环己烯-1-醇（2.14%）、4,6,6-三甲基-二环[3.1.1]庚-3-烯-2-酮（1.92%）、菊烯酯醋酸盐（1.88%）、2,6-二甲基-6-庚烯-2-醇（1.82%）、4-(1-甲基乙基)苯甲醛（1.64%）、马鞭草烯醇（1.54%）、β-紫罗兰酮（1.43%）、α-松油醇（1.38%）、(S)-顺式-马鞭草烯醇（1.28%）、1-辛烯（1.16%）等。

滁菊：王亚君等（2008）用水蒸气蒸馏法提取的安徽滁州产‘滁菊’挥发油的主要成分为：β-芹子烯（17.85%）、龙脑（12.84%）、马兜铃烯环氧化物（8.90%）、桉脑（7.72%）、(1R)-樟脑（5.90%）、喇叭醇（3.32%）、龙脑乙酸酯（3.04%）、桉叶素（2.21%）等。段崇霞等（2008）用同时蒸馏萃取法提取的滁菊挥发油的主要成分为：2,6-二甲基-1,3,5-庚三烯（19.73%）、1-十二羟基-4a-二甲基-7-(1-甲基乙酰基)-1-萘醇（5.18%）、二十四烷（4.44%）、(-)-α-蒎烯（2.87%）、α-摩勒烯（2.26%）、兔毛蒿酮（1.89%）、(+)-斯巴醇（1.89%）、2,5,5-三甲基-3-己烯醇（1.73%）、蓝桉醇（1.51%）、1,2,3,4,4a,5,6,8a-辛羟基-4a,8-二甲基-2-(1-甲乙烯基)萘（1.38%）、珀珀烯醇（1.35%）、1,3-二甲基-2-亚甲基-1-甲醇基环戊烷（1.33%）、(+)-异薄荷醇（1.24%）、十二碳-9-炔基二氯乙酸（1.11%）、1,8-桉树脑（1.07%）、大根香叶烯（1.02%）等。

贡菊：秦民坚等（2003）用水蒸气蒸馏法提取的安徽黄山产贡菊挥发油的主要成分为：2,6,6-三甲基-二环[3.1.1]庚-2-烯-4-醋酸酯（39.64%）、1-(1,5-二甲基-4-己烯基)-4-甲基-2-庚烯苯（5.24%）、正十六酸（4.77%）、顺式澳白檀醇（4.73%）、乙酸,1,7,7-三甲基双环[2.2.1]庚-2-基酯（3.95%）、(-)-斯巴醇（3.38%）、2,4,6-三甲基-3-环己烯-1-甲醛（3.22%）、石竹烯氧化物（2.88%）、1,2,3,4,5,6,7,8-八氢-1,4-二甲基-7-(1-甲基乙基)薁（2.80%）、3-(1,5-二甲基-4-己烯基)-6-亚甲基-环己烯（2.50%）、十氢-1,4a-二甲基-7-(1-亚甲基)-1-萘酚（2.39%）、1,1,2-三甲基-3,5-双(1-甲基乙烯基)-环己烷（2.23%）、樟脑（1.62%）、正二十七(碳)烷（1.30%）、2-亚甲基-4,8,8-三甲基-4-乙烯基二环[5.2.0]壬烷（1.29%）、1-乙烯基-1-甲基-2,4-二(1-甲基乙烯基)环己烷

（1.16%）、龙脑（1.07%）、(Z)-α-金合欢烯（1.07%）、正二十五(碳)烷（1.06%）等。

杭菊：马晓青等（2011）用水蒸气蒸馏法提取的浙江杭州产‘杭白菊’挥发油的主要成分为：α-姜黄烯（15.20%）、姜烯（5.13%）、柏木脑（2.71%）、石竹烯氧化物（2.30%）、β-倍半水芹烯（1.56%）、二环倍半水芹烯（1.53%）、β-榄香烯（1.38%）、合成右旋龙脑（1.16%）、红没药醇（1.11%）、β-甜没药烯（1.03%）等。郭宣宣等（2017）用水蒸气蒸馏法提取的浙江桐乡产杭白菊‘湖菊’挥发油的主要成分为：[S-(R*,S*)]-5-(1,5-二甲基-4-己烯)-2-甲基-1,3-环戊二烯（14.10%）、[1R-(1α,4aβ,8aα)]-十氢-1,4a-二甲基-7-(1-甲基亚乙基)-1-萘酚（7.75%）、正二十一烷（5.42%）、(+)-10-(乙酰甲基)-3-蒈烯（4.28%）、龙脑（3.10%）、雪松烯（2.98%）、4-(2,6,6-三甲基-1,3-环己二烯-1-基)-2-丁酮（2.74%）、7-表-顺式-倍半水合香桧烯（2.29%）、β-红没药烯（2.28%）、顺-β-金合欢烯（2.22%）、八氢-3,8,8-三甲基-6-亚甲基-1H-3a,7-桥亚甲基甘菊环-5-醇（2.21%）、乙酸龙脑酯（1.91%）、(S)-2-甲基-5-(1,2,2-三甲基环戊基)-苯酚（1.91%）、tau.-杜松醇（1.87%）、8-雪松烯-13-醇（1.85%）、石竹烯氧化物（1.83%）、(-)-斯巴醇（1.69%）、(Z,Z)-9,12-十八烷碳二烯酸（1.44%）、E-金合欢烯环氧化物（1.41%）、石竹烯（1.21%）、6-表白菖醇（1.15%）、β-愈创木（1.14%）、乙酸香叶酯-α-松油烯（1.10%）等；湖北麻城产‘大白菊’挥发油的主要成分为：二十六烷（26.80%）、蓝桉醇（23.30%）、香橙烯氧化物(2)（5.09%）、(3β,22E)-5,22-麦角甾二烯-3-醇乙酸酯（3.85%）、1-(1,5-二甲基-4-己烯)-4-甲基苯（3.81%）、6,10,14-三甲基-2-十五烷酮（2.97%）、7-表-顺式-倍半水合香桧烯（2.94%）、α-白菖考烯（2.40%）、(-)-斯巴醇（1.84%）、石竹烯氧化物（1.83%）、(3β,5β)-1H-3a,7-甲醇薁-5-醇-八氢-3,8,8-三甲基-6-亚甲基-3,14-二羟基蟾蜍-20,22-二烯羟酸内酯（1.28%）、二十七烷（1.27%）、1,2,3,5,6,7-六氢-1,1,4,8-四甲基-S-茚（1.19%）等。

怀菊：怀菊药材主要有4个规格，分为大怀菊、小怀菊、小黄菊和珍珠菊。刘晓薇等（2018）用水蒸气蒸馏法提取的河南产‘大怀菊’挥发油的主要成分为：桉油精（8.31%）、氧化石竹烯（7.88%）、右旋大根香叶烯（5.44%）、龙脑（5.22%）、石竹烯（4.01%）、

α-杜松醇（4.01%）、左旋樟脑（3.30%）、左旋蓝桉醇（3.23%）、金合欢醇（3.16%）、1(10),4-荜澄茄二烯（3.14%）、顺式菊烯醇（2.42%）、(E)-β-金合欢烯（2.31%）、α-法尼烯（2.11%）、左旋桉油烯醇（2.09%）、β-蒎烯（2.01%）、T-杜松醇（1.82%）、伞柳酮（1.75%）、α-蒎烯（1.72%）、白菖醇（1.68%）、邻聚伞花烃（1.61%）、4-萜品烯醇（1.38%）、(N)-反式-橙花叔醇（1.36%）、2,6,6-三甲基二环-[3.2.0]庚-2-烯-6-酮（1.23%）、α-红没药醇（1.20%）、麝香草酚（1.14%）等；'小怀菊'挥发油的主要成分为：左旋樟脑（13.09%）、桉油精（10.32%）、α-杜松醇（6.95%）、(E)-β-金合欢烯（6.56%）、1(10),4-荜澄茄二烯（6.40%）、4(14),11-桉叶二烯（5.47%）、右旋大根香叶烯（5.30%）、石竹烯（2.97%）、4-萜品烯醇（2.70%）、醋酸冰片酯（2.21%）、α-醋酸萜品酯（1.90%）、α-萜品醇（1.79%）、10-(甲基乙酰基)-(+)-3-蒈烯（1.74%）、龙脑（1.62%）、伞柳酮（1.60%）、氧化石竹烯（1.19%）等；'小黄菊'挥发油的主要成分为：左旋樟脑（16.04%）、桉油精（14.85%）、1(10),4-荜澄茄二烯（6.25%）、α-醋酸萜品酯（4.21%）、醋酸冰片酯（3.80%）、4-萜品烯醇（2.86%）、菊蓝烃（2.84%）、(E)-β-金合欢烯（2.48%）、α-萜品醇（2.19%）、α-杜松醇（2.11%）、石竹烯（1.93%）、右旋大根香叶烯（1.85%）、10-(甲基乙酰基)-(+)-3-蒈烯（1.61%）、氧化石竹烯（1.50%）、龙脑（1.24%）、萜品油烯（1.19%）、T-杜松醇（1.04%）、白菖醇（1.03%）等；'珍珠菊'挥发油的主要成分为：左旋蓝桉醇（12.54%）、2,6,6-三甲基二环-[3.2.0]庚-2-烯-6-酮（7.90%）、4(14),11-桉叶二烯（6.71%）、1(10),4-荜澄茄二烯（6.35%）、反式乙酸菊酯烯（4.17%）、顺式菊烯醇（1.92%）、白菖醇（1.48%）、氧化石竹烯（1.41%）、(E)-β-金合欢烯（1.40%）、右旋大根香叶烯（1.24%）、α-法尼烯（1.14%）、顺式菊醇（1.00%）等。黄保民等（1997）用水蒸气蒸馏法提取的河南武陟产怀菊挥发油的主要成分为：β-水芹烯（12.20%）、对聚伞花烯（6.80%）、菊烯酮（6.40%）、1,8-桉油精（6.10%）、冰片（5.94%）、桧烯（5.20%）、α-侧柏烯（4.00%）、β-雪松烯（3.78%）、β-金合欢烯（3.30%）、桧烯（2.25%）、α-蒎烯（2.18%）、金合欢醇（2.14%）、δ-芹子烯（2.13%）、百里香酚（2.01%）、乙酸冰片酯（1.84%）、α-葎草烯（1.61%）、

樟脑(1.58%)、γ-萜品烯(1.46%)、橙花叔醇（1.41%）、菊蓝烃（1.35%）、δ-荜澄茄烯（1.30%）、月桂烯（1.06%）等；'大怀菊'挥发油的主要成分为：反式-菊烯酮乙酸酯（10.37%）、喇叭茶醇（8.68%）、δ-荜澄茄烯（6.07%）、珀耙烯（5.70%）、菊烯酮（4.89%）、橙花叔醇（4.32%）、菊烯酮乙酸酯（3.38%）、龙脑（3.07%）、萜品-4-醇（2.51%）、樟脑（2.47%）、桉油精（2.34%）、橙花丙酸酯（2.00%）、α-萜品烯醇（1.96%）、番木兰醇（1.89%）、撒柳桐（1.84%）、百里香酚（1.64%）、荜澄茄醇（1.62%）、α-金合欢烯（1.52%）、月桂烯醇（1.27%）、β-石竹烯（1.20%）、癸-2,4-二烯醛（1.20%）、α-石竹烯（1.02%）、β-金合欢烯（1.00%）等。段宾宾等（2011）用水蒸气蒸馏法提取的怀菊挥发油的主要成分为：菊烯酮（9.57%）、对聚伞花烯（7.82%）、冰片（6.06%）、橙花叔醇（4.32%）、桉油精（4.03%）、石竹烯（3.76%）、樟脑（2.44%）、二氢月桂烯（2.40%）、α-蒎烯（2.16%）、百里香酚（1.89%）、β-水芹烯（1.72%）、葎草烯（1.51%）、金合欢醇（1.36%）、6,10,14-三甲基-2-十五酮（1.34%）、菊蓝烃（1.28%）、二十一碳烷（1.26%）、表圆线藻烯（1.14%）、雪松烯（1.00%）等。

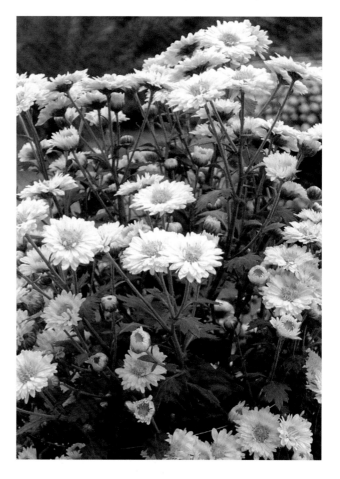

【性味与功效】味甘、苦，性微寒。散风清热，平肝明目，清热解毒。用于风热感冒，头痛眩晕，目赤肿痛，眼目昏花，疮痈肿毒。

【注】菊花除花序《药典》入药外，叶（菊花叶）、根（菊花根）也可入药。菊花叶：水蒸气蒸馏的叶的得油率为0.15%~0.65%。用水蒸气蒸馏法提取的江西井冈山产'皇菊'新鲜叶挥发油的主要成分为：大香根叶烯D（13.86%）、姜烯（7.38%）、β-榄香烯（6.71%）、榄香烯（6.23%）、龙脑（5.75%）、石竹烯（5.73%）、4-萜烯醇（5.69%）、樟脑（5.01%）、α-姜黄烯（3.84%）、1,8-桉树脑（3.39%）、α-荜澄茄醇（3.22%）、荜澄茄油烯醇（2.78%）、(E)-β-金合欢烯（2.15%）、α-红没药醇（1.25%）等（胡文杰等，2015）。菊花叶味辛、甘，性平。清肝明目，解毒消肿。治头风，目眩，疔疮，痈肿。菊花根：水蒸气蒸馏的根的得油率为0.02%~0.31%。用水蒸气蒸馏法提取的江西井冈山产'皇菊'新鲜根挥发油的主要成分为：甘菊环烯醇（49.31%）、2-羟基-3-丁烯基-1,4-萘二酮（11.51%）、(E)-β-金合欢烯（6.90%）、姜烯（3.68%）、α-姜黄烯（3.63%）、β-倍半水芹烯（2.97%）、顺式-α-香柑油烯（1.03%）等（胡文杰等，2015）。菊花根味苦、甘，性寒。利小便，清热解毒。治癃闭，咽喉肿痛，痈肿疔毒。

野菊花 ▼

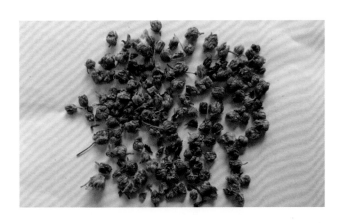

【基源】菊科菊属植物野菊 *Dendranthema indicum* (Linn.) Des Moul. 的干燥头状花序。

【形态特征】多年生草本，高0.25~1m，有地下匍匐茎。中部茎叶卵形，长3~10cm，宽2~7cm，羽状半裂、浅裂或分裂不明显而边缘有浅锯齿。头状花序直径1.5~2.5cm，多数在茎枝顶端排成疏松的伞房圆锥花序或少数在茎顶排成伞房花序。总苞片约5层。苞片边缘白色或褐色宽膜质。舌状花黄色，舌片长10~13mm。瘦果长1.5~1.8mm。花期6~11月。有极大的多样性。

【习性与分布】生于山坡草地、灌丛、河边水湿地、滨海盐渍地、田边及路旁。耐瘠薄和干旱，忌涝，耐寒，忌高温。短日照植物。分布于东北、华北、华中、华南、西南各省区。

【挥发油含量】水蒸气蒸馏的野菊花的得油率为0.30%~6.10%，超临界萃取的得油率为3.40%~9.65%；索氏法提取的得油率为4.98%。

【芳香成分】任爱农等（1999）用水蒸气蒸馏法提取的江苏南京产野菊花挥发油的主要成分为：α-侧柏酮（26.64%）、侧柏醇（20.84%）、樟脑（13.32%）、1,8-桉叶油素（4.46%）、γ-依兰油烯（3.00%）、侧柏酮立体异构体（2.32%）、冬青油烯（2.16%）、萜烯醇乙酸酯（2.12%）、樟烯（1.65%）、1-α-萜品醇（1.53%）、单萜烯醇（1.43%）、反式-丁香烯（1.42%）、异麝香草酚（1.25%）、β-蒎烯（1.18%）、α-蒎烯（1.10%）等。周欣等（2002）用水蒸气蒸馏法提取的贵州贵阳产野菊花花挥发油的主要成分为：红没药醇氧化物（11.87%）、十六烷酸（7.51%）、桃金娘烯醇（3.94%）、二十一碳烷（3.72%）、龙脑（3.62%）、十四碳酸（2.43%）、[Z,Z]-9,12-石八碳二烯酸（2.18%）、石竹烯氧化物（1.95%）、乙酸龙脑酯（1.88%）、α-萜品烯醇（1.80%）、二十四碳烷（1.68%）、十八碳酸（1.53%）、二十三碳烷（1.53%）、植醇（1.06%）等。刘瑜霞等（2018）用水蒸气蒸馏法提取的湖北巴东产野菊花挥发油的主要成分为：氧化石竹烯（10.30%）、姜黄烯（7.61%）、右旋樟脑（4.64%）、二十烷（3.89%）、棕榈酸（3.67%）、亚油酸（3.03%）、石竹烯（2.89%）、(S)-6-甲基-6-乙烯基-1-(1-甲基乙基)-3-(1-甲基亚乙基)-环己烯（2.73%）、冰片（2.65%）、正二十五烷（2.48%）、巴伦西亚橘烯（2.32%）、癸酸（2.21%）、(1S-顺)-4,7-二甲基-1-(1-甲基乙基)-1,2,3,5,6,8a-六氢化萘（1.98%）、β-瑟林烯（1.89%）、崖柏酮（1.78%）、(-)-4-萜品醇（1.53%）、L-乙酸冰片酯（1.48%）、桉树醇（1.42%）、正二十一烷（1.34%）、α-柏木烯（1.16%）等。林凯（2009）用同时蒸馏萃取法提取的福建厦门产野菊花挥发油的主要成分为：7,11-二甲基-3-亚甲基-1,6,10-十二碳三烯（18.80%）、龙脑（13.80%）、金合欢基丙酮（13.40%）、樟脑（10.61%）、石竹烯（9.67%）、麝香草酚（6.33%）、乙酸冰片酯（5.77%）、十六酸（4.86%）、十四酸（3.70%）、十六酸甲酯（3.17%）、植醇（%2.25）、芳樟醇（1.18%）、壬醛（1.18%）、9,12-十八碳二烯酸（1.13%）等。周维书等（1998）用水蒸气蒸馏法提取的河北赵县产野菊花挥发油的主要成分为：α-蒎烯（16.60%）、樟脑（12.47%）、γ-桉醇（7.25%）、异缬草酸丁酯（6.80%）、冰片（4.42%）、松油-4-醇（4.12%）、菊烯酮（3.70%）、乙酸龙脑酯（3.28%）、松油酮（2.30%）、4-羟-4-甲基-2-戊酮（1.90%）、苦橙油醇（1.83%）、顺-除虫菊酸乙酯（1.50%）、γ-松油烯（1.24%）、对-伞花烃（1.07%）、甲酸龙脑酯（1.07%）、莎烯（1.07%）、桧烯（1.02%）、β-蒎烯（1.02%）、α-姜黄烯（1.00%）等。张永明等（2002）用水蒸气蒸馏法提取的广西宜宾产野菊花挥发油的主要成分为：醋酸异龙脑酯（46.00%）、樟脑（32.16%）、α-崖柏酮（4.93%）、乙酸冰片酯（2.49%）、1,8-桉叶脑（1.97%）、氧化石竹烯（1.19%）、4-松油醇（1.07%）等；广东产野菊花挥发油的主要成分为：龙脑（41.21%）、樟脑（38.23%）、α-崖柏酮（4.29%）、反式-罗勒烯（3.24%）、乙酸冰片酯（2.87%）、4-松油醇（2.25%）、氧化石竹烯（1.48%）、4-(1-甲基乙基)苯甲醛（1.12%）等。吕琳等（2007）用水蒸气蒸馏法提取的江苏栽培野菊花挥发油的主要成分为：2,6,6-三甲基双环[3.1.1]庚-3-烯-4-醋酸酯（40.58%）、(-)-乙酸桃金娘烯酯（20.07%）、石竹烯氧化物（5.91%）、杜松醇（3.15%）、桉树脑（2.57%）、2-降蒎烯（2.49%）、(-)-姜烯（2.44%）、丁子香烯（1.86%）、2-甲基-6-对-甲苯-2-庚烯（1.60%）、对蓋烷,1,8-二烯-3-酮（1.23%）、氧化香树烯（1.02%）等；江苏野生野菊花挥发油的主要成分为：2-甲氧基-1,7,7-三甲基双环[2.2.1]庚烷（27.82%）、(1R,4R)-(+)-樟脑（27.56%）、乙酸龙脑酯（6.05%）、对-蓋烯醇（4.56%）、桉树脑（3.72%）、(S)-顺式-马鞭草烯醇（3.51%）、大根香叶烯D（2.84%）、丁子香烯（2.21%）、3-异丙烯基-5,5-二甲基环戊烯（1.88%）、(-)-α-萜品醇（1.80%）、5-亚乙基-1-甲基-环庚烯（1.55%）、桉叶-7(11)-烯-4-醇（1.45%）、丁酸-2-甲基-1,7,7-三甲基双环[2.2.1]庚-2-基-酯（1.24%）等；湖北野生野菊花挥发油的主要成分为：2,7,7-三甲基双环[3.1.1]庚-2-烯-6-酮（25.10%）、2-亚乙基-6-甲基-3,5-庚二烯醛（17.66%）、(-)-姜烯（6.33%）、2-甲基-6-对-甲苯-2-庚烯（2.85%）、丁子香烯（2.77%）、大根香叶烯D（1.80%）、8,9-脱氢-9-甲酰环-异长叶烯（1.72%）、α-法呢烯（1.69%）、喇叭茶醇（1.68%）、醋酸辛烯酯（1.37%）、2-蒎烯-4-醇（1.15%）、2,6,6-三甲基双环[3.1.1]庚-3-烯-4-醋酸酯（1.09%）、石竹烯氧化物（1.07%）、(E,E)-大根香叶烷-3,7(11),9-三烯-6-酮（1.03%）等。黄际薇等（2012）用水蒸气蒸馏法提取的野菊花药材挥发油的主要成分为：双三甲基硅酰基-2,3,5-三甲氧基扁桃酸（20.50%）、L-乙酸龙脑酯（7.45%）、2-莰醇（4.27%）、樟脑（4.22%）、双三甲基硅酰基-2,4,5-三甲氧基扁桃酸（3.78%）、(1α,3aα,7α,8aβ)-2,3,6,7,8,8a-六氢-1,4,9,9-四甲基-1H-3a,7-桥亚甲基薁（2.99%）、2,6-二甲基-6-(4-甲基-3-戊烯基)-双环[3.1.1]庚-2-烯（2.76%）、2-莰醇（2.53%）、1-(1,5-二甲基-4-己烯基)-4-甲基-苯（2.45%）、(+)-香橙烯（2.14%）、薄荷醇呋喃（1.83%）、1-(丁氧羰基)-3-(5-甲基吡啶-2-基)-尿素（1.82%）、4,4',4"-次硼基三吗啉（1.80%）、(6Z)-7,11-二甲基-3-亚甲基-1,6,10-十二碳三烯（1.71%）、d-荜澄茄烯（1.59%）、金刚烷胺（1.54%）、异戊酸对甲酚酯（1.49%）、2-异丙基-5-甲基-9-亚甲基-双环[4.4.0]癸-2-烯（1.42%）、4-[2,4-二硝基苯基硫基]-喹啉,1-氧化物（1.28%）、5-(2,6-二氟苯基)-3-[4-(三氟甲基)吡啶-2-基]-1,3,4-噁二唑-2(3H)-酮（1.24%）、(5α,6α)-4,5-环氧-3-甲氧基-17-甲基-6-吗啡烷酯,6-乙酸（1.19%）、2-(4-氯苯基)-4-噻唑甲醇（1.19%）、2-异丁基-3-甲基吡嗪（1.16%）、1-碘代十八烷（1.15%）、1,1,3,3,5,5,7,7,9,9,11,11,13,13-十四甲基-七硅氧烷（1.14%）、反式石竹烯（1.10%）、(3-氰基-4-噻吩-2-基-5,6,7,8-四氢喹啉-2-基磺胺基)-乙酸甲酯（1.04%）、四异丙基钛酸酯（1.02%）等。张星贤等（2019）用顶空固相微萃取法提取的江苏产野菊花药材挥发油的主要成分为：(E)-β-金合欢烯

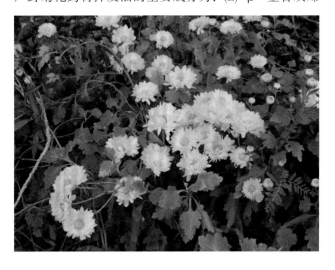

（10.51%）、氧化石竹烯（7.29%）、2,6,6-三甲基-二环[3.1.1]庚-2-烯醇-乙酸酯（6.72%）、左旋樟脑（6.29%）、蓝桉醇（2.77%）等。喻明洁等（2019）用水蒸气蒸馏法提取的云南产野菊花挥发油的主要成分为：二十四烷（15.14%）、2-莰酮（6.64%）、α-姜黄烯（6.02%）、刺柏脑（5.71%）、内冰片（5.44%）、顺式马鞭草烯醇（5.41%）、反式-乙酸菊酯（4.90%）、(-)-斯巴醇（4.54%）、α-没药醇（3.72%）、石竹烯（3.21%）、(E)-β-金合欢烯（3.02%）、6,9-十八碳二烯酸-甲酯（2.51%）、乙酸异龙脑酯（2.38%）、74 3,7,11-三甲基-14-(1-甲基乙基)-[S-(E,Z,E,E)]-1,3,6,10-环十四烷基四烯（2.34%）、麝香草酚（2.24%）、桃金娘烯醇（1.93%）、β-桉叶烯（1.85%）、柏木烯醇（1.82%）、蒽紫素（1.66%）、(+)-喇叭烯（1.48%）、二氢姜黄烯（1.46%）、石竹烯氧化物（1.45%）、β-倍半水芹烯（1.17%）、6,10,14-三甲基-2-十五烷酮（1.07%）、薄荷酮（1.06%）等；贵州产野菊花挥发油的主要成分为：(-)-斯巴醇（33.50%）、二十四烷（6.71%）、α-没药醇（5.30%）、刺柏脑（4.88%）、α-荜澄茄油萜（4.48%）、β-倍半水芹烯（3.98%）、(E)-β-金合欢烯（3.91%）、(+)-喇叭烯（3.13%）、石竹烯氧化物（3.10%）、γ-桉叶醇（3.07%）、74 3,7,11-三甲基-14-(1-甲基乙基)-[S-(E,Z,E,E)]-1,3,6,10-环十四烷基四烯（2.87%）、乙酸异龙脑酯（2.36%）、(-)-顺式-桧萜醇（2.16%）、石竹烯（1.92%）、2-莰酮（1.90%）、β-杜松萜烯（1.51%）、内冰片（1.44%）、长叶烯（1.41%）、T-杜松醇（1.38%）、乙酸桃金娘烯酯（1.27%）、3,5,5-三甲基-4-(3-氧代-1-丁烯基)-2-环己烯-1-酮（1.25%）、桃金娘烯醇（1.13%）、当归酸桃金娘烯酯（1.12%）、7-异丙烯基-1,4a-二甲基甲基-4,4a,5,6,7,8-六氢-3H-萘-2-酮（1.07%）等；四川产野菊花挥发油的主要成分为：2-莰酮（11.20%）、马鞭草烯醇（10.32%）、顺式马鞭草烯醇（9.80%）、反式-乙酸菊酯（9.45%）、刺柏脑（6.47%）、内冰片（5.01%）、桉油精（4.31%）、石竹烯氧化物（4.18%）、侧柏酮（4.11%）、桃金娘烯醇（3.71%）、α-侧柏醇（3.11%）、异环柠檬醛（2.72%）、石竹烯（2.48%）、松油烯-4-醇（2.39%）、蒽紫素（1.66%）、(-)-顺式-桧萜醇（1.60%）、二十四烷（1.50%）、(E)-β-金合欢烯（1.35%）、乙酸异龙脑酯（1.34%）、邻伞花烃（1.33%）、6,9-十八碳二烯酸-甲酯（1.03%）等。钟灵允等（2018）用水蒸气蒸馏法提取的野菊花药材挥发油的主要成分

为：2-甲基-6-对-甲苯-2-庚烯（11.37%）、石竹烯氧化物（10.53%）、对薄荷-1-烯-3-酮（8.96%）、α-可巴烯-11-醇（7.73%）、(-)-马鞭草烯醇（6.39%）、(-)-冰片（5.37%）、蛇床-6-烯-4-醇（3.89%）、2,4,5,6,7,7a-六氢-4,4,7a-三甲基-1H-二氢茚-1-酮（3.60%）、(-)-樟脑（2.96%）、石竹烯（2.61%）、4,4-二甲基-四环[6.3.2.0(2,5).0(1,8)]十三碳-9-醇（2.14%）、5,5-二甲基-4-(3-甲基-1,3-丁间二烯基)-1-氧杂螺[2.5]辛烷（2.00%）、正癸酸（1.95%）、十七烷（1.75%）、1-对-薄荷烯-8-醇（1.71%）、氧杂环庚-8-烯-2-酮（1.64%）、(+)-朱栾倍半萜（1.30%）、牛至酮B（1.20%）、桉油烯醇（1.19%）、库贝醇（1.04%）等。

【性味与功效】味苦、辛，性微寒。清热解毒，泻火平肝。用于疔疮痈肿，目赤肿痛，头痛眩晕。

【注】野菊花除花序《药典》入药外，茎叶也可入药。水蒸气蒸馏的野菊全草的得油率为0.18%~1.63%。野菊茎叶挥发油的主成分多为崖柏酮（19.56%~55.32%），也有主成分不同的报告。吴仁海等（2008）用水蒸气蒸馏法提取的河南信阳产野菊茎叶挥发油的主要成分为：崖柏酮（55.32%）、α-崖柏酮（7.95%）、桉树脑（7.09%）、D-大根香叶烷（3.80%）、3-松油醇（2.20%）、(α)-松油萜醇（1.89%）、6,6-双甲基-2-甲烯基-3-双环庚酮（1.86%）、石竹烯（1.72%）、樟脑（1.12%）、丁香酚（1.09%）、甲酸异冰片酯（1.06%）等。纪丽莲（2005）用水蒸气蒸馏法提取的江苏江宁产野菊新鲜茎叶挥发油的主要成分为：α-柠檬醛（11.96%）、氧化倍半萜烯（9.65%）、β-金合欢烯（9.07%）、芳樟醇（8.64%）、香茅醇（8.19%）、α-石竹烯（5.87%）、牻牛儿烯（5.37%）、苯甲醛（3.41%）、β-松油烯（3.04%）、长叶烯（2.41%）、β-水芹烯（2.30%）、2-己烯酮（2.29%）、2-亚甲基环戊醇（2.14%）、2-己烯醇（1.87%）、苯甲醇（1.39%）等。刘晓丹等（2013）用水蒸气蒸馏法提取的陕西汉中产野菊干燥茎叶挥发油的主要成分为：2-(亚-2,4-己二炔基)-1,6-二氧螺[4.4]壬-3-烯（17.93%）、樟脑（11.40%）、7,11-二甲基-3-亚甲基-1,6,10-十二碳三烯（9.44%）、桉树脑（5.64%）、冰片（3.87%）、α-石竹烯（1.95%）、4-甲基-1-(1-甲基乙基)-3-环己烯-1-醇（1.60%）、1,2,3,5,6,7,8,8a-八氢-1,8a-二甲基-7-(1-甲基乙基)萘（1.46%）、2,2,6-三甲基-6-乙烯基-2H-吡喃-3(4H)-酮（1.21%）等。高致明等（1997）用水蒸气蒸馏法提取的河南南召产野菊初花期新鲜地上部分挥发油的主要成分为：1,8-桉叶

油素（25.68%）、樟脑（18.21%）、反丁香烯（12.02%）、γ-
杜松烯（8.68%）、β-松油烯（5.22%）、樟烯（4.86%）、
冰片（4.45%）、α-侧柏酮（4.13%）、β-蒎烯（3.16%）、
醋酸冰片酯（2.23%）、藏茴香酮（2.02%）、β-麝子油
烯（1.75%）、β-榄香烯（1.42%）、蛇麻烯（1.22%）等。
茎叶味苦、辛，性寒。清热解毒。治感冒，气管炎，肝炎，
高血压病，痢疾，痈肿，疔疮，目赤肿痛，瘰疬，湿疹。

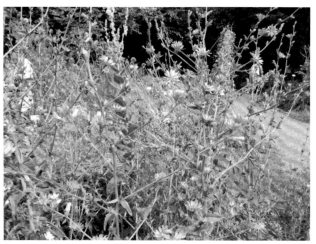

产菊苣干燥根浸膏挥发油的主要成分为：棕榈酸
（44.37%）、亚油酸（20.44%）、亚油酸乙酯（8.40%）、
棕榈酸乙酯（5.71%）、十五酸（3.83%）、亚麻酸
乙酯（3.23%）、2,6-二甲基吡嗪（1.84%）、亚油
酸甲酯（1.41%）、2-甲基-2-丁醇（1.32%）、
蒽（1.20%）、2-甲基四氢呋喃-3-酮（1.11%）、
肉豆蔻酸（1.03%）等。梁宇等（2008）用固相
微萃取法提取的菊苣肉质茎挥发油的主要成分
为：9,12-十八碳二烯酸乙酯（32.06%）、香豆素
（19.83%）、十六酸乙酯（18.00%）、9,12,15-
十八碳三烯-1-醇（7.29%）、油酸乙酯（3.29%）、
乙醇（1.50%）、苯丙酸乙酯（1.25%）、十五酸乙
酯（1.14%）、苯乙酸乙酯（1.05%）等。

【性味与功效】味苦，性寒。清肝利胆，健胃消食，
利尿消肿。用于湿热黄疸，胃痛食少，水肿尿少。

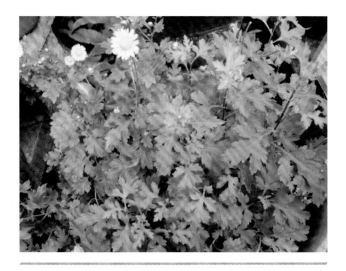

菊苣

【基源】菊科菊苣属植物毛菊苣 *Cichorium glandulosum* Boiss.et Huet 或菊苣 *Cichorium intybus* L. 的干燥地上部分或根。毛菊苣的芳香成分未见报道。

【形态特征】多年生草本，高 40~100cm。基生叶莲座状，倒披针状长椭圆形，全长 15~34cm，宽 2~4cm，大头状倒向羽状深裂。茎生叶少数，较小，卵状倒披针形，基部半抱茎。头状花序多数，单生或数个集生于茎顶或枝端，或 2~8 个排列成穗状花序。总苞圆柱状；总苞片 2 层。舌状小花蓝色，长约 14mm，有色斑。瘦果倒卵状，褐色。花果期 5~10 月。

【习性与分布】生于滨海荒地、河边、水沟边或山坡。喜冷凉，耐寒，耐旱，喜光。分布于北京、黑龙江、辽宁、山西、陕西、新疆、江西。

【芳香成分】菊苣挥发油的主成分多为棕榈酸（29.99%~53.06%），也有主成分不同的报告。周静媛等（2018）用乙醇浸提法提取的云南禄劝

款冬花 ▼

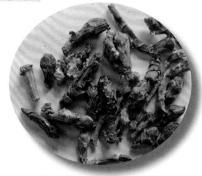

【基源】菊科款冬属植物款冬 *Tussilago farfara* Linn. 的干燥花蕾。

【形态特征】多年生草本。根状茎横生地下。早春花叶抽出数个花葶，高 5~10cm，有鳞片状，互生的苞叶，

苞叶淡紫色。头状花序单生顶端，直径 2.5~3cm；总苞片 1~2 层，总苞钟状，总苞片线形，常带紫色；边缘有多层雌花，花冠舌状，黄色；中央的两性花少数，花冠管状，顶端 5 裂。瘦果圆柱形，冠毛白色。后生出基生叶阔心形，边缘有波状。

【习性与分布】常生于山谷湿地、河边、沙地、林缘、路旁、林下。喜凉爽湿润环境，耐寒，怕热、怕旱、怕涝，较耐荫蔽。分布于东北、华北、华东、西北和湖北、湖南、江西、贵州、云南、西藏。

【挥发油含量】水蒸气蒸馏的款冬花的得油率为 0.10%~1.94%；超临界萃取的得油率为 1.09%~1.28%。

【芳香成分】款冬花药材挥发油成分的主成分多为 β- 红没药烯（13.93%~26.59%），也有主成分不同的报告。闫克玉等（2009）用同时蒸馏萃取法提取的款冬花挥发油的主要成分为：β- 红没药烯（14.12%）、十六烷酸（10.35%）、匙叶桉油烯醇（5.87%）、7,10,13- 十六三烯醛（5.48%）、1- 甲基 -4-(5- 甲基 -1- 亚甲基 -4- 己烯基) 环己烯（5.19%）、δ- 杜松烯（4.65%）、亚油酸（4.23%）、β- 荜澄茄油烯（3.76%）、双环吉玛烯（3.05%）、6,10,14- 三甲基 -2- 十五烷酮（2.54%）、1- 十一烯（2.19%）、亚麻酸（1.87%）、γ- 亚麻酸甲酯（1.58%）、正二十三烷（1.46%）、β- 紫罗兰酮（1.34%）、正十八烷（1.29%）、正二十四烷（1.12%）等。余建清等（2005）用水蒸气蒸馏法提取的湖北产款冬花挥发油的主要成分为：α- 十一烯（12.93%）、β- 红没药烯（9.12%）、1,10- 十一二烯（7.56%）、环十一烯（5.66%）、斯巴醇（5.26%）、二表 -α- 香松烯环氧化物（4.99%）、榄香烯（4.32%）、反 -10- 甲基 - 内 - 三环 [5.2.1.0^{2,6}] 癸烷（3.36%）、α- 杜松醇（2.95%）、长马鞭草烯酮（2.80%）、β- 荜澄茄油萜（2.73%）、棕榈酸（2.16%）、喇叭茶烯醇（1.84%）、γ- 杜松品烯（1.80%）、表 -α- 杜松醇（1.80%）、壬烯（1.76%）、双环 [10.1.0] 十三 -1- 烯（1.66%）、β- 金合欢烯（1.56%）、十八烷三烯（1.45%）、胡椒烯（1.10%）、丁基甲醚（1.09%）、1- 十三烯（1.06%）等。何保江等（2014）用水蒸气蒸馏法提取的款冬花挥发油的主要成分为：1,2,4a,5,6,8a- 六氢 -4,7- 二甲基 -1-(1- 甲基乙基)- 酮（15.65%）、1,7- 二甲基 -7-(4- 甲基 -3- 戊烯基)- 三环 [2.2.1.0^{2,6}] 庚烷（13.46%）、2,4,5,6,7,8- 六氢 -3,5,5,9- 三甲基 -1H- 酮（8.42%）、1- 乙氧基丙烷（8.02%）、1- 甲基 -4- 萘（3.88%）、

3- 甲基 -6-(1- 甲基亚乙基)- 环己烯（4.73%）、2,2,4- 三甲基戊烷（3.31%）、3R-4- 乙烯基 - 甲基 -3-(1- 甲基乙烯基)-1-(1- 甲基乙基)- 环己烯（3.18%）、丁香油精（2.79%）、四氯化碳（2.45%）、3- 甲基酯戊酸（2.08%）、2,6- 二甲基 -6-(4- 甲基 -3- 戊烯基)- 双环 -[3.1.1] 庚 -2- 烯（2.04%）、3,7,7- 三甲基 -11- 甲基 -[5.5]- 二烯（1.73%）、乙酸乙酯（1.48%）、1α,4α,8α -1,2,3,4,4a,5,6,8a- 八氢 -7- 甲基 -4- 甲基 -1-(1- 甲基乙基) 萘（1.43%）、2- 乙氧基丁烷（1.40%）、甲苯（1.40%）、1,2,3,4,4α,5,6,8α- 八氢 -7- 甲基 -4- 甲基 -1-(1- 甲基乙基)-(1α,4α,β,8α,α)- 萘（1.34%）、顺 -(-)-2,4a,5,6,9a- 六氢 -3,5,5,9- 甲基 -1H- 苯并环丁烯（1.34%）、1,3,5- 三 (1- 甲基乙基) 苯（1.00%）等。章家立等（2012）用水蒸气蒸馏法提取的款冬花药材挥发油的主要成分为：γ- 雪松烯（27.75%）、斯巴醇（12.44%）、维利德佛醇（6.97%）、(2E,4E,6E)-3,7,11- 三甲基 -2,4,6,10- 十二碳四烯醛（5.79%）、β- 没药烯（5.58%）、(Z,Z,Z)-9,12,15- 十八碳三烯 -1- 醇（3.23%）、1,11,13- 十八碳三烯（2.74%）、氧化石竹烯（2.65%）、α- 杜松醇（2.20%）、雪松醇（1.86%）、α- 斯柏林烯（1.51%）、α- 雪松烯（1.24%）、二十四烷（1.17%）、十一碳烯（1.15%）、β- 蛇麻烯（1.15%）、长叶蒎烯（1.03%）等。

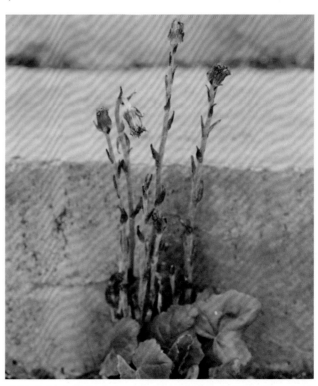

【性味与功效】味辛、微苦，性温。润肺下气，止咳化痰。用于新久咳嗽，喘咳痰多，劳嗽咳血。

禹州漏芦 ▼

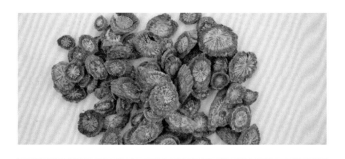

【基源】菊科蓝刺头属植物蓝刺头 *Echinops latifolius* Tausch. 或华东蓝刺头 *Echinops grijisii* Hance 的干燥根。蓝刺头根的芳香成分未见报道。

【形态特征】多年生草本，高30~80cm。叶纸质。基部叶及下部茎叶椭圆形或卵状披针形，长10~15cm，宽4~7cm，羽状深裂；侧裂片4~7对。向上叶渐小。叶面绿色，下面灰白色，被密厚的蛛丝状绵毛。复头状花序单生枝端或茎顶。苞片24~28个。小花长1cm，花冠5深裂。瘦果倒圆锥状，长1cm。冠毛量杯状。花果期7~10月。

【习性与分布】生于山坡草地。分布于辽宁、山东、河南、安徽、湖北、四川、江苏、福建、台湾、广西。

【挥发油含量】水蒸气蒸馏的华东蓝刺头阴干根的得油率为0.05%；蓝刺头干燥根的得油率为0.67%。

【芳香成分】果德安等（1994）用水蒸气蒸馏法提取的河南禹县产华东蓝刺头阴干根挥发油的主要成分

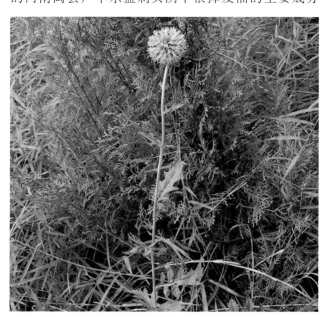

为：顺式－β－金合欢烯（25.18%）、5-(丁烯－3-炔－1)联噻吩（19.67%）、β－红没药烯（12.11%）、α－三联噻吩（8.36%）、香柠檬烯（4.57%）、δ－愈创木烯（1.72%）、胡薄荷酮（1.22%）、氧化石竹烯（1.01%）等。

【性味与功效】味苦，性寒。清热解毒，消痈，下乳，舒筋通脉。用于乳痈肿痛，痈疽发背，瘰疬疮毒，乳汁不通，湿痹拘挛。

漏芦 ▼

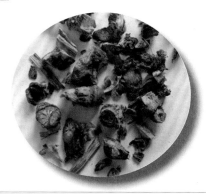

【基源】菊科漏芦属植物祁州漏芦（漏芦）*Rhaponticum uniflorum*（L.）DC. 的干燥根。

【形态特征】多年生草本。根状茎粗厚。基生叶及下部茎叶全形椭圆形，长10~24cm，宽4~9cm，羽状深裂或几全裂；中上部茎叶渐小；叶质地柔软。头状花序单生茎顶，总苞半球形，总苞片约9层，覆瓦状排列，向内层渐长，全部苞片顶端有膜质附属物。全部小花两性，管状，花冠紫红色，长3.1cm。瘦果3~4棱，楔状，顶端有果缘。冠毛褐色。花果期4~9月。

【习性与分布】生于山坡丘陵地、松林下或桦木林下、海拔390~2700m。分布于黑龙江、吉林、辽宁、河北、内蒙古、陕西、甘肃、青海、山西、河南、四川、山东等地。

【芳香成分】高玉国等（2013）用同时蒸馏萃取法提取的漏芦药材挥发油的主要成分为：十氢化－α,α-4a-三甲基－8－甲基2-萘甲醇（22.35%）、十氢化-4a-甲基－1－甲烯基－7-(1-甲基乙烯基)萘（15.26%）、2,4,5,6,7,8－六氢化-1,4,9,9-四甲基－3H-3a,7-二甲基甘菊烯（6.43%）、三环[8,6,0,0(2,9)]十六-3,15-二烯（3.82%）、1,2,3,4,4a,5,6,7-八氢化－α,α,4a,8-四甲基-2-萘甲醇（2.87%）、1,5-二甲基－8-丙烯基－1,5-

环 癸 二 烯 （2.80%）、4,4a,5,6,7,8- 六 氢 化 -4a,5- 二 甲 基 -3-(1- 甲基亚乙基)-2(3H)- 萘 酮 （2.05%）、β- 倍半水芹烯（1.46%）、2- 异 丙 基 -4a,8- 二 甲 基 -1,2,3,4,4a,5,6,7- 八氢化萘（1.40%）、4- 甲 酰 基 [1,1'- 联苯]（1.27%）、1,2,3,4,4a,5,6,8a- 八 氢 化 -4a,8- 二 甲 基 -2-(1- 甲基乙烯基) 萘 （1.24%）、1,2,3,4,4a,5,6,8a- 八 氢 化 -1,8a- 二 甲 基 -7-(1- 甲基乙烯基) 萘 （1.21%）、2,6,6- 三甲基双环 [3.1.1] 庚 -2- 烯 （1.04%）等。

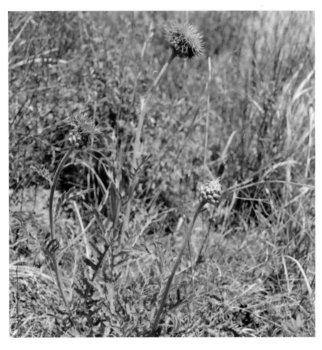

【性味与功效】味苦，性寒。清热解毒，消痈，下乳，舒筋通脉。用于乳痈肿痛，痈疽发背，瘰疬疮毒，乳汁不通，湿痹拘挛。

墨旱莲 ▼

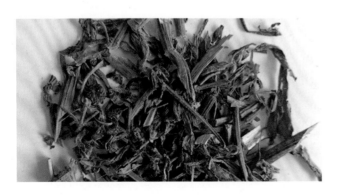

【基源】菊科鳢肠属植物鳢肠 *Eclipta prostrata* (Linn.) Linn. 的干燥地上部分。

【形态特征】一年生草本。高达 60cm。叶披针形，长 3~10cm，宽 0.5~2.5cm，边缘有细锯齿或有时仅波状，两面被密硬糙毛。头状花序径 6~8mm；总苞球状钟形，总苞片绿色，草质，5~6 个排成 2 层；外围的雌花 2 层，舌状，中央的两性花多数，花冠管状，白色；瘦果暗褐色，雌花的瘦果三棱形，两性花的瘦果扁四棱形。花期 6~9 月。

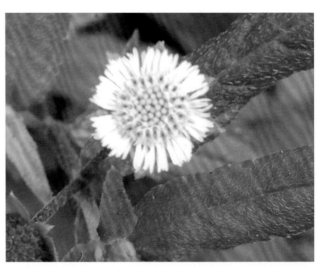

【习性与分布】生于河边，田边或路旁。喜温，喜湿耐旱，抗盐耐瘠和耐荫。耐盐碱。全国各地均有分布。

【芳香成分】墨旱莲挥发油的主成分多为十五烷（13.83%~33.68%），也有主成分不同的报告。郭方遒等（2010）用水蒸气蒸馏法提取的墨旱莲挥发油的主要成分为：十五烷 (13.83%)、α- 石竹烯 (10.88%)、十七烷 (8.32%)、2- 甲基 -5- 异丙基苯酚 (7.46%) 等。余建清等（2005）用水蒸气蒸馏法提取的湖北黄冈产墨旱莲挥发油的主要成分为：1,5,5,8- 四甲基 -12- 氧双环 [9.1.0] 十五碳 -3,7- 双烯（10.82%）、6,19,14- 三甲基 -2- 十五酮（9.27%）、δ- 愈创木烯（7.73%）、新二氢香芹醇（7.50%）、3,7,11,15- 四甲基 -2- 十六烯 -1- 醇（6.67%）、十六烷酸（5.82%）、环氧石竹烯（5.39%）、十七烷（5.34%）、二表香桧烯 -1- 氧化物（2.85%）、(E)- 石竹烯（2.61%）、十五烷（2.50%）、异二氢香芹醇（1.88%）、雅槛蓝烯（1.66%）、马兜铃烯环氧化物（1.61%）、β- 桉叶醇（1.33%）、1- 甲基 -4-(1- 甲基乙基) 环己醇（1.13%）、丁基甲醚(1.09%)、8- 十七烯（1.06%）、2- 异丙烯基 -4a,8- 二甲基 -1,2,3,4,4a,5,6,7- 八氢萘（1.03%）等。

【性味与功效】味甘、酸，性寒。滋补肝肾，凉血止血。用于肝肾阴虚，牙齿松动，须发早白，眩晕耳鸣，腰膝酸软，阴虚血热吐血、衄血、尿血、血痢，崩漏下血，外伤出血。

臭灵丹（草） ▼

【基源】 菊科六棱菊属植物翼齿六棱菊 *Laggera pterodonta* (DC.) Benth. 的干燥地上部分。

【形态特征】草本。高达1m。中部叶倒卵形，长7~15cm，宽2~7cm，上部叶小，倒卵形，长2~3cm，宽5~10mm，边缘锯齿较小。头状花序多数，径约10mm，在茎枝顶端排列成总状或近伞房状的大型圆锥花序；总苞近钟形，长约8mm；总苞片约7层，内层上部有时紫红色。雌花多数，花冠丝状。两性花花冠管状。瘦果近纺锤形，被白色长柔毛。冠毛白色。花期4~10。

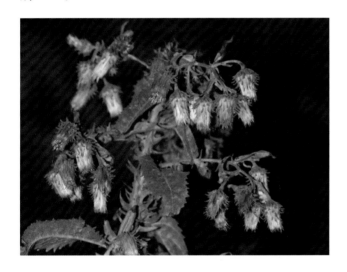

【习性与分布】生于空旷草地上或山谷疏林中。分布于云南、四川、西藏、湖北、贵州、广西。

【挥发油含量】水蒸气蒸馏的臭灵丹的得油率为0.05%。

【芳香成分】魏均娴等（1992）用水蒸气蒸馏法提取的云南双柏产臭灵丹挥发油的主要成分为：2,6-双(1,1-二甲基乙基)-4-乙基苯酚（28.27%）、δ-杜松醇（9.17%）、1,4-二甲氧基-四甲基苯（4.93%）、二(1,1-二甲基乙基)-6-(1-甲基-1-甲烯乙基)-4-基苯酚（4.31%）、1,8-桉叶油素（3.98%）、蓝桉醇（3.32%）、3-己烯-1-醇（2.93%）、δ-松油醇（2.68%）、桃金娘烯醇（2.43%）、去双氧金合欢醇（2.24%）、松油烯-4-醇（1.92%）、β-芹子烯（1.49%）、己醇（1.25%）、二氢葛缕酮（1.17%）、芳樟醇（1.08%）、棕榈酸（1.07%）等。刘绍兴等（2010）用水蒸气蒸馏法提取的臭灵丹

挥发油的主要成分为：1,2,3,4,4a,5,6,7-八氢-4a,8-二甲基-α-亚甲基-2-萘乙酸（16.94%）、β-芹子烯（12.10%）、2-(1,1-二甲基乙基)-1,4-二甲氧基苯（7.27%）、α-可巴烯（5.59%）、δ-荜澄茄烯（4.57%）、δ-愈创木烯（4.07%）、石竹烯氧化物（3.75%）、1,8-桉叶素（3.49%）、花柏烯（2.99%）、α-丁香烯（2.50%）、δ-桉叶醇（2.47%）、1,5,5,8-四甲基-12-氧杂双环[9.1.0]十二烷-3,7-二烯（2.36%）、喇叭烯氧化物-(II)（1.97%）、反-马鞭烯醇（1.89%）、松油烯-4-醇（1.84%）、2,6,6,9-四甲基-三环[5.4.0.0(2,8)]十一碳-9-烯（1.73%）、α-白菖考烯（1.50%）、α-甜没药萜醇（1.32%）、α-石竹烯（1.27%）、石竹烯（1.25%）等。

【性味与功效】味苦、辛，性寒。清热解毒，止咳祛痰。用于风热感冒，咽喉肿痛，肺热咳嗽。

牛蒡子 ▼

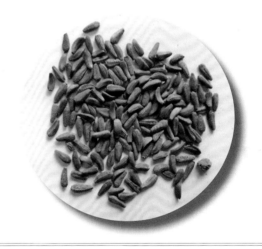

【基源】 菊科牛蒡属植物牛蒡 *Arctium lappa* Linn. 的干燥成熟果实。

【形态特征】二年生草本，肉质直根长达15cm，径可达2cm。高达2m。基生叶宽卵形，长达30cm，宽达21cm，边缘浅波状凹齿或齿尖。茎生叶与基生叶近同形，较小。头状花序在茎枝顶端排成疏松的伞房花序或圆锥状伞房花序。总苞卵球形，直径1.5~2cm。总苞片多层，顶端有钩刺。小花紫红色，花冠长1.4cm。瘦果倒长卵形，浅褐色。花果期6~9月。

【习性与分布】生于山坡、山谷、林缘、林中、灌木丛中、河边潮湿地、村庄路旁或荒地，海拔750~3500m。喜温暖略干燥和阳光充足环境，抗旱，

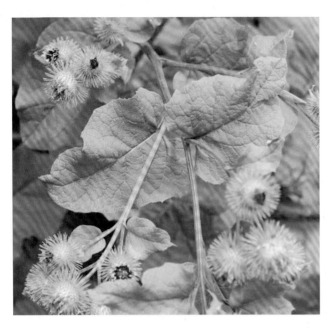

耐寒。怕潮湿积水。全国各地均有分布。

【挥发油含量】水蒸气蒸馏的牛蒡子果的得油率为0.20%~1.79%。

【芳香成分】罗永明等（1997）用水蒸气蒸馏法提取的江西南昌产牛蒡子挥发油的主要成分为：(R)-胡薄荷酮（17.38%）、(S)-胡薄荷酮（7.59%）、3-甲基-6-丙基苯酚（6.21%）、1-庚烯-3-醇（5.04%）、牡丹酚（4.89%）、顺式-2-甲基环戊醇（3.74%）、9-甲基十一碳烯（3.19%）、环癸酮（2.80%）、1,1-二甲基-2-乙基环戊烷（2.75%）、2-戊基呋喃（2.31%）、2-庚酮（2.29%）、4a-甲基八氢萘酮-2（2.27%）、反式-2-甲基环戊醇（1.80%）、异戊烯基环己烯（1.62%）、6,6-二甲基-2-甲醛基二环[3.1.1]庚烯-2（1.25%）、1-甲氧基-4-甲基二环[2.2.2]辛烷（1.15%）、丙基环戊烷（1.11%）、2,6,6-三甲基二环[3.1.1]庚烷-3-醇（1.05%）、7-甲基-1-辛烯（1.04%）等。叶欣等（2017）用顶空固相微萃取法提取的牛蒡子挥发油的主要成分为：β-石竹烯（27.53%）、γ-松油烯（9.67%）、间异丙基甲苯（7.44%）、(E)-4-乙基-3-壬烯-5-炔（7.19%）、2-蒈烯（6.82%）、桧烯（5.74%）、崖柏酮（4.14%）、(1R)-(+)-α-蒎烯（2.52%）、[1S,3S,(+)]-间-薄荷-4,8-二烯（2.50%）、β-蒎烯（2.27%）、右旋樟脑（1.85%）、α-芹子烯（1.82%）、α-可巴烯（1.61%）、大根香叶烯（1.58%）、α-松油烯（1.18%）、3-崖柏烯（1.12%）、1,6-二甲基-1,3,5-庚三烯（1.00%）等。高奕红等（2019）用水蒸气蒸馏法提取的陕西产牛蒡子挥发油的主要成分为：牛蒡甙（17.18%）、R-胡薄荷酮（10.12%）、油酸（6.76%）、花生酸（3.58%）、亚油酸（2.69%）、邻苯二甲酸二丁基酯（1.61%）、黄葵内酯（1.14%）、硬脂酸（1.09%）、十三烷（1.01%）等。胡珊珊等（2018）用同时蒸馏萃取法提取的牛蒡子挥发油的主要成分为：叶绿醇（19.88%）、反式-2,4-癸二烯醛（16.40%）、环丁基胺（14.81%）、己醛（11.26%）、2-正戊基呋喃（5.86%）、,4-癸二烯醛（4.72%）、4,4,6-三甲基-环己-2-烯-1-醇（2.28%）、己酸（1.87%）、反-2-辛烯醛（1.55%）、2-十一烯醛（1.04%）、2-乙基己酸乙酯（1.02%）等。

【性味与功效】味辛、苦，性寒。疏散风热，宣肺透疹，解毒利咽。用于风热感冒，咳嗽痰多，麻疹，风疹，咽喉肿痛，痄腮，丹毒，痈肿疮毒。

【注】牛蒡除果实《药典》入药外，根（牛蒡根）也可入药。水蒸气蒸馏的新鲜肉质根的得油率为0.10%，

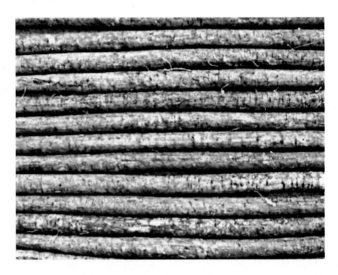

超临界萃取的干燥根的得油率为2.70%~2.92%。用同时蒸馏萃取法提取的山东苍山产牛蒡新鲜肉质根挥发油的主要成分为：亚麻酸甲酯（17.81%）、亚油酸（9.26%）、三甲基-8-亚甲基-十氢化-2-萘甲醇（7.69%）、苯甲醛（7.39%）、棕榈酸（6.80%）、1,8,11-十七碳三烯（4.46%）、乙酸乙酯（3.00%）、桉叶二烯（2.76%）、1-十五醇（2.13%）、α-蛇床烯（1.68%）、苯B（1.36%）、己醛（1.35%）、9,10-脱氢异长叶烯（1.14%）、乙二酸二乙酯（1.13%）、3-甲基丁醛（1.12%）、苯甲醇（1.09%）、亚油酸甲酯（1.08%）等（王晓等，2004）。牛蒡根味苦、微甘，性凉。散风热，消毒肿。治风热感冒，头痛，咳嗽，热毒面肿，咽喉肿痛，风湿痹痛，症瘕积块，痈疖恶疮，痔疮脱肛。

蒲公英 ▼

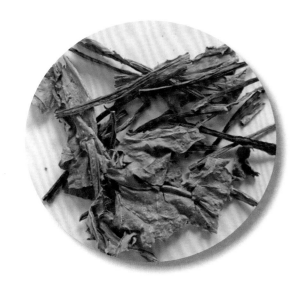

【基源】菊科蒲公英属植物蒲公英 *Taraxacum mongolicum* Hand.-Mazz.、碱地蒲公英 *Tarxacum borealisinense* Kitam. 或同属数种植物的干燥全草。白缘蒲公英 *Taraxacum platypecidum* Diels 有芳香成分的报告，碱地蒲公英的芳香成分未见报道。

【形态特征】蒲公英：多年生草本。叶长圆状披针形，长 4~20cm，宽 1~5cm，边缘具波状齿或羽状深裂，叶柄及主脉常带红紫色。花葶 1 至数个，上部紫红色；头状花序直径约 30~40mm；总苞钟状，淡绿色；总苞片 2~3 层；舌状花黄色，边缘花舌片背面具紫红色条纹。瘦果倒卵状披针形，暗褐色，上部具小刺；冠毛白色。花期 4~9 月，果期 5~10 月。

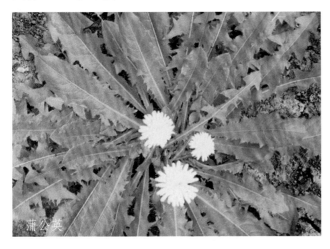

蒲公英

白缘蒲公英：多年生草本。叶宽倒披针形，长 10~30cm，宽 2~4cm，羽状分裂，每侧裂片 5~8 片。花葶 1 至数个，高达 45cm；头状花序大型；总苞宽钟状，长 15~17mm，总苞片 3~4 层，外层总苞片宽卵形，中央有暗绿色宽带，边缘为宽白色膜质，上端粉红；舌状花黄色，边缘花舌片背面有紫红色条纹。瘦果淡褐色，上部有刺状小瘤；冠毛白色。花果期 3~6 月。

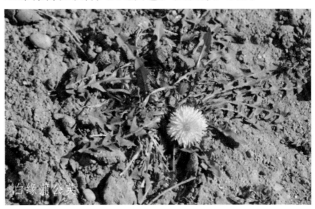

白缘蒲公英

【习性与分布】蒲公英：广泛生于中、低海拔地区的山坡草地、路边、田野、河滩。分布于黑龙江、吉林、辽宁、内蒙古、河北、山西、陕西、甘肃、青海、山东、江苏、安徽、浙江、福建、台湾、河南、湖北、湖南、广东、四川、贵州、云南等省区。白缘蒲公英：生于海拔 1900~3400m 山坡草地或路旁。分布于黑龙江、吉林、辽宁、内蒙古、河北、山西、陕西、河南、湖北、四川等省区。

【挥发油含量】水蒸气蒸馏的蒲公英的得油率为 0.01%；超临界萃取的得油率为 5.55%。

【芳香成分】蒲公英：凌云等（1998）用水蒸气蒸馏法提取的北京产蒲公英挥发油的主要成分为：2-呋喃甲醛（13.44%）、3-正己烯-1-醇（7.53%）、正二十一烷（6.81%）、正己醇（6.30%）、β-紫罗兰醇（5.99%）、-雪松醇（4.86%）、苯甲醛（4.75%）、3,5-正辛烯-2-酮（3.67%）、萘（3.45%）、樟脑（2.99%）、正十五烷（2.74%）、正十八烷（2.52%）、正十四烷（2.40%）、正辛醇（2.33%）、反式-石竹烯（2.12%）等。刘鹏岩等（1996）用水蒸气蒸馏法提取的蒲公英挥发油的主要成分为：2-己烯醛（46.10%）、环己酮（16.40%）、2-甲基-4-戊烯醛（13.60%）、5-甲基-己烯（9.89%）、3-十六烯（1.60%）、己醛（1.58%）、壬醛（1.43%）等。林凯（2008）用同时蒸馏萃取法提取的蒲公英挥发油的主要成分为：十六酸（29.95%）、金合欢基丙酮（9.28%）、7,11-二甲基-3-亚甲基-1,6,10-十二碳三烯（8.24%）、亚麻酸乙酯（8.19%）、植醇（7.14%）、9,12-十八碳二烯酸（4.89%）、壬醛（4.26%）、石竹烯（3.87%）、亚油酸乙酯（3.56%）、亚麻酸甲酯（2.65%）、8,11-十八碳二烯酸甲酯（2.24%）、樟脑（1.88%）、己醛（1.65%）、糠醛（1.48%）、龙脑（1.41%）、2-己烯醛（1.13%）等。杨超等（2018）用超临界 CO_2 萃取法提取的湖南产蒲公英挥发油的主要成分为：亚麻酸（51.70%）、棕榈酸（18.41%）、油酸（2.75%）、棕榈酸乙酯（1.94%）、二十二烷酸（1.40%）、 十九烷酸（1.23%）等。张星贤等（2019）用顶空固相微萃取法提取的湖南产蒲公英挥发油的主要成分为：6,10,14-三甲基-2-十五烷酮（14.43%）、二氢猕猴桃内酯（12.49%）、二十烷（7.83%）、1-(2-十八烷基-9-甲氧基乙氧基)-9-十八烯（6.03%）、十七烷（5.49%）、棕榈酸甲酯（4.94%）、十五烷（4.89%）、十九烷（3.98%）、百秋李醇（3.22%）、3-乙基-5-(2-乙基丁基)十八烷（1.40%）等。

白缘蒲公英：刘鹏岩等（1996）用水蒸气蒸馏法提取的白缘蒲公英挥发油的主要成分为：2-甲基-4-戊烯醛（40.10%）、2-己烯醛（29.80%）、环己酮（10.10%）、1-甲基二十烷（5.78%）、壬醛（3.80%）等。

【性味与功效】味苦、甘，性寒。清热解毒，消肿散结，利尿通淋。用于疔疮肿毒，乳痈，瘰疬，目赤，咽痛，肺痈，肠痈，湿热黄疸，热淋涩痛。

千里光 ▼

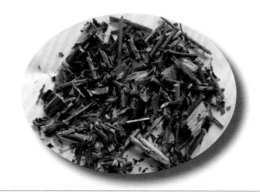

【基源】菊科千里光属植物千里光 *Senecio scandens* Buch.-Ham. ex D. Don 的干燥地上部分。

【形态特征】多年生攀援草本。茎长 2~5m。叶片卵状披针形至长三角形，长 2.5~12cm，宽 2~4.5cm；上部叶变小。头状花序有舌状花多数，在茎枝端排列成复

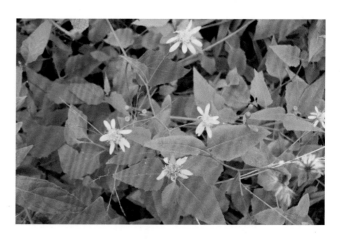

聚伞圆锥花序；小苞片通常 1~10，线状钻形。总苞圆柱状钟形，具外层苞片；苞片约 8，线状钻形。总苞片12~13，线状披针形。舌状花 8~10；舌片黄色，长圆形；管状花多数；花冠黄色。瘦果圆柱形；冠毛白色。花期 8 月至翌年 4 月。

【习性与分布】生于山坡、疏林下、林边、路旁、沟边草丛中，海拔 50~3200m。耐干旱，又耐潮湿。分布于西藏、陕西、湖北、贵州、云南、广东、广西、江苏、浙江、安徽、四川、江西、福建、湖南、台湾等省区。

【挥发油含量】水蒸气蒸馏的千里光的得油率为0.12% ~0.17%。

【芳香成分】何忠梅等（2010）用水蒸气蒸馏法提取的吉林通化产野生千里光挥发油的主要成分为：棕榈酸 (21.45%)、α-石竹烯 (19.50%)、石竹烯氧化物 (14.22%)、亚油酸 (13.66%)、α-金合欢烯 (8.10%)、反式-香芹醇 (3.37%)、菲 (1.74%)、六氢法呢基丙酮 (1.70%)、(Z)-9,17-十八二烯醛（1.64%）、反式-2-十一烯-1-醇（1.36%）、6-异丙烯基-4,8a-二甲基-樟脑-2-醇（1.35%）、4,7-二甲基-1-(1-甲乙基)-樟脑（1.32%）、十四酸（1.27%）、异芳香树烯环氧化合物（1.25%）、邻苯二甲酸（1.11%）等；栽培千里光挥发油的主要成分为：α-石竹烯 (13.49%)、α-金合欢烯 (11.60%)、棕榈酸 (10.86%)、亚油酸 (9.00%)、石竹烯氧化物 (8.57%)、1,4,9,9-四甲基-4,7-甲醇甘菊蓝（5.82%）、反式-香芹醇（5.72%）、6-异丙烯基-4,8a-二甲基-樟脑-2-醇（4.17%）、1,4-二甲基-7-(1-甲基乙烯基)-甘菊蓝（3.65%）、1,3,3-三甲基-2-(3-甲基-2-亚甲基-3-亚丁烯基-环己醇（3.41%）、叶绿醇（3.16%）、β-丁香烯（3.10%）、4,5-双(羟甲基)-3,6-二甲基环己烯（1.69%）、六氢法呢基丙酮（1.60%）、1-乙烯基-1-甲基-2,4-双(1-甲基乙烯基)-环己烷（1.52%）、4,7-二甲基-1-(1-甲乙基)-樟脑（1.25%）、蛇麻烷-1,6-

二亚乙基 –3– 醇（1.24%）、倍半玫瑰呋喃（1.12%）、1– 亚甲基 –2b– 羟甲基 –3,3– 二甲基 –4b–(3– 甲基 –2– 乙烯基）– 环己烷（1.12%）、二十七碳烷（1.03%）等。

【性味与功效】味苦，性寒。清热解毒，明目，利湿。用于痈肿疮毒，感冒发热，目赤肿痛，泄泻痢疾，皮肤湿疹。

鹅不食草 ▼

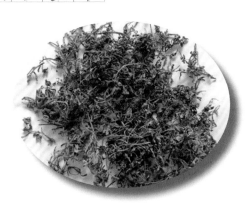

【基源】菊科石胡荽属植物鹅不食草（石胡荽）*Centipeda minima* (Linn.) A. Br. et Ascher. 的干燥全草。

【形态特征】一年生小草本。茎高 5~20cm。叶互生，楔状倒披针形，长 7~18mm。头状花序小，扁球形，单生于叶腋；总苞半球形；总苞片 2 层，椭圆状披针形，绿色，边缘透明膜质，外层较大；边缘花雌性，多层，花冠细管状，淡绿黄色；盘花两性，花冠管状，淡紫红色，下部有明显的狭管。瘦果椭圆形，长约 1mm，无冠状冠毛。花果期 6~10 月。

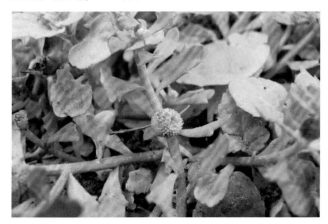

【习性与分布】生于路旁、荒野阴湿地。分布于黑龙江、吉林、辽宁、河北、河南、山东、湖南、湖北、江苏、浙江、安徽、江西、四川、贵州、福建、台湾、广东、广西等省区。

【挥发油含量】水蒸气蒸馏的鹅不食草草得油率为 0.10%~0.30%；同时蒸馏萃取的鹅不食草得油率为 0.12%~1.20%；超临界萃取的鹅不食草得油率为 1.73%~9.38%。

【芳香成分】石胡荽全草挥发油成分多为反式 – 乙酸菊烯酯（38.56%~62.46%），也有少数以其他成分为主成分的报告。张雅琪等（2011）用水蒸气蒸馏法提取的浙江产鹅不食草挥发油的主要成分为：反式 – 乙酸菊花烯酯 (42.18%)、2,4,4– 三甲基 – 二环 [3.2.0]–6– 庚烯 –2– 醇（6.85%）、石竹烯氧化物（4.42%）、2-(2– 甲基呋喃基)–5– 甲基 – 呋喃（3.76%）、棕榈酸（3.55%）、2– 甲基 –5-(1– 甲基乙基)– 苯酚（3.53%）、丙酸 –2,3,7– 三甲基 –2,6– 辛二烯酯（2.97%）、3,7– 二甲基 –2,6– 辛二烯 –1– 醇（2.93%）、麝香草酚（2.88%）、α – 荜草烯（2.29%）、1– 甲基 –5-(1– 甲基乙基)– 环己烯（1.95%）、马兜铃烯（1.82%）、1,2– 苯二甲酸二 (2– 甲基丙基) 酯（1.40%）、2– 乙基 –4– 甲苯基甲醚（1.40%）、(E)-4-(2,4,4– 三甲基二环 [4.1.0]–3,2– 庚烯基)–3– 丁烯 –2– 酮（1.39%）、α – 依兰烯（1.26%）、β – 桉叶油醇（1.22%）等。谭丽贤等（2006）用水蒸气蒸馏法提取的广西产石胡荽干燥全草挥发油的主要成分为：桃金娘烯醇 (35.34%)、乙酸桃金娘烯酯（22.14%）、麝香草酚（7.59%）、2– 甲基 –5-(1– 甲基乙基)– 苯酚（3.16%）、(E)-4-(2',4',4'– 三甲基二环 [4,1,0]–3'– 2'– 庚烯基)–3– 丁烯 –2– 酮（2.68%）、2-(2– 甲基呋喃基)–5– 甲基 2 呋喃（2.30%）、反式 – 乙酸菊花烯酯（1.82%）、马兜铃烯（1.74%）、1B,4,4– 三甲基 – 二环 [3.2,0]–6– 庚烯 –2B– 醇（1.68%）、6,6– 二甲基 – 二环 [3,1,1] 庚 –2– 烯 –2– 羟基乙醛（1.67%）、棕榈酸（1.67%）、α – 荜草烯（1.59%）、α – 蒎烯（1.55%）、反式 – 丁香烯（1.48%）、石竹烯氧化物（1.18%）、2– 甲基丙醇酸 –3,7– 二甲基 –2,6– 辛二烯酯（1.03%）、1– 甲基 –2-(1– 甲基乙基)– 苯（1.02%）等。吕琦等（2017）用水蒸气蒸馏法提取的湖南产鹅不食草挥发油的主要成分为：2,6,6– 三甲基 – 二环 [3.1.1] 庚 –2– 烯 –4– 乙酸乙酯（35.05%）、2– 甲基 –2,3– 醋酸酯 –5– 甲基 – 苯丙酸酯（16.52%）、(S)-2– 甲基丁酸橙花酯（6.86%）、异丁酸香叶酯（5.77%）、异百里香酚（3.16%）、2,4– 二甲基 –2,4– 顺 (4– 甲氧苯基)– 丁烷（2.71%）、马鞭草烯醇（2.05%）、香树烯（1.95%）、环十一烯（1.90%）、氧化石竹烯（1.83%）、雪松醇（1.61%）、1-(4-异丙基苯基)-2-(3-苯基丙基)四氢呋喃（1.60%）、1,1,5,6,6,9,9-七甲基-10-亚甲基-螺[2.7]癸-4-烯（1.48%）、石竹烯（1.46%）等；浙江产鹅不食草挥发油的主要成分为：2,3-二甲基苯（23.47%）、9,12,15-十八碳三烯酸（16.85%）、(Z,Z)-9,12-十八二烯酸（15.91%）、2-[(9Z,12Z)-9,12-十八碳二烯氧基]乙醇（6.44%）、(R)-(-)-(Z)-14-甲基-8-十六烯-1-醇（5.42%）、8,11-十八碳二烯酸甲酯（3.36%）、植物醇（3.11%）、2,6,6-三甲基-二环[3.1.1]庚-2-烯-4-乙酸乙酯（2.86%）、2-甲基-2,3-醋酸酯-5-甲基-苯丙酸酯（2.83%）、正三十六烷（2.66%）、正十七烷-1-炔环己醇（2.59%）、1R,3Z,9S-4,11,11-三甲基-8-环甲烷[7.2.0]-3-十一烯（1.59%）、异丁酸香叶酯（1.58%）、11,14,17-顺-二十碳三烯酸甲酯（1.35%）、6-羟基十八烷酸甲酯（1.27%）等。

【性味与功效】味辛，性温。发散风寒，通鼻窍，止咳。用于风寒头痛，咳嗽痰多，鼻塞不通，鼻渊流涕。

（15.69%）、2-(苯基甲氧基)丙酸甲酯（4.52%）、β-月桂烯（3.11%）、β-蒎烯（2.98%）、杜松烯（2.70%）、异松油烯（2.67%）、荜草烯（2.58%）、(-)-莰烯（2.38%）、D-柠檬烯（2.28%）、γ-榄香烯（1.50%）、β-可巴烯（1.34%）等。

【性味与功效】味辛、苦，性平温，有毒。解毒利湿，活血止痛。用于乳蛾咽痛，泄泻痢疾，肠痈腹痛，热淋涩痛，湿热带下，蛇虫咬伤。

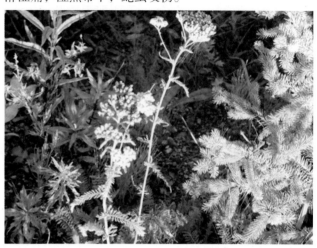

蓍草 ▼

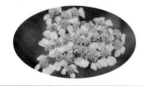

【基源】菊科蓍属植物高山蓍（蓍）*Achillea alpina* Linn. 的干燥地上部分。

【形态特征】多年生草本，茎高 30~80cm。叶条状披针形，长 6~10cm，宽 7~15mm，篦齿状羽状浅裂至深裂，基部裂片抱茎。头状花序多数，集成伞房状；总苞近球形；总苞片 3 层，覆瓦状排列，绿色，边缘膜质，褐色；托片和内层总苞片相似。边缘舌状花 6~8 朵，舌片白色，宽椭圆形，顶端 3 浅齿；管状花白色。瘦果宽倒披针形，有淡色边肋。花果期 7~9 月。

【习性与分布】常见于山坡草地、灌丛间、林缘。耐寒，喜向阳。分布于东北、内蒙古、河北、山西、宁夏、甘肃等省区。

【挥发油含量】水蒸气蒸馏的新鲜全草的得油率为 0.04%。

【芳香成分】薛晓丽等（2016）用水蒸气蒸馏法提取的吉林省吉林市产高山蓍新鲜全草挥发油的主要成分为：乙酸龙脑酯（19.88%）、3-蒈烯（16.22%）、石竹烯

豨莶草 ▼

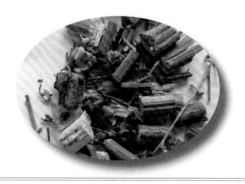

【基源】菊科豨莶属植物豨莶 *Siegesbeckia orientalis* Linn.、腺梗豨莶 *Siegesbeckia pubescens* Makino 或毛梗豨莶 *Siegesbeckia glabrescens* Makino 的干燥地上部分。豨莶、毛梗豨莶的芳香成分未见报道。

【形态特征】一年生草本，高 30~110cm。基部叶卵状披针形；中部叶卵形，长 3.5~12cm，宽 1.8~6cm；上部叶渐小，披针形。头状花序径约 18~22mm，枝端排列成圆锥花序；总苞宽钟状；总苞片 2 层，叶质。舌状花花冠管部长 1~1.2mm，舌片先端 2~3 齿裂；

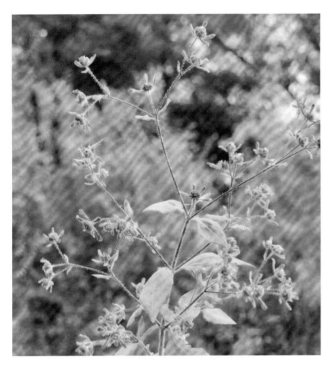

两性管状花长约 2.5mm，冠檐钟状，先端 4~5 裂。瘦果倒卵圆形，顶端有灰褐色环状突起。花期 5~8 月，果期 6~10 月。

【习性与分布】生于山坡、山谷林缘、灌丛林下的草坪中，河谷、溪边、河槽潮湿地、旷野、耕地边等处也常见，海拔 160~3400m。分布于吉林、辽宁、河北、山西、河南、甘肃、陕西、江苏、浙江、安徽、江西、湖北、四川、贵州、云南、西藏、宁夏。

【芳香成分】高辉等（2000）用水蒸气蒸馏法提取的吉林抚松产豨莶草挥发油的主要成分为：(1α,4aα,8aα)-1,2,3,4,4a,5,6,8a- 八氢 -7- 甲基 -4- 亚甲基 -1-(1- 甲乙基)- 萘（19.17%）、2- 羟基 -4- 异丙基 -2,4,6- 环庚三烯 -1- 酮（11.00%）、4,11,11- 三甲基 -8- 亚甲基 - 二环 [7,2,0] 十一碳 -4- 烯（8.32%）、2,6- 二甲基 -6-(4- 甲基 -3- 戊烯基)- 二环 [3,1,1] 庚 -2- 烯（4.99%）、(3R- 反)-3- 甲基 -6-(1- 甲乙基)- 环己烯（4.87%）、(1α,4aα,8aα)-1,2,4a,5,6,8a- 六氢 -4,7- 二甲基 -1-(1- 甲基)- 萘（4.82%）、(1S- 顺)-1,2,3,4,5,8a- 六氢 -4,7- 二甲基 -1-(1- 甲乙基)- 萘（4.55%）、[1R-(1α,2β,4aβ,8aα)]- 十氢 -4a- 甲基 -8- 亚甲基 -2-(1- 甲乙基 -1- 萘醇（3.79%）、3,7- 二甲基 -(E)-2,6- 辛二烯 -1- 醇（2.06%）、(1aα,4aα,7β,7aβ,7bα)- 十氢 -1,1,7- 三甲基 -4- 亚甲基 -(+)-1H- 环丙 [e] 奠 -7- 醇（1.81%）等。

【性味与功效】味辛、苦，性微寒。祛风湿，利关节，解毒。用于风湿痹痛，筋骨无力，腰膝酸软，四肢麻痹，半身不遂，风疹湿疮。

旋覆花 ▼

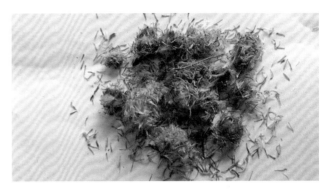

【基源】菊科旋覆花属植物旋覆花 *Inula japonica* Thunb. 或欧亚旋覆花 *Inula Britannica* Linn. 的干燥头状花序。

【形态特征】旋覆花：多年生草本。茎单生，直立，高 30~70cm。基部叶常较小；中部叶长圆形或披针形，长 4~13cm，宽 1.5~3.5cm；上部叶渐狭小，线状披针形。头状花序径 3~4cm，伞房花序。总苞半球形，总苞片约 6 层，线状披针形。舌状花黄色；舌片线形；管状花花冠长约 5mm；冠毛 1 层。瘦果长 1~1.2mm，圆柱形。花期 6~10 月，果期 9~11 月。

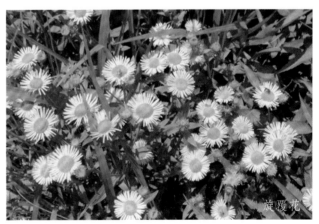

旋覆花

欧亚旋覆花：多年生草本。茎直立，高 20~70cm。基部叶在花期常枯萎；中部叶长椭圆形，长 5~13cm，宽 0.6~2.5cm；上部叶渐小。头状花序 1~5 个，生于茎端或枝端，径 2.5~5cm。总苞半球形，总苞片 4~5 层。舌状花舌片线形，黄色，长 10~20mm。管状花冠上部稍宽大；冠毛 1 层，白色。瘦果圆柱形，长 1~1.2mm。花期 7~9 月，果期 8~10 月。

【习性与分布】旋覆花：生于山坡路旁、湿润草地、河岸和田埂上，海拔 150~2400m。我国北部、东北部、

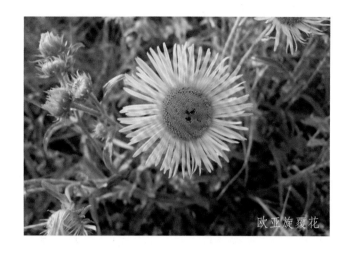

欧亚旋覆花

中部、东部各省，极常见，四川、贵州、福建、广东也有。

欧亚旋覆花：生于河流沿岸、湿润坡地、田埂和路旁。分布于新疆、黑龙江、内蒙古、河北等省区。

【挥发油含量】水蒸气蒸馏的欧亚旋覆花的得油率为0.42%，旋覆花的得油率为0.30%

【芳香成分】旋覆花：李增春等（2007）用乙醚萃取浓缩、水蒸气蒸馏的方法提取的内蒙古产旋覆花、挥发油的主要成分为：邻苯二甲酸二丁基酯（16.30%）、β-水芹烯（8.74%）、4-甲氧基-6-(2-丙烯基)-1,3-二氧杂苯并环戊烯（8.37%）、β-蒎烯（8.34%）、3-丙烯基-6-甲氧基苯酚（7.72%）、1R-α-蒎烯（7.19%）、3-溴苯酚（4.21%）、(1S)-6,6-二甲基-2-亚甲基二环[3.1.1]庚烷（2.72%）、4-甲基-1-(1-甲基乙基)-二环[3.1.0]-2-烯（2.60%）、桉油精（2.43%）、1S-α-蒎烯（2.30%）、4-甲基-1-(1-甲基乙基)-3-环己烯基-1-醇（2.19%）、龙脑（2.05%）、1,7,7-三甲基二环[2.2.1]庚-2-酮（2.03%）、D-苧烯（1.81%）、十八碳烷（1.29%）、1-甲基-4-(1-甲基乙基)-苯（1.26%）、2-氨基-3-甲基丁-2-烯腈（1.17%）、樟脑（1.04%）、正二十一碳烷（1.02%）等。

欧亚旋覆花：查建蓬等（2005）用水蒸气蒸馏法提取的山西运城产欧亚旋覆花挥发油的主要成分为：十八烯-[9,12]-酸（4.80%）、2,3,4,5-四氢-1-苯并庚英-3-醇（4.28%）、环氧丁香烯（3.46%）、4-甲基-2,6-二叔丁基苯酚（3.44%）、1R,4S,7S,8R,11R-2,2,4,8-四甲基三环[5,3,1,0^{4,11}]十一烷-7-醇（3.20%）、丁香烯（3.09%）、3-(1,1-二甲基乙基)-4-甲氧基苯酚（2.75%）、1,2,3,4,4a,5,6,8a-八氢-7-甲基-4-亚甲基-1-(1-甲基乙基)-萘（2.67%）、α-芹子烯（2.60%）、2,6,10,14-四甲基十六烷（2.29%）、1,2,3,5,6,7,8,8a-八氢-1,8a-二甲基-7-(1-甲基乙烯基)-萘烯（2.29%）、十六烷

酸（2.00%）、2-甲基-2-[2-(2,6,6-三甲基-3-亚甲基-1-环己烯)-乙烯基]-[1,3]-二氧戊烷（1.94%）、植醇（1.92%）、4-(2,6,6-三甲基-1-1-环己烯)-3-丁烯基-2-酮（1.77%）、5,7-二甲基-1,2,3,4-去氢萘（1.90%）、β-马啊里烯（1.76%）、6-异丙烯基-4,8a-二甲基-1,2,3,5,6,7,8,8a-八氢-萘-2-醇（1.62%）、十五烷酸（1.36%）、胡椒烯（1.35%）、β-人参烯（1.35%）、桉芳萜烷二醇（1.17%）、五环[8,4,0,0^{3,7},0^{4,14},0^{6,11}]十四烷（1.15%）、异植醇（1.12%）、1,1,4,8-四甲基-4,7,10-环十一三烯（1.07%）、10,14-二甲基-十五-2-酮（1.04%）、3,7-二甲基-1,6-辛二烯-3-醇（1.02%）等。

【性味与功效】味苦、辛、咸，性微温。降气，消痰，行水，止呕。用于风寒咳嗽，痰饮蓄结，胸膈痞闷，喘咳痰多，呕吐噫气，心下痞硬。

土木香 ▼

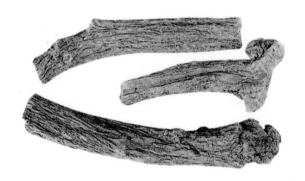

【基源】菊科旋覆花属植物土木香 *Inula helenium* Linn. 的干燥根。

【形态特征】多年生草本，根状茎块状。高60~250cm。基部叶和下部叶长30~60cm，宽10~25cm；叶片椭圆状披针形，边缘有齿，顶端尖，上面被糙毛，下面被密茸毛；中部叶卵圆状披针形；上部叶较小，披针形。头状花序少数；总苞5~6层。舌状花黄色；舌片线形；管状花长约9~10mm。冠毛污白色。瘦果四或五面形，有棱和细沟，长3~4mm。花期6~9月。

【习性与分布】生于河边、田边等潮湿处，海拔1800~2000m。喜光照强烈的湿润环境，耐涝不耐旱。耐寒性较强。分布于新疆、西藏、青海、四川、甘肃、陕西、河北、湖北等省区。

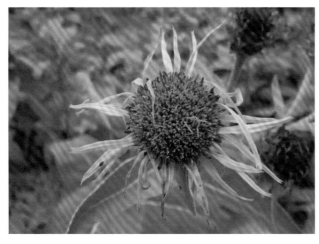

【挥发油含量】水蒸气蒸馏的土木香的得油率为0.90%~2.10%；超临界萃取的得油率为4.20%。

【芳香成分】《药典》规定土木香含土木香内酯和异土木香内酯的总量不得少于2.2%。土木香挥发油的主成分均为土木香内酯（10.14%~63.60%）和异土木香内酯（30.63%~49.26%）。陈飞龙等（2011）用水蒸气蒸馏法提取的河北产土木香挥发油的主要成分为：土木香内酯（49.21%）、异土木香内酯（39.42%）、二氢土木香内酯（2.17%）等。

【性味与功效】味辛、苦，性温。健脾和胃，行气止痛，安胎。用于胸胁、脘腹胀痛，呕吐泻痢，胸胁挫伤，岔气作痛，胎动不安。

木香 ▼

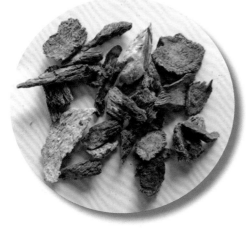

【基源】菊科云木香属植物木香（云木香）*Aucklandia lappa* Decne.（同种植物在《中国植物志》为云木香 *Aucklandia costus* Falc.）的干燥根。

【形态特征】多年生高大草本，高1.5~2m。主根粗壮，直径5cm。基生叶有长翼柄，叶片心形或戟状三角形，长24cm，宽26cm，边缘有大锯齿；中、下部叶片卵形，长30~50cm，宽10~30cm，边缘有锯齿；上部叶渐小，三角形或卵形。头状花序，总苞半球形，黑色；总苞片7层。小花暗紫色，长1.5cm。瘦果浅褐色，三棱状。冠毛1层，浅褐色。花果期7月。

【习性与分布】喜冷凉、湿润的气候条件。分布于四川、云南、广西、贵州、湖北、湖南、广东、陕西、甘肃。

【挥发油含量】水蒸气蒸馏的木香的得油率为0.24%~4.12%；同时蒸馏萃取的得油率为2.10%；超临界萃取的得油率为1.02%；有机溶剂萃取的浸膏得率在11.27%~16.50%；微波辅助提取的得油率为4.05%。

【芳香成分】《药典》规定木香含木香烃内酯和去氢木香内酯的总量不得少于1.8%。木香挥发油的主成分多为去氢木香内酯（10.17%~51.18%）和土木香内酯（15.48%~23.93%）。陈飞龙等（2011）用水蒸气蒸馏法提取的云南产木香药材挥发油的主要成分为：去氢木香内酯（25.36%）、三环 $[8.6.0.0^{2,9}]$ 十六 -3,15- 二烯（11.15%）、β - 广木香醇（7.82%）、木香烃内酯（4.97%）、γ - 广木香醇（4.81%）、二氢广木香内脂（3.78%）、顺式法呢醇（3.68%）、α - 广木香醇（3.43%）、α - 桉叶醇（3.00%）、α - 姜烯（2.90%）、3- 甲氧基 -5-[4- 甲氧基苯基]-2- 环己烯酮（2.35%）、异土木香内酯（2.27%）、Isocritonilide（1.93%）、γ - 姜黄烯（1.85%）、α - 芹子烯（1.81%）、反式 - 香柠檬 -2,12- 二烯 -14- 油（1.42%）、香叶基丙酮（1.33%）、4-(2,6,6- 三甲基 -2- 环己烯 -1- 基)-2- 丁酮（1.30%）、β - 芹子烯（1.13%）等。梁晟等（2007）用水蒸气蒸馏法提取木香挥发油的主要成分为：土木香内酯（18.37%）、巴西菊内酯（9.00%）、(Z)6,(Z)9- 十五碳二烯 -1- 醇（7.98%）、脱氢雪莲内酯（6.07%）、α - 紫罗 (兰) 酮（4.37%）、β - 榄香烯（3.96%）、7- 甲基 -4-(1- 甲基亚乙基)- 二环 [5.3.1] 十一碳 -1- 烯 -8- 醇（3.92%）、β - 沉香萜醇（2.76%）、2-(4a,8- 二甲基 -1,2,3,4,4a,5,6,7- 八氢 - 萘 -2- 基)丙 -2- 烯 -1- 醇（2.65%）、β - 石竹烯（2.63%）、β - 紫罗 (兰) 酮（2.56%）、β - 水芹烯（2.38%）、石竹烯氧化物（2.20%）、二氢 -α - 紫罗兰酮（1.88%）、香叶基丙酮（1.86%）、4- 苯基 -2,8,8- 三甲基 -2- 乙烯基双环 [5.2.0] 壬烷（1.76%）、β - 蒎烯（1.41%）、Z-α - 反式 - 佛手柑醇（1.29%）、兰桉醇（1.21%）、4-(2,2,6- 三甲基双环 [4.1.0] 庚 -1- 基)- 2- 丁酮（1.12%）、α -

芹子烯（1.03%）等。邱琴等（2001）用水蒸气蒸馏法提取的湖北竹山产木香挥发油的主要成分为：异土木香内酯（15.48%）、客素醇（9.22%）、长荚烯酮（8.19%）、荜澄笳油烯醇（6.41%）、土木香内酯（5.31%）、β-桉叶油醇（4.25%）、石竹烯氧化物（3.10%）、4-(2,2-二甲基-6-亚甲基环己烯)-3-丁烯-2-酮（3.01%）、同-顺-β-香柠檬烯（2.54%）、β-菖蒲二烯（2.46%）、6,10-二甲基-(Z)-5,9-癸二烯-2-酮（2.38%）、β-防风根烯酮（2.21%）、香柏素（2.09%）、β-花柏烯（1.89%）、蓝桉醇（1.85%）、1-甲基-3-(1-甲乙基)-环己烯（1.82%）、[1aR-(1aα,3aα,7bα)]-1a,2,3,3a,4,5,6,7b-八氢-1,1,3a,7-四甲基-1H-环丙基-萘（1.77%）、α-依兰烯（1.60%）、α-愈创木烯（1.53%）、6-甲基-γ-紫罗酮（1.39%）、β-芹子烯（1.30%）、同-反-β-香柠檬烯（1.24%）、1-(1,5-二甲基-4-己烯基)-4-甲苯（1.16%）、β-榄香烯（1.07%）等。

一枝黄花 ▼

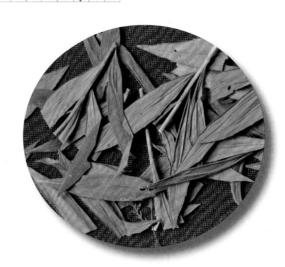

【基源】菊科一枝黄花属植物一枝黄花 *Solidago decurrens* Lour. 的干燥全草。

【形态特征】多年生草本，高9~100cm。中部茎叶椭圆形或宽披针形，长2~5cm，宽1~2cm；向上叶渐小；下部叶与中部茎叶同形。全部叶质地较厚。头状花序较小，长6~8mm，宽6~9mm。总苞片4~6层，披针形或披狭针形，中内层长5~6mm。舌状花舌片椭圆形，长6mm。瘦果长3mm。花果期4~11月。

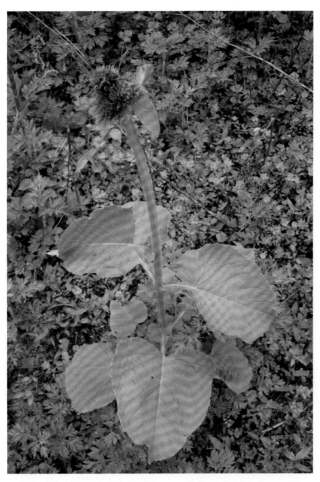

【性味与功效】味辛、苦，性温。行气止痛，健脾消食。用于胸胁、脘腹胀痛，泻痢后重，食积不消，不思饮食。煨木香实肠止泻。用于泄泻腹痛。

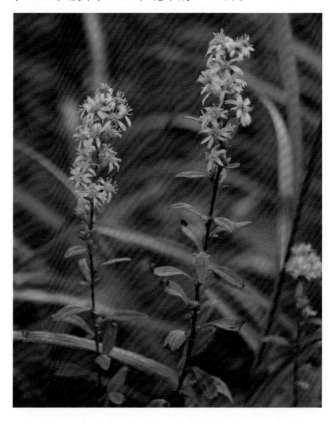

【习性与分布】生于阔叶林缘、林下、灌丛中及山坡草地上，海拔565~2850m。喜凉爽湿润的气候，耐寒。分布于江苏、浙江、安徽、江西、四川、贵州、湖南、湖北、广东、广西、云南、陕西、台湾等省区。

【挥发油含量】水蒸气蒸馏的一枝黄花叶的得油率为0.17%。

【芳香成分】梁利香等（2016）用水蒸气蒸馏法提取的安徽合肥产一枝黄花花期阴干叶挥发油的主要成分为：(1α,4aα,8aα)-1,2,3,4,4a,5,6,8a-八氢-7-甲基-4-亚甲基-1-(1-异丙基)-萘（40.18%）、香橙烯（10.39%）、D-柠檬烯（10.18%）、2-甲基-5-(1-异丙基)-双环[3.1.0]己-2-烯（5.33%）、2-异丙基-5-甲基-9-亚甲基-双环[4.4.0]正癸烯（4.56%）、桧烯（4.15%）、白菖烯（4.06%）、1S-顺-1,2,3,5,6,8a-六氢化-4,7-二甲基-1-(1-异丙基)-萘（3.30%）、莰烯（2.84%）、[S-(E,E)]-1-甲基-5-亚甲基-8-(1-异丙基)-1,6-环癸二烯（2.75%）、(1S-内环)-1,7,7-三甲基-二环[2.2.1]庚烷-2-醇乙酸酯（2.60%）、榄香烯（1.97%）、β-波旁烯（1.54%）、(3R-反式)-4-乙烯基-4-甲基-3-(1-甲基乙烯基)-1-(1-异丙基)-环己烯（1.39%）、Z,Z,Z-1,5,9,9-四甲基-1,4,7-环十一碳三烯（1.37%）、β-蒎烯（1.16%）等。

【性味与功效】味微苦、平，性平。清热解毒，疏散风热。用于喉痹，乳蛾，咽喉肿痛，疮疖肿毒，风热感冒。

野马追 ▼

【基源】菊科泽兰属植物轮叶泽兰（林泽兰）*Eupatorium lindleyanum* DC. 的干燥地上部分。

【形态特征】多年生草本，高30~150cm。中部茎叶披针形，长3~12cm，宽0.5~3cm，质厚；中部向上与向下的叶渐小。头状花序多数在茎顶或枝端排成伞房花序，径2.5~6cm，或复伞房花序，径达20cm。总苞钟状，含5个小花；总苞片覆瓦状排列，约3层；苞片绿色或紫红色。花白色、粉红色或淡紫红色。瘦果黑褐色，椭圆状；冠毛白色。花果期5~12月。

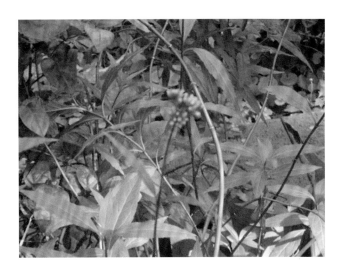

【习性与分布】生于山谷阴处水湿地、林下湿地或草原上，海拔200~2600m。除新疆外，全国各地均有分布。

【挥发油含量】水蒸气蒸馏的野马追的得油率为0.20%。

【芳香成分】肖晶等（2004）用水蒸气蒸馏法提取的江苏产野马追挥发油的主要成分为：棕榈酸（16.28%）、石竹烯内酯（15.90%）、β-蒎烯（5.36%）、6,6-二甲基-2-降蒎烯-2-羧醛（4.58%）、1-[6-羟基-2-(1-甲基乙烯基)-7-苯并呋喃]-乙酮（3.79%）、β-金合欢烯（3.36%）、石竹烯（2.96%）、3-(3,5-葵二烯)-环戊酮（2.50%）、α-蒎烯（2.22%）、樟烯（2.22%）、吉马烯D（2.21%）、6,10,14-三甲基-2-十五烷酮（2.04%）、十五酮（1.97%）、对-蓋烷-1-烯-4-醇（1.87%）、荜澄茄烯（1.77%）、对-伞形花素（1.44%）、1,5,5,8-四甲基-3.7二烯-12-噁二环[9.1.0]十二烷（1.41%）、癸烷-2-烯-1-醇（1.40%）、麝香草酚（1.33%）、1-溴-3,7-二甲基-2,6-辛烯（1.31%）、莰烯（1.28%）、紫堇酮（1.22%）、十五酸（1.16%）、1,3,3-三甲基-2-叠氮甲基-环己烯（1.11%）、4-羟基-2-蒎烯（1.11%）、正壬酮（1.04%）等。

【性味与功效】味苦，性平。化痰止咳平喘。用于痰多咳嗽气喘。

佩兰 ▼

【基源】菊科泽兰属植物佩兰 *Eupatorium fortunei* Turcz. 的干燥地上部分。

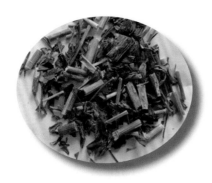

【形态特征】多年生草本，高 40~100cm。中部茎叶较大，三全裂或三深裂；上部的茎叶常不分裂；披针形或长椭圆形，长 6~12cm，宽 2.5~4.5cm。边缘有粗齿或细齿。中部以下茎叶渐小。头状花序多数在茎顶及枝端排成复伞房花序。总苞钟状；总苞片 2~3 层，覆瓦状排列；苞片紫红色。花白色或带微红色。瘦果黑褐色，长椭圆形；冠毛白色。花果期 7~11 月。

【习性与分布】生于路边灌丛及山沟路旁。喜温暖、湿润气候，耐寒，怕旱，怕涝。分布于河北、陕西、山东、江苏、上海、安徽、浙江、江西、福建、湖北、湖南、广东、广西、云南、四川、贵州。

【挥发油含量】《药典》规定佩兰含挥发油不得少于0.30%。水蒸气蒸馏的得油率为 1.10%~2.00%；同时蒸馏萃取的得油率为 2.73%；超临界萃取的得油率为1.42%~2.71%；微波萃取的得油率为 2.11%~3.76%。

【芳香成分】佩兰挥发油的主成分多为石竹烯（8.00%~47.14%），也有主成分不同的报告。吴秀华等（2009）用水蒸气蒸馏法提取的佩兰挥发油的主要成分为：α–石竹烯（10.35%）、α–蛇麻烯（8.11%）、橙花叔醇（4.72%）、麝香草酚（4.14%）、石竹烯氧化物（3.69%）、萘酮（3.30%）、肉桂酸乙酯（2.45%）、对–伞花烃（2.38%）、蒎烯（2.34%）、α–香柑油烯（2.34%）、α–金合欢烯（1.28%）、α–愈创木烯

（1.22%）、α–松油醇（1.21%）等。王消冰等（2016）用水蒸气蒸馏法提取的佩兰挥发油的主要成分为：棕榈酸（23.71%）、油酸（7.43%）、亚油酸（6.80%）、硬脂酸（1.81%）、氧化石竹烯（1.21%）、百里香酚（1.13%）等。曾虹燕等（2004）用水蒸汽蒸馏法提取的湖南邵东产佩兰挥发油的主要成分为：2,4–二甲基 -2,6–辛二烯（14.11%）、1,3–二甲基二环 [3.3.0] 辛 -3–烯 -2–酮（9.51%）、2,4,6–二甲基 -1,3–二苯胺（8.87%）、6,7–二甲氧基 -M–伞花烃（6.71%）、5–甲基 -3-(1–甲基乙烯) 环己烯（5.37%）、2–羟基 -4–甲基苯乙酮（5.19%）、β–芹子烯（3.63%）、α–甲基苯甲醇（1.99%）、2–甲氧基 -4-(2–丙烯基) 苯酚（1.96%）、异石竹烯（1.86%）、顺 -A/B–香紫苏醚（1.74%）、α–乙烯基苯甲醇（1.71%）、百里香酚甲醚（1.69%）、1,3–环辛二烯（1.65%）、2–乙烯基 -2,3–二氢苯并呋喃（1.36%）、1,2,3,4–四氢 -1,2–萘二酚（1.20%）、2,4–二甲基 -2–戊烯（1.06%）等。吴秀华等（2009）用超临界 CO_2 萃取法提取的佩兰挥发油的主要成分为：2–丙烯酸 -3-(4–甲氧苯基) 乙酯（40.50%）、香豆素（4.93%）、胜红蓟色烯（4.58%）、肉桂酸乙酯（4.13%）、十五烷（3.13%）、细辛醚（2.62%）、麝香草酚（2.22%）、邻–苯二甲酸二辛酯（1.90%）、橙花叔醇（1.22%）、十六酸（1.18%）、吉马酮（1.11%）等。薛敏等（2018）用水蒸气蒸馏法提取的四川成都产佩兰药材挥发油的主要成分为：α–水芹烯（31.57%）、2–异丙基 -5–甲基茴香醚（9.51%）、巴豆酸百里香酚（9.05%）、β–石竹烯（8.68%）、p–伞花烃（6.75%）、乙酸橙花酯（5.96%）、右旋大根香叶烯（2.68%）、β–倍半水芹烯（2.55%）、异丁酸橙花酯（2.22%）、2,5–二甲氧基对伞花烃（1.92%）、麝香草酚（1.42%）、4–羟基 -3–甲基乙酰基苯（1.28%）等。

【性味与功效】味辛，性平。芳香化湿，醒脾开胃，发表解暑。用于湿浊中阻，脘痞呕恶，口中甜腻，口臭，多涎，暑湿表证，湿温初起，发热倦怠，胸闷不舒。

紫菀 ▼

【基源】菊科紫菀属植物紫菀 *Aster tataricus* Linn. f. 的干燥根及根茎。

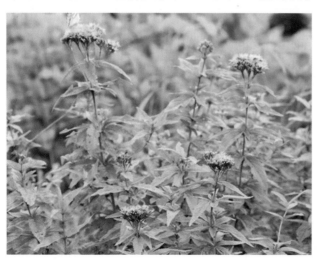

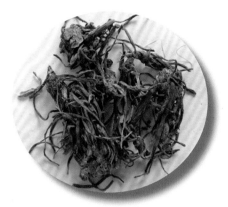

【形态特征】多年生草本。茎高 40~50cm。基部叶长圆状或椭圆状匙形，边缘有锯齿；下部叶匙状长圆形，常较小，边缘有密锯齿；中部叶长圆形；上部叶狭小；全部叶厚纸质。头状花序多数；苞叶线形。总苞半球形；总苞片 3 层；舌状花约 20 余个；舌片蓝紫色；管状花长 6~7mm。瘦果倒卵状长圆形，紫褐色。冠毛污白色或带红色。花期 7~9 月；果期 8~10 月。

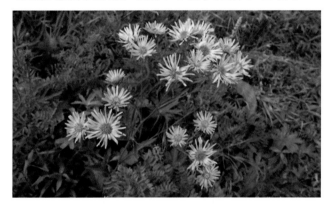

【习性与分布】生于海拔 400~2000m 的低山阴坡湿地、山顶和低山草地及沼泽地。喜温暖湿润气候环境。耐涝、怕干旱，耐寒性较强。分布于河北、安徽、黑龙江、吉林、辽宁、内蒙古、河南、湖北、山西、陕西、甘肃等省区。

【芳香成分】紫菀挥发油的主成分为 1- 乙酰基 - 反式 -2- 烯 -4,6- 癸二炔（45.47%~53.22%）。章家立等（2012）用水蒸气蒸馏法提取的紫菀药材挥发油的主要成分为：1- 乙酰基 - 反式 -2- 烯 -4,6- 癸二炔（45.47%）、5-(1,3- 二甲基亚丁基)-1,3- 环戊二烯（8.17%）、间二异丙基苯（7.96%）、γ - 榄香烯（5.42%）、α - 斯柏林烯（5.17%）、亚苄乙酰丙酮（4.11%）、β - 蒎烯（2.47%）、 α - 松油醇（1.86%）、维利德烯（1.36%）、乙酸桃金娘酯（1.34%）、雪松醇（1.18%）等。

【性味与功效】味辛，苦，性温。润肺下气，消痰止咳。用于痰多喘咳，新久咳嗽，劳嗽咳血。

卷柏 ▼

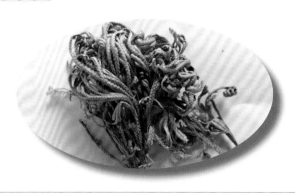

【基源】卷柏科卷柏属植物卷柏 *Selaginella tamariscina*（Beauv.） Spring 或垫状卷柏 *Selaginella pulvinata*（Hook. et Grev.） Maxim. 的干燥全草。

【形态特征】卷柏：土生或石生，复苏植物，呈垫状。主茎高 10~35cm。叶全部交互排列，二形，叶质厚，覆瓦状排列，绿色或棕色，边缘有细齿。分枝上的腋叶卵形，边缘有细齿，黑褐色。中叶不对称，小枝上的叶椭圆形，覆瓦状排列。侧叶不对称。孢子叶穗紧密，四棱柱形，单生于小枝末端；孢子叶一形，卵状三角形，边缘有细齿，具白边（膜质透明）；大孢子叶在孢子叶穗上下两面不规则排列。大孢子浅黄色；小孢子橘黄色。

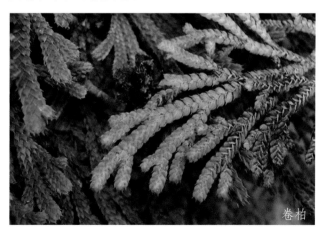

卷柏

垫状卷柏：土生或石生，旱生复苏植物，呈垫状。叶全部交互排列，二形，叶质厚，主茎上的叶相互重叠，绿色或棕色，边缘撕裂状。分枝上的腋叶卵圆形到三角形，边缘撕裂状并具睫毛。小枝上的叶斜卵形，覆瓦状排列，边缘撕裂状。孢子叶穗紧密，四棱柱形，单生于小枝末端；孢子叶一形，边缘撕裂状。大孢

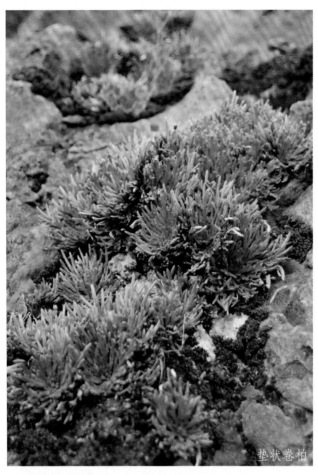

垫状卷柏

子黄白色或深褐色；小孢子浅黄色。

【习性与分布】卷柏：常见于石灰岩上，海拔60~2100m。分布于安徽、北京、重庆、福建、贵州、广西、广东、海南、湖北、湖南、河北、河南、江苏、江西、吉林、辽宁、内蒙古、青海、陕西、山东、四川、台湾、香港、云南、浙江。垫状卷柏：常见于石灰岩上，海拔100~4250m。分布于山西、北京、重庆、福建、甘肃、广西、贵州、河北、河南、江西、辽宁、陕西、四川、台湾、西藏、云南。

【挥发油含量】水蒸气蒸馏的卷柏的得油率为2.85%；酶法提取的得油率为5.85%。

【芳香成分】卷柏：杜成智等（2014）用水蒸气蒸馏法提取的广东产卷柏挥发油的主要成分为：棕榈酸（34.97%）、亚油酸（33.08%）、丁香酚（10.08%）、柏木脑（5.11%）、佛术烯（1.99%）、氧杂环十七烷-3-酮（1.96%）、肉豆蔻酸（1.48%）、植酮（1.41%）、植物醇（1.18%）等。

垫状卷柏：回瑞华等（2006）用水蒸气蒸馏-萃取法提取的辽宁千山产垫状卷柏挥发油的主要成分为：8H-雪松烷醇（39.50%）、正己醇（9.70%）、石竹烯（5.21%）、绿花醇（4.75%）、1,1,4,8-四甲基-4,7,10-环十一三

烯（4.33%）、石竹烯氧化物（4.33%）、2,6-二叔丁基对甲酚（4.20%）、(+)-4-菌烯（3.27%）、4-(1,1-二甲基乙基)-1,2-苯二醇(3.26%)、罗汉柏烯（3.22%）、1,2,3,4,5,6,7,8-八氢化-1,4,9,9-四甲基-4,7-桥亚甲基甘菊环(2.58%)、1,5,5,8-四甲基-12-氧二环[9.1.0]十二-3,7-二烯（1.96%）、4-(2,6,6-三甲基-1-环己-1-烯基)-3-丁烯-2-酮（1.82%）、1,2,3,5,6,8a-六氢化-4,7-二甲基-1-(1-甲基乙基)萘（1.38%）、2,6,6-三甲基双环[3.1.1]庚-2-烯（1.13%）、5,6,7,7a-四氢化-4,4,7a-三甲基-2(4H)-苯并呋喃酮（1.05%）、十六烷（1.00%）等。

【性味与功效】味辛，性平。活血通经。用于经闭痛经，癥瘕痞块，跌扑损伤。卷柏炭化瘀止血。用于吐血，崩漏，便血，脱肛。

小驳骨

【基源】爵床科驳骨草属植物小驳骨 *Gendarussa vulgaris* Ness（《中国植物志》修订学名为 *Jussticia gendarussa* Linn.）的干燥地上部分。

【形态特征】多年生草本或亚灌木，高约1m。叶纸质，狭披针形，长5~10cm，宽5~15mm左右，全缘；中脉粗大。穗状花序顶生，下部间断，上部密花；苞片对生，在花序下部的1或2对呈叶状，上部的小，披针状线形，内含花2至数朵；萼裂片披针状线形；花冠白色或粉红色，长1.2~1.4cm。蒴果长1.2cm。花期春季。

【习性与分布】见于村旁或路边的灌丛中。喜欢湿润的气候环境。分布于台湾、福建、广东、香港、海南、广西、云南。

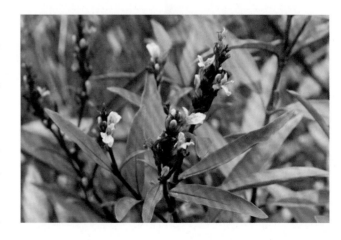

【挥发油含量】水蒸气蒸馏的小驳骨的得油率为 0.42%~0.79%。

【芳香成分】苏玲等（2009）用水蒸气蒸馏法提取的广西南宁产小驳骨挥发油的主要成分为：植物醇(39.21%)、植物酮(10.98%)、1-辛烯-3-醇（2.84%）、广藿香醇（2.68%）、α-紫罗兰酮（2.20%）、三十四烷(1.60%)、二十四烷(1.32%)、二十五烷(1.26%)、α-榄香烯(1.12%)、二十八烷(1.11%)、二十二烷(1.06%)、二十一烷（1.01%）等。朱亮锋等（1993）用水蒸气蒸馏法提取的广东阳山产小驳骨挥发油的主要成分为：3-己烯醛（19.50%）、3-己烯醇（9.65%）、3-甲基丁醇（5.98%）、苯甲醇（5.92%）、2,5-二甲基吡嗪（4.37%）、3-(2-甲基丙基)-2-环己烯酮（2.71%）、2-乙基呋喃（2.70%）、1-庚烯-3-醇（2.38%）、1,3,5-环庚三烯（2.28%）、乙醛（1.70%）、3-辛酮（1.63%）、甲基吡嗪（1.33%）、苯甲醛（1.22%）、2-羟基苯甲酸甲酯（1.11%）等。

【性味与功效】味辛、苦，性平。祛瘀止痛，续筋接骨。用于跌打损伤，筋伤骨折，风湿骨痛，血瘀经闭，产后腹痛。

穿心莲 ▼

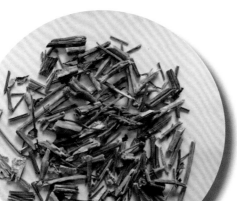

【基源】爵床科穿心莲属植物穿心莲 *Andrographis paniculata* (Burm. f.) Nees 的干燥地上部分。

【形态特征】一年生草本。茎高 50~80cm。叶卵状矩圆形至矩圆状披针形，长 4~8cm，宽 1~2.5cm。花序轴

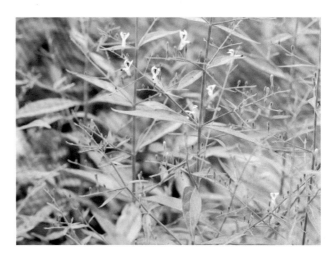

上叶较小，总状花序顶生和腋生；苞片和小苞片微小；花萼裂片三角状披针形；花冠白色而小，下唇带紫色斑纹。蒴果扁，中有一沟，长约 10mm；种子 12 粒，四方形，有皱纹。

【习性与分布】喜高温湿润气候。喜阳光充足、喜肥。分布于福建、广东、海南、广西、云南、江苏、陕西。

【挥发油含量】超临界萃取的穿心莲的得膏率在 4.50%~4.85%。

【芳香成分】《药典》规定穿心莲含穿心莲内酯和脱水穿心莲内酯的总量不得少于 0.80%。葛发欢等（2002）用超临界 CO_2 萃取法提取的穿心莲浸膏的主要成分为：脱水穿心莲内酯（7.47%~29.92%）、穿心莲内酯（2.64%~13.03%）等。

【性味与功效】味苦，性寒。清热解毒，凉血，消肿。用于感冒发热，咽喉肿痛，口舌生疮，顿咳劳嗽，泄泻痢疾，热淋涩痛，痈肿疮疡，蛇虫咬伤。

石吊兰

【基源】苦苣苔科吊石苣苔属植物吊石苣苔 *Lysionotus pauciflorus* Maxim. 的干燥地上部分。

【形态特征】小灌木。茎长 7~30cm。叶 3 枚轮生；叶片革质，形状变化大，线形至倒卵状长圆形，长 1.5~5.8cm，宽 0.4~2cm。花序有 1~5 花；苞片披针状线形。花萼长 3~5mm，5 裂达或近基部。花冠白色带淡紫色条纹或淡紫色，长 3.5~4.8cm；筒细漏斗状。蒴果线形，长 5.5~9cm，宽 2~3mm。种子纺锤形，长 0.6~1mm，毛长 1.2~1.5mm。花期 7~10 月。

【习性与分布】生于丘陵或山地林中或阴处石崖上或

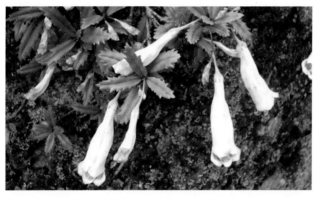

树上，海拔 300~2000m。分布于云南、江苏、浙江、安徽、江西、福建、台湾、湖北、湖南、广东、广西、四川、贵州、陕西。

【芳香成分】李计龙等（2011）用有机溶剂－水蒸气蒸馏法提取的贵州遵义产吊石苣苔全草挥发油的主要成分为：芳樟醇（13.94%）、1-辛烯-3-醇（7.28%）、己醛（4.17%）、苯乙醛（3.16%）、2-羟基苯甲酸甲基酯（2.96%）、3-辛醇（2.90%）、二异丁基邻苯二甲酸酯（2.68%）、反式－金合欢烯（2.61%）、香叶基丙酮（2.44%）、2-正戊基呋喃（2.40%）、α-松油醇（2.39%）、反式-2-己烯醛（2.23%）、六氢假紫罗兰酮（2.23%）、反式芳樟醇氧化物（1.81%）、植醇（1.80%）、壬醛（1.71%）、乙烯戊酮（1.68%）、(+)-香橙烯（1.62%）、芳－姜黄烯（1.49%）、β-姜黄酮（1.44%）、橙花叔醇（1.42%）、β-紫罗兰酮（1.34%）、γ-依兰油烯（1.28%）、正庚醛（1.20%）、香叶醇（1.13%）、(+)-桥-二环倍半水芹烯（1.11%）、(+)-新异胡薄荷醇（1.03%）、3-苯基-2-丙烯酸乙酯（1.00%）等。

【性味与功效】味苦、辛，性平，化痰止咳，软坚散结。用于咳嗽痰多，瘰疬痰核。

椿皮 ▼

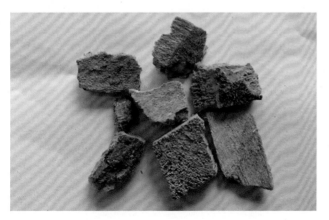

【基源】苦木科臭椿属植物臭椿 *Ailanthus altissima*（Mill.）Swingle 的干燥根皮或干皮。

【形态特征】落叶乔木，高可达 20 余 m。叶为奇数羽状复叶，长 40~60cm，有小叶 13~27，纸质，卵状披针形。圆锥花序长 10~30cm；花淡绿色；萼片 5，覆瓦状排列，裂片长 0.5~1mm；花瓣 5，长 2~2.5mm，基部两侧被硬粗毛。翅果长椭圆形，长 3~4.5cm，宽 1~1.2cm；种子位于翅的中间，扁圆形。花期 4~5 月，果期 8~10 月。

【习性与分布】喜生于向阳山坡或灌丛中，海拔 100~2000m。能耐干旱及盐碱。喜光，不耐阴。耐寒，不耐水湿。分布于除黑龙江、吉林、新疆、青海、宁夏、甘肃、海南外，全国各地。

【挥发油含量】水蒸气蒸馏的臭椿干燥根皮的得油率为 0.15%。

【芳香成分】娄方明等（2011）用水蒸气蒸馏法提取的臭椿根皮挥发油的主要成分为：(+)-斯巴醇（11.59%）、顺-α-可巴烯-8-醇（8.37%）、α-胡椒烯（5.87%）、△-杜松烯（5.76%）、α-荜澄茄油烯（4.40%）、双环大根叶烯（3.89%）、tau-木罗醇（3.79%）、α-杜松醇（3.77%）、△-榄香烯（3.10%）、桉烷-4(14),11-二烯（3.10%）、香叶烯 D（2.52%）、(+)-β-愈创木烯（2.40%）、△-古芸烯（2.40%）、β-榄香烯（1.94%）、绿花倒提壶醇（1.79%）、樟脑（1.59%）、1,2,3,4,4a,5,6,8a-八氢-7-甲基-4-亚甲基-1-(1-甲基乙基)-萘（1.40%）、γ-桉叶烯（1.22%）、△-芹子烯（1.17%）、α-依兰油烯（1.16%）、石竹烯（1.13%）、2-异丙基-5-甲基-9-甲基-双环[4.4.0]十二-1-烯（1.11%）、异匙叶桉油醇（1.01%）等。李雪松等（2010）用水蒸气蒸馏法提取的臭椿根皮挥发油的主要成分为：邻苯二甲酸乙基己基酯（87.00%）、十六酸甲酯（2.48%）、十六醛（1.03%）等。

【性味与功效】味苦、涩，性寒。清热燥湿，收涩止带，止泻，止血。用于赤白带下，湿热泻痢，久泻久痢，便血，崩漏。

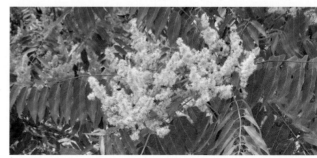

【注】臭椿除根皮或干皮《药典》入药外，叶（樗叶）、果实（凤眼草）也可入药。樗叶：李大鹏等（2013）

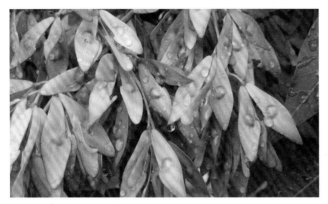

用同时蒸馏萃取法提取的北京产臭椿新鲜叶挥发油的主要成分为：石竹烯（13.77%）、水杨基（邻羟苄基）酸甲酯（12.34%）、1,3-二（1-甲基乙基）-1,3-环戊二烯（12.07%）、(Z)-3,7-二甲基-1,3,6-辛三烯（11.76%）、α-法呢烯（6.96%）、(E,Z)-2,6-二甲基-2,4,6-辛三烯（6.24%）、1-甲基-4-（1-甲基乙基）-1,4-环己二烯（4.37%）、β-月桂烯（3.61%）、1-甲基-5-亚甲基-8-（1-甲基乙基）-1,6-环癸二烯（3.50%）、(E)-3,7-二甲基-1,3,6-辛三烯（3.24%）、2,5,5-三甲基-1,3,6-庚三烯（2.61%）、(E)-3-己烯基酯丁酸（2.48%）、2-异丙基-5-甲基-9-亚甲基-二环[4.4.0]癸-1-烯（2.33%）、(S)-1-甲基-4-（5-甲基-1-亚甲基-4-己烯基）环己烯（2.33%）、β-蒎烯（1.36%）、6,6-二甲基-2-亚甲基-二环[3.1.1]庚烷（1.10%）、α-荜澄茄油烯（1.09%）、1-乙烯基-1-甲基-2,4-二（1-甲基乙烯基）环己烷（1.02%）等。姬晓悦等（2018）用顶空固相微萃取法提取的江苏南京产臭椿新鲜叶挥发油的主要成分为：乙酸叶醇酯（88.77%）、叶醇（9.03%）等。樗叶味苦，性凉。清热燥湿，杀虫。治湿热滞下，泄泻，痢疾，湿疹，疮疥，疔肿。凤眼草：水蒸气蒸馏的果实的得率为2.10%，超临界萃取的干燥果实的得油率为12.60%。用水蒸气蒸馏法提取的甘肃天水产臭椿果实挥发油的主要成分为：亚油酸（19.17%）、蓖麻酸甲酯（12.80%）、E-油酸（8.31%）、蓖麻油酸（6.21%）、棕榈酸（4.62%）、二十八烷（3.93%）、23-羟基麦角甾烷（3.48%）、二十五烷（3.27%）、麦角甾烷-22-甲基-23-酮（3.11%）、麦角甾烷-24-甲基-23-酮（2.72%）、胆甾烷（2.68%）、2,21-二甲基二十二烷（2.48%）、二十六烷（2.25%）、10-甲基二十烷（2.00%）、28-17α(H)-何帕烷（1.96%）、二十三烷（1.59%）、2-甲基二十三烷（1.26%）、麦角甾烷-23-酮（1.12%）、麦角甾烷-28-醇（1.10%）、2,6,11-

三甲基二十烷（1.02%）、2,6,10,14-四甲基十六烷（1.02%）等（吕金顺等，2003）。凤眼草味苦、涩，性凉。清热燥湿，止痢，止血。治痢疾，白浊，带下，便血，尿血，崩漏。

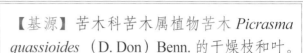

苦木 ▼

【基源】苦木科苦木属植物苦木 Picrasma quassioides（D. Don）Benn. 的干燥枝和叶。

【形态特征】落叶乔木，高达10余米；树皮紫褐色，全株有苦味。叶互生，奇数羽状复叶，长15~30cm；小叶9~15，卵状披针形或广卵形，边缘具不整齐的粗锯齿；托叶披针形，早落。花雌雄异株，组成腋生复聚伞花序；萼片小，通常5，覆瓦状排列；花瓣与萼片同数。核果成熟后蓝绿色，长6~8mm，宽5~7mm，种皮薄，萼宿存。花期4~5月，果期6~9月。

【习性与分布】生于海拔1400~2400m的山地杂木林中。分布于黄河流域及其以南各省区。

【芳香成分】王静妮等（2019）用水蒸气蒸馏法提取的苦木干燥叶挥发油的主要成分为：二十四烷（14.01%）、十九烷（13.24%）、二十九烷（9.64%）、降蒮烷（9.28%）、石竹素（5.45%）、油酸酰胺（4.25%）、棕榈酸（2.73%）、二十一烷（2.71%）、正二十三烷（2.47%）、环氧化蛇麻烯Ⅱ（2.02%）、β-石竹烯（2.00%）、二十六碳烯（1.54%）、α-石竹烯（1.40%）、β-榄香烯（1.32%）、植酮（1.26%）、十六烷（1.13%）、

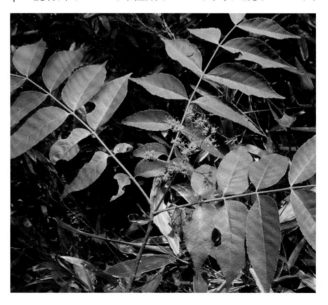

角鲨烯氧化物（1.01%）等。

【性味与功效】味苦，性寒，有小毒。清热解毒，祛湿。用于风热感冒，咽喉肿痛，湿热泻痢，湿疹，疮疖，蛇虫咬伤。

【注】苦木除枝叶《药典》入药外，茎皮（苦树皮）也可入药。用水蒸气蒸馏法提取的苦树皮药材挥发油的主要成分为：二十四烷（12.76%）、棕榈酸（12.47%）、十九烷（12.16%）、二十一烷（9.14%）、γ-三烯生育酚（6.58%）、十六烷（4.73%）、二十六碳烯（2.21%）、二十二烷（2.16%）、亚油酸（1.74%）、17-三十五烷酮（1.71%）、2-正戊基呋喃（1.69%）、植酮（1.49%）、桉油烯醇（1.13%）、二十烷（1.08%）等（王静妮等，2019）。苦树皮味苦，性寒，有小毒。清热燥湿，解毒杀虫。治湿疹，疮毒，疥癣，蛔虫病，急性胃肠炎。

鸦胆子 ▼

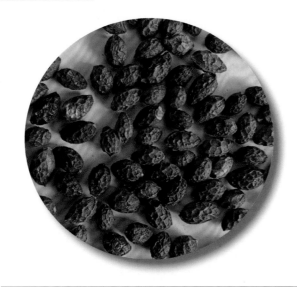

【基源】苦木科鸦胆子属植物鸦胆子 *Brucea javanica* (Linn.) Merr. 的干燥成熟果实。

【形态特征】灌木或小乔木。叶长 20~40cm，有小叶 3~15；小叶卵形或卵状披针形。花组成圆锥花序，雄花序长 15~40cm，雌花序长约为雄花序的一半；花细小，暗紫色；雄花萼片被微柔毛；花瓣长 1~2mm，宽 0.5~1mm；雌花萼片与花瓣与雄花同。核果 1~4，长卵形，长 6~8mm，直径 4~6mm，灰黑色，种仁黄白色，卵形，味极苦。花期夏季，果期 8~10 月。

【习性与分布】生于海拔 950~1000m 的旷野或山麓灌丛中或疏林中及路旁向阳处。喜温暖湿润气候，不耐寒，耐干旱、瘠薄。分布于福建、台湾、广东、广西、海南、云南。

【挥发油含量】超临界萃取的鸦胆子的得油率为 9.59%。

【芳香成分】汪洪武等（2011）用水蒸气蒸馏法提取的鸦胆子挥发油的主要成分为：(+)-4-莰烯（13.40%）、β-香叶烯（11.96%）、黄樟脑（11.46%）、丁香油酚甲醚（6.84%）、2,6-二甲氧基甲苯（4.76%）、甲基胡椒酚（3.31%）、己醇（3.13%）、柠檬烯（3.12%）、α-芹子烯（3.03%）、二十烷（2.65%）、3-莰烯（2.16%）、薄荷烯醇（2.07%）、丁香烯（1.97%）、肉豆蔻醚（1.48%）、1,2,3-三甲氧基-5-甲苯（1.35%）、叔丁基苯（1.35%）、4,6-二甲基十二烷（1.32%）、β-蒎烯（1.29%）、β-榄香烯（1.28%）、α-水芹烯（1.15%）、优香芹酮（1.11%）、乙苯（1.02%）等；用微波辅助水蒸气蒸馏法提取的鸦胆子挥发油的主要成分为：黄樟脑（14.73%）、(+)-4-莰烯（14.02%）、β-香叶烯（12.38%）、丁香油酚甲醚（6.98%）、2,6-二甲氧基甲苯（3.90%）、柠檬烯（3.68%）、二十烷（3.43%）、甲基胡椒酚（2.79%）、二十四烷（2.36%）、3-莰烯（2.07%）、α-蒎烯（2.03%）、己醇（1.91%）、α-芹子烯（1.81%）、α-水芹烯（1.71%）、肉豆蔻醚（1.57%）、薄荷烯醇（1.32%）、1,2,3-三甲氧基-5-甲苯（1.31%）、γ-松油烯（1.13%）、α-丁香烯（1.11%）、十二醇（1.02%）等。洪林军等（2009）用顶空固相微萃取法提取的鸦胆子挥发油的主要成分为：4-羟基-3-甲氧基安息香醛（13.83%）、7-羟基-3,7-二甲基辛酮（12.74%）、α-环柠檬醛（9.76%）、橙花叔醇（5.03%）、1,3-环辛二烯（4.79%）、异胡薄荷酮（4.79%）、石竹烯氧化物（4.02%）、2,3-丁二醇（3.73%）、2,6-

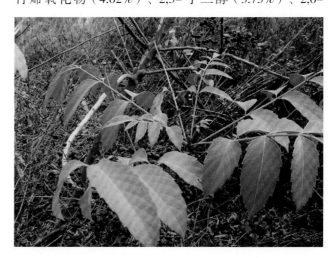

二甲氧基 -4-(2- 丙烯基) 苯酚（3.54%）、棕榈酸乙酯（3.42%）、月桂酸（3.42%）、1,2- 二苯乙烯（2.62%）、斯巴醇（2.56%）、5.6.7.7a- 四甲基 -2(4 氢) 苯并呋喃酮（2.54%）、2,4- 二 (1,1- 二甲基乙基) 苯酚（2.44%）、己酸（2.38%）、α - 雪松醇（2.38%）、γ - 十二烷内酯（1.44%）等。

【性味与功效】味苦，性寒。清热解毒，截疟，止痢；外用腐蚀赘疣。用于痢疾，疟疾；外治赘疣，鸡眼。

石斛 ▼

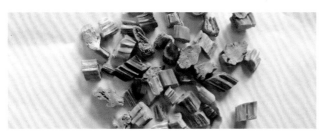

【基源】兰科石斛属植物金钗石斛（石斛）*Dendrobium nobile* Lindl、鼓槌石斛 *Dendrobium chrysotoxum* Lindl. 或 流 苏 石 斛 *Dendrobium fimbriatum* Hook. 的栽培品及其同属植物近似种的新鲜或干燥茎。鼓槌石斛茎的芳香成分未见报道。同属植物茎有芳香成分报道的还有：叠鞘石斛 *Dendrobium aurantiacum* Rchb. f. var. *denneanum* (Kerr) Z. H. Tsi、美 花 石 斛 *Dendrobium loddigesii* Rolfe、束 花 石 斛 *Dendrobium chrysanthum* Wall. ex Lindl.。

【形态特征】金钗石斛：茎直立，肉质状肥厚，稍扁的圆柱形，长 10~60cm，粗达 1.3cm。叶革质，长圆形，长 6~11cm，宽 1~3cm。总状花序长 2~4cm，具 1~4 朵花；

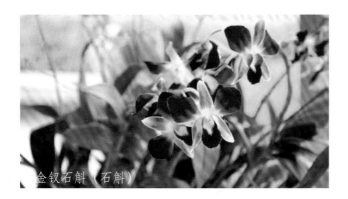
金钗石斛（石斛）

花苞片膜质，卵状披针形；花大，白色带淡紫色先端，有时全体淡紫红色或除唇盘上具 1 个紫红色斑块外，其余均为白色；花瓣多少斜宽卵形，长 2.5~3.5cm，宽 1.8~2.5cm。花期 4~5 月。

流苏石斛：茎粗壮，斜立或下垂，质地硬，圆柱形，长 50~100cm，粗 8~20mm。叶二列，革质，长圆形，长 8~15.5cm，宽 2~3.6cm，基部具革质鞘。总状花序长 5~15cm，疏生 6~12 朵花；花苞片膜质，卵状三角形；花金黄色，质地薄，稍具香气；花瓣长圆状椭圆形，边缘具复流苏。花期 4~6 月。

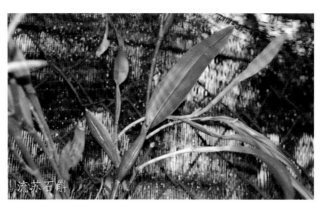
流苏石斛

【习性与分布】金钗石斛：生于海拔 480~1700m 的山地林中树干上或山谷岩石上。分布于台湾、湖北、香港、海南、广西、四川、贵州、云南、西藏。流苏石斛：生于海拔 600~1700m 的密林中树干上或山谷阴湿岩石上。分布于广西、贵州、云南。

【挥发油含量】水蒸气蒸馏的石斛的得油率为 0.56%，叠鞘石斛的得油率为 0.20%，美花石斛的得油率为 0.40%。

【芳香成分】金钗石斛：黄小燕等（2010）用水蒸气蒸馏法提取了贵州四个产地的 3 年生石斛新鲜茎的挥发油，赤水和罗甸产石斛挥发油的主成分均为桉叶油素。赤水产石斛挥发油的主要成分为：桉叶油素（18.68%）、β - 蒎烯（7.31%）、莰烯（5.76%）、菖烯（5.38%）、罗汉柏烯（5.13%）、樟脑（3.38%）、雪松烯（2.05%）、环丁烷（1.81%）、β - 芳樟醇（1.68%）、咪唑（1.41%）、雪松醇（1.41%）、甲安菲他明（1.32%）、碘化百里香酚（1.28%）、罗勒烯（1.19%）、龙脑（1.11%）等；独山产石斛挥发油的主要成分为：芳樟醇氧化物（15.76%）、乙酰胺（12.55%）、环己醇（12.50%）、茴香醚（7.64%）、咪唑（4.49%）、莰烯（4.37%）、甲酸异冰片酯（4.27%）、罗汉柏烯（4.23%）、菖烯（4.05%）、樟脑（3.57%）、庚烯（3.31%）、β - 蒎烯（3.28%）、环己酮（2.13%）、龙脑（1.84%）、水杨酸酯（1.46%）、安息香酸(1.11%)等；兴义产石斛挥发油的主要成分为：咪唑（20.10%）、雪松烯（9.27%）、罗汉柏烯（6.35%）、庚烯（4.63%）、β－芳樟醇（3.57%）、芳樟醇氧化物（3.35%）、甲酸异冰片酯（2.97%）、水杨酸酯（2.71%）、环己酮（2.43%）、甲安菲他明（2.10%）、β－蒎烯（1.29%）、蓍烯（1.25%）、龙脑（1.25%）、山嵛醇（1.21%）等。刘建华等（2006）用有机溶剂－水蒸汽蒸馏法提取的石斛挥发油的主要成分为：2-甲基-4-乙酰基间苯二酚（40.22%）、4-萜品醇（4.18%）、γ－古芸烯（2.54%）、丁子香酚（2.52%）、辛醇（2.35%）、α－蒎烯（2.34%）、β－芹子烯（2.31%）、β－蒎烯（2.12%）、α－雪松醇（2.00%）、正辛醛（1.72%）、2,6-二叔丁基苯醌（1.53%）、α－红没药醇（1.46%）、2-二壬酮（1.29%）、α－萜品醇（1.16%）、δ－杜松烯（1.16%）、1-冰片基乙酸酯（1.13%）、薄荷醇（1.02%）等。

流苏石斛：李玮等（2014）用顶空固相微萃取法提取的贵州遵义野生流苏石斛挥发油的主要成分为：β－波旁烯（47.53%）、β－荜澄茄油萜（6.20%）、大根香叶烯B（4.34%）、α－紫穗槐烯（3.43%）、大根香叶烯D（2.80%）、反-2-辛烯醛（2.21%）、反-2-己烯醛（1.85%）、4-壬炔（1.72%）、γ－杜松烯（1.64%）、壬醛（1.55%）、2-戊基呋喃（1.34%）、反-2-壬烯醛（1.33%）、δ－杜松烯（1.25%）、α－珀珀烯（1.15%）、己醛（1.10%）、依兰油烯（1.05%）、顺-3-己烯醇（1.03%）、1-己醇（1.03%）等。

叠鞘石斛：许莉等（2014）用水蒸气蒸馏法提取的四川万安产叠鞘石斛挥发油的主要成分为：二十一烷（6.70%）、二十八烷（6.05%）、9-辛基-十七烷（5.15%）、二十四烷（4.80%）、二十烷（4.62%）、十七烷（3.97%）、(E,E)-2,4-癸二烯醛（2.84%）、十五烷基环己烷（1.76%）、1-二十六碳烯（1.57%）、2,2'-亚甲基双-(4-甲基-6-叔丁基苯酚)（1.51%）、二十五烷（1.33%）、环己

基十九烷（1.24%）、1-二十七烷醇（1.04%）等。

美花石斛：刘建华等（2006）用有机溶剂萃取－水蒸气蒸馏提取的美花石斛挥发油的主要成分为：壬醛（13.77%）、己醛（7.78%）、芳樟醇（7.58%）、β－蛇床烯（6.81%）、3-己烯醛（4.63%）、辛醛（4.48%）、薄荷醇（3.69%）、1-辛醇（3.39%）、庚醛（2.75%）、1-己醇（2.59%）、2-己烯醛（2.36%）、白菖油萜（1.62%）、癸醛（1.35%）、橙花叔醇（1.34%）、苯乙醛（1.29%）、樟脑（1.29%）、1-壬醇（1.27%）、6,10,14-三甲基-2-十五烷酮（1.14%）、2-辛醛（1.07%）等。

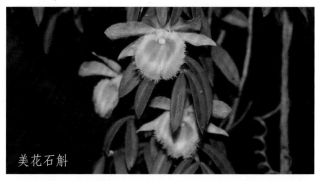
美花石斛

束花石斛：李玮等（2014）用顶空固相微萃取法提取的贵州遵义野生束花石斛挥发油的主要成分为：依兰油烯（19.40%）、δ－杜松烯（13.36%）、β－波旁烯（8.44%）、反-2-辛烯醛（5.71%）、4-壬炔（4.73%）、己醛（3.74%）、α－珀珀烯（3.08%）、正-乙烯基氨基甲酸甲基酯（2.87%）、2-松油醇（2.42%）、十六烷（2.22%）、α－紫穗槐烯（2.01%）、壬醛（1.52%）、十七烷（1.44%）、2-庚烯-4-醇（1.38%）、反-2-壬烯-1-醇（1.37%）、隐海松二烯（1.27%）、苯甲醛（1.21%）、香树烯（1.09%）、β－荜澄茄油萜（1.03%）等。

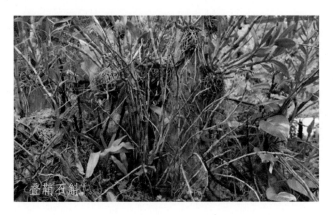
叠鞘石斛

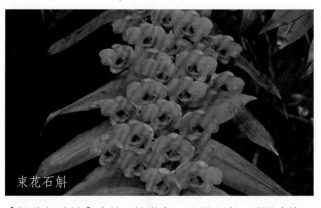
束花石斛

【性味与功效】味甘，性微寒。益胃生津，滋阴清热。用于热病津伤，口干烦渴，胃阴不足，食少干呕，病后虚热不退，阴虚火旺，骨蒸劳热，目暗不明，筋骨痿软。

铁皮石斛 ▼

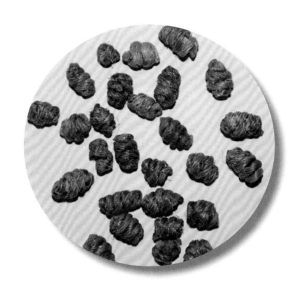

【基源】兰科石斛属植物铁皮石斛 *Dendrobium officinale* Kimura et Migo 的干燥茎。

【形态特征】茎长9~35cm，粗2~4mm，互生3~5枚叶；叶二列，纸质，长圆状披针形，长3~7cm，宽9~15mm；叶鞘常具紫斑。总状花序从老茎上发出，具2~3朵花；具2~3枚短鞘；花苞片干膜质，浅白色，卵形；萼片和花瓣黄绿色，长圆状披针形，长约1.8cm，宽4~5mm；唇瓣白色，基部具1个绿色或黄色的胼胝体，卵状披针形，两侧具紫红色条纹。花期3~6月。

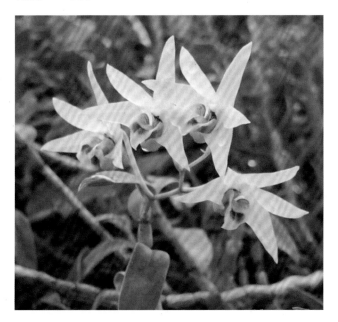

【习性与分布】生于海拔达1600m的山地半阴湿的岩石上。喜温暖湿润气候和半阴半阳的环境，不耐寒。分布于安徽、浙江、陕西、山西、河南、福建、广东、广西、云南、贵州、四川。

【芳香成分】铁皮石斛挥发油的主成分多为芳樟醇（17.67%~44.76%），也有主成分不同的报告。张明等（2015）用顶空固相微萃取法的贵州罗甸野生铁皮石斛药材挥发油的主要成分为：芳樟醇（17.67%）、2-氯-苯甲醇（13.96%）、癸醛（10.17%）、6,10,14-三甲基-2-十五烷酮（4.25%）、对映-海松-8(14),15-二烯（4.03%）、壬醇（3.06%）、正辛醇（2.74%）、茴香醛（2.31%）、3-氯-苯甲醛（1.94%）、3-甲基-正丁醛（1.83%）、辛醛（1.79%）、十一醛（1.26%）、十六烷醇（1.25%）、4-溴-苯甲醇（1.24%）、丁子香酚（1.23%）、4-甲基-十九烷（1.04%）、正癸醇（1.00%）等。杨柳等（2013）用正己烷回流提取后再减压蒸馏法提取的云南普洱产铁皮石斛挥发油的主要成分为：乙二酸二辛酯（21.12%）、22,23-二氢豆甾醇（11.09%）、二十五烷（10.13%）、亚油酸甲酯（5.85%）、γ-谷甾醇（4.13%）、十五烷酸（3.86%）、油酸甲酯（3.69%）、三十烷（3.45%）、豆甾醇（3.14%）、棕榈酸甲酯（3.08%）、硬脂酸甲酯（2.82%）、亚油酸（2.67%）、1,8-二羟基-3-甲基-9,10-蒽醌（2.38%）、二十九烷（1.76%）、油菜甾醇（1.65%）、植醇（1.60%）、对映-海松-8(14),15-二烯（1.35%）、二十三烷（1.23%）、鱼鲨烯（1.06%）等。邹晖等（2019）用水蒸气蒸馏法提取的冠豸山铁皮石斛挥发油的主要成分为：正十六酸（14.72%）、己醛（8.67%）、十五烷酸（6.95%）、2-戊基-呋喃（4.70%）、6,10,14-三甲基-2-十五烷酮（4.57%）、庚烷醛（4.24%）、芳樟醇（3.57%）、2-甲基二十烷（3.22%）、桑柏醇（3.03%）、植醇（2.67%）、3-甲基丁醛（2.52%）、9,12-十八碳二烯酸乙酯（1.84%）、壬醛（1.70%）、十六烷酸乙酯（1.61%）、戊醛（1.43%）、苯乙酮（1.34%）、辛烷（1.30%）、(E)-2-辛烯醛（1.25%）、β-紫罗兰酮（1.15%）、9,12-十八碳二烯酸甲酯（1.04%）等。

【性味与功效】味甘，性微寒。益胃生津，滋阴清热。用于热病津伤，口干烦渴，胃阴不足，食少干呕，病后虚热不退，阴虚火旺，骨蒸劳热，目暗不明，筋骨痿软。

天麻 ▼

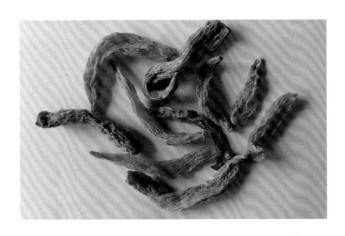

【基源】兰科天麻属植物天麻 Gastrodia elata Blume 的干燥块茎。

【形态特征】植株高 30~200cm；根状茎椭圆形至近哑铃形，长 8~12cm，直径 3~7cm。茎直立，无绿叶，下部被数枚膜质鞘。总状花序长 5~50cm，通常具 30~50 朵花；花苞片长圆状披针形，膜质；花扭转、橙黄、淡黄、蓝绿或黄白色；萼片和花瓣合生成的花被筒长约 1cm，近斜卵状，具 5 枚裂片。蒴果倒卵状椭圆形，长 1.4~1.8cm，宽 8~9mm。花果期 5~7 月。

【习性与分布】生于疏林下，林中空地、林缘，灌丛边缘，海拔 400~3200m。喜凉爽、湿润环境，怕冻、怕旱、怕高温、怕积水。分布于吉林、辽宁、内蒙古、河北、山西、甘肃、江苏、浙江、江西、四川、云南、陕西、贵州、湖北、湖南、安徽、台湾、河南、西藏等省区。

【挥发油含量】水蒸气蒸馏的天麻的得油率为 0.23%~0.35%；有机溶剂回流的得油率为 0.39%~0.62%；微波萃取的得油率为 1.32%~1.78%。

【芳香成分】关萍等（2008）用水蒸气蒸馏法提取贵州大方产不同品种天麻挥发油，红天麻的主要成分为：2,3,5,6-四甲基吡嗪（25.33%）、2-戊基呋喃（11.97%）、E,E-2,4-葵二烯醛（8.66%）、苯甲醛（3.70%）、1-甲乙醚十六烷酸（2.39%）、苯乙醛（2.32%）、3-辛烯-2-酮（2.17%）、对二甲苯（1.73%）、辛烯-3-醇（1.40%）、庚烯醛（1.29%）等；绿天麻的主要成分为：亚油酸乙酯 (15.44%)、苯乙烯（10.35%）、棕榈酸乙酯（10.07%）、苯甲醛（5.68%）、1-甲氧基-4-

甲基-苯（5.68%）、1-甲乙醚十六烷酸（4.94%）、油酸乙酯（4.07%）、α-雪松烯（3.93%）、对甲酚（2.84%）、5-甲基-2-苯基-2-己烯醛（2.47%）、2,3,5,6-四甲基吡嗪（2.43%）、苯乙醛（2.41%）、β-吡喃酮烯（2.36%）、肉桂酸乙酯（2.12%）、2-甲氧基-4-甲基-苯甲醛（1.58%）、棕榈酸（1.46%）、萜品烯-4-醇（1.04%）等；乌天麻的主要成分为：4-甲基-苯酚（20.41%）、苯乙烯（12.61%）、1-甲乙醚十六烷酸(8.84%)、芳香醚（6.04%）、苯乙醛（5.38%）、对二甲苯（3.19%）、苯甲醛（3.12%）、2-戊基呋喃（2.26%）、棕榈酸乙酯（2.22%）、α-雪松醇（2.02%）、柠檬烯（1.98%）、亚油酸甲酯（1.96%）、1-辛烯-3-醇（1.14%）、棕榈酸甲酯（1.02%）等。熊汝琴等（2014）用水蒸气蒸馏法提取的云南昭通产不同品种天麻挥发油的主要成分均为 γ-谷甾醇（36.28%~40.23%），其中，乌天麻的主要成分为：γ-谷甾醇（36.64%）、亚麻油酸（18.36%）、n-十六烷酸（8.03%）、豆甾烷-3,5-二烯（3.65%）、角鲨烯（3.06%）、二十烷（1.08%）等。郭建生等（2009）用水蒸气蒸馏法提取的天麻挥发油的主要成分为：2,3,4-三乙基-2,5-二氢-5,5-二甲基-1,2-Oxaborole（34.29%）、油酸（27.81%）、(Z,Z)-9,12-十八碳二烯酸(12.20%)、二十九烷（5.54%）、

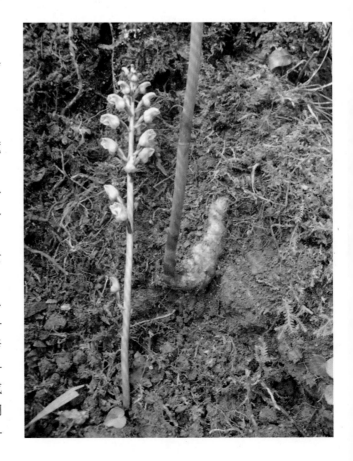

2,5- 二丙基 -1,5- 己二烯（2.78%）、乙酸丁酯（2.72%）、二十烷（2.84%）、十七烷（1.98%）、5,7,8- 三甲基 - 二氢香豆素（1.90%）、十五烷酸（1.11%）等。韩宇等（2018）用超临界 CO_2 萃取法提取的贵州产天麻挥发油的主要成分为: 亚麻酸（52.29%）、十六酸（24.81%）、反式角鲨烯（8.37%）、十五酸（1.22%）、反式 -13- 十八碳烯酸（1.20%）、硬脂酸（1.16%）、顺式 -13- 十八碳烯酸（1.13%）等。

【性味与功效】味甘，性平。息风止痉，平抑肝阳，祛风通络。用于小儿惊风，癫痫抽搐，破伤风，头痛眩晕，手足不遂，肢体麻木，风湿痹痛。

地肤子 ▼

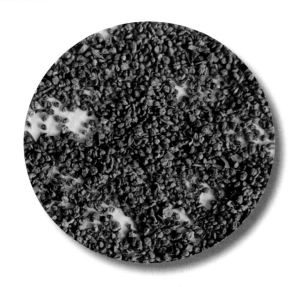

【基源】藜科地肤属植物地肤 Kochia scoparia (Linn.) Schrad. 的干燥成熟果实。

【形态特征】一年生草本，高 50~100cm。叶为平面叶，披针形，长 2~5cm，宽 3~7mm；茎上部叶较小。花两性或雌性，通常 1~3 个生于上部叶腋，构成疏穗状圆锥状花序，花下有时有锈色长柔毛；花被近球形，淡绿色；翅端附属物三角形至倒卵形，膜质，边缘微波状或具缺刻。胞果扁球形，果皮膜质。种子卵形，黑褐色。花期 6~9 月，果期 7~10 月。

【习性与分布】生于田边、路旁、荒地等处。喜温，喜光，耐干旱，不耐寒，较耐碱性土壤。全国各地均有分布。

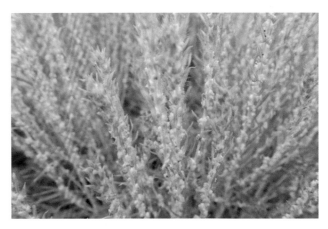

【挥发油含量】水蒸气蒸馏的地肤子的得油率为 11.50%。

【芳香成分】杨敏等（2003）超临界 CO_2 萃取法提取的地肤子挥发油的主要成分为：9,12- 十八碳二烯酸（40.06%）、9- 十八碳烯酸（12.53%）、十六碳烯酸乙酯（9.45%）、十六碳烯酸甲酯（7.68%）、9- 十八碳烯酸甲酯（5.76%）、9,12,15- 十八碳三烯酸（4.74%）、亚油酸 (盐) 乙酯（3.37%）、十六碳酸甲酯（3.36%）、十八碳烯酸（3.15%）、9- 十六碳烯酸（3.02%）、9- 十八碳烯酸乙酯（1.60%）、十八碳酸（1.17%）、10- 十八碳烯酸甲酯（1.16%）等。

【性味与功效】味苦，性寒。清热利湿，祛风止痒。用于小便涩痛，阴痒带下，风疹，湿疹，皮肤瘙痒。

川楝子 ▼

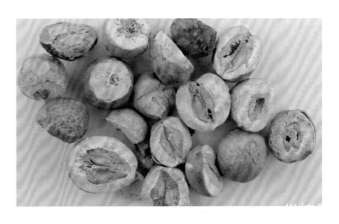

【基源】楝科楝属植物川楝 Melia toosendan Sieb. et Zucc. 的干燥成熟果实。

【形态特征】乔木，高 10 余 m。2 回羽状复叶长 35~45cm，每 1 羽片有小叶 4~5 对；小叶对生，膜质，椭圆状披针形，长 4~10cm，宽 2~4.5cm。圆锥花序聚生于小枝顶部之叶腋内，密被灰褐色星状鳞片；萼片长椭圆形至披针形；花瓣淡紫色，匙形，长 9~13mm；花盘近杯状。核果椭圆状球形，长约 3cm，宽约 2.5cm，淡黄色；核稍坚硬。花期 3~4 月，果期 10~11 月。

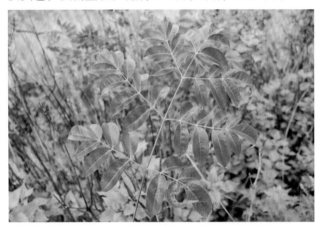

【习性与分布】生于海拔 500~2100m 的杂木林和疏林内或平坝、丘陵地带湿润处，常栽培于村旁附近或公路边。喜温暖湿润气候，喜阳，不耐荫蔽。分布于四川、贵州、湖南、湖北、甘肃、云南等省区。

【挥发油含量】水蒸气蒸馏的川楝子的得油率为 0.06%~0.26%；石油醚萃取的得油率为 0.67%。

【芳香成分】屠寒等（2015）用顶空固相微萃取法提取的四川产川楝子挥发油的主要成分为：棕榈酸（24.02%）、3-叔丁基-4-羟基-苯甲醚（5.28%）、邻苯二甲酸二乙酯（3.83%）、3-(2-甲基-丙烯基)-1H-茚（3.25%）、2,3,5-三甲基萘（3.19%）、己酸己酯（2.79%）、己酸（2.63%）、1,6-二甲基萘（2.63%）、正十五烷（2.63%）、抗氧剂（1.90%）、1,3-二甲基萘（1.85%）、棕榈酸甲酯（1.84%）、正十四烷（1.79%）、苯并噻唑（1.66%）、1,7-二甲基萘（1.35%）、9-甲基十九烷（1.34%）、2,6,10,14-四甲基十五烷（1.11%）、异硫氰酸环己酯（1.19%）、降姥鲛烷（1.09%）等。孙毅坤等（2004）用水蒸气蒸馏法提取的川楝子挥发油的主要成分为：己酸（19.63%）、亚麻酸乙酯（6.45%）、棕榈酸（6.44%）、棕榈酸乙酯（4.61%）、亚油烯酸乙酯（4.28%）、亚麻酸（2.93%）、油酸（2.72%）、异龙脑（2.32%）、己醇（1.67%）、己酸甲酯（1.31%）、1,1′-二环己烷（1.26%）、β-谷甾醇（1.18%）、龙脑（1.16%）等。郭惠等（2007）用石油醚萃取法提取的川楝子挥发油的主要成分为：双环[10.1.0]十三(碳)-1-烯（13.89%）、4-(4-乙基环己基)-1-戊烷基环己烯（12.41%）、豆甾烷-3,5-二烯（10.84%）、十七烷基

环氧乙烷（4.21%）、17-羟基雄甾烷-3,11-二酮（3.94%）、2(1H)-八氢-4a-甲基-7-(1-甲基乙基)-(4aα,7β,8aβ)萘（3.56%）、睾(甾)酮（3.52%）、2,2′-亚甲基双[6-(1,1-二甲基乙基)-4-甲基]苯酚（3.43%）、(2,3-二氢-1-甲基-1H-茚-1-基)-丙二腈（2.93%）、1,19-二十碳二烯（2.92%）、十九(碳)烷（2.78%）、3-(2-环戊烯基)-2-甲基-1,1-二苯基-1-丙烯（2.69%）、二十二烷（2.52%）、9-十八炔（2.50%）、环壬酮（2.22%）、十六醛（2.05%）、10,13-二甲基-17-(1,4,5-三甲基-十六碳-2-烯基)-1,2（1.16%）、十八醛（1.08%）等。

【性味与功效】味苦，性寒。疏肝泄热，行气止痛，杀虫。用于肝郁化火，胸胁、脘腹胀痛，疝气疼痛，虫积腹痛。

【注】川楝除果实《药典》入药外，花（川楝花）也可入药。魏萍等（2014）用水蒸气蒸馏法提取的陕西西安产川楝新鲜花挥发油的主要成分为：二十烷（31.07%）、反-(+)-橙花叔醇（14.69%）、二十八烷（8.41%）、四十四烷（6.97%）、3,7,11-三甲基十二烷-1-醇（6.59%）、十六烷酸-1,1-二甲基乙酯（6.32%）、十六烷酸-(2-甲基)-丙基酯（5.69%）、叶绿醇（4.56%）、3,7,11-三甲基十二烷-3-醇（3.03%）、十六烷酸环己酯（2.48%）、吲哚（2.34%）、1,4-二甲氧基苯（2.11%）、1-氯十八烷（2.08%）、脱氧胆酸甲基酯（1.68%）、2-甲基二十烷（1.24%）等；干燥花挥发油的主要成分为：苯乙醇（24.63%）、十六酸（23.50%）、二十九烷（13.09%）、苯甲醇（8.64%）、斯巴醇（4.97%）、二十烷（3.76%）、L-抗坏血酸-2,6-二棕榈酸酯（3.33%）、二十一烷（2.11%）、三十六烷（1.94%）、6,10,14-三甲基-2-十五烷酮（1.68%）、苯甲醛（1.62%）、(Z,Z)-9,12-十八烷二烯酸甲酯（1.07%）等。川楝花味苦，性寒。清热祛湿，杀虫，止痒。治热痱，头癣。

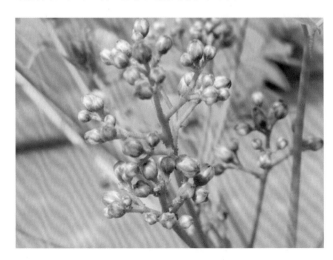

苦楝皮 ▼

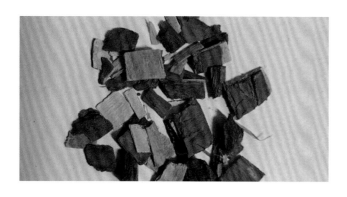

【基源】楝科楝属植物川楝 *Melia toosendan* Sieb. et Zucc. 和楝 *Melia azedarach* Linn. 的干燥树皮及根皮。川楝树皮及根皮的芳香成分未见报道。

【形态特征】落叶乔木，高达10余米；树皮灰褐色，纵裂。叶为2~3回奇数羽状复叶，长20~40cm；小叶对生，卵形至披针形，边缘有钝锯齿。圆锥花序约与叶等长；花芳香；花萼5深裂；花瓣淡紫色，倒卵状匙形，长约1cm。核果球形至椭圆形，长1~2cm，宽8~15mm；种子椭圆形。花期4~5月，果期10~12月。

【习性与分布】生于低海拔旷野、路旁或疏林中。已广泛栽培，分布于黄河以南各省区。

【挥发油含量】水蒸气蒸馏的苦楝皮的得油率为0.12%，根皮的得油率为0.02%。

【芳香成分】杨烨等（2013）用水蒸气蒸馏法提取的贵州麻江产楝干燥根皮挥发油的主要成分为：α-可巴烯（18.06%）、δ-荜澄茄烯（7.49%）、β-菖蒲二烯（4.40%）、α-荜澄茄油萜（4.26%）、香树烯（4.26%）、(1S)-1,2,3,4,4aβ,7,8,8aβ-八氢-1,6-二甲基-4β-异丙基-1-萘酚（4.18%）、(Z,Z,Z)-7,10,13-十六碳三烯醛（3.66%）、棕榈醛（3.55%）、α-杜松醇（3.37%）、(E)-α-红没药烯（3.12%）、棕榈酸（1.83%）、双环牻牛儿烯（1.77%）、β-荜澄茄油萜（1.65%）、β-广藿香烯（1.37%）、9,12-十八碳二烯醛（1.25%）、α-紫穗槐烯（1.20%）、罗汉柏烯（1.03%）、α-佛手柑油烯（1.01%）等；干燥树皮挥发油的主要成分为：棕榈酸（38.57%）、油酸（7.18%）、9-十六烯酸（5.42%）、亚油酸（4.57%）、肉豆蔻酸（3.71%）、

己醛（2.44%）、月桂酸（2.39%）、硬脂酸（2.11%）、芳姜黄烯（1.95%）、(Z,Z,Z)-7,10,13-十六碳三烯醛（1.60%）、十五烷酸（1.45%）、邻苯二甲酸二丁酯（1.41%）、(1S)-1,2,3,4,4aβ,7,8,8aβ-八氢-1,6-二甲基-4β-异丙基-1-萘酚（1.30%）、9,12-十八碳二烯醛（1.27%）、十六-7,11-二烯-1-醇（1.18%）、棕榈醛（1.11%）等。白成科等（2008）用水蒸气蒸馏法提取的陕西西安产楝干燥树皮挥发油的主要成分为：3,8-二甲基十一烷（9.25%）、4,6-二甲基十二烷（9.13%）、十七烷（6.88%）、3-乙基-3-甲基庚烷（5.94%）、2,4-双(1,1-双甲基乙基)苯酚（5.00%）、3,7-二甲基壬烷（3.81%）、十五烷（3.69%）、降植烷（3.31%）、十二烷（2.75%）、斯巴醇（2.56%）、2,3,6,7-四甲基-辛烷（2.44%）、2,5-二甲基-3-己酮（2.31%）、丁酸丁酯（2.31%）、十六烷（2.04%）、3,7-二甲基癸烷（1.94%）、6-甲基-1-庚醇（1.88%）、二十九烷（1.75%）、2,4,4-三甲基己烷（1.69%）、3-甲基-3-乙基-癸烷（1.63%）、4,4-二甲基辛烷（1.56%）、2-丙基-1-戊醇（1.44%）等。

【性味与功效】味苦，性寒，有毒。杀虫，疗癣。用于蛔虫病，蛲虫病，虫积腹痛；外治疥癣瘙痒。

【注】楝除树皮及根皮《药典》入药外，叶（苦楝叶）、花（苦楝花）、果实（苦楝子）均可入药。苦楝叶：水蒸气蒸馏的干燥叶的得油率为0.24%。雷福成等（2010）用水蒸气蒸馏法提取的河南信阳产楝干燥叶挥发油的主要成分为：石竹烯氧化物（31.08%）、二环大根香叶烯（15.43%）、石竹烯（9.11%）、(S)-6-乙烯基-6-甲基-1-(1-甲基乙基)-3-(1-甲基亚乙基)-环己烯（8.72%）、8,9-脱氢-环异长叶烯（6.78%）、[1aR-(1aα,4aα,7β,7aβ,7bα)]-十氢-1,1,7-三甲基-4-亚甲基-1H-环丙[e]薁-7-醇（5.35%）、[1S-(1α,2β,4β)]-1-乙烯基-1-甲基-2,4-二(1-甲基乙烯基)-环己烷（2.93%）、1,5,5-三甲基-6-亚甲基-环己烯（2.90%）、异石竹烯（2.52%）、顺-Z-α-环氧红没药烯（2.32%）、[S-(Z)]-3,7,11-三甲基-1,6,10-十二碳三烯-3-醇（1.67%）、[1S-(1α,7α,8aα)]-1,2,3,5,6,7,8,8a-八氢-1,8a-二甲基-7-(1-甲基乙烯基)-萘（1.57%）等。白成科等（2008）用水蒸气蒸馏法提取的陕西西安产楝干燥叶挥发油的主要成分为：甘香烯（22.53%）、石竹烯（10.75%）、叶绿醇（10.27%）、斯巴醇（5.73%）、亚麻酸甲酯（5.34%）、δ-杜松烯（4.70%）、棕榈酸（3.83%）、可巴烯（3.55%）、1,2,3,4,4a,7-

六氢 -1,6- 二甲基 -4-(1- 甲基乙基)- 萘（3.18%）、α - 荜澄茄油烯（2.60%）、β - 榄香烯（2.22%）、蓝桉醇（1.94%）、绿花白千层醇（1.80%）、异香橙烯（1.33%）、α - 石竹烯（1.19%）、Z,Z-2,13- 十八二烯 -1- 醇（1.13%）、6,9- 十八二烯酸甲酯（1.11%）、6,10,14- 三甲基 -2- 十五烷酮（1.02%）等。张峰等（2009）用水蒸气蒸馏法提取的山东威海产楝叶挥发油的主要成分为：正十六酸（34.90%）、植醇（17.82%）、3,7,11,15- 四甲基 -2- 十六碳烯 -1- 醇（9.90%）、6,10,14- 三甲基 -2- 十五烷酮（5.21%）、油酸（4.57%）、1,1,10- 三甲基 -2- 羟基 -6,9- 环二氧十氢萘（3.27%）、9,12- 十八烷二烯酸 (Z,Z) 二聚物（2.66%）、乙酸十八酯（2.04%）、二十七烷（1.30%）、豆蔻酸（1.26%）、硬脂酸（1.26%）、二十九烷（1.12%）、十二烷酸（1.05%）等。苦楝叶味苦，性寒，有毒。清热燥湿，杀虫止痒，行气止痛。治湿疹瘙痒，疮癣疥癞，蛇虫咬伤，滴虫性阴道炎，疝气疼痛，跌打肿痛。苦楝花：用水蒸气蒸馏法提取的湖南长沙产楝阴干花挥发油的主要成分为：6,10,14- 三甲基 -2- 十五烷酮（10.92%）、(Z)-3,7,11- 三甲基 -1,6,10- 辛三烯 -3- 醇（10.71%）、苯甲醚（5.36%）、(E)-3,7,11- 三甲基 -1,6,10- 辛三烯 -3- 醇（4.86%）、十六酸（4.58%）、壬醛（4.14%）、(R)-3,7- 二甲基 -6- 辛烯 -1- 醇（2.78%）、(-)- 斯巴醇（2.79%）、氧化石竹烯（2.58%）、雪松醇（2.58%）、7-n- 二十六烷（2.29%）、氧代环十七烷 -2- 酮（1.99%）、二十一烷（1.99%）、十六酸甲酯（1.83%）、己醛（1.44%）、4,11,11- 三甲基 -8- 亚甲基 - 二环 [7.2.0] 十一 -4- 烯（1.36%）、(E)-2- 十三烯醛（1.31%）、1,1- 二甲氧基 - 己烷（1.27%）、5-n- 丁基十六烷（1.23%）、十八烷（1.20%）、二 (2- 甲基丙基)-1,2- 苯二羧酸酯（1.18%）、2- 甲基二十烷（1.14%）、二十八烷（1.14%）、二十烷（1.02%）等（刘韶等，2010）。苦楝花味苦，性寒。清热祛湿，杀虫，止痒。治热痱，头癣。苦楝子：水蒸气蒸馏的苦楝子的得油率为 0.02%。王祥培等（2010）用水蒸气蒸馏法提取的贵州天柱产苦楝子挥发油的主要成分为：己酸（19.56%）、亚油酸（13.90%）、棕榈酸（10.63%）、油酸（5.15%）、β - 珀珀烯（5.13%）、十四烷醛（4.80%）、1- 己烯醇（3.84%）、十八碳烷酸（3.34%）、正己醛（2.05%）、己酸己酯（1.83%）、β - 榄香烯（1.79%）、月桂酸（1.72%）、壬酸（1.59%）、壬酮（1.47%）等。白成科等（2008）用水蒸气蒸馏法提取的陕西西安产苦楝子挥发油的主要成分为：棕榈酸 (27.65%)、

3,7,11,15- 四甲基 -2- 十六烷醇（11.28%）、己酸(6.94%)、邻苯二甲酸 - 丁基 -8- 甲基壬基酯（5.83%）、油酸甲酯(5.47%)、肉豆蔻酸（5.00%）、叶绿醇（4.78%）、二十四烷（2.35%）、三十六烷（1.92%）、6,10,14- 三甲基 -2- 十五烷酮（1.82%）、8,11- 十八二烯酸甲酯（1.46%）、4,6- 二甲基十二烷（1.40%）、棕榈酸乙酯（1.30%）、2,3,5,8- 四甲基癸烷（1.19%）、甘香烯（1.19%）、2,6,10,15- 四甲基十七烷（1.13%）、斯巴醇（1.01%）等。苦楝子味苦，性寒，有小毒。行气止痛，杀虫。治脘腹胁肋疼痛，疝痛，虫积腹痛，头癣，冻疮。

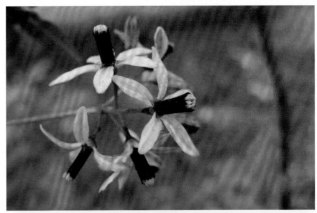

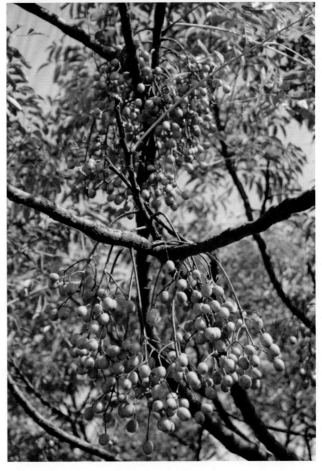

大黄 ▼

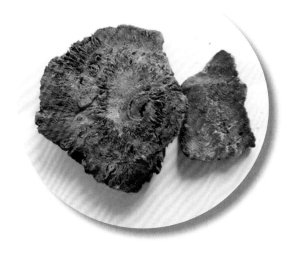

【基源】蓼科大黄属植物掌叶大黄 *Rheum palmatum* L inn..、唐古特大黄（鸡爪大黄）*Rheum tanguticum* Maxim.ex Balf. 或药用大黄 *Rheum officinale* Baill. 的干燥根和根茎。

【形态特征】掌叶大黄：高大粗壮草本，高 1.5~2m，根及根状茎粗壮木质。叶片长宽近相等，长达 40~60cm，通常成掌状半 5 裂；茎生叶向上渐小；托叶鞘大，长达 15cm。大型圆锥花序，密被粗糙短毛；花小，通常为紫红色，有时黄白色；花被片 6，宽椭圆形到近圆形。果实矩圆形，长 8~9mm，宽 7~7.5mm。种子宽卵形，棕黑色。花期 6 月，果期 8 月。

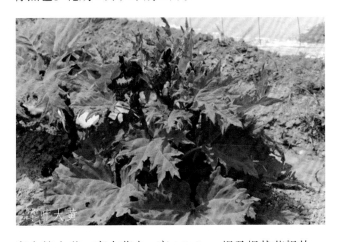

掌叶大黄

唐古特大黄：高大草本，高 1.5~2m，根及根状茎粗壮，黄色。茎生叶大型，叶片近圆形，长 30~60cm，通常掌

状 5 深裂，叶面具乳突或粗糙，下面具密短毛；茎生叶较小；托叶鞘大型。大型圆锥花序，花小，紫红色；花被片近椭圆形。果实矩圆状卵形，长 8~9.5mm，宽 7~7.5mm。种子卵形，黑褐色。花期 6 月，果期 7~8 月。

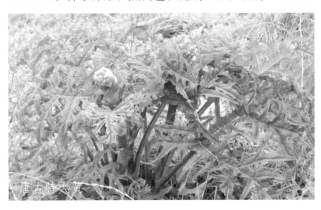

唐古特大黄

药用大黄：高大草本，高 1.5~2m，根及根状茎粗壮。基生叶大型，叶片近圆形，直径 30~50cm，掌状浅裂；茎生叶向上逐渐变小；托叶鞘宽大，长可达 15cm，初时抱茎，后开裂。大型圆锥花序，花 4~10 朵成簇互生，绿色到黄白色；花被片 6。果实长圆状椭圆形，长 8~10mm，宽 7~9mm。种子宽卵形。花期 5~6 月，果期 8~9 月。

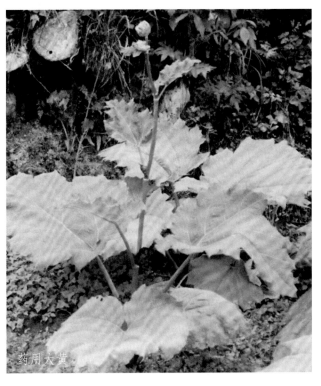

药用大黄

【习性与分布】掌叶大黄：生于海拔 1500~4400m 的山坡或山谷湿地。分布于甘肃、四川、青海、云南、西藏等省区，甘肃、陕西栽培较广。唐古特大黄：生于海拔 1600~3000m 高山沟谷中。分布于甘肃、青海、西藏。药用大黄：生于海拔 1200~4000m 山沟或林下，多有栽培。

分布于陕西、四川、湖北、贵州、云南、河南。

【挥发油含量】水蒸气蒸馏的鸡爪大黄根的得油率为0.03%，掌叶大黄根茎的得油率为0.03%。

【芳香成分】掌叶大黄：张丙生等（1992）用水蒸气蒸馏法提取的甘肃天水产掌叶大黄挥发油的主要成分为：棕榈酸（38.13%）、亚油酸次之（10.43%）、芴氧（4.23%）、蒽（3.01%）、十五酸（3.00%）、十四酸（1.59%）、邻苯二甲酸二异丁酯（1.52%）、2,4-二羟基苯乙酮（1.39%）、邻甲氧基苯乙酮（1.13%）、甲氧基乙酰基苯酚（1.01%）等。杨彬彬等（2013）用超临界 CO_2 萃取法提取的甘肃岷县产掌叶大黄挥发油的主要成分为：4',5-二羟基-7-甲氧基黄酮（12.98%）、棕榈酸（5.14%）、邻苯二甲酸单（2-乙基己基）酯（2.89%）、三十烷（1.19%）、亚油酸乙酯（1.15%）、邻苯二甲酸二异丁酯（1.02%）等；用顶空萃取法提取的掌叶大黄挥发油的主要成分为：2-(1-氧丙基)-苯甲酸（13.33%）、[1S-(1α,3αβ,4α,8αβ)]-十氢-4,8,8-三甲基-9-亚甲基-1,4-亚甲基奠（4.94%）、1-(1,5-二甲基-4-己烯基)-4-甲基-苯（3.88%）、棕榈酸（1.90%）、石竹烯（1.70%）、(S)-1-甲基-4-(5-甲基-1-亚甲基-4-己烯基)-环己烯（1.23%）、2,6,6,9-四甲基-三环[5.4.0.0(2,8)]十一碳-9-烯（1.10%）等

唐古特大黄：王雪峰等（1995）用水蒸气蒸馏法提取的青海西宁产唐古特大黄挥发油的主要成分为：棕榈酸（49.31%）、(Z,Z)-亚油酸（11.95%）、(Z,Z)-亚油酸甲酯（3.93%）、9-十六碳烯酸（3.92%）、(E,E)-亚油酸甲酯（3.80%）、十五酸（3.75%）、11-十八碳烯酸甲酯（2.67%）、十四酸（1.40%）、十二酸（1.35%）、乙酸里哪酯（1.34%）、(Z)-15-二十四碳烯酸甲酯（1.07%）、(Z)-乙酸-11-十四碳烯-1-酯（1.04%）等。

药用大黄：麦蓝尹等（2016）水蒸气蒸馏法提取的药用大黄挥发油的主要成分为：右旋萜二烯（56.79%）等；溶剂（乙酸乙酯）萃取法提取的根茎挥发油的主要成分为：α-松油醇（15.90%）、邻苯二甲酸二异丁酯（6.96%）、杜鹃醇（4.29%）、丁酸乙酯（1.55%）、覆盆子酮（1.21%）等。

【性味与功效】味苦，性寒。泻下攻积，清热泻火，凉血解毒，逐瘀通经，利湿退黄。用于实热积滞便秘，血热吐衄，目赤咽肿，痈肿疔疮，肠痈腹痛，瘀血经闭，产后瘀阻，跌打损伤，湿热痢疾，黄疸尿赤，淋证，水肿；外治烧烫伤。

虎杖 ▼

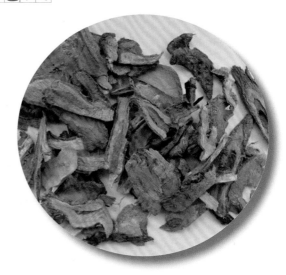

【基源】蓼科虎杖属植物虎杖 *Polygonum cuspidatum* Sieb.et Zucc.（《中国植物志》现接受虎杖的学名为 *Reynoutria japonica* Houtt.）的干燥根茎和根。

【形态特征】多年生草本，高1~2m。叶卵状椭圆形，长5~12cm，宽4~9cm，近革质，全缘；托叶鞘膜质，偏斜，长3~5mm，褐色。花单性，雌雄异株，花序圆锥状，长3~8cm，腋生；苞片漏斗状，长1.5~2mm，每苞内具2~4花；花被5深裂，淡绿色，雄花花被片具绿色中脉。瘦果卵形，具3棱，长4~5mm，黑褐色，有光泽，包于宿存花被内。花期8~9月，果期9~10月。

【习性与分布】生于山坡灌丛、山谷、路旁、田边湿地，海拔140~2000m。喜温暖、湿润性气候，耐旱力、耐寒力较强。分布于陕西、甘肃、华东、华中、华南、四川、云南、贵州。

【挥发油含量】水蒸气蒸馏的虎杖的得油率为0.45%~0.66%；纤维素酶法提取的得油率为0.75%。

【芳香成分】汤洪波等（2010）用水蒸气蒸馏法提取的江西宜春产虎杖挥发油的主要成分为：1-甲基-4-苯甲基苯（17.47%）、3-甲基-二苯并噻吩（14.87%）、邻苯二甲酸二丁酯（11.81%）、2,8-二甲苯二苯并噻吩（7.99%）、十七酸乙酯（4.64%）、壬酸乙酯（3.29%）、2-甲基萘（3.12%）、联苯（1.89%）、二苯并噻吩（1.48%）、丁二酸二乙酯（1.43%）、1,2-二甲基-2,1-萘酚（1.39%）、氧芴（1.28%）、2,3,6-三甲基萘（1.16%）、芴（1.10%）、

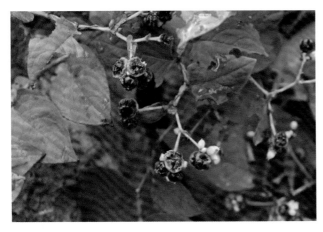

庚酸（1.03%）等。孙娟等（2006）用水蒸气蒸馏法提取的湖南湘西产虎杖挥发油的主要成分为：二苯并噻吩（18.00%）、3-甲基-二苯并噻吩（16.54%）、菲（4.78%）、2,8-二甲基二苯并噻吩（3.55%）、9H-哈吨（2.85%）、9-甲基-9H-芴（2.74%）、芴（2.47%）、联苯二甲酸二丁酯（2.24%）、1-甲基蒽（2.15%）、1,2-二甲基-2,1-萘酚（1.55%）、1-甲基-4-苯甲基苯（1.40%）、4-甲基-1,1'-联苯（1.36%）、氧芴（1.34%）、1,7-二甲基萘（1.00%）等。

【性味与功效】味苦，性寒。利湿退黄，清热解毒，散瘀止痛，止咳化痰。用于湿热黄疸，淋浊，带下，风湿痹痛，痈肿疮毒，水火烫伤，经闭，癥瘕，跌打损伤，肺热咳嗽。

萹蓄 ▼

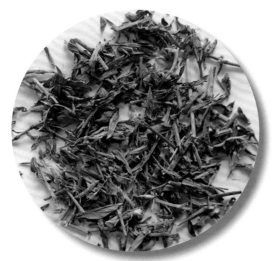

【基源】蓼科蓼属植物萹蓄 *Polygonum aviculare* Linn. 的干燥地上部分。

【形态特征】一年生草本。茎高 10~40cm。叶椭圆形或披针形，长 1~4cm，宽 3~12mm，全缘；托叶鞘膜质，下部褐色，上部白色。花单生或数朵簇生于叶腋；苞片薄膜质；花被 5 深裂，花被片椭圆形，长 2~2.5mm，绿色，边缘白色或淡红色。瘦果卵形，具 3 棱，长 2.5~3mm，黑褐色。花期 5~7 月，果期 6~8 月。

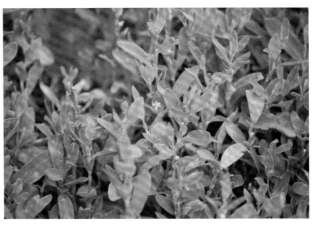

【习性与分布】生于田边路、沟边湿地，海拔 10~4200m。寒冷山区或温暖平坝都能生长。全国各地均有分布。

【挥发油含量】水蒸气蒸馏的萹蓄的得油率为 0.67%，石油醚萃取的得油率为 0.72%。

【芳香成分】胡浩斌等（2006）用超临界 CO_2 萃取法提取的甘肃庆阳产萹蓄药材挥发油的主要成分为：L-芳樟醇（17.56%）、β-石竹烯（7.14%）、莰烯（5.46%）、斯巴醇（3.96%）、石竹烯氧化物（3.24%）、1,8-桉树脑（2.78%）、α-侧柏酮（2.37%）、十九烷（2.17%）、1-萜品烯（2.14%）、樟脑（1.86%）、二十三烷（1.86%）、δ-榄香烯（1.85%）、倍半萜烯醇（1.82%）、乙酸龙脑酯（1.80%）、β-荜澄茄油烯（1.63%）、橙花醇（1.58%）、丁子香酚（1.58%）、香茅醇（1.56%）、乙酸肉桂酯（1.52%）、α-荜草烯（1.27%）、β-花柏烯（1.25%）、萜品烯-4-醇（1.24%）、顺-双环倍半水芹烯（1.23%）、γ-杜松烯（1.23%）、二十五烷（1.23%）、τ-杜松醇（1.21%）、α-杜松醇（1.08%）、十二烷（1.04%）、β-波旁烯（1.04%）、D-大根香叶烯（1.04%）、二十四烷（1.04%）等。许福泉等（2012）用索氏提取法提取的萹蓄药材挥发油的主要成分为：棕榈酸（23.04%）、(Z)-9-十八碳烯酸（11.51%）、喇叭茶醇（5.34%）、(Z,Z)-9,12-十八碳二烯酸（4.13%）、(Z,Z,Z)-9,12,15-十八碳三烯酸乙酯（3.79%）、硬脂酸（3.29%）、棕榈酸乙酯（3.07%）、异棕榈酸甲酯（2.88%）、炔孕酮（2.59%）、1-十九碳烯（2.47%）、环十二烷酮（2.36%）、邻苯二甲酸二丁酯（2.16%）、二十九碳烷（1.97%）、(Z,Z,Z)-9,12,15-十八碳三烯酸甲酯（1.85%）、布藜醇（1.63%）、植醇（1.54%）、2-(环己氧基羰基)苯甲酸(1.41%)、反式-1,2-二苯基环丁烷(1.23%)、6,10,14-三甲基-2-十五烷酮（1.18%）、11-癸基-二十一碳烷（1.13%）、1-丁基2-异丁基邻苯二甲酸酯（1.08%）、(Z,Z)-9,12-十八碳二烯酸甲酯（1.06%）等。

【性味与功效】味苦，性微寒。利尿通淋，杀虫，止痒。用于热淋涩痛，小便短赤，虫积腹痛，皮肤湿疹，阴痒带下。

杠板归 ▼

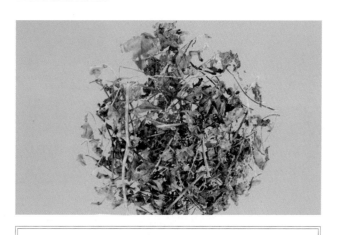

【基源】蓼科蓼属植物杠板归 *Polygonum perfoliatum* Linn. 的干燥地上部分。

【形态特征】一年生草本。茎攀援，长 1~2m。叶三角形，长 3~7cm，宽 2~5cm，薄纸质，下面沿叶脉疏生皮刺；托叶鞘叶状，草质，绿色，近圆形。总状花序呈短穗状，顶生或腋生，长 1~3cm；苞片卵圆形，每苞片内具花 2~4 朵；花被 5 深裂，白色或淡红色，花被片椭圆形，呈肉质，深蓝色。瘦果球形，直径 3~4mm，黑色。花期 6~8 月，果期 7~10 月。

【习性与分布】生田边、路旁、山谷湿地，海拔 80~2300m。分布于黑龙江、吉林、辽宁、河北、山东、河南、陕西、甘肃、江苏、浙江、安徽、江西、湖南、湖北、四川、贵州、福建、台湾、广东、海南、广西、云南。

【芳香成分】张道英等（2017）用水蒸气蒸馏法提取的杠板归挥发油的主要成分为：6,10,14-三甲基-十五烷酮(14.27%)、2-十一烷酮（10.21%）、2,3-丁二醇（9.77%）、n-十五烷酸（4.79%）、3,7,11,15-四甲基-2-十六碳烯醇（3.59%）、17-三十五碳烯（2.59%）、邻苯二甲酸二乙酯（2.37%）、月桂酸（2.08%）、3,7,11,15-四甲基-十六烷基乙酸酯（1.30%）、2-乙氧基-3-氯丁烷（1.27%）等；用固相微萃取法提取的杠板归挥发油的主要成分为：戊醛（16.29%）、邻苯二甲酸二乙酯（16.28%）、己醛（12.92%）、2-甲基丁醛（6.82%）、2,4-葵二烯醛（6.32%）、2-辛基-呋喃（3.80%）、N-2-氰乙基苯磺酰胺（3.16%）、壬醛（3.07%）、3-甲基-1-庚醇（2.97%）、1-十一碳烯（2.33%）、二十五烷（2.23%）、2-丙基呋喃（1.98%）、1-十二烷醇（1.97%）、9-十八碳烯酸-1,2,3-丙三醇酯（1.91%）、肉桂醛（1.62%）、2,3-丁二酮（1.38%）、2-月桂烯醛（1.12%）等。

【性味与功效】味酸，性微寒。清热解毒，利水消肿，止咳。用于咽喉肿痛，肺热咳嗽，小儿顿咳，水肿尿少，湿热泻痢，湿疹，疖肿，蛇虫咬伤。

何首乌 ▼

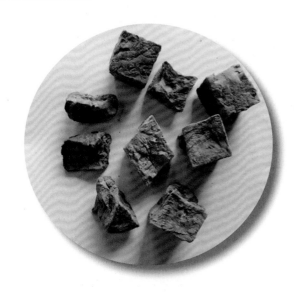

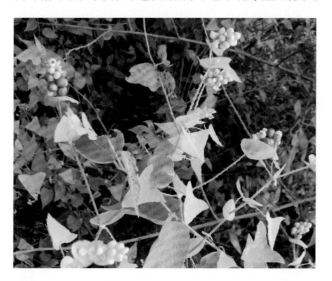

【基源】蓼科何首乌属植物何首乌 *Polygonum multiflorum* Thunb.（同种植物《中国植物志》现接受拉丁名为 *Fallopia multiflora* (Thunb.) Harald.）的干燥块根。

【形态特征】多年生草本。块根肥厚，长椭圆形，黑褐色。茎缠绕，长2~4m。叶卵形，长3~7cm，宽2~5cm，全缘；托叶鞘膜质，偏斜。花序圆锥状，顶生或腋生，长10~20cm；苞片三角状卵形，具小突起，顶端尖，每苞内具2~4花；花被5深裂，白色或淡绿色，花被片椭圆形。瘦果卵形，具3棱，长2.5~3mm，黑褐色。花期8~9月，果期9~10月。

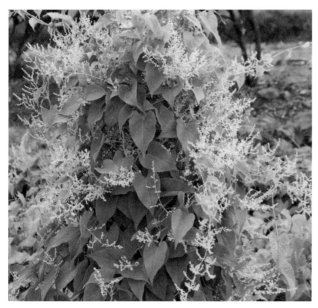

【习性与分布】生山谷灌丛、山坡林下、沟边石隙，海拔200~3000m。分布于陕西、甘肃、华东、华中、华南、四川、云南及贵州。

【芳香成分】罗益远等（2015）用水蒸气蒸馏法提取的江苏南京产何首乌挥发油的主要成分为：6,6-二甲基-2,4-庚二烯（33.64%）、吲哚（12.15%）、2-(1-氧丙基)-苯甲酸（2.84%）、邻苯二甲酸二异丁酯（2.46%）、4-乙烯基-2-甲氧基苯酚（1.99%）、3,5-二甲氧基甲苯（1.47%）、2,4-二叔丁基苯酚（1.06%）、(-)-4-萜品醇（1.05%）、邻苯二甲酸二丁酯（1.04%）、1-甲氧基-3-甲基苯（1.01%）等。

【性味与功效】味苦、甘、涩，性温。解毒，消痈，截疟，润肠通便。用于疮痈，瘰疬，风疹瘙痒，久疟体虚，肠燥便秘。

首乌藤 ▼

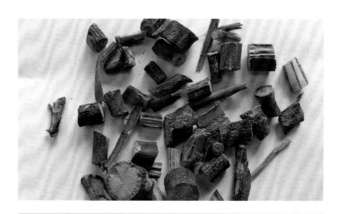

【基源】蓼科何首乌属植物何首乌 *Polygonum multiflorum* Thunb.（同种植物《中国植物志》现接受拉丁名为 *Fallopia multiflora* (Thunb.) Harald.）的干燥藤茎。

【形态特征】同何首乌。

【习性与分布】同何首乌。

【芳香成分】罗益远等（2015）用用水蒸气蒸馏法提取的江苏南京产首乌藤挥发油的主要成分为：邻苯二甲酸二异丁酯（33.33%）、邻苯二甲酸二丁酯（15.30%）、己醛（2.54%）、6,10,14-三甲基-2-十五烷酮（2.20%）、丁酸丁酯（1.76%）、壬醛（1.58%）、壬酸（1.44%）、1-十六烯（1.31%）、2-苯基乙醛（1.27%）、柏木脑（1.26%）、L-薄荷醇（1.19%）、1-十六烷醇（1.18%）、(E)-2,6-二甲基-2,6-十一碳二烯-10-酮（1.08%）、4-乙烯基-2-甲氧基苯酚（1.05%）、亚麻酸（1.04%）等。

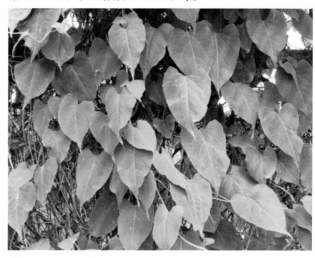

【性味与功效】味甘，性平。养血安神，祛风通络。用于失眠多梦，血虚身痛，风湿痹痛，皮肤瘙痒。

水红花子 ▼

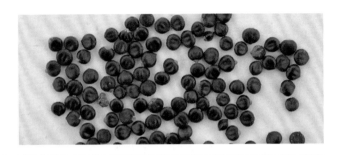

【基源】蓼科蓼属植物红蓼 *Polygonum orientale* Linn. 的干燥成熟果实。

【形态特征】一年生草本。茎高 1~2m。叶宽卵形或卵状披针形，长 10~20cm，宽 5~12cm，全缘，密生缘毛；托叶鞘筒状，膜质，具翅。总状花序呈穗状，顶生或腋生，长 3~7cm，花通常数个再组成圆锥状；苞片宽漏斗状，草质，绿色，每苞内具 3~5 花；花被 5 深裂，淡红色或白色。瘦果近圆形，直径长 3~3.5mm，黑褐色。花期 6~9 月，果期 8~10 月。

【习性与分布】生于沟边湿地、村边路旁，海拔 30~2700m。喜温暖湿润环境。喜水又耐干旱，要求光照充足。除西藏外，全国各地均有分布。

【挥发油含量】水蒸气蒸馏的水红花子的得油率为 0.61%。

【芳香成分】蔡玲等（2008）用水蒸气蒸馏法提取的江苏产挥发油的主要成分为：异长叶烯（19.45%）、7-溴十氢 -4,8,8- 三甲基 -9- 亚甲基 -1,4- 甲基茚并芳庚烷(14.61%)、1,4,4a,5,6,7,8,8a- 八氢 -2,5,5,8a- 四甲基 -1- 萘甲醇（8.75%）、1,4,5,6,7,7a- 六氢 -4- 甲基 -7-(1-甲基乙基)-2H- 茚 -2- 酮(6.88%)、香叶基丙酮(5.04%)、(Z,Z)-9,12- 十八碳二烯酸（4.70%）、2,5,9- 三甲基环十一 -4,8- 二烯酮（4.17%）、石竹烯氧化物（3.20%）、八氢 -4a,7,7- 三甲基 - 萘酮（2.29%）、正己醛（1.79%）、二十烷酸（1.10%）等。陈艳等（2008）用固相微萃

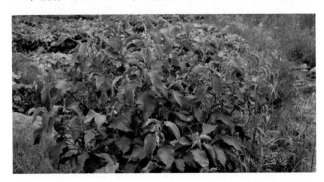

取法提取的水红花子挥发油的主要成分为：罗汉柏烯(6.99%)、丁香烯 (5.59%)、2,5,5,8a- 四甲基 -6,7,8,8a-四氢 -5H- 萘 -1- 酮 (5.52%)、α - 丁香烯（4.29%）、1,2,4a,5,6,8a- 六氢 -4,7- 二甲基 -1- 异丙基萘（4.04%）、环氧石竹烯（3.60%）、4,5,5a,6,6a,6b- 六氢 -4,4,6b-三甲基 -2- 乙烯基 -2H- 环丙香豆酮（3.54%）、α -香附酮（3.54%）、香叶基丙酮（3.48%）、2- 丁基 -2-辛烯醛（2.77%）、1,5,5,8- 四甲基 -12- 氮杂双环 -3,7-二烯（2.66%）、1-(1,5- 二甲基 -4 己烯基)-4- 甲基苯（2.34%）、1,4,4a,5,6,7,8,8a-8H-2,5,5,8a- 四甲基萘甲醇（2.20%）、6,10,14- 四甲基 -2- 十五烷酮（2.16%）、异香橙烯环氧化物（2.07%）、壬醛（1.94%）、反 -4a,7,7-三甲基 - 八氢 -2-(1H) 萘酮（1.94%）、香橙烯环氧化物（1.87%）、喇叭烯 -(Ⅱ)（1.80%）、4,4- 二甲基 -9-羟基 - 四环 [6.3.2.0(2,5).0(1,8)]- 十三烷（1.51%）、己酸（1.43%）、1,2- 邻苯二甲酸二异丙酯（1.41%）、1(10),6,8- 三烯 - 杜松（1.20%）等。

【性味与功效】味咸，性微寒。散血消癥，消积止痛，利水消肿。用于癥瘕痞块，瘿瘤，食积不消，胃脘胀痛，水肿腹水。

蓼大青叶 ▼

【基源】蓼科蓼属植物蓼蓝 *Polygonum tinctorium* Ait. 的干燥叶。

【形态特征】一年生草本，高 50~80cm。叶卵形或宽椭圆形，长 3~8cm，宽 2~4cm，干后呈暗蓝绿色，全缘；托叶鞘膜质，长 1~1.5cm，具长缘毛。总状花序呈穗状，长 2~5cm，顶生或腋生；苞片漏斗状，绿色，有缘毛，每苞内含花 3~5；花被 5 深裂，淡红色，花被片卵形。瘦果宽卵形，具 3 棱，长 2~2.5mm，褐色。花期 8~9 月，果期 9~10 月。

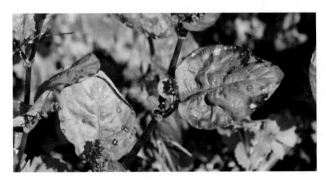

【习性与分布】野生于旷野水沟边。全国各地均有分布。

【挥发油含量】水蒸气蒸馏的蓼大青叶的得油率为0.32%。

【芳香成分】刘福涛等（2010）用水蒸气蒸馏法提取的山东嘉祥产蓼大青叶挥发油的主要成分为：4-烯丙基-2-甲氧基苯酚（26.64%）、十六碳酸（7.93%）、3-甲基苯甲醛（6.27%）、3,7,11,15-四甲基-2-十六烯-1-醇（4.81%）、9,12,15-十八碳三烯酸-2,3-二羟基丙酯（4.31%）、3-氨基-2-环己烯-1-酮（3.24%）、6-甲基-2-羧酸吡啶（2.64%）、2,4-二甲基环己醇（2.32%）、4-甲基-5-氨基乙烯基-6-羟基-2-巯基-3-吡啶甲腈（2.26%）、6,10,14-三甲基-2-十五酮（2.00%）、3-(1-环己烯基)-2-丙烯醛（1.92%）、2,4-二甲基苯酚（1.66%）、2-甲基-5-(1-甲基乙烯基)环己醇（1.46%）、3,5-二羟基苯乙酮（1.43%）、苯甲醛（1.39%）、5,6-二氢-7,12-二甲基-5,6-二羟基苯丙蒽（1.05%）等。

【性味与功效】味苦，性寒。清热解毒，凉血消斑。用于温病发热，发斑发　，肺热咳喘，喉痹，痄腮，丹毒，痈肿。

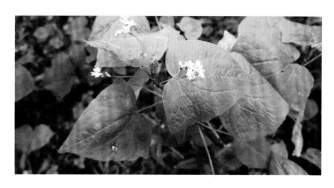

【习性与分布】生于山谷湿地、山坡灌丛，海拔250~3200m。喜温暖气候，耐旱耐寒性强。分布于陕西、华东、华中、华南及西南。

【芳香成分】白政忠等（2007）用水蒸气蒸馏法提取的云南曲靖产金荞麦挥发油的主要成分为：正十六酸（10.34%）、(Z,Z)-9,12-十八二烯酸（6.44%）、正十七烷（3.85%）、二十一烷（3.79%）、十八烷（3.33%）、二十烷（3.30%）、1,4,4a,5,6,7,8,8a-八氢-2,5,5,8a-四甲基-1-萘烯甲醇（3.27%）等。

【性味与功效】味苦，性平。清热解毒，排脓祛瘀。用于肺痈吐脓，肺热喘咳，乳蛾肿痛。

金荞麦 ▼

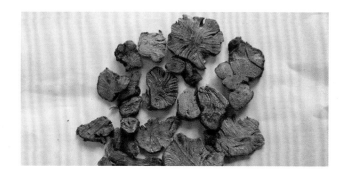

【基源】蓼科荞麦属植物金荞麦 *Fagopyrum dibotrys* (D. Don) Hara 的干燥根茎。

【形态特征】多年生草本。根状茎木质化，黑褐色。茎高50~100cm。叶三角形，长4~12cm，宽3~11cm，全缘；托叶鞘筒状，膜质，褐色，偏斜。花序伞房状，顶生或腋生；苞片卵状披针形，每苞内具2~4花；花被5深裂，白色，花被片长椭圆形。瘦果宽卵形，具3锐棱，长6~8mm，黑褐色，无光泽，超出宿存花被2~3倍。花期7~9月，果期8~10月。

肉苁蓉 ▼

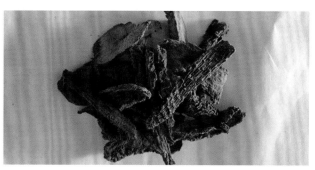

【基源】列当科肉苁蓉属植物肉苁蓉 *Cistanche deserticola* Y.C.Ma 或管花肉苁蓉 *Cistanche tubulosa*（Schenk）Wight（蒙古肉苁蓉 *Cistanche mongolica*）的干燥带鳞叶的肉质茎。

【形态特征】肉苁蓉：高大草本，高40~160cm，大部分地下生。茎下部直径可达5~15cm，向上渐变细。叶宽卵形，长0.5~1.5cm，宽1~2cm。花序穗状，长15~50cm，直径4~7cm；苞片披针形；小苞片2枚。花萼钟状。花冠筒状钟形，长3~4cm，颜色淡黄白色或淡紫色。蒴果卵球形，长1.5~2.7cm，直径1.3~1.4cm。种子椭圆形。花期5~6月，果期6~8月。

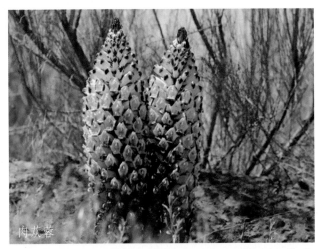

肉苁蓉

管花肉苁蓉：植株高60~100cm，地上部分高30~35cm。茎基部直径3~4cm。叶乳白色，干后变褐色，三角形，长2~3cm，宽约5mm，生于茎上部的渐狭。穗状花序，长12~18cm，直径5~6cm；苞片卵状披针形；小苞片2枚，线状披针形。花萼筒状，乳白色。花冠筒状漏斗形，干后变棕褐色。蒴果长圆形。种子多数，近圆形，黑褐色。花期5~6月，果期7~8月。

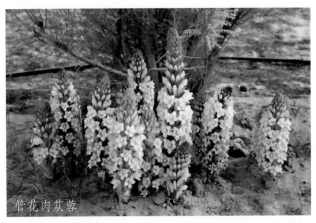

管花肉苁蓉

【习性与分布】肉苁蓉：生于梭梭荒漠的沙丘，海拔225~1150m；主要寄主有梭梭 *Haloxylon ammodendron*(C. A. Mey.) Bunge 及白梭梭 *H. persicum* Bunge ex Boiss。分布于内蒙古、宁夏、甘肃、新疆。管花肉苁蓉：生于水分较充足的怪柳丛中及沙丘地，海拔1200m；常寄生于柽柳属 Tamarix L. 植物根上。分布于新疆。

【挥发油含量】水蒸气蒸馏的管花肉苁蓉新鲜肉质茎的得油率为0.10%，肉苁蓉肉质茎的得油率为3.50%。

【芳香成分】肉苁蓉：回瑞华等（2003）用同时蒸馏-萃取法提取的内蒙古东胜产肉苁蓉肉质茎挥发油的主要成分为：丁香酚（83.60%）、苯甲醛（2.44%）、石

竹烯（1.52%）、3-二十碳烯（1.15%）等。

管花肉苁蓉：张勇等（1993）用水蒸气蒸馏法提取的新疆策勒产管花肉苁蓉新鲜肉质茎挥发油的主要成分为：棕榈酸（49.42%），亚油酸（42.02%）、十五烷酸（1.07%）等。

【性味与功效】味苦、咸，性温。补肾阳，益精血，润肠通便。用于肾阳不足，精血亏虚，阳痿不孕，腰膝酸软，筋骨无力，肠燥便秘。

龙胆 ▼

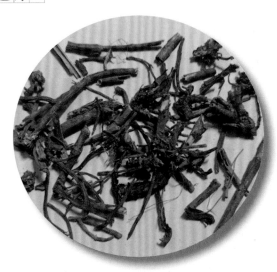

【基源】龙胆科龙胆属植物条叶龙胆 *Gentiana manshuric* Kitag.、龙胆 *Gentiana scabra* Bge.、三花龙胆 *Gentiana triflora* Pall. 或坚龙胆 *Gentiana rigesceras* Franch. 的干燥根和根茎。前三种习称"龙胆"，后一种习称"坚龙胆"。条叶龙胆、三花龙胆、坚龙胆的芳香成分未见报道。

【形态特征】多年生草本，高30~60cm。枝下部叶膜质，淡紫红色，鳞片形，长4~6mm；中、上部叶近革质，卵形至线状披针形，长2~7cm，宽0.4~3cm，向上愈小。花多数，簇生枝顶和叶腋；苞片披针形；花萼筒宽筒形；花冠蓝紫色，筒状钟形，长4~5cm。蒴果内藏，宽椭圆形，长2~2.5cm；种子褐色，线形或纺锤形，长1.8~2.5mm，具宽翅。花果期5~11月。

【习性与分布】生于山坡草地、路边、河滩、灌丛中、

林缘及林下、草甸，海拔 400~1700m。喜温和凉爽气候，耐寒。忌强光。分布于内蒙古、黑龙江、吉林、辽宁、贵州、陕西、湖北、湖南、安徽、江苏、浙江、福建、广东、广西。

【芳香成分】王梦等（2016）用水蒸气蒸馏法提取的云南新平产龙胆挥发油的主要成分为：对二甲苯（36.32%）、芥酸酰胺（17.03%）、邻二甲苯（15.05%）、乙苯（11.74%）、苯（3.27%）、(1S,2S,3R,5S)-(–)-蒎烷二醇（1.15%）、双丙酮醇（1.01%）等。马学恩等（2011）用超临界 CO_2 萃取法提取的吉林长白山产龙胆挥发油的主要成分为：芳樟醇（52.46%）、萜烯醇（7.08%）、α-杜松醇（6.77%）、α-松油醇（3.64%）、香叶醇（2.34%）、1,2,3,5,6,8a-六氢-4,7-二甲基-1-(1-薄荷基乙基)-(1S-顺式)-萘(2.05%)、棕榈酸(1.62%)、反式斯巴醇(1.47%)、1-甲基-3-(1-薄荷基)-苯(1.27%)、18-(2-丙烯基)-1,4,7,10,13,16-六氧杂环十八烷(1.04%)等。何希瑞等(2011)用超临界 CO_2 萃取法提取的龙胆挥发油的主要成分为：n-十六酸(16.50%)、己酸(9.11%)、邻苯二甲酸二异丁酯(5.48%)、二十一烷(5.24%)、辛酸(5.05%)、壬酸(4.57%)、2-乙基-己酸(4.11%)、百里酚(3.43%)、1-乙基-3-哌啶酮(3.15%)、二-n-邻苯二甲酸甲酯(3.12%)、雪松醇(2.49%)、邻苯二甲酸二乙酯(2.33%)、1-(2-羟基-4-甲氧基苯基)-乙酮(2.22%)、5-丁基二氢-2(3H)-呋喃酮(1.97%)、(Z,Z)-9,12-十八碳二烯酸(1.77%)、1,2-二氢-3-[2-氯-1-(氯甲基)乙氧基]丙烷(1.72%)、庚酸(1.66%)、1,5-二甲基-1-乙烯基-4-己烯丁酸酯(1.58%)、菲(1.40%)、十九烷(1.39%)、(Z,Z)-9,12-十八碳二烯酸乙酯(1.39%)、6,10,14-三甲基-2-十五烷酮(1.38%)、n-癸酸(1.31%)、十八烷(1.19%)、油酸(1.07%)等。

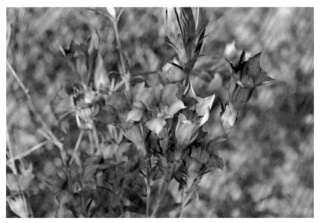

【性味与功效】味苦，性寒。清热燥湿，泻肝胆火。用于湿热黄疸，阴肿阴痒，带下，湿疹瘙痒，肝火目赤，耳鸣耳聋，胁痛口苦，强中，惊风抽搐。

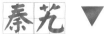
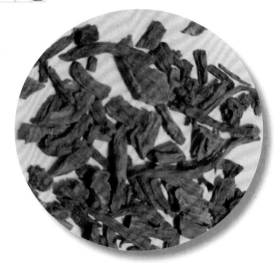

【基源】龙胆科龙胆属植物秦艽 *Gentiana macrophylla* Pall.、麻花秦艽 *Gentiana straminea* Maxim.、粗茎秦艽 *Gentiana crassicaulis* Duthie ex Burk. 或小秦艽 *Gentiana dahurica* Fisch. 的干燥根。麻花秦艽和小秦艽根的芳香成分未见报道。

【形态特征】秦艽：多年生草本，高 30~60cm。莲座丛椭圆形，长 6~28cm，宽 2.5~6cm；茎生叶椭圆状披针形，长 4.5~15cm，宽 1.2~3.5cm。花多数，簇生枝顶呈头状或腋生作轮状；花萼筒膜质，黄绿色或有时带紫色；花冠筒部黄绿色，冠澹蓝色或蓝紫色，壶形。蒴果卵状椭圆形，长 15~17mm；种子红褐色，矩圆形，长 1.2~1.4mm。花果期 7~10 月。

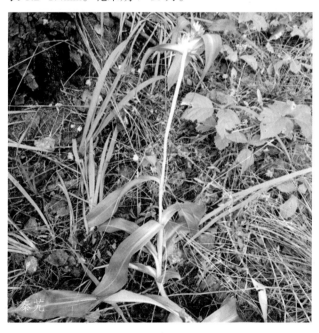
秦艽

粗茎秦艽：多年生草本，高 30~40cm，基部被枯存的纤维状叶鞘包裹。莲座丛叶卵状椭圆形或狭椭圆形。长 12~20cm，宽 4~6.5cm；茎生叶卵状椭圆形至卵状披针形，长 6~16cm，宽 3~5cm。花多数，在茎顶簇生呈头状；花萼筒膜质；花冠筒部黄白色，冠檐蓝紫色或深蓝色，内面有斑点，壶形。蒴果内藏，椭圆形，长 18~20mm；种子红褐色，矩圆形。花果期 6~10 月。

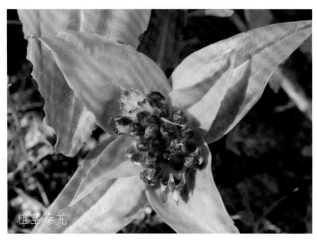

粗茎秦艽

【习性与分布】秦艽：生于河滩、路旁、水沟边、山坡草地、草甸、林下及林缘，海拔 400~2400m。分布于新疆、宁夏、陕西、山西、河北、内蒙古及东北地区。

粗茎秦艽：生于山坡草地、山坡路旁、高山草甸、撂荒地、灌丛中、林下及林缘，海拔 2100~4500m。分布于西藏、云南、四川、贵州、青海、甘肃。

【芳香成分】秦艽：李勇慧等（2011）用水蒸气蒸馏法提取的秦艽挥发油的主要成分为：羟甲香豆素(39.52%)、鲨烯（18.28%）、棕榈酸（8.90%）、邻苯二甲酸二异丁酯（4.96%）、邻苯二甲酸异辛酯（4.79%）、十八烯酸（3.65%）、红白金花内酯（3.40%）、萘（2.37%）、十四烷酸（1.97%）、1E-11,Z-13-十八碳三烯（1.68%）、α-甲基-α-乙烯基-2-呋喃乙醛（1.35%）、邻苯二甲酸丁基辛基酯（1.35%）、十八酸（1.18%）、己二酸二异丁酯（1.08%）等。霍昕等（2008）用水蒸气蒸馏法提取的秦艽挥发油的主要成分为：棕榈酸（54.61%）、棕榈酸乙酯（32.01%）、(E,E)-2,4-癸二烯醛（1.30%）、萜品烯-4-醇（1.22%）等。

粗茎秦艽：何希瑞等（2011）用超临界 CO_2 萃取法提取的粗茎秦艽挥发油的主要成分为：(2E,4E)-2,4-癸二烯醛（14.02%）、1-甲基-4-(1-甲基乙烯基)-苯（12.69%）、甲基-1,2-二氢-2-氧代喹啉-4-羧酸（7.86%）、6,7-二甲氧基-2,2-二甲基-2H-1-苯并吡喃（4.47%）、(E,E)-2,4-癸二烯醛（4.09%）、对苯二酚（3.98%）、(4aR-反式)-十氢-4a-甲基-1-亚甲基-7-(1-甲基亚乙基)-萘（3.95%）、1,7,7-三甲基-(1R)-二环 [2.2.1] 庚烷-2-酮（3.39%）、(+)-4-蒈烯（3.16%）、苯甲醛（2.81%）、1,2-二甲氧基-苯（2.65%）、E.Z-1,3,12-十九烷三烯（2.63%）、2-甲基-2-丁醛（2.41%）、百里酚（2.31%）、二十一烷(2.29%)、2-乙基己酯-氟代戊基丙酸（2.21%）、己醛（1.73%）、(E,E)-2,4-庚二烯醛（1.63%）、3,7,7-三甲基-(1S)-二环 [4.1.0] 庚-3-烯（1.62%）、1-辛烯-3-醇（1.58%）、1,4-环己烷二甲醇（1.57%）、4-(1-甲乙基)-苯甲醇（1.54%）、2-甲氧基-3-(1-甲乙基)-吡嗪（1.32%）、2,2-二甲基-1-氧代螺 [2,5] 辛烷-4-酮（1.30%）、1-己醇（1.28%）、1-乙氧基-2-甲基-苯（1.28%）、壬醛（1.18%）等。

【性味与功效】味苦、辛，性微寒。祛风湿，清湿热，止痹痛，退虚热。用于风湿痹痛，中风半身不遂，筋脉拘挛，骨节酸痛，湿热黄疸，骨蒸潮热，小儿疳积发热。

鹿衔草 ▼

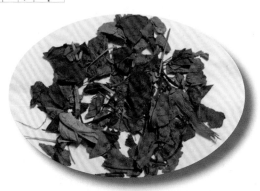

【基源】鹿蹄草科鹿蹄草属植物鹿蹄草 *Pyrola calliantha* H.Andres 或普通鹿蹄草 *Pyrola decorate* H.Andres 的干燥全草。普通鹿蹄草的芳香成分未见报道。

【形态特征】小型草本状小半灌木；根茎细长。叶常基生，稀聚集在茎下部互生或近对生。花聚成总状花序；花萼 5 全裂，宿存；花瓣 5，脱落性；雄蕊 10，花丝扁平，无毛，花药有极短小角，成熟时顶端孔裂，子房上位，中轴胎座，5 室，花柱单生，顶端在柱头下有环状突起或无，柱头 5 裂。蒴果下垂，由基部向上 5 纵裂，裂瓣的边缘常有蛛丝状毛。

【习性与分布】生于海拔 700~4100m 山地针叶林、针阔叶混交林或阔叶林下。分布于陕西、青海、甘肃、山西、山东、河北、河南、安徽、江苏、浙江、福建、湖北、湖南、江西、四川、贵州、云南、西藏。

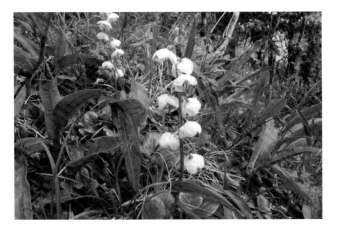

【芳香成分】吴银生等（2016）用水蒸气蒸馏法提取的鹿街草干燥全草挥发油的主要成分为：棕榈酸（26.60%）、柏木脑（15.25%）、植酮（8.57%）、油酸（7.35%）、植物醇（4.22%）、肉豆蔻酸（2.10%）、邻苯二甲酸二异丁酯（2.01%）、十六酸乙酯（1.70%）、11-十二烷基-二十一烷（1.52%）、1,6-二甲基-4-(1-甲基乙基)-萘（1.31%）、异植物醇（1.14%）、4-己基-2,5-二氢-2,5-二氧-3-呋喃乙酸（1.13%）等。

【性味与功效】味甘、苦，性温。祛风湿，强筋骨，止血，止咳。用于风湿痹痛，肾虚腰痛，腰膝无力，月经过多，久咳劳嗽。

白前 ▼

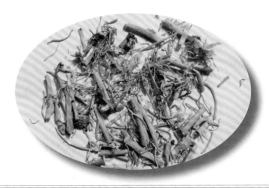

【基源】萝藦科鹅绒藤属植物柳叶白前 *Cynanchum stauntonii* （Decne.）Schltr.ex Levi. 或芫花叶白前 *Cynanchum glaucescens* （Decne.）Hand.-Mazz 的干燥根茎和根。芫花叶白前的芳香成分未见报道。

【形态特征】直立半灌木，高约1m。叶对生，纸质，狭披针形，长6~13cm，宽3~5mm。伞形聚伞花序腋生；小苞片众多；花萼5深裂；花冠紫红色，辐状，内面具长柔毛；副花冠裂片盾状，隆肿，比花药为短；花粉块每室1个，长圆形，下垂；柱头微凸，包在花药的薄膜内。蓇葖单生，长披针形，长达9cm，直径6mm。花期5~8月，果期9~10月。

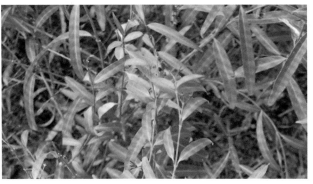

【习性与分布】生长于低海拔的山谷湿地、水旁以至半浸在水中。分布于甘肃、安徽、江苏、浙江、湖南、江西、福建、广东、广西、贵州等省区。

【芳香成分】田效民等（2013）用水蒸气蒸馏法提取的白前挥发油的主要成分为：己醛（25.73%）、2-正戊基呋喃（15.51%）、1-壬烯-3-醇（4.03%）、(Z)-2-壬烯醛（3.58%）、1-石竹烯（3.53%）、樟脑（3.20%）、2-甲基-5-(1-甲基乙基)-苯酚（2.98%）、(E)-反-2-辛烯醛（2.50%）、3-甲基-4-异丙基酚（2.33%）、α-古芸烯（2.16%）、冰片（2.03%）、植酮（1.91%）、肉豆蔻醚（1.80%）、6-异丙基-1,4-二甲基萘烯（1.67%）、DL-薄荷醇（1.63%）、石竹素（1.41%）、庚醛（1.20%）、α-石竹烯（1.15%）、1-(1,5-二甲基-4-己烯基)-4-甲基苯（1.09%）等。朱丽等（2018）用顶空固相微萃取法提取的白前挥发油的主要成分为：芳樟醇（14.14%）、α-松油醇（4.54%）、月桂烯（3.99%）、1-石竹烯（3.83%）、(+)-4-蒈烯（3.77%）、芳樟醇丙酸酯（3.19%）、萜品烯（3.00%）、十三烷（2.44%）、(-)-4-萜品醇（2.14%）、(Z)-3,7-二甲基-1,3,6-十八烷三烯（1.85%）、β-松油烯（1.62%）、4-(乙酰苯基)苯甲烷（1.54%）、异松油烯（1.47%）、乙酸松油酯（1.44%）、(E)-壬烯醛（1.39%）、正己醇（1.37%）、十五烷（1.24%）、十六烷（1.17%）、三十四烷（1.16%）、丁香烯（1.08%）、棕榈酸乙酯（1.06%）、四十四烷（1.01%）等。

【性味与功效】味辛、苦，性微温。降气，消痰，止咳。用于肺气壅实，咳嗽痰多，胸满喘急。

白薇 ▼

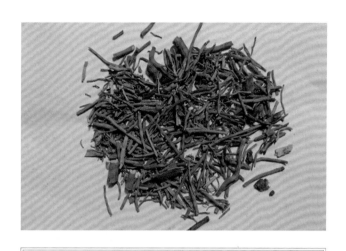

【基源】萝藦科鹅绒藤属植物白薇（直立白薇）Cynanchum atratum Bge. 或蔓生白薇 Cynanchum versicolor Bge. 的干燥根和根茎。蔓生白薇的芳香成分未见报道。

【形态特征】直立多年生草本，高达50cm；根须状，有香气。叶卵形，长5~8cm，宽3~4cm，两面均被有白色绒毛。伞形状聚伞花序，生在茎的四周，着花8~10朵；花深紫色，直径约10mm；花冠辐状，具缘毛；副花冠5裂，裂片盾状，圆形。蓇葖单生，向端部渐尖；种子扁平；种毛白色，长约3cm。花期4~8月，果期6~8月。

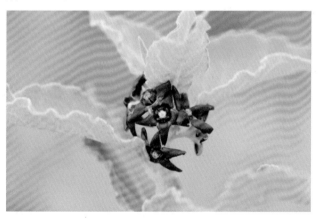

【习性与分布】生长于海拔100~1800m的河边、干荒地及草丛中，山沟、林下草地常见。分别于黑龙江、吉林、辽宁、山东、河北、河南、陕西、山西、四川、贵州、云南、广西、广东、湖南、湖北、福建、江西、江苏等省区。

【芳香成分】张星贤等（2019）用顶空固相微萃取法

提取的山东产白薇药材挥发油的主要成分为：丹皮酚（7.64%）、2,2,6-三甲基-6-乙烯基四氢-2H-呋喃-3-醇（6.39%）、己醛（5.75%）、十七烷（4.40%）、柏木脑（3.58%）、十五烷（3.55%）、氧化石竹烯（2.95%）、十九烷（2.09%）、2,6,10-三甲基十四烷（1.49%）等。白虹等（2007）用水蒸气蒸馏法提取的吉林产白薇药材挥发油的主要成分为：正十六烷酸（47.76%）、(E)-9-十八烯酸（18.34%）、9-氧代壬酸（6.37%）、油酸乙酯（3.96%）、己醛（3.39%）、(E)-9-十八烯酸甲酯（3.09%）、6-乙基-3-辛酮（1.65%）、十四甲基十五烷酸甲酯（1.60%）、己酸（1.44%）、十六酸乙酯（1.40%）、辛酸（1.32%）、2-(1-甲基乙基)环己酮（1.07%）等。

【性味与功效】味苦、咸，性寒。清热凉血，利尿通淋，解毒疗疮。用于温邪伤营发热，阴虚发热，骨蒸劳热，产后血虚发热，热淋，血淋，痈疽肿毒。

徐长卿 ▼

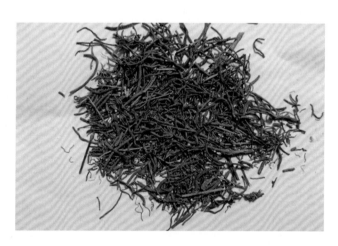

【基源】萝藦科鹅绒藤属植物徐长卿 Cynanchum paniculatum (Bunge) Kitag. 的干燥根及根茎。

【形态特征】多年生直立草本，高约1m；根须状。叶对生，纸质，披针形至线形，长5~13cm，宽5~15mm。圆锥状聚伞花序生于顶端的叶腋内，长达7cm，着花10余朵；花冠黄绿色，近辐状；副花冠裂片5；花粉块每室1个。蓇葖单生，披针形，长6cm，直径6mm，向端部长渐尖；种子长圆形，长3mm；种毛白色绢质，长1cm。花期5~7月，果期9~12月。

【习性与分布】生长于向阳山坡及草丛中。耐热、耐寒能力强，喜湿润环境，但忌积水。分布于辽宁、内蒙古、山西、河北、陕西、甘肃、四川、贵州、云南、江西、江苏、浙江、安徽、山东、湖北、湖南、河南、广东、广西等省区。

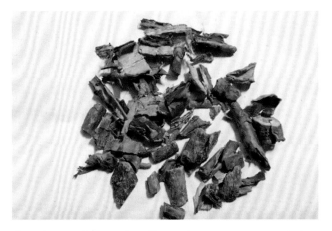

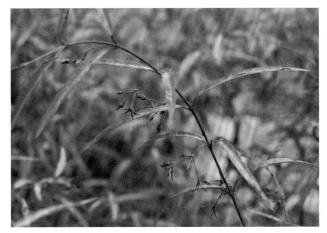

【挥发油含量】水蒸气蒸馏的徐长卿的得油率为1.00%~1.60%。

【芳香成分】《药典》规定徐长卿含丹皮酚不得少于1.3%。多数研究的徐长卿挥发油的主成分为丹皮酚（47.55%~94.70%）。徐小娜等（2011）用水蒸气蒸馏法提取的山东平邑产徐长卿挥发油的主要成分为：丹皮酚（88.45%）、邻羟基苯乙酮（8.89%）等。

【性味与功效】味辛，性温。祛风，化湿，止痛，止痒。用于风湿痹痛，胃痛胀满，牙痛，腰痛，跌扑伤痛，风疹、湿疹。

【注】徐长卿除根及根茎《药典》入药外，全草也可入药。徐长卿地上部分挥发油的主成分为丹皮酚（59.11%~74.91%）。用水蒸气蒸馏法提取的山东平邑产徐长卿干燥地上部分挥发油的主要成分为：丹皮酚（66.30%）、邻羟基苯乙酮（16.99%）、L-抗坏血酸-2,6-二棕榈酸酯（2.95%）、植醇（2.88%）、1-甲氧基-4-丙烯基-苯（1.74%）、2-己烯醛（1.00%）等（徐小娜等，2011）。全草味辛，性温。消肿解毒，通经活络，止痛。治风湿性关节痛，腰痛，胃痛，痛经，毒蛇咬伤，跌打损伤；外用治神经性皮炎，荨麻疹，带状疱疹。

香加皮 ▼

【基源】萝藦科杠柳属植物杠柳 *Periploca sepium* Bunge 的干燥根皮。

【形态特征】落叶蔓性灌木，长可达1.5m。具乳汁。叶卵状长圆形，长5~9cm，宽1.5~2.5cm。聚伞花序腋生，着花数朵；花萼裂片卵圆形；花冠紫红色，辐状，直径1.5cm，花冠筒短，裂片长圆状披针形；副花冠环状，10裂。蓇葖2，圆柱状，长7~12cm，直径约5mm；种子长圆形，长约7mm，宽约1mm，黑褐色，种毛长3cm。花期5~6月，果期7~9月。

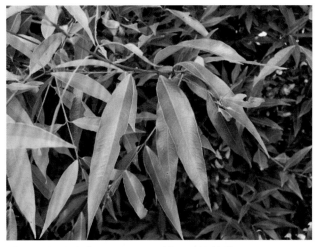

【习性与分布】生于平原及低山丘的林缘、沟坡、河边沙质地或地埂等处。喜阳性，喜光，耐寒，耐旱，耐瘠薄，耐荫。分布于吉林、辽宁、内蒙古、河北、山东、山西、江苏、河南、江西、四川、贵州、陕西、甘肃等省区。

【挥发油含量】水蒸气蒸馏的香加皮的得油率为1.50%。

【芳香成分】《药典》规定香加皮药材含4-甲氧基水杨醛不得少于0.20%。史清华等（2006）用水蒸气蒸馏法提取的陕西杨凌产香加皮挥发油的主要成分为：4-甲氧基水杨醛（86.96%）、乙酸丁酯（2.23%）、2-甲基-1,3-二氧环戊基乙酸乙酯（1.90%）等。

【性味与功效】味辛、苦，性温，有毒。利水消肿，祛风湿，强筋骨。用于下肢浮肿，心悸气短，风寒湿痹，腰膝酸软。

通关藤（通光散）

【基源】萝藦科牛奶菜属植物通关藤 *Marsdenia tenacissima* (Roxb.) Wight et Arn. 的干燥藤茎。

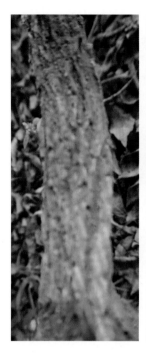
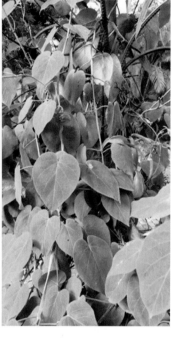

【形态特征】坚韧木质藤本。叶宽卵形，长和宽15~18cm。伞形状复聚伞花序腋生，长5~15cm；花萼裂片长圆形，内有腺体；花冠黄紫色；副花冠裂片短于花药，基部有距；花粉块长圆形，每室1个直立，着粉腺三角形；柱头圆锥状。蓇葖长披针形，长约8cm，直径1cm，密被柔毛；种子顶端具白色绢质种毛。花期6月，果期11月。

【习性与分布】生长于海拔2000m以下的疏林中。分布于云南、贵州、广西。

【芳香成分】李启发等（2006）用水蒸气蒸馏法提取的云南产通光藤挥发油的主要成分为：棕榈酸(32.08%)、5-乙烯基-四氢-2-呋喃甲醇(8.13%)、橙花叔醇(6.31%)、油酸酰胺（3.59%）、2,4-癸二烯醛（2.74%）、白菖考烯（2.72%）、6-(1,1-二甲基-3-丁烯基)-3-甲基-二氢吡喃（2.14%）、十三烷酸（1.85%）、杜松脑(1.84%)、缬草烯醛(1.78%)、α-杜松醇(1.71%)、十五(烷)醛（1.58%）、丁子香酚（1.55%）、二十七烷（1.53%）、植物蛋白胨（1.50%）、异香素树环氧化物（1.47%）、十五烷酸（1.46%）、芳樟醇（1.15%）、姜烯醇（1.02%）等。李淳等（2012）用以石油醚为溶剂的索氏法提取的通关藤药材挥发油的主要成分为：油酸（10.45%）、亚油酸（10.35%）、棕榈酸（8.84%）、3-苯基-2-丙烯酸（4.47%）、二十二酸（1.93%）、三十烷（1.55%）、十八酸（1.44%）、二十烷（1.42%）、9-十二碳烯酸（1.38%）、二十四酸（1.34%）、二十酸（1.26%）、十五酸（1.24%）、8-十八碳烯酸（1.22%）、十四酸（1.11%）等；以乙醚为溶剂的萃取的挥发油的主要成分为：亚油酸（9.83%）、棕榈酸（8.30%）、十七烷（4.73%）、三十烷（4.01%）、二十五烷（3.61%）、十八醛（3.35%）、7-己基-二十二烷（3.33%）、二十八烷（2.73%）、油酸（2.65%）、十八烷（2.20%）、二十烷（2.09%）、十八酸（1.91%）、邻苯二甲酸二异丁酯（1.52%）、2-甲基-2-丁烯酸（1.24%）、香兰素（1.24%）、壬酸（1.15%）、二十四烷（1.03%）等。李双石等（2012）用超临界CO_2萃取法提取的通光藤挥发油的主要成分为：二十四烷（10.68%）、油酸（10.49%）、油酸乙酯（9.13%）、亚油酸（8.46%）、二十八烷（7.21%）、亚油酸乙酯（5.93%）、十八碳醛（4.66%）、棕榈酸乙酯（4.36%）、棕榈酸（4.04%）、角鲨烯（3.25%）、二十一烷（2.38%）、邻苯二甲酸二异丁酯（2.81%）、丁基亚油酸酯（1.24%）等。

【性味与功效】味苦，性微寒。止咳平喘，祛痰，通乳，清热解毒。用于喘咳痰多，产后乳汁不通，风湿肿痛，疮痈。

麻黄

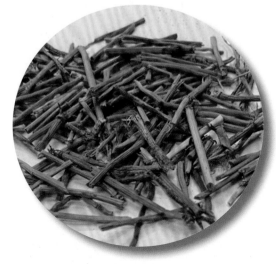

【基源】麻黄科麻黄属植物草麻黄 *Ephedra sinica* Stapf、中麻黄 *Ephedra intermedia* Schrenk et C. A. Mey、木贼麻黄 *Ephedra equisetina* Bunge 的干燥草质茎。

【形态特征】草麻黄：草本状灌木，高 20~40cm；木质茎短或成匍匐状。叶 2 裂，鞘占全长 1/3~2/3，裂片锐三角形。雄球花多成复穗状，苞片通常 4 对；雌球花单生，卵圆形，苞片 4 对。雌球花成熟时肉质红色，近圆球形，长约 8mm，径 6~7mm；种子通常 2 粒，包于苞片内，黑红色或灰褐色，三角状卵圆形。花期 5~6 月，种子 8~9 月成熟。

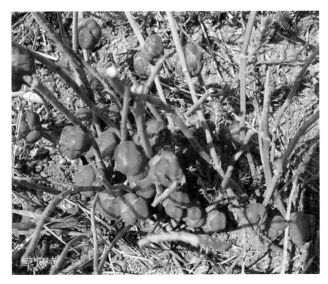
草麻黄

中麻黄：灌木，高 20~100cm。叶 3 裂及 2 裂混见，下部约 2/3 合生成鞘状。雄球花数个密集于节上成团状，具 5~7 对苞片；雌球花 2~3 成簇，苞片 3~5 轮，边缘常有明显膜质窄边，最上一轮苞片有 2~3 雌花。雌球花成熟时肉质红色，椭圆形，长 6~10mm，径 5~8mm；种子包于肉质红色的苞片内，常呈卵圆形。花期 5~6 月，种子 7~8 月成熟。

木贼麻黄：直立小灌木，高达 1m，木质茎粗长，直立。叶 2 裂，长 1.5~2mm，褐色，大部合生。雄球花单生或 3~4 个集生于节上，卵圆形，长 3~4mm，宽 2~3mm，苞片 3~4 对；雌球花常 2 个对生于节上，窄卵圆形或窄菱形，苞片 3 对。雌球花成熟时肉质红色，长卵圆形或卵圆形，长 8~10mm，径 4~5mm；种子常 1 粒，窄长卵圆形。花期 6~7 月，种子 8~9 月成熟。

【习性与分布】草麻黄：习见于山坡、平原、干燥荒地、河床及草原等处，常组成大面积的单纯群落。分布于

辽宁、吉林、内蒙古、河北、山西、河南、陕西等省区。中麻黄：生于海拔数百米至 2000 多米的干旱荒漠、沙滩地区及干旱的山坡或草地上。分布于辽宁、河北、山东、内蒙古、山西、陕西、甘肃、青海及新疆等省区。

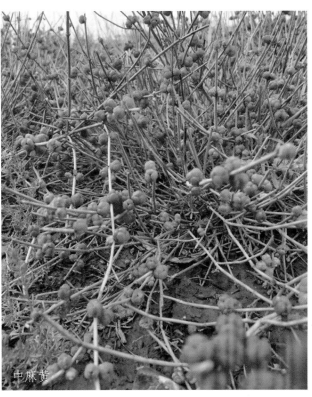
中麻黄

木贼麻黄：生于干旱地区的山脊、山顶及岩壁等处。分布于河北、山西、内蒙古、陕西、甘肃、新疆等省区。

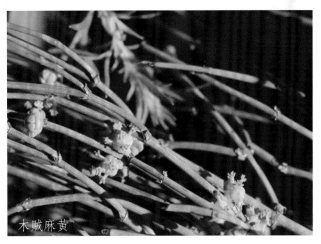
木贼麻黄

【挥发油含量】水蒸气蒸馏的草麻黄的得油率为 0.04%~0.91%，中麻黄的得油率为 0.05%；超临界萃取的草麻黄的得油率为 2.00%~2.10%。

【芳香成分】草麻黄：草麻黄挥发油的主成分多为 α-松油醇（15.65%~40.42%），也有主成分不同的报告。芳燕霞等（2005）用水蒸气蒸馏法提取的山西浑源产草麻黄挥发油的主要成分为：α-松油醇（34.78%）、

2,3,5,6－四甲基吡嗪（12.89%）、非兰醛（6.83%）、β－松油醇（6.59%）、γ－松油醇（5.48%）、(E)－肉桂醛（5.11%）、对－乙烯基茴香醚（3.24%）、l－松油醇（2.81%）、苯酰乙酯（2.43%）、对异丙基苄醇（1.86%）、3－甲基苯乙酮（1.70%）、对聚伞花素（1.14%）、苯甲醛（1.06%）等；用超临界 CO_2 萃取法提取的草麻黄挥发油的主要成分为：亚麻酸（22.51%）、n－十六烷酸（13.15%）、亚油酸（11.36%）、3,7,11,15－四甲基－2－十六碳烯－1－醇（10.14%）、10－甲氧基－nb－2－甲基－柯南醇（10.10%）、十八烷酸（4.68%）、肉桂酸（3.72%）、二十烷酸（3.02%）、α－松油醇（2.63%）、苯甲酸（2.28%）、2,3－二氢－3,5－二羟基－6－甲基－4H－吡喃－4－酮（1.60%）、2,3,5,6－四甲基吡嗪（1.48%）、杜鹃醇（1.31%）、4－羟基－2,2,4－三甲基－环己烯甲醇（1.20%）等。徐必达等（2003）用超临界 CO_2 萃取法提取的山西浑源产草麻黄挥发油的主要成分为：正十六酸（24.04%）、亚麻酸（21.29%）、亚油酸（10.72%）、3,7,11,15－四甲基－2－十六碳－1－醇（9.72%）、桂皮酸（6.12%）、十八酸（4.42%）、花生酸（3.02%）、苯甲酸（2.20%）、2,3－二氢－3,5－二羟基－6－甲基－4H－吡喃－4－酮（1.55%）、2,3,5,6－四甲基吡嗪（1.40%）、杜鹃醇（1.21%）、L－α－松油醇（1.02%）等。钟凌云等（2010）用超临界 CO_2 萃取法提取的内蒙古产草麻黄挥发油的主要成分为：1,2－苯二甲酸,单(2－乙基己基)酯（19.04%）、(Z,Z)－9,12－十八碳二烯酸（15.93%）、十六酸（12.35%）、十八酸（7.12%）、二十碳烷（5.22%）、正二十四(碳)烷（3.85%）、γ－谷甾醇（3.21%）、植醇（2.74%）、(E)－9－二十碳烯（2.51%）、6,10,14－三甲基－2－十五烷酮（1.72%）、9－甲基十九烷（1.41%）、十七碳烷（1.30%）、正二十二烷（1.25%）、十氢－4a－甲基－1－萘酚（1.23%）、正二十一碳烷（1.22%）、正二十五(碳)烷（1.10%）等。薛娟等（2020）用水蒸气蒸馏法提取的河南产草麻黄挥发油的主要成分为：香叶醇（35.04%）、桃金娘烯醇（23.22%）、2,6－二叔丁基苯醌（12.15%）、植酮（4.49%）、植物醇（3.09%）、芳樟醇（2.86%）、金合欢醇（2.72%）、α－松油醇（2.08%）、α－姜黄烯（1.85%）、金合欢基丙酮（1.23%）等；辽宁产草麻黄挥发油的主要成分为：植物醇（30.82%）、α－松油醇（11.98%）、棕榈酸（10.99%）、4－甲氧基苯乙烯（7.09%）、植酮（5.74%）、川芎嗪（1.98%）、芳樟醇（1.85%）、金合欢基丙酮（1.76%）、异植物醇（1.44%）、水茴香醛（1.42%）、棕榈酸甲酯（1.42%）、亚油酸甲酯（1.42%）、二十五烷（1.18%）等。李国辉，等（2009）用水蒸气蒸馏法提取的草麻黄挥发油的主要成分为：对薄荷－1－烯－8－醇（33.42%）、1－(2－

羟基－4－甲氧基苯基)－乙酮（12.83%）、γ－萜品醇（4.73%）、桉油精（2.05%）、D－柠檬烯（1.81%）、(2R－顺式)－1,2,3,4,4a,5,6,7－八氢－α,α,4a,8－四甲基－2－萘甲醇（1.74%）、4－甲基－1－(1－甲基乙基)－3－环己烯－1－醇（1.55%）、顺式－对－薄荷-2－烯－7－醇（1.44%）、1,2－二甲氧基－4－(2－丙烯基)－苯（1.33%）、4－(1－甲基乙基)－1－环己烯－1－吡咯甲醛（1.32%）、β－双缩松油醇（1.25%）、(+)－4－蒈烯（1.22%）、十三烷酸（1.04%）等。

中麻黄：吉力等（1997）用水蒸气蒸馏法提取的甘肃定西产中麻黄挥发油的主要成分为：1,4－桉叶油素（12.80%）、1,8－桉叶油素（9.90%）、对－聚伞花素（9.70%）、l－α－松油醇（5.48%）、柠檬烯（4.90%）、1－松油醇（4.87%）、二甲基苯乙烯（4.80%）、α－异松油烯（4.60%）、γ－松油烯（4.29%）、顺－2－对－盖烯－7－醇（2.12%）、E-β－松油醇（1.49%）、萜品烯－4－醇（1.35%）、香芹烯酮（1.10%）等。

木贼麻黄：吉力等（1997）用水蒸气蒸馏法提取的青海格尔木产木贼麻黄挥发油的主要成分为：十六烷酸（26.22%）、邻苯二甲酸二丁酯（10.48%）、二十一烷（2.00%）、十九烷（1.81%）、十二酸（1.25%）、缬草萜烯醇（1.24%）、十六烷酸甲酯（1.16%）、六氢金合欢基丙酮（1.02%）等。贾元印等（1989）用水蒸气蒸馏法提取的木贼麻黄挥发油的主要成分为：6,10,14－三甲基十五碳－2－酮（16.80%）、3,7,11,15－四甲基－2－十六碳烯－1－醇（10.42%）、十八碳酸甲酯（5.70%）、甲氧基苯甲醛（4.62%）、α,α,5－三甲基－3－环己烯－1－甲醇（4.35%）、正二十二碳烷（3.99%）、己醛（3.38%）、7,9－二甲基十六碳烷（2.19%）、十六碳酸乙酯（2.05%）、β－萜品烯醇（1.79%）、正二十碳烷（1.40%）、2,3,5,6－四甲基吡嗪（1.34%）、蒽（1.27%）、2－甲基－2,4－己二烯（1.10%）等。

【性味与功效】味辛、微苦，性温。发汗散寒，宣肺平喘，利水消肿。用于风寒感冒，胸闷喘咳，风水浮肿。蜜麻黄润肺止咳。多用于表证已解，气喘咳嗽。

麻黄根 ▼

【基源】麻黄科麻黄属植物草麻黄 *Ephedra sinica* Stapf 或中麻黄 *Ephedra intermedia* Schrenk et C. A. Mey 的干燥根及根茎。中麻黄根及根茎的芳香成分未见报道。

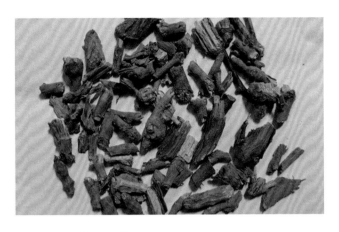

【形态特征】同麻黄。

【习性与分布】同麻黄。

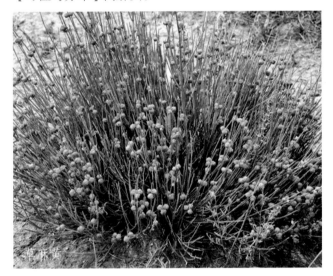

草麻黄

【芳香成分】蒋燕霞等（2019）用水蒸气蒸馏法提取的麻黄根的主要成分为：苯甲醛（8.38%）、莎草烯（7.75%）、D-柠檬烯（6.14%）、7-异丙烯基-1,4a-二甲基-4,4a,5,6,7,8-六氢-3H-萘-2-酮（5.57%）、[3aR-(3aα,4β,7α)]-2,4,5,6,7,8-六氢-1,4,9,9-四甲基-3H-3a,7-甲氧基偶氮苯（2.71%）、十八甲基环壬硅氧烷（2.67%）、8-异丙基-1,5-二甲基三环[4.4.0.0^{2,7}]葵-4-烯-3-酮（2.40%）、四甲基吡嗪（2.38%）、8-氧代-9H-环异长叶烯（2.32%）、石竹烯氧化物（2.06%）、4-(1-甲基乙基)-环己烯-1-甲醛（2.03%）、1-乙烯基-4-甲氧基苯（2.00%）、2,5-二羟基苯甲酸3TMS衍生物（1.41%）、(1aR,3aR,4R,7R,8aS)-1a,4,9,9-四甲基-八氢-3a,7-methanoazuleno[1,8a-b]oxirene（1.39%）、1-甲基-4-(1-甲基亚乙基)环己醇（1.19%）、1-甲基-4-(1-甲基乙烯基)环己醇（1.00%）等。

【性味与功效】味甘，性平。固表止汗。用于自汗、盗汗。

马鞭草 ▼

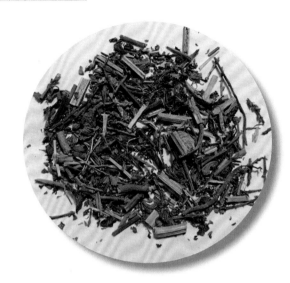

【基源】马鞭草科马鞭草属植物马鞭草 *Verbena officinalis* Linn. 的干燥地上部分。

【形态特征】多年生草本，高30~120cm。叶片卵圆形至长圆状披针形，长2~8cm，宽1~5cm，基生叶常有粗锯齿和缺刻，茎生叶多数3深裂。穗状花序顶生和腋生，花小；苞片稍短于花萼，具硬毛；花萼长约2mm，有硬毛；花冠淡紫至蓝色，长4~8mm，裂片5；雄蕊4，花丝短。果长圆形，长约2mm，外果皮薄，成熟时4瓣裂。花期6~8月，果期7~10月。

【习性与分布】常生长在低至高海拔的路边、山坡、溪边或林旁。喜肥，喜湿润，怕涝，不耐干旱。分布于陕西、山西、甘肃、安徽、浙江、福建、江西、湖北、湖南、广东、江苏、广西、四川、贵州、云南、新疆、西藏。

【芳香成分】杨再波（2008）用顶空萃取法提取的马鞭草挥发油的主要成分为：4-(1-甲基乙基)-2-环己烯-1-酮（14.60%）、反-石竹烯（9.30%）、α-姜黄烯（8.50%）、十五烷（8.48%）、β-没药烯（5.66%）、荜草烯（5.61%）、芳樟醇（4.41%）、反-β-金合欢烯（3.99%）、γ-芹子烯（3.75%）、β-杜松烯（3.57%）、乙酸（3.55%）、大根香叶烯D（3.48%）、1-乙基-2-甲基环癸烷（2.60%）、(-)-石竹烯氧化物（2.60%）、α-雪松醇（2.26%）、白菖蒲油烯（2.26%）、β-榄香烯（2.01%）、顺-α-没药烯（1.73%）、6,10,14-三甲基-2-十五烷酮（1.70%）、α-依兰烯（1.70%）、5-

甲基 –2– 三甲基硅氧化 – 苯甲酸三甲硅酸酯（1.37%）、紫穗槐烯（1.27%）、β – 香柠檬烯（1.16%）、α – 香柠檬烯（1.13%）等。

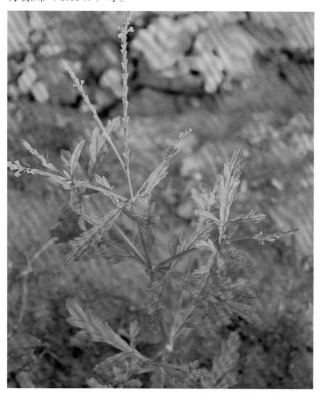

【性味与功效】味苦，性凉。活血散瘀，解毒，利水，退黄，截疟。用于癥瘕积聚，痛经经闭，喉痹，痈肿，水肿，黄疸，疟疾。

牡荆叶 ▼

【基源】马鞭草科牡荆属植物牡荆 *Vitex negundo* var. *cannabifolia* (Sieb. et Zucc.) Hand.-Mazz. 的新鲜叶。

【形态特征】落叶灌木或小乔木；小枝四棱形。叶对生，掌状复叶，小叶5，少有3；小叶片披针形或椭圆状披针形，顶端渐尖，基部楔形，边缘有粗锯齿，表面绿色，背面淡绿色，通常被柔毛。圆锥花序顶生，长10~20cm；花冠淡紫色。果实近球形，黑色。花期6~7月，果期8~11月。

【习性与分布】生于山坡路边灌丛中。喜光，耐荫，耐寒。分布于华东各省及河北、湖南、湖北、广东、广西、四川、贵州、云南。

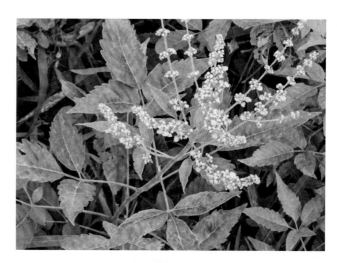

【挥发油含量】水蒸气蒸馏的牡荆新鲜叶的得油率为0.10%。

【芳香成分】牡荆叶挥发油的主成分均为石竹烯（20.14%~44.94%）。潘炯光等（1989）用水蒸气蒸馏法提取的江西德兴产牡荆叶挥发油的主要成分为：β – 丁香烯（44.94%）、香桧烯（10.09%）、1,8– 桉叶油素（6.25%）、丁香烯氧化物（5.32%）、β – 榄香烯（2.77%）、对 – 聚伞花素（2.61%）、α – 蒎烯（2.43%）、荜草烯（2.11%）、β – 甜没药烯（2.11%）、松油烯 –4– 醇（1.84%）、雅槛蓝树油烯（1.47%）、乙酸松油醇酯（1.26%）、β – 蒎烯（1.20%）、β – 库毕烯（1.12%）、β – 桉叶醇（1.08%）等。

【性味与功效】味微苦、辛，性平。祛痰，止咳，平喘。用于慢性支气管炎。

【注1】《药典》中的牡荆油为牡荆的新鲜叶经水蒸气蒸馏得到的挥发油。性味与功效同牡荆叶。

【注2】牡荆除叶《药典》入药外，茎（牡荆茎）也可入药，水蒸气蒸馏的阴干茎的得油率为0.60%。用水蒸气蒸馏法提取的广西南宁产牡荆茎挥发油的主要成分为：石竹烯（34.91%）、桉叶油素（24.00%）、β – 桉醇（8.76%）、石竹烯氧化物（2.47%）、L– 葑酮（2.15%）、(S)–1– 甲基 –4–(5– 甲基 –1– 亚甲基 –4– 乙烯基)– 环己烯（1.83%）、(Z)–β – 金合欢烯（1.66%）、桧烯（1.55%）、邻苯二甲酸二异辛酯（1.28%）、α – 石竹烯（1.23%）、大根香叶烯 D（1.13%）、松油烯 –4– 醇（1.12%）、1– 乙烯基 –1– 甲基 –2,4– 二 (1– 甲基乙烯基)–[1S–(1α,2β,4β)] 环己烷（1.11%）等（黄琼等，2007）。牡荆茎味辛、微苦，性平。祛风解表，消肿止痛。治感冒，喉痹，牙痛，脚气，疮肿，烧伤。

蔓荆子 ▼

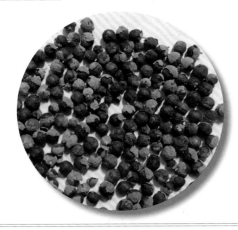

【基源】马鞭草科牡荆属植物单叶蔓荆 *Vitex trifolia* Linn. var. *simplicifolia* Cham. 或蔓荆 *Vitex trifolia* Linn. 的干燥成熟果实。蔓荆果实的芳香成分未见报道。

【形态特征】落叶灌木，高1.5~5m，有香味。通常三出复叶；小叶片卵形，长2.5~9cm，宽1~3cm，全缘。圆锥花序顶生，长3~15cm；花萼钟形，顶端5浅裂；花冠淡紫色或蓝紫色，长6~10mm，外面及喉部有毛，顶端5裂，二唇形，下唇中间裂片较大。核果近圆形，径约5mm，成熟时黑色；果萼宿存，外被灰白色绒毛。花期7月，果期9~11月。

【习性与分布】多野生于海滨、湖泽、江河的沙滩荒洲上。喜光，耐高温，较耐旱，幼苗期怕涝。耐盐碱性较强。分布于山东、辽宁、河北、天津、福建、台湾、浙江、江苏、安徽、江西、广西、广东、云南。

【挥发油含量】水蒸气蒸馏的蔓荆子的得油率为0.04%~0.70%；超临界萃取的得油率为9.36%。

【芳香成分】不同研究者用水蒸气蒸馏法提取的蔓荆子挥发油的主成分各不不同。陈宇帆等（2015）用水蒸气蒸馏法提取的广西桂林产蔓荆子药材挥发油的主要成分为：4-氨基-6,7-二甲基-1H-吡咯[3,4-c]吡啶-1,3-(2H)-二酮（16.79%）、3,3-二甲基-2-(3-丁二烯)-环戊酮（11.11%）、1,5-二苯基-2H-1,2,4-三唑啉-3-硫酮（9.87%）、4-乙酰基-2(1H)-喹啉酮（8.38%）、7-异丙基-1,1,4a-三甲基-1,2,3,4,4a,9,10,10a-八氢化菲（8.32%）、3,5-二叔丁基苯酚（6.96%）、2-甲基-四氢化萘（5.32%）、[1R-(1R*,4Z,9S*)]-4,11,11-三甲基-8-亚甲基-二环[7.2.0]-4-十一烯（3.00%）、雌酚酮（2.68%）、1-石竹烯（2.65%）、二十烷炔（2.29%）、β-桉叶醇（2.04%）、7-甲基-1,2,3,5,8,8a-六氢化萘（2.04%）、2-(4-氟代苯甲基)-N-苯基-乙酰胺（2.03%）、茅苍术醇（1.73%）、7-(2-羟苯基)-(7H)-三唑[e]苯并呋喃（1.53%）、氧化石竹烯（1.52%）、1,2-环氧柠檬烯（1.36%）、6,6-二甲基庚烷-2,4-二烯（1.02%）等；江西产蔓荆子挥发油的主要成分为：3,3-二甲基-2-(3-丁二烯)-环戊酮（18.17%）、7-异丙基-1,1,4a-三甲基-1,2,3,4,4a,9,10,10a-八氢化菲（15.96%）、4-氨基-6,7-二甲基-1H-吡咯[3,4-c]吡啶-1,3-(2H)-二酮（14.56%）、1-(4-乙氧苯基)-苯并咪唑-5-胺（10.35%）、4-乙酰基-2(1H)-喹啉酮（5.87%）、N,N'-乙基双(2-[2-羟基苯基]甘氨酸)（3.78%）、雌酚酮（3.74%）、7-甲基-1,2,3,5,8,8a-六氢化萘（2.88%）、4-蒈烯（2.29%）、芹子烯（2.25%）、2-(4-氟代苯甲基)-N-苯基-乙酰胺（2.24%）、桉树脑（2.02%）、15-羟基-雄-4-烯二酮（1.43%）、7-(2-羟苯基)-(7H)-三唑[e]苯并呋喃（1.34%）、α-蒎烯（1.07%）等。彭艳丽等（2005）用水蒸气蒸馏法提取山东荣成产蔓荆子挥发油的主要成分为：3,7,7-三甲基-双环[4.1.0]-2-己烯（11.17%）、1,1,4a-三甲基-7-异丙基-1,2,3,4,4a,9,10,10a-八氢菲（10.63%）、[3R-(3α,4aβ,6aα,10aβ,10bα)]-3-乙烯基十二氢-3,4a,7,7,10-五甲基-1H-萘酚[2,1-b]-吡喃（4.77%）、桉树脑（4.62%）、α-蒎烯（4.26%）、4a,8-二甲基-2-(1-异丙基)-1,2,3,4,4a,5,6,8a-八氢萘（1.54%）、4,7-二甲基-1-(1-异丙基)-1,2,3,5,6,8a-六氢萘（1.45%）、α-荜澄茄醇（1.44%）、β-蒎烯（1.42%）、α-萜品醇（1.40%）等；蓬莱产蔓荆子挥发油的

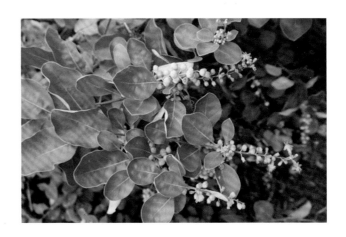

主要成分为：α,α,4-三甲基-3-环己烯-1-乙酸酯（13.00%）、桉树脑（4.12%）、1,1,4a,7-四甲基-7-乙烯基-1,2,3,4,4a,4b,5,6,7,8,10,10a-十二氢菲（3.34%）、4(14),11-桉叶烯（2.13%）、α-萜品醇（1.31%）、5,6,7,8-四氢呋喃[4,5-c]-氮杂环-4-酮（1.16%）、4-甲基-1-(甲基乙基)-3-环己烯-1-醇（1.12%）等；牟平产蔓荆子挥发油的主要成分为：1,1,4a-三甲基-7-异丙基-1,2,3,4,4a,9,10,10a-八氢菲（16.52%）、[3R-(3α,4aβ,6aα,10aβ,10bα,)]-3-乙烯基十二氢-3,4a,7,7,10-五甲基-1H-萘酚[2,1-b]-吡喃（5.07%）、1,1,4a,7-四甲基-7-乙烯基-1,2,3,4,4a,4b,5,6,7,8,10,10a-十二氢菲（1.48%）、1,7,7-三甲基-双环[2.2.1]-2-庚烯（1.12%）、5,6,7,8-四氢呋喃[4,5-c]-氮杂环-4-酮（1.04%）等；大汶河产蔓荆子挥发油的主要成分为：乙酸龙脑酯（15.62%）、桉树脑（8.80%）、1,1,4a-三甲基-7-异丙基-1,2,3,4,4a,9,10,10a-八氢菲（7.55%）、1,1,4a,7-四甲基-7-乙烯基-1,2,3,4,4a,4b,5,6,7,8,10,10a-十二氢菲（3.95%）、α-蒎烯（3.48%）、4a,8-二甲基-2-(1-异丙基)-1,2,3,4,4a,5,6,8a-八氢萘（3.21%）、α-萜品醇（1.65%）、β-蒎烯（1.27%）、4-甲烯基-1-(1-甲基乙基)-双环[3.1.0]-己烷（1.24%）、4-甲基-1-(甲基乙基)-3-环己烯-1-醇（1.18%）等；滨州产蔓荆子挥发油的主要成分为：[3R-(3α,4aβ,6aα,10aβ,10bα,)]-3-乙烯基十二氢-3,4a,7,7,10-五甲基-1H-萘酚[2,1-b]-吡喃（25.60%）、5,6,7,8-四氢呋喃[4,5-c]-氮杂环-4-酮（10.98%）、1,1,4a-三甲基-7-异丙基-1,2,3,4,4a,9,10,10a-八氢菲（10.15%）、(-)-匙叶桉油烯醇（2.47%）、n-十六碳酸（2.07%）、(-)-蓝桉醇（2.04%）、罗勒烯（1.56%）、桉树脑（1.50%）、α-松油醇（1.04%）等。杨再波等（2006）用固相微萃取法提取的蔓荆子挥发油的主要成分为：β-石竹烯（14.72%）、α-雪松醇（11.29%）、1,8-桉叶油素（5.90%）、莰烯（4.89%）、双环吉玛烯（4.35%）、α-蒎烯（4.26%）、芳樟醇（3.59%）、[3R-(3α,4aβ,6aα,10aβ,10bα)]-3-乙烯基脱十氢-3,4a,7,7,10-五甲基-1H-萘[2,1-b]吡喃（3.49%）、β-古芸烯（2.56%）、(Z)-2-(2-烯丁基)-3-甲基-2-环戊烯-1-酮（2.33%）、丁子香酚（2.18%）、二氢枞烯（2.12%）、吡咯(3,2,1-jk)咔唑（2.06%）、α-依兰烯（1.99%）、δ-杜松烯（1.83%）、(-)-斯巴醇（1.66%）、桧烯（1.63%）、α-荜草烯（1.59%）、1-甲氧基-4-(丙烯基)苯（1.45%）、2,6-二乙基吡啶（1.45%）、1-甲基-2-(4-硝基苯基)苯并咪唑（1.34%）、2,4-二叔丁基-茴香醚（1.25%）、α-松油烯（1.20%）、(-)-石竹烯氧化物（1.14%）、新别罗勒烯（1.01%）等。

【性味与功效】味辛、苦，性微寒。疏散风热，清利头目。用于风热感冒头痛，齿龈肿痛，目赤多泪，目暗不明，头晕目眩。

紫珠叶

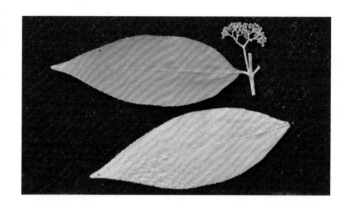

【基源】马鞭草科紫珠属植物杜虹花 *Callicarpa formosana* Rolfe 的干燥叶。

【形态特征】灌木，高1~3m；小枝、叶柄和花序均密被灰黄色星状毛和分枝毛。叶片椭圆形，长6~15cm，宽3~8cm，边缘有细锯齿，背面被灰黄色星状毛和细小黄色腺点。聚伞花序通常4~5次分歧；苞片细小；花萼杯状，被灰黄色星状毛，萼齿钝三角形；花冠紫色或淡紫色，长约2.5mm。果实近球形，紫色，径约2mm。花期5~7月，果期8~11月。

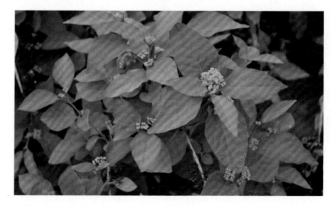

【习性与分布】生于海拔 1590m 以下的平地、山坡和溪边的林中或灌丛中。分布于江西、浙江、台湾、福建、广东、广西、云南。

【挥发油含量】水蒸气蒸馏的紫珠叶的得油率为0.17%。

【芳香成分】林朝展等（2009）用水蒸气蒸馏法提取的广东从化产紫珠叶挥发油的主要成分为：(-)- 斯巴醇（20.23%）、β - 石竹烯（17.22%）、大根香叶烯D（8.06%）、β - 桉叶烯（5.52%）、τ - 榄香烯（4.18%）、马兜铃烯（3.78%）、异香橙烯氧化物（2.71%）、别香橙烯氧化物（2.55%）、4- 松油醇（2.50%）、α - 朱栾（2.41%）、β - 榄香烯（1.90%）、(+)-δ - 杜松烯（1.76%）、τ - 依兰油烯（1.60%）、愈创（木）醇（1.32%）、紫罗烯（1.11%）等。

【性味与功效】味微辛、苦，性平。凉血收敛止血，散瘀解毒消肿。用于衄血，咯血，吐血，便血，崩漏，外伤出血，热毒疮疡，水火烫伤。

广东紫珠（金刀菜）▼

【基源】马鞭草科紫珠属植物广东紫珠 *Callicarpa kwangtungensis* Chun 的干燥茎枝和叶。

【形态特征】灌木，高约2m。叶片披针形，长15~26cm，宽3~5cm，背面密生显著的细小黄色腺点，侧脉12~15 对，边缘上半部有细齿。聚伞花序3~4 次分歧，具稀疏的星状毛，萼齿钝三角形，花冠白色或带紫红色，长约4mm，可稍有星状毛；花丝约与花冠等长或稍短；子房无毛，有黄色腺点。果实球形，径约3mm。花期6~7月，果期8~10月。

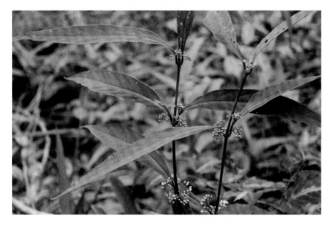

【习性与分布】生于 300~1600m 的山坡林中或灌丛中。喜温、喜湿，怕风、怕旱。分布于浙江、江西、湖南、湖北、贵州、福建、广东、广西、云南。

【挥发油含量】水蒸气蒸馏的广东紫珠的得油率为0.62%；超临界萃取的得油率为 1.04%。

【芳香成分】贾安等（2012）用水蒸气蒸馏法提取的江西萍乡产广东紫珠挥发油的主要成分为：2,10,10- 三甲基 -6- 亚甲基 -1- 氧杂螺 [4.5]-7- 烯（10.85%）、石竹烯（8.87%）、氧化石竹烯（6.95%）、γ - 荜澄茄烯（6.27%）、1,2,3,4,4a,5,6,8a- 八氢 -7- 甲基 -4- 亚甲基 -1-(1- 甲基乙基)- 萘（4.08%）、6,10,14- 三甲基 -十五烷 -2- 酮（4.08%）、δ - 愈创木烯（4.01%）、β - 愈创木烯（3.87%）、α - 金合欢烯（3.01%）、10,10- 二甲基 -2,6- 二亚甲基环 [7.2.0] 十一醛 -5 β - 醇（2.53%）、α - 桉叶烯（2.51%）、异匙叶桉油醇（2.25%）、雪松烯（2.04%）、匙叶桉油烯醇（1.85%）、2-(1- 甲基十一烷基)- 二氢呋喃 -3- 酮（1.65%）、3,7,11,15- 四甲基 -2- 十六碳烯 -1- 醇（1.56%）、壬酸（1.52%）、5- 烯 -1,5- 二甲基 -3- 羟基 -8- 仲丁基 - 二环 [4.4.0] 萘烷（1.39%）、吉玛烯 D（1.31%）、2,6- 二甲基 -1- 环己烯乙酸酯（1.24%）、4-(3- 甲基丁基)- 邻苯二甲酸 -1- 壬酯（1.23%）、γ - 榄香烯（1.10%）等。马四补等（2019）用水蒸气蒸馏法提取的贵州台江产广东紫珠干燥叶挥发油的主要成分为：2- 亚甲基 -4,8,8- 三甲基 -4- 乙烯基双环 [5.2.0] 壬烷（18.51%）、(1R,2S,6S,7S,8S)-8- 异丙基 -1- 甲基 -3- 亚甲基三环 [4.4.0.0^{2,7}] 癸烷（10.63%）、反式 - 倍半萜烯水合物（6.27%）、(1S- 顺式)-1,2,3,5,6,8a- 六氢 -4,7- 二甲基 -1-(1- 甲基乙基)- 萘（4.35%）、[1R-(1α,7β,8aα)]-1,8a- 二甲基 -7-(1- 甲基乙烯基)-1,2,3,5,6,7,8,8a- 八氢 - 萘（3.42%）、γ - 摩勒烯（3.14%）、(3S,3aR,3bR,4S,7R,7aR)-4- 异丙基 -3,7- 二甲基八氢 -1H- 环戊 [1,3] 环丙并 [1,2] 苯 -3- 醇（2.60%）、1(10),11- 愈创木二烯（2.47%）、2- 亚甲基 -5-(1- 甲基乙烯基)-8- 甲基 - 双环 [5.3.0] 癸烷（2.46%）、(1S,2E,6E,10R)-3,7,11,11- 四甲基双环 [8.1.0] 十一烷 -2,6- 二烯（2.33%）、Z,Z,Z-1,5,9,9- 四甲基 -1,4,7- 环十一烷三烯（2.32%）、(2α,4aα,8aα)-3,4,4a,5,6,8a- 六氢 -2,5,5,8a- 四甲基 -2H-1- 苯并吡喃（1.90%）、α - 蒎烯（1.76%）、(E,E)-1,5- 二甲基 -8-(1- 甲基亚乙基)-1,5- 环癸二烯（1.06%）等。

【性味与功效】味酸、涩，性温。收敛止血，散瘀，清热解毒。用于衄血，咯血，吐血，便血，崩漏，外伤出血，肺热咳嗽，咽喉肿痛，热毒疮疡，水火烫伤。

裸花紫珠 ▼

【基源】 马鞭草科紫珠属植物裸花紫珠 *Callicarpa nudiflora* Hook. et Arn. 的干燥叶。

【形态特征】灌木至小乔木，高 1~7m。叶片卵状长椭圆形至披针形，长 12~22cm，宽 4~7cm，背面密生灰褐色茸毛和分枝毛。聚伞花序开展，6~9 次分歧；苞片线形或披针形；花萼杯状，顶端截平或有不明显的 4 齿；花冠紫色或粉红色，长约 2mm；雄蕊长于花冠 2~3 倍。果实近球形，径约 2mm，红色，干后变黑色。花期 6~8 月，果期 8~12 月。

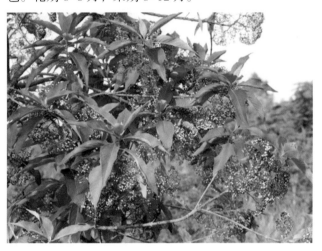

【习性与分布】生于平地至海拔 1200m 的山坡、谷地、溪旁林中或灌丛中。分布于广东、海南、广西。

【挥发油含量】水蒸气蒸馏的裸花紫珠的得油率为 0.17%~0.50%。

【芳香成分】裸花紫珠挥发油的主成分多为石竹烯氧化物（12.10%~23.86%），也有主成分不同的报告。王治平等（2006）用水蒸气蒸馏法提取的广西南宁产裸花紫珠挥发油的主要成分为：石竹烯氧化物（23.86%）、1,5,5,8- 四甲基 -12- 含氧双环 [9.1.0] 十二烷 -3,7- 二烯（16.38%）、α - 石竹烯（8.13%）、石竹烯（6.99%）、异香树素环氧化物（3.54%）、绿花白千层醇（3.21%）、1β,4βH,10βH- 愈创 -5,11- 二烯（1.81%）、杜松 -1(10),4- 二烯（1.63%）、(13S)-8,13:13,20- 二环氧 -15,16- 二去甲赖白当（1.54%）、反式 -Z-α- 没药烯环氧化物（1.49%）、香橙烯（1.47%）、桉叶烷 -4(14),11- 二烯（1.38%）、4βH,5α- 雅槛蓝 -1(10),11- 二烯（1.38%）、1- 甲

基 -4-(5- 亚甲基 -4- 己烯基 -(s)- 环己烯（1.23%）等。王勇等（2015）用水蒸气蒸馏法提取的海南白沙产裸花紫珠挥发油的主要成分为：β - 蒎烯（20.70%）、α - 蒎烯（9.41%）、石竹烯氧化物（6.90%）、石竹烯（6.65%）、邻伞花烃（6.62%）、反式 -4- 侧柏醇（5.85%）、桃金娘烯醇（5.61%）、(1R)-(-)- 桃金娘烯醛（3.96%）、4,4- 二甲基四环 [6.3.2.0(2,5).0(1,8)] 十三烷 -9- 醇（3.60%）、松香芹醇（2.45%）、松油烯 -4- 醇（2.35%）、α - 松油醇（2.24%）、α - 水芹烯（1.51%）、松香芹酮（1.38%）、α - 龙脑烯醛（1.36%）、α - 石竹烯（1.30%）、γ - 松油烯（1.29%）等。

【性味与功效】味苦、微辛，性平。消炎，解肿毒，化湿浊，止血。用于细菌性感染引起炎症肿毒，急性传染性肝炎，内外伤出血。

马齿苋 ▼

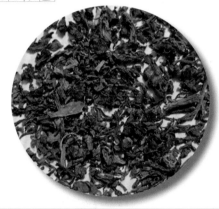

【基源】 马齿苋科马齿苋属植物马齿苋 *Portulaca oleracea* Linn. 的干燥地上部分。

【形态特征】一年生草本。茎伏地铺散。叶互生，有时近对生，叶片扁平，肥厚，倒卵形，长 1~3cm，宽 0.6~1.5cm，全缘。花直径 4~5mm，常 3~5 朵簇生枝端；苞片 2~6，叶状，膜质，近轮生；萼片 2，对生，绿色，盔形；花瓣 5，黄色，倒卵形，长 3~5mm。蒴果卵球形，

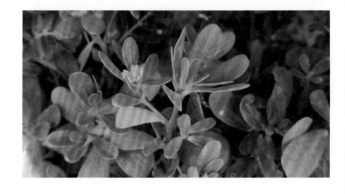

长约 5mm，盖裂；种子细小，多数，偏斜球形，黑褐色。花期 5~8 月，果期 6~9 月。

【习性与分布】生于菜园、农田、路旁，为田间常见杂草。喜温向阳，耐干旱和抗热。喜肥，耐旱亦耐涝。全国各地均有分布。

【芳香成分】刘鹏岩等（1994）用水蒸气蒸馏法提取的马齿苋新鲜全草挥发油的主要成分为：芳樟醇（18.96%）、3,7,11,15-四甲基-2-十六碳烯-1-醇（13.55%）、(E)-3,7-二甲基-2,6-辛二烯-1-醇（9.04%）、十七碳烷（8.53%）、亚麻酸甲酯（6.84%）、去甲肾上腺素（6.77%）、软脂酸（5.90%）、2-丁基-1-辛醇（5.52%）、2-甲基-1,3-苯并二噁烷（5.42%）、α,α,4-三甲基-3-环己烯-1-甲基烯醇（5.27%）、2,6-双(1,1-二甲基乙基)-4-甲基苯酚（2.58%）、2-甲基-十七烷（2.50%）、2-丙基-1-庚醇（2.02%）、3,7,11-三甲基-1,6,10-十二碳三烯-3-醇（2.00%）、苯乙醛（1.18%）等。

【性味与功效】味酸，性寒。清热解毒，凉血止血，止痢。用于热毒血痢，痈肿疔疮，湿疹，丹毒，蛇虫咬伤，便血，痔血，崩漏下血。

细辛 ▼

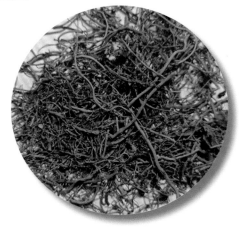

【基源】马兜铃科细辛属植物北细辛（辽细辛）*Asarum heterotropoides* Fr. Schmidt var. *mandshuricum*（Maxim.）Kitag.、汉城细辛 *Asarum sieboldii* Miq.var. *seoulense* Nakai 或华细辛（细辛）*Asarum sieboldii* Miq. 的干燥根和根茎。前二种习称"辽细辛"。

【形态特征】北细辛：多年生草本；根状茎横走，直径约 3mm，根细长。叶卵状心形或近肾形，长

4~9cm，宽 5~13cm，叶背毛较密；芽苞叶近圆形，长约 8mm。花紫棕色；花被管壶状或半球状，直径约 1cm，花被裂片三角状卵形。果半球状，长约 10mm。花期 5 月。

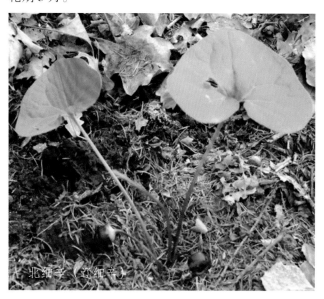

北细辛（辽细辛）

华细辛：多年生草本；根状茎直立或横走，直径 2~3mm。叶通常 2 枚，心形或卵状心形，长 4~11cm，宽 4.5~13.5cm；芽苞叶肾圆形，长与宽各约 13mm。花紫黑色；花被管钟状，直径 1~1.5cm；花被裂片三角状卵形。果近球状，直径约 1.5cm，棕黄色。花期 4~5 月。

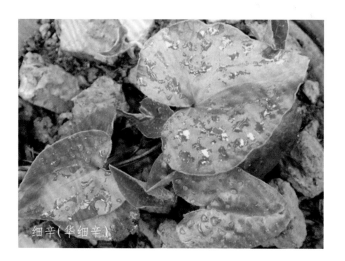

细辛（华细辛）

汉城细辛：本变型叶片背面有密生短毛，叶柄被疏毛。

【习性与分布】北细辛：生于山坡林下、山沟土质肥沃而阴湿地上。分布于黑龙江、吉林、辽宁。华细辛：生于海拔 1200~2100m 林下阴湿腐植土中。分布于山东、安徽、浙江、江西、河南、湖北、陕西、四川。

汉城细辛：生于林下及山沟湿地。分布于辽宁。

【挥发油含量】《药典》规定细辛药材含挥发油不得少于2.0%。水蒸气蒸馏的辽细辛的得油率为1.01%~4.60%，超临界萃取的得油率为3.47%~5.50%，超声辅助浸提的得油率为3.98%。水蒸气蒸馏的细辛的得油率为0.62%~4.40%。水蒸气蒸馏的汉城细辛的得油率为1.56%~3.06%

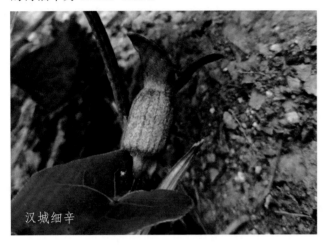
汉城细辛

【芳香成分】北细辛：北细辛挥发油的第一主成分以甲基丁香酚（11.95%~65.97%）最多，此外，还有黄樟醚（12.98%~32.42%）等。王冰冰等（2014）用水蒸气蒸馏法提取的辽宁桓仁产北细辛挥发油的主要成分为：黄樟素（32.42%）、甲基丁香酚（28.14%）、3,5-二甲氧基-甲苯（7.89%）、3,4,5-三甲氧基-甲苯（6.33%）、细辛醚（4.73%）、肉豆蔻醚（4.54%）、萜烯-3（3.29%）、优葛缕酮（1.83%）、β-蒎烯（1.29%）等；辽宁桓仁产北细辛挥发油的主要成分为：甲基丁香酚（62.89%）、优葛缕酮（13.51%）、萜烯-3（3.63%）、3,5-二甲氧基-甲苯（2.00%）、3,4,5-三甲氧基-甲苯（1.61%）、α-水芹烯（1.04%）等。汉城细辛：汉城细辛药材挥发油的主成分为甲基丁香酚（22.17%~58.66%）。王冰冰等（2014）用水蒸气蒸馏法提取的辽宁宽甸产汉城细辛挥发油的主要成分为：甲基丁香酚（58.66%）、优葛缕酮（11.13%）、榄香素（9.49%）、萜烯-3（4.41%）、β-蒎烯（3.07%）、草蒿脑（2.28%）、α-水芹烯（2.16%）、3,4,5-三甲氧基-甲苯（1.25%）、异松油烯（1.02%）等。

（华）细辛：潘红亮等（2011）用水蒸气蒸馏法提取的细辛挥发油的主要成分为：甲基丁香酚（29.38%）、3,5-二甲氧基甲苯（13.97%）、黄樟醚（12.75%）、十五烷（5.67%）、卡枯醇（3.56%）、3,4-（亚甲基二氧）苯丙酮（3.41%）、优葛缕酮（3.16%）、龙脑（3.13%）、2,4-二甲氧基-3-甲基苯丙酮（2.89%）、

榄香素（2.19%）、草蒿脑（1.84%）、肉豆蔻醚（1.36%）、2-羟基-4,5-亚甲二氧基苯丙酮（1.30%）、广藿香醇（1.25%）、N-异丁基十二碳四烯酰胺（1.02%）等；胡苏莹等（2012）用水蒸气蒸馏法提取的陕西华山产野生细辛挥发油的主要成分为：环十五烷（29.78%）、黄樟醚（27.49%）、肉豆蔻醚（21.09%）、1,8-桉树脑（4.09%）、γ-芹子烯（3.65%）、甲基丁香酚（2.32%）、4-(1-异丙基)-苯甲醛（1.08%）等；陕西宁强产野生细辛挥发油的主要成分为：1,8-桉树脑（19.86%）、十四烷（19.39%）、肉豆蔻醚（18.28%）、环十五烷（16.87%）、甲基丁香酚（14.89%）、黄樟醚（8.70%）、4-萜烯醇（1.84%）、γ-芹子烯（1.53%）、α-松油醇（1.21%）等；陕西太白产野生细辛挥发油的主要成分为：黄樟醚（37.01%）、十五烷（21.57%）、环十五烷（18.70%）、1,8-桉树脑（8.42%）、γ-芹子烯（3.32%）、正十三烷（1.35%）等；陕西长安产野生细辛挥发油的主要成分为：顺-3-十六碳烯（27.52%）、黄樟醚（27.13%）、甲基丁香酚（23.97%）、环十五烷（7.66%）、1-甲基-4-异丙基-1,4-环己二烯（6.46%）、β-水芹烯（1.98%）、α-水芹烯（1.59%）、β-反式-罗勒烯（1.33%）、对-聚伞花素（1.29%）等。

【性味与功效】味辛，性温。解表散寒，祛风止痛，通窍，温肺化饮。用于风寒感冒，头痛，牙痛，鼻塞流涕，鼻鼽，鼻渊，风湿痹痛，痰饮喘咳。

【注1】北细辛（辽细辛）除根和根茎《药典》入药外，全草也可入药。水蒸气蒸馏的全草或全株的得油率为0.79%~5.80%；超临界萃取的全草的得油率为3.00%~3.78%；微波萃取的全草的得油率为5.46%；超声辅助浸提的干燥地上部分的得油率为1.93%。辽细辛全草挥发油的主成分多为甲基丁香酚（11.95%~65.97%），也有主成分不同的报告。周玲等（2008）用水蒸气蒸馏法提取的辽宁凤城产辽细辛干燥全草挥发油的主要成分为：丁香酚甲基醚（65.97%）、榄香素（11.15%）、优葛缕酮（9.99%）、3,5-二甲氧基甲苯（1.89%）、黄樟脑（1.51%）、3-蒈烯（1.18%）、草蒿脑（1.05%）等。杜成智等（2011）用水蒸气蒸馏法提取的吉林产辽细辛全草挥发油的主要成分为：黄樟醚（25.15%）、甲基丁香酚（20.61%）、3,5-二甲氧基甲苯（11.61%）、3-蒈烯（5.00%）、β-蒎烯（4.84%）、α-蒎烯（3.95%）、肉豆蔻醚（3.92%）、优香芹酮（3.88%）、1,2,3-

三甲氧基 -5- 甲基苯（3.40%）、α- 水芹烯（2.65%）、龙脑（1.27%）、莰烯（1.01%）等。回瑞华等（1993）用水蒸汽蒸馏—溶剂萃取装置提取的辽宁抚顺人工栽培辽细辛带根全草挥发油的主要成分为：优香芹酮（25.85%）、甲基丁香酚（15.96%）、α- 蒎烯（9.79%）、3- 十二碳烯基 - 二氢 -2,5- 呋喃二酮（7.02%）、α- 异松油烯（6.60%）、黄樟醚（6.21%）、金合欢烯（5.80%）、β- 香叶烯（4.21%）、香桧烯（1.87%）、1,2- 二甲氧基 -3,4- 亚甲二氧基苯（1.19%）、3,5- 二甲基甲苯（1.19%）等。陈志歆等（1994）用水蒸气蒸馏法提取的黑龙江伊春产辽细辛全草挥发油的主要成分为：1,2- 二甲苯（30.66%）、黄樟醚（8.60%）、3,5- 二甲氧基甲苯（7.87%）、3,4,5- 三甲氧基甲苯（6.40%）、甲基丁香酚（6.39%）、1,3- 二甲苯（5.40%）、β- 蒎烯（4.09%）、α- 蒎烯（3.74%）、乙苯（3.58%）、细辛醚（3.28%）、三甲氧基甲苯（3.15%）、δ-3- 蒈烯（2.57%）、α- 水芹烯（1.35%）、优香芹酮（1.30%）、樟烯（1.04%）等。姚发业等（1998）用水蒸气蒸馏法提取的辽细辛干燥全草挥发油的主要成分为：1,2- 二甲氧基 -4-(3- 丙烯基)- 苯（62.63%）、2,6,6- 三甲基 -2,4- 环庚二烯 -1- 酮（8.24%）、5-(3- 丙烯基)-1,3- 苯并间二氧杂环戊烯（6.09%）、1,2,3- 三甲氧基 -5-(3- 丙烯基)- 苯（5.47%）、3,7- 二甲基 -1,3,6- 辛三烯（2.67%）、1,2,3- 三甲氧基 -5- 甲基苯（2.23%）、1- 甲氧基 -4-(1- 丙烯基)- 苯（1.59%）、3,7- 二甲基酯 -1,6- 辛二烯 -3- 醇（1.29%）等。曾虹燕等（2004）用水蒸气蒸馏法提取的吉林汪清产辽细辛全草挥发油的主要成分为：2,6,6- 三甲基 -2,4- 环庚二烯 -1- 酮（23.83%）、爱草醚（19.15%）、甲基丁香酚（16.56%）、黄樟醚（10.06%）、3,5- 二甲氧基甲苯（7.44%）、α- 松油烯（5.33%）、甲酸冰片酯（2.90%）、十四酸（1.63%）、1-p- 薄荷 -8- 烯己酸酯（1.42%）等。全草味辛，性温。祛风散寒，通窍止痛，温肺化饮。治风寒感冒，头痛，鼻渊，痰饮咳逆，肺寒喘咳，牙痛，风湿痹痛。

【注 2】华细辛（细辛）除根和根茎《药典》入药外，全草也可入药。水蒸气蒸馏的全草的得油率为 0.31%~3.30%。细辛全草挥发油的主成分有：甲基丁香酚（30.74%~49.39%）、黄樟醚（20.65%~29.72%），也有主成分不同的报告。杨大峰等（1997）用水蒸气蒸馏法提取的山东崂山产野生细辛全草挥发油的主要成分为：黄樟醚（29.72%）、δ- 榄香烯（11.61%）、

3- 蒈烯（5.32%）、1,8- 桉叶油素（3.34%）、β- 蒎烯（2.45%）、α- 蒎烯（2.05%）、三甲氧基甲苯（1.91%）、α- 水芹烯（1.88%）、龙脑（1.55%）、反式 - 丁香烯（1.46%）、爱草脑（1.35%）、δ- 愈创木烯（1.14%）等。崔浪军等（2010）用顶空固相微萃取法提取的陕西洛南产细辛干燥茎挥发油的主要成分为：丁香酚甲醚（30.74%）、十五烷（25.98%）、肉豆蔻醚（18.36%）、1- 十八烷烯（16.54%）、黄樟醚（2.80%）、α- 松油醇（2.01%）等；干燥叶挥发油的主要成分为：丁香酚甲醚（49.39%）、十五烷（21.24%）、肉豆蔻醚（12.90%）、1- 十八烷烯（11.29%）、黄樟醚（1.63%）、α- 松油醇（1.28%）等。胡苏莹等（2012）用水蒸气蒸馏法提取的陕西华山产野生细辛干燥茎挥发油的主要成分为：β- 顺式 - 罗勒烯（30.06%）、环十五烷（25.41%）、γ- 芹子烯（24.72%）、肉豆蔻醚（12.31%）等，干燥叶挥发油的主要成分为：花侧柏烯（43.55%）、十五烷（29.43%）、β- 榄香烯（15.58%）等；陕西宁强产野生细辛干燥茎挥发油的主要成分为：环十五烷（18.81%）、甲基丁香酚（11.73%）、甲基 -4- 异丙基 -1,4- 环己二烯（8.12%）、α- 檀香脑（1.94%）、α- 松油醇（1.76%）、十五烷（1.71%）、γ- 芹子烯（1.52%）等，干燥叶挥发油的主要成分为：δ- 芹子烯（42.33%）、肉豆蔻醚（1.70%）等；陕西太白产野生细辛干燥茎挥发油的主要成分为：十五烷（27.41%）、肉豆蔻醚（14.75%）、1,8- 桉树脑（12.22%）、α- 水芹烯（5.73%）、β- 蒎烯（3.36%）、β- 水芹烯（2.41%）、γ- 芹子烯（2.24%）、对 - 聚伞花素（1.61%）、4- 萜烯醇（1.54%）、α- 松油醇（1.27%）等，干燥叶挥发油的主要成分为：5-[1-(四氢 -5- 甲基 -5- 乙烯基呋喃 -2- 基)亚乙基]-2,5- 二氢 -2,2- 二甲基呋喃（39.60%）、肉豆蔻醚（32.73%）、δ- 芹子烯（20.23%）、黄樟醚（9.83%）、α- 金合欢烯（8.47%）、β- 榄香烯（5.74%）、甲基丁香酚（1.34%）、β- 蒎烯（1.21%）等；陕西洛南产野生细辛干燥茎挥发油的主要成分为：肉豆蔻醚（31.22%）、环十五烷（22.10%）、十三烷（2.65%）、甲基丁香酚（1.22%）、1,8- 桉树脑（1.16%）等，干燥叶挥发油的主要成分为：T- 杜松醇（43.57%）、肉豆蔻醚（25.68%）、黄樟醚（11.07%）、十八烷（9.73%）、α- 没药醇（1.57%）等；陕西长安产野生细辛干燥茎挥发油的主要成分为：γ- 芹子烯（25.45%）、十五烷（22.69%）、肉豆蔻醚（22.51%）、环十五烷（21.94%）、白菖油萜（1.58%）等。全草味辛，性温。祛风，散寒，行水，开窍。治风冷头痛，鼻渊，齿痛，痰饮咳逆，风湿痹痛。

密蒙花 ▼

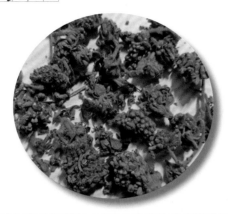

【基源】马钱科醉鱼草属植物密蒙花 *Buddleja officinalis* Maxim. 的干燥花蕾及其花序。

【形态特征】灌木，高 1~4m。小枝、叶下面、叶柄和花序均密被灰白色星状短绒毛。叶对生，纸质，狭椭圆形至长圆状披针形，长 4~19cm，宽 2~8cm。花多而密集，组成顶生聚伞圆锥花序；小苞片披针形；花萼钟状，花冠紫堇色，后变白色或淡黄白色，喉部桔黄色。蒴果椭圆状，2 瓣裂；种子多颗，狭椭圆形，两端具翅。花期 3~4 月，果期 5~8 月。

【习性与分布】生于海拔 200~2800m 的向阳山坡、河边、村旁的灌木丛中或林缘。喜温暖湿润的环境，稍耐寒，忌积水。分布于山西、陕西、江苏、安徽、福建、河南、湖北、湖南、广东、广西、云南、贵州、四川、甘肃、西藏。

【挥发油含量】水蒸气蒸馏的密蒙花的得油率为 0.28%~2.50%。

【芳香成分】张兰胜等（2010）用水蒸气蒸馏法提取的云南大理产密蒙花挥发油的主要成分为：棕榈酸（14.07%）、6,10,14- 三甲基 -2- 十五烷酮（12.92%）、二十一烷（6.15%）、二十七烷（3.28%）、芳樟醇（2.99%）、2,2,4,6,6- 五甲基 - 庚烷（2.91%）、α- 松油醇（2.51%）、橙花叔醇（2.39%）、1,2,3,4,4a,7,8,8a- 八氢 -1,6- 二甲基 -2-(1- 甲基乙烯基)-[1R-(1,4β,4aβ,8aβ)]-1- 萘酚（2.30%）、2,4,6,7,8,8a- 六氢 -3,8- 二甲基 -4-(1- 甲基乙缩醛)-(8S- 顺式)-5(1H)- 薁酮（2.15%）、2,6,6- 三甲基 -2- 环己烯 -1,4- 二酮（2.12%）、4,4,5,6,7,8- 六氢 -4a,7,7- 三甲基 -(R)-2(3H)- 萘酮（1.93%）、2,2,6- 三甲基环己烷 -1,4- 二酮（1.82%）、2- 异亚

丙基 -3- 甲基 -3,5- 二烯 - 己醛（1.58%）、2,6,10- 三甲基十二烷（1.45%）、丁香醛（1.42%）、二十烷（1.37%）、5- 羟基 -4,4,6- 三甲基 -7- 氧杂二环 [4.1.0] 庚烷 -2- 酮（1.24%）、紫丁香醇 D（1.18%）、8- 羟基芳樟醇（1.18%）、2,2,6- 三甲基 - 辛烷（1.07%）等。贺银菊（2015）用水蒸气蒸馏法提取的贵州三都产密蒙花挥发油的主要成分为：3- 甲基 -1- 丁醇（8.78%）、己醛（6.82%）、苯乙醇（6.29%）、5- 乙基 -2- 壬醇（5.07%）、邻苯二甲酸丁基异己酯（32.69%）、6- 甲基 -2- 十三烷酮（4.38%）、优葛缕酮（3.10%）、苯乙醛（2.69%）、2- 溴 -6- 甲基庚烷（2.39%）、4- 氧代异佛尔酮（2.22%）、3- 甲基 -1,5- 戊二醇（2.03%）、莰烯（1.95%）、2- 吡啶硫醇（1.89%）、异佛尔酮（1.77%）、9,9- 二甲基 -3,7- 二氮杂双环 [3.3.1] 壬烷（1.62%）、1- 十三炔 -4- 醇（1.59%）、2- 正戊基呋喃（1.52%）、环庚烷（1.27%）、2- 溴十四烷（1.23%）、邻苯二甲酸单 (2- 乙基己基) 酯（1.18%）、苯甲醛（1.17%）等。李玉美等（2008）用水蒸气蒸馏法提取的密蒙花挥发油的主要成分为：6,10,14- 三甲基 -2- 十五烷酮（18.18%）、n- 十六酸（13.13%）、二十八烷（4.25%）、邻苯二甲酸，丁基 2- 乙基己基酯（3.74%）、3,4- 二乙基 -1,1'- 联苯（3.40%）、三十五烷（3.39%）、(-)- 匙叶桉油烯醇（3.25%）、壬二酸，二丁基酯（2.76%）、2,3- 二氢化 -1,1,3- 三甲基 -3- 苯基 -1 氢 - 茚（2.63%）、蓝桉醇（2.30%）、7,10,13- 二十碳三烯酸甲酯（2.17%）、苯并 [a] 甘菊环（2.16%）、二十五烷（1.73%）、2,3- 二羟丙基酯 ,(Z,Z,Z)-9,12,15- 十八碳三烯酸（1.70%）、顺 -2,3,4,4a,5,6,7,8- 八氢化 -1,1,4a,7- 四甲基 -1 氢 - 苯并环庚烯基 -7- 醇（1.45%）、7- 甲氧基 -2,2,4,8- 四甲基三环 [5.3.1.0(4,11)] 十一（碳）烷（1.40%）、3- 乙基 -3- 羟基 -(5à)- 甾 -17- 酮（1.36%）、2,2- 二甲基 ,(S)-1,3- 二氧环戊 -4- 甲醇（1.27%）、十五（烷）酸 ,13- 甲基 - 甲酯（1.26%）、1,7- 二甲基 -5-

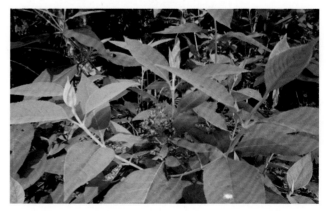

苯基三环 [4.1.0.0] 庚 -3- 烯（1.26%）、顺 -Z- à - 甜没药烯环氧化合物（1.24%）、1-(2,6,6- 三甲基 -1,3- 环己二烯 -1- 基)-2- 丁烯 -1- 酮（1.21%）、1,2,3,4- 四氢 -9,10- 二甲基 - 蒽（1.04%）等。

【性味与功效】味甘，性微寒。清热泻火，养肝明目，退翳。用于目赤肿痛，多泪羞明，目生翳膜，肝虚目暗，视物昏花。

【注】密蒙花除花蕾及其花序《药典》入药外，叶（密蒙花叶）也可入药。用同时蒸馏萃取法提取的贵州关岭产野生密蒙花干燥叶挥发油的主要成分为：三十四烷（13.63%）、正十六酸（9.48%）、六氢化法呢基丙酮（8.58%）、植物醇（7.10%）、异丙基乙醚（5.82%）、芳樟醇（3.71%）、西洋丁香醇 B（3.26%）、6-(羟甲基)-1,4,4- 三甲基双环 [3.1.0]-2- 己醇（2.57%）、油酸（2.57%）、壬酸（2.47%）、苯乙醛（2.34%）、2- 乙基己酸（2.21%）、3- 己烯酸（2.10%）、α – 苯乙醇（2.03%）、苯甲醇（1.61%）、三十五烷（1.54%）、十四烷基环氧乙烷（1.48%）、中氮茚（1.47%）、(7Z,10Z,13Z)–7,10,13- 十六 (三) 烯醛（1.32%）、(Z)-7- 十六烯醛（1.24%）、4- 氧代异佛尔酮（1.19%）、雪松醇（1.11%）等（刘和等，2010）。密蒙花叶味甘，性微寒。清肝明目，去翳。治目赤肿痛，多泪，多眵，目翳。

老鹳草 ▼

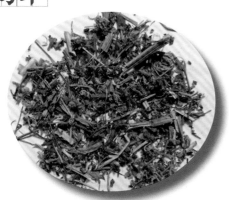

【基源】牻牛儿苗科老鹳草属植物牻牛儿苗 *Erodium stephanianum* Willd.、老鹳草 *Geranium wilfordii* Maxim. 或野老鹳草 *Geranium carolinianum* Linn. 的干燥地上部分，前者习称"长嘴老鹳草"，后两者习称"短嘴老鹳草"。野老鹳草的芳香成分未见报道。

【形态特征】牻牛儿苗：多年生草本，高通常 15~50cm。叶对生；托叶三角状披针形，分离，被疏柔毛，边缘具缘毛；基生叶和茎下部叶轮廓卵形或三角状卵形，长 5~10cm，宽 3~5cm，二回羽状深裂。伞形花序腋生，每梗具 2~5 花；苞片狭披针形，分离；萼片矩圆状卵形，花瓣紫红色，倒卵形。蒴果长约 4cm。种子褐色，具斑点。花期 6~8 月，果期 8~9 月。

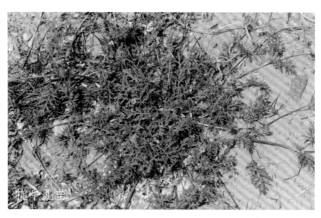

牻牛儿苗

老鹳草：多年生草本，高 30~50cm。叶基生和茎生叶对生；托叶卵状三角形或上部为狭披针形；基生叶圆肾形，长 3~5cm，宽 4~9cm，5 深裂达 2/3 处，裂片倒卵状楔形，茎生叶 3 裂至 3/5 处，裂片长卵形。花序腋生和顶生，每梗具 2 花；苞片钻形；萼片长卵形；花瓣白色或淡红色，倒卵形。蒴果长约 2cm，花期 6~8 月，果期 8~9 月。

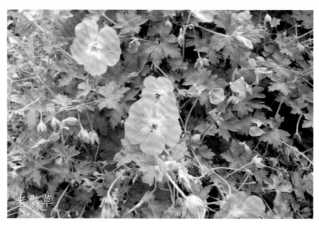

老鹳草

【习性与分布】牻牛儿苗：生于干山坡、农田边、沙质河滩地和草原凹地等。分布于长江中下游以北的华北、东北、西北、四川、西藏。老鹳草：生于海拔 1800m 以下的低山林下、草甸。分布于东北、华北、华东、华中、陕西、甘肃和四川。

【挥发油含量】水蒸气蒸馏的老鹳草新鲜全草的得油率为 0.01%，牻牛儿苗干燥地上部分的得油率为 0.02%。

【芳香成分】牻牛儿苗：尹海波等（2009）用水蒸气蒸馏法提取的辽宁大连产牻牛儿苗干燥地上部分挥发油的主要成分为：叶绿醇（40.51%）、十四（烷）酸（30.36）、(E,E,E)-8,11,14-二十碳三烯酸（19.83%）、6,10,14-三甲基-2-十五碳酮（1.66%）、异植醇（1.08%）等。

老鹳草：薛晓丽等（2016）用水蒸气蒸馏法提取的吉林省吉林市产老鹳草新鲜全草挥发油的主要成分为：石竹烯（8.85%）、1(10),4-杜松二烯（5.80%）、大根香叶烯D（5.79%）、邻苯二甲酸二丁酯（5.76%）、2-(苯基甲氧基)丙酸甲酯（5.48%）、β-瑟林烯（4.91%）、β-芹子烯（3.62%）、植醇（3.16%）、蛇麻烯（2.99%）、β-法呢烯（2.27%）、长叶烯（2.60%）、母菊奥（2.45%）、植酮（2.30%）、α-杜松醇（2.01%）、脱氢香薷酮（1.99%）、十四烷基环氧乙烷（1.86%）、澳白檀醇（1.77%）、正二十七烷（1.63%）、β-榄香烯（1.38%）、β-波旁烯（1.27%）、芳樟醇（1.26%）、斯巴醇（1.03%）、氧化石竹烯（1.03%）等。

【性味与功效】味苦、微辛，性平。祛风湿，通经络，止泻痢。用于风湿痹痛，麻木拘挛，筋骨酸痛，泄泻痢疾。

白头翁 ▼

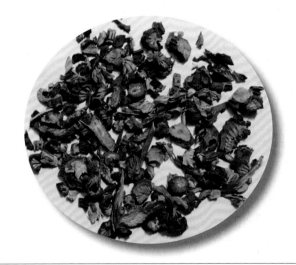

【基源】毛茛科白头翁属植物白头翁 *Pulsatilla chinensis* (Bunge) Regel 的干燥根。

【形态特征】植株高15~35cm。根状茎粗0.8~1.5cm。基生叶4~5；叶片宽卵形，长4.5~14cm，宽6.5~16cm，三全裂。花葶1~2；苞片3，基部合生成长3~10cm的筒，三深裂；花直立；萼片蓝紫色，长圆状卵形，背面有密柔毛。聚合果直径9~12cm；瘦果纺锤形，扁，长3.5~4mm，有长柔毛。4月至5月开花。

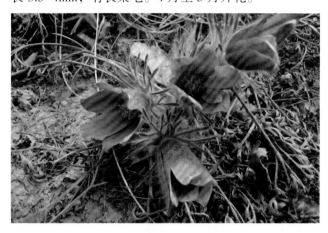

【习性与分布】生平原和低山山坡草丛中、林边或干旱多石的坡地。分布于四川、湖北、江苏、安徽、河南、甘肃、陕西、山西、山东、河北、内蒙古、辽宁、吉林、黑龙江。

【挥发油含量】水蒸气蒸馏的白头翁的得油率为0.21%，超声波萃取法提取的得油率为0.32%。

【芳香成分】张琳等（2006）用水蒸气蒸馏法提取的山东文登产白头翁挥发油的主要成分为：二十八烷（15.37%）、四十三烷（13.19%）、三十一烷（7.83%）、十九烷（5.78%）、三十四烷（5.36%）、三十六烷（5.24%）、3-乙酰基-β-谷甾醇（2.93%）、十五烷（2.67%）、十七烷（2.41%）、二十烷（2.02%）、邻苯二甲酸异丁酯（1.92%）、1-十九烷醇（1.63%）、十二烷（1.56%）、4-甲基-2,6-二叔丁基-苯酚（1.43%）、1-二十二碳烯（1.31%）、4-环己基-十三烷（1.13%）、2-甲基-1-癸醇（1.04%）、邻苯二甲酸正丁酯（1.01%）等；超声波萃取法提取的白头翁挥发油的主要成分为：雄甾-3,11,17-三醇（50.55%）、二十八烷（14.67%）、四十三烷（9.22%）、十九烷（4.22%）、β-谷甾醇（3.33%）、3-乙酰基-β-谷甾醇（3.04%）、十七烷（2.87%）、2,6,10,14-四甲基-十六烷（2.68%）、十五烷（1.90%）、菜油甾醇（1.75%）、10-甲基-二十烷（1.47%）、3-乙酰基-豆甾醇（1.32%）、邻苯二甲酸辛酯（1.22%）、2,6,10,15-四甲基-十七烷（1.17%）、十六烷（1.15%）、羊毛甾醇（1.14%）、四十四烷（1.07%）、豆甾醇（1.06%）等。

【性味与功效】味苦，性寒。清热解毒，凉血止痢。用于热毒血痢，阴痒带下。

黑种草子 ▼

【基源】毛茛科黑种草属植物腺毛黑种草（瘤果黑种草）*Nigella glandulifera* Freyn et Sint. 的干燥成熟种子。

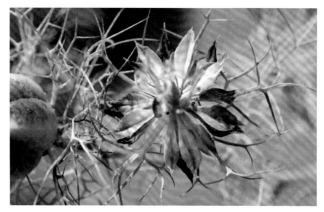

【形态特征】茎高 35~50cm。叶为二回羽状复叶。叶片卵形，长约 5cm，宽约 3cm，羽片约 4 对，近对生。花直径约 2cm；萼片白色或带蓝色，卵形，基部有短爪；花瓣约 8，有短爪，上唇小，披针形，下唇二裂超过中部，裂片宽菱形，顶端近球状变粗，基部有蜜槽。蒴果长约 1cm，有圆鳞状突起，宿存花柱与果实近等长；种子三棱形，长约 2.5mm，有横皱。

【习性与分布】较耐寒，喜向阳、肥沃、排水良好的土壤。分布于新疆、云南、西藏。

【挥发油含量】水蒸气蒸馏的黑种草子的得油率为 0.33%~0.54%。

【芳香成分】耿东升等（2009）用水蒸气蒸馏法提取的新疆墨玉产黑种草子挥发油的主要成分为：间 - 伞花烃（61.48%）、α - 蒎烯（12.95%）、3- 甲基 -1-{3-[5-(3,3- 二甲基环氧乙烷基)]} 乙酮（6.86%）、百里醌（3.73%）、β - 蒎烯（2.81%）、1R-α - 蒎烯（2.31%）、长叶烯（2.25%）、τ - 萜品烯（1.63%）、桧烯（1.03%）等。李正洪等（2009）用水蒸气蒸馏法提取的云南景洪产黑种草子挥发油的主要成分为：百里香醌（35.59%）、柠檬烯（22.85%）、亚油酸（7.95%）、长叶烯（5.55%）、4- 甲基 -1- 乙基 -2- 巯基吡啶（3.87%）、香芹酚（2.52%）、3,5- 二甲基环己醇（2.23%）、油酸（1.98%）、2- 甲基 -5-(1- 甲基乙烯基)- 双环 [3.1.0]（1.97%）、松油烯 -4- 醇（1.97%）、2,6,6,9- 四甲基 - 三环 [5.4.0.0$^{2.8}$] 十一碳 -9- 烯（1.32%）等。刘亚婷等（2009）用超临界 CO_2 萃取法提取的黑种草子挥发油的主要成分为：9,12- 十八碳二烯酸（68.58%）、2- 异丙基 -5- 甲基 -2,5- 环己二烯 -1,4- 二酮（10.95%）、22,23- 脱二氢豆甾醇（6.93%）、3,7,11- 三甲基 -1,6,10- 十二碳三烯 -3- 醇（3.43%）、β - 维生素 E（2.00%）、1- 甲基 -2- 异丙基苯（1.37%）、E,Z-2,13- 十八碳二烯醇（1.30%）、4- 甲基 -(3β,4α)- 胆甾醇 -8,24- 二烯 -3- 醇（1.18%）、3,5- 脱二氢豆甾烷 -6,22- 二烯（1.11%）等。

【性味与功效】味辛，性温。补肾健脑、通经、通乳、利尿。用于耳鸣健忘，经闭乳少，热淋，石淋。

黄连 ▼

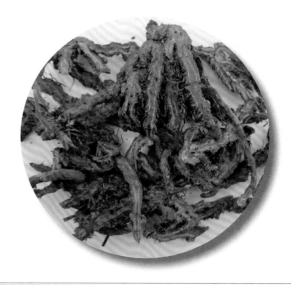

【基源】毛茛科黄连属植物黄连 *Coptis chinensis* Franch.、三角叶黄连 *Coptis deltoidea* C.Y.Cheng et Hsiao 或云连 *Coptis teeta* Wall. 的干燥根茎。以上三种分别习称"味连"、"雅连"、"云连"。三角叶黄连、云连根茎的芳香成分未见报道。

【形态特征】根状茎黄色，常分枝。叶有长柄；叶片稍带革质，卵状三角形，宽达 10cm，三全裂。花葶 1~2 条，高 12~25cm；二歧或多歧聚伞花序有 3~8 朵花；苞片披针形，三或五羽状深裂；萼片黄绿色，长椭圆状卵形；花瓣线形，中央有蜜槽。蓇葖长 6~8mm，柄约与之等长；种子 7~8 粒，长椭圆形，长约 2mm，宽约 0.8mm，褐色。2~3 月开花，4~6 月结果。

【习性与分布】生于海拔 500~2000m 的山地林中或山谷阴处。喜冷凉、湿润、荫蔽，忌高温、干旱。不耐强光，喜弱光。分布于四川、贵州、湖南、湖北、陕西。

【挥发油含量】水蒸气蒸馏的黄连的得油率为 0.003%。

【芳香成分】贠亚波等（2019）用水蒸气蒸馏法提取的四川产黄连挥发油的主要成分为：顺 -9,12- 十八碳二烯酸（40.80%）、棕榈酸（34.00%）、十四烷酸（3.17%）、亚油酸甲酯（2.02%）、棕榈油酸（1.31%）等。左定财等（2017）用固相微萃取法提取的贵州江口产黄连挥发油的主要成分为：月桂酸乙酯（25.99%）、癸酸乙酯（12.12%）、棕榈酸乙酯（10.44%）、柠檬烯（5.91%）、月桂酸丁酯（5.90%）、癸酸丁酯（4.43%）、亚油酸乙酯（4.22%）、橙花醛（2.99%）、十八烯酸乙酯（2.57%）、β - 甜没药烯（2.55%）、月桂酸甲酯（2.50%）、4,6- 双 (4- 甲基 -3- 戊烯基)-6- 甲基 -1,3- 环己二烯 -1- 甲醛（2.39%）、香叶醛（2.24%）、环萜烯（2.02%）、反式 -β - 金合欢烯（1.73%）、棕榈酸甲酯（1.71%）、9,12- 十八碳二烯酸甲酯（1.36%）、β - 月桂烯（1.26%）、β - 石竹烯（1.24%）、肉豆蔻酸乙酯（1.22%）等。

【性味与功效】味苦，性寒。清热燥湿，泻火解毒。用于湿热痞满，呕吐吞酸，泻痢，黄疸，高热神昏，心火亢盛，心烦不寐，心悸不宁，血热吐衄，目赤，牙痛，消渴，痈肿疔疮；外治湿疹，湿疮，耳道流脓。

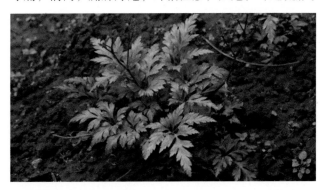

猫爪草 ▼

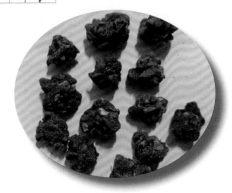

【基源】毛茛科毛茛属植物猫爪草(小毛茛) *Ranunculus ternatus* Thunb. 的干燥块根。

【形态特征】一年生草本。簇生多数肉质小块根，块根卵球形，形似猫爪，直径 3~5mm。茎铺散，高 5~20cm。基生叶有长柄；叶片形状多变，单叶或 3 出复叶，宽卵形至圆肾形，长 5~40mm，宽 4~25mm。茎生叶较小，全裂或细裂。花单生茎顶和分枝顶端，直径 1~1.5cm；萼片 5~7；花瓣 5~7 或更多，黄色或后变白色，倒卵形，基部有爪；聚合果近球形，直径约 6mm；瘦果卵球形。花期早，春季 3 月开花，果期 4 月至 7 月。

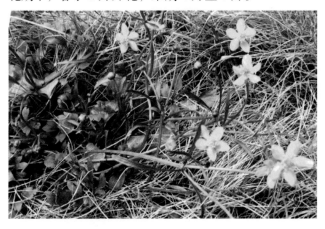

【习性与分布】生于丘陵、旱坡、田埂、路旁、荒地阴湿处。中性植物，喜光，也耐阴。喜温暖湿润气候，较耐水湿。分布于台湾、安徽、江苏、浙江、江西、湖南、湖北、河南、贵州、陕西、广西等省区。

【挥发油含量】水蒸气蒸馏的猫爪草的得油率为 0.80%；超声波辅助水蒸气蒸馏的得油率为 1.00%；微波辅助水蒸气蒸馏的得油率为 0.94%。

【芳香成分】张海松等（2006）用水蒸气蒸馏法提取的猫爪草挥发油的主要成分为：4- 氧 - 戊酸丁酯（30.12%）、丁二酸甲基 - 二异丁酯（23.14%）、丁二酸二异丁酯（22.06%）、1- 甲基萘（5.36%）、2- 甲基萘（4.04%）、四十四烷（3.86%）、四十烷（3.67%）、二十五烷（3.48%）、1,2- 二甲基萘（3.13%）、丙三醇（3.12%）、2,6- 二甲基萘（3.05%）、二十二烷（2.39%）、二十四烷（2.26%）、邻苯二甲酸二异丁酯（2.12%）、(Z)-7- 十六烯醛（2.02%）、乙酸十八烷基酯（1.91%）、己二酸二异丁酯（1.87%）、邻苯二甲酸二丁酯（1.80%）、2,6- 二甲基癸烷（1.74%）、二十三烷（1.51%）、二十一烷（1.44%）、硬脂酸甲酯（1.39%）、十六酸（1.32%）、萘

（1.29%）、(Z)-9-十八烯酸甲酯（1.20%）等；用超声波辅助水蒸气蒸馏法提取的猫爪草挥发油的主要成分为：二十五烷（12.32%）、四十烷（9.52%）、二十四烷（8.90%）、二十三烷（7.41%）、四十四烷（7.21%）、二十二烷（5.26%）、二十一烷（4.49%）、丁二酸甲基-二异丁酯（3.58%）、丙三醇（3.17%）、邻苯二甲酸二丁酯（2.90%）、邻苯二甲酸二异丁酯（2.53%）、2,6-二甲基癸烷（2.05%）、丁二酸二异丁酯（2.03%）、十六酸（1.61%）、3-苯基-2-丙烯醛（1.44%）、2,6,10,14-四甲基十六烷（1.43%）、十九烷（1.27%）、十五烷（1.25%）、十七烷（1.24%）、萘（1.23%）、醋酸乙酯（1.18%）、2,6,10,14-四甲基十五烷（1.17%）、邻苯二甲酸二乙酯（1.10%）等。

【性味与功效】味甘、辛，性温、平。化痰散结，解毒消肿。用于瘰疬痰核，疔疮肿毒，蛇虫咬伤。

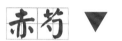

赤芍 ▼

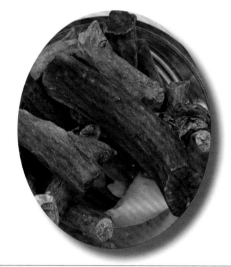

【基源】毛茛科芍药属植物川赤芍 *Paeonia veitchii* Lynch 的干燥根。

【形态特征】多年生草本。茎高 30~80cm。叶为二回三出复叶，叶片轮廓宽卵形，长 7.5~20cm；小叶成羽状分裂。花 2~4 朵，生茎顶端及叶腋，有时仅顶端一朵开放，直径 4.2~10cm；苞片 2~3，分裂或不裂，披针形；萼片 4，宽卵形；花瓣 6~9，倒卵形，长 3~4cm，宽 1.5~3cm，紫红色或粉红色。蓇葖长 1~2cm，密生黄色绒毛。花期 5~6 月，果期 7 月。

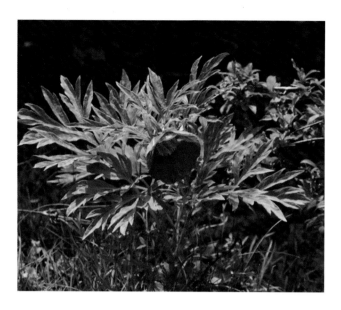

【习性与分布】生于海拔 1800~3700m 的山坡林下草丛中、疏林中及路旁。喜温和、较为干燥的气候，耐旱忌湿。喜阳光又耐半阴。分布于西藏、四川、青海、甘肃、陕西。

【挥发油含量】水蒸气蒸馏的干燥根的得油率为 2.22%。

【芳香成分】吕金顺等（2009）用水蒸气蒸馏法提取的甘肃天水产川赤芍干燥根挥发油的主要成分为：苯甲酸（21.64%）、2-羟基苯甲醛（20.24%）、二十烷（9.01%）、油酸（8.76%）、十六酸（6.84%）、(Z,Z)-9,12-十八二烯酸（3.85%）、糠醛（2.49%）、己酸（2.43%）、(1R)-6,6-二甲基-二环[3.1.1]庚烷-2-酮（2.38%）、2,2-二甲基-3-辛烯（2.22%）、苯酚（1.53%）、二十二烷（1.30%）、水杨酸甲酯（1.22%）、(Z,Z,Z)-9,12-十八三烯酸（1.01%）等。赵朕雄等（2015）用水蒸气蒸馏法提取的辽宁鞍山产赤芍药材挥发油的主要成分为：丹皮酚（39.43%）、棕榈酸（23.47%）、亚油酸（12.69%）、(1R)-(+)-诺蒎酮（4.40%）、β-蒎烯（2.54%）、桃金娘醛（2.34%）、桃金娘烯醛（2.07%）、紫苏醇（1.52%）、桃金娘烷醇（1.18%）等；四川德阳产赤芍药材挥发油的主要成分为：水杨醛（83.21%）、桃金娘烯醛（4.01%）、丹皮酚（2.19%）、桃金娘醛（2.02%）、棕榈酸（1.71%）、亚油酸（1.31%）等。

【性味与功效】味苦，性微寒。清热凉血，散瘀止痛。用于热入营血，温毒发斑，吐血衄血，目赤肿痛，肝郁胁痛，经闭痛经，癥瘕腹痛，跌扑损伤，痈肿疮疡。

白芍 ▼

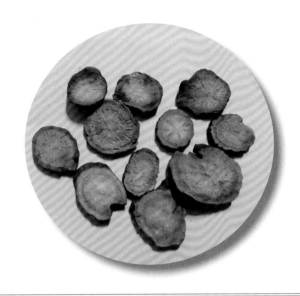

【基源】毛茛科芍药属植物芍药 *Paeonia lactiflora* Pall. 的干燥根。

【形态特征】多年生草本。茎高 40~70cm。下部茎生叶为二回三出复叶，上部茎生叶为三出复叶；小叶狭卵形或披针形。花数朵，生茎顶和叶腋，有时仅顶端一朵开放，直径 8~11.5cm；苞片 4~5，披针形；萼片 4，近圆形；花瓣 9~13，倒卵形，长 3.5~6cm，宽 1.5~4.5cm，白色，有时基部具深紫色斑块。蓇葖长 2.5~3cm，直径 1.2~1.5cm。花期 5~6 月；果期 8 月。

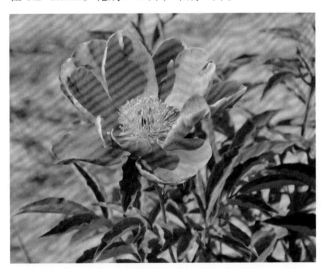

【习性与分布】生于海拔 480~2300m 的山坡草地及林下。耐寒，喜肥，喜光照，耐旱。分布于东北、华北、陕西、甘肃、四川、贵州、安徽、山东、浙江等省区。

【挥发油含量】水蒸气蒸馏的白芍的得油率为 0.06%。

【芳香成分】刘玉峰等（2011）用水蒸气蒸馏法提取的白芍挥发油的主要成分为：n-十六烷酸（43.46%）、(Z,Z)-9,12-十八碳烯酸（6.78%）、油酸（2.82%）、十五烷酸（2.43%）、[1S-(1α,2α,5α)]-6,6-二甲基二环 [3.1.1] 庚烷 -2- 甲醇（2.18%）、十六烷酸乙酯（1.56%）、9,12-十八碳烯酸乙酯（1.49%）、Z-β-松油基苯甲酸脂（1.42%）、1-(2-羟基 -4-甲氧基苯基)-乙酮（1.25%）、(R)-1-甲烯基 -3-(1-甲基 -乙烯基) 环己烷（1.15%）等。王书云等（2013）用水蒸气蒸馏法提取的白芍挥发油的主要成分为：桃金娘醛（31.89%）、芍药醇（24.74%）、(1S,2S,5S)-(−)-桃金娘醇（16.30%）、水扬酸甲酯（2.86%）、苯甲醛（2.82%）、(−)-顺式桃金娘醇（2.62%）、诺蒎酮（2.35%）等。

【性味与功效】味苦、酸，性微寒。养血调经，敛阴止汗，柔肝止痛，平抑肝阳。用于血虚萎黄，月经不调，自汗，盗汗，胁痛，腹痛，四肢挛痛，头痛眩晕。

【注】芍药除根《药典》入药外，花蕾（芍药花）也可入药。水蒸气蒸馏的干燥花瓣的得油率为 0.02%~0.08%。芍药花蕾的挥发油成分研究很少，花挥发油的第一主成分多为香叶醇（37.19%~84.60%），也有主成分不同的报告。郑伟颖等（2016）用顶空固相微萃取法提取的黑龙江哈尔滨产 '东方红' 芍药新鲜花挥发油的主要成分为：香叶醇（37.19%）、Ⅱ-乙酸薰衣草酯（24.60%）、甲基丁香酚（22.45%）、苯乙醇（11.31%）、(3Z,6E)-α-金合欢烯（4.46%）等；'粉黛' 的主要成分为：香茅醇（56.06%）、香叶醇（27.44%）、1-石竹烯（7.51%）、苯乙醇（4.50%）、紫苏烯（3.07%）、α-罗勒烯（1.43%）等；'冰清' 的主要成分为：对苯二甲醚（61.26%）、1-石竹烯（35.44%）乙酸香茅酯（3.30%）等；'粉玉装' 的主要成分为：苯乙醇（67.01%）、乙酸苯乙酯（23.56%）、乙酸叶醇酯（6.82%）、对苯二甲醚（1.59%）、1-石竹烯（1.03%）等。李海亮等（2017）用水蒸气蒸馏法提取的甘肃张掖产芍药新鲜花挥发油的主要成分为：正二十五烷（21.14%）、正二十九烷（10.52%）、正二十三烷（9.31%）、棕榈酸（9.14%）、亚油酸（8.43%）、正二十四烷（6.74%）、3-十二烷基 -2,5-呋喃二酮（4.13%）、正二十一烷（3.58%）、金合欢基丙酮（3.45%）、正二十六烷（3.21%）、香叶基芳樟醇（2.78%）、Z-2-(9-十八烯氧)-乙醇（2.17%）、

六氢金合欢基丙酮（1.48%）、3-乙基-5-(2-乙丁基)-十八烷（1.48%）、十四烷酸（1.36%）、β-桉叶醇（1.35%）等。芍药花通经活血。主治妇女闭经，干血痨症，赤白带下。

牡丹皮 ▼

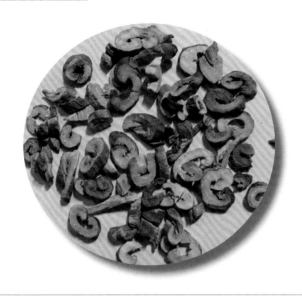

【基源】毛茛科芍药属植物牡丹 *Paeonia suffruticosa* Andr. 的干燥根皮。

【形态特征】落叶灌木。茎高达 2m。叶通常为二回三出复叶。花单生枝顶，直径 10~17cm；苞片 5，长椭圆形，大小不等；萼片 5，绿色，宽卵形，大小不等；花瓣 5，或为重瓣，玫瑰色、红紫色、粉红色至白色，倒卵形，长 5~8cm，宽 4.2~6cm，顶端呈不规则的波状。蓇葖长圆形，密生黄褐色硬毛。花期 5 月；果期 6 月。

【习性与分布】喜温凉气候，较耐寒，不耐湿热。喜光，亦稍耐阴。耐旱，不耐水渍。分布于华北、华中、西北等省区。

【挥发油含量】水蒸气蒸馏的根皮的得油率为 0.25%~1.26%，超临界萃取的干燥根皮的得油率为 1.88%~2.50%，超声波辅助乙醚萃取的干燥根皮的得油率为 2.50%。

【芳香成分】《药典》规定牡丹皮含丹皮酚不得少于 1.2%。张星贤等（2019）用顶空固相微萃取法提取的安徽产牡丹皮药材挥发油的主要成分为：丹皮酚（94.09%）等。武子敬等（2011）用同时蒸馏萃取

法提取的根皮挥发油的主要成分为：芍药醇（88.65%）、油酸（3.69%）、棕榈酸（3.12%）等。

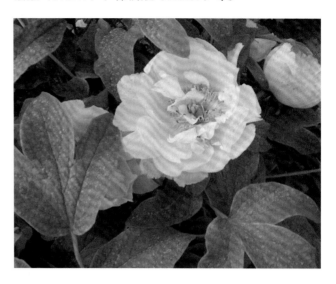

【性味与功效】味苦、辛，性微寒。清热凉血，活血化瘀。用于热入营血，温毒发斑，吐血衄血，夜热早凉，无汗骨蒸，经闭痛经，跌扑伤痛，痈肿疮毒。

【注】牡丹除根皮《药典》入药外，花（牡丹花）也可入药。水蒸气蒸馏的牡丹新鲜花的得油率为 0.10%，超临界萃取的新鲜花的得油率为 0.60%，亚临界萃取的新鲜花的得油率为 0.51%，有机溶剂萃取的新鲜花的得油率为 0.47%~0.50%。牡丹花挥发油的第一主成分有：香茅醇（19.91%~35.68%）、香叶醇（9.26%~16.41%）等，也有主成分不同的报告。张静等（2013）用同时蒸馏萃取法提取的陕西杨凌产'绿香球'牡丹盛开期新鲜花挥发油的主要成分为：香茅醇（35.68%）、苯乙醇（9.43%）、叶醇（4.88%）、罗勒烯（4.81%）、乙酸-3,7-二甲基-6-辛烯酯（4.74%）、十五烷（4.06%）、正己醇（3.66%）、香叶醇（3.58%）、十三烷（3.22%）、十一烷（3.14%）、6-甲基-5-庚烯-2-醇（1.96%）、十四烷（1.54%）、香叶醛（1.45%）、1,4-二甲氧基苯（1.42%）、1,3,5-三甲氧基苯（1.16%）等；'葛巾紫'的主要成分为：香叶醇（16.41%）、1,3,5-三甲氧基苯（10.61%）、叶醇（9.78%）、1,4-二甲氧基苯（6.35%）、正己醇（6.29%）、苯乙醇（3.39%）、1R-α-蒎烯（3.07%）、(1à,4aá,8aà)-1,2,3,4,4a,5,6,8a-八氢-7-甲基-4-甲烯基-1-(1-甲乙基)-萘（2.78%）、香茅醇（1.87%）、乙酸己烯酯（1.85%）、香叶醛（1.67%）、α-蒎烯（1.63%）、十五烷（1.41%）、乙酸-3,7-二甲基-6-辛烯酯（1.29%）等；'景玉'的主要成分为：

1,3,5- 三甲氧基苯（13.24%）、十五烷（8.74%）、香茅醇（8.41%）、十七烷（7.25%）、叶醇（6.93%）、E.Z-2,13- 十八碳二烯 -1- 醇（5.44%）、6,9- 十七碳二烯（5.44%）、正己醇（4.78%）、8- 十七碳烯（4.43%）、二十烷（2.79%）、9- 十九烷烯（2.81%）、金合欢烯（2.76%）、2- 甲基十六烷（1.87%）、十三烷（1.78%）、二十一烷（1.63%）、乙酸 -3,7- 二甲基 -6- 辛烯酯（1.57%）、十六烷（1.56%）、3- 苯基 -2- 丙烯 -1- 醇（1.33%）、十四烷（1.20%）、3- 甲基十五烷（1.14%）、顺 - 乙酸 -7- 十四碳烯酯（1.02%）等。李双等（2015）用水蒸气蒸馏法提取的山东菏泽产牡丹晾干花瓣挥发油的主要成分为：邻苯二甲酸二乙酯（18.41%）、邻苯二甲酸二甲酯（8.78%）、十七烷（8.61%）、二十一烷（8.44%）、1,3,5- 三甲氧基苯（5.22%）、棕榈酸（3.47%）、苯二甲酸二丁酯（3.04%）、芳樟醇（2.84%）、香叶醇（2.71%）、小茴香醇（2.70%）、月桂醇（2.63%）、2,6- 二甲基萘（2.32%）、十五烷（2.31%）、Z-5-十九烯（2.25%）、1,3- 二甲基萘（2.01%）、橙花醇（1.89%）、2,2,4- 三甲基环戊 -3 烯 -1- 乙醇（1.62%）、4- 甲基十二烷（1.43%）、1-(3- 羟基 -4- 甲氧基苯基)乙酰（1.35%）、十七醇（1.23%）、壬酸（1.08%）、4-(甲硫基)- 苯甲醛（1.03%）等。刘建华等（1999）用水蒸气蒸馏法提取的山东菏泽产牡丹鲜花挥发油的主要成分为：4- 甲基 -8- 羟基喹啉（18.95%）、3- 甲基 - 十七烷（18.24%）、二十烷（8.79%）、5-乙基四氢化 -a,a,5- 三甲基 -2- 呋喃甲醇（5.60%）、6,10,14- 三甲基 -2- 十五烷酮（5.29%）、3,7- 二甲

基 -2,6- 辛二烯 -1- 醇（4.96%）、3.3- 二甲基 - 双环 [2,2,1]- 庚烷 -2- 酮（4.04%）、1- 丁基 -2- 丙基环戊烷（3.81%）、[1aR-(1a α ,4 α ,4a β ,7 β ,7a β ,7b α)十氢化 -1,1,4,7- 四甲基 ,1H- 环丙 (E) 甘菊奠环 -4- 醇（3.23%）、十四烷（3.20%）、3- 十六炔（2.05%）、2,6- 二甲基十七烷（1.73%）、十九烷（1.65%）、3,7- 二甲基 ,(E)2,6- 辛二烯 -1- 醇（1.63%）、9,17- 十八二烯醛（1.48%）、(E)-1,4- 十一二烯（1.45%）、双环 [2,2,1], 庚 -2- 醇（1.24%）等。牡丹花味苦、淡，性平。活血调经。治妇女月经不调，经行腹痛。

升麻 ▼

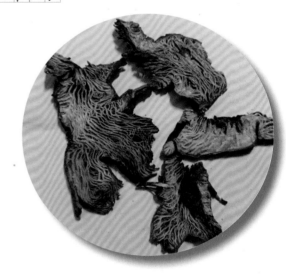

【基源】毛茛科升麻属植物大三叶升麻 *Cimicifuga heracleifolia* Kom.、兴安升麻 *Cimicifuga dahurica* （Turcz.）Maxim. 或升麻 *Cimicifuga foetida* Linn. 的干燥根茎。兴安升麻根茎的芳香成分未见报道。

【形态特征】升麻：根状茎粗壮。茎高 1~2m。叶为二至三回三出状羽状复叶；茎下部叶的叶片三角形，宽达 30cm；顶生小叶菱形，常浅裂，边缘有锯齿；上部的茎生叶较小。花序具分枝 3~20 条；苞片钻形；花两性；萼片倒卵状圆形，白色或绿白色，长 3~4mm。蓇葖长圆形，长 8~14mm，宽 2.5~5mm；种子椭圆形，褐色。7~9 月开花，8~10 月结果。

大三叶升麻：根状茎粗壮。茎高 1m。下部的茎生叶为二回三出复叶；叶片稍带革质，三角状卵形，宽达

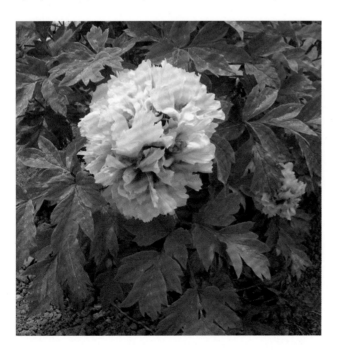

20cm；顶生小叶倒卵形至倒卵状椭圆形，长 6~12cm，宽 4~9cm，边缘有粗齿，侧生小叶通常斜卵形；茎上部叶通常为一回三出复叶。花序具 2~9 条分枝；苞片钻形；萼片黄白色，倒卵状圆形。蓇葖长 5~6mm，宽 3~4mm；种子常 2 粒。8~9 月开花，9~10 月结果。

【习性与分布】升麻：生海拔 1700~2300m 间的山地林缘、林中或路旁草丛中。分布于西藏、云南、四川、青海、甘肃、陕西、河南和山西。大三叶升麻：生山坡草丛或灌木丛中。分布于辽宁、吉林、黑龙江。

【挥发油含量】水蒸气蒸馏的升麻的得油率为 0.28%。

【芳香成分】升麻：李毅然等（2012）用水蒸气蒸馏法提取的辽宁产升麻挥发油的主要成分为：(Z,Z)- 亚油酸（30.18%）、棕榈酸（19.63%）、4- 乙烯基愈创木酚（18.02%）、顺 – 十六碳烯酸（3.87%）、肉豆蔻醚（3.01%）、1H-4-(3- 甲基 -2- 丁烯基) 吲哚（1.96%）、胡薄荷酮（1.45%）、十五烷酸（1.35%）、间 – 甲氧基苯乙酮（1.29%）、黄樟烯（1.03%）、十四烷酸（1.01%）等；四川产升麻挥发油的主要成分为：棕榈酸（21.34%）、(Z,Z)- 亚油酸（16.36%）、4- 乙烯基愈创木酚（12.53%）、顺 – 十六碳烯酸（4.19%）、肉豆蔻醚（3.67%）、3,4- 二甲氧基苯乙烯（2.21%）、十五烷酸（2.21%）、丹皮酚（1.91%）、十四烷酸（1.69%）、1H-4-(3- 甲基 -2- 丁烯基) 吲哚（1.64%）、胡薄荷酮（1.47%）、芳樟醇（1.03%）等。卢化等（2018）用顶空固相微萃取法提取的四川产升麻挥发油的主要成分为：γ- 柠檬烯（36.28%）、β – 蒎烯（11.71%）、罗勒烯（5.62%）、β – 侧柏烯（5.05%）、萜品烯（4.76%）、蒎烯（3.69%）、丁香酚（3.56%）、D2- 蒈烯（2.63%）、萜品油烯（2.04%）、3,5- 辛二烯 -2- 酮（1.66%）、十三烷（1.56%）、癸醛（1.51%）、3- 崖柏烯（1.48%）、1- 石竹烯（1.29%）、植烷（1.22%）、别罗勒烯（1.21%）等。

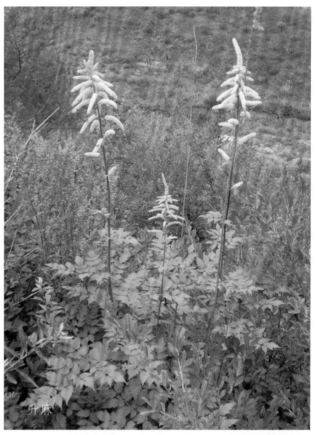
升麻

大三叶升麻：祝婧等（2019）用水蒸气蒸馏法提取的大三叶升麻干燥根茎挥发油的主要成分为：棕榈酸（38.24%）、亚油酸（16.92%）、(Z)-7- 十二碳烯 -1- 醇乙酸酯（9.92%）、亚麻酸（7.93%）、十五烷酸（3.31%）、肉豆蔻酸（1.51%）、1,7,7- 三甲基 -2- 乙烯基双环 [2.2.1] 庚 -2- 烯（1.46%）、十七烷酸（1.25%）、2,2'- 亚甲基双 -(4- 甲基 -6- 叔丁基苯酚)（1.00%）等。

【性味与功效】味辛、微甘，性微寒。发表透疹，清热解毒，升举阳气。用于风热头痛，齿痛，口疮，咽喉肿痛，麻疹不透，阳毒发斑，脱肛，子宫脱垂。

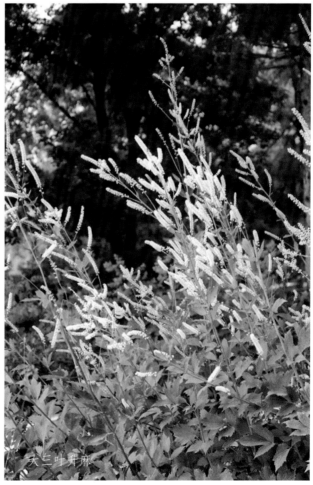
大三叶升麻

天葵子 ▼

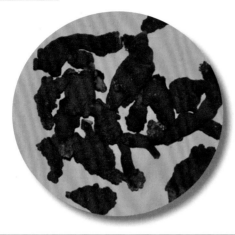

【基源】毛茛科天葵属植物天葵 *Semiaquilegia adoxoides* (DC.) Makino 的干燥块根。

【形态特征】落块根长 1~2cm，外皮棕黑色。茎 1~5 条，高 10~32cm。基生叶多数，为掌状三出复叶；叶片轮廓卵圆形至肾形，长 1.2~3cm。茎生叶与基生叶相似，较小。花小，直径 4~6mm；苞片小，倒披针形至倒卵圆形；萼片白色，常带淡紫色，狭椭圆形；花瓣匙形。蓇葖卵状长椭圆形，种子卵状椭圆形，褐色，表面有许多小瘤状突起。3~4 月开花，4~5 月结果。

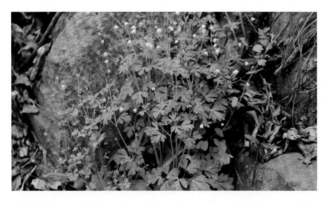

【习性与分布】生于海拔 100~1050m 的疏林下、路旁或山谷地的较阴处。耐寒怕热，喜阴湿，忌积水。分布于四川、贵州、湖北、湖南、广西、江西、福建、浙江、江苏、安徽、陕西。

【芳香成分】吴雪平等（2005）用溶剂法提取的贵州贵阳产天葵子挥发油的主要成分为：β-谷甾醇（38.26%）、亚油酸（18.73%）、油酸（15.68%）、棕榈酸（13.51%）、硬脂酸（2.44%）等。彭全材等（2009）用顶空固相微萃取法提取的贵州贵阳产天葵子挥发油

的主要成分为：苯乙醛（13.87%）、3-溴-3,3-二氟-1-丙烯（12.40%）、癸醛（8.51%）、己醛（8.35%）、壬醛（7.14%）、2-甲氧基-3-(1-甲基乙基)-吡嗪（5.92%）、1-十一醇（4.83%）、1-壬醇（3.29%）、2,3-二甲基苯甲醚（3.16%）、反式-邻-[(五氟苯基)甲基]-4-己烯醛肟（3.11%）、甲基 N-羟基苯羧酰亚胺酯（3.03%）、辛醛（2.27%）、苯甲醛（2.20%）、桉树脑（2.05%）、2-甲基-丙酸-2,2-二甲基-1-(2-羟基-1-甲基乙基)丙基酯（1.99%）、2-戊基呋喃（1.72%）、1-辛醇（1.66%）、1-甲基-4-(1-甲基乙基)苯（1.48%）、(E)-2-壬醛（1.30%）、壬基环丙烷（1.19%）、邻二甲氧基苯（1.06%）等。

【性味与功效】味甘、苦，性寒。清热解毒，消肿散结。用于痈肿疔疮，乳痈，瘰疬，蛇虫咬伤。

威灵仙 ▼

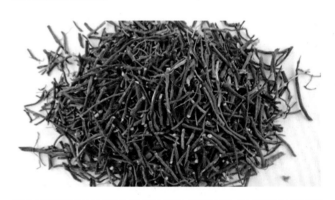

【基源】毛茛科铁线莲属植物威灵仙 *Clematis chinensis* Osbeck、棉团铁线莲 *Clematis hexapetala* Pall. 或东北铁线莲 *Clematis manshurica* Rupr.（同种植物《中国植物志》名为辣蓼铁线莲 *Clematis terniflora* DC. var. *mandshurica* (Rupt.) Ohwi）的干燥根和根茎。东北铁线莲根及根茎的芳香成分未见报道。

【形态特征】威灵仙：木质藤本。干后变黑色。一回羽状复叶有 5 小叶；小叶片纸质，卵形至线状披针形，长 1.5~10cm，宽 1~7cm，全缘。常为圆锥状聚伞花序，多花，腋生或顶生；花直径 1~2cm；萼片 4，白色，长圆形。瘦果扁，3~7 个，卵形至宽椭圆形，长 5~7mm。花期 6 月至 9 月，果期 8 月至 11 月。

棉团铁线莲：直立草本，高 30~100cm。叶片近革质，

绿色，干后常变黑色，单叶至复叶，一至二回羽状深裂，裂片线状披针形，长 1.5~10cm，宽 0.1~2cm，全缘。花序顶生，聚伞花序或为总状、圆锥状聚伞花序，有时花单生，花直径 2.5~5cm；萼片 4~8，白色。瘦果倒卵形，扁平，密生柔毛。花期 6 月至 8 月，果期 7 月至 10 月。

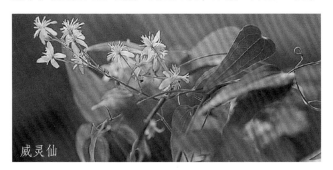

威灵仙

东北铁线莲：木质藤本。一回羽状复叶，通常 3~7，茎基部为单叶或三出复叶；小叶片卵形、长卵形或披针状卵形。圆锥状聚伞花序腋生或顶生，多花，花序长可达 25cm；花直径 1.5~3cm；萼片通常 4，开展，白色，狭倒卵形或长圆形。瘦果橙黄色，常 5~7 个，倒卵形至宽椭圆形，扁。花期 6 月 ~8 月，果期 7 月 ~9 月。

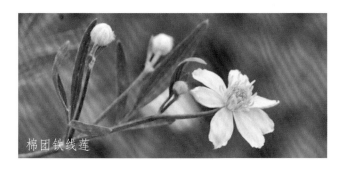

棉团铁线莲

【习性与分布】威灵仙：生于海拔 80~1500m 的山坡、山谷灌丛中或沟边、路旁草丛中。分布于云南、贵州、四川、陕西、广西、广东、湖南、湖北、河南、福建、台湾、江西、浙江、江苏、安徽。棉团铁线莲：生于固定沙丘、干山坡或山坡草地，尤以东北及内蒙古草原地区较为普遍。分布于甘肃、陕西、山西、河北、内蒙古、辽宁、吉林、黑龙江。东北铁线莲：生于山坡灌丛中、杂木林内或林边。喜凉爽，耐寒，耐旱，忌积水。分布于山西、辽宁、吉林、黑龙江、内蒙古。
【挥发油含量】水蒸气蒸馏的棉团铁线莲干燥根及根茎的得油率为 3.10%；威灵仙的得油率为 0.15%~2.60%，超临界萃取的威灵仙干燥根及根茎的得油率为 0.44%。水蒸气蒸馏的东北铁线莲根及根茎的得油率为 2.30%。
【芳香成分】威灵仙：徐涛等（2005）用水蒸气蒸馏法提取的四川峨眉山产威灵仙挥发油的主要成分为：

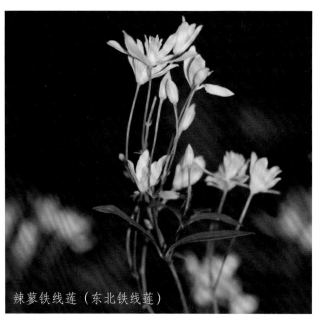

辣蓼铁线莲（东北铁线莲）

十五烷酸（29.10%）、9,12- 十八碳二烯酸（20.20%）、氧环十六碳 -2- 酮（2.85%）、十四酸（2.77%）、2H 环丙萘 -2- 酮（2.11%）、百里香酚（1.92%）、1- 甲氧基 -4- 甲基乙基苯（1.77%）、环十二烷（1.72%）、二十二烷（1.67%）、1,4,5,6,7,7a- 六氢 -7a- 甲基 - 茚 -2- 酮（1.33%）、4,7,7- 三甲基 - 二环庚 -3- 醇（1.31%）、6,6- 二甲基 - 双环庚 -2 - 酮（1.25%）、1- 甲基 -3- 丙基苯（1.06%）、三氟乙酰基 - 表异龙脑（1.04%）等。何明等（1999）用水蒸气蒸馏法提取的辽宁产威灵仙挥发油的主要成分为：正十六酸（65.06%）、9,12- 十八二烯酸（14.83%）、邻苯二甲酸丁酯（4.20%）、亚油酸甲酯（3.14%）、正十五酸（1.26%）、正十六酸甲酯（1.04%）等；用超临界 CO_2 萃取法提取的威灵仙挥发油的主要成分为：9,12- 十八二烯酸（48.56%）、正十六酸（26.97%）、γ- 谷甾醇（7.58%）、亚油酸乙酯（4.09%）、豆甾醇（3.13%）、5- 烯麦角甾醇（1.91%）等。

棉团铁线莲：江滨等（1990）用水蒸气蒸馏法提取的云南昆明产棉团铁线莲根茎挥发油的主要成分为：棕榈酸（18.35%）、3- 羟基 -4- 甲氧基苯甲醛（18.04%）、二十烷（8.09%）、反式 - 大茴香醚（4.65%）、2- 羟基 -4- 甲基苯乙酮（3.66%）、壬酸（3.20%）、异丁酸百里香酯（2.35%）、1,3,5- 三异丙基苯（1.51%）、己酸（1.17%）、萘（1.17%）、十七烷（1.13%）等。郗瑞云等（2009）用水蒸气蒸馏法提取的棉团铁线莲干燥根及根茎挥发油的主要成分为：(Z,Z)-9,12- 十八碳二烯酸（35.92%）、正十六烷酸（27.39%）邻苯二甲酸二丁酯（2.22%）、苯乙醛（1.89%）、2- 甲氧基 -4

乙烯基苯酚（1.78%）、苯乙醇（1.73%）、松油醇（1.40%）、6,8-十二碳二烯甲基醚（1.12%）等。

东北铁线莲：张海丰等（2008）用水蒸气蒸馏法提取的吉林通化产东北铁线莲根挥发油的主要成分为：邻苯二甲酸异丁辛酯（40.22%）、棕榈酸（9.37%）、(Z,Z)-亚油酸（7.94%）、苯乙醛（4.43%）、(Z,Z,Z)-亚麻酸（2.48%）、苯乙醇（1.49%）、2,4-二(1,1-二甲基乙基)苯酚（1.41%）、松油醇（1.15%）、1,2-邻-苯二羧酸丁环己酯（1.07%）等。

【性味与功效】味辛、咸，性温。祛风湿，通经络。用于风湿痹痛，肢体麻木，筋脉拘挛，屈伸不利。

草乌 ▼

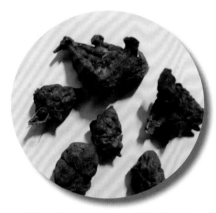

【基源】毛茛科乌头属植物北乌头 *Aconitum kusnezoffii* Reichb. 的干燥块根。

【形态特征】块根圆锥形或胡萝卜形，长 2.5~5cm，粗 7~10cm。茎高 65~150cm。叶片纸质或近革质，五角形，长 9~16cm，宽 10~20cm。顶生总状花序具9~22 朵花，通常与其下的腋生花序形成圆锥花序；下部苞片三裂；小苞片线形；萼片紫蓝色；花瓣向后弯

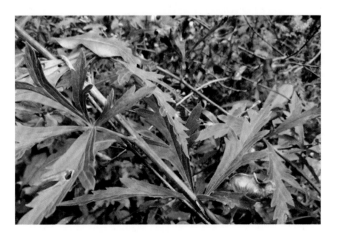

曲或近拳卷；心皮 4~5 枚。蓇葖直，长 0.8~2cm；种子长约 2.5mm，扁椭圆球形。7~9 月开花。

【习性与分布】生于海拔 200~2400m 的山地草坡或疏林中。喜凉爽湿润环境，耐寒，怕涝。分布于山西、河北、内蒙古、辽宁、吉林、黑龙江。

【挥发油含量】水蒸气蒸馏的块根的得油率为 0.01%。

【芳香成分】赵英永等（2007）用水蒸气蒸馏法提取的北乌头块根挥发油的主要成分为：棕榈酸(34.04%)、邻-(丁氧羰基)苯甲酰羟基乙酸乙酯(22.22%)、7-乙烯基十六内酯(11.77%)、邻苯二甲酸二丁酯(6.19%)、亚油酸甲酯(5.89%)、4-氨基联苯(5.33%)、棕榈酸甲酯(3.38%)、(顺,顺,顺)-9,12,15-十八烷三烯-1-醇(2.11%)、十三烷酸乙酯(1.51%)、1,5-二甲基己胺（1.33%）、十一烯酸（2.25%）等。

【性味与功效】味辛、苦，性热。祛风除湿，温经止痛。用于风寒湿痹，关节疼痛，心腹冷痛，寒疝作痛及麻醉止痛。

川乌 ▼

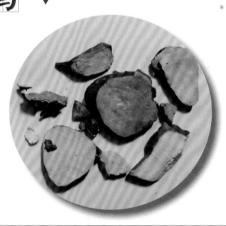

【基源】毛茛科乌头属植物乌头 *Aconitum carmichaelii* Debx. 的干燥母根。

【形态特征】块根倒圆锥形，长 2~4cm，粗 1~1.6cm。茎高 60~200cm。叶片薄革质或纸质，五角形，长 6~11cm，宽 9~15cm。顶生总状花序长 6~25cm；下部苞片三裂，其他的狭卵形至披针形；萼片蓝紫色；上萼片高盔形，下缘稍凹，喙不明显；花瓣无毛，微凹，通常拳卷；心皮 3~5。蓇葖长 1.5~1.8cm；种子长 3~3.2mm，三棱形，只在二面密生横膜翅。9~10 月开花。

【习性与分布】生于山地草坡或灌丛中。喜温暖湿润气候，喜光。分布于云南、四川、湖北、贵州、湖南、广西、

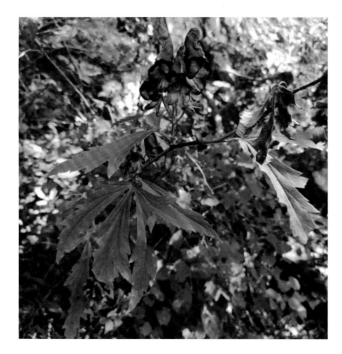

9~15，白色，长圆形或线状长圆形，长 1.2~1.9cm，宽 2.2~6mm，顶端圆或钝，无毛；雄蕊长 4~8mm，花药椭圆形，长约 0.6mm，顶端圆形，花丝丝形；心皮约 30，子房密被短柔毛，花柱短。4 月至 5 月开花。

【习性与分布】生海拔 800m 上下的山地林中或草地阴处。分布于山东、辽宁、吉林、黑龙江。

【挥发油含量】水蒸气蒸馏的新鲜根茎的得油率为 0.01%。

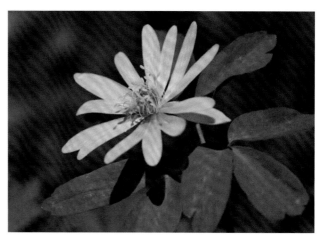

广东、江西、浙江、江苏、安徽、陕西、河南、山东、辽宁。

【芳香成分】王加等（2014）用水蒸气蒸馏法提取的川乌挥发油的主要成分为：棕榈酸（29.62%）、硬脂炔酸（20.54%）、异辛基乙烯醚（5.77%）、2,10-二甲基-十一烷（4.91%）、4,4'-双氧代-2-戊烯（3.80%）、环己基异硫氰酸酯（2.40%）、月桂酸环己酯（1.95%）、亚硝酸异丁酯（1.56%）、2,9-二甲基癸烷（1.45%）等；索氏法提取的川乌挥发油的主要成分为：9,12-十八碳二烯酸甲酯（71.12%）、棕榈酸甲酯（26.67%）等；挥发油提取器法提取的川乌挥发油的主要成分为：十五烷酸（47.75%）、硬脂炔酸（36.64%）、E-9-十四碳烯基乙酸酯（2.95%）、9,12-十八碳二烯酸甲酯（1.66%）等。

【性味与功效】味辛、苦，性热，有大毒。祛风除湿，温经止痛。用于风寒湿痹，关节疼痛，心腹冷痛，寒疝作痛及麻醉止痛。

【芳香成分】刘大有等（1984）用水蒸气蒸馏法提取的吉林蛟河产多被银莲花新鲜根茎挥发油的主要成分为：2,6-叔丁基-4-甲基苯酚（41.00%）、十九烷醇（9.50%）、4-羟基-3-甲氧基苯乙酮（4.00%）、2-甲基十六碳烷（1.90%）、7,9-二甲基十六碳烷（1.20%）、苯乙醛（1.00%）等。

【性味与功效】味辛，性热，有毒。祛风湿，消痈肿。用于风寒湿痹，四肢拘挛，骨节疼痛，痈肿溃烂。

两头尖 ▼

【基源】毛茛科银莲花属植物多被银莲花 *Anemone raddeana* Regel 的干燥根茎。

【形态特征】植株高 10~30cm。根状茎横走，圆柱形，长 2~3cm，粗 3~7mm。基生叶 1，长 5~15cm；叶片三全裂。叶片近扇形，长 1~2cm，三全裂；萼片

八角茴香 ▼

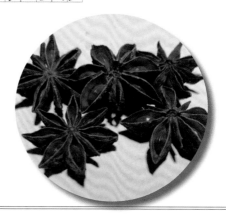

【基源】木兰科八角属植物八角 *Illicium verum* Hook. f. 的干燥成熟果实。

【形态特征】乔木，高 10~15m。叶不整齐互生，在顶端 3~6 片近轮生或松散簇生，革质，椭圆形，长 5~15cm，宽 2~5cm。花粉红至深红色，单生叶腋或近顶生；花被片 7~12 片，长 9~12mm，宽 8~12mm。聚合果，蓇葖多为 8，呈八角形，长 14~20mm，宽 7~12mm。种子长 7~10mm，宽 4~6mm。正糙果 3~5 月开花，9~10 月果熟，春糙果 8~10 月开花，翌年 3~4 月果熟。

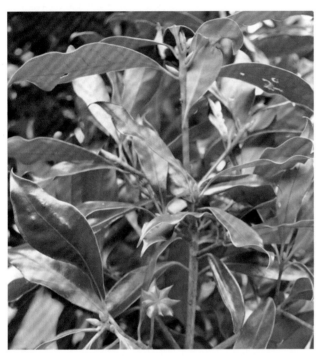

【习性与分布】生于海拔 200~1600m 的丘陵山地。为南亚热带树种，喜冬暖夏凉的山地气候。分布于广东、广西、云南、贵州、福建、江西。

【挥发油含量】《药典》规定八角茴香药材含挥发油不得少于 4.0%。水蒸气蒸馏的八角茴香的得油率为 6.73%~13.50%，超临界萃取的得油率为 2.88%~15.84%；亚临界萃取的得油率为 7.49%~14.15%；有机溶剂萃取的得油率为 4.27%~23.36%。

【芳香成分】《药典》规定八角茴香含反式茴香脑不得少于 4.0%。八角茴香挥发油的主成分为反式 - 茴香脑，大多在 80%~90%。黄明泉等（2009）用水蒸气蒸馏法提取的广西防城港产八角茴香挥发油主要成分为：反式 - 茴香脑（81.66%）、柠檬烯（5.28%）、草蒿脑（2.43%）、对 - 丙烯基 -1-(3- 甲基 -2- 丁烯氧基) 苯（2.07%）、顺式 - 茴香脑（1.01%）等。

【性味与功效】味辛，性温。温阳散寒，理气止痛。用于寒疝腹痛，肾虚腰痛，胃寒呕吐，脘腹冷痛。

地枫皮 ▼

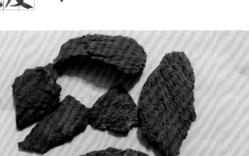

【基源】木兰科八角属植物地枫皮 *Illicium difengpi* B. N. Chang et al. 的干燥树皮。

【形态特征】灌木，高 1~3m，全株具芳香气味。叶常 3~5 片聚生或在枝的近顶端簇生，革质，长椭圆形，长 7~14cm，宽 2~5cm，两面密布褐色细小油点。花紫红色或红色，腋生或近顶生，单朵或 2~4 朵簇生；花被片 11~20，最大一片宽椭圆形或近圆形。聚合果直径 2.5~3cm，蓇葖 9~11 枚，长 12~16mm，宽 9~10mm；种子长 6~7mm，宽 4.5mm。花期 4~5 月，果期 8~10 月。

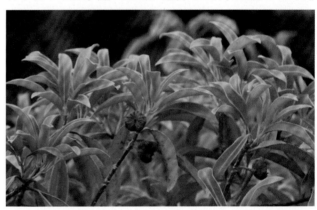

【习性与分布】常生于海拔 200~500m 的石灰岩石山山顶与有土的石缝中或石山疏林下，海拔 700~1200m 的石山也有分布。分布于广西。

【挥发油含量】水蒸气蒸馏的填地枫皮的得油率为 0.49%~0.75%。

【芳香成分】地枫皮挥发油的主成分为黄樟醚，也有以异黄樟醚为主成分的报告。刘布鸣等（1996）用水蒸气蒸馏法提取的广西都安产地枫皮挥发油的主要成分为：黄樟醚（28.64%）、芳樟醇（16.83%）、1,8- 桉叶油素（4.74%）、樟脑（4.52%）、α - 蒎烯（2.86%）、莰烯（2.76%）、β-蒎烯（2.72%）、甲基丁香酚（2.62%）、β-红没药醇（2.62%）、γ-杜松醇（2.54%）、α-松油醇（2.42%）、橙花叔醇（2.14%）、香叶烯（1.83%）、松油-4-醇（1.81%）、乙酸龙脑酯（1.24%）、α-荜澄茄烯（1.23%）、石竹烯（1.15%）、芹子烯（1.06%）、β-榄香烯（1.01%）等。霍丽妮等（2010）用水蒸气蒸馏法提取的广西德保产地枫皮挥发油的主要成分为：异黄樟脑（57.16%）、β-芳樟醇（9.30%）、桉树脑（4.77%）、τ-依兰油醇（3.34%）、β-蒎烯（2.36%）、(-)-β-荜澄茄烯（1.68%）、(+)-α-萜品醇（1.66%）、石竹烯（1.23%）、4-萜品醇（1.11%）、(-)-α-蒎烯（1.02%）等。

【性味与功效】味辛、涩，性温，有小毒。祛风除湿，行气止痛。用于风湿痹痛，劳伤腰痛。

厚朴 ▼

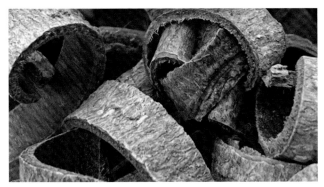

【基源】木兰科木兰属植物厚朴 *Magnolia officinalis* Rehd. et Wils. 或凹叶厚朴 *Magnolia officinalis* Rehd. et Wils. subsp. *biloba* Rehd. et Wils. 的干燥干皮、根皮及枝皮。

【形态特征】厚朴：落叶乔木，高达20m；顶芽大，狭卵状圆锥形。叶大，近革质，7~9片聚生于枝端，

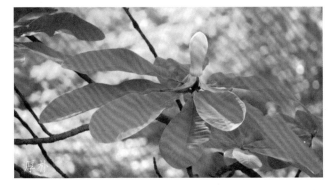

长圆状倒卵形，长22~45cm，宽10~24cm。花白色，径10~15cm，芳香；花被片9~17，厚肉质，外轮3片淡绿色，内两轮白色，基部具爪。聚合果长圆状卵圆形，长9~15cm；蓇葖具长喙；种子三角状倒卵形，长约1cm。花期5~6月，果期8~10月。

凹叶厚朴：本亚种与原亚种不同之处在于叶先端凹缺，成2钝圆的浅裂片，但幼苗之叶先端钝圆，并不凹缺；聚合果基部较窄。花期4~5月，果期10月。

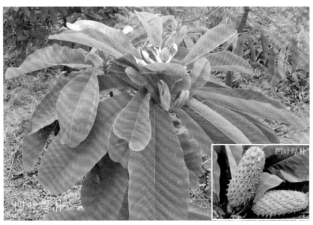

【习性与分布】厚朴：生于海拔300~1500m的山地林间。喜温暖，潮湿，雨雾多，相对湿度大的气候，能耐寒，怕炎热。喜光。分布于陕西、湖北、甘肃、河南、四川、湖南、云南、贵州、广西、浙江、江苏、福建、江西、安徽、广东。凹叶厚朴：生于海拔300~1400m的林中。分布于安徽、浙江、江西、福建、湖南、广东、广西。

【挥发油含量】水蒸气蒸馏的厚朴根皮的得油率为0.09%~0.26%，树皮的得油率为0.05%~1.40%，枝皮的得油率为0.30%~0.51%；超临界萃取的树皮的得油率为5.26%~8.60%。水蒸气蒸馏的凹叶厚朴根皮的得油率为0.12%~0.86%，树皮的得油率为0.24%~3.50%，枝皮的得油率为0.30%~1.35%。

【芳香成分】厚朴：厚朴挥发油的主成分多为β-桉叶油醇（15.56%~49.34%），也有主成分不同的报告。李玲玲（2001）用水蒸气蒸馏法提取的湖北恩施产厚朴根皮、干皮、枝皮挥发油的主成分均为β-桉叶油醇，其中，根皮挥发油的主要成分为：β-桉叶油醇（38.48%）、p-聚伞花素（19.29%）、δ-蛇麻烯（5.40%）、D-柠檬烯（5.39%）、α,γ-桉叶油醇（4.37%）、α-蒎烯（3.89%）、桉叶油素（2.18%）、龙脑（1.76%）、莰烯（1.51%）、(-)-芳樟醇（1.44%）、α-萜品醇（1.19%）等。曹迪等（2015）用水蒸气蒸馏法提取的厚朴干燥树皮挥发油的主要成分为：2-萘甲醇（28.93%）、沉香螺醇（23.01%）、β-桉叶醇（15.85%）、

2-乙酰呋喃（2.69%）、异喇叭烯（2.64%）、烟草烯（2.60%）、愈创醇（2.16%）、石竹烯氧化物（2.13%）等。曾志等（2006）用超临界 CO_2 萃取法提取的厚朴树皮挥发油的主要成分为：厚朴酚（50.82%）、和厚朴酚（35.08%）、3-甲氧基-雌-1,3,5,7,9-戊烯-17-酮（2.74%）、5-亚甲基-1,3a,4,5,6,6a-六氢并环戊二烯-1-醇-2,4,6-三甲基-苯甲酸酯（2.11%）、3-苯基-2-(3′-甲基-1H-吲哚-2′-基)-1H-吲哚（1.52%）、十氢-α,α,4a-三甲基-8-亚甲基-2-萘甲醇（1.16%）、1,2,3,4,4a,5,6,8a-八氢-8-四甲基-2-萘甲醇（1.02%）等。娄方明等（2011）用水蒸气蒸馏法提取的云南产厚朴树皮挥发油的主要成分为：α-桉叶油醇（20.50%）、β-桉叶油醇（20.20%）、γ-桉叶油醇（13.90%）、1a,2,3,5,6,7,7a,7b-八氢-1,1,7,7a-四甲基-1H-环丙[a]萘（2.80%）、α-杜松烯（2.15%）、α-芹子烯（2.07%）、4,11,11-三甲基-8-亚甲基-双环[7.2.0]十一碳-4-烯（1.91%）、β-石竹烯（1.79%）、桉叶-4(14),11-二烯（1.77%）、别香树烯（1.51%）、1,6-二甲基-4-(1-甲基乙基)萘（1.40%）、苍术醇（1.26%）、乙酸香叶酯（1.10%）等。唐飞等（2019）用水蒸气蒸馏法提取厚朴挥发油的主要成分为：桢楠醇（23.95%）、β-桉叶醇（18.18%）、1-石竹烯（16.52%）、桉叶-4-烯-11-醇(8CI)（10.35%）、α-石竹烯（4.96%）、(+)-1(10)-马兜铃烯（4.32%）、g-芹子烯（2.59%）、1,2,3,5,6,7,8,8a-八氢-1,4-二甲基-7-(1-甲基乙烯基)-[1S-(1a,7a,8ab)]-薁（2.55%）、β-新丁香三环烯（1.96%）、氧化石竹烯（1.68%）、邻异丙基甲苯（1.47%）等。

凹叶厚朴：韦熹苑等（2010）用水蒸气蒸馏法提取的湖南道县产凹叶厚朴树皮挥发油的主要成分为：α-桉叶油醇（33.80%）、β-桉叶油醇（27.59%）、γ-桉叶油醇（14.27%）、石竹烯氧化物（6.64%）、顺式十氢萘（3.04%）、乙酸丁酯（2.91%）、油酸（2.49%）、1-十一醇（1.42%）、2-戊基呋喃(1.40%)等。何小珍等(2012)用水蒸气蒸馏法提取的湖南道县产凹叶厚朴干燥干皮、枝皮和根皮的混合药材挥发油的主要成分为：β-桉叶醇（23.88%）、γ-桉叶醇（10.60%）、石竹烯氧化物（8.14%）、α-桉叶醇（7.91%）、α-蒎烯（4.11%）、β-荜草烯（3.56%）、4(14),11-桉叶二烯（3.14%）、丹皮酚（2.61%）、二萘嵌苯（1.65%）、(-)-β-蒎烯（1.38%）、n-棕榈酸（1.39%）、4-(2-丙烯基)苯酚（1.17%）、α-古芸烯（1.14%）、石竹烯（1.04%）、

芳樟醇（1.01%）等。陈建南等（1998）用超临界 CO_2 萃取法提取的江西宁岗产凹叶厚朴树皮挥发油的主要成分为：和厚朴酚（53.40%）、厚朴酚（21.08%）、异厚朴酚（6.15%）、β-桉叶醇（3.72%）、α-桉叶醇（3.22%）、9,18-十八碳二烯酸（2.42%）、反式-丁香烯（2.12%）、δ-芹子烯（1.69%）、石竹烯环氧化物（1.61%）、γ-桉叶醇（1.33%）、石竹烯（1.18%）等。方小平等（2012）用顶空固相微萃取法提取的贵州贵阳产凹叶厚朴树皮挥发油的主要成分为：石竹烯（35.12%）、α-石竹烯（8.23%）、4(14),11-桉叶二烯（7.00%）、4-(2-丙烯基)-苯酚（5.68%）、4,7-二甲基-1-(1-甲基乙基)-萘烯（5.36%）、蛇麻烯-(v1)（4.77%）、β-桉叶醇（4.34%）、△-杜松烯（4.27%）、石竹烯氧化物（4.19%）、可巴烯（3.35%）、7,11-二甲基-3-亚甲基-1,6,10-十二碳三烯（2.33%）等；贵州习水产凹叶厚朴树皮挥发油的主要成分为：[1S-顺]-1,2,3,5,6,8a-六氢-4,7-二甲基-1-甲基乙基-萘（21.83%）、α-依兰油烯（11.25%）、[S-(E,E)]-1-甲基-5-亚甲基-8-(1-甲基乙基)-1,6-环癸二烯（10.41%）、石竹烯（8.73%）、4(14),11-桉叶二烯（8.26%）、7,11-二甲基-3-亚甲基-1,6,10-十二碳三烯（5.22%）、可巴烯（5.20%）、α-石竹烯（3.05%）、1-(1-甲酰乙基)-4-(1-丁烯-3-基)-苯（2.06%）、旱麦草烯（1.83%）、3,7-二甲基-1,6-辛二烯-3-醇（1.63%）、1a,2,3,4,4a,5,6,7b-八氢化-1,1,4,7-四甲基-1H-环丙[e]薁（1.63%）、恰迪纳-1(10),4-二烯（1.48%）、β-桉叶醇（1.46%）、香榧醇（1.07%）等。

【性味与功效】味苦、辛，性温。燥湿消痰，下气除满。用于湿滞伤中，脘痞吐泻，食积气滞，腹胀便秘，痰饮喘咳。

厚朴花 ▼

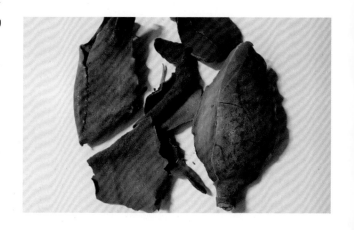

【基源】木兰科木兰属植物厚朴 *Magnolia officinalis* Rehd. et Wils. 或凹叶厚朴 *Magnolia officinalis* Rehd. et Wils. var. *biloba* Rehd. et Wils. 的干燥花蕾。

【形态特征】同厚朴。

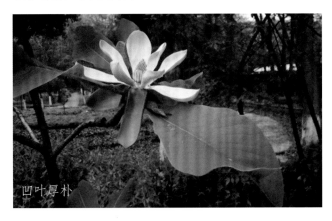
凹叶厚朴

【习性与分布】同厚朴。

【挥发油含量】水蒸气蒸馏的厚朴花的得油率为0.19%~0.38%。

【芳香成分】厚朴：何郡等（2018）用水蒸气蒸馏法提取的四川省都江堰产厚朴花蕾挥发油的主要成分为：香叶醇（19.39%）、芳樟醇（12.51%）、冰片（5.45%）、壬烷（5.31%）、α-松油醇（5.04%）、杜松醇（3.90%）、对烯丙基苯酚（3.43%）、癸烷（3.39%）、对二甲苯（3.06%）、2-乙基甲苯（3.02%）、1,2,3-三甲基苯（2.23%）、苯乙酮（2.17%）、3-甲基壬烷（1.99%）、3-甲基壬烷（1.97%）、异丙苯（1.83%）、4-甲基正辛烷（1.72%）、反-3-己烯醇（1.67%）、十八炔（1.54%）、1-乙基-3-甲基苯（1.48%）、丙基环己烷（1.44%）、2-甲基壬烷（1.30%）、3-乙基-2-甲基庚烷（1.08%）、反-1-乙基-1,4-二甲基-环己烷（1.00%）等。

凹叶厚朴：曾红等（2015）用水蒸气蒸馏法提取的江西井冈山产凹叶厚朴阴干花挥发油的主要成分为：4-羟基-4-甲基-2-戊酮（57.57%）、莰烯（4.07%）、二十七烷（3.41%）、二十八烷（1.99%）、1-溴丙酮（1.93%）、四十三烷（1.77%）、三十四烷（1.65%）、氯代十八烷（1.39%）、四十烷（1.35%）、四十四烷（1.01%）等。

【性味与功效】味辛，微苦，性温。芳香化湿，理气宽中。用于脾胃湿阴气滞，胸脘痞闷胀满，纳谷不香。

【注】厚朴和凹叶厚朴除干皮、根皮、枝皮和花《药典》入药外，果实或种子（厚朴果或厚朴子）也可入药。厚朴：水蒸气蒸馏的厚朴新鲜种子的得油率为0.15%~0.81%。厚朴种子挥发油的主成分有：龙脑（15.22%~20.60%）、α-蒎烯（15.97%~18.14%），也有主成分不同的报告。杨占南等（2012）用固相微萃取法提取的贵州习水产厚朴新鲜种子挥发油的主要成分为：α-蒎烯（18.14%）、1-柠檬烯（15.10%）、β-蒎烯（11.74%）、龙脑（7.93%）、芳樟醇（5.28%）、2-[4-(1-甲基-2-丙烯基)苯基]丙醛（5.26%）、β-石竹稀（5.09%）、4-1-对异丙基甲苯（4.75%）、莰烯（4.48%）、石竹烯氧化物（4.02%）、β-没药烯（3.46%）、龙脑乙酯（2.25%）、姜黄烯（1.76%）、α-石竹烯（1.65%）、α-松油醇（1.43%）、β-桉叶油醇（1.39%）、3-乙基-2,5-二甲基-1,3-己二烯（1.26%）、反-α-佛手柑油烯（1.15%）等。马敬等（2015）用水蒸气蒸馏法提取的贵州习水产厚朴干燥种子挥发油的主要成分为：1-柠檬烯（13.03%）、α-蒎烯（12.18%）、β-蒎烯（10.26%）、β-石竹烯（7.91%）、芳樟醇（6.86%）、2-(4-异丁基苯基)丙醛（5.53%）、石竹烯氧化物（5.03%）、4-异丙基甲苯（4.94%）、龙脑（4.22%）、没药烯（3.64%）、莰烯（3.57%）、姜黄烯（2.68%）、乙酸龙脑酯（2.58%）、α-石竹烯（1.68%）、反-α-佛手柑油烯（1.55%）、松油醇（1.43%）等；贵州黎平产厚朴干燥种子挥发油的主要成分为：龙脑（20.64%）、β-石竹烯（8.12%）、石竹烯氧化物（7.61%）、α-蒎烯（7.23%）、1-柠檬烯（6.91%）、芳樟醇（6.91%）、乙酸龙脑酯（5.65%）、莰烯（4.43%）、2-(4-异丁基苯基)丙醛（4.35%）、β-蒎烯（3.77%）、α-石竹烯（2.57%）、4-异丙基甲苯（1.97%）、4(14),11-桉叶二烯（1.83%）、松油醇（1.77%）、没药烯（1.36%）等。凹叶厚朴：水蒸气蒸馏的凹叶厚朴阴干果实的得油率为2.60%，新鲜果皮的得油率为0.46%，种子的得油率为0.64%。凹叶厚朴果实或种子挥发油的主成分多为β-石竹烯（13.47%~38.71%），也有主成分不同的报告。曾红等（2015）用水蒸气蒸馏法提取的凹叶厚朴阴干果实挥发油的主要成分为：1-石竹烯（19.89%）、α-蒎烯（18.32%）、β-蒎烯（9.92%）、D-柠檬烯（9.12%）、芳樟醇（8.43%）、桉树脑（4.43%）、α-松油醇（4.15%）、莰烯（4.01%）、2-莰醇（3.07%）、α-石竹烯（2.55%）、莳萝醇（1.66%）、α-蛇床烯（1.33%）、4-萜品醇（1.29%）等。杨占南等（2012）用固相微萃取法提取的凹叶厚朴新鲜种子挥发油的主要成分为：石竹烯氧化物（36.01%）、石竹烯（32.90%）、

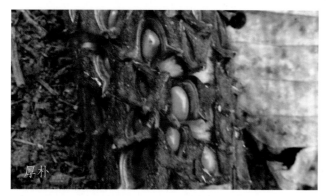
厚朴

α-桉叶醇（19.24%）、α-石竹烯（6.63%）、β-桉叶醇（2.14%）等。马敬等（2015）用水蒸气蒸馏法提取的贵州雷山产凹叶厚朴干燥种子挥发油的主要成分为：β-石竹烯（32.90%）、β-桉叶醇（6.66%）、α-石竹烯（6.65%）、橙花叔醇（5.78%）、没药烯（4.63%）、姜黄烯（4.05%）、石竹烯氧化物（3.86%）、龙脑（3.10%）、4-异丙基甲苯（2.14%）、香橙烯氧化物（1.76%）、4(14),11-桉叶二烯（1.55%）等；贵州黎平产凹叶厚朴干燥种子挥发油的主要成分为：β-桉叶醇（29.32%）、β-石竹烯（14.89%）、4(14),11-桉叶二烯（10.00%）、没药烯（8.32%）、香橙烯氧化物（4.47%）、龙脑（4.31%）、橙花叔醇（3.88%）、α-石竹烯（3.18%）、1-柠檬烯（3.21%）、姜黄烯（2.67%）、2-(4-异丁基苯基)丙醛（1.41%）、4-异丙基甲苯（1.30%）等。厚朴子味辛，性温。消食，理气，散结。治消化不良，胸脘胀闷，鼠瘘。

辛夷 ▼

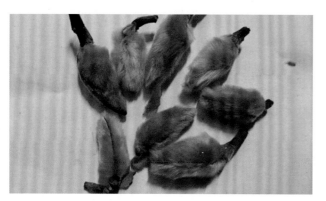

【基源】木兰科木兰属植物望春花（望春玉兰）*Magnolia biondii* Pamp.、玉兰 *Magnolia denudata* Desr. 或武当玉兰（武当木兰）*Magnolia sprengeri* Pamp. 的干燥花蕾。

【形态特征】望春花：落叶乔木，高可达12m；顶芽卵圆形。叶椭圆状披针形或卵形，长10~18cm，宽3.5~6.5cm。花先叶开放，直径6~8cm，芳香；花被9，外轮3片紫红色，近狭倒卵状条形，长约1cm，中内两轮近匙形，白色，外面基部常紫红色。聚合果圆柱形，长8~14cm；蓇葖浅褐色，近圆形，侧扁，具凸起瘤点；种子心形。花期3月，果熟期9月。

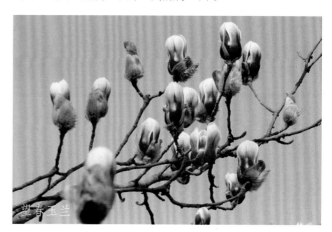
望春玉兰

玉兰：落叶乔木，高达25m。叶纸质，倒卵形，基部徒长枝叶椭圆形，长10~18cm，宽6~12cm。花蕾卵圆形，花先叶开放，芳香，直径10~16cm；花被片9片，白色，基部常带粉红色，长圆状倒卵形。聚合果圆柱形，长12~15cm，直径3.5~5cm；蓇葖厚木质，褐色，具白色皮孔；种子心形，侧扁。花期2~3月（亦常于7~9月再开一次花），果期8~9月。

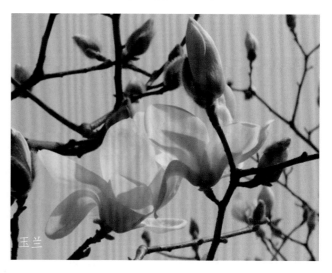
玉兰

武当玉兰：落叶乔木，高可达21m。叶倒卵形，长10~18cm，宽4.5~10cm。花蕾直立，花先叶开放，杯状，有芳香，花被片12，外面玫瑰红色，有深紫色纵纹，匙形，长5~13cm，宽2.5~3.5cm。聚果圆柱形，长6~18cm；蓇葖扁圆，成熟时褐色。花期3~4月，果期8~9月。

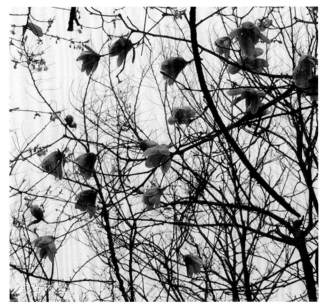

【习性与分布】望春花：生于海拔600~2100m的山林间。分布于陕西、甘肃、河南、湖北、四川等省。玉兰：生于海拔500~1000m的林中。全国各大城市广泛栽培。分布于江西、浙江、湖南、贵州。武当玉兰：生于海拔1300~2400m的山林间或灌丛中。分布于陕西、甘肃、河南、湖北、湖南、四川。

【挥发油含量】《药典》规定辛夷药材含挥发油不得少于1.0%。水蒸气蒸馏的望春玉兰干燥花蕾的得油率为1.33%~5.00%，武当木兰干燥花蕾的得油率为0.50%~1.70%，玉兰花蕾的得油率为1.44%~4.50%；超临界萃取的望春玉兰干燥花蕾的得油率为3.80%~9.50%，玉兰干燥花蕾的得油率为4.46%。

【芳香成分】望春花：望春玉兰花蕾挥发油的第一主成分多为桉叶油素（12.60%~34.81%），也有主成分不同的报告。杨健等（1998）用水蒸气蒸馏法提取的河南南召产望春玉兰干燥花蕾挥发油的主要成分为：1,8-桉油素（18.39%）、月桂烯（11.27%）、反-反-金合欢醇（10.95%）、β-蒎烯（7.71%）、香桧烯（5.26%）、樟脑（5.24%）、δ-荜澄茄烯（4.67%）、α-松油醇（4.10%）、α-蒎烯（4.02%）、α-荜澄茄醇（3.67%）、莰烯（2.25%）、τ-荜澄茄醇（2.00%）、γ-荜澄茄烯（1.70%）、(Z,E)-α-金合欢烯（1.58%）、α-依兰油烯（1.51%）、大牻牛儿烯-D-4-醇（1.40%）、反-石竹烯（1.40%）、τ-依兰油醇（1.33%）、牻牛儿基丙酮（1.21%）、芳樟醇（1.20%）、β-榄香烯（1.11%）、柠檬烯（1.00%）等。杨琼梁等（2016）用水蒸气蒸馏法提取的湖南产望春玉兰干燥花蕾挥发油的主要成分为：β-松油醇（20.00%）、桉油精（11.31%）、

香叶基芳樟醇（11.18%）、α-松油醇（5.23%）、τ-杜松醇（4.31%）、[1S-(1α,4aβ,8aα)]-4,7-二甲基-1-(1-异丙基)-1,2,4a,5,8,8a-六氢萘（4.06%）、[1R(1α,4β,4aβ,8aβ)]-1,6-二甲基-4-(1-异丙基)-八氢萘酚（4.05%）、芳樟醇（3.93%）、(-)-4-萜品醇（2.84%）、[3aS-(3aα,3bβ,4β,7α,7aS*)]-l-八氢-7-甲基-3-亚甲基-4-(1-甲基乙基)-1H-环戊[1,3]环丙[1,2]苯（2.70%）、β-蒎烯（2.60%）、莰烯（2.55%）、2-甲基-5-异丙基双环[3.1.0]己-2-烯（2.26%）、4-蒈烯（2.23%）、α-依兰油烯（2.17%）、γ-松油烯（2.16%）、γ-依兰油烯（1.67%）、石竹烯（1.60%）、α-蒎烯（1.52%）、乙酸龙脑酯（1.46%）、香茅醇（1.37%）、(1α,4aβ,8aα)-7-甲基-4-亚甲基-1-(1-异丙基)-1,2,3,4,4a,5,6,8a-八氢萘（1.24%）等。陈友地等（1994）用水蒸气蒸馏法提取的安徽怀宁产望春玉兰干燥花蕾挥发油的主要成分为：桧烯（44.10%）、桉叶油素（15.90%）、柠檬烯（11.50%）、γ-依兰油烯（5.90%）、α-蒎烯（5.20%）、松油-4-醇（4.60%）、α-松油醇（3.80%）、β-桉叶醇（2.80%）、γ-松油烯（1.70%）、4,11,11-三甲基-8-亚甲基-双环[7,2,0]十一烯（1.50%）等。徐植灵等（1989）用水蒸气蒸馏法提取的河南南召产望春玉兰干燥花蕾挥发油的主要成分为：樟脑（44.20%）、1,8-桉叶素（17.48%）、莰烯（3.81%）、芳樟醇（2.60%）、对-聚伞花素（2.38%）、香桧烯（1.54%）、柠檬烯（1.48%）、α-松油醇（1.30%）、乙酸龙脑酯（1.10%）等。李卫民等（1999）用水蒸气蒸馏法提取的望春玉兰干燥花蕾挥发油的主要成分为：金合欢醇（10.20%）1,8-桉叶油素（7.44%）δ-荜澄茄烯（7.28%）、表二环倍半水芹烯（6.91%）、樟脑（6.16%）、反-石竹烯（5.53%）、α-松油醇（5.19%）、γ-荜澄茄烯（3.21%）、d-橙花叔醇（2.11%）、芳樟醇（1.94%）、β-金合欢烯（1.94%）、金合欢烯（1.82%）、β-蒎烯（1.50%）、β-芹子烯（1.20%）、松油醇-4（1.17%）、α-小茴香酯（1.03%）等。陈耕夫等（2003）用水蒸气蒸馏法提取的望春玉兰干燥花蕾挥发油的主要成分为：dl-柠檬烯（23.05%）、樟脑（13.16%）、2--蒎烯（11.02%）、桧烯（7.29%）、α-蒎烯（7.09%）、1-龙脑（6.16%）、莰烯（5.14%）、1-4-松油醇（3.27%）、反式-法尼醇（3.23%）、芳樟醇（2.60%）、羟基莰烯（2.60%）、β-月桂烯（1.66%）、γ-松油烯（1.63%）、δ-荜澄茄烯（1.31%）、1-甲基-2-异丙基苯（1.29%）、

反式 - 石竹烯（1.12%）等。韩蔓等（2020）用顶空固相微萃取法提取的望春玉兰干燥花蕾挥发油的主要成分为：萜品烯（26.68%）、右旋萜二烯（23.57%）、β - 蒎烯（17.12%）、苯乙醇（6.25%）、2- 乙酸酯 -1,7,7- 三甲基 - 双环 [2.2.1] 庚 -2- 醇（4.27%）、(1S)-(+)-3- 蒈烯（3.72%）、b- 侧柏烯（2.95%）、莰烯（2.32%）、樟脑（2.12%）、芳樟醇（1.95%）、正十五烷（1.64%）、2- 甲基丁酸（1.33%）、萜品油烯（1.00%）等。

玉兰：玉兰花蕾挥发油的主成分多为桉树脑（13.99%~34.82%），也有主成分不同的报告。张博等（2018）用水蒸气蒸馏法提取的玉兰干燥花蕾挥发油的主要成分为：桉树脑（34.82%）、樟脑（13.68%）、β - 月桂烯（7.94%）、(R)-4- 甲基 -1-(1- 甲基乙酰)-3- 环己烷 -1- 醇（6.49%）、D- 柠檬烯（6.21%）、3,7- 二甲基 -1,6- 环辛烷 -3- 醇（4.51%）、α - 松油醇（3.84%）、莰烯（2.22%）、γ - 松油烯（2.05%）、2- 异丙基苯甲醇（2.02%）、4- 甲基烯 -1-(1- 甲基乙基)- 双环 [3.1.0] 己烷（1.74%）、乙酸龙脑酯（1.53%）、R-3,7- 二甲基 -6- 辛烷 -1- 醇（1.49%）、香叶醇（1.48%）、(L)-α - 松油醇（1.05%）等。王甜甜等（2019）用水蒸气蒸馏法提取的安徽怀宁产玉兰干燥花蕾挥发油主要成分为：桧烯（17.57%）、右旋萜二烯（14.25%）、左旋 -β - 蒎烯（5.26%）、月桂烯（5.26%）、β - 桉叶醇（4.86%）、4- 异丙基甲苯（4.18%）、松油醇（3.93%）、1- 石竹烯（3.72%）、蒎烯（3.42%）、4- 萜烯醇（3.00%）、萜品烯（1.86%）、芳樟醇（1.44%）、丁香烯（1.22%）等。

武当玉兰：马逾英等（2005）用水蒸气蒸馏法提取的四川北川产武当木兰干燥花蕾挥发油的主要成分为：乙酸龙脑酯（15.75%）、香叶烯（14.35%）、莰烯（4.93%）、β - 桉叶醇（3.50%）、柠檬烯（2.40%）、芳樟醇（2.39%）、左旋樟脑（2.18%）、β - 榄香烯（2.10%）、α - 蒎烯（1.71%）、榄香醇（1.53%）、1,6- 大根香叶二烯 -5- 醇（1.52%）、β - 蒎烯（1.28%）、对 - 聚伞花素（1.16%）、β - 水芹烯（1.11%）、香桧烯（1.01%）、α - 桉叶醇（1.00%）等。徐植灵等（1989）用水蒸气蒸馏法提取的甘肃康县产武当木兰干燥花蕾挥发油的主要成分为：萜品烯 -4- 醇（10.00%）、乙酸龙脑酯（8.40%）、1,8- 桉叶素（8.18%）、樟脑（4.59%）、对 - 聚伞花素（4.41%）、香桧烯（3.97%）、氧化石竹烯（3.30%）、α - 松油醇（3.20%）、α - 蒎烯（3.16%）、柠檬

烯（2.94%）、芳樟醇（2.83%）、β - 蒎烯（2.40%）、香叶烯（2.37%）、龙脑（1.54%）、反式 -β - 金合欢烯（1.51%）、α - 依兰油烯（1.20%）、莰烯（1.19%）、二氢白菖考烯（1.18%）、γ - 荜澄茄烯（1.10%）、香茅醇（1.03%）、萘（1.00%）等。杨健等（1998）用水蒸气蒸馏法提取的陕西产武当木兰干燥花蕾挥发油的主要成分为：β - 蒎烯（13.62%）、香桧烯（11.99%）、月桂烯（11.27%）、α - 蒎烯（9.65%）、柠檬烯（4.80%）、反 - 石竹烯（3.52%）、萜品烯 -4- 醇（3.27%）、姜烯（3.04%）、β - 甜没药烯（2.43%）、α - 榄香烯（2.28%）、α - 荜澄茄醇（2.22%）、顺 -β - 金合欢烯（2.04%）、δ - 荜澄茄烯（2.02%）、γ - 松油烯（1.65%）、乙酸龙脑酯（1.52%）、α - 荜澄茄醇异构体（1.50%）、α - 水芹烯（1.42%）、tau- 依兰油醇（1.33%）、葎草烯（1.12%）、对 - 聚伞花素（1.07%）、反 -β - 金合欢烯（1.02%）等。吴万征等（2000）用水蒸气蒸馏法提取的武当木兰干燥花蕾挥发油的主要成分为：香桧烯（9.89%）、1,8- 桉叶油素（8.34%）、β - 蒎烯（7.21%）、α - 蒎烯（6.26%）、柠檬烯（3.93%）、β - 桉叶醇（3.11%）、α - 松油醇（2.92%）、反 - 石竹烯（2.61%）、α - 荜澄茄醇（2.22%）、β - 水芹烯（2.15%）、牻牛儿基丙酮（2.04%）、α - 杜松醇异构体（2.01%）、乙酸龙脑酯（1.72%）、顺式 - 水合桧烯（1.68%）、对 - 伞花烃（1.68%）、荜澄茄烯（1.67%）、α - 金合欢烯（1.57%）、α - 桉叶醇（1.41%）、α - 木罗烯（1.33%）、松油烯 -4- 醇（1.27%）、脱氢白菖考烯（1.25%）、α - 水芹烯（1.23%）、蛇麻烯（1.17%）、β - 红没药烯（1.17%）、斯巴醇（1.16%）、α - 杜松烯（1.14%）、侧柏醇 -4（1.13%）、Tau- 木罗醇（1.08%）、β - 依兰烯（1.02%）等。邱琴等（2001）用水蒸气蒸馏法提取的四川里县产武当木兰干燥花蕾挥发油的主要成分为：桉树脑（34.81%）、β - 蒎烯（10.21%）、α - 月桂烯（8.93%）、反,反 - 法呢醇（8.46%）、β - 蒎烯（5.64%）、α - 松油醇（4.78%）、樟脑（3.68%）、芳樟醇（3.51%）、γ - 萜品烯（2.66%）、4- 松油醇（2.05%）、香茅醇（2.01%）、香叶醇（1.48%）、δ - 杜松烯（1.36%）、香榧醇（1.32%）、顺 -γ - 杜松烯（1.24%）、莰烯（1.22%）、α - 杜松醇（1.07%）等。

【性味与功效】味辛，性温。散风寒，通鼻窍。用于风寒头痛，鼻塞流涕，鼻衄，鼻渊。

南五味子 ▼

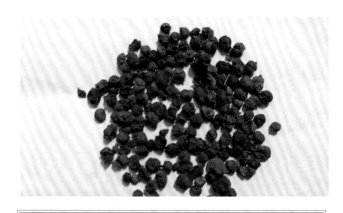

【基源】木兰科五味子属植物华中五味子
Schisandra sphenanthera Rehd. et Wils. 的
干燥成熟果实。

【形态特征】落叶木质藤本。叶纸质，倒卵形，长
3~11cm，宽1.5~7cm。花生于近基部叶腋，苞片膜质，
花被片5~9，橙黄色，近相似，椭圆形或长圆状倒卵形，
背面有腺点。雄花：雄蕊群倒卵圆形；雌花：雌蕊群
卵球形，雌蕊30~60枚。聚合果径约4mm，成熟小浆
果红色，长8~12mm，宽6~9mm；种子长圆体形，种
皮褐色。花期4~7月，果期7~9月。

【习性与分布】生于海拔600~3000m的湿润山坡边
或灌丛中。喜阴凉湿润气候，耐寒，不耐水浸，需
适度荫蔽。分布于山西、陕西、甘肃、山东、江苏、
安徽、浙江、江西、福建、河南、湖北、湖南、四川、
贵州、云南。

【挥发油含量】水蒸气蒸馏的南五味子的得油率为
0.50%~2.14%；超临界萃取的得油率为8.20%~18.46%；
有机溶剂萃取的得油率为15.42%。

【芳香成分】崔九成等（2005）用水蒸气蒸馏法提

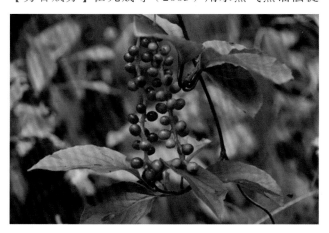

取的陕西产南五味子挥发油的主要成分为：β－雪
松烯（14.50%）、α－檀香烯（14.30%）、γ－杜
松萜烯（12.79%）、δ－榄香烯（8.44%）、γ－
蛇麻烯（4.70%）、4,6,6－三甲基－2-(3-甲基
丁基－1,3-二烯基)-3-氧杂三环[5.1.0.0^{2,4}]辛烷
（4.61%）、(R)-(+)-花侧柏烷（2.99%）、β－檀
香烯（2.44%）、大根香叶烯B（2.23%）、α－檀
香醇（2.09%）、2-(4a,8-二甲基－1,2,3,4,4a,5,6,7-
八氢萘－2)-1-丙烯醇（2.00%）、喇叭烯（1.99%）、
β－红没药烯（1.97%）、珀珀烯（1.28%）、α－
红没药醇（1.20%）等。李昕等（2014）用水蒸气
蒸馏法提取的南五味子挥发油的主要成分为：τ－
依兰油烯（32.21%）、长叶蒎烯（23.45%）、花
柏烯（6.38%）、α－白檀油烯醇（5.11%）、依兰
烯（3.15%）、β－古芸烯（2.62%）、反－β－紫
罗兰酮（2.38%）、τ－古芸烯（2.25%）、β－藿
香萜烯（1.93%）、石竹烯（1.89%）、(3'as,6'R,9'ar)-
八氢－螺[环丙烷－1,8'(1H')[3a.6]甲醇[3ah]环戊烯
并环辛烯]-10'-酮（1.82%）、马兜铃烯（1.48%）、
二－表－α－雪松烯（1.35%）、异喇叭烯（1.29%）
等。喻亮等（2007）用超临界CO_2萃取法提取的南
五味子挥发油的主要成分为：澳檀醇（15.09%）、
γ－杜松烯（12.57%）、β－雪松烯（11.64%）、
α－檀香烯（10.22%）、匙叶桉油烯醇（6.28%）、
花柏烯（5.16%）、γ－依兰油烯（3.66%）、α－
柏木烯（3.06%）、异喇叭烯（3.01%）、珀珀烯
（1.83%）、檀香醇（1.15%）、大根香叶烯B（1.10%）、
榄香烯（1.09%）等；用水蒸汽蒸馏法提取的南五
味子挥发油的主要成分为：叩巴萜（16.31%）、γ－
杜松烯（15.95%）、别香橙烯（8.80%）、檀香醇
（8.04%）、α－檀香烯（6.06%）、γ－依兰油
烯（5.06%）、檀油醇（3.17%）、花柏烯（3.17%）、
α－白菖考烯（3.00%）、茄萜二烯（2.73%）、α－
长叶松烯（2.27%）、(-)-匙叶桉油烯醇（2.01%）、
珀珀烯（1.83%）、反式橙花叔醇（1.73%）、γ－
雪松烯（1.73%）、雪松烯醇（1.49%）、α－愈创
烯（1.24%）、库贝醇（1.22%）、8-羟基环异长叶
烯（1.20%）等。

【性味与功效】味酸，性温。收敛固涩，益气生津，
补肾宁心。用于久嗽虚喘，梦遗滑精，遗尿尿频，
久泻不止，自汗盗汗，津伤口渴，内热消渴，心悸
失眠。

五味子 ▼

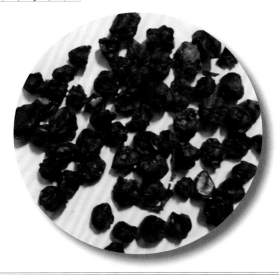

【基源】木兰科五味子属植物五味子 *Schisandra chinensis* (Tuecz.) Baill. 的干燥成熟果实。

【形态特征】落叶木质藤本。叶膜质，近圆形，长3~14cm，宽2~9cm。雄花：具狭卵形苞片，花被片粉白色或粉红色，6~9片，长圆形或椭圆状长圆形，外面的较狭小；雌花：花被片和雄花相似。聚合果长1.5~8.5cm；小浆果红色，近球形，径6~8mm，果皮具不明显腺点；种子1~2粒，肾形，长4~5mm，宽2.5~3mm，淡褐色。花期5~7月，果期7~10月。

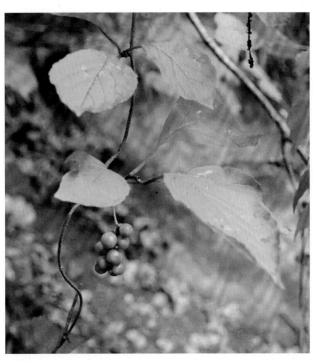

【习性与分布】生于海拔1200~1700m的沟谷、溪旁、山坡。耐寒。喜湿润而阴凉的环境，不耐低洼积水，不耐干旱。分布于黑龙江、吉林、辽宁、内蒙古、河北、山西、宁夏、甘肃、山东。

【挥发油含量】水蒸气蒸馏的五味子的得油率为0.13%~3.43%；同时蒸馏萃取的得油率为6.30%；超临界萃取的得油率为6.74%~20.00%。

【芳香成分】韩红祥等（2011）用水蒸气蒸馏法提取的五味子挥发油的主要成分为：α-柏木萜烯（20.96%）、衣兰烯（14.65%）、花柏烯（10.00%）、β-雪松烯（7.23%）、新长叶烯（3.85%）、倍半水芹烯（3.24%）、菖蒲二烯（3.22%）、乙酸冰片酯（2.61%）、γ-萜品烯（2.30%）、橙花叔醇（2.18%）、邻伞花烃（1.79%）、麝香草酚甲醚（1.29%）、别香橙烯（1.11%）、β-波旁烯（1.06%）等。魏倩等（1993）用水蒸气蒸馏法提取的辽宁产五味子挥发油的主要成分为：α-金合欢烯（30.78%）、α-依兰烯（25.10%）、β-雪松烯（14.96%）、水芹烯（5.43%）、金合欢醇（3.28%）、侧柏醇（2.61%）、β-芹子烯（2.53%）、1-甲基-4-异丙基苯（1.52%）、α-石竹烯（1.46%）、α-甲基苯丙酸乙酯（1.43%）、α-库贝烯（1.39%）、4-乙基喹啉（1.35%）、乙酸芳樟醇酯（1.32%）、1,2-戊二烯（1.09%）、δ-蒈烯-4（1.00%）等。廖广群等（2002）用超临界CO$_2$萃取法提取的五味子挥发油的主要成分为：亚油酸（20.38%）、6,α-杜松烷-4,9-二烯（8.02%）、(+)-花侧柏烯（6.97%）、α-檀香烯（6.08%）、β-古芸烯（3.72%）、(-)-长蠕吉码烯（3.38%）、亚油酸乙酯（3.28%）、2,4a,5,6,7,8-六氢-3,5,5,9-四甲基-1H-苯并环庚烯（3.21%）、β-红没药烯（3.07%）、9-十八碳酸（2.97%）、γ-杜松烯醛（2.21%）、α-松油烯（1.81%）、β-花柏烯（1.66%）、7,11,11-三甲基-二环[8.1.0]十一碳-2,6-二烯-3-羧醛（1.56%）、十六酸（1.41%）、1,4-二乙基-6,7,8,9-四氢-环庚[e]吡喃-3(5H)-酮（1.23%）、2,2,4,4-四甲基-1-(1-甲基乙烯基)-二环[3.2.1]辛-6-烯-3-酮（1.23%）、3,4'-二氟-4-甲氧基-联二苯（1.20%）、氧化石竹烯（1.03%）、γ-木罗烯（1.02%）等。

【性味与功效】味酸、甘，性温。收敛固涩，益气生津，补肾宁心。用于久嗽虚喘，梦遗滑精，遗尿尿频，久泻不止，自汗盗汗，津伤口渴，内热消渴，心悸失眠。

木棉花 ▼

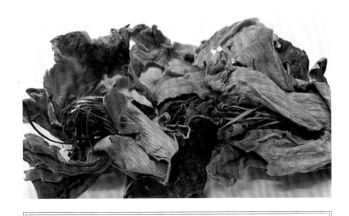

【基源】木棉科木棉属植物木棉 *Bombax malabaricum* DC. 的干燥花。

【形态特征】落叶大乔木，高可达 25m，幼树的树干通常有圆锥状的粗刺。掌状复叶，小叶 5~7 片，长圆形至长圆状披针形，长 10~16cm，宽 3.5~5.5cm，全缘；托叶小。花单生枝顶叶腋，通常红色，直径约 10cm；萼杯状；花瓣肉质，倒卵状长圆形，长 8~10cm，宽 3~4cm。蒴果长圆形，密被灰白色长柔毛和星状柔毛；种子多数，倒卵形。花期 3~4 月，果夏季成熟。

【习性与分布】生于海拔 1700m 以下的干热河谷及稀树草原，也可生长在沟谷季雨林内。喜温暖干燥和阳光充足环境。不耐寒，稍耐湿，忌积水。耐旱。分布于广东、广西、江西、四川、云南、贵州、福建、台湾等省区。

【芳香成分】何嵋等（2008）用同时蒸馏萃取法提取的云南元阳产木棉花挥发油的主要成分为：(Z,Z)-9-12-十八碳二烯酸（63.73%）、十六酸（20.41%）、十六酸乙酯（4.21%）、1-癸炔（1.15%）等。林敬

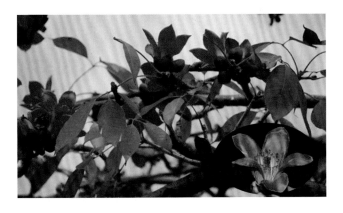

明等（2001）用超临界 CO_2 萃取法提取的木棉花挥发油的主要成分为：邻苯二甲酸二异丁酯（31.87%）、α-细辛醚（9.99%）、十四烷酸（9.13%）、十五烷酸（8.33%）、细辛醚（4.49%）、6,10,14-三甲基-2-十五烷酮（4.45%）、十四烷酸乙酯（3.40%）、十五烷酸乙酯（3.31%）、5,6,7,7a-四甲基-2(4H)-苯并呋喃酮（1.41%）、棕榈酸甲酯（1.31%）、雪松脑（1.29%）、异水菖蒲二醇（1.18%）、(2α,3β,6α)-3-乙烯基-3-甲基-2-(1-甲基乙烯基)-6-[1-甲基乙烯基]-环己酮（1.13%）等。王辉等（2003）用有机溶剂萃取法提取的广东广州产木棉花挥发油的主要成分为：十六烷酸 (24.76%)、β-雪松醇 (19.68%)、3-甲基-3-氢苯并呋喃-2-酮(8.00%)、α-雪松醇(5.82%)、十四烷酸（4.38%）、己酸（2.78%）、癸酸（2.10%）、十二烷酸（1.92%）、4,4,7a-三甲基-5,6,7,7a-四氢苯并 [2,3-b] 呋喃-2-酮（1.88%）、邻苯二甲酸二丁酯（1.66%）、苯甲酸（1.46%）、邻苯二甲酸二异丁酯（1.44%）、1-甲基-5-硝基咪唑（1.41%）、十八烷酸（1.16%）、辛酸（1.13%）等。

【性味与功效】味甘、淡，性凉。清热利湿，解毒。用于泄泻，痢疾，痔疮出血。

大血藤 ▼

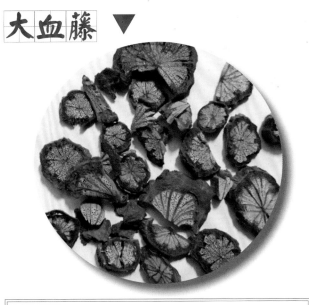

【基源】木通科大血藤属植物大血藤 *Sargentodoxa cuneata* (Oliv.) Rehd. et Wils. 的干燥藤茎。

【形态特征】落叶木质藤本，长 10 余 m。三出复叶，或兼具单叶；小叶革质，顶生小叶近棱状倒卵圆形，长 4~12.5cm，宽 3~9cm，全缘，侧生小叶斜卵形。总

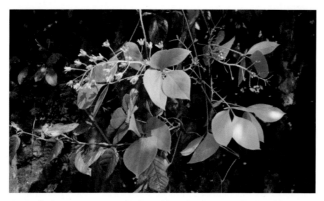

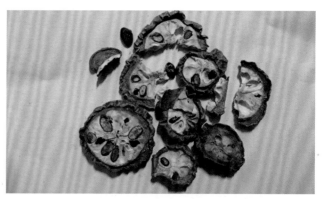

状花序长 6~12cm；苞片 1 枚，长卵形，膜质；萼片 6，花瓣状，长圆形；花瓣 6，小，圆形。浆果近球形，直径约 1cm，黑蓝色。种子卵球形，长约 5mm；种皮，黑色，光亮。花期 4~5 月，果期 6~9 月。

【习性与分布】常见于山坡灌丛、疏林和林缘等，海拔常为数百米。分布于陕西、四川、贵州、湖北、湖南、云南、广西、广东、海南、江西、浙江、安徽。

【挥发油含量】水蒸气蒸馏的大血藤的得油率为 0.24%。

【芳香成分】高玉琼等（2004）用水蒸气蒸馏法提取的大血藤挥发油的主要成分为：α－杜松醇（10.23%）、δ－杜松醇（5.33%）、δ－荜澄茄烯（5.13%）、α－紫穗槐烯（4.53%）、α－珂杷烯（3.75%）、罗汉柏烯（3.40%）、β－石竹烯（2.90%）、T-紫穗槐醇（2.89%）、表圆线藻烯（2.72%）、雪松烯（2.44%）、β－广藿香烯（2.27%）、吉马烯 D（1.98%）、表二环倍半水芹烯（1.92%）、石竹烯氧化物（1.89%）、α－蛇床烯（1.87%）、芳姜黄烯（1.71%）、荜澄茄-1,4-二烯（1.65%）、刺柏烯（1.62%）、α－姜烯（1.08%）、斯巴醇（1.02%）等。

【性味与功效】味苦，性平。清热解毒，活血，祛风止痛。用于肠痈腹痛，热毒疮疡，经闭，痛经，跌扑肿痛，风湿痹痛。

预知子 ▼

【基源】木通科木通属植物木通 Akebia quinata（Thunb.）Decne.、三叶木通 Akebia trifoliata（Thunb.）Koidz. 或白木通 Akebia trifoliata（Thunb.）Koidz. var. australis（Diels）Rehd. 的干燥近成熟果实。木通和白木通果实的芳香成分未见报道。

【形态特征】落叶木质藤本。掌状复叶互生或簇生；小叶 3 片，纸质或薄革质，卵形，长 4~7.5cm，宽 2~6cm，边缘具齿或浅裂。总状花序自短枝上簇生叶中抽出，下部有 1~2 朵雌花，以上约有 15~30 朵雄花。雄花：萼片 3，淡紫色，椭圆形。雌花：萼片 3，紫褐色，近圆形。果长圆形，长 6~8cm，直径 2~4cm，成熟时灰白略带淡紫色；种子极多数，扁卵形，长 5~7mm，宽 4~5mm，种皮红褐色或黑褐色。花期 4~5 月，果期 7~8 月。

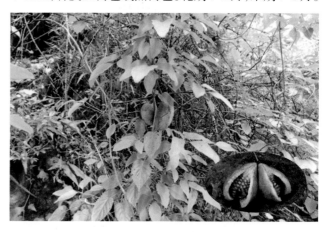

【习性与分布】生于海拔 250~2000m 的山地沟谷边疏林或丘陵灌丛中。喜温暖湿润和阳光充足环境，较耐寒，耐半阴。分布于河北、山西、山东、河南、陕西、甘肃至长江流域各省区。

【芳香成分】王升匀等（2010）用水蒸气蒸馏法提取的贵州都匀产预知子挥发油的主要成分为：3-羰基-乌苏-12-烯（20.03%）、二十九烷（15.94%）、齐墩果-12烯（11.73%）、二十八烷（8.22%）、α－香树精（5.72%）、三十烷（4.96%）、三十一烷（4.78%）、β－谷甾醇（4.63%）、鲨烯（4.46%）、β－香树素（2.71%）、二十七烷（1.88%）、棕榈酸（1.13%）、二十六烷（1.04%）等。

【性味与功效】味苦，性寒。疏肝理气，活血止痛，散结，利尿。用于脘胁胀痛，痛经经闭，痰核痞块，小便不利。

秦皮 ▼

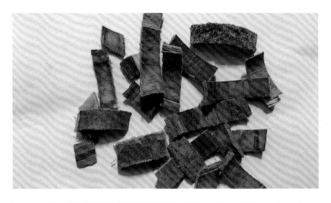

> 【基源】木犀科梣属植物苦枥白蜡树
> *Fraxinus rhynchophylla* Hance、白蜡树 *Fraxinus*
> *chinensis* Roxb.、尖叶白蜡树 *Fraxinus szaboana*
> Lingelsh. 或 宿 柱 白 蜡 树 *Fraxinus stylosa*
> Lingelsh. 的干燥枝皮或干皮。苦枥白蜡树、
> 尖叶白蜡树、宿柱白蜡树枝皮或干皮的芳
> 香成分未见报道。

【形态特征】落叶乔木，高 10~12m。芽阔卵形。羽状复叶长 15~25cm；小叶 5~7 枚，硬纸质，卵形至披针形，长 3~10cm，宽 2~4cm，叶缘具整齐锯齿。圆锥花序顶生或腋生枝梢，长 8~10cm；花雌雄异株；

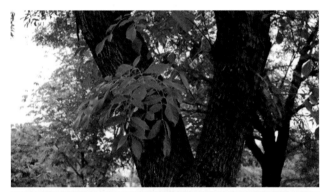

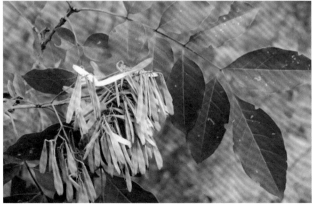

雄花密集，花萼小、钟状、无花冠；雌花疏离，花萼大，桶状。翅果匙形，长 3~4cm，宽 4~6mm，常呈犁头状，坚果圆柱形，长约 1.5cm。花期 4~5 月，果期 7~9 月。

【习性与分布】生于海拔 800~1600m 的山地杂木林中。喜光。耐瘠薄干旱，耐轻度盐碱，喜湿润。全国各地均有分布。

【芳香成分】崔伟等（2014）用水蒸气蒸馏法提取的贵州产白蜡树干燥干皮挥发油的主要成分为：4- 己基 -2,5- 二氧代呋喃 -3- 乙酸（10.20%）、3- 氟 -4- 甲氧基苯胺（9.85%）、葡萄螺烷（7.25%）、1- 十五烯（7.23%）、右旋橙花叔醇（6.50%）、氧化芳樟醇（5.47%）、α- 红没药醇（4.96%）、反 - 氧化芳樟醇（4.58%）、4- 萜烯醇（3.20%）、柠檬烯（2.13%）、正癸酸（2.02%）、正己醛（1.76%）、反式 - 茴香脑（1.68%）、芳樟醇（1.54%）、丁香酚甲醚（1.45%）、β- 蒈醇（1.35%）、壬醛（1.20%）、γ- 杜松烯（1.19%）等。

【性味与功效】味苦，性寒。清热燥湿，收涩止痢，止带，明目。用于湿热泻痢，赤白带下，目赤肿痛，目生翳膜。

连翘 ▼

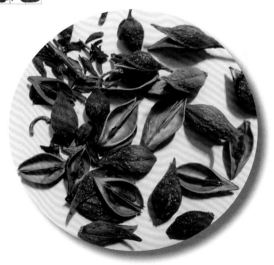

> 【基源】木犀科连翘属植物连翘 *Forsythia*
> *suspensa* (Thunb.) Vahl 的干燥果实。

【形态特征】落叶灌木。叶通常为单叶，或 3 裂至三出复叶，叶片卵形，长 2~10cm，宽 1.5~5cm，叶缘除基部外具锐锯齿或粗锯齿。花通常单生或 2 至数朵着生于叶腋，先于叶开放；花萼绿色，裂片长圆形；花冠黄色，裂片倒卵状长圆形或长圆形。果卵球形、卵状椭圆形或长椭圆形，长 1.2~2.5cm，宽 0.6~1.2cm，先端喙状渐尖，表面疏生皮孔。花期 3~4 月，果期 7~9 月。

【习性与分布】生于海拔 250~2200m 的山坡灌丛、林下或草丛中，或山谷、山沟疏林中。喜湿润，凉爽气候，耐寒力强，耐干旱瘠薄，不耐水湿。分布于河北、山西、河南、陕西、甘肃、宁夏、山东、安徽、四川、江苏、湖北、云南。

【挥发油含量】水蒸气蒸馏的连翘的得油率为 0.18%~3.58%；超临界萃取的得油率为 0.94%~8.60%。

【芳香成分】连翘挥发油的第一主成分多为 β-蒎烯（19.56%~76.27%），也有少数主成分不同的报告。何新新等（2000）用水蒸气蒸馏法提取的河南产连翘挥发油的主要成分为：β-蒎烯（54.93%）、α-蒎烯（15.43%）、松油烯 -4- 醇（11.60%）、香桧烯（4.51%）、二十四烷甲酯（2.87%）、$\triangle^3$-蒈烯（2.62%）、α-柠檬烯（1.77%）、莰烯（1.17%）、二十六烷酸甲酯（1.01%）等。朱祥英等（2011）用顶空固相微萃取法提取的山东产连翘挥发油的主要成分为：松油醇 -4（23.63%）、α-松油醇（9.68%）、棕榈酸（5.06%）、邻苯二甲酸二异丁酯（3.08%）、p-樟烷 -1,2,3- 三醇（2.67%）、乙酸（2.38%）、龙脑（2.17%）、1- 甲基 -4-(1- 甲基亚乙基)-1,4-环己二烯（2.15%）、麦芽酚（2.13%）、苯甲酸苄酯（2.01%）、β-荜澄茄烯（1.89%）、β-蒎烯（1.79%）、6,10- 二甲基 -5,9- 十一碳二烯 -2- 酮（1.75%）、6,10,14- 三甲基 -2- 十五烷酮（1.61%）、油酸（1.60%）、2,3- 蒎烷二醇（1.36%）、1- 甲基 -2-(1- 异丙基)- 苯（1.35%）、雪松醇（1.30%）、1-(1,5- 二甲基 -4- 己烯基)-4- 甲基 - 苯（1.27%）、二氢香芹烯醇（1.24%）、壬酸（1.22%）、1- 甲基 -4-(5- 亚甲基 -4- 己烯基)- 环己烯（1.18%）、1- 甲醇 -4-(1- 甲基乙基)-1,4- 环己二烯（1.12%）、8,9- 脱氢 -9- 醛基 - 环异长叶烯（1.11%）、1- 甲基 -4-(1- 甲基乙烯基)-1,2- 环己二醇（1.10%）、枯醇（1.08%）、联苯（1.07%）、苯甲醇（1.06%）、苯乙醇（1.02%）等。邢学锋等（2009）用水蒸气蒸馏法提取的河南密县产连翘挥发油的主要成分为：α-松油醇（30.82%）、松油醇（24.34%）、棕榈酸（7.48%）、龙脑（4.36%）、十六烷酸甲基酯（3.93%）、二十五烷（2.96%）、苯二羧酸二丁基酯（2.69%）、苯甲醇（2.19%）、茴香醇（2.01%）、苯甲酸苄酯（1.99%）、蒎烯

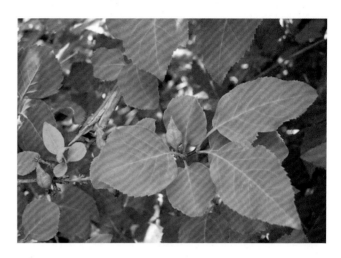

（1.92%）、对 - 聚伞花素（1.73%）、β- 水茴香萜（1.64%）、十四烷酸（1.37%）、菲（1.06%）等。张忠义等（1999）用超临界 CO_2 萃取法提取的连翘挥发油的主要成分为：醋酸里哪醇酯（22.98%）、α- 侧柏烯（3.56%）、萜品 -4- 醇（2.76%）、冰片烯（2.24%）、3,7,11- 十三谈三烯腈（2.10%）、邻苯二甲酸二异辛酯（1.46%）、法尼基丙酮（1.31%）、β- 香叶醇（1.21%）等。

【性味与功效】味苦，性微寒。清热解毒，消肿散结，疏散风热。用于痈疽，瘰疬，乳痈，丹毒，风热感冒，温病初起，温热入营，高热烦渴，神昏发斑，热淋涩痛。

女贞子 ▼

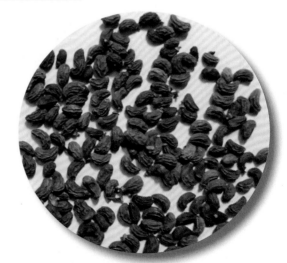

【基源】木犀科女贞属植物女贞 *Ligustrum lucidum* Ait. 的干燥成熟果实。

【形态特征】灌木或乔木，高可达 25m。叶片常绿，革质，卵形宽椭圆形，长 6~17cm，宽 3~8cm。圆锥花序顶生，长 8~20cm，宽 8~25cm；苞片常与叶同型，小苞片披针形；花长不超过 1mm；花萼长 1.5~2mm；花冠长 4~5mm，花冠管长 1.5~3mm，裂片长 2~2.5mm。果肾形，长 7~10mm，径 4~6mm，成熟时呈红黑色，被白粉。花期 5~7 月，果期 7 月至翌年 5 月。

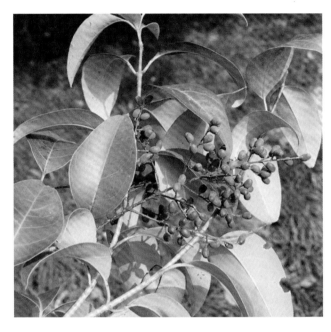

【习性与分布】生于海拔 2900m 以下的疏、密林中。喜光，稍耐阴。喜温暖湿润气候，稍耐寒。不耐干旱和瘠薄，耐水湿。分布于长江以南至华南、西南各省区，西北至陕西、甘肃。

【挥发油含量】水蒸气蒸馏的女贞子的得油率为 0.08%~3.00%；水酶法提取的得油率为 10.30%。

【芳香成分】郭胜男等（2018）用顶空固相微萃取法提取的江苏产女贞子挥发油的主要成分为：苯乙醇（37.10%）、1,2,4a,5,6,8a- 六氢 -4,7- 二甲基 -1-(1- 甲基乙基) 萘（5.22%）、二苯甲酮（5.00%）、右旋萜二烯（3.38%）、苯甲醇（3.28%）、丁香烯（3.16%）、芳樟醇（2.81%）、橙花叔醇（2.61%）、(-)-α- 荜澄茄油烯（2.48%）、十一烷（1.95%）、2- 异丙基 -5- 甲基 -9- 亚甲基双环 [4.4.0] 癸 -1- 烯（1.64%）、十一醛（1.52%）、左旋 -β- 蒎烯（1.48%）、4- 氨基苯乙烯（1.47%）等。李开辉等（1990）用水蒸气蒸馏法提取的湖南长沙产女贞子挥发油的主要成分为：乙酸乙酯（18.95%）、丙硫酮（8.56%）、α- 丁基苯甲醇（5.60%）、4- 乙

酰氧基 -2- 丁酮（5.46%）、1- 苯基 -1,2- 丁二醇（4.12%）、1,2- 二苯基 -1,2- 乙二醇（3.92%）、草酸甲酯 - 肼（3.52%）、α,α,4- 三甲基 -3- 环己烯（3.24%）、1- 甲基 -1- 丙基肼（2.60%）、(Z)-1-(1- 乙氧基乙氧基)-3- 己烯（1.89%）、(Z)-4- 己烯醇 -1- 醋酸酯（1.46%）、2- 氧基丙烷（1.45%）、2- 乙酰氧基 -1- 苯基乙酮（1.20%）、2,2- 二甲基戊烷（1.03%）等。张菊珍等（1993）用水蒸气蒸馏法提取的江苏南京产女贞子挥发油的主要成分为：反 - 石竹烯（9.71%）、6,10,11,14- 四甲甚 - 三环 [6.3.0.1E2,3] 十一烯 -l[7]（9.64%）、α- 紫穗槐烯（9.00%）、α- 荜澄茄油烯（8.42%）、δ- 杜松醇（7.71%）、冰片烯（7.65%）、L- 莳烯（7.42%）、7- 甲基 -4- 次甲基 -l-(1- 甲乙基)-(1α,4aα,8aα)-l,2,3,4a,5b,8a- 八氢萘（4.62%）、α- 雪松醇（2.71%）、α- 依兰油烯（2.36%）、2- 异丙基 -9- 甲基 - 双环 [4.4.0] 癸烯 -1（1.83%）、α- 荜草烯（1.69%）、1- 乙基 -2- 甲基 -l(E)- 环十二烯（1.45%）、白菖油萜（1.13%）等。肖雪等（2019）用水蒸气蒸馏法提取的女贞子挥发油的主要成分为：大根香叶烯 D（19.66%）、(+)-δ- 荜澄茄烯（8.68%）、α- 荜澄茄醇（6.95%）、石竹烯（6.84%）、T - 杜松醇（6.71%）、(+)-α- 蒎烯（5.91%）、异兰烯（5.40%）、(-)-β - 蒎烯（4.80%）、(+)- 柠檬烯（4.31%）、α- 依兰油烯（2.94%）、荜草烯（2.65%）、γ- 荜澄茄烯（2.59%）、γ- 依兰油烯（2.31%）、β- 荜澄茄油烯（1.85%）、顺式 -β- 珀杷烯（1.28%）、香榧醇（1.24%）、法呢醇（1.17%）等。

【性味与功效】味甘、苦，性凉。滋补肝肾，明目乌发。用于肝肾阴虚，眩晕耳鸣，腰膝酸软，须发早白，目暗不明，内热消渴，骨蒸潮热。

【注】女贞除果实《药典》入药外，叶（女贞叶）也可入药。女贞叶挥发油的主成分为芳樟醇（48.30%~53.20%），用水蒸气蒸馏法提取的四川筠连产女贞干燥叶挥发油的主要成分为：芳樟醇（53.20%）、α- 松油醇（18.20%）、香叶醇（15.50%）、橙花醇（5.88%）、反 - 氧化芳樟醇（1.24%）等；干燥芽挥发油的主要成分为：芳樟醇（53.30%）、香叶醇（19.10%）、α- 松油醇（16.90%）、橙花醇（6.44%）等（武宏伟等，2012）。女贞叶味苦，性凉。清热明目，解毒散瘀，消肿止咳。治头目昏痛，风热赤眼，口舌生疮，牙龈肿痛，疮肿溃烂，水火烫伤，肺热咳嗽。

木贼 ▼

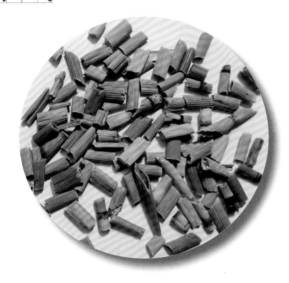

【基源】木贼科木贼属植物木贼 *Equisetum hyemale* Linn. 的干燥地上部分。

【形态特征】大型植物。高达 1m 或更多。地上枝有脊 16~22 条，无明显小瘤或有小瘤 2 行；鞘筒 0.7~1.0cm，黑棕色或顶部及基部各有一圈或仅顶部有一圈黑棕色；鞘齿 16~22 枚，披针形，小，长 0.3~0.4cm。顶端淡棕色，膜质，芒状，下部黑棕色，薄革质，基部的背面有 3~4 条纵棱。孢子囊穗卵状，长 1.0~1.5cm，直径 0.5~0.7cm，顶端有小尖突，无柄。

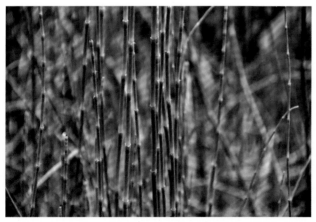

【习性与分布】生于坡林下阴湿处、湿地、溪边，海拔 100~3000m。喜阴湿的环境。分布于黑龙江、辽宁、吉林、内蒙古、北京、天津、河北、陕西、甘肃、新疆、河南、湖北、四川、重庆。

【挥发油含量】水蒸气蒸馏的木贼的得油率为 0.86%；超临界萃取的得油率为 2.10%。

【芳香成分】陈静等（2010）用水蒸气蒸馏法提取

的湖南怀化产木贼挥发油的主要成分为：乙酰苯酮（4.89%）、1,2-二甲苯酸二丁酯（4.12%）、2,4-二叔丁基苯酚（1.65%）等；用超临界 CO_2 萃取法提取的木贼挥发油的主要成分为：4,5-二甲基-1,3-环戊二酮（8.69%）、乙烯基硫酸酰胺（5.58%）、2,4-二甲基癸烷（2.24%）等。李德坤等（2001）用水蒸气蒸馏法提取的吉林抚松产木贼挥发油的主要成分为：2-甲氧基-3-(1-甲基乙基)-吡嗪（11.82%）、十五烷（7.89%）、9-辛基-十七烷（5.61%）、3-己烯-1-醇（5.01%）等。隋长惠等（1997）用石油醚萃取法提取的木贼干燥挥发油的主要成分为：十六烷基酸乙酯（72.49%）、6,10,14-三甲基十五酮-2（4.93%）、十八烯酸乙酯（3.27%）、十四酸乙酯（2.70%）、十八烷酸乙酯（2.67%）、9-氧代壬酸乙酯（2.66%）、十五烷基酸乙酯（2.59%）、十六烷基酸甲酯（1.20%）、十七烯酸乙酯（1.16%）等。

【性味与功效】味甘、苦，性平。疏散风热，明目退翳。用于风热目赤，迎风流泪，目生云翳。

白蔹 ▼

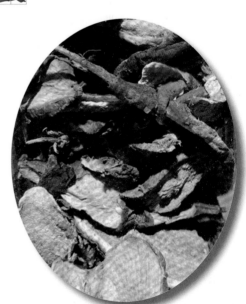

【基源】葡萄科蛇葡萄属植物白蔹 *Ampelopsis japonica* (Thunb.) Makino 的干燥块根。

【形态特征】木质藤本。叶为掌状 3~5 小叶，小叶片羽状深裂或边缘有深锯齿而不分裂。聚伞花序通常集

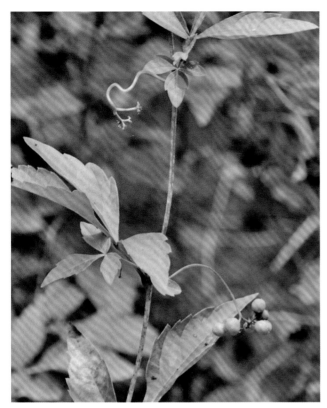

生于花序梗顶端，直径 1~2cm，通常与叶对生；萼碟形，边缘呈波状浅裂；花瓣 5，卵圆形。果实球形，直径 0.8~1cm，成熟后带白色，有种子 1~3 颗；种子倒卵形，顶端圆形，基部喙短钝。花期 5~6 月，果期 7~9 月。

【习性与分布】生于山坡地边、灌丛或草地，海拔 100~900m。分布于辽宁、吉林、河北、山西、陕西、江苏、浙江、江西、河南、湖北、湖南、广东、广西、四川。

【挥发油含量】水蒸气蒸馏的白蔹的得油率为 0.29%。

【芳香成分】高欢等（2014）用水蒸气蒸馏法提取的白蔹挥发油的主要成分为：芳姜黄酮（21.47%）、2- 甲基 -6- 对甲苯基 -2- 庚烯醇（17.44%）、蒽（14.22%）、邻苯二甲酸二异丁酯（6.51%）、7- 甲氧基甲基 -2,7- 二甲基环庚 -1,3,5- 三烯（6.30%）、1,3- 二取代异丙基 -5- 甲苯（6.08%）、2,6- 二叔丁基苯醌（5.31%）、A- 姜黄烯（4.71%）、2- 甲基蒽（4.63%）、3- 甲基苯乙酮（4.54%）、2- 苯基萘（3.17%）、荧蒽（2.40%）、9-(2',2'- 二甲基丙苯腙)-3,6- 二氯 -2,7- 双 -[2-(二乙胺)- 乙氧基] 芴（1.80%）、二十七烷（1.41%）等。周意等（2018）用顶空固相微萃取法提取的白蔹挥发油的主要成分为：壬醛（7.75%）、1- 石竹烯（5.94%）、1-(5- 三氟甲基 -2- 吡啶基)-4-(1H- 吡咯 -1- 基)- 哌啶（4.12%）、癸醛（3.56%）、3- 甲基 - 十四烷

（3.41%）、2,6- 二甲基 -7- 辛烯 -2- 醇（3.02%）、α - 蒎烯（2.61%）、樟脑（2.53%）、薄荷醇（2.48%）、茴香脑（2.48%）、正十五烷（2.19%）、杜松烯（2.07%）、2- 戊基呋喃（1.81%）、丁香酚（1.78%）、(Z)-3,7- 二甲基 -1,3,6- 十八烷三烯（1.75%）、松油醇（1.52%）、α - 蒎烯（1.50%）、苯甲醛（1.46%）、草蒿脑（1.43%）、正十四烷（1.31%）、庚醛（1.28%）、正辛醛（1.10%）、α - 甲基 -α -[4- 甲基 -3- 戊烯基] 环氧乙烷（1.10%）、正十三烷（1.03%）等。

【性味与功效】味苦、辛，性微寒。清热解毒，消痈散结，敛疮生肌。用于痈疽发背，疔疮，瘰疬，烧烫伤。

娑罗子 ▼

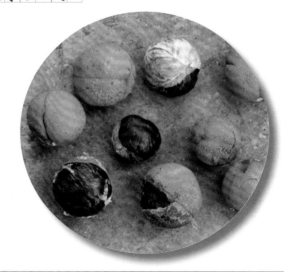

【基源】七叶树科七叶树属植物七叶树 *Aesculus chinensis* Bge.、浙江七叶树 *Aesculus chinensis* Bge.var. *chekiangensis*（Hu etFang）Fang 或天师栗 *Aesculus wilsonii* Rehd. 的干燥成熟种子。七叶树、浙江七叶树种子芳香成分未见报道。

【形态特征】落叶乔木，高 15~25m。冬芽卵圆形，栗褐色，有树脂，外部的 6~8 枚鳞片常排列成覆瓦状。掌状复叶对生；小叶 5~9 枚，长圆倒卵形，边缘有小锯齿。花序顶生，圆筒形，长 20~30cm。花香味浓，杂性，雄花与两性花同株；花萼管状；花瓣 4，倒卵形，白色。蒴果黄褐色，卵圆形；种子 1~2 枚，近于球形，栗褐色。花期 4~5 月，果期 9~10 月。

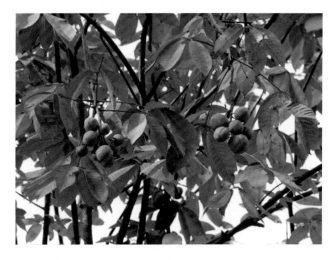

【习性与分布】生于海拔 1000~1800m 的阔叶林中。弱阳性，喜温暖湿润气候，不耐寒。分布于河南、湖北、湖南、江西、广东、四川、贵州、云南。

【挥发油含量】超临界萃取的娑罗子的得油率为 1.26%；石油醚萃取的得油率为 0.93%。

【芳香成分】陈光宇等（2013）用超临界 CO_2 萃取法提取的湖北恩施产娑罗子挥发油的主要成分为：油酸（36.19%）、亚油酸（31.43%）、棕榈酸（20.09%）、硬脂酸（3.12%）、11-二十碳烯酸（2.72%）、十四酸（2.13%）、芥酸（1.66%）等。

【性味与功效】味甘，性温。疏肝理气，和胃止痛。用于肝胃气滞，胸腹胀闷，胃脘疼痛。

巴戟天 ▼

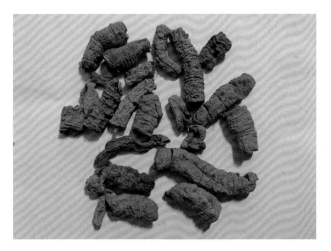

【基源】茜草科巴戟天属植物巴戟天 *Morinda officinalis* How 的干燥根。

【形态特征】藤本；肉质根不定位肠状缢缩。叶纸质，干后棕色，长圆形，长 6~13cm，宽 3~6cm，全缘；托叶长 3~5mm。花序 3~7 伞形排列于枝顶；具总苞片 1；头状花序具花 4~10 朵；花 2~4 基数；花萼倒圆锥状；花冠白色，近钟状，稍肉质，长 6~7mm。聚花核果由多花或单花发育而成，熟时红色，近球形，直径 5~11mm；种子黑色。花期 5~7 月，果熟期 10~11 月。

【习性与分布】生于山地疏、密林下和灌丛中，常攀于灌木或树干上。喜温暖的气候，不耐寒。宜阳光充足，忌干燥和积水。分布于福建、广东、海南、广西、江西等省区。

【挥发油含量】水蒸气蒸馏的干燥肉质根皮部的得油率为 0.07%。

【芳香成分】刘文炜等（2005）用水蒸气蒸馏法提取的广东产巴戟天挥发油的主要成分为：L-龙脑（29.28%）、2-甲基-6-对甲基苯基-2-庚烯（4.49%）、α-姜烯（4.88%）、1-己醇（3.40%）、β-倍半水芹烯（3.34%）、2-戊基呋喃（3.32%）、正壬醛（2.17%）、樟脑（2.07%）、β-没药烯（2.06%）、α-雪松醇（1.91%）、香叶醇（1.74%）、正辛醇（1.52%）、(+)-α-萜品醇（1.43%）、柠檬烯（1.43%）、正辛醛（1.28%）、2-辛烯醛（1.20%）、(-)-冰片基乙酸酯（1.19%）、庚醛（1.13%）、对异丙基甲苯（1.00%）、香菜醇（1.00%）等。洪祖灿等（2009）用同时蒸馏萃取法提取福建永定 10 年生巴戟天挥发油的主要成分为：十六酸（34.10%）、间甲基苯甲醛（10.18%）、油酸（6.19%）、2-甲基苯并呋喃（4.26%）、龙脑

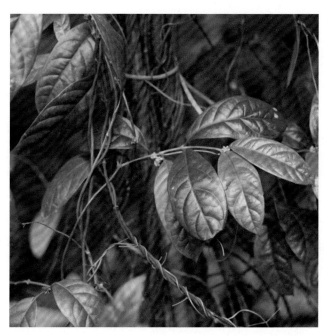

（3.62%）、2-甲基蒽醌（2.58%）、己酸（2.30%）、邻苯二甲酸二丁酯（2.13%）、苯乙醇（1.98%）等。伊勇涛等（2009）用水蒸气蒸馏萃取法提取的福建永定产巴戟天根挥发油的主要成分为：2-甲基蒽醌（23.44%）、十九烯（3.06%）、二叔丁基对甲基苯酚（3.03%）、邻苯二甲酸二异丁酯（1.85%）、龙脑（1.74%）、二十烷（1.55%）、亚油酸（1.43%）、正二十一烷（1.28%）、十八烷（1.05%）等。

【性味与功效】味甘、辛，性微温。补肾阳，强筋骨，祛风湿。用于阳痿遗精，宫冷不孕，月经不调，少腹冷痛，风湿痹痛，筋骨痿软。

钩藤 ▼

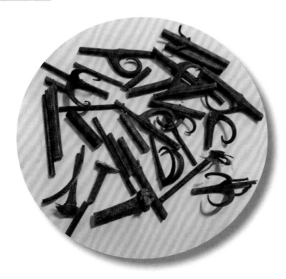

【基源】茜草科钩藤属植物钩藤 *Unacaria rhynchophylla*（Miq.）Miq.ex Havil.、大叶钩藤 *Uncaria macrophylla* Wall.、毛钩藤 *Uncaria hirsuta* Havil.、华钩藤 *Uncaria sinensis*（Oliv.）Havil. 或无柄果钩藤 *Uncaria sessilifructus* Roxb. 的干燥带钩茎枝。毛钩藤、华钩藤、无柄果钩藤的带钩茎枝芳香成分未见报道。

【形态特征】钩藤：藤本。叶纸质，椭圆形，长5~12cm，宽3~7cm，干时褐色或红褐色；托叶狭三角形，深2裂达全长 2/3，裂片线形至三角状披针形。头状花序不计花冠直径 5~8mm，单生叶腋，苞片微小；花萼管疏被毛，萼裂片近三角形；花冠裂片卵圆形。果

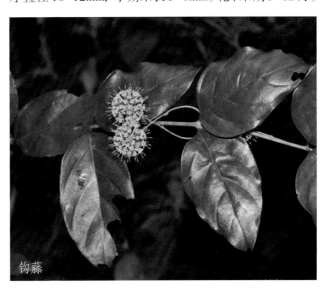

钩藤

序直径 10~12mm；小蒴果长 5~6mm。花、果期5~12月。

大叶钩藤：大藤本。叶对生，近革质，卵形，长10~16cm，宽6~12cm；托叶卵形，深2裂；裂片狭卵形；头状花序单生叶腋，苞片长6mm，或成简单聚伞状排列；头状花序不计花冠直径15~20mm；花萼管漏斗状，长2~3mm；花冠管长9~10mm，花冠裂片长圆形。果序直径8~10cm；小蒴果长约20mm；种子长6~8mm。花期夏季。

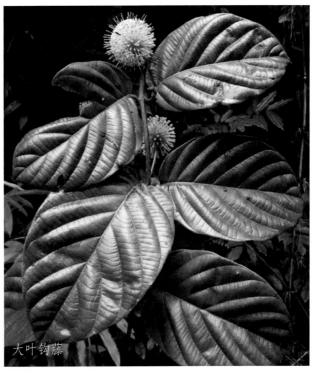

大叶钩藤

【习性与分布】钩藤：常生于山谷溪边的疏林或灌丛中。分布于广东、广西、云南、贵州、福建、湖南、湖北、江西。大叶钩藤：生于次生林中，常攀援于林冠之上。分布于云南、广西、广东、海南。

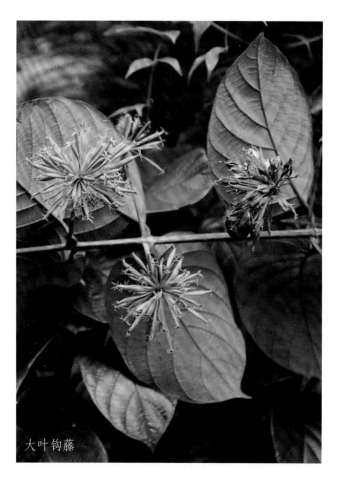

大叶钩藤

茜草 ▼

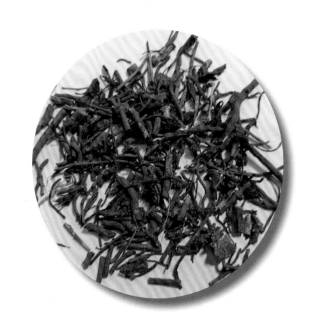

【基源】茜草科茜草属植物茜草 *Rubia cordifolia* Linn. 的干燥根及根茎。

【芳香成分】钩藤：廖彭莹（2016）用超临界 CO_2 萃取法提取的广西靖西产钩藤挥发油的主要成分为：棕榈酸（6.34%）、甲氧基肉桂酸乙酯（5.96%）、叶绿醇（3.41%）、油酸乙酯（2.93%）、亚油酸乙酯（2.59%）、铁锈醇（2.23%）、棕榈酸乙酯（1.98%）、樟脑（1.46%）、石竹烯（1.40%）、香豆素（1.35%）、桉叶油醇（1.23%）、马鞭草烯醇（1.23%）、十五烷（1.23%）、早熟素 II（1.13%）、松香三烯（1.13%）、Z,Z,Z-1,5,9,9-四甲基-1,4,7-环十一烷三烯（1.06%）、二十一烷（1.11%）等。

大叶钩藤：李春等（2018）用丙酮浸提法提取的云南河口产大叶钩藤挥发油的主要成分为：β-谷甾醇（15.75%）、肉豆蔻酸（13.21%）、白桦脂醇（6.01%）、δ-4,6-胆甾二烯醇（4.67%）、γ-谷甾醇（3.94%）、硬脂酸（3.50%）、十八碳烯酸（2.46%）、正三十一烷（2.23%）、植酮（2.06%）、阿魏酸（2.03%）、4-胆甾烯-3-酮（1.19%）、花生酸（1.17%）、2,3-二氢苯并呋喃（1.10%）等。

【性味与功效】味甘、苦，性微寒。息风定惊，清热平肝。用于肝风内动，惊痫抽搐，高热惊厥，感冒夹惊，小儿惊啼，妊娠子痫，头痛眩晕。

【形态特征】草质攀援藤木，长通常 1.5~3.5m；根状茎和其节上的须根均红色。叶通常 4 片轮生，纸质，披针形或长圆状披针形，长 0.7~3.5cm，边缘有齿状皮刺。聚伞花序腋生和顶生，多回分枝，有花 10 余朵至数十朵；花冠淡黄色，干时淡褐色，花冠裂片近卵形。果球形，直径通常 4~5mm，成熟时橘黄色。花期 8~9 月，果期 10~11 月。

【习性与分布】常生于疏林、林缘、灌丛或草地上。喜凉爽而湿润的环境。耐寒，怕积水。分布于东北、华北、西北、四川、西藏等地。

【挥发油含量】超临界萃取的茜草的得油率为5.88%。

【芳香成分】卫业丽等（2014）用水蒸气蒸馏法提取的陕西产茜草挥发油的主要成分为：十六烷酸（36.60%）、(Z,Z)-9,12-十八二烯酸（14.58%）、顺-13-十八碳烯酸（5.96%）、1-羟基-4-甲基蒽醌（4.06%）、丁香酚（3.66%）、顺-9-十六碳烯酸（3.52%）、邻苯二甲酸二丁酯（3.26%）、柏木醇（3.16%）、9,12,15-十八碳三烯酸（3.14%）、十五烷酸（2.87%）、油酸（2.17%）、5-叔丁基联

苯 -2- 醇（2.08%）、(Z)-11- 十六碳烯酸（1.99%）、1,2- 二甲氧基 -4-(2- 丙烯基) 苯（1.75%）、2- 甲基 -9,10- 蒽醌（1.45%）、肉豆蔻酸（1.42%）、蒽（1.30%）、2- 羟基环十五烷酮（1.29%）、广藿香醇（1.04%）等。

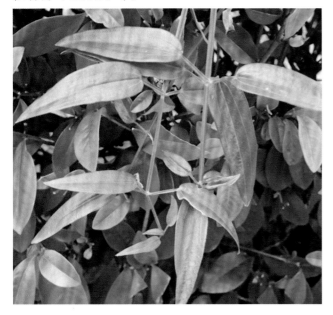

栀子 ▼

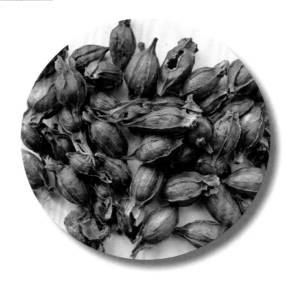

【基源】 茜草科栀子属植物栀子 *Gardenia jasminoides* Ellis 的干燥成熟果实。

【性味与功效】 味苦，性寒。凉血，祛瘀，止血，通经。用于吐血，衄血，崩漏，外伤出血，瘀阻经闭，关节痹痛，跌扑肿痛。

【注】 茜草除根及根茎《药典》入药外，地上部分（茜草藤）也可入药。张海等（2016）用索氏法提取的贵州遵义产茜草干燥地上部分挥发油的主要成分为：反式角鲨烯（20.05%）、棕榈酸乙酯（16.87%）、亚油酸乙酯（15.04%）、亚麻酸乙酯（12.01%）、棕榈酸（9.89%）、叶绿醇（6.30%）、新植二烯（2.96%）、邻苯二甲酸二异辛酯（2.27%）、硬脂酸乙酯（1.54%）、植酮（1.38%）、二十酸乙酯（1.17%）、1,6- 己内酰胺（1.13%）等；用超临界 CO_2 萃取法提取的挥发油主要成分为：棕榈酸（20.99%）、新植二烯（20.16%）、亚油酸（11.62%）、亚麻酸（7.23%）、反式角鲨烯（5.72%）、叶绿醇（4.85%）、溴代异辛烷（3.63%）、芥酸酰胺（2.63%）、1,6- 脱水吡喃葡萄糖（2.03%）、2- 羟基 -1,4,4- 三甲基 - 二环 [3.1.0] 己烷 -6- 甲醇（1.83%）、3- 蒈烯 -10- 醛（1.70%）、十二烷基二甲基叔胺（1.64%）、邻苯二甲酸二异辛酯（1.21%）、5- 羟甲基糠醛（1.17%）、2,3- 二甲基氢醌（1.07%）、油酸（1.01%）等。茜草藤味苦，性凉。止血，行瘀。治吐血，血崩，跌打损伤，风痹，腰痛，痈毒，疔肿。

【形态特征】 灌木，高 0.3~3m。叶对生，革质，少为 3 枚轮生，叶形多样，通常为长圆状披针形或椭圆形，长 3~25cm，宽 1.5~8cm；托叶膜质。花芳香，通常单朵生于枝顶，萼管倒圆锥形；花冠白色或乳黄色，高脚碟状。果近球形，黄色或橙红色，长 1.5~7cm，直径 1.2~2cm，有翅状纵棱 5~9 条；种子多数，扁，近圆形而稍有棱角。花期 3~7 月，果期 5 月至翌年 2 月。

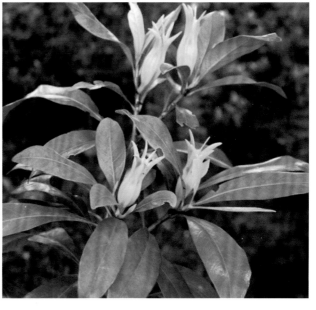

【习性与分布】 生于海拔 10~1500m 处的旷野、丘陵、山谷、山坡、溪边的灌丛或林中。喜温暖、湿润气候，

喜光，耐荫不耐寒。分布于山东、江苏、安徽、湖南、江西、福建、台湾、浙江、四川、湖北、广东、香港、广西、海南、贵州、云南。

【挥发油含量】水蒸气蒸馏的栀子的得油率为0.04%~0.10%，超临界萃取的得油率为5.06~12.00%。

【芳香成分】贠亚波等（2019）用水蒸气蒸馏法提取的江西产栀子挥发油的主要成分为：2,4-癸二烯醛（23.46%）、β-桉叶醇（14.08%）、顺式-2,4-癸二烯醛（12.45%）、γ-桉叶油醇（5.97%）、优香芹酮（5.41%）、石竹烯（4.14%）、α-蛇床烯（3.94%）、(Z)-2-癸烯醛（3.21%）、杜松烯（2.93%）、β-蛇床烯（2.39%）、γ-依兰油烯（2.08%）、α-玷珆烯（2.05%）、藏花醛（1.98%）、蛇麻烯（1.90%）、石竹烯氧化物（1.47%）、Verticiol（1.46%）等。徐小娜等（2016）用水蒸气蒸馏法提取的湖南宁乡产栀子挥发油的主要成分为：环己烷（27.56%）、L-β-蒎烯（11.93%）、己醛（11.24%）、优香芹酮（8.22%）、棕榈酸（7.23%）、2-戊基呋喃（4.59%）、2,4-癸二烯（2.91%）、α-蒎烯（2.84%）、α-异佛尔酮（2.34%）、香芹草盖烯醇（2.21%）、(Z,Z)-9,12-亚油酸（1.25%）、α-环化枸橼醛（1.11%）、十六烷酸甲酯（1.05%）等。刘慧等（2015）用水蒸气蒸馏法提取的江西产栀子挥发油的主要成分为：4-亚甲基-α-异佛尔酮（17.86%）、2,2,5,5-四甲基-3-环戊烯-1酮（12.89%）、α-异佛尔酮（8.87%）、藏红花醛（5.92%）、1-乙基-3-甲基苯（5.72%）、1-甲醛-2,6,6-三甲基-2-环己烯（3.83%）、正己烷（3.10%）、棕榈酸（3.02%）、1-乙基-2-甲基苯（2.02%）、丙基-苯（1.89%）、1,3,5三取代苯（1.69%）、2,2,6-甲基-环己酮（1.69%）、β-芳樟醇（1.54%）、1,3,5,5-三甲基-2-环己烯（1.50%）、(E,E)-3,7,11,15-四甲基-1,6,10,14-十六烷四烯-3-醇（1.44%）、邻苯二甲酸二丁酯（1.41%）、1,2,4三取代苯（1.38%）、2,4-二甲基苯甲醛（1.27%）、(E)-10-十七烯-8-戊酸-甲基酯（1.16%）、甲苯（1.09%）、邻二甲苯（1.08%）、乙基异胆甾醇（1.08%）等。李有田等（2009）用水蒸气蒸馏法提取的栀子挥发油的主要成分为：硬脂酸（47.80%）、12-乙酰氧基-9-十八碳烯酸甲酯（9.80%）、9,12-十八碳二烯酸（6.10%）、3,7,11-三甲基-1,6,10-十二硕三烯-3-醇（3.90%）、2,4-癸二烯醛（3.80%）、2-乙基-2-乙烯醛（3.30%）、6,10,14-三甲基-乙-十五酮（3.20%）、11-十八碳烯酸甲酯（2.40%）等。王雪等（2019）用水蒸气蒸馏

法提取的购自云南的栀子挥发油的主要成分为：N-甲基吡咯烷酮（33.99%）、邻苯二甲酸二丁酯（22.31%）、乙酸丁酯（20.14%）、己二酸二(2-乙基己基)酯（5.12%）、3,5,5-三甲基环己-2-烯酮（3.38%）、2,2-二甲基-3-(2-甲基-1-丙烯基)-环丙烷酸（2.53%）、2,6,6-三甲基-2-环己烯-1,4-二酮（1.95%）、3-甲基戊酸（1.03%）等；购自河南的栀子药材挥发油的主要成分为：邻苯二甲酸二丁酯（76.53%）、己二酸二(2-乙基己基)酯（9.62%）、2,6,10-三甲基-9-十一烯醛（4.48%）、邻苯二甲酸二癸酯（1.56%）、2,6,6-三甲基-2,4-环庚二烯-1-酮（1.19%）等。张星贤等（2019）用顶空固相微萃取法提取的江西产栀子药材挥发油的主要成分为：优葛缕酮（48.07%）、2,4-二甲氧基苯乙酮（7.29%）、十五烷（6.43%）、十七

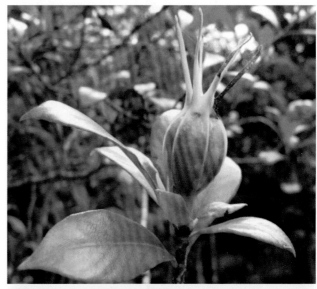

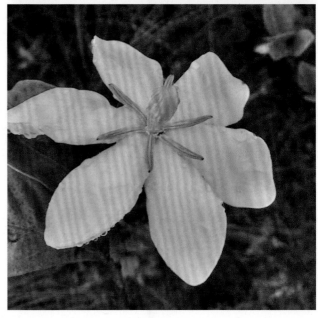

烷（6.05%）、2,3-二氢-2,2,6-三甲基苯甲醛（5.46%）、棕榈酸甲酯（5.19%）、十九烷（4.94%）等。

【性味与功效】味苦，性寒。泻火除烦，清热利湿，凉血解毒；外用消肿止痛。用于热病心烦，湿热黄疸，淋证涩痛，血热吐衄，目赤肿痛，火毒疮疡；外治扭挫伤痛。

【注】栀子除果实《药典》入药外，花（栀子花）、叶（栀子叶）、根（栀子根）均可入药。栀子花：水蒸气蒸馏的栀子花的得油率为0.01%~2.13%，有机溶剂萃取的花浸膏的得率在0.10%~1.27%。栀子花挥发油的主成分多为芳樟醇（17.64%~46.02%），也有主成分不同的报告。张银华等（1999）用水蒸气蒸馏法提取的湖北产栀子鲜花挥发油的主要成分为：芳樟醇(17.92%)、2,4-二甲基-2-戊醇（13.74%）、茉莉内酯(9.11%)、惕各酸顺-3-己烯酯（6.54%）、乙酸乙酯（4.96%）、二(2-乙基己基)邻苯二甲酸（4.42%）、α-松油醇（3.14%）、顺己烯基苯甲酸（2.45%）、β-甲基苯乙醇（2.15%）、α-法尼烯（1.85%）、香叶醇（1.61%）、邻苯二甲酸二乙酯（1.55%）、顺-3-己烯基乙酸（1.49%）、愈创木醇（1.46%）、二十五（碳）烷（1.43%）、芳樟醇氧化物（1.40%）、苯甲酸苄酯（1.22%）、苯酸苄酯（1.22%）、邻苯二甲酸二丁酯（1.19%）、双花醇（1.10%）等。任洪涛等（2012）用水蒸气蒸馏法提取的云南景谷产栀子新鲜花挥发油的主要成分为：惕各酸叶醇酯（24.07%）、(Z,E)-α-金合欢烯（21.41%）、芳樟醇（12.33%）、(Z)-7-癸烯-5-酸（11.21%）、惕各酸异丁酯（5.06%）、榄香烯（3.88%）、(E)-反式-橙花叔醇（2.12%）、苯甲酸己酯（1.43%）、α-荜澄茄醇（1.32%）、香叶醇（1.20%）、惕各酸香叶酯（1.02%）等。谭谊谈等（2012）用固相微萃取法提取的重庆产栀子新鲜初开期花挥发油的主要成分为：罗勒烯（40.70%）、3,7-二甲基-1,6-辛二烯-3-醇丙酸酯（23.67%）、异丙基环己烷（13.55%）、α-法呢烯（11.36%）、苯甲酸甲基酯（4.73%）、柠檬烯（1.03%）等；盛开期花挥发油的主要成分为：3,7-二甲基-1,6-辛二烯-3-醇丙酸酯（31.03%）、罗勒烯（20.83%）、α-法呢烯（16.84%）、异丙基环己烷（13.27%）、苯甲酸甲基酯（8.54%）、正戊酸-(Z)-3-己烯酯（1.74%）、环丁基酸正己酯（1.60%）等。郭振德等（1991）用超临界CO_2萃取法提取的广东广州产栀子花挥发油的主要成分为：苯甲酸甲酯（32.34%）、芳樟醇（20.54%）、惕各酸顺式-3-己烯酯（20.30%）、

葛缕醇（10.33%）、惕各酸甲酯（3.29%）、顺式-3-己烯醇（1.68%）等。刘百战等（2000）用固相微萃取和动态顶空法提取的产栀子鲜花头香的主要成分为：金合欢烯（64.87%）、罗勒烯（29.33%）、芳樟醇（2.74%）、惕各酸顺式叶醇酯（1.34%）等。李小兵等（2003）用超临界CO_2萃取法提取的栀子花挥发油的主要成分为：亚油酸(23.14%)、亚油酸甲酯（17.11%）、十六酸（16.36%）、油酸甲酯（9.93%）、棕榈酸甲酯（5.37%）、十四酸（2.60%）、硬脂酸甲酯（2.55%）、棕榈酸乙酯（1.84%）、3-丁基苯酞（1.50%）、苯氧乙酸-2-丙烯酯（1.46%）等。栀子花味苦，性寒。清肺止咳，凉血止血。治肺热咳嗽，鼻衄。栀子根：水蒸气蒸馏的干燥根的得油率为0.85%，超临界萃取的干燥根的得油率为3.76%。王斌等（2011）用水蒸气蒸馏法提取的浙江丽水产栀子干燥根挥发油的主要成分为：2,4-二叔丁基苯酚（6.77%）、十八烷（6.32%）、1,2-苯二甲酸二丁酯（5.78%）、2-甲基十七烷（5.50%）、二十一烷（5.36%）、十五烷（4.88%）、2,6,11-三甲基十二烷（3.88%）、二十七烷（3.87%）、4,7-二甲基十一烷（3.61%）、十八烷酸（2.78%）、2,4-二甲基苯酚（1.31%）、10-甲基十九烷（1.23%）、2,4-二甲基十二烷（1.22%）、2,3,6,7-四甲基辛烷（1.20%）、1,2-苯二甲酸,二(2-甲基)酯（1.17%）、1,3-二甲基苯（1.10%）、2-乙基-2-甲基-十三碳醇（1.04%）、甲基3-(3,5-二叔丁基-4-羟基苯基)丙酸（1.01%）等；用超临界CO_2萃取法提取的栀子干燥根挥发油的主要成分为：正十六酸（16.47%）、邻二苯（10.57%）、2,4-二叔丁基苯酚（5.50%）、2,6,10,15-四甲基十七烷（5.39%）、棕榈酸乙酯（4.40%）、十五烷（4.06%）、二十七烷酯（3.81%）、十八酸乙酯（3.67%）、顺-9,顺-12-十八碳二烯酸（3.64%）、硬脂酸（3.63%）、顺-9-十八碳酸（3.35%）、2,6,11-三甲基十二烷（3.14%）、苯二酸二丁酯（2.92%）、茴香脑（2.80%）、2,2-二乙氧基丙烷（1.82%）、(Z,Z)-9,12-十八烷二烯酸乙酯（1.79%）、十一烷（1.70%）、邻苯二甲酸二异丁酯（1.27%）、十七烷（1.06%）、2,4-二甲基辛烷（1.04%）、2,4-二甲基-1-庚烯（1.04%）等。栀子根味甘、苦，性寒。清热利湿，凉血止血。治黄疸型肝炎，痢疾，胆囊炎，感冒高热，吐血，衄血，尿路感染，肾炎水肿，乳腺炎，风火牙痛，疮痈肿毒，跌打损伤。栀子叶：超临界萃取的干燥叶的得油率为0.79%~0.98%。卫强等（2016）用超临界CO_2萃取法提

取分析了安徽合肥产栀子干燥叶挥发油的成分，环己烷萃取的主要成分为：1,2,3,4,5,6,7,8α-八氢化-1,4-二甲基-7-(1-甲基乙烯基)薁（6.96%）、甲苯（6.72%）、[1S-(1α,4α,7α)]-1,2,3,4,5,6,7,8-八氢化-1,4-二甲基-7-(1-甲基乙烯基)薁（5.79%）、白菖烯（4.44%）、十四醛（3.54%）、亚麻酸（3.30%）、4,8,12,15,15-五甲基双环[9.3.1]十五烷-3,7-二烯-12-醇（3.09%）、甲基环己烷（2.58%）、丁香酚（2.55%）、龙脑（2.46%）、3,7-二甲基-1,6-辛二烯-3-醇（2.43%）、(Z)-3-己烯-1-醇（2.22%）、二十四烷（2.01%）、二十八烷（1.98%）、白菖油萜环氧化物（1.89%）、1,5,9-三甲基-12-(1-甲基乙基)-4,8,13-环四癸三烯-1,3-二醇（1.71%）、十六碳酰胺（1.65%）、二十一烷（1.65%）、邻苯二甲酸二异辛酯（1.65%）、[4αR-(4αα,7α,8αα)-4α-甲基-1-亚甲基-7-(1-甲基乙烯基)-十氢化萘（1.62%）、蓝桉醇（1.50%）、乙苯（1.05%）等；乙醚萃取的主要成分为：4,8,12,15,15-五甲基双环[9.3.1]十五烷-3,7-二烯-12-醇（24.77%）、1,1-二乙氧基乙烷（9.51%）、2-乙基-1,3-二氧戊烷（5.46%）、二十八烷（3.36%）、十八烷酸（3.06%）、亚麻酸（2.07%）、2-乙氧丙烷（1.89%）、十六碳酰胺（1.68%）、十四醛（1.68%）、三十七醇（1.62%）、[1S-(1α,4α,7α)]-1,2,3,4,5,6,7,8-八氢化-1,4-二甲基-7-(1-甲基乙烯基)薁（1.37%）、2,4,5-三甲基-1,3-二氧戊环（1.23%）、亚麻酸甘油酯（1.16%）、邻苯二甲酸二异丁酯（1.05%）、二十七烷（1.04%）、苯乙醇（1.01%）等。栀子叶味苦、涩，性寒。活血消肿，清热解毒。治跌打损伤，疔毒，痔疮，下疳。

仙鹤草 ▼

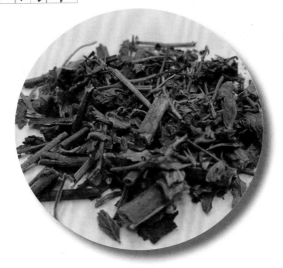

【基源】蔷薇科龙芽草属植物龙芽草 *Agrimonia pilosa* Ledeb. 的干燥地上部分。

【形态特征】藤多年生草本。茎高30~120cm。叶为间断奇数羽状复叶，有小叶2~4对，向上减少至3小叶；小叶倒卵形，长1.5~5cm，宽1~2.5cm，边缘钝锯齿；托叶草质，镰形。花序穗状总状顶生；苞片通常深3裂，裂片带形，小苞片对生，卵形；花直径6~9mm；萼片5；花瓣黄色，长圆形。果实倒卵圆锥形，外面有10条肋，顶端有数层钩刺。花果期5~12月。

【习性与分布】常生于溪边、路旁、草地、灌丛、林缘及疏林下，海拔100~3800m。全国各地均有分布。

【挥发油含量】水蒸气蒸馏的仙鹤草的得油率为0.27%。

【芳香成分】仙鹤草挥发油的主成分有：表雪松醇（14.37%~31.81%）、棕榈酸（13.53%~41.25%）等，也有主成分不同的报告。李雅文等（2007）用水蒸气蒸馏法提取的仙鹤草挥发油的主要成分为：表雪松醇（31.81%）、α-蒎烯（15.25%）、芳樟醇（5.29%）、乙酸龙脑酯（3.67%）、α-松油醇（3.60%）、樟脑（2.94%）、1-(2-呋喃)-1-己酮（2.22%）、麝香草酚（1.52%）、3,3,5,5-四甲基环己醇（1.51%）、莰

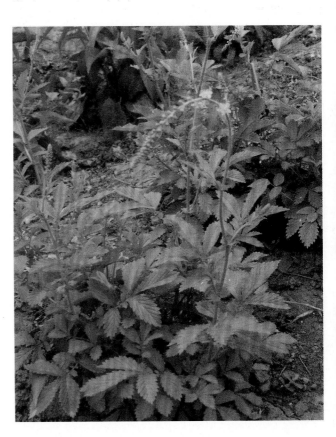

烯（1.47%）、佛手油（1.40%）、桉树脑（1.32%）、2-亚环丙烷基-1,7,7-三甲基-二环[2,2,1]庚烷（1.26%）、α-雪松烯（1.21%）、广藿香醇（1.14%）等。杜成智等（2014）用水蒸气蒸馏法提取的浙江产仙鹤草药材挥发油的主要成分为：棕榈酸（22.23%）、柏木脑（9.31%）、左旋乙酸冰片酯（7.15%）、亚麻仁醇（6.23%）、(-)-α-芹子烯（4.34%）、β-甜没药烯（4.08%）、亚油酸（3.67%）、(-)-α-人参烯（3.51%）、植物醇（3.21%）、橙花叔醇（2.61%）、(Z)-3,7,11-三甲基-1,6,10-十二烷三烯-3-醇（2.52%）、芳樟醇（2.36%）、ζ-芹子烯（2.21%）、乙酸香叶酯（2.06%）、蒎烯（1.97%）、反式石竹烯（1.54%）、α-松油醇（1.39%）、α-姜黄烯（1.39%）、ζ-古芸烯（1.00%）等。赵莹等（2001）用水蒸气蒸馏法提取的仙鹤草仙鹤草挥发油的主要成分为：6,10,14-三甲基-2-十五烷酮（19.19%）、α-没药醇（12.50%）、3-羟基丁酸（6.12%）、3,7,11-三甲基-1,6,10-十二碳三烯-3-醇（4.16%）、4-甲基-2-特辛基酚（3.12%）、喇叭醇（2.69%）、2,6-二叔丁基苯酚（2.58%）、三十五（碳）烷（2.47%）、三十四烷（2.38%）、1,1-二甲氧基十六（碳）烷（1.89%）、硫-(2-胺乙基)硫代硫酸酯（1.88%）、二十七烷（1.68%）、9-氢-2-甲基芴（1.49%）、十氢化-1,1,7-三甲基-1-氢-环丙基-4-亚甲基薁-7-醇（1.28%）、2,5-二甲基-3-丁基吡嗪（1.07%）、十二（碳）酸（1.00%）等。

【性味与功效】味苦、涩，性平。收敛止血，截疟，止痢，解毒，补虚。用于咯血，吐血，崩漏下血，疟疾，血痢，痈肿疮毒，阴痒带下，脱力劳伤。

蓝布正 ▼

【基源】蔷薇科路边青属植物路边青 *Geum aleppicum* Jacq. 或柔毛路边青 *Geum japonicum* Thunb.var. *chinense* Bolle 的干燥全草。

【形态特征】路边青：多年生草本。高30~100cm。基生叶为大头羽状复叶，通常有小叶2~6对，小叶大小极不相等，长4~8cm，宽5~10cm，边缘常浅裂；茎生叶羽状复叶，向上小叶逐渐减少，顶生小叶披针形；

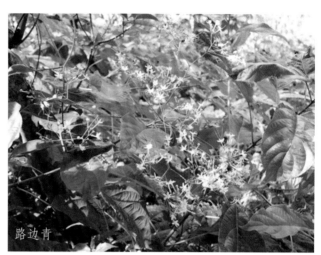

路边青

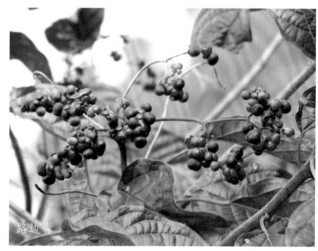

路边青

茎生叶托叶大。花序顶生，花直径1~1.7cm；花瓣黄色，几圆形；萼片卵状三角形。聚合果倒卵球形，瘦果被长硬毛。花果期7~10月。

柔毛路边青：多年生草本。高25~60cm，被黄色短柔毛及粗硬毛。基生叶为大头羽状复叶，通常有小叶1~2对，顶生小叶最大，卵形，长3~8cm，宽5~9cm，边缘有锯齿，下部茎生叶3小叶，上部茎生叶单叶，3浅裂；茎生叶托叶草质，边缘有粗大锯齿。花序疏散，顶生数朵；花直径1.5~1.8cm；花瓣黄色，几圆形。聚合果卵球形，瘦果被长硬毛。花果期5~10月。

【习性与分布】路边青：生于山坡草地、沟边、地边、河滩、林间隙地及林缘，海拔200~3500m。分布于黑龙江、吉林、辽宁、内蒙古、山西、陕西、甘肃、新疆、山东、河南、湖北、四川、贵州、云南、西藏。柔毛路边青：生于山坡草地、田边、河边、灌丛及疏林下，海拔200~2300m。分布于陕西、甘肃、新疆、山东、河南、江苏、安徽、浙江、江西、福建、湖北、湖南、广东、广西、四川、贵州、云南。

【挥发油含量】水蒸气蒸馏的路边青干燥全草的

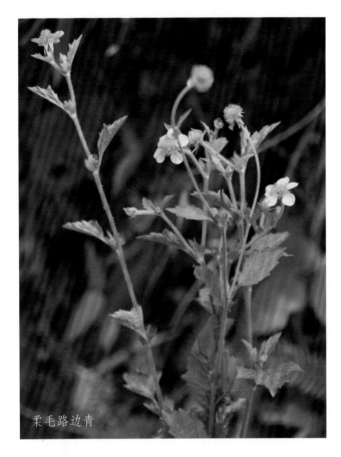

柔毛路边青

蒎烯（10.73%）、松金娘烯醛（7.19%）、二环[3,1,1]-6,6-二甲基-3-亚甲基庚烷（6.83%）、松金娘烯醇（5.03%）、甲基丁子香酚醚（2.99%）、α-松油醇（2.68%）、3-羟基-1-辛烯（1.73%）、水芹醛（1.47%）、3,7-二甲基-3-羟基-1,6-辛二烯（1.29%）、4-松油醇（1.27%）、壬醛（1.24%）、6,10,14-三甲基-2-十五烷酮（1.24%）、反式-松香芹醇（1.16%）、叶基丙酮（1.12%）、顺-松金娘烷醇（1.10%）等。

【性味与功效】味辛、苦，性平。益气健脾，补血养阴，润肺化痰。用于气血不足，虚痨咳嗽，脾虚带下。

木瓜 ▼

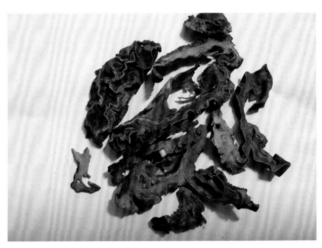

【基源】蔷薇科木瓜属植物贴梗海棠（皱皮木瓜）*Chaenomeles speciosa* (Sweet) Nakai 的干燥近成熟果实。

得油率为0.11%，柔毛路边青新鲜全草的得油率为0.08%~0.13%；微波萃取的新鲜全草的得油率为0.15%。

【芳香成分】路边青：李怀林等（2005）用水蒸气蒸馏法提取的吉林长白山产路边青干燥全草挥发油的主要成分为：2-甲氧基-3-烯丙基苯酚（9.52%）、4,4,7a-三甲基-5,6,7,7a-四氢-2(4H)-苯并呋喃酮（8.86%）、3,4-二甲氧基-2-乙氧基-1-苯丙烯（5.83%）、1,3,7,7-四甲基-9-氧代-2-氧杂二环[4,4,0]十烷-5-烯（4.50%）、2-甲基丁二酸二仲丁酯（4.20%）、1-十八烯（3.69%）、己二酸二异丁酯（3.39%）、丁二酸二异丁酯（2.98%）、3-甲氧基-4羟基苯乙酮（2.88%）、5-甲基-2-叔丁基苯酚（2.65%）、3-甲氧基-4-羟基苯甲酸乙酯（2.50%）、4-烯丙基-2,6-二甲氧基苯酚（2.50%）、邻苯二甲酸二正丁酯（2.35%）、3-氧代-α-紫罗酮（2.25%）、4-甲基-2,6-二叔丁基苯酚（2.19%）、邻苯二甲酸二异丁酯（1.88%）、3-羟基-β-大马(士革)酮（1.86%）、3-氧代-α-紫罗醇（1.85%）、6,7-脱氢-7,8-二氢-3-氧代-α-紫罗醇（1.83%）、香草醛（1.66%）等。柔毛路边青：柔毛路边青全草挥发油的主成分为丁香酚（15.82%~37.28%）。高玉琼等（2005）用水蒸气蒸馏法提取的贵州遵义产柔毛路边青全草挥发油的主要成分为：丁子香酚（15.82%）、松金娘烷醇（13.63%）、α-

【形态特征】落叶灌木，高达2m，枝有刺；冬芽三角卵形。叶片卵形至椭圆形，长3~9cm，宽1.5~5cm，边缘具尖锐锯齿；托叶草质，肾形，边缘有尖锐重锯齿。花先叶开放，3~5朵簇生于二年生老枝上；花直径3~5cm；萼筒钟状；花瓣近圆形，猩红色。果实球形，直径4~6cm，黄色或带黄绿色，味芳香；萼片脱落。花期3~5月，果期9~10月。

【习性与分布】喜温暖，较耐寒，忌高温，耐干旱。喜光，也耐半阴。分布于陕西、甘肃、四川、贵州、云南、广东。

【挥发油含量】水蒸气蒸馏的皱皮木瓜新鲜果实的得油率为0.02%。

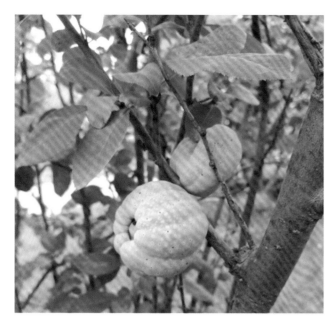

【芳香成分】孟祥敏等（2007）用同步蒸馏－萃取法提取的陕西咸阳产皱皮木瓜果实挥发油的主要成分为：4-甲基-5-（1,3-二戊烯基）-四氢呋喃-2-酮（11.38%）、对二甲苯（7.66%）、3-甲基-1-乙基苯（7.43%）、4-甲基-1-乙基苯（6.90%）、丁香酚（4.69%）、顺-3,5,6,8a-四氢-2,5,5,8a-四甲基-2H-1-苯并吡喃（4.30%）、乙苯（3.84%）、(Z)-3-己烯-1-醇（3.20%）、(E)-2-己烯醛（3.18%）、3-呋喃甲醛（2.96%）、邻二甲苯（2.90%）、à-金合欢烯（2.74%）、己酸丁酯（2.54%）、辛酸丁酯（2.54%）、辛酸乙酯（2.51%）、对烯丙基苯甲醚（2.23%）、1,2,3,4-四氢-1,1,6-三甲基-萘（2.13%）、己酸乙酯（1.98%）、己酸（1.85%）、己酸己酯（1.38%）、à,à,4-三甲基-3-环己烯基-1-甲醇（1.36%）、1,2,3,4,4a,5,6,7-八氢-à,à,4a,8-四甲基-2-萘甲醇（1.34%）、2,2,6á,7-四甲基-双环[4.3.0]-1(9),7-壬二烯-5-醇（1.25%）、1,3,5-三甲基苯（1.20%）、a,a,4-三甲基-3-环己烯基-1-甲醇（1.14%）、4-(6,6-二甲基-2-亚甲基-3-环己烯基叉)戊-2-醇（1.11%）等。洪永福等（2000）用乙醚萃取法提取的河南南阳产皱皮木瓜果实挥发油的主要成分为：甲基异丁酸丁酯（35.94%）、乙酸（11.04%）、角鲨烷（5.75%）、二十烷基油酸酯（5.74%）、二乙基苹果酸酯（5.40%）、苯甲酸（4.58%）、顺-9,12-十八碳二烯酸（4.00%）、2-乙酰氧基-1-丙醇（3.20%）、2-甲基十六酸甲酯（2.77%）、蚁酸（2.71%）、14-甲基十五烷酸甲酯（1.73%）、5-甲基四氢-2-呋喃甲醇（1.54%）、苹果酸（1.10%）、油酸乙酯（1.10%）、1-(1-甲基丙氧基)-2-丙醇（1.08%）等；安徽宣州（宣木瓜）产皱皮木瓜果实挥发油的主要成分为：正癸酸（18.02%）、苯甲醇（18.02%）、十六酸（16.23%）、顺-9,12-十八碳二烯酸（12.54%）、二十烷基油酸酯（7.73%）、1,3-丁二醇（4.95%）、9,12,15-十八碳三烯-1-醇（3.22%）、7-十八烯酸甲酯（2.80%）、6,9-十八碳二烯酸甲酯（2.55%）、乙酸（2.01%）、硬脂酸（1.89%）、角鲨烷（1.23%）、二乙基苹果酸酯（1.13%）等。

【性味与功效】味酸，性温。舒筋活络，和胃化湿。用于湿痹拘挛，腰膝关节酸重疼痛，暑湿吐泻，转筋挛痛，脚气水肿。

枇杷叶

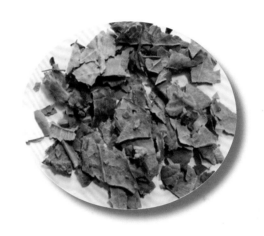

【基源】蔷薇科枇杷属植物枇杷 *Eriobotrya japonica* (Thunb.) Lindl. 的干燥叶。

【形态特征】常绿小乔木，高可达10m。叶片革质，披针形或椭圆长圆形，长12~30cm，宽3~9cm；托叶钻形。圆锥花序顶生，长10~19cm，具多花；苞片钻形；花直径12~20mm；萼筒浅杯状，萼片三角卵形；花瓣白色，长圆形，长5~9mm，宽4~6mm。果实球形或长圆形，直径2~5cm，黄色或桔黄色；种子1~5，球形或扁球形。花期10~12月，果期5~6月。

【习性与分布】喜光，稍耐阴。喜温暖气候，稍耐寒，不耐严寒。分布于甘肃、陕西、河南、江苏、安徽、浙江、江西、湖北、湖南、四川、云南、贵州、广西、广东、福建、台湾。

【挥发油含量】水蒸气蒸馏的枇杷叶的得油率为0.05%~0.11%，超临界萃取的得油率为4.00%。

【芳香成分】王义潮等（2011）用水蒸气蒸馏法提取的陕西西安产枇杷叶挥发油的主要成分为：水杨酸甲酯 (11.72%)、10,10- 二甲基 -2,6 二 (亚甲基)- 双环 [7.2.0] 十一烷 (7.95%)、香叶烯 D(5.35%)、顺 -3- 己烯 -1- 醇 (5.30%)、环己酮 (5.25%)、异桉叶油 (5.07%)、β - 倍半水芹烯（4.14%）、石竹烯（3.24%）、(1R)-(-)- 桃金娘烯醛（2.82%）、2- 甲氧基 -4- 乙烯基苯酚（2.64%）、苯甲醛（2.57%）、(1S,3R,5S)-(-)-2(10)品烯 -3- 醇（2.41%）、金合欢烷（2.06%）、2,6,11-三甲基十二烷（1.89%）、2,6,11- 三甲基十二烷（1.64%）、正十五烷（1.63%）、3,8- 二甲基十一烷（1.59%）、松油醇（1.58%）、甲基环己基二甲基氧硅烷（1.55%）、香豆满（1.47%）、松香芹酮（1.30%）、顺式 - 马鞭草烯醇（1.17%）、苯甲醇（1.15%）等。台琪瑞等（2008）用同时蒸馏萃取法提取的云南产枇杷叶挥发油的主要成分为：十六酸 (13.79%)、(E)-橙花叔醇 (10.95%)、亚麻醇 (5.45%)、醋酸法呢基酯（3.09%）、(+)- 香芹酮（2.56%）、植醇（2.41%）、榄香素（2.40%）、二氢猕猴桃内酯（2.37%）、2-己酰呋喃（2.23%）、α - 红没药醇（1.93%）、2- 甲氧基 -4- 乙烯苯酚（1.91%）、金合欢醇（1.82%）、己酸（1.67%）、二氢香豆素（1.20%）、2- 己烯醛（1.14%）等。鲁湘鄂等（2008）用水蒸气蒸馏法提取的枇杷叶

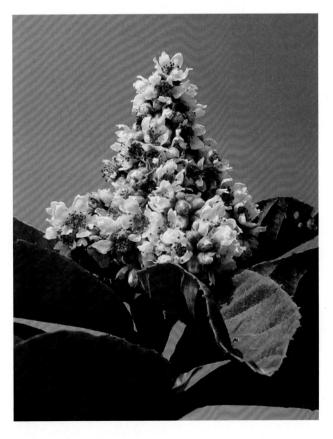

挥发油的主要成分为：反式 - 橙花叔醇（71.89%）、反式 - 金合欢醇（6.22%）、α - 甜没药萜醇（3.51%）、α - β - 蒎烯（2.50%）、α - 合金欢烯（2.45%）、莰烯（1.88%）、反 - 氧化芳樟醇（1.63%）、十五烷（1.28%）等。黄晶玲等（2019）用顶空固相微法提取的枇杷叶挥发油的主要成分为：右旋萜二烯（43.92%）、芳樟醇（6.56%）、萜品烯（6.52%）、β - 蒎烯（3.67%）、1-石竹烯（2.82%）、月桂烯（2.81%）、薄荷醇（2.76%）、左旋 - α - 蒎烯（2.19%）、樟脑（2.05%）、3- 甲基 -3,4-二乙烯基环己烯（1.95%）、甲基庚烯酮（1.74%）、2- 丁酰呋喃（1.58%）、十二烷（1.56%）、反式 -2,4-庚二烯醛（1.43%）、萜品油烯（1.36%）、A - 姜黄烯（1.32%）、癸醛（1.16%）、3,5- 丁二烯 -2- 酮（1.15%）、薄荷酮（1.06%）、己醛（1.00%）等。

【性味与功效】味苦，性微寒。清肺止咳，降逆止呕。用于肺热咳嗽，气逆喘急，胃热呕逆，烦热口渴。

【注】枇杷除叶《药典》入药外，花（枇杷花）、果实（枇杷）、种子（枇杷核）均可入药。枇杷花：枇杷花挥发油的主成分为多大茴香醛(16.78%~27.15%)，也有主成分不同的报告。黄晶玲等（2019）用顶空固相微萃取法提取的枇杷干燥花挥发油的主要成分为：大茴香醛（16.78%）、4- 甲氧基苯甲酸甲酯（13.43%）、壬醛（11.29%）、酞酸二乙酯（7.83%）、龙脑（7.50%）、异龙脑（4.55%）、草酸 -2- 苯基乙基丙酯（3.53%）、苯乙醇（3.41%）、右旋萜二烯（3.30%）、苯甲醛（3.08%）、己醛（2.78%）、辛醛（2.58%）、青叶醛（2.31%）、樟脑（1.86%）、苯乙醛（1.57%）、4-甲氧基苄醇（1.50%）、1- 石竹烯（1.50%）、3- 甲基 -3,4-二乙烯基环己烯（1.36%）、异辛醇（1.35%）、茴香酸乙酯（1.24%）、庚醛（1.19%）、癸醛（1.18%）、(E)-壬烯醛（1.17%）等。宋艳丽等（2009）用顶空固相微萃取法提取的河南开封产枇杷花挥发油的主要成分为：苯甲醛（67.02%）、4- 甲氧基苯甲醛（15.96%）、苯乙醇（5.33%）、苯甲醇（1.74%）、苯腈（1.49%）、4- 甲氧基苯甲酸乙酯（1.12%）、十五烷（1.06%）等。张丽华等（2008）用固相微萃取法提取的陕西杨凌产枇杷干燥花挥发油的主要成分为：苯乙醇（8.84%）、苯甲醛（7.00%）、丙炔酸（6.90%）、大茴香醛（6.84%）、乙酸（5.41%）、十六烷（4.71%）、4- 甲氧基苯甲酸甲酯（4.36%）、辛酸（4.21%）、十七烷（3.46%）、2,6,10,14- 四甲基十五烷（3.02%）、十五烷（2.88%）、正癸酸（2.65%）、2,6,10- 三

甲基－十五烷（2.20%）、吡啶（1.98%）、2,6,10,14-四甲基十六烷（1.54%）、己酸（1.52%）、十四烷（1.50%）、乙醇（1.49%）、异戊酸-6,10,13-三乙基十四烷酯（1.40%）、N,N'-二-苄氧基庚联氨（1.39%）、壬醛（1.33%）、二十一烷（1.24%）、苯甲醇（1.20%）、甲氧基-乙酸-2-苯乙基酯（1.06%）、1,7-二甲基-萘（1.02%）等。枇杷花味淡，性平。疏风止咳，通鼻窍。治感冒咳嗽，鼻塞流涕，虚劳久嗽，痰中带血。枇杷：枇杷果实挥发油的主成分多为D-柠檬烯（62.59%~68.32%），也有主成分不同的报告。蒋际谋等（2014）用顶空固相微萃取法提取的福建福州产'解放钟'枇杷新鲜果肉挥发油的主要成分为：D-柠檬烯（65.78%）、(E)-2-已烯醛（5.22%）、正辛醛（3.14%）、邻-异丙基苯（2.00%）、正己醛（1.83%）、乙酸苏合香酯（1.52%）、4-萜烯醇（1.26%）、月桂烯（1.18%）等。倪敏等（2013）用水蒸气蒸馏法提取的安徽黄山产枇杷新鲜果肉挥发油的主要成分为：棕榈酸（42.97%）、油酸（18.66%）、亚油酸（11.65%）、糠醛（5.55%）、油酸乙酯（2.86%）、十八碳-9,12-二烯酸乙酯（2.83%）、巴西酸亚乙酯（1.91%）、棕榈酸乙酯（1.50%）、7-十八碳烯酸甲酯（1.40%）、十七烷（1.12%）、亚油酸甲酯（1.00%）等。枇杷味甘、酸，性凉。润肺下气，止渴。治肺热咳喘，吐逆，烦渴。枇杷核：用水蒸气蒸馏法提取的安徽黄山产枇杷干燥果核挥发油的主要成分为：苯甲醛（65.31%）、苯甲酸（20.42%）、2,6,10,14-四甲基十六烷（1.55%）等（李长虹等，2014）。枇杷核味苦，性平。化痰止咳，疏肝行气，利水消肿。治咳嗽痰多，疝气，水肿，瘰疬。

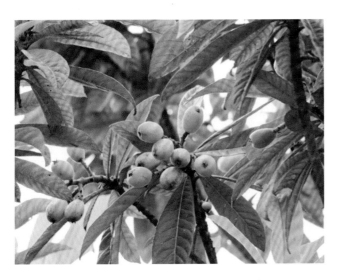

玫瑰花 ▼

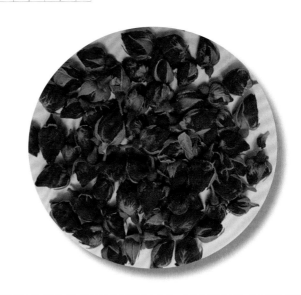

【基源】蔷薇科蔷薇属植物玫瑰 *Rosa rugosa* Thunb. 的干燥花蕾。

【形态特征】直立灌木，高可达2m；小枝有针刺和皮刺。小叶5~9，连叶柄长5~13cm；小叶片椭圆形，长1.5~4.5cm，宽1~2.5cm，边缘有尖锐锯齿；托叶大部贴生于叶柄。花单生于叶腋，或数朵簇生，苞片卵形；萼片卵状披针形；花瓣倒卵形，重瓣至半重瓣，芳香，紫红色至白色。果扁球形，直径2~2.5cm，砖红色，肉质，平滑。花期5~6月，果期8~9月。

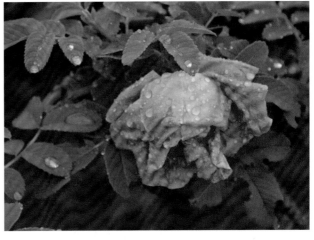

【习性与分布】喜凉爽，耐寒、耐旱、怕涝。喜阳光充足，忌阴湿及水浸。全国各地均有分布。

【挥发油含量】水蒸气蒸馏的花的得油率为0.01%~0.59%；有机溶剂萃取的干燥花的得油率为1.07%~1.38%。

【芳香成分】李菲等（2016）用水蒸气蒸馏法提取的河南新安产玫瑰挥发油的主要成分为：2-己基-1-癸醇（27.18%）、正二十烷（24.15%）、正二十一烷（23.25%）、(5E,9E)-6,10,14-三甲基十五碳-5,9,13-三烯-2-酮（8.77%）、正三十四烷（5.07%）、1-二十二烯（1.52%）、异辛醇（1.50%）、3,7-二甲基壬烷（1.39%）、十八烷基碘（1.20%）等。

【性味与功效】味甘、微苦，性温。行气解郁，和血，止痛。用于肝胃气痛，食少呕恶，月经不调，跌扑伤痛。

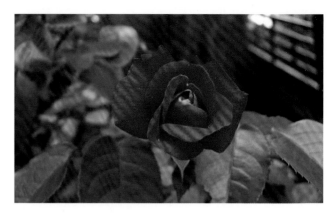

花药材挥发油的主要成分为：棕榈酸（26.85%）、二十三碳烷（26.16%）、亚油酸（9.29%）、二十一烷（6.31%）、硬脂酸（5.76%）、亚麻醇（4.65%）、二十七碳烷（2.81%）、二十四碳烷（2.69%）、香茅醛（1.21%）、肉豆蔻酸（1.12%）、月桂酸（1.03%）等；广东产月季花药材挥发油的主要成分为：二十三碳烷（25.45%）、棕榈酸（17.87%）、二十五碳烷（12.92%）、二十一烷（9.62%）、亚油酸（7.60%）、二十四碳烷（1.74%）等。

【性味与功效】味甘，性微温。活血调经，疏肝解郁。用于气滞血瘀，月经不调，痛经，闭经，胸胁胀痛。

月季花 ▼

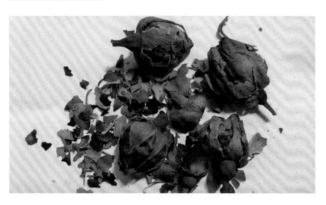

【基源】蔷薇科蔷薇属植物月季花 *Rosa chinensis* Jacq. 的干燥花。

【形态特征】直立灌木，高1~2m。小叶3~5，连叶柄长5~11cm，小叶片宽卵形至卵状长圆形，长2.5~6cm，宽1~3cm，边缘有锐锯齿，叶柄有散生皮刺和腺毛；托叶大部贴生于叶柄。花几朵集生，直径4~5cm；萼片卵形，边缘常有羽状裂片；花瓣重瓣至半重瓣，红色、粉红色至白色，倒卵形。果卵球形或梨形，长1~2cm，红色，萼片脱落。花期4~9月，果期6~11月。

【习性与分布】喜温光、怕炎热、忌阴暗潮湿。全国各地均有分布。

【挥发油含量】水蒸气蒸馏的月季花药材的得油率为0.18%~0.71%。

【芳香成分】李菲等（2016）用水蒸气蒸馏法提取的河南新安产月季花挥发油的主要成分为：正十九烷（37.67%）、正二十一烷（27.23%）、正二十烷（16.28%）、2,6,10,15-四甲基十七烷（4.65%）、正三十四烷（4.21%）、3-二十烯（1.42%）、正十三烷（1.08%）等。张沛（2018）用水蒸气蒸馏法提取的云南产月季

山楂 ▼

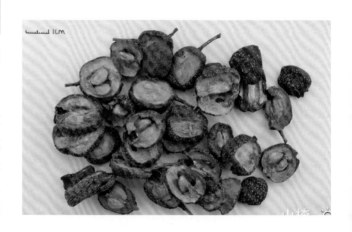

【基源】蔷薇科山楂属植物山里红 *Crataegus pinnatifida* Bge.var. *major* N.E.Br. 或山楂 *Crataegus pinnatifida* Bge. 的干燥成熟果实。山里红果实芳香成分未见报道。

【形态特征】落叶乔木，高达6m；冬芽三角卵形，紫色。叶片宽卵形或三角状卵形，长5~10cm，宽4~7.5cm，

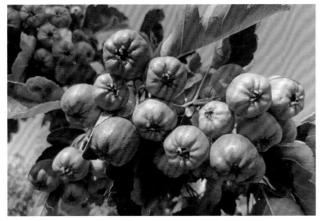

两侧各有 3~5 羽状深裂片，裂片边缘有重锯齿；托叶草质，镰形，边缘有锯齿。伞房花序具多花；苞片膜质，线状披针形，边缘具腺齿；花直径约 1.5cm；萼筒钟状；萼片三角卵形至披针形，全缘；花瓣倒卵形或近圆形，白色。果实近球形或梨形，直径 1~1.5cm，深红色，有浅色斑点。花期 5~6 月，果期 9~10 月。

【习性与分布】生于山坡林边或灌木丛中，海拔100~1500m，一般分布于荒山秃岭、阳坡、半阳坡、山谷。喜凉爽，湿润的环境，即耐寒又耐高温。喜光也能耐荫。耐旱。分布于黑龙江、吉林、辽宁、内蒙古、河北、河南、山东、山西、陕西、江苏。

【芳香成分】陈凌云等（1997）用蒸馏－萃取法提取湖北武汉产'敞口山楂'、山东泰安产'黑红山楂'和泰安产'大金星山楂'的果实挥发油，主要成分均为：顺 -3- 己烯醇（20.01%~28.70%）、顺 -3- 乙酸己烯酯（8.38%~11.91%）、α－萜品醇（6.06%~7.09%）、糠醛（2.95%~4.10%）、己醇（2.29%~2.78%）、柠檬醛（1.23%~1.96%）、3- 戊烯 -2- 酮（1.72%~2.00%）、乙酸己酯（1.14%~2.02）、壬醛（1.04%~2.58%）等。

【性味与功效】味酸、甘，性微温。消食健胃，行气散瘀，化浊降脂。用于肉食积滞，胃脘胀满，泻痢腹痛，瘀血经闭，产后瘀阻，心腹刺痛，胸痹心痛，疝气疼痛，高脂血症。

山楂叶 ▼

【基源】蔷薇科山楂属植物山里红 *Cralaegus pinnatifida* Bge.var. *major* N.E.Br. 或山楂 *Crataegus pinnatifida* Bge. 的干燥叶。山里红叶的芳香成分未见报道。

【形态特征】同山楂。

【习性与分布】同山楂。

【挥发油含量】水蒸气蒸馏的山楂叶的得油率为0.04%。

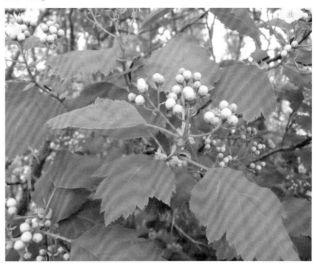

【芳香成分】崔凤侠等（2014）用水蒸气蒸馏法提取的山楂叶挥发油的主要成分为：2,7(14),10- 没药烷三烯 -1- 醇 -4- 酮（18.42%）、尼楚醇（6.25%）、反式 - 香桧烯水合物（4.11%）、丙酸香茅酯（2.80%）、六氢二甲基异丙基萘（2.65%）、(5E,9E)-] 金合欢醇丙酮（2.50%）、异戊酸甲酯（2.42%）、1- 十一炔（2.12%）、γ－松油醇（2.12%）、(Z)-α－大西洋（萜）酮（1.89%）、十二醛（1.48%）、顺式罗汉柏烯酸（1.48%）、异丁酸芳樟酯（1.40%）、α－愈创木烯（1.39%）、顺式 - 芳樟醇氧化物（呋喃型化合物）（1.35%）、乙酸龙脑酯（1.23%）、2E- 十一碳烯醛（1.05%）、四氢 - 芮木泪柏烯（1.03%）、植醇（1.01%）等。

【性味与功效】味酸，性平。活血化瘀，理气通脉，化浊降脂。用于气滞血瘀，胸痹心痛，胸闷憋气，心悸健忘，眩晕耳鸣，高脂血症。

【注】山楂除果实和叶《药典》入药外，种子（山楂核）也可入药。超临界萃取的山楂种子的得油率为6.53%。用干馏法提取的山楂干燥种子挥发油的主要成分为：愈创木酚（24.40%）、呋喃甲醛（20.10%）、2- 甲氧基 -4- 甲基苯酚（11.90%）、苯酚（10.80%）、邻 - 甲苯酚（6.60%）、5- 甲基 -2- 糠醛（4.40%）、4- 乙基 -2- 甲氧基苯酚（3.90%）、2- 甲基 -2- 环戊烯酮（3.60%）、二甲基苯酚（3.20%）、2- 乙酰呋喃（3.10%）、2,6- 二甲氧基苯酚（1.30%）等（黄荣清等，1998）。山楂核味苦，性平。消食，散结，催生。治食积不化，疝气，睾丸偏坠，难产。

桃仁 ▼

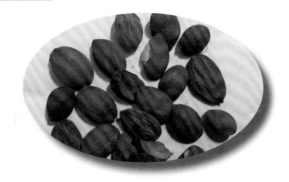

【基源】蔷薇科桃属植物桃 *Amygdalus persica* Linn. 或山桃 *Amygdalus davidiana* (Carr.) C. de Vos 的干燥成熟种子。山桃种子的芳香成分未见报道。

【形态特征】乔木，高可达10m。叶片卵状披针形，长5~13cm，宽1.5~4cm，叶边具细锐锯齿。花单生，先于叶开放，直径2~3cm；萼筒钟形；萼片卵形至卵状长圆形，紫色；花瓣倒卵形或近圆形，粉红色。果实近球形，直径2.5~3.5cm，淡黄色；核球形，两侧不压扁，顶端圆钝，基部截形，表面具纵、横沟纹和孔穴，与果肉分离。花期3~4月，果期7~8月。

【习性与分布】生于山坡、山谷沟底或荒野疏林及灌丛内，海拔800~3200m。喜阳光、耐寒、耐旱、怕涝、耐盐碱。全国各地均有分布。

【挥发油含量】水蒸气蒸馏的桃仁的得油率为0.11%~0.40%。

【芳香成分】芮和恺等（1992）用水蒸气蒸馏法提取的桃仁挥发油的主要成分为：苯甲醛（71.30%）等；用乙醚渗漉–水蒸气蒸馏法提取的桃仁挥发油主要成分为：苯甲醛（25.95%）、柠檬烯（14.01%）、4-乙烯基-1,4-

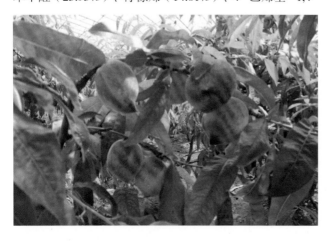

二甲基环己烯(7.21%)、1-甲乙基肼（7.19%）、1-甲基-1-丙基肼（1.85%）、3-蒈烯（1.70%）、3,7-二甲基-1,3,6-三辛烯（1.65%）、樟脑（1.12%）等。

【性味与功效】味苦、甘，性平。活血祛瘀，润肠通便，止咳平喘。用于经闭痛经，癥瘕痞块，肺痈肠痈，跌扑损伤，肠燥便秘，咳嗽气喘。

桃枝 ▼

【基源】蔷薇科桃属植物桃 *Amygdalus persica* Linn. 的干燥枝条。

【形态特征】同桃仁。
【习性与分布】同桃仁。

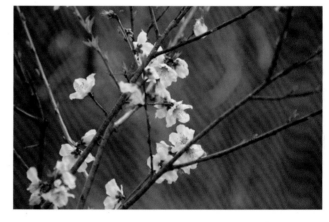

【芳香成分】郝俊杰等（2010）用水蒸气蒸馏法提取的贵州天柱产桃枝挥发油的主要成分为：苯甲醛（93.65%）。

【性味与功效】味苦，性平。活血通络，解毒杀虫。用于心腹刺痛，风湿痹痛，跌打损伤，疮癣。

【注】桃除种子和枝条《药典》入药外，花（桃花）、叶（桃叶）、成熟果实（桃子）均可入药。桃花：水蒸气蒸馏的桃花或花蕾的得油率为8.47%~11.51%，超临界萃取的桃干燥花的得油率为1.66%。卫强等（2016）用超临界 CO_2 萃取法提取的安徽合肥产'红花绿叶碧桃'干燥花挥发油的主要成分为：苯甲醛（11.42%）、α-金合欢烯（9.18%）、十六烷酸（8.03%）、丁香酚（4.30%）、橙花叔醇（3.85%）、二十七烷（3.31%）等。康文艺等（2010）用顶空固相微萃取法提取的河南开封产'白碧桃'花挥发油的主要成分为：十八（碳）-9-烯酸（58.69%）、正十六酸（18.76%）、(Z,Z)-9,12-十八碳二烯酸（6.38%）、

2- 羟基 -1-(羟甲基) 乙酯（1.64%）、苯甲醛（1.11%）等。高洪坤等（2018）用索氏法（乙醇）提取的山东沂水产桃干燥花挥发油的主要成分为：3- 甲基 - 间 - 甲苯腈（12.89%）、α -[(β -D- 吡喃葡萄糖基) 氧基]- 苯乙腈（9.47%）、扁桃酰胺（9.42%）、2- 甲氧基 -4- 乙烯基苯酚（7.86%）、D-(-)- 奎尼酸（7.37%）、二十一烷（5.21%）、β -D- 吡喃葡萄糖苷（3.68%）、苄基 -β -D- 葡萄糖苷（2.89%）、邻苯二甲酸二丁酯（2.68%）、9,12- 十八碳二烯酸乙酯（1.49%）、5- 十三烷酮（1.43%）、2- 苯基丁腈（1.35%）、十八烷（1.15%）、2,3- 二氢 -3,5- 二羟基 -6- 甲基 -4- 吡喃 -4- 酮（1.04%）、十二烷（1.04%）等。张娟娟等（2019）用石油醚浸提法提取的桃阴干花挥发油的主要成分为：亚麻醇（57.72%）、棕榈酸（24.03%）、环己烷（4.04%）、硬脂酸（3.08%）、二十一烷（2.88%）、植物醇（2.01%）、二十五烷（1.30%）等。桃花味苦，性平。利水，活血化瘀。治水肿、脚气、痰饮、利水通便、砂石淋、便秘、闭经、癫狂、疮疹。桃叶：超临界萃取的干燥叶的得油率为 0.79%。用固相微萃取法提取的山东泰安产桃新鲜叶片挥发油的主要成分为：顺 -3- 己烯 -1- 醇丁酸酯（29.67%）、顺 -3- 己烯 -1- 醇乙酸酯（23.15%）、α - 法呢烯（15.42%）、顺 -3- 己烯 -1- 醇 -2- 甲基丁酸酯（8.75%）、顺 -3- 己烯 -1- 醇己酸酯（2.70%）、3,5- 二甲基庚烷（1.50%）等（王明林等，2006）。卫强等（2016）用超临界 CO_2 萃取法提取的安徽合肥产'红花绿叶碧桃'干燥叶挥发油的主要成分为：苯甲醛(14.72%)、二十五烷(9.85%)、二十八烷(8.29%)、二十三烷(5.14%)、十六烷酸(4.44%)等。桃叶味苦、辛，性平。祛风清热，杀虫。治头风，头痛，风痹，疟疾，湿疹，疮疡，癣疮。桃子：超临界萃取的干燥果实的得油率为 0.50%。桃果实挥发油成分的研究报告较多，挥发油的第一主成分有：己醛（19.63%~38.42%）、(E)-2- 己烯 -1- 醇（19.72%~22.02%）、乙醇（25.43%~38.52%）、乙酸己酯（49.12%~68.99%）。罗静等（2016）用顶空固相微萃取法提取的河南郑州产'大久保'白肉普通桃新鲜果肉挥发油的主要成分为：己醛（38.42%）、2- 己烯醛（37.31%）、2- 甲基 -4- 戊醛（4.07%）、邻苯二甲酸二异丁酯（2.63%）、顺 -2- 己烯 -1- 醇（2.49%）、芳樟醇（1.73%）、(E,E)-2,4- 己二烯醛（1.45%）、乙酸叶醇酯（1.04%）等；'火炼金丹'黄肉普通桃新鲜果肉挥发油的主要成分为：苯甲醛（28.43%）、反式 -2- 己烯醛（17.28%）、γ - 葵内酯（7.30%）、γ - 己内

酯（7.06%）、己醛（4.75%）、4- 己烯 -1- 醇 - 乙酸酯（4.22%）、δ - 葵内酯（4.01%）、3- 己烯醛（3.87%）、(E, E)-2,4- 己二烯醛（3.31%）、邻苯二甲酸二异丁酯（3.27%）、2- 己烯酸 -4- 内酯（2.23%）、γ - 辛内酯（2.11%）、芳樟醇（2.02%）、橙化基丙酮（1.43%）、反 -3- 己烯基乙酸酯(1.28%)、1- 苯基 -1H- 茚(1.28%)、1,2,6- 己三醇（1.08%）等；'华光'白肉油桃新鲜果肉挥发油的主要成分为：2- 己烯醛（51.02%）、己醛（29.48%）、顺 -2- 己烯 -1- 醇（3.84%）、邻苯二甲酸二异丁酯（1.80%）、反 -3- 己烯基乙酸酯（1.55%）、苯甲醛（1.47%）、(E, E)-2,4- 己二烯醛（1.35%）、壬醛（1.00%）等。杨敏等（2008）用顶空固相微萃取法提取的甘肃产'白粉桃'果实挥发油的主要成分为：乙醇（38.52%）、乙酸乙酯（34.89%）、己醛（2.10%）、乙酸甲酯（1.95%）、乙醛（1.68%）、3- 丁烯 -1- 醇（1.32%）、3- 羟基 -2- 丁酮（1.21%）、乙酸 -2- 己烯酯（1.17%）、戊醇（1.06%）等；'大九保'桃果实挥发油的主要成分为：(E)-2- 己烯 -1- 醇（19.72%）、乙醇（14.33%）、乙酸乙酯（9.82%）、异丙醇（5.01%）、己烷（4.64%）、乙醛（3.81%）、丙酮（3.59%）、3- 己烯醇（3.44%）、己醛（3.23%）、3- 丁烯 -1- 醇（3.03%）、2- 己烯醛（2.65%）、甲苯（1.38%）、戊醛（1.28%）、乙酸 -2- 己烯酯(1.06%)等；'刚沙白'的主要成分为：4- 甲基 -1- 戊醇（11.78%）、3- 丁烯 -1- 醇（6.10%）、戊醛（5.86%）、乙醇（5.62%）、2- 己烯醛（4.84%）、3- 己烯醇（4.65%）、己醛（4.58%）、乙酸 -2- 己烯酯（3.56%）、乙醛（3.50%）、(S)-2- 甲基 -1- 丁醇（2.02%）、γ - 己内酯（1.89%）、芳樟醇（1.67%）、苯甲醛（1.42%）、甲酸乙酯（1.15%）等。邓翠红等（2008）用顶空固相微萃取法提取的北京昌平产'京艳'桃果实挥发油的主要成分为：γ - 葵内酯（19.63%）、己醛（7.65%）、二氢 -β - 紫罗兰酮（6.26%）、2,6- 二 (甲基乙基)-1,4- 对苯醌（6.15%）、反 - 2- 己烯醛（6.00%）、2,6- 二叔丁基 - 对甲基苯酚（5.11%）、δ - 葵内酯（4.78%）、苯甲醛（4.25%）、β - 紫罗兰酮（3.86%）、1,8- 桉树脑（3.75%）、γ - 十二内酯（3.18%）、樟脑（2.10%）、香叶基丙酮（1.91%）、2,4,6- 三羟基 - 苯丁酮（1.82%）、邻苯二甲酸二 (2- 甲基 - 丙基) 酯（1.75%）、邻苯二甲酸二丁酯（1.50%）、1,6- 十氢化萘（1.39%）、β - 紫罗兰醇（1.21%）、丁二酸 - 二 (甲基丙基) 酯（1.13%）、1,7- 二甲基 - 萘（1.02%）等。邓翠红等（2015）用顶空固相微萃取法提取的北京昌平产'大久保'桃新鲜果实挥发油的主要成分为：

二氢-β-紫罗兰醇（16.56%）、十二醇（10.09%）、反-2-己烯醛（7.91%）、苯甲醛（6.96%）、2,6-二叔丁基-对甲基苯酚（5.48%）、γ-癸内酯（5.22%）、δ-癸内酯（3.52%）、十二烷（3.51%）、软脂酸异丙酯（3.29%）、邻苯二甲酸二丁酯（3.10%）、β-紫罗兰酮（3.01%）、1,8-桉树脑（2.96%）、2,6-二(1,1-二甲基乙基)-1,4-对苯醌（2.66%）、γ-十二内酯（2.21%）、邻二氯代苯（1.96%）、反-乙酸-2-己烯醇酯（1.85%）、乙酸己酯（1.71%）、十八烷（1.60%）、香叶基丙酮（1.55%）、N-甲氧基-苯肟（1.54%）、1-十七醇（1.38%）、芳樟醇（1.21%）、2,4,4-三甲基-3(3-甲基)丁基-2-环己烯-1-酮（1.21%）、植烷（1.10%）等。朱翠英等（2015）用顶空固相微萃取法提取的山东泰安产'鲁油1号'油桃新鲜果肉挥发油的主要成分为：乙酸己酯（67.14%）、乙酸叶脂醇（15.87%）、正己醇（3.04%）、顺-2-己烯-1-醇（2.45%）、己醛（2.19%）、酞酸二乙酯（1.80%）等。罗华等（2012）用顶空固相微萃取法提取的山东泰安产'白里肥城桃'果实挥发油的主要成分为：乙酸乙酯（32.45%）、(E)-2-己烯醛（28.39%）、己醛（12.40%）、己醇（4.85%）、苯甲醛（3.75%）、(E)-2-己烯-1-醇（2.42%）、(Z)-3-己烯-1-醇（1.52%）、γ-己内酯（1.45%）、(E,E)-2,4-己二烯醛（1.44%）、乙酸甲酯（1.07%）等。郭东花等（2016）用顶空固相微萃取法提取的陕西乾县产'重阳红'桃新鲜果实挥发油的主要成分为：乙酸叶醇酯（15.86%）、反-2-己烯醇（13.07%）、反-2-己烯醛（11.05%）、乙酸乙酯（9.56%）、正己醇（8.75%）、反-2-乙酸己酯（6.92%）、正己醛（5.58%）、苯甲醛（5.55%）、顺-3-己烯醇（4.96%）等。罗静等（2016）用顶空固相微萃取法提取的河南郑州产'乌黑鸡肉桃'新鲜果肉挥发油的主要成分为：顺式-3-己烯醇乙酸酯（25.05%）、2-己烯醛（19.17%）、3-己烯醛（15.71%）、乙酸己酯（9.19%）、芳樟醇（4.84%）、2-甲基-4-戊醛（4.33%）、1,2-二甲基环戊烷（3.24%）、2-己烯-1-醇乙酸酯（2.52%）、E-11-十六碳烯酸-乙基酯（2.12%）、反式-2,4-己二烯醛（2.11%）、1,2-环氧环辛烷（1.81%）、四氢吡喃-2-甲醇（1.74%）等；'天津水蜜桃'新鲜果肉挥发油的主要成分为：2-辛酮（20.97%）、己醛（14.06%）、3-己烯醛（9.49%）、顺式-3-己烯醇乙酸酯（9.49%）、正十三烷（5.09%）、反式-2-己烯醛（3.45%）、5,6-双(2,2-二甲基亚丙基)-癸烷（3.19%）、γ-癸内酯（3.02%）、6-甲基-5-庚烯-2-醇（2.93%）、5-乙基-2-(5H)-呋喃酮（2.76%）、

乙酸己酯（2.67%）、四氢吡喃-2-甲醇（2.42%）、壬醛（2.16%）、1-辛醇（2.16%）、偶氮二甲酸二乙酯（1.90%）、(2Z)-己烯酯（1.55%）、苯甲醛（1.29%）等；'白凤桃'新鲜果肉挥发油的主要成分为：反式-2-己烯醛（28.06%）、己醛（24.66%）、苯甲醛（13.81%）、γ-癸内酯（4.67%）、3,4-二甲基-1-戊醇（3.97%）、γ-己内酯（3.24%）、顺式-3-己烯醇乙酸酯（2.62%）、丁酸芳樟酯（2.10%）、3,4-庚二烯（1.78%）、反式-2-甲基环戊醇（1.70%）、4-甲基-4-苯基-2-戊烯（1.45%）、辛基缩水甘油醚（1.36%）、4-甲基-环庚酮（1.26%）等；'肥城白里10号'桃新鲜果肉挥发油的主要成分为：2-己炔-1-醇（32.45%）、己醛（29.90%）、2-己烯醛（20.70%）、2-甲基-4-戊醛（4.60%）、苯甲醛（3.32%）、反式-2,4-己二烯醛（2.34%）、E-11-十六碳烯酸-乙基酯（1.53%）、四氢吡喃-2-甲醇（1.10%）等。桃子味苦、辛，性平。祛风清热，杀虫。治头风，头痛，风痹，疟疾，湿疹，疮疡，癣疮。

委陵菜 ▼

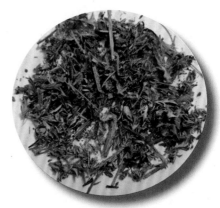

【基源】蔷薇科委陵菜属植物委陵菜 *Potentilla chinensis* Ser. 的干燥全草。

【形态特征】多年生草本。花茎高 20~70cm。基生叶为羽状复叶，有小叶 5~15 对；上部小叶较长，长圆形，长 1~5cm，宽 0.5~1.5cm，羽状中裂，茎生叶与基生叶相似；基生叶托叶近膜质，褐色，茎生叶托叶草质，绿色，边缘锐裂。伞房状聚伞花序，披针形苞片；花直径 0.8~1.3cm；萼片三角卵形；花瓣黄色。瘦果卵球形，深褐色。花果期 4~10 月。

【习性与分布】生于山坡草地、沟谷、林缘、灌丛或疏林下，海拔 400~3200m。分布于黑龙江、吉林、辽宁、

内蒙古、河北、山西、陕西、甘肃、山东、河南、江苏、安徽、江西、湖北、湖南、台湾、广东、广西、四川、贵州、云南、西藏。

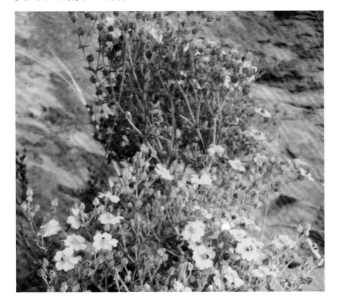

【芳香成分】王小明等（2013）用顶空萃取法提取的山东栖霞产委陵菜挥发油的主要成分为：α-法尼烯（17.68%）、2-乙基呋喃（14.48%）、叶醇（7.96%）、可巴烯（6.87%）、己醛（6.76%）、羟基丙酮（5.21%）、石竹烯（4.52%）、乙酸叶醇酯（3.46%）、桉叶油醇（2.67%）、顺-2-戊烯醇（1.94%）、3-戊烯-2-酮（1.42%）、2-己烯醛（1.42%）、6-甲基-5-庚烯-2-酮（1.22%）、正己醇（1.12%）、4-甲基-4-戊烯-2-酮（1.11%）、瓦伦亚烯（1.04%）等。

【性味与功效】味苦，性寒。清热解毒，凉血止痢。用于赤痢腹痛，久痢不止，痔疮出血，痈肿疮毒。

乌梅 ▼

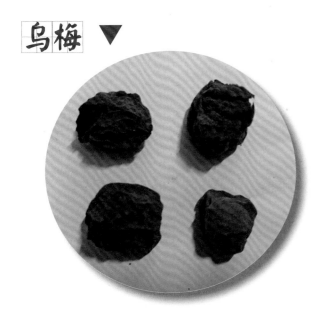

【基源】蔷薇科杏属植物梅 *Armeniaca mume*（Sieb.）Sieb.et Zucc. 的干燥近成熟果实。

【形态特征】小乔木，高4~10m。叶片卵形，长4~8cm，宽2.5~5cm，叶边常具小锐锯齿，灰绿色。花单生或有时2朵同生于1芽内，直径2~2.5cm，香味浓，先于叶开放；花萼通常红褐色，有的为绿色或绿紫色；萼筒宽钟形；花瓣倒卵形，白色至粉红色。果实近球形，直径2~3cm，黄色或绿白色，味酸，核椭圆形。花期冬春季，果期5~6月（在华北果期延至7~8月）。

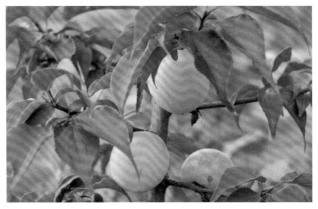

【习性与分布】喜温暖、湿润环境，喜阳光，耐寒，耐旱，怕水涝。全国各地均有分布。

【芳香成分】任少红等（2004）用水蒸气蒸馏法提取的云南产乌梅药材挥发油的主要成分为：苯甲醛（16.70%）、糠醛（14.85%）、十六碳酸（12.12%）、苯甲酸（9.20%）、苯甲醇（6.06%）、乙酸（2.84%）、丁子香酚（2.51%）、亚油酸（1.82%）、假苎烯（1.72%）、对乙烯基苯酚（1.51%）、6-甲基-2,4-二酮-3-乙酰基二氢吡喃（1.51%）、3,3,5,7-四甲基-1-茚酮（1.50%）、2-羟基苯甲酸甲酯（1.49%）、蒽（1.38%）、罗勒烯醇（1.26%）、2-乙酰基-5-甲氧基苯酚（1.01%）、4-乙烯基-2-甲氧基苯酚（1.00%）等；市售乌梅药材挥发油的主要成分为：亚油酸（20.90%）、十六碳酸（19.61%）、荧蒽（6.93%）、苯（3.74%）、对乙烯基苯酚（2.43%）、蒽（1.91%）、邻苯二甲酸二异丁酯（1.90%）、1,1-二乙氧基乙烷（1.47%）、糠醛（1.20%）、芍酮（1.05%）等。林文津等（2011）用超临界 CO_2 萃取法提取的福建永泰产乌梅挥发油的主要成分为：6-十八碳烯酸(17.11%)、正十六酸(12.33%)、5-羟甲基-2-呋喃甲醛(10.68%)、3-乙基-3-甲基-戊烷(7.27%)、9,12-十八碳二烯酸（6.89%）、9,17-十八碳二烯醛（6.14%）、3-乙基-3-

甲基庚烷（3.16%）、硬脂酸（3.13%）、1,1-二乙氧基乙烷（2.56%）、仲丁醚（2.45%）、苯甲醛（1.80%）、二十八烷（1.67%）、1,2-对苯二酚（1.49%）、苯甲酸（1.49%）、2,6-二甲氧基苯酚（1.35%）等。苗志伟等（2011）用同时蒸馏萃取法提取的乌梅挥发油的主要成分为：糠醛（44.09%）、乙醇（12.71%）、苯甲醛（11.31%）、乙酸（7.33%）、十六酸（6.65%）、5-甲基糠醛（3.34%）、苯甲醇（2.08%）、乙酸乙酯（1.41%）、丁香酚（1.11%）等。

【性味与功效】味酸、涩，性平。敛肺，涩肠，生津，安蛔。用于肺虚久咳，久泻久痢，虚热消渴，蛔厥呕吐腹痛。

梅花 ▼

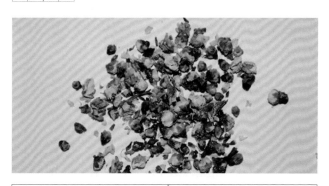

【基源】蔷薇科杏属植物梅 Armeniaca mume（Sieb.）Sieb.et Zucc. 的干燥花蕾。

【形态特征】同乌梅。
【习性与分布】同乌梅。
【芳香成分】苗婉清等（2019）用水蒸气蒸馏法提取的梅花挥发油的主要成分为：苯甲醛（42.93%）、苯甲酸苄酯（9.16%）、二十一烷（7.96%）、二十三烷（7.39%）、棕榈酸（3.62%）、3-烯丙基-6-甲氧基苯酚（2.51%）、二十五烷（2.25%）、壬醛（1.86%）、

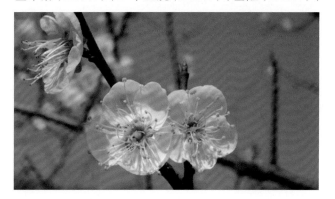

2-羟基丙腈（1.44%）、壬酸（1.12%）等。
【性味与功效】味微酸、涩，性平。疏肝和中，化痰散结。用于肝胃气痛，郁闷心烦，梅核气，瘰疬疮毒。

苦杏仁 ▼

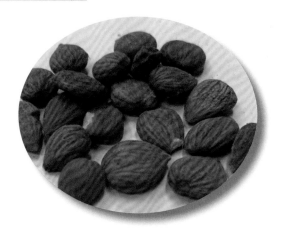

【基源】蔷薇科杏属植物山杏 Prunus armeniaca Linn. var. ansu Maxim.、西伯利亚杏 Prunus sibirica Linn.（《中国植物志》山杏和西伯利亚杏为同一个种，学名为 Prunus sibirica Linn.）、东北杏 Prunus mandshurica（Maxim.）Koehne 或杏 Prunus armeniaca Linn.（《中国植物志》的杏现用学名为 Armeniaca vulgaris Lam.）的干燥成熟种子。东北杏种子的芳香成分未见报道。

【形态特征】山杏：灌木或小乔木，高2~5m。叶片卵形，长3~10cm，宽2.5~7cm，叶边有细钝锯齿。花单生，直径1.5~2cm，先于叶开放；花萼紫红色；萼筒钟形；花瓣近圆形，白色或粉红色。果实扁球形，直径1.5~2.5cm，黄色或桔红色，有时具红晕；果肉味酸涩不可食；核扁球形，易与果肉分离，两侧扁；种仁味苦。花期3~4月，果期6~7月。

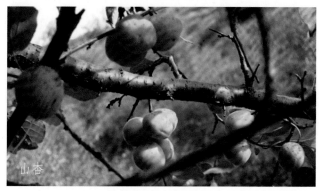

山杏

杏：乔木，高 5~12m。叶片圆卵形，长 5~9cm，宽 4~8cm。花单生，直径 2~3cm，先于叶开放；花萼紫绿色；萼筒圆筒形；萼片卵形；花瓣圆形至倒卵形，白色或带红色。果实球形，直径约 2.5cm 以上，白色、黄色至黄红色，常具红晕；果肉多汁；核卵形，两侧扁平；种仁味苦或甜。花期 3~4 月，果期 6~7 月。

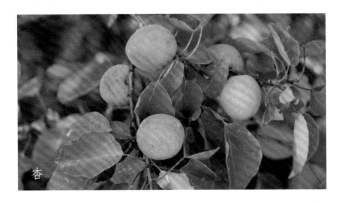

杏

【习性与分布】山杏：生于干燥向阳山坡上、丘陵草原或与落叶乔灌木混生，海拔 700~2000m。分布于黑龙江、吉林、辽宁、内蒙古、甘肃、河北、山西等地。杏：生于海拔可达 3000m。全国各地均有栽培。

【挥发油含量】水蒸气蒸馏的山杏种子的得油率为 0.02%~1.49%。超声波辅助提取的杏种子的得油率为 17.94%。

【芳香成分】山杏：山杏种子挥发油的第一主成分为苯甲醛（54.50%~79.30%）。蒋燕霞等（2019）用水蒸气蒸馏法提取的山杏干燥成熟种子挥发油的主要成分为：苯甲醛（54.50%）、D-柠檬烯（31.96%）、γ-松油烯（3.52%）、α-金合欢烯（2.13%）等。

杏：韩志萍（2008）用水蒸气蒸馏法提取的陕西榆林产大扁杏种子挥发油的主要成分为：β-谷甾醇（81.88%）、岩光甾醇（7.59%）等。李素玲等（2011）用超临界 CO_2 萃取法提取的'新疆小白杏'种仁挥发油的主要成分为：甲苯（39.74%）、1,2-二甲基苯（21.36%）、己醛（11.00%）、乙苯（4.04%）、2,6-二甲基-7-辛烯-2-醇（3.21%）、壬醛（2.85%）、1-壬醇（2.73%）、1,4-二甲基苯（2.26%）、3,7-二甲基-1,6-辛二烯-3-醇（1.66%）等。

【性味与功效】味苦，性微温，有小毒。降气止咳平喘，润肠通便。用于咳嗽气喘，胸满痰多，肠燥便秘。

【注】杏除种子《药典》入药外，花（杏花）和果实（杏子）均可入药。杏花：用顶空固相微萃取法提取的辽宁鞍山产杏干燥花挥发油的主要成分为：苯甲醛（25.07%）、壬醛（21.26%）、己醛（8.83%）、辛醛（5.77%）、正庚醛（4.62%）、甲硫醚（3.53%）、2-戊基呋喃（3.28%）、2-己烯醛（2.55%）、1-(3,5-二甲酰基)乙酮（2.35%）、2-甲基丁醛（2.22%）、6-三甲基-2-环己烯-1,4-二酮（1.68%）、糠醛（1.58%）、茴香精（1.58%）、2-甲基-1-戊烯-3-酮（1.41%）、1-辛烯-3-醇（1.38%）、戊醛（1.31%）、异戊醛（1.00%）等；新鲜花挥发油的主要成分为：苯甲醛（93.55%）、2,5-双(1,1-二甲基乙基)噻吩（1.54%）等（李铁纯等，2016）。杏花味苦，性温。活血补虚。治不孕，肢体痹痛，手足逆冷。杏子：超临界萃取的杏新鲜果实的得油率为 0.55%。杏果实挥发油的第一主成分有：乙醇（10.32%~32.07%）、己烷（15.66%~20.14%）等，也有主成分不同的报告。周围等（2008）用水蒸气蒸馏法提取的甘肃敦煌景泰产'大接杏'果实挥发油的主要成分为：己烷（20.14%）、乙醇（3.85%）、丁酸-3,7-二甲基-2,6-辛二烯酯（3.24%）、己醛（2.55%）、甲苯（2.36%）、乙酸乙酯（1.89%）、2-己烯醛（1.61%）、甲基异丙基醚（1.30%）、3-甲基戊烷（1.23%）、甲酸丙酯（1.21%）、戊醇（1.04%）等；天水产'比利时杏'果实挥发油的主要成分为：甲基异丙基醚（17.68%）己烷（14.33%）、乙酸乙酯（4.56%）、2-壬烯醇（4.30%）、己醛（2.84%）、3-甲基戊烷（1.98%）、戊醛（1.72%）、乙醛（1.45%）、2-己烯醛（1.45%）、2-丁酮（1.11%）等；景泰产'曹杏'果实挥发油的主要成分为：乙醇（32.07%）、乙酸乙酯（14.36%）、乙醛（3.01%）、2-壬烯醇（1.98%）、己醛（1.69%）、甲苯（1.44%）、1,2-二甲基苯（1.18%）等。陈美霞等（2004）用水蒸气蒸馏法提取的'新世纪'杏成熟果实挥发油的主要成分为：α-萜品醇（10.52%）、芳樟醇（3.92%）、香叶醇（3.86%）、γ-癸内酯（3.84%）、罗勒烯醇（3.06%）、橙花醇（1.45%）、(E)-2-己烯-1-醇（1.38%）等。杏子味酸、甘，性温，有毒。润肺定喘，生津止渴。治肺燥咳嗽，津伤口渴。

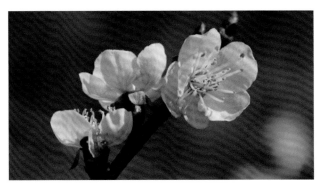

覆盆子 ▼

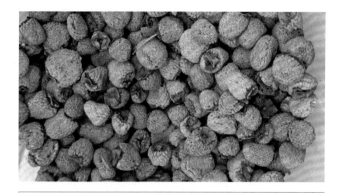

【基源】蔷薇科悬钩子属植物华东复盆子(掌叶复盆子) *Rubus chingii* Hu 的干燥果实。

【形态特征】藤状灌木,高1.5~3m。单叶,近圆形,直径4~9cm,边缘掌状深裂;叶柄疏生小皮刺;托叶线状披针形。单花腋生,直径2.5~4cm;萼片卵形;花瓣椭圆形或卵状长圆形,白色,顶端圆钝,长1~1.5cm,宽0.7~1.2cm;雄蕊多数,花丝宽扁;雌蕊多数,具柔毛。果实近球形,红色,直径1.5~2cm,

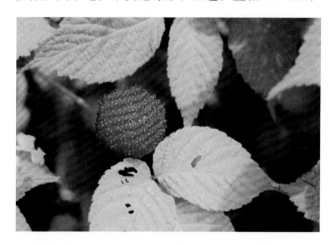

密被灰白色柔毛;核有皱纹。花期3~4月,果期5~6月。

【习性与分布】生于低海拔至中海拔地区,在山坡、路边阳处或阴处灌木丛中常见。喜阳光冷凉而不耐烈日暴晒。分布于江苏、安徽、浙江、江西、福建、广西、贵州等省区。

【芳香成分】典灵辉等(2005)用水蒸气蒸馏法提取的贵州都匀产覆盆子挥发油的主要成分为:正十六酸(28.23%)、黄葵内酯(26.24%)、正十二酸(4.55%)、正十四酸(2.79%)、正十五酸(2.41%)、正十八酸(2.12%)、2-甲基十九烷(1.89%)、正十七酸(1.73%)、反-芳樟醇氧化物(1.70%)、正己酸(1.36%)、邻苯

二甲酸二丁酯(1.23%)、正十九烷(1.20%)、正二十烷(1.07%)、六氢乙酰金合欢酮(1.06%)等。杨再波等(2009)用顶空固相微萃取法提取的贵州都匀产覆盆子挥发油的主要成分为:芳樟醇(40.22%)、萜品烯醇-4(7.16%)、乙酸芳樟酯(5.83%)、反式-丁香烯(3.81%)、δ-杜松烯(3.18%)、α-雪松醇(2.64%)、2,2,4-三甲基戊烷(2.48%)、α-芹子烯(2.09%)α-紫穗槐烯(1.69%)、α-葎草烯(1.54%)、白菖油萜(1.53%)、β-芹子烯(1.44%)、α-雪松醇(1.37%)、1,8-桉树脑(1.36%)、γ-杜松烯(1.34%)、1-α-松油醇(1.23%)、β-榄香烯(1.14%)、γ-松油烯(1.04%)、桧烯(1.01%)等。

【性味与功效】味甘、酸,性温。益肾固精缩尿,养肝明目。用于遗精滑精,遗尿尿频,阳痿早泄,目暗昏花。

【注】掌叶覆盆子除果实《药典》入药外,茎叶以覆盆子叶入药。韩卓等(2013)用顶空固相微萃取法提取的掌叶覆盆子干燥叶挥发油的主要成分为:十六烷酸(44.97%)、十四烷酸(10.88%)、乙酸(4.13%)、α-亚麻酸(2.92%)、乙酸橙花酯(2.77%)、叶绿醇(2.46%)、反-10-十五碳烯醇(2.40%)、邻苯二甲酸二异丁酯(2.29%)、酸雪松醇酯(1.83%)、松柏醇(1.63%)、反式-氧化芳樟醇(1.60%)、顺式-氧化芳樟醇(1.58%)、反式丁香烯(1.49%)、顺-对-2-薄荷烯-1-醇(1.38%)、正十三烷(1.07%)、5-乙酰戊酸甲酯(1.03%)、豆荚酸(1.02%)、1-α-松油醇(1.00%)等。覆盆子叶味酸、咸,性平。清热解毒,明目,敛疮。治眼睑赤烂,目赤肿痛,青盲,牙痛,臁疮,疖肿。

地骨皮 ▼

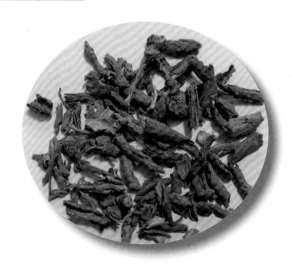

【基源】 茄科枸杞属植物枸杞 *Lycium chinense* Mill. 或宁夏枸杞 *Lycium barbarum* Linn. 的干燥根皮。

【形态特征】枸杞：多分枝灌木，高 0.5~2m；枝条棘刺长 0.5~2cm，小枝顶端锐尖成棘刺状。叶纸质，单叶互生或 2~4 枚簇生，卵形，长 1.5~10cm，宽 0.5~4cm。花在长枝上单生或双生于叶腋，在短枝上同叶簇生；花萼常 3 中裂或 4~5 齿裂；花冠漏斗状，长 9~12mm，淡紫色，5 深裂。浆果红色，卵状，长 7~22mm，直径 5~8mm。种子扁肾脏形。花果期 6~11 月。宁夏枸杞：灌木，高 0.8~2m；有不生叶的短棘刺和生叶、花的长棘刺。叶互生或簇生，披针形，略带肉质。花在长枝上 1~2 朵生于叶腋，在短枝上 2~6 朵同叶簇生。花萼钟状，长 4~5mm；花冠漏斗状，紫堇色。浆果红色或橙色，广椭圆状、矩圆状、卵状或近球状，长 8~20mm，直径 5~10mm。种子略成肾脏形，扁压，棕黄色，长约 2mm。花果期 5 月到 10 月。

【习性与分布】枸杞：常生于山坡、荒地、丘陵地、盐碱地、路旁及村边宅旁。喜阳光及凉爽气候，耐盐碱、沙荒和干旱，耐寒，怕浸水。分布于东北、西南、华南、华中、华东及河北、山西、内蒙古、陕西、甘肃、青海、宁夏、新疆等省区。宁夏枸杞：常生于土层深厚的沟岸、山坡、田梗和宅旁。耐盐碱、沙荒和干旱。分布于宁夏、河北、内蒙古、山西、陕西、甘肃、青海、新疆、天津。

【芳香成分】许俊洁等（2015）用顶空固相微萃取法提取的地骨皮药材挥发油的主要成分为：2- 乙酰氨基嘧啶（24.26%）、α- 细辛醚（22.39%）、α- 蒎烯（12.85%）、芳樟醇（9.38%）、邻异丙基甲苯（3.43%）、左旋 - β - 蒎烯（2.21%）、5- 烯丙基愈创木酚（2.11%）、异丁香酚甲醚（1.60%）、癸醛（1.45%）、甲基丁香酚（1.17%）等。张星贤等（2019）用顶空固相微萃取法提取的陕西产地骨皮药材挥发油的主要成分为：丹皮酚（20.35%）、十七烷（11.83%）、二十四烷（8.98%）、二十烷（7.03%）、柏木脑（5.20%）、十五烷（3.07%）、棕榈酸甲酯（2.47%）、氧化石竹烯（2.40%）、莪术烯（1.85%）、2,6,10- 三甲基十四烷（1.42%）、1,2,3,5,6,7,8,8a- 八氢 -1- 甲基 -6- 亚甲基 -4-(1- 甲基乙基) 萘（1.13%）、1- 氯十九烷（1.11%）等。

【性味与功效】味甘，性寒。凉血除蒸，清肺降火。用于阴虚潮热，骨蒸盗汗，肺热咳嗽，咯血，衄血，内热消渴。

【注】枸杞除根皮《药典》入药外，果实（枸杞）也入药。水蒸气蒸馏的枸杞干燥果实的得油率为 0.30%。枸杞果实挥发油的主成分多为十六酸（29.63%~31.40%），也有主成分不同的报告。楼舒婷等（2016）用顶空固相微萃取法提取的新疆产枸杞干燥果实挥发油的主要成分为：戊基环己烷（21.43%）、壬醛（12.91%）、香叶基丙酮（12.09%）、丁基环己烷（5.75%）、β - 紫罗兰酮（5.31%）、癸醛（4.71%）、5- 乙基 -6- 十一烷酮（4.22%）、(E)-1- 丁氧基 -2- 己烯（3.90%）、对二甲苯（3.26%）、乙酸环己酯（2.89%）、β - 环柠檬醛（2.22%）、2,2,4- 三甲基戊二醇异丁酯（2.09%）、反式石竹烯（1.99%）、甲苯（1.97%）、乙基苯（1.63%）、金合欢基乙醛（1.53%）、β - 二氢紫罗兰酮（1.52%）、正辛醛（1.49%）、苯（1.45%）、肉桂酸甲酯（1.39%）、十六酸乙酯（1.39%）、邻苯二甲酸 - 异丁反式 - 己 -3- 烯酯（1.35%）、正己醛（1.28%）等。李冬生等（2004）用水蒸气蒸馏法提取的宁夏产枸杞干燥果实挥发油的主要成分为：(E,E)-6,10,14- 三甲基 -5,9,13- 十五碳三烯 -2- 酮（13.88%）、(E)-6,10- 二甲基 -5,9- 十一碳二烯 -2- 酮（10.38%）、

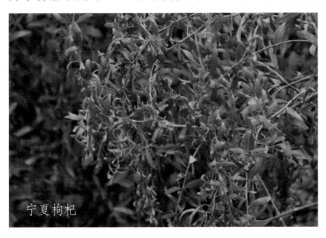

宁夏枸杞

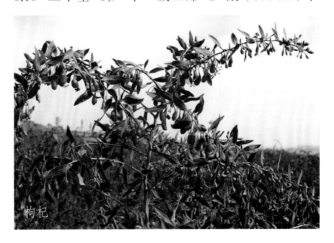

枸杞

2-甲氧基-4-乙烯基苯酚（8.86%）、2-十九烷酮（7.78%）、十六烷酸甲基酯（7.42%）、10-十八碳烯酸甲基酯（4.63%）、十六烷酸乙基酯（4.13%）、(E)-3-(2-羟基苯基)-2-丙烯酸（3.95%）、9-十八烯酸乙酯（3.70%）、2-十七烷酮（3.60%）、2-十三烷酮（2.79%）、2-十一烷酮（2.76%）、4-(2,6,6-三甲基-1-环己烯-1-基)-3-丁烯-2-酮（1.97%）、壬醛（1.81%）、9,12-十八碳二烯酸乙基酯（1.80%）、(E)-3,7,11-三甲基-1,6,10-十二三烯-3-醇（1.77%）、6,10,14-三甲基-2-十五烷酮（1.67%）、1-(2-呋喃基)-乙酮（1.40%）、5-甲基-2-呋喃甲醛（1.22%）、正二十三(碳)烷（1.11%）等。枸杞味甘，性平。滋补肝脏，益精明目。治肾虚精血不足，腰脊酸痛，神经衰弱，头目眩晕，视力减退。

枸杞子 ▼

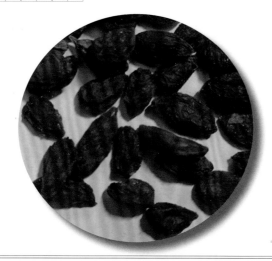

【基源】茄科枸杞属植物宁夏枸杞 *Lycium barbarum* Linn. 的干燥成熟果实。

【形态特征】同地骨皮。

【习性与分布】同地骨皮。

【挥发油含量】微波辅助溶剂萃取的枸杞子的得油率为13.81%，溶剂萃取的得油率为2.68%~3.13%。

【芳香成分】李德英等（2015）用微波萃取法提取的青海柴达木产枸杞子挥发油的主要成分为：9,12-十八碳二烯酸甲酯（25.33%）、十六烷酸（23.75%）、十六烷（4.20%）、二十四烷（3.70%）、二十烷（3.68%）、十六烷酸甲酯（3.66%）、2-甲基-十八烷（3.21%）、2-甲基-十三烷（2.93%）、2-丙烯酸-2-氯代甲酯（2.30%）、咖啡酸二乙酯（2.22%）、十一烷（2.15%）、4,6-二甲基-十二烷（1.94%）、2,4-双(1,1-二甲乙基)-苯酚（1.79%）、十二烷（1.69%）、二十五烷（1.56%）、2,7,10-三甲基-十二烷（1.52%）、9-十八烷酸酯（1.34%）、3-甲基-5-(1-甲乙基)-苯酚甲氨基甲酸酯（1.31%）、4-(4-羧基-丁酰胺基)-苯甲酸乙酯（1.18%）、菲（1.16%）、十三烷（1.09%）、十八烯酸（1.07%）等。张成江等（2011）用水蒸气蒸馏法提取的枸杞子挥发油的主要成分为：十六酸（29.63%）、二十八烷（7.94%）、二十四烷（7.73%）、二十五烷（7.71%）、9,12-十八碳二烯酸甲酯（7.48%）、三十烷（4.69%）、亚油酸（3.96%）、棕榈酸乙酯（2.90%）、亚油酸乙酯（2.70%）、二十七烷（2.61%）、十九烷（2.38%）、十四酸（1.88%）、1-碘十八烷（1.48%）、(Z,Z,Z)-9,12,15-十八碳三烯酸乙酯（1.28%）等；用有机溶剂萃取法提取的枸杞子挥发油的主要成分为：十六烷（11.71%）、二十四烷（10.32%）、二十九烷（9.83%）、二十五烷（8.80%）、十六酸（7.50%）、二十一烷（6.11%）、(Z)-9,17-十八碳二烯醛（3.05%）、11-癸基二十一烷（2.85%）、二十烷（2.61%）、9-十八炔（2.31%）、三十二醇（2.29%）、十五烷（2.03%）、2,21-二甲基二十二烷（2.03%）、十七烷（1.78%）、4-甲氧基-2-羟基苯乙酮（1.78%）、三十醇（1.56%）、

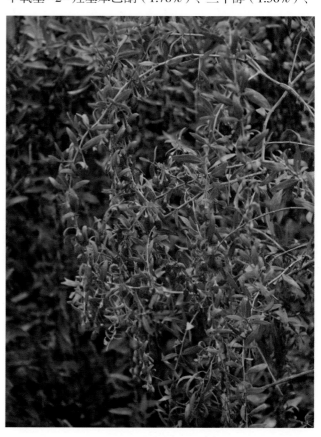

13,17,21- 三甲基三十三烷（1.46%）、邻苯二甲酸二丁酯（1.40%）、二十三烯（1.07%）等。胡云峰等（2020）用顶空固相微萃取法提取的宁夏产枸杞子挥发油的主要成分为：3- 甲基丁醛（18.69%）、2- 甲基丁醛（7.45%）、己醛（7.33%）、1-（2- 甲基 -1- 环戊烯 -1-环己）- 酮（6.18%）、异丁醛（4.99%）、糠醛（4.08%）、2,3- 二氢 -2,2,6- 三甲基苯甲醛（4.01%）、乙酸乙酯（3.47%）、乙酸甲酯（2.56%）、1- 戊醇（2.40%）、3-甲基 - 正丁醇（2.23%）、2- 环己烯 -1- 酮（2.06%）、戊醛（2.00%）、2,6- 二甲基环己醇（1.90%）、苯甲醛（1.75%）、苄醇（1.52%）、苯乙醛（1.37%）、二氢弥猴桃内酯（1.28%）、丙酸甲酯（1.10%）、甲基庚烯酮（1.07%）、柠檬烯（1.06%）、顺 -2- 戊烯 -1-醇（1.04%）、3,4- 二甲基 -2- 己酮（1.01%）等

【性味与功效】味甘，性平。滋补肝肾，益精明目。用于虚劳精亏，腰膝酸痛，眩晕耳鸣，阳萎遗精，内热消渴，血虚萎黄，目昏不明。

辣椒 ▼

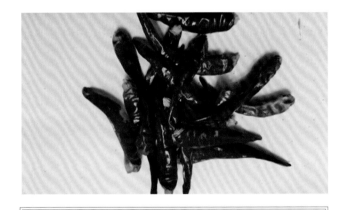

【基源】茄科辣椒属植物辣椒 *Capsicum annuum* Linn. 或其栽培变种的干燥成熟果实。

【形态特征】一年生或有限多年生植物；高 40~80cm。叶互生，矩圆状卵形或卵状披针形，长 4~13cm，宽 1.5~4cm，全缘。花单生，俯垂；花萼杯状，不显著 5 齿；花冠白色，裂片卵形；花药灰紫色。果梗较粗壮，俯垂；果实长指状，顶端渐尖且常弯曲，未成熟时绿色，成熟后成红色、橙色或紫红色，味辣。种子扁肾形，长 3~5mm，淡黄色。花果期 5~11 月。

【习性与分布】耐高温，也耐低温。较耐旱，不耐积水。全国各地均有分布。

【挥发油含量】水蒸气蒸馏的闽辣椒的得油率为 0.10%~2.60%；果实油树脂的得率为 15.00%；超临界萃取的得油率为 1.70%。

【芳香成分】辣椒果实挥发油的主成分多为油酸甲酯（20.80%~52.02%），也有主成分不同的报告。张恩让等（2009）用水蒸气蒸馏法提取的贵州贵阳产'遵椒 1 号'辣椒挥发油的主要成分为：油酸甲酯（49.48%）、2- 乙基丙烷（23.90%）、11,14- 二烯二十酸甲酯（13.36%）、十三酸甲酯（6.62%）、甲基正壬酮（2.50%）、芳樟醇（1.43%）、十四醛（1.40%）等；'天宇 3 号'的主要成分为：α- 紫穗槐烯（33.63%）、2- 乙基丙烷（25.18%）、油酸甲酯（5.56%）、十四醛（4.13%）、甲基正壬酮（3.41%）、异戊醇（3.05%）、诺品烯（2.36%）、苯甲醇（2.11%）、(3E)-9- 甲基 -3- 十一烯（1.77%）、11,14- 二烯二十酸甲酯（1.56%）、2- 甲基丁酸己酯（1.32%）、碘壬烷（1.19%）、己酸己酯（1.11%）、1- 碘十一烷（1.04%）、4,8- 二甲基 -1,7- 壬二环 -4烯（1.04%）等；'党武辣椒'的主要成分为：十四醛（22.96%）、亚油醛（14.20%）、油酸甲酯（12.99%）、2-乙基丙烷（9.82%）、11,14- 二烯二十酸甲酯（3.72%）、十三酸甲酯（2.50%）、2- 甲基丁酸己酯（2.16%）、2,4a,5,6,7,8,9,9a 八 - 氢 -3,5,5 三 - 甲基 -9- 甲烯基苯并环庚烯（1.86%）、葵花醇（1.78%）、己酸己酯（1.59%）、4Z-4- 十二烯 -1- 醇（1.41%）、芳樟醇（1.30%）、α-紫穗槐烯（1.05%）等。李达等（2015）用顶空固相微萃取法提取的贵州绥阳产'米椒'挥发油的主要成分为：5- 倍半萜烯（12.73%）、糠醛（9.30%）、β- 榄香烯（7.92%）、2- 甲基十三烷（7.04%）、2- 甲基 -1-十四烷（5.12%）、正己醛（4.48%）、十五烷（4.38%）、2- 甲基十四烷（4.32%）、壬醛（4.31%）、香橙烯（3.87%）、对二甲苯（3.18%）、苯乙醇（2.95%）、α- 雪松烯（2.87%）、2,6- 二甲基吡嗪（2.68%）、2,5-呋喃二酮（2.25%）、2- 甲基 -1- 十五烷（2.05%）、

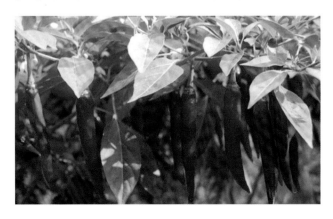

十六烷（1.84%）、5-甲基糠醛（1.57%）、γ-芹子烯（1.57%）、十四烷（1.51%）、9,10-脱氢异长叶烯（1.31%）、己基异丁酸酯（1.29%）、2,6-二叔丁基对甲酚（1.25%）、γ-雪松烯（1.24%）、十七烷（1.10%）、2-甲基吡嗪（1.03%）、2-甲基丁酸己酯（1.01%）等；贵州遵义产朝天椒挥发油的主要成分为：2-甲基十三烷（29.63%）、2-甲基-1-十四烷（11.71%）、2-甲基十四烷（9.55%）、β-榄香烯（8.14%）、5-倍-半萜烯（4.66%）、壬醛（4.13%）、十四烷（3.70%）、2,6-二叔丁基对甲酚（3.41%）、十五烷（2.89%）、异戊酸己酯（2.62%）、2-甲基-1-十五烷（2.48%）、2-甲基丁酸己酯（2.22%）、2-丁基-1-癸烯（2.14%）、γ-雪松烯（1.87%）、9,10-脱氢异长叶烯（1.79%）、十六烷（1.79%）、α-荜澄茄烯（1.67%）、α-雪松烯（1.20%）、芳樟醇（1.19%）等。李达等（2009）用固相微萃取法提取的贵州贵阳产辣椒挥发油的主要成分为：棕榈酸（19.39%）、亚油酸（12.16%）、油酸（11.63%）、2-甲基十三烷（7.08%）、硬脂酸（5.70%）、2-甲基-1-十四烷（5.65%）、2-甲基丁酸己酯（4.64%）、2-甲基十四烷（4.20%）、γ-雪松烯（3.29%）、5-倍半萜烯（3.28%）、己酸己酯（2.82%）、橙花叔醇（2.19%）、α-雪松烯（1.96%）、2-基-1-十五烷（1.16%）、异戊酸己酯（1.11%）等。孟君等（2019）用乙醇回流法提取的辣椒挥发油的主要成分为：茴香脑（22.76%）、顺-11-十八碳烯酸（17.26%）、辣椒素（12.58%）、油酸（10.59%）、(Z)-17-十八烷二醛（5.56%）、邻苯二甲酸二（α-乙基己）酯（4.54%）、亚油酸（4.38%）、N-乙酰氨基葡萄糖（4.18%）、胍（2.73%）、洛里维德（2.37%）、11,13-十二碳二烯酸甲酯（1.71%）等。杜勃峰等（2019）用顶空固相微萃取法提取的贵州大方产'线椒'挥发油的主要成分为：呋喃甲醇（21.97%）、γ-丁内酯（12.15%）、5-甲基糠醛（7.79%）、1,3-丁二醇（6.29%）、糠醛（5.90%）、2,3-丁二醇（5.85%）、β-榄香烯（4.75%）、正己醛（3.70%）、2,5-呋喃二酮（3.52%）、5-倍半萜烯（3.25%）、对二甲苯（3.25%）、环戊-2-烯-1,4-二酮（2.06%）、异丁酸己酯（1.43%）、β-雪松烯（1.53%）、苯乙醛（1.21%）、δ-3-蒈烯（1.17%）、二氢猕猴桃内酯（1.17%）、α-雪松烯（1.13%）、樟脑（1.10%）、2-甲基十四烷（1.06%）、十五烷（1.03%）等。

【性味与功效】味辛，性热。温中散寒，开胃消食。用于寒滞腹痛，呕吐，泻痢，冻疮。

华山参 ▼

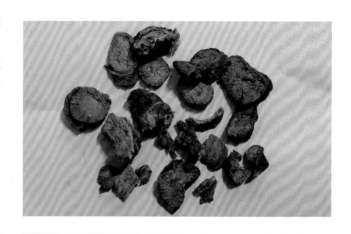

【基源】茄科泡囊草属植物漏斗泡囊草 *Physochlaina infundibularis* Kuang 的干燥根。

【形态特征】高20~60cm；根状茎短而粗壮。叶互生，叶片草质，三角形，有时近卵形，长4~9cm，宽4~8cm，边缘有少数三角形大牙齿。花生于顶生或腋生伞形式聚伞花序上，具小而鳞片状的苞片。花萼漏斗状钟形，5中裂。花冠漏斗状钟形，长约1cm，绿黄色，筒部略带浅紫色。蒴果直径约5mm。种子肾形，浅桔黄色。花期3~4月，果期4~6月。

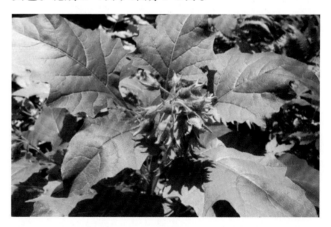

【习性与分布】生于山谷或林下。分布于陕西、河南、山西。

【挥发油含量】水蒸气蒸馏的华山参的得油率为0.61%。

【芳香成分】李松武等（2005）用水蒸气蒸馏法提取的河南产华山参挥发油的主要成分为：3-甲氧基-4-丙氧基苯甲醛（40.30%）、十五烷（20.13%）、7-羟基-6-甲氧基香豆素（6.17%）、丁二醇（6.12%）、2-硝基苯甲酸（5.91%）、十三碳酸（4.94%）、1-十三碳烯（3.17%）、3,4-二甲氧基甲苯（1.78%）、

1- 十七碳炔（1.62%）、3- 呋喃甲醇（1.49%）等。

【性味与功效】味甘、微苦、涩，性热，有毒。温肺祛痰，平喘止咳，安神镇惊。用于寒痰喘咳，惊悸失眠。

锦灯笼 ▼

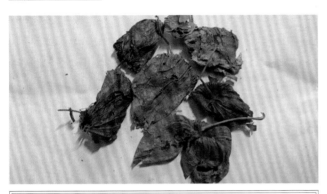

【基源】茄科酸浆属植物挂金灯（酸浆）*Physalis alkekengi* Linn. var. *francheti* (Mast.) Makino 的干燥宿萼或带果实的宿萼。

【形态特征】与原变种的区别在：茎较粗壮，茎节膨大；叶仅叶缘有短毛；花梗近无毛或仅有稀疏柔毛，果时无毛；花萼除裂片密生毛外筒部毛被稀疏，果萼毛被脱落而光滑无毛。

【习性与分布】常生于田野、沟边、山坡草地、林下或路旁水边。分布于除西藏外的全国各地。

【芳香成分】许亮等（2007）用水蒸气蒸馏法提取的辽宁千山产锦灯笼药材挥发油的主要成分为：n- 十六（碳）酸（41.97%）、3,7,11- 三甲基 -1,6,10- 十二（碳）三烯 -3- 醇（17.86%）、9,12- 十八（碳）二烯酸（6.26%）、杜松醇（6.06%）、辛酸（3.75%）、金合欢酮（2.42%）、肉豆蔻酸（2.37%）、1,5- 二甲基 -3- 羟基 -8-(1- 甲烯基 -2- 羟基乙基)- 二环 [4.4.0]

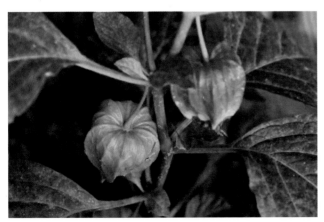

十 (碳)-5- 烯（1.71%）、(-)- 匙叶桉油烯醇（1.64%）、六氢金合欢酮（1.12%）、邻苯二甲酸辛丁酯（1.09%）、9,12- 十八 (碳) 二烯酸甲酯（1.05%）等。

【性味与功效】味苦，性寒。清热解毒，利咽化痰，利尿通淋。用于咽痛音哑，痰热咳嗽，小便不利，热淋涩痛；外治天疱疮，湿疹。

【注】挂金灯除宿萼或带果实的宿萼《药典》入药外，根（酸浆根）也可入药。水蒸气蒸馏的挂金灯干燥根茎的得油率为 0.08%。用水蒸气蒸馏法提取的吉林九台产挂金灯干燥根茎挥发油的主要成分为：n- 十六酸（45.18%）、十六酸乙酯（14.60%）、8,9- 二脱氢 -9- 甲酰异长叶烯（7.86%）、十九烷（3.22%）、6,9- 十八碳二烯酸甲酯（3.00%）、(Z)-9- 十八碳烯酰胺（2.87%）、马铃薯螺二烯酮（2.55%）、十七烷（1.86%）、二十五烷（1.58%）、十六烷（1.51%）、十八烷（1.48%）、十六酸甲酯（1.48%）、(E)-11- 十六碳烯酸（1.41%）、四十四烷（1.17%）、十五烷（1.00%）等（周正辉等，2012）。酸浆根味苦，性寒。清热，利湿。治黄疸，疟疾，疝气。

天仙子 ▼

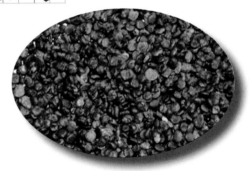

【基源】茄科天仙子属植物天仙子 *Hyoscyamus niger* Linn. 的干燥成熟种子。

【形态特征】二年生草本，高达 1m，全体被粘性腺毛。自根茎发出莲座状叶丛，卵状披针形，长可达 30cm，宽达 10cm，边缘有粗牙齿或羽状浅裂；茎生叶卵形，羽状浅裂或深裂。花单生，成蝎尾式总状花序。花萼筒状钟形；花冠钟状，黄色而脉纹紫堇色。蒴果长卵圆状，长约 1.5cm，直径约 1.2cm。种子近圆盘形，直径约 1mm，淡黄棕色。夏季开花、结果。

【习性与分布】常生于山坡、路旁、住宅区及河岸沙地。喜温暖湿润气候。分布于华北、西北及西南，

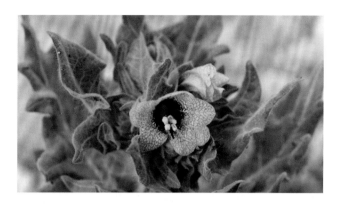

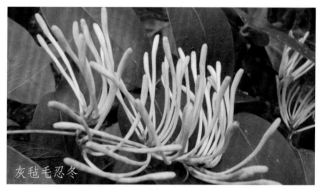

灰毡毛忍冬

华东有栽培或逸为野生。

【芳香成分】王秀琴等（2013）用水蒸气蒸馏法提取的天仙子挥发油的主要成分为：棕榈酸（28.30%）、亚油酸（26.85%）、油酸（14.39%）、己醛（10.24%）等。

【性味与功效】味苦，性温。解痉止痛，平喘，安神。用于胃脘挛痛，喘咳，癫狂。

山银花 ▼

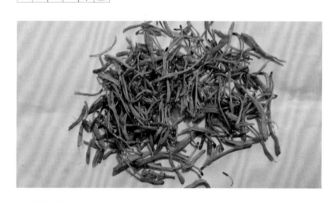

【基源】忍冬科忍冬属植物灰毡毛忍冬（大花忍冬）*Lonicera macranthoides* Hand.-Mazz.、红腺忍冬（菰腺忍冬）*Lonicera hypoglauca* Miq.、华南忍冬 *Lonicera confusa* DC. 或黄褐毛忍冬 *Lonicera fulvotomentosa* Hsu et S.C.Cheng 的干燥花蕾或带初开的花。

【形态特征】灰毡毛忍冬：半常绿藤本；幼枝、叶柄和总花梗均被开展的黄白色或金黄色长糙毛和稠密的短糙毛。叶近革质或厚纸质，卵形至披针形，长5~14cm。花微香，双花腋生，常于小枝稍密集成伞房状花序；苞片披针形，长2~5mm；小苞片卵形；花冠白色，后变黄色，长3.5~9cm，唇形。果实黑色，圆形或椭圆形，长8~12mm。花期4~5月，果熟期7~8月。

红腺忍冬：落叶藤本；幼枝、叶柄、叶下面和上面中脉及总花梗均密被上端弯曲的淡黄褐色短柔毛。叶纸质，卵形，长6~11.5cm。双花单生至多朵集生于侧生短枝上，或于小枝顶集合成总状；苞片条状披针形；小苞片卵形；花冠白色，有时有淡红晕，后变黄色，长3.5~4cm，唇形。果实熟时黑色，近圆形；种子淡黑褐色，椭圆形。花期4~6月，果熟期10~11月。

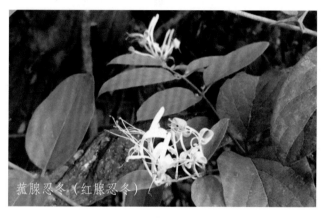

菰腺忍冬（红腺忍冬）

华南忍冬：半常绿藤本。叶纸质，卵形，长3~7cm。花有香味，双花腋生或于小枝或侧生短枝顶集合成短总状花序，有明显的总苞叶；苞片披针形，长1~2mm；小苞片圆卵形；萼筒长1.5~2mm，被短糙毛；萼齿披针形或卵状三角形；花冠白色，后变黄色，长3.2~5cm，唇形。果实黑色，近圆形，长6~10mm。花期4~5月，有时9~10月开第二次花，果熟期10月。

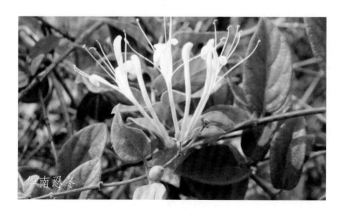

华南忍冬

黄褐毛忍冬：藤本；幼枝、叶柄、叶下面、总花梗、苞片、小苞片和萼齿均密被黄褐色毡毛状糙毛。冬芽约具 4 对鳞片。叶纸质，卵状矩圆形至矩圆状披针形，长 3~11cm。双花排列成腋生或顶生的短总状花序；苞片钻形，长 5~7mm；小苞片卵形至条状披针形；萼筒倒卵状椭圆形，萼齿条状披针形；花冠先白色后变黄色，长 3~3.5cm，唇形。花期 6~7 月。

【习性与分布】灰毡毛忍冬：生于山谷和山坡林中或灌丛中，海拔 400~1500m。分布于浙江、江西、福建、台湾、湖南、广东、广西、四川、贵州、云南和西藏。红腺忍冬：生于灌丛或疏林中，海拔 200~1500m。分布于安徽、浙江、江西、福建、台湾、湖北、湖南、广东、广西、四川、贵州、云南。华南忍冬：生于丘陵地的山坡、杂木林和灌丛中及平原旷野路旁或河边，海拔最高达 800m。分布于广东、海南和广西。黄褐毛忍冬：生于山坡岩旁灌木林中或林中，海拔 850~1300m。分布于广西、贵州和云南。

【挥发油含量】水蒸气蒸馏的菰腺忍冬干燥花蕾的得油率为 0.54%，灰毡毛忍冬花蕾的得油率为 0.01%~0.05%。超临界萃取的灰毡毛忍冬花蕾的得油率为 0.71%~4.42%。

【芳香成分】灰毡毛忍冬：灰毡毛忍冬花蕾挥发油的主成分多为芳樟醇（15.77%~43.36%），也有主成分不同的报告。刘亚等（2017）用水蒸气蒸馏法提取的贵州安龙产灰毡毛忍冬干燥花蕾挥发油的主要成分为：芳樟醇（43.36%）、α-松油醇（10.51%）、香叶醇（10.41%）、亚油酸甲酯（6.84%）、3,4-二甲氧基苯乙烯（3.64%）、棕榈酸甲酯（2.97%）、橙花醇（2.64%）、十九醇（1.72%）、顺-α,α-5-三甲基-5-乙烯基四氢化呋喃-2-甲醇（1.09%）、(Z)-氧代环十七碳-8-烯-2-酮（1.07%）、油酸乙酯（1.04%）等。唐丽君等（2010）用水蒸气蒸馏法提取的湖南隆回产灰毡毛忍冬干燥花蕾挥发油的主要成分为：棕榈酸（30.00%）、六氢金合欢基丙酮（5.49%）、金合欢醇异构体（5.17%）、亚麻酸甲酯（5.02%）、葡萄籽油（3.84%）、肉豆蔻酸（3.65%）、反式橙花叔醇（3.52%）、松油醇（3.35%）、十二炔酸（3.21%）、植醇（3.21%）、芳樟醇（2.66%）、橙花醇（2.45%）、十四烷（1.71%）、α-没药醇氧化物 B(1.70%)、3,7-二甲基-1,5,7-辛三烯-3-醇（1.69%）、棕榈酸乙酯（1.55%）、亚油酸甲酯（1.55%）、癸醇（1.51%）、硬脂酸（1.50%）、3,5,11,15-四甲基-1-十六烯-3-醇（1.15%）等；用超临界 CO2 萃取法提取的灰毡毛忍冬干燥花蕾挥发油的主要成分为：四十一烷醇（20.80%）、棕榈酸（14.10%）、亚麻酸甲酯（10.70%）、葡萄籽油（10.20%）、二十五烷（9.69%）、四十烷（6.92%）、穿贝海绵甾醇（3.57%）、硬脂酸（3.52%）、三十四烷（3.03%）、维生素 E（2.58%）、三十六烷（1.86%）、棕榈酸十八酯（1.34%）、二氢菜子醇（1.16%）、草酸、十二烷基 -2-苯基乙基酯（1.01%）等。王振中等（2008）用水蒸气蒸馏法提取的湖南隆回产灰毡毛忍冬干燥花蕾挥发油的主要成分为：棕榈酸甲酯（20.07%）、棕榈酸（13.52%）、十五酸（9.03%）、茴香脑（7.62%）、6,10,14-三甲基 -2-十五烷酮（6.33%）、9,12,15-十八酸-甲酯（6.21%）、十氢 -4a-甲基-萘（4.43%）、3,7,11-三甲基 -1,6,10-十二烷三烯 -3-醇（4.29%）、9,12-十八酸(Z,Z)-甲酯（3.67%）、8,11-十八酸-甲酯（3.56%）、苯甲酸苄酯（3.03%）、石竹烯（1.97%）、2,3,4,7,8,8a-六氢 -3,6,8,8-四甲基 -1H-3a,7-亚甲基薁（1.91%）、α-珀杷烯（1.30%）、金合欢二醇（1.20%）、邻苯二甲酸二丁酯（1.01%）等。孙中海等（2013）用超临界 CO2 萃取法提取的湖南邵阳产灰毡毛忍冬干燥花蕾挥发油的主要成分为：二十九烷（27.58%）、正十六酸（10.17%）、维他命 E（9.41%）、三十烷（8.30%）、γ-谷甾醇（7.35%）、(Z,Z,Z)-9,12,15-十八碳二烯酸（7.29%）、菜油甾醇（3.66%）、十四烷（3.65%）、苯乙醇（2.24%）、豆甾醇（1.83%）、2-十七烷酮（1.73%）、叶绿醇（1.49%）、二十八烷（1.30%）、反式角鲨烯（1.29%）、三十烷（1.27%）、甲酯十四烷酸（1.10%）、1,9-辛基二十烷（1.08%）、十七烷（1.02%）等。

红腺忍冬：王振中等（2008）用水蒸气蒸馏法提取的湖南隆回产红腺忍冬干燥花蕾挥发油的主要成分为：棕榈酸甲酯（20.48%）、棕榈酸（12.59%）、十五酸（8.09%）、9,12,15-十八酸-甲酯（7.29%）、茴香脑（7.26%）、6,10,14-三甲基 -2-十五烷酮（6.59%）、3,7,11-三甲基 -1,6,10-十二烷三烯 -3-醇（4.05%）、十氢 -4a-甲基-萘（3.19%）、苯甲酸苄酯（3.02%）、8,11-十八酸-甲酯（2.94%）、2,3,4,7,8,8a-六氢 -3,6,8,8-四甲基,1H-3a,7-亚甲基薁（1.89%）、α-珀杷烯（1.29%）、石竹烯（1.09%）、邻苯二甲酸二丁酯（1.08%）、金合欢二醇（1.06%）等。刘亚等（2017）用水蒸气蒸馏法提取的贵州安龙产菰腺忍冬干燥花蕾挥发油的主要成分为：芳樟醇（48.45%）、α-松油醇（11.30%）、香叶醇（10.78%）、3,7,11-三甲基 -2,6,10-十二烷三烯 -1-醇（4.70%）、(-)-4-萜品醇（3.48%）、橙花醇（2.74%）、反式 -橙花叔醇（2.26%）、(Z)-3,7-二甲基 -1,3,6-十八烷三烯（1.73%）、3,7-二甲基辛 -1,5,7-三烯 -3-醇

（1.60%）、苯乙醛（1.12%）、萜品烯（1.09%）等。荀占平等（2005）用水蒸气蒸馏法提取的重庆南川野生菰腺忍冬干燥花蕾挥发油的主要成分为：棕榈酸（49.27%）、亚油酸（16.97%）、(Z,Z,Z)-9,12,15-十八碳三烯酸甲酯（11.63%）、二十二烷（2.96%）、硬脂酸（1.74%）、(Z,Z)-9,12-十八碳二烯酸（1.59%）、1-十九烯（1.56%）、二十烷（1.02%）等。

华南忍冬：王振中等（2008）用水蒸气蒸馏法提取的湖南隆回产华南忍冬干燥花蕾挥发油的主要成分为：棕榈酸甲酯（20.59%）、棕榈酸（15.29%）、茴香脑（7.59%）、9,12,15-十八酸-甲酯（7.29%）、6,10,14-三甲基-2-十五烷酮(6.29%)、十五酸（5.97%）、3,7,11-三甲基-1,6,10-十二烷三烯-3-醇（4.29%）、9,12-十八酸(Z,Z)-甲酯（3.75%）、苯甲酸苄酯（3.07%）、8,11-十八酸-甲酯（2.67%）、二十烷（2.01%）、2,3,4,7,8,8a-六氢-3,6,8,8-四甲基,1H-3a,7-亚甲基奠（1.85%）、石竹烯（1.59%）、金合欢二醇（1.09%）、邻苯二甲酸二丁酯（1.08%）等。

黄褐毛忍冬：刘亚等（2017）用水蒸气蒸馏法提取的贵州安龙产黄褐毛忍冬干燥花蕾挥发油的主要成分为：邻苯二甲酸二丁酯（21.45%）、9,12,15-十八烷三烯酸甲酯（15.59%）、棕榈酸乙酯（10.59%）、香叶醇(9.63%)、芳樟醇(4.58%)、亚麻酸乙酯（3.02%）、玫瑰醚（2.93%）、油酸乙酯（2.39%）、二环己基甲酮（1.75%）、叶绿醇（1.61%）、苯乙醇（1.55%）、(E)-3,7-二甲基-2,6-辛二烯醛（1.17%）、大马士酮（1.12%）、(Z)-11-十四烯醋酸酯（1.02%）等。

【性味与功效】味甘，性寒。清热解毒，疏散风热。用于痈肿疔疮，喉痹，丹毒，热毒血痢，风热感冒，温病发热。

金银花 ▼

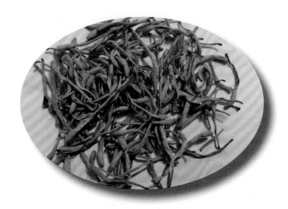

【基源】忍冬科忍冬属植物忍冬 *Lonicera japonica* Thunb. 的干燥花蕾或带初开的花。

【形态特征】半常绿藤本；幼枝密被黄褐色硬直糙毛、腺毛和短柔毛。叶纸质，卵形至矩圆状卵形，长3~9.5cm。苞片大，叶状，卵形至椭圆形；萼齿卵状三角形或长三角形；花冠白色，有时基部向阳面呈微红，后变黄色，唇形。果实圆形，直径6~7mm，熟时蓝黑色；种子卵圆形，褐色，长约3mm。花期4~6月（秋季亦常开花），果熟期10~11月。

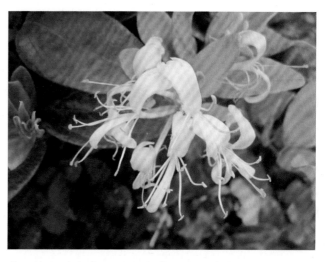

【习性与分布】生于山坡灌丛或疏林中、乱石堆、山足路旁及村庄篱笆边，海拔最高达1500m。耐旱、耐寒、耐瘠薄，也耐水湿。喜阳、耐阴。分布于除黑龙江、内蒙古、宁夏、青海、新疆、海南、西藏外的全国各省区。

【挥发油含量】水蒸气蒸馏的金银花的得油率为0.01%~3.02%；超临界萃取的花蕾的得油率为0.56%~16.81%；亚临界萃取的得油率为2.17%；有机溶剂萃取的得油率为0.03%。

【芳香成分】宋兴良等（2010）用水蒸气蒸馏法提取的安徽产金银花挥发油的主要成分为：棕榈酸（22.54%）、二十九烷（11.97%）、3-甲氧基-1,2-丙二醇（7.73%）、11,14,17-二十碳三烯酸甲酯（6.21%）、十六烷酸甲酯（5.45%）、(Z,Z)-9,12-十八碳二烯酸甲酯（3.96%）、亚麻醇（3.55%）、柏木醇（2.94%）、12-甲基-十四酸甲酯（2.70%）、二十一烷(2.09%)、十八烷（1.68%）、十七烷（1.47%）、6-10,14-三甲基-2-十五烷酮（1.08%）等。杜成智等（2014）用水蒸气蒸馏法提取的广西产金银花花挥发油的主要成分为：软脂酸（29.79%）、ζ-依兰油烯（5.33%）、亚麻酸甲酯（4.51%）、十八烷-9,12-二烯酸（3.54%）、α-法呢烯（3.35%）、(Z,E)-α-金合欢烯（3.27%）、异植物醇（3.18%）、橙花叔醇（3.15%）、β-桉叶醇（3.15%）、亚油酸（2.92%）、[1S-(1a,4a,7a)]-1,2,3,4,5,6,7,8-八氢化-1,4-二甲基-7-(1-甲基乙烯基)薁（2.75%）、卡达烯（2.50%）、8,11-十八碳二烯酸甲酯（2.31%）、β-倍半水芹烯（2.27%）、14-甲基十五烷酸甲酯（2.02%）、硬脂酸（1.51%）、薑萜（1.13%）等。徐小娜等（2016）用水蒸气蒸馏法提取的湖南隆回产金银花挥发油的主要成分为：环己烷（49.93%）、棕榈酸（11.10%）、反-α,α-5-三甲基-5-乙烯基四氢化-2-呋喃甲醇（6.32%）、β-芳樟醇（5.63%）、2,6-二甲基-3,7-辛二烯-2,6-二醇（5.39%）、环氧芳樟醇（4.67%）、六氢法呢基丙酮（1.97%）、2-乙烯基四氢-2,6,6-三甲基-2H-吡喃（1.49%）、十六烷酸甲酯（1.42%）、优香芹酮（1.38%）、十四烷酸（1.33%）等。杨敏丽等（2007）用水蒸气蒸馏法提取的宁夏固原7月份采收的金银花挥发油的主要成分为：芳樟醇（13.47%）、香芹酚（7.67%）、邻苯二甲酸二丁酯（7.54%）、百里香酚（6.91%）、苯乙醇（5.62%）、4,4,7a-三甲基-5,6,7,7a-四氢-2(4H)-苯并呋喃（3.58%）、丁子香酚（2.80%）、苯甲醇（2.57%）、安息香酸叔丁基酯（2.56%）、4-甲基苯酚（2.43%）、4-甲基-3-戊烯-2-酮（2.03%）、2,3-二甲基-2,3-二氢-4,5-二乙基呋喃（1.94%）、3,7,7-三甲基-[1α,3α,6α]-二环[4.1.0]-4-庚醇（1.84%）、茉莉酮（1.84%）、3-甲基-3-乙基戊烷（1.79%）、苯甲醛（1.77%）、杜烯（1.59%）、苯乙醚（1.19%）、异丙基环己烷（1.19%）、1,3-环戊二烯-5-异丙基烯（1.00%）等。王国亮等（1992）用水蒸气蒸馏法提取的河南封丘产金银花挥发油的主要成分为：香树烯（28.76%）、芳樟醇（13.12%）、香叶醇（13.05%）、广藿香烯（2.56%）、乙酸香叶酯（2.15%）、金合欢醇（2.15%）、β-丁香烯（1.36%）、α-珀珀烯（1.30%）、橙花叔醇（1.12%）等。姚育法等（2000）用超临界CO_2萃取法提取的山东产金银花挥发油的主要成分为：二十五烷（23.71%）、十八酸甲酯（9.96%）、二十四烷（7.94%）、绿叶醇（7.89%）、十三烷（5.38%）、二十六烷（5.14%）、1-十八醇（3.37%）、十六酸甲酯（2.80%）、叶绿醇（2.61%）、十四油酸甲酯（2.16%）、十二酸甲酯（1.70%）、α-绿叶烯（1.65%）、α-愈创木烯（1.34%）、3-十三烷酮（1.23%）、δ-愈创木烯（1.21%）、二十一烷（1.11%）、6,10,14-三甲基-2-十五烷酮（1.01%）等。狄留庆等（2003）用超临界CO_2萃取法提取的金银花挥发油的主要成分为：二十九烷（30.49%）、十九烷（14.60%）、三烯丙基甲基硅烷（8.44%）、2-甲基-茚-2-醇（8.02%）、二十七烷（5.86%）、木焦油酸甲酯（5.03%）、二十八烷（4.02%）、丁羟甲苯（3.53%）、n-十六酸（3.47%）、十五烷（1.53%）、三十六碳酸甲酯（1.38%）、十六烷（1.29%）、9,12-十八碳二烯酸（1.13%）、2,6,10,14-四甲基-十六烷（1.08%）、2,6,10,14-四甲基-十五烷（1.04%）等。王振中等（2008）用水蒸气蒸馏法提取的山东平邑产金银花挥发油的主要成分为：棕榈酸甲酯（21.28%）、棕榈酸（12.06%）、9,12,15-十八酸-甲酯（9.88%）、6,10,14-三甲基-2-十五烷酮（6.71%）、8,11-十八酸-甲酯（4.91%）、十八烷（4.45%）、萘酚（3.93%）、α-荜茄醇（3.33%）、二十烷（2.81%）、邻苯二甲酸二丁酯（2.57%）、2,6,10-三甲基-2-十四烷（1.57%）、苯甲酸苄酯（1.04%）等。杨金平等（2016）用水蒸气蒸馏法提取的山东平邑产金银花挥发油的主要成分为：邻苯二甲酸二丁酯（10.04%）、芳樟醇（8.01%）、3,7-二甲基-2-辛烯-1-醇（6.28%）、顺-3-辛-1-醇（5.60%）、(5E,9E)-6,10,14-三甲基-5,9,13-十五碳三烯-2-酮（4.42%）、亚油酸甲酯（4.39%）、大根香叶烯（3.22%）、β-荜澄茄烯（3.03%）、(1R,2R,6S,7S,8S)-1-甲基-8-(1-甲基乙基)-三环$[4.4.0.0^{2,7}]$癸-3-烯-3-醇（2.26%）、2-十七烷酮（2.30%）、匙叶桉油烯醇（2.03%）、苯甲酸苄酯（2.01%）、α-松油醇（1.95%）、d-樟脑（1.95%）、4-(2,6,6-三甲基-2-环己烯-1-基亚基)-2-丁酮（1.89%）、顺式-3,7-二甲基-2,6-辛二烯醇（1.73%）、反式-橙花叔醇（1.70%）、全氢法尼基丙酮（1.62%）、(角)鲨烯（1.55%）、2,6,10,15-四甲基-十七烷（1.51%）、亚麻酸乙酯（1.44%）、三十四烷（1.33%）、氧环十七碳-8-烯-2-酮（1.33%）、正十七烷（1.32%）、二十一烷（1.27%）、2-十三烷醇（1.23%）、邻苯二甲酸二异丁酯（1.20%）、香叶基香叶醇（1.17%）、橙化基丙酮（1.15%）、3,7,11-

三甲基 -2,6,10- 十二碳三烯醇（1.13%）、法呢基醇（1.12%）、硬脂酸甲酯（1.10%）、雪松醇（1.03%）等。

【性味与功效】味甘，性寒。清热解毒，疏散风热。用于痈肿疔疮，喉痹，丹毒，热毒血痢，风热感冒，温病发热。

忍冬藤 ▼

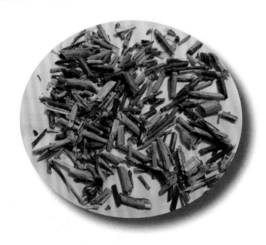

【基源】忍冬科忍冬属植物忍冬 *Lonicera japonica* Thunb. 的干燥茎枝。

【形态特征】同金银花。

【习性与分布】同金银花。

【挥发油含量】水蒸气蒸馏的忍冬藤的得油率为0.10%。

【芳香成分】杨廼嘉等（2008）用水蒸气蒸馏法提取的四川产忍冬藤挥发油主要成分为：芳樟醇（7.98%）、丹皮酚（3.73%）、苯甲醛（3.46%）、壬醛（3.19%）、3- 乙烯基吡啶（3.11%）、正庚醛（2.56%）、3- 羟基 -1- 辛烯（2.02%）、石竹烯（1.78%）、西洋丁香醛（1.75%）、6- 甲基 -5- 庚烯 -2- 酮（1.66%）、樟脑（1.64%）、4- 氨基苯乙烯（1.64%）、苎烯（1.59%）、α- 萜品烯醇（1.50%）、水杨酸甲酯（1.40%）、β- 紫罗兰酮（1.37%）、δ- 杜松萜烯（1.32%）、β- 雪松醇（1.29%）、正辛醇（1.28%）、(+)- 花侧柏烯（1.27%）、顺 -3- 己烯醇（1.26%）、紫穗槐烯（1.24%）、α- 雪松醇（1.24%）、白焦油（1.22%）、β- 萜品烯醇（1.14%）、2- 戊基呋喃（1.12%）、正己醇（1.11%）、香叶丙酮（1.08%）、2- 蒎烯（1.01%）等。

吴彩霞等（2009）用固相微萃取法提取的河南封丘产忍冬藤挥发油的主要成分为: [S-(E,E)]-1-甲基 -5- 亚甲基 -8-(1- 甲基乙基)-1,6- 环癸二烯（11.31%）、十六醛（11.30%）、(E,E)- 合金欢醛（7.85%）、(1S- 顺式)-1,2,3,5,6,8a- 六氢 -4,7- 二甲基 -1-(1- 甲基乙基)- 萘（6.70%）、十六烷（5.27%）、2- 甲基 - 十六烷（5.16%）、6- 十四炔（4.79%）、2,6,10,14- 三甲基 - 十五烷（4.46%）、十五烷（4.39%）、5- 丙基 - 十三烷（3.75%）、(+) 表 - 双环倍增水芹烯（3.45%）、十四醛（3.22%）、α- 石竹烯（2.86%）、6,10,14- 三甲基 -2- 十五烷酮（2.54%）、2,6,10,14- 四甲基 - 十六烷（2.50%）、1- 十八碳烯（2.48%）、14- 甲基 - 十五烷酸甲酯（2.08%）、邻苯二甲酸二正丁酯（1.90%）、壬醛（1.81%）、邻苯二甲酸二异丁酯（1.63%）等。谭黎明等（2010）用水蒸气蒸馏法提取的忍冬藤挥发油的主要成分为：n- 十六酸（45.86%）、9,12- 十八碳二烯酸乙酯（39.02%）、十四酸（1.80%）、十五烷酸（1.07%）、十八酸（1.02%）等。王书妍等（2011）用水蒸气蒸馏法提取的忍冬藤挥发油的主要成分为：邻苯二甲酸二异丁酯（5.42%）、樟脑（1.47%）、冰片（1.42%）、

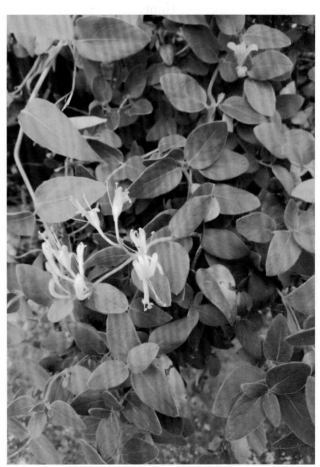

邻苯二甲酸二丁酯（1.30%）等。
【性味与功效】味甘，性寒。清热解毒，疏风通络。用于温病发热，热毒血痢，痈肿疮疡，风湿热痹，关节红肿热痛。

肉豆蔻 ▼

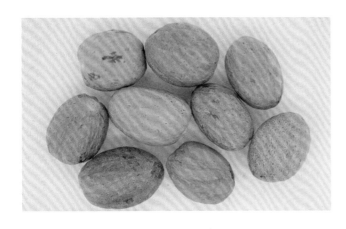

【基源】肉豆蔻科肉豆蔻属植物肉豆蔻 *Myristica fragrans* Houtt. 的干燥种仁。

【形态特征】小乔木。叶近革质，椭圆形或椭圆状披针形。雄花序长1~3cm，着花3~20，小花长4~5mm；花被裂片3~4，三角状卵形，外面密被灰褐色绒毛；雌花序较雄花序为长；着花1~2朵；花长6mm，直径约4mm；花被裂片3，外面密被微绒毛；小苞片着生在花被基部。果常单生；假种皮红色，至基部撕裂；种子卵珠形；子叶短，蜷曲，基部连合。

【习性与分布】喜热带和亚热带气候，抗寒性弱，忌积水。幼龄树喜阴，成龄树喜光。海南、台湾、广东、云南有栽培。

【挥发油含量】《药典》规定肉豆蔻含挥发油不得少于6.0%。水蒸气蒸馏的肉豆蔻的得油率为1.36%~12.59%；超临界萃取的得油率为6.78%~11.70%；微波辅助水蒸气蒸馏的得油率为4.53%~8.23%；冷榨法提取的种仁的得油率为1.00%。

【芳香成分】肉豆蔻挥发油的主成分多为肉豆蔻醚（14.19%~47.06%），也有主成分不同的报告。李荣等（2011）用水蒸气蒸馏法提取的云南产肉豆蔻挥发油的主要成分为：肉豆蔻醚(27.25%)、4-萜品醇（14.67%）、γ-松油烯（6.81%）、β-蒎烯（6.07%）、黄樟素（5.31%）、α-蒎烯（4.24%）、甲基丁香酚（4.19%）、榄香素（3.00%）、对伞花烃（2.88%）、α-松油烯（2.83%）、柠檬烯（2.61%）、β-水芹烯（2.38%）、肉豆蔻酸（2.23%）、α-松油醇（1.71%）、α-荜澄茄油烯（1.69%）、δ-萜品油烯（1.67%）、α-崖柏烯（1.45%）等。张根荣等（2016）用水蒸气蒸馏法提取的广西产肉豆蔻挥发油的主要成分为：4-亚甲基-1-(1-甲基乙基)-环己烯（15.72%）、4-萜烯醇（11.19%）、甲基丁香酚（10.91%）、肉豆蔻醚（9.97%）、榄香素（5.51%）、2-蒎烯（5.32%）、萜品烯（4.10%）、异丁香酚甲醚（3.82%）、黄樟素（3.05%）、左旋-β-蒎烯（2.82%）、(+)-4-蒈烯（2.70%）、肉豆蔻酸（2.16%）、4-异丙基甲苯（1.93%）、4-亚甲基-1-(1-甲基乙基)-双环[3.1.0]己烷（1.84%）、双戊烯（1.27%）、α-松油醇（1.22%）等。林杰等（2017）用水蒸气蒸馏法提取的春季采收的肉豆蔻挥发油的主要成分为：皮蝇磷（39.23%）、蒎烯（13.38%）、双戊烯（9.63%）、顺式-环己醇（4.21%）、榄香素（3.92%）、(-)-4-萜品醇（2.98%）、双噻唑（2.80%）、萜品烯（2.69%）、3-蒈烯（2.52%）、黄樟素（1.37%）、α-水芹烯（1.05%）等。曾志等（2012）用水蒸气蒸馏法提取的广东产肉豆蔻挥发油的主要成分为：柠檬烯（17.10%）、γ-萜品烯（15.57%）、α-萜品烯（12.88%）、α-异松油烯（12.23%）、α-蒎烯（9.72%）、肉豆蔻醚（7.52%）、4-松油醇（7.36%）、1-甲基-4-(1-甲基乙基)苯（5.21%）、黄樟素（3.15%）、α-水芹烯（2.67%）、莰烯（1.44%）、β-月桂烯（1.08%）等。李铁林等（1990）用水蒸气蒸馏法提取的肉豆蔻挥发油的主要成分为：香桧烯(28.10%)、α-蒎烯（10.40%）、萜品烯-4-醇（9.94%）、β-蒎烯（9.48%）、榄香脂素（5.46%）、γ-松油烯（4.21%）、柠檬烯（3.92%）、对-聚伞花素（3.34%）、肉豆蔻醚（3.12%）、龙脑烯(2.78%)、β-水芹烯（2.42%）、α-松油醇（1.39%）、α-异松油烯（1.18%）、δ-荜澄茄烯（1.16%）等。邱琴等（2004）用水蒸气蒸馏法提取的肉豆蔻挥发油的主要成分为：β-蒎烯（36.18%）、松油烯-4-醇（11.12%）、α-蒎烯（7.63%）、γ-松油烯（5.90%）、β-水芹烯（4.89%）、D-柠檬烯（4.78%）、4-蒈烯（3.97%）、桧烯（3.65%）、β-月桂烯（3.49%）、α-崖柏烯（2.62%）、2-蒈烯（2.05%）、肉豆蔻醚（1.35%）、α-水芹烯（1.26%）、3-蒈烯（1.12%）、黄樟醚（1.09%）、β-

伞花烃（1.05%）等；用超临界 CO_2 萃取法提取的肉豆蔻挥发油的主要成分为：肉豆蔻酸（24.31%）、肉豆蔻醚（19.50%）、榄香素（6.64%）、松油烯-4-醇（4.76%）、α-蒎烯（3.34%）、黄樟醚（2.93%）、异丁香酚甲基醚（2.73%）、9-十八碳烯酸（2.24%）、花生酸（2.23%）、γ-松油烯（2.06%）、4-烯丙基-2,6-二甲氧基-苯酚（1.46%）、月桂酸（1.30%）、4-莰烯（1.28%）、α-崖柏烯（1.19%）、β-蒎烯（1.06%）等。包玉敏等（2005）用低温蒸馏乙醚萃取法提取的海南产肉豆蔻挥发油的主要成分为：4-甲氧基-6-(2-丙烯基)-1,3-苯并二噁茂（20.72%）、β-水芹烯（17.74%）、6,6-二甲基-2-亚甲基-二环[3,1,1]庚烷（14.50%）、α-蒎烯（12.95%）、D-柠檬油精（5.52%）、十四碳酸（2.19%）、4-甲基-1-(1-甲乙基)-3-环己烯-1-醇（2.18%）、1-甲基-4-(1-甲乙基)苯（2.15%）、β-蒎烯（1.79%）、1-甲基-4-(1-甲基乙基)-1,4-环己二烯（1.67%）、5-(1-丙烯基)-1,3-苯并二噁茂（1.66%）、2-甲基-5-(1-甲乙基)-二环[3,1,0]-2-烯（1.41%）、2,6-二甲氧基-4-(2-丙烯基)苯酚（1.31%）、β-松油醇（1.17%）等。王远志等（2008）用水蒸气蒸馏法提取的肉豆蔻挥发油的主要成分为：β-水芹烯（29.34%）、α-蒎烯（12.66%）、β-蒎烯（10.61%）、1-甲基-5-异丙烯基-环己烯（6.40%）、4-甲基-1-(1-甲基乙基)-环己烯-1-醇（5.56%）、肉豆蔻醚（3.52%）、1,4-环己二烯（3.07%）、β-香叶烯（2.28%）、黄樟醚（2.23%）、4-莰烯（1.80%）、2-甲基-异丙基-双环[3.1.0]己-2-烯（1.68%）、1-甲基-3-(1-甲乙基)苯（1.23%）、甲基丁香酚（1.12%）等。

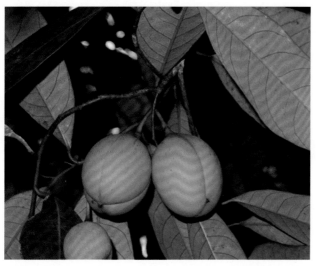

【性味与功效】味辛，性温。温中行气，涩肠止泻。用于脾胃虚寒，久泻不止，脘腹胀痛，食少呕吐。

沉香 ▼

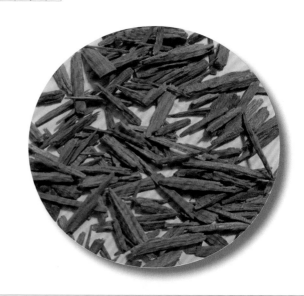

【基源】瑞香科沉香属植物白木香（土沉香）*Aquilaria sinensis* (Lour.) Spreng. 含有树脂的木材。

【形态特征】乔木，高5~15m。叶革质，圆形至长圆形，长5~9cm，宽2.8~6cm。花芳香，黄绿色，多朵，

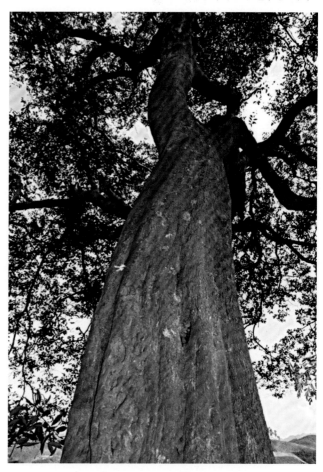

组成伞形花序；萼筒浅钟状，两面均密被短柔毛，5裂，裂片卵形；花瓣10，鳞片状，密被毛。蒴果卵球形，幼时绿色，长2~3cm，直径约2cm，2室，每室具有1种子，种子褐色，卵球形，长约1cm，宽约5.5mm。花期春夏，果期夏秋。

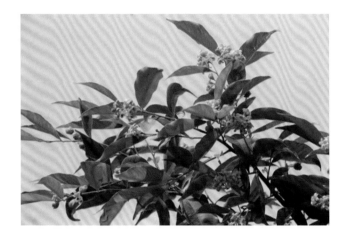

【习性与分布】喜生于低海拔的山地、丘陵以及路边阳处疏林中，海拔400~1000m。为弱阳性树种，幼时尚耐庇荫。分布区属高温多雨、湿润的热带和南亚热带季风气候。分布于广东、广西、海南、云南、福建、台湾。

【挥发油含量】水蒸气蒸馏的沉香的得油率为0.19%~9.70%，超临界萃取的得油率为0.62%~2.30%，亚临界萃取的得油率为0.88%~3.77%；有机溶剂萃取的得油率为0.89%~5.00%，纤维素酶辅助法提取的得油率为1.62%。乙醚超声萃取的得油率为4.00%~16.50%。

【芳香成分】沉香挥发油成分的研究较多，主成分差异较大，以白木香醛（5.43%~40.30%）为第一主成分的报告最多，其次为愈创木醇（9.24%~18.25%），也有主成分不同的报告。谷田等（2012）用水蒸气蒸馏法提取的海南尖峰岭产沉香挥发油的主要成分为：白木香醛（36.31%）、α–愈创木烯（14.12%）、雅榄蓝–7(11),9–二烯–8–酮（4.66%）、二十四（碳）烷（3.83%）、白檀油烯醇（3.80%）、α–沉香呋喃（3.18%）、肉豆蔻酸（2.75%）、α–古芸烯（2.17%）、顺式–9–十六碳烯酸（2.14%）、α–蛇麻烯（2.02%）、苍术醇（2.01%）、沉香螺萜醇（1.73%）、愈创木–1(10),11–二烯–9–酮（1.60%）、十五烷醛（1.52%）、(1S)–1,2,3,4,4a,5,6,8aα–八氢–4β,7–二甲基–1–异丙基萘–4aβ–酚（1.15%）、二十五（碳）烷（1.14%）等。赵艳艳等（2013）用水蒸气蒸馏法提取的通体造香技术形成的广东产沉香挥发油的主要成分为：2–异丙基–5–

甲基–9–亚甲基–双环[4.4.0]–十一–烯（12.05%）、β–瑟林烯（6.30%）、α–檀香醇（4.78%）、苄基丙酮（2.77%）、新异长叶烯（2.37%）、沉香螺旋醇（2.34%）、8–差向–γ–桉叶油醇（2.32%）、3,5,6,7,8,8a–六氢化–4,8a–二甲基–6–(1–甲基乙烯基)–2(1H)萘酮（1.48%）、α–榄香醇（1.40%）、4,6,6–三甲基–2–(3–甲基丁–1,3–二烯)–3–[5.1.0.02,4]乙二酸环辛烷（1.33%）、β–愈创木烯（1.18%）、γ–桉叶油醇（1.16%）、去氢–蜂斗菜酮（1.15%）、β–榄香烯异构体（1.11%）、圆柚酮（1.03%）等。王健松等（2017）用超临界CO_2萃取法提取的广东产沉香挥发油的主要成分为：γ–谷甾酮（14.78%）、2–(2–苯乙基)色酮（8.20%）、γ–谷甾醇（7.77%）、6–甲氧基–2–苯乙基色酮(异构体1)（6.78%）、6,7–二甲氧基–2–苯乙基色酮（6.11%）、邻苯二甲酸二–(2–乙基己基)酯（2.18%）、5,8–二羟基–4a–甲基–4,4a,4b,5,6,7,8,8a,9,10–十氢–2(3H)–菲酮（1.86%）、3,4,4a,5,6,7–六氢–4a,5–二甲基–3–(1–甲基乙烯基)–3S–[(3α,4aα,5α)]–1(2H)–萘酮（1.73%）、(4aR,5S)–1–羟基–4a,5–二甲基–3–(丙–2–亚甲基)–4,4a,5,6–四氢萘–2(3H)–酮（1.72%）等。杨友宝等（2004）用水蒸气蒸馏法提取的沉香挥发油的主要成分为：[1S–(1α,3aβ,4α,8aβ)]–十氢–4,8,8–三甲基–9–亚甲基–1,4–甲基薁（40.30%）、石竹烯氧化物（9.95%）、(+)–长茨基酮（6.22%）、环–异亚麻烯（3.74%）、沉香螺旋醇（2.67%）、顺式–Z–α–没药烯氧化物（2.62%）、桉油醇（2.01%）、异桉叶烯氧化物（1.86%）、长叶醛（1.43%）、2–异丙基–5–甲基–9–亚甲基–双环[4,4,0]十–1–烯（1.18%）、10,10–二甲基–2,6–二亚甲基双环[7,2,0]十一醛–5β–醇（1.17%）等。梁振益等（2005）用水蒸气蒸馏法提取的沉香挥发油的主要成分为：5–甲氧基–2–甲基–2–苯基–四氢呋喃（11.98%）、邻苯二甲酸二丁酯（11.05%）、n–棕榈酸（9.90%）、9–十八酸（7.70%）、N,N–二乙基–2–苯并唑胺（7.53%）、六蜂花烷（4.47%）、9,12–十八酸（3.14%）、2–异丙基–5–甲基–9–亚甲基–二环[4.4.0]十–1–烯（2.98%）、六甲基苯（2.92%）、3–苯基–2–丁酮（2.80%）、5,14–二丁基–十八烷（2.76%）、2–甲基–3–亚甲基–环戊基–羟基乙醛（2.72%）、1–氯–二十七烷（2.36%）、1–溴–二十四烷（2.22%）、4–(4–甲氧基苯基)–2–丁酮（1.90%）、1–(2,5–二羟基苯基)–乙酮（1.50%）、4,4a,5,6,7,8–六氢–4a,5–二甲基–3–(1–甲基亚乙基)–2(3H)–萘酮（1.42%）、土木香烯

（1.38%）、α-环氧没药烯（1.31%）、斯巴醇（1.16%）、2-亚甲基-6,8,8-三甲基-三环[5.2.2.0(1,6)]十一醛基-3-醇（1.02%）、氧化柠檬油精（1.00%）等。梅文莉等（2007）用乙醚浸提法提取第国产沉香挥发油的主要成分为：棕榈酸（14.63%）、油酸（10.77%）、1-苄氧基-8-萘酚（10.16%）、肉豆蔻酸（8.34%）、白木香醛（6.59%）、硬脂酸（5.97%）、2,4-二叔丁基苯酚（5.49%）、绒白乳菇醛（3.68%）、4-甲基-2,6-二叔丁基苯酚（3.07%）、(Z,Z,Z)-9,15,15-十八碳三烯酸（1.71%）、二十烷醇（1.39%）、2,6-二叔丁基-4-羟基-4-甲基-2,5-环己二烯-1-酮（1.08%）等。邓红梅等（2008）用超临界CO_2萃取法提取的广东电白产沉香挥发油的主要成分为：油酸（21.89%）、棕榈酸（17.66%）、硬脂酸（14.68%）、二丁基邻苯二甲酸酯（4.37%）、邻苯二甲酸二辛酯（4.20%）、4-乙酯基-2-(2-苯基-1-乙烯基)环庚三烯-2,4,6-三烯-1-酮（4.10%）、5-羟基-7-甲氧基-2-戊色酮（2.45%）、β-石竹烯（2.17%）、白木香醛（1.87%）、棕榈酸甲酯（1.78%）、2,4-二叔丁基苯酚（1.73%）、朱栾倍半萜（1.61%）、香兰素（1.58%）、丁香醛（1.52%）、沉香螺旋醇（1.18%）、(Z)-9-十八烯酸甲酯（1.07%）等。田佳佳等（2009）用水蒸气蒸馏法提取的沉香挥发油的主要成分为：棕榈酸乙酯（15.78%）、9-十八碳烯酸乙酯（11.22%）、1,2,4-三乙基苯酚（10.50%）、亚油酸乙酯（5.83%）、γ-蛇床烯（4.61%）、(+)-香橙烯（2.92%）、2,3-二氢-4,5-甲氧基-6-甲基-3-吲哚-1-酮（2.87%）、δ-蛇床烯（2.29%）、α-雪松醇（2.03%）、硬脂酸乙酯（1.67%）、β-马阿里烯（1.57%）、邻苯二甲酸二丁酯（1.44%）、2-(2-甲氧基-1-丙烯基)-1,4-二甲基-苯（1.29%）、苄基丙酮（1.13%）、十七(烷)酸乙酯（1.07%）、(-)-α-木香醇（1.00%）等。韩恰恰等（2019）用超临界CO_2萃取法提取的第1批国产沉香药材挥发油的主要成分为：2-(2-苯乙基)色酮（35.85%）、6-甲氧基-2-(2-苯乙基)色酮（17.05%）、白木香醛（4.71%）、β-檀香醇（1.23%）、苄基丙酮（1.15%）等；第2批沉香药材挥发油的主要成分为：6,7-二甲氧基-2-(2-苯乙基)色酮（29.69%）、6-甲氧基-2-(2-苯乙基)色酮（10.38%）、绒白乳菇醛（7.85%）、2-(2-苯乙基)色酮（6.97%）、6-(1-羟甲基)乙烯基-4,8a-二甲基-3,5,6,7,8,8a-六氢-1H-萘-2-酮（2.87%）、

6-羟基-7-甲氧基-2-(2-苯乙基)色酮（1.00%）等；水蒸气蒸馏法提取的第4批沉香药材挥发油的主要成分为：愈创木醇（15.68%）、4,4a,5,6,7,8-六氢-4a,5-二甲基-3-(1-甲基亚乙基)-2(3H)-萘酮（13.23%）、喇叭醇（6.00%）、异香橙烯环氧化物（5.33%）、(-)-马兜铃烯（4.81%）、α-愈创木烯（3.87%）、δ-蛇床烯（3.03%）、沉香螺醇（2.86%）、香橙烯氧化物-(2)（2.74%）、十六烷（1.18%）等；第5批沉香药材挥发油的主要成分为：4,4a,5,6,7,8-六氢-4a,5-二甲基-3-(1-甲基亚乙基)-2(3H)-萘酮（23.76%）、沉香螺醇（13.27%）、异香橙烯环氧化物（4.99%）、愈创木醇（4.49%）、(-)-马兜铃烯（4.04%）、十六烷（1.26%）、十五烷（1.17%）等。

【性味与功效】味辛、苦，性温。行气止痛，温中止呕，纳气平喘。用于胸腹胀闷疼痛，胃寒呕吐呃逆，肾虚气逆喘急。

芫花 ▼

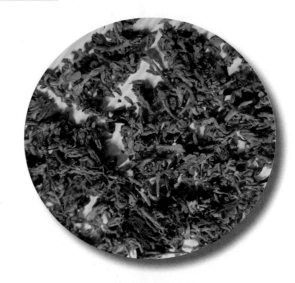

【基源】瑞香科瑞香属植物芫花 *Daphne genkwa* Sieb. et Zucc. 的干燥花蕾。

【形态特征】落叶灌木，高0.3~1m。叶对生，纸质，卵形至椭圆状长圆形，长3~4cm，宽1~2cm，全缘。花比叶先开放，紫色或淡紫蓝色，无香味，常3~6朵簇生于叶腋或侧生；花萼筒细瘦，筒状，外面具丝状柔毛，裂片4，卵形或长圆形。果实肉质，白色，椭圆形，长约4mm，包藏于宿存的花萼筒的下部，具1颗种子。

花期 3~5 月，果期 6~7 月。

【习性与分布】生于海拔 300~1000 m 的路旁及山坡林间。宜温暖的气候，耐旱怕涝。分布于山东、河南、河北、山西、陕西、甘肃、江苏、安徽、浙江、江西、福建、台湾、湖北、湖南、四川、贵州。

【挥发油含量】水蒸气蒸馏的芫花的得油率为 0.20%~0.28%。

【芳香成分】原思通等（1993）用水蒸气蒸馏法提取的河南登封产芫花挥发油的主要成分为：十八烯酸（33.61%）、十八二烯酸（26.15%）、二十一烷（20.56%）、十六酸（16.18%）、十八酸（5.63%）、6,10,14- 三甲基 -2- 十五酮（4.50%）、十五酸（4.42%）、十八三烯酸（4.35%）、十九烷（3.58%）、十六酸甲酯（3.38%）、二十三烷（2.62%）、十四酸（2.49%）、十七醇（1.78%）、二十五烷（1.44%）、十三醛（1.20%）、壬醛（1.06%）、2,6,10,14- 四甲基 - 十六烷（1.05%）、十二烷（1.03%）等。原思通等（1995）用水蒸气蒸馏法提取的芫花挥发油的主要成分为：二十一烷（25.83%）、十八酸（7.08%）、

十六酸（5.41%）、十六酸甲酯（2.60%）、十八烷（2.33%）、二十六烷（1.43%）、二十三烷（1.25%）、六氢金合欢基丙酮（1.08%）、菲（1.04%）等。周能等（2012）用水蒸气蒸馏法提取的芫花药材挥发油的主要成分为：棕榈酸（25.20%）、硬脂酸（4.10%）、亚油酸（3.56%）、植酮（3.09%）、亚油酸甲酯（2.02%）、棕榈酸甲酯（1.71%）、叶绿醇（1.38%）、9- 十八碳烯醛（1.02%）等。

【性味与功效】味苦，性寒，有毒。泻水逐饮；外用杀虫疗疮。用于水肿胀满，胸腹积水，痰饮积聚，气逆咳喘，二便不利；外治疥癣秃疮，痈肿，冻疮。

鱼腥草 ▼

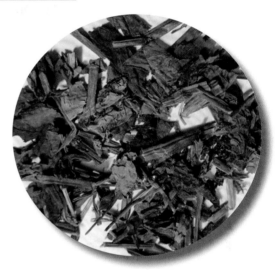

【基源】三白草科蕺菜属植物蕺菜 *Houttuynia cordata* Thunb. 的新鲜全草或干燥地上部分。

【形态特征】腥臭草本，高 30~60cm。叶薄纸质，有腺点，背面尤甚，卵形或阔卵形，长 4~10cm，宽 2.5~6cm，背面常呈紫红色；托叶膜质，长 1~2.5cm，下部与叶柄合生而成长 8~20mm 的鞘，且常有缘毛，基部扩大，略抱茎。花序长约 2cm，宽 5~6mm；总苞片长圆形或倒卵形，长 10~15mm，宽 5~7mm，顶端钝圆。蒴果长 2~3mm，顶端有宿存的花柱。花期 4~7 月。

【习性与分布】生于低湿沼泽地、沟边、溪旁或林下潮湿、稍荫的环境中。喜湿耐涝，喜弱光和阴雨环境。分布于中部、东南至西南各省区，东起台湾，西南至云南、西藏，北达陕西、甘肃。

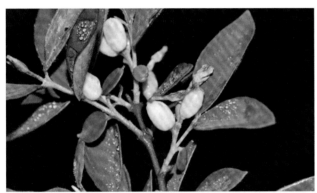

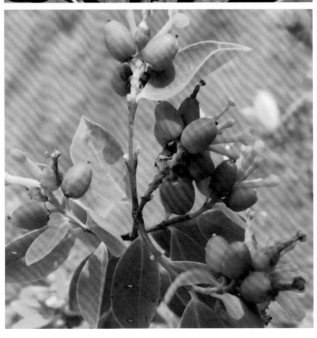

【挥发油含量】水蒸气蒸馏的鱼腥草的得油率为0.01%~0.97%，超临界萃取的得油率为1.73%~1.98%；有机溶剂萃取的得油率为0.08%~3.15%；超声波法萃取的得油率为0.22%。

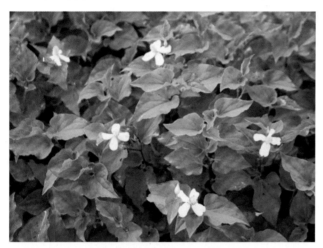

【芳香成分】鱼腥草挥发油成分的研究较多，主成分多为甲基正壬酮（9.84%~50.18%），也有主成分不同的报告。《药典》规定鲜、干鱼腥草的挥发油主成分应为甲基正壬酮，故其他主成分的报告未收入。

鲜鱼腥草：段文录等（2008）用水蒸气蒸馏法提取的河南伏牛山产野生鱼腥草新鲜全草挥发油的主要成分为：甲基正壬酮（18.17%）、β-蒎烯（12.36%）、乙酸龙脑酯（7.65%）、4-松油醇（6.81%）、癸酸乙酯（5.90%）、α-蒎烯（4.88%）、2-癸烯-1-醇（4.01%）、2-癸酮（3.57%）、石竹烯（2.95%）、十二醛（2.89%）、柠檬烯（2.23%）、癸酸（1.50%）、驱蛔萜（1.25%）、十一醛（1.18%）、2,6-二甲基-3,5,7-辛三烯-2-醇（1.17%）等。

干鱼腥草：曾虹燕等（2003）用水蒸气蒸馏法提取的湖南邵东产鱼腥草干燥全草挥发油的主要成分为：甲基正壬酮（23.39%）、1-壬醇（5.52%）、癸醛（4.39%）、2-甲基-5-异丙基酚（4.19%）、α-萜基乙酸酯（3.92%）、3,7,11,15-四甲基-2-十六烯（3.45%）、β-月桂烯（2.79%）、β-芹子烯（2.24%）、反式-石竹烯（2.06%）、反式-3-壬烯（2.01%）、γ-松油烯（2.01%）、十二醛（1.75%）、5-甲基-3-(1-甲基乙烯基)环己烯（1.68%）、6,10,14-三甲基-2-十五烷酮（1.37%）、反式-2-十三醛（1.14%）、乙酸香叶酯（1.11%）、2,6-二-(1,1-二甲基乙基)-4-甲基苯酚（1.08%）、2-十二酮（1.01%）等。

【性味与功效】味辛，性微寒。清热解毒，消痈排脓，利尿通淋。用于肺痈吐脓，痰热喘咳，热痢，热淋，痈肿疮毒。

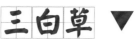

三白草 ▼

【基源】三白草科三白草属植物三白草 *Saururus chinensis* (Lour.) Baill. 的干燥地上部分。

【形态特征】湿生草本，高约1m余。叶纸质，密生腺点，阔卵形至卵状披针形，长10~20cm，宽5~10cm，上部的叶较小，茎顶端的2~3片于花期常为白色，呈花瓣状；叶柄基部与托叶合生成鞘状，略抱茎。花序白色，长12~20cm；苞片近匙形，上部圆，下部线形，被柔毛，且贴生于花梗上。果近球形，直径约3mm，表面多疣状凸起。花期4~6月。

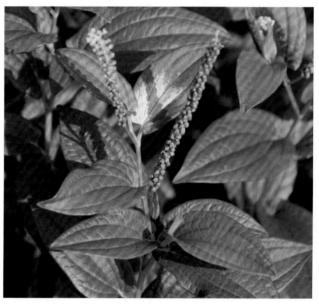

【习性与分布】生于低湿沟边、塘边或溪旁。喜温暖湿润气候，耐荫。分布于河北、山东、河南和长江流域及其以南各省区。

【挥发油含量】水蒸馏蒸馏的三白草的得油率为0.32%~0.50%。

【芳香成分】陈宏降等（2011）用水蒸气蒸馏法提取的三白草挥发油的主要成分为：n-十六烷酸（23.77%）、叶绿醇（7.74%）、6,10,14-三甲基-2-十五烷酮（5.54%）、(E)-5-十八碳烯（4.85%）、十氢-1,1,7-三甲基-4-亚甲基-1H-环丙[e]甘菊环（4.14%）、(Z,Z)-9,12-十八碳二烯酸（2.17%）、3-亚丁基-1(3H)-异苯并呋喃酮（1.93%）、二十三烷（1.81%）、二十一烷（1.77%）、邻苯二甲酸二-2-甲基丙酯（1.53%）、二十二烷（1.40%）、二十四烷（1.39%）、1,2,3,4-四氢-1,6-二甲基-4-(1-甲

基乙基)–(1S- 顺)– 萘（1.22%）、二十烷（1.05%）、榄香脂素（1.04%）、(–)– 匙叶桉油烯醇（1.03%）、1- 乙烯基 –1- 甲基 –2–(1- 甲基乙烯基)–4–(1- 甲基亚乙基)– 环己烯（1.00%）等。朱亮锋等（1993）用水蒸气蒸馏法提取的广东阳山产三白草挥发油的主要成分为：肉豆蔻醚（50.93%）、芳樟醇（23.07%）、黄樟油素（13.82%）、樟脑（1.80%）、3- 己烯醇（1.22%）、1,8- 桉叶油素（1.20%）等。

【性味与功效】味甘、辛，性寒。利尿消肿，清热解毒。用于水肿，小便不利，淋沥涩痛，带下；外治疮疡肿毒，湿疹。

【注】三白草除干燥地上部分《药典》入药外，根茎（三白草根）也可入药。用水蒸气蒸馏法提取的三白草根茎挥发油的主要成分为：n– 十六烷酸（25.50%）、榄香脂素（17.70%）、(Z,Z)–9,12– 十八碳二烯酸（15.20%）、肉豆蔻醚（12.80%）、(Z)–9,17– 十八碳二烯醛（7.76%）、(–)– 匙叶桉油烯醇（3.04%）、1- 亚乙基八氢雌酮 –7a– 甲基 –(1Z,3aα,7aβ)–1H– 茚（2.47%）、异榄香素（1.64%）、1,5- 二甲基 –8–(1- 甲基亚乙基)–(E,E)–1,5- 环癸二烯（1.46%）、二十七烷（1.10%）等（陈宏隆等，2011）。三白草根味甘、辛，性寒。利水除湿，清热解毒。治脚气，水肿，淋浊，带下，痈肿，流火，疔疮疥癣，风湿热痹。

阿魏 ▼

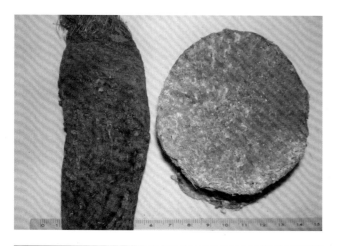

【基源】伞形花科阿魏属植物新疆阿魏 *Ferula sinkiangensis* K. M. Shen 或阜康阿魏 *Ferula fukanensis* K. M. Shen、的树脂。

【形态特征】新疆阿魏：多年生草本，高 0.5~1.5m，全株有强烈的葱蒜样臭味。基生叶柄的基部扩展成鞘；叶片轮廓为三角状卵形，三出式三回羽状全裂；灰绿色；茎生叶逐渐简化，变小。复伞形花序生于茎枝顶端；伞辐 5~25，侧生花序 1~4，较小；小伞形花序有花 10~20，萼齿小；花瓣黄色，椭圆形。分生果椭圆形。花期 4~5 月，果期 5~6 月。

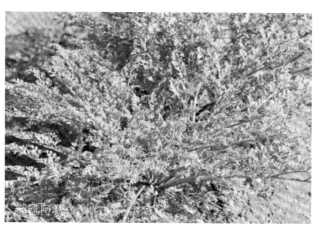

新疆阿魏

阜康阿魏：多年生一次结果的草本，高 0.5~1.5m，全株有强烈的葱蒜样臭味。基生叶柄的基部扩展成鞘，叶片轮廓为卵形，三出二回羽状全裂；茎生叶逐渐简化，变小，叶鞘披针形。复伞形花序生于茎枝顶端；伞辐 5~31；侧生花序 1~4；小伞形花序有花 7~21；花瓣黄色，长圆状披针形。分生果椭圆形，长 12~16mm，宽 6~8mm。花期 4~5 月，果期 5~6 月。

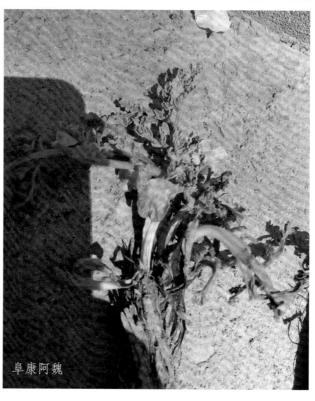

阜康阿魏

【习性与分布】新疆阿魏：生长于海拔 850m 左右的荒漠中和带砾石的粘质土坡上。分布于新疆。阜康阿魏：生长于沙漠边缘地区，海拔约 700m 有粘质土壤的冲沟边。分布于新疆。

【挥发油含量】《药典》规定阿魏药材含挥发油不得少于 10.0%。水蒸气蒸馏的阜康阿魏树脂的得油率为 11.25%~26.25%；新疆阿魏树脂的得油率为 1.00%~24.15%。超临界萃取的新疆阿魏树脂的得油率为 11.70%。

【芳香成分】新疆阿魏：邓卫萍等（2007）用水蒸气蒸馏法提取的新疆阿魏挥发油的主要成分为：2,3-二甲基 -3-己醇（18.34%）、2-乙硫基 - 丁烷（8.00%）、丙基丁基二硫醚（6.95%）、十八烷基三烯（6.64%）、乙酸乙酯（6.21%）、油酸（5.10%）等。盛萍等（2013）用水蒸气蒸馏法提取的新疆伊宁产新疆阿魏挥发油的主要成分为：正丙基 - 正丁基二硫化合物（46.80%）、1,3-二硫戊环（27.70%）、水芹烯（2.70%）、1,1-二甲氧基丙烷（2.58%）、α-蒎烯（2.50%）、罗勒烯（1.45%）、乙基 - 己基二硫化合物（1.20%）、α-石竹烯（1.13%）等。郭亭亭等（2014）用水蒸气蒸馏法提取的新疆阿魏挥发油的主要成分为：1,2-二硫戊烷（29.41%）、2-乙硫基丁烷（29.10%）、正丁基亚砜（13.27%）、1,1-二乙硫基乙烷（3.60%）、喇叭茶醇（3.04%）、γ-桉叶醇（2.16%）、1,4-双 -t-丁基硫代 -2-丁烯（1.93%）、2,2-二甲硫基丙烷（1.59%）、n-丙基仲丁基二硫化物（1.40%）、3-甲基 -2-苯磺酰 -4-戊烯酸甲酯（1.36%）、(1R)-α-蒎烯（1.29%）、1-1-丙烯基 -2-2-硫基 -3-二硫化物（1.28%）、2,3-二羟基丙酸（1.24%）、异长叶烷 -8-醇（1.18%）、α-罗勒烯（1.03%）等。戴斌等（1992）用水蒸气蒸馏法提取的新疆产新疆阿魏挥发油的主要成分为：仲丁基 - 顺式 - 丙烯基二硫化物（26.38%）、仲丁基 - 反式 - 丙烯基二硫化物（24.48%）、α-蒎烯（12.71%）、二仲丁基二硫化物（10.55%）、仲丁基乙烯基二硫化物（10.05%）、β-蒎烯（2.87%）、仲丁基 - 顺式 -1-丁烯基二硫化物（2.46%）、硫代仲丁基 - 反式 - 甲基乙烯二硫化物（2.18%）、仲丁基 - 反式 -1-丁烯基二硫化物（1.47%）等。倪慧等（1997）用水蒸气蒸馏法提取的新疆产新疆阿魏挥发油的主要成分为：乙酸龙脑酯（20.83%）、β-麝子油烯（12.94%）、α-麝子油醇丁醇酯（11.45%）、1-甲基 -5-异丙烯基环己烯（10.83%）、愈创木醇（10.61%）、△³-蒈烯（8.55%）、

α-蒎烯（8.18%）、α-麝子油烯（4.45%）、2,6-二甲基 -6-(4-甲基 -3-戊烯基）双环 [3.1.1] 庚 -2-烯（3.95%）、△²-蒈烯（2.38%）、β-松油烯醇 -4（2.37%）等。

阜康阿魏：倪慧等（1997）用水蒸气蒸馏法提取的新疆产阜康阿魏挥发油的主要成分为：另丁基 - 顺 - 丙烯基二硫烷（56.08%）、另丁基 - 反 - 丙烯基二硫烷（24.78%）、甲基 -(另丁硫基 - 反 - 亚乙烯基）二硫烷（6.05%）、α-蒎烯（3.24%）、△3-蒈烯（2.10%）、另丁基乙烯基二硫烷（1.67%）、甲基 -(另丁硫基 - 顺 -1-亚丙烯基）二硫烷（1.45%）等。戴斌等（1992）用水蒸气蒸馏法提取的新疆产阜康阿魏挥发油的主要成分为：仲丁基 - 反式 - 丙烯基二硫化物（41.15%）、仲丁基 - 反式 -2-丁烯基二硫化物（27.81%）、二仲丁基二硫化物（9.61%）、β-罗勒烯 B（3.09%）、仲丁基 - 顺式 -1-丁烯基二硫化物（2.51%）、仲丁基 - 反式 -1-丁烯基二硫化物（2.46%）、爱草醚（2.33%）、硫代仲丁基 - 反式 - 甲基乙烯二硫化物（1.77%）、对聚伞花素（1.21%）等。

【性味与功效】味苦、辛，性温。消积，化癥，散痞，杀虫。用于肉食积滞，瘀血癥瘕，腹中痞块，虫积腹痛。

柴胡 ▼

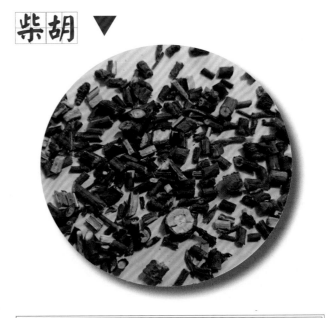

【基源】伞形花科柴胡属植物柴胡（北柴胡）*Bupleurum chinense* DC. 或红柴胡（狭叶柴胡）*Bupleurum scorzonerifolium* Willd. 的干燥根。按性状不同，分别习称"北柴胡"和"南柴胡"。

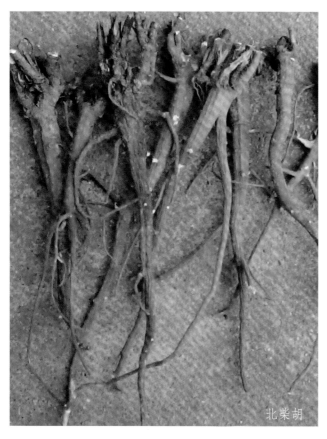

北柴胡

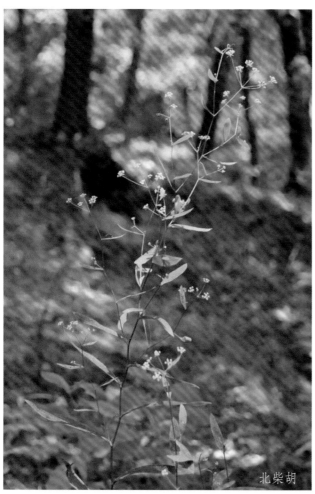

北柴胡

【形态特征】北柴胡：多年生草本，高 50~85cm。基生叶倒披针形，长 4~7cm，宽 6~8mm；茎中部叶倒披针形，长 4~12cm，宽 6~18mm；茎顶部叶同形，但更小。复伞形花序很多，形成疏松的圆锥状；总苞片 2~3，或无，甚小；伞辐 3~8；小总苞片 5，花 5~10；花直径 1.2~1.8mm；花瓣鲜黄色。果广椭圆形，棕色，长约 3mm，宽约 2mm。花期 9 月，果期 10 月。

红柴胡（狭叶柴胡）：多年生草本，高 30~60cm。主根发达，圆锥形。叶细线形，长 6~16cm，宽 2~7mm，质厚，叶缘白色，骨质，上部叶小，同形。伞形花序自叶腋间抽出，花序多，形成较疏松的圆锥花序；伞辐 3~8；总苞片 1~3，极细小；小伞形花序直径 4~6mm，小总苞片 5；小伞形花序有花 6~15；花瓣黄色。果广椭圆形，深褐色。花期 7~8 月，果期 8~9 月。

【习性与分布】北柴胡：生长于向阳山坡路边、岸旁或草丛中。分布于东北、华北、西北、华东和华中各地。
红柴胡：生于干燥的草原及向阳山坡上，灌木林边缘，海拔 160~2250m。广布于黑龙江、吉林、辽宁、河北、山东、山西、陕西、江苏、安徽、广西、内蒙古、甘肃等省区。

【挥发油含量】水蒸气蒸馏的北柴胡的得油率为 0.02%~1.87%，超临界萃取的得油率为 0.46%~4.52%。水蒸气蒸馏的红柴胡的得油率为 0.04%~1.27%。

【芳香成分】北柴胡：北柴胡挥发油的主成分多为棕榈酸（21.37%~42.13%），也有主成分不同的报告。罗兰等（2013）用水蒸气蒸馏法提取的北柴胡根挥发油的主要成分为：棕榈酸（21.37%）、亚油酸（10.73%）、芥酸酰胺（4.47%）、壬酸（3.32%）、庚醛（2.86%）、肉豆蔻酸（2.16%）、辛醛（2.12%）、2-戊基呋喃（2.00%）、β-桉叶醇（1.83%）、十一烷（1.64%）、糠醛（1.53%）、胡薄荷酮（1.45%）、肉豆蔻醚（1.38%）、辛酸（1.36%）、十五烷酸（1.34%）、苯乙酮（1.32%）、正丁基苯酞（1.23%）、甲苯（1.22%）、丁烯基苯酞（1.17%）、邻苯二甲酸二异丁酯（1.10%）、花侧柏烯（1.03%）、茅苍术醇（1.03%）等。符玲等（2010）用水蒸气蒸馏法提取的河南龙浴湾产北柴胡挥发油的主要成分为：石竹烯（13.19%）、α-法呢烯（11.35%）、石竹烯氧化物（6.86%）、α-葎草烯（5.41%）、2-甲基-4-(2,6,6-四甲基环己-1-烯基)-2-烯-1-醇（3.89%）、(E)-2-己烯-1-醇（3.43%）、十六碳酸（3.43%）、绿叶醇（3.27%）、α-蒎烯（3.19%）、

反 - α - 香柠檬烯（2.44%）、α - 没药醇（1.81%）、己醛（1.58%）、十六烷（1.12%）、顺 -6- 烯基 -4- 十三炔（1.06%）、3,7,11,15- 四甲基 -2- 十六碳烯 -1- 醇（1.04%）等。周严严等（2013）用水蒸气蒸馏法提取的北柴胡挥发油的主要成分为：2- 正戊基呋喃（23.04%）、反式 -2,4- 癸二烯醛（13.65%）、庚醛（8.28%）、β - 蒎烯（5.10%）、反式 -2- 壬烯醛（4.04%）、反 -2- 辛烯醛（3.72%）、α - 蒎烯（3.02%）、对乙烯基愈创木酚（2.88%）、3- 亚甲基 -1(3H)- 异苯并呋喃酮（2.71%）、γ - 癸内酯（2.60%）、丙酸乙酯（2.56%）、(+)- 花侧柏烯（2.54%）、2- 正丁基呋喃（2.39%）、2,4- 癸二烯醛（2.28%）、糠醛（2.19%）、2,4- 二甲基苯乙烯（1.75%）、反反 -2,4- 壬二烯醛（1.55%）、苯乙酮（1.38%）、邻异丙基甲苯（1.28%）、椰子醛（1.27%）、[1aR-(1α,4α,7β,7bα)]- 十氢 -1,1,7- 三甲基 -4- 亚甲基 - 1H- 环丙[e]甘菊环（1.20%）、(S)-1- 甲基 -4-(5- 甲基 -1- 亚甲基 -4- 己烯基)- 环己烯（1.09%）、2- 乙基呋喃（1.07%）、1- 辛烯 -3- 醇（1.06%）、9,12- 十八二烯酸甲酯（1.02%）等。葛发欢等（2000）用水蒸气蒸馏法提取的北柴胡挥发油的主要成分为：丁烯基内酯（16.47%）、1- 苯 - 戊酮（14.83%）、3,7- 二甲基 -3- 辛醇（14.82%）、甲基麝香草醚（13.71%）藁本内酯（6.30%）α - 愈创烯（6.09%）、α - 萜品醇（3.91%）、4- 萜品醇（2.42%）、十五烷（2.24%）、2,4- 二烯十二醛（2.14%）、1,3- 异苯呋喃二酮（1.41%）、甲基萘（1.20%）、α - 姜黄烯（1.16%）、龙脑（1.02%）等。李秀琴等（2004）用自制的水蒸汽蒸馏法提取的辽宁沈阳产北柴胡挥发油的主要成分为：己酸（39.72%）、辛酸（7.40%）、癸酸（6.24%）、8- 甲基 -1- 十一烯（5.60%）、戊酸（4.81%）、2,4- 癸二烯醛（4.43%）、反 -4- 十一烯醛（2.37%）、n- 十六烷酸（2.20%）、壬酸（1.96%）、n- 十九烷（1.92%）、二十烷（1.54%）、二氢化 -5- 戊基 -2(3H)- 呋喃酮（1.24%）、5- 环己基十一烷（1.14%）、2,4- 壬二烯醛（1.11%）、2,6,10,15- 四甲基十七碳烯（1.08%）、己醛（1.02%）、二氢化 -5- 己基 -2(3H)- 呋喃酮（1.00%）、(-)- 斯巴醇（1.00%）等；用超临界 CO_2 萃取法提取的北柴胡挥发油的主要成分为：9,12- 十八烷二酸（34.40%）、n- 十六烷酸（14.68%）、油酸（10.04%）、9,12- 十八烷二酸乙酯（3.13%）、己酸（1.82%）、棕榈酸乙酯（1.32%）、2,2- 二甲基 -4- 己 -3- 酮（1.05%）等。曾栋等（2005）用顶空固相微萃取提取的北柴胡挥发油的主要成分为：苍术醇（20.99%）、[2R-(2α,4aα,8aβ)]-α,α,4a- 三甲基 -8- 亚甲基 - 十氢 -2- 萘甲醇（18.87%）、1-(2- 羟基 -4- 甲氧苯基)- 乙酮（6.72%）、14- 甲基 - 十五酸甲酯（6.28%）、十八双烯酸甲酯（2.95%）、[1aR-(1α,7α,7aα,7bα)]-1a,2,3,5,6,7,7a,7b- 八氢 -1,1,7,7a- 四甲基 -1 氢 -2 环丙烷萘（2.93%）、十八烷（2.00%）、雪松醇（1.49%）、(Z)- 十八烯酸甲酯（1.23%）、(R)-1- 甲基 -4-(1,2,2- 三甲基环戊基)- 苯（1.10%）等。许腊英等（2008）用超临界 CO_2 提取的湖北保康产北柴胡挥发油的主要成分为：菠菜甾醇（30.21%）、豆甾醇（10.26%）、正二十烷（10.23%）、24- 脱氢胆固醇（6.59%）、10,12- 正十八炔酸（5.36%）、亚油酸（5.23%）、正十六烷酸（4.31%）、十八碳烯酸（4.14%）、维生素 E（3.56%）、1,9- 二烯 -4,6- 二炔 -3- 正十七醇（3.09%）、2,6,10,15,19,23- 六甲基 ,2,6,10,14,18,22- 二十四碳烯（2.34%）、棕榈酸（2.14%）、正十七烷（2.01%）、硬脂酸（1.74%）、4- 十三烯 -6- 炔（1.56%）、正十八烷（1.53%）、正十七烷（1.35%）、β - 石竹烯（1.32%）、正十五烷酸（1.20%）、顺式 -9- 十八碳烯酸（1.16%）、4,6,9- 正十九碳烯（1.06%）、β - 蛇床烯（1.05%）、δ - 杜松烯（1.05%）、正十四烷酸（1.03%）、γ - 杜松烯（1.02%）、吉马烯（1.01%）等。张博等（2018）用水蒸气蒸馏法提取的北柴胡挥发油的主要成分为：正己醛（18.11%）、正庚醛（13.76%）、6,6- 二甲基 -2- 亚甲基 - 双环 [3.1.1] 庚烷（12.97%）、糠醛（10.34%）、(L)-α - 松油醇（4.24%）、辛醇（3.98%）、二氢 -5- 戊基 -2(3H)- 呋喃（3.98%）、苯乙醛（2.90%）、庚酸（2.58%）、2- 甲氧基 -4- 乙烯基苯酚（2.58%）、顺式 -1- 羟基双环 [4.4.0] 丁烷（2.57%）、[1S-(1α,4a,β)]-1,2,4a,5,8,8a- 六氢 -4,7- 二甲基 -1-(1- 甲基酰基)- 萘（2.48%）、4,4,6- 三甲基环氧化物 -2- 醇（1.93%）等。张博文等（2018）用超声辅助法提取的陕西宝鸡产北柴胡挥发油的主要成分为：甲基环己烷（27.72%）、庚烷（24.80%）、(Z,Z)-9,12- 十八碳二烯酸（15.38%）、邻苯二甲酸二丁酯（12.04%）、1,2- 二甲基环戊烷（6.45%）、油酸（3.61%）、乙基环戊烷（2.09%）等。

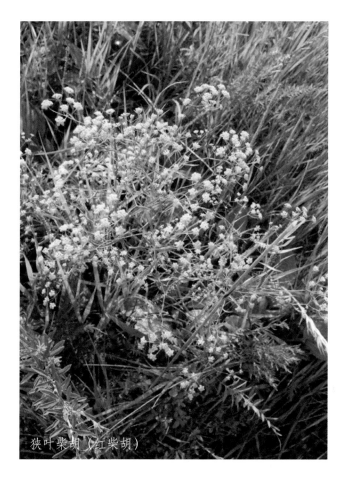
狭叶柴胡（红柴胡）

【性味与功效】味苦，性微寒。疏散退热，疏肝解郁，升举阳气。用于感冒发热，寒热往来，胸胁胀痛，月经不调，子宫脱垂，脱肛。

白芷

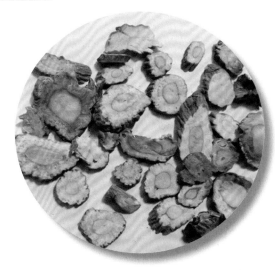

【基源】伞形花科当归属植物白芷 *Angelica dahurica* (Fisch. ex Hoffm.) Benth. et Hook. f. ex Franch. et Sav. 或杭白芷 *Angelica dahurica* (Fisch. ex Hoffm.) Benth. et Hook. f. var. *formosana* (Boiss.) Shan et Yuan 的干燥根。

南柴胡：庞吉海等（1992）用水蒸气蒸馏法提取的陕西永寿产红柴胡挥发油的主要成分为：1-特丁基-茴香醚（14.08%）、2,4-癸二烯醛（8.32%）、β-蒎烯（7.27%）、对-聚伞花素（5.32%）、麦由酮（4.34%）、α-蒎烯（3.94%）、α-蛇麻烯（3.15%）、γ-松油烯（2.79%）、菖蒲二烯（2.71%）、柠檬烯（2.53%）、2-甲基-环戊醇（1.97%）、4-甲基-己醛（1.64%）、β-石竹烯（1.58%）、2-戊基呋喃（1.35%）、γ-松油醇（1.18%）等。凌大奎等（1995）用水蒸气蒸馏法提取的红柴胡挥发油的主要成分为：1-癸烯（17.28%）、乙酸异龙脑酯（4.62%）、1-十一烯（4.45%）、环十二烷（3.27%）、正己醛（1.76%）、4,5-二甲基壬烷（1.45%）、蒲酮（1.38%）、壬二烯醛（1.15%）等。孟青等（2005）用超临界 CO_2 萃取法提取的红柴胡挥发油的主要成分为：9,12-十八碳二烯酸甲酯（15.86%）、十六烷酸（12.47%）、ψ-蒲公英甾醇乙酸酯（8.47%）、十七碳烯-[8]-碳酸（5.69%）、二十九（碳）烷（1.98%）、9-十八碳烯酸甲酯（1.88%）、β-桉叶油醇（1.24%）等。

【形态特征】白芷：多年生高大草本，高 1~2.5m。根圆柱形，有分枝，径 3~5cm，有浓烈气味。基生叶一回羽状分裂；茎上部叶二至三回羽状分裂，叶片轮廓为卵形至三角形，长 15~30cm，宽 10~25cm。复伞形花序顶生或侧生，伞辐 18~40；小总苞片

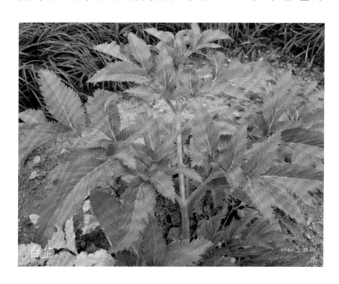
白芷

5~10余，花白色；花瓣倒卵形。果实长圆形，黄棕色，长4~7mm，宽4~6mm。花期7~8月，果期8~9月。

杭白芷：本种与白芷的植物形态基本一致，但植株高1~1.5m。茎及叶鞘多为黄绿色。根长圆锥形，上部近方形，表面灰棕色，有多数较大的皮孔样横向突起，略排列成数纵行，质硬较重，断面白色，粉性大。

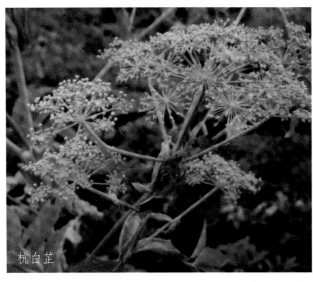

杭白芷

【习性与分布】白芷：常生长于林下，林缘，溪旁，灌丛及山谷草地。分布于东北及华北地区。北方各省多栽培。杭白芷：栽培于四川、浙江、湖南、湖北、江西、江苏、安徽及南方一些省区。

【挥发油含量】水蒸气蒸馏的白芷的得油率为0.02%~0.58%，超临界萃取的得油率为1.00%~4.17%。

【芳香成分】白芷：白芷挥发油的研究报告较多，主成分多各不相同，较多的为1-十二烷醇（31.59%~42.96%）。张世洋等（2019）用水蒸气蒸馏法提取的河南禹县产白芷药材挥发油的主要成分为：1-十二烷醇（31.59%）、1-十四醇（22.08%）、棕榈酸乙酯（4.20%）、1,15-十六烷二烯（3.48%）、氧杂环十六烷-2-酮（2.83%）、亚油酸（2.74%）、(+)-镰叶芹醇（2.33%）、月桂酸（1.90%）、乙酸十二烯基酯（1.77%）、十六烷棕榈酸（1.57%）、2-溴代十二烷（1.56%）、1-石竹烯（1.16%）、苍术酮（1.15%）、二环[5.1.0]-3-辛烯（1.01%）等。赵爱红等（2011）用水蒸气蒸馏法提取的河北安国产'祁白芷'挥发油的主要成分为：3-蒈烯(12.70%)、正十二烷醇（11.57%）、环十四烷（8.07%）、β-榄香烯（6.20%）、β-萜品烯（3.53%）、正十六酸（3.11%）、顺式-11-十四烯酸（2.68%）、反式-9-十八碳烯-1-醇（2.39%）、β-香叶烯（1.97%）、γ-榄香烯（1.82%）、

β-水芹烯（1.65%）、β-马阿里烯（1.61%）、丙酰乙酯（1.60%）、α-亚油酸（1.50%）、消旋-4-萜品醇（1.39%）、左旋-匙叶桉油烯醇（1.27%）、乙酸乙酯（1.23%）、石竹烯（1.21%）、δ-榄香烯（1.16%）、左旋-β-蒎烯（1.03%）等。朱立俏等（2012）用水蒸气蒸馏法提取的安徽产白芷挥发油的主要成分为：(E)-1-甲基-1-丙烯基硫醚（61.32%）、氯乙炔（12.51%）、环十二烷（6.80%）、E-3-二十碳烯（4.95%）、丹皮酚（1.90%）、3-甲基-2-丁烯-1-醇（1.87%）、(Z)-7-十六烯（1.61%）等。郑立辉等（2014）用水蒸气蒸馏法提取的白芷挥发油的主要成分为：环十二烃（38.71%）、1-十五烯醇（16.78%）、丁子香酚（11.56%）、γ-松油烯（3.98%）、丁子香酚乙酸酯（2.07%）、十二醇乙酸酯（1.96%）、芳樟醇（1.91%）、(Z)-9-十五烯醇（1.88%）、石竹烯（1.50%）、8-异丙烯基-1,5-二甲基十环-1,5-二烯（1.22%）、对伞花烃（1.21%）、枯茗醛（1.17%）、十二醛（1.08%）、桉叶油素（1.06%）等。赵爱红等（2012）用水蒸气蒸馏法提取的吉林通化产白芷挥发油的主要成分为：十四烷醇（19.43%）、α-柠檬烯（15.25%）、3-蒈烯（10.94%）、正十二醇（5.74%）、1R-α-蒎烯（3.85%）、顺式-9-十四烯酸（2.76%）、左旋匙叶桉油烯醇（1.68%）、μ-十四烷内酯（1.67%）、姜黄烯（1.65%）、正十五醇（1.44%）、β-榄香烯（1.15%）、β-没药醇（1.11%）、蛇床烷-6-烯-4-醇（1.09%）等。姚川等（1990）用水蒸气蒸馏法提取的白芷挥发油的主要成分为：甲基环癸烷（12.40%）、十四碳烯-[1]（10.90%）、2,6-二叔丁基对（二甲氨甲基）苯酚（8.33%）、月桂酸乙酯（5.43%）、(Z)-9-十八烯-1-醇（5.43%）、十四烷-1-醇乙酸酯（5.14%）、1-单亚油精（4.55%）、γ-绿叶烯（4.07%）、1,2-二甲基-3-乙烯基-环己二烯-[1,4]（3.78%）、环十五内酯（3.68%）、榄香烯（2.42%）、十八碳醇（2.42%）、三十二烷醇（2.33%）、α-古芸烯（2.10%）、2-((Z)-9-十八烯氧基)-乙醇（1.94%）、7,10,13-二十碳三烯酸甲酯（1.65%）、月桂酸甲酯（1.26%）、4,11,11-三甲基-8-亚甲基双环[7.2.0]十一碳烯-[4]（1.16%）、邻苯二甲酸丁基异丁基双酯（1.16%）、芍药醇（1.16%）等。弥宏等（2006）用超临界CO$_2$萃取法提取的白芷挥发油的主要成分为：5,8,11-十七碳三炔酸甲酯（18.74%）、

9,12- 十八碳二烯酸（13.74%）、十二碳醇（11.83%）、9,12- 十八碳二烯酸乙酯（8.67%）、十六碳醇（6.69%）、十六碳酸（5.18%）、十六碳酸乙酯（3.70%）、花椒毒酚（2.37%）、花椒毒素（2.35%）、油醇（2.24%）、油酸乙酯（2.22%）、帕布列诺（2.18%）、巴豆酸乙酯（1.95%）、十二烷基醋酸酯（1.55%）、6- 乙酰基 -2,5- 二羟基 -1,4- 奈醌（1.24%）、氧化前胡素（1.21%）、α - 吡咯烷酮羧酸乙酯（1.04%）等。蔡玲等（2010）用固相微萃取法提取的白芷挥发油的主要成分为：雪松烯（16.24%）、雪松醇（9.76%）、柏木烯（8.43%）、环十二烷（7.89%）、月桂醇（6.45%）、1- 十六醇（4.73%）、4- 乙烯基 -4- 甲基 -3-(1- 环己烯)（3.95%）、n- 乙酸十二醇酯（2.92%）、罗汉柏木烯（2.43%）、[1S-(1à,4aá,8aà)]-1,2,4a,5,8,8a- 六氢 -4,7- 二甲基 -1-(1- 异丙烯基)萘（2.15%）、榄香烯（1.93%）、(R)-1- 甲基 -4-(1,2,2- 三甲基环戊基)苯（1.85%）、Z-11- 肉豆蔻酸（1.83%）、[1S-(1à,2á,4á)]-1- 乙烯基 -1- 甲基 -2,4- 二 (1- 甲基乙烯基)- 环己烷（1.64%）、罗汉柏烯 -(I2)（1.42%）、二 - 表 -à- 雪松烯 (I)（1.30%）、(E)-9- 十八烯醇（1.09%）、á- 新丁香三环烯（1.08%）等。叶青等（2010）用顶空固相微萃取法提取白芷挥发油的主要成分为：柠檬烯（33.38%）、3,7- 二甲基 -1,2- 氨基苯甲酸 ,1,6- 辛二烯 -3- 酯（22.25%）、3,7- 二甲基 -1,6- 辛二烯 -3- 醇（7.11%）、β - 月桂烯（5.43%）、桉树脑（5.30%）、β - 水芹烯（5.24%）、3- 蒈烯（3.69%）、4- 甲基 -1-(1- 甲基乙基)-3- 环己烯 -1- 醇（2.79%）、1- 甲基 -4-(1- 甲基乙基)苯（2.78%）、4- 甲基 -(1- 甲基乙基)- 二环 [3,1,0] 己烷（1.71%）、α - 蒎烯（1.54%）、3,7- 二甲基 -1,3,6- 辛三烯（1.38%）、[+]-4- 蒈烯（1.31%）、1S-α - 蒎烯（1.06%）等。崔秋兵等（2011）用超临界 CO_2 萃取法提取的四川遂宁产白芷挥发油的主要成分为：异氧化前胡素（27.47%）、别欧前胡素（18.11%）、氧化前胡素（9.76%）、2,3- 二甲基 -2,3- 丁二醇（9.04%）、2,3- 丁二醇（5.74%）、十五碳酸（4.98%）、6,7- 二甲氧基香豆精（3.14%）、邻苯二甲酸二异丁酯（2.97%）、2- 羟基 -2- 甲基戊醛（2.81%）、花椒毒酚（2.05%）、己醛（1.67%）、十六碳酸（1.30%）、7- 甲氧基香豆精（1.15%）等。

杭白芷：张世洋（2019）用水蒸气蒸馏法提取的浙江杭州产'杭白芷'挥发油的主要成分为：1- 十二烷醇（26.31%）、1- 十四醇（14.08%）、棕榈酸乙酯（3.99%）、氧杂环十六烷 -2- 酮（3.64%）、b- 榄香烯（3.57%）、(Z,Z)-9,12- 十八烷二烯酸乙酯（2.79%）、a- 古云烯（2.27%）、棕榈酸（2.09%）、1,15- 十六烷二烯（1.98%）、(-)-g- 榄香烯（1.84%）、1- 石竹烯（1.73%）、乙酸十二烯基酯（1.69%）、亚油酸（1.60%）、苍术酮（1.52%）、b- 桉叶烯（1.48%）、(+)- 镰叶芹醇（1.40%）、g- 芹子烯（1.32%）、月桂酸（1.30%）、2- 溴代十二烷（1.18%）、14- 甲基十五烷酸酯（1.10%）等。张国彬等（1989）用自制挥发油提取器提取的甘肃敦煌产杭白芷挥发油的主要成分为：樟脑（18.48%）、1,7,7- 三甲基 - 双环 [2.2.1] 庚 -2- 醇乙酸酯（7.11%）、α - 甲基芷香酮（7.04%）、2- 甲基巴豆醛（6.75%）、β - 金合欢烯（4.46%）、3- 甲基 -2- 丁烯 -1- 醇（4.02%）、α - 水芹烯（3.84%）、α - 蒎烯（3.73%）、δ - 蛇床烯（2.51%）、β - 榄香烯（2.14%）、9,12- 二烯十八酸甲酯（2.07%）、α - 檀香烯（2.03%）、β - 萜品烯（1.83%）、7,10,13- 三烯十六酸甲酯（1.83%）、十八碳 -9- 烯醛（1.81%）、β - 古芸烯（1.75%）、橙花叔醇（1.64%）、γ - 榄香烯（1.62%）、茴香脑（1.32%）、△3- 蒈烯（1.27%）、菖蒲萜烯（1.18%）等。张强等（1997）用水蒸气蒸馏法提取的杭白芷挥发油的主要成分为：壬基环丙烷（44.81%）、α - 蒎烯（14.13%）、十四碳醇（5.14%）、反式 - 石竹烯（3.32%）、2,4- 二异丙烯基 -1- 甲基 -1- 乙烯基 - 环己烷（2.33%）、2,6- 二甲基 -7- 辛烯 -1- 醇（1.60%）、α - 葎草烯（1.57%）、β - 水芹烯（1.37%）、十二醇 -1（1.33%）、壬酸乙酯（1.12%）、反式 -β - 金合欢烯（1.01%）等。聂红等（2002）用水蒸气蒸馏法提取的杭白芷挥发油的主要成分为：甲基 - 环癸烷（22.40%）、1- 十二烷醇（8.60%）、十三烷醇（5.53%）、1- 十四烷醇（5.10%）、环十二碳烷（4.69%）、环十四碳烷（4.17%）、1- 十六碳烯（2.76%）、4- 甲基 -1-(1- 甲基)-3- 环己烯 -1- 醇（2.09%）、2- 氢氧基 - 环十五烷酮（1.57%）、2- 甲基 -2- 己烷醇（1.45%）、(E)-3- 二十碳烯（1.35%）、(E)-9- 十八碳烯（1.12%）、1,4- 环壬二烯（1.12%）、1-α - 萜品醇（1.01%）等。

【性味与功效】味辛，性温。解表散寒，祛风止痛，宣通鼻窍，燥湿止带，消肿排脓。用于感冒头痛，眉棱骨痛，鼻塞流涕，鼻衄，鼻渊，牙痛，带下，疮疡肿痛。

当归 ▼

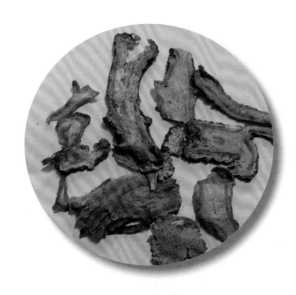

【基源】伞形花科当归属植物当归 *Angelica sinensis* (Oliv.) Diels 的干燥根。

【形态特征】多年生草本，高 0.4~1m。叶三出式二至三回羽状分裂，叶柄基部膨大成鞘，紫色或绿色，基生叶及茎下部叶轮廓为卵形，长 8~18cm，宽 15~20cm，小叶片 3 对；茎上部叶简化成囊状的鞘和羽状分裂的叶片。复伞形花序；伞辐 9~30；总苞片 2 或无；小伞形花序有花 13~36；小总苞片 2~4；花白色；花瓣长卵形。果实椭圆形。花期 6~7 月，果期 7~9 月。

【习性与分布】喜高寒凉爽气候。幼苗期喜阴。分布于陕西、甘肃、湖北、云南、四川、贵州。

【挥发油含量】《药典》规定当归药材含挥发油不得少于 0.4%。水蒸气蒸馏的当归的得油率为 0.10%~4.60%，超临界萃取的得油率为 0.44%~5.00%；有机溶剂萃取的得油率为 0.33%~3.40%；微波萃取的得油率为 0.97%~4.40%；超声波萃取的得油率为 1.04~2.21%。

【芳香成分】当归挥发油成分的研究较多，绝大多数研究以藁本内酯（27.91%~93.39%）为第一主成分，也有主成分不同的报告。刘春美等（2008）用水蒸气蒸馏法提取的甘肃岷县产当归挥发油的主要成分为：Z-藁本内酯（70.73%）、顺-罗勒烯（3.47%）、斯巴醇（2.42%）、3-丁烯基苯酞（2.40%）、2-甲氧基-4-乙烯基苯酚（1.80%）、2,4,6-三甲基苯甲醛（1.60%）、E-藁本内酯（1.50%）等。张金渝等（2009）用水蒸气蒸馏法提取的云南大理产当归挥发油的主要成分为：顺-罗勒烯（45.20%）、α-蒎烯（21.61%）、Z-双氢藁苯内酯（14.10%）、6-丁基-1,4-环庚二烯（2.34%）、双环大香叶烯（2.06%）、E-双氢藁苯内酯（1.36%）、壬烷（1.32%）、十一烷（1.06%）、β-金合欢烯（1.00%）等。李涛等（2015）用水蒸气蒸馏法提取的四川松潘产野生当归挥发油的主要成分为：α-蒎烯（49.02%）、β-反式罗勒烯（33.81%）、(E,Z)-2,6-二甲基-2,4,6-辛三烯（2.75%）、α-1-丙烯基-苯甲醇（2.44%）、6-丁基-1,4-环庚二烯（2.16%）、2(10)-蒎烯（1.51%）、6-羟甲基-2,3-二甲基苯基-甲醇（1.29%）、β-月桂烯（1.16%）等。陈凌霞等（2012）用水蒸气蒸馏法提取的当归挥发油的主要成分为：3-蒈烯（32.09%）、Z-藁本内酯（15.03%）、1,3,5,5-四甲基-1,3-环己二烯（13.59%）、α-蒎烯（8.85%）、布藜烯（3.17%）、α-雪松烯（2.80%）、6-丁基-1,4-环庚二烯（2.26%）、3-丁烯基-1(3H)-异苯并呋喃酮（2.05%）、雪松烯（1.95%）、斯巴醇（1.79%）、芸香烯（1.65%）、花侧柏烯（1.63%）、喇叭烯（1.61%）、异香树烯（1.60%）、花柏烯（1.01%）、2-丁基-1-辛醇（1.00%）等。李菁等（1996）用超临界 CO_2 萃取法提取的当归挥发油法主要成分为：亚油酸（56.74%）、藁本内酯(19.82%)、棕榈酸（14.20%）、丁烯基肽内酯（6.78%）、油酸（6.71%）、亚油酸甲酯（1.72%）、邻苯二甲酸二丁酯（1.43%）、异丁烯基肽内酯异构体（1.36%）、十五酸（1.09%）等。李伟东等（2004）用超临界 CO_2 萃取法提取的当归干燥根挥发油的主要成分为：邻苯二甲酸二丁酯（29.87%）、丁烯基二氢苯酞（28.04%）、(Z,Z)-9,12-十八碳二烯酸（19.46%）、正十六酸（4.27%）、2-烯丙基-4-甲基苯酚（3.07%）、1,3-环辛二烯（2.59%）、甲苯（2.58%）、2,3-二甲基-3-苯基-环丙烯（1.76%）、3-亚丁基-1(3H)-苯并呋喃酮（1.48%）等；用水蒸气蒸馏法提取的当归挥发油的主要成分为：丁烯基二氢苯酞（44.82%）、3,7-二甲基-(E)-1,3,6-辛三烯（15.86%）、α-蒎烯（8.11%）、3-亚丁基-1(3H)-苯并呋喃酮（8.07%）、2,4,6-三甲基苯甲醛（1.97%）、二螺[2.1.2.1]辛烷（1.57%）、戊二酸二丁酯（1.26%）、3,4-二乙基苯酚（1.19%）、1-(4-乙基苯)-乙烯酮（1.16%）、2-烯丙基-4-甲基苯酚（1.14%）、1-亚甲基-2-乙烯基环戊烷（1.02%）等。丁洁等（2011）用水蒸气蒸馏法提取的甘肃岷县产当归挥发油的主要成分为：丁烯基苯酞（25.20%）、Z-藁本内酯（22.30%）、异匙叶桉油烯醇（9.80%）、6-丁基-1,4-环庚二烯（9.50%）、(-)-匙叶桉油烯醇（8.80%）、花侧柏烯（8.20%）、枯醛

（5.40%）、棕榈酸（5.40%）、萜品烯（3.60%）、正十四烷醇（1.80%）等。赵明等（2018）用水蒸气蒸馏法提取的甘肃岷县产当归挥发油的主要成分为：5,7,8-三甲基-二氢香豆素（76.83%）、(E)-3,7-二甲基-1,3,6-辛三烯（4.30%）、长叶烯（2.86%）、桉油烯醇（2.84%）、2,6,6-三甲基二环[3.1.1]-庚-2-烯（2.38%）、3-丁烯基-1(3H)-

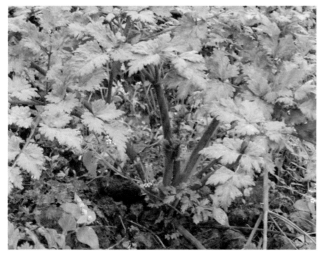

异苯并呋喃酮（1.73%）、雪松烯（1.23%）等。

【性味与功效】味甘、辛，性温。补血活血，调经止痛，润肠通便。用于血虚萎黄，眩晕心悸，月经不调，经闭痛经，虚寒腹痛，风湿痹痛，跌扑损伤，痈疽疮疡，肠燥便秘。

独活 ▼

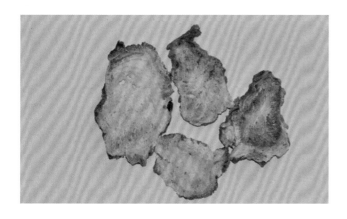

【基源】伞形花科当归属植物重齿毛当归 *Angelica pubescens* Maxim.f.biserrata Shan et Yuan（《中国植物志》名称为重齿当归 *Angelica biserrata* (Shan et Yuan) Yuan et Shan）的干燥根。

【形态特征】多年生高大草本。茎高1~2m。叶二回三出式羽状全裂，宽卵形，长20~40cm，宽15~25cm；茎生叶叶柄基部膨大成长5~7cm的长管状、半抱茎的厚膜质叶鞘，末回裂片边缘有尖锯齿或重锯齿。序托叶简化成囊状膨大的叶鞘。复伞形花序顶生和侧生；总苞片1，长钻形；伞辐10~25；伞形花序有花17~36朵；小总苞片5~10，阔披针形。花白色，花瓣倒卵形。果实椭圆形，长6~8mm，宽3~5mm。花期8~9月，果期9~10月。

【习性与分布】生长于阴湿山坡，林下草丛中或稀疏灌丛中。为低温长日照作物，宜高寒凉爽气候，在海拔1500~3000m左右均可栽培。幼苗期喜阴，成株能耐强光。分布于四川、湖北、甘肃、陕西、江西、安徽、浙江。

【挥发油含量】水蒸气蒸馏的独活的得油率为0.20%~0.61%；超临界萃取的得油率为3.50%。

【芳香成分】黄蕾蕾等（2002）用水蒸气蒸馏法提取的浙江临安产野生独活药材挥发油的主要成分为：α-蒎烯（22.37%）、β-水芹烯（18.43%）、δ-3-蒈烯（12.80%）、1-甲基-2-(1-甲基乙基)苯（5.44%）、1-水芹烯（4.84%）、β-侧柏烯（3.14%）、1-(2-羟基-5-甲基苯基)乙酮（1.58%）、2-β-蒎烯（1.26%）、4-甲基-1-(1-甲基)-3-环己烯醇（1.21%）、香桧烯（1.18%）、1-柠檬烯（1.14%）、α-红没药醇（1.05%）、3-亚乙基-1-甲基-环戊烯（1.03%）、3-甲基苯酚（1.01%）等；湖北五峰产栽培独活挥发油的主要成分为：1-柠檬烯（15.48%）、α-蒎烯（14.48%）、4-甲氧基苯基乙烯酮（6.06%）、1,2-二甲基-4-亚甲基-环戊烯（5.64%）、1-甲基-4-(1-甲基乙烯基)苯（4.46%）、百里香甲醚（4.41%）、α-红没药醇（4.26%）、1-水芹烯（2.63%）、2-β-蒎烯（2.05%）、β-没药烯（1.97%）、α-长叶蒎（1.97%）、1,7,7-三甲基-二环[2.2.1]-庚-2-醇（1.94%）、(E)-3-甲基-4-癸烯（1.84%）、甲基欧芹酚（1.79%）、香桧烯（1.75%）、4,5-二甲基-3(2H)-苯并呋喃酮（1.72%）、2-甲基-5-(1-甲基乙基)-苯酚（1.64%）、3-甲基苯酚（1.60%）、β-倍半菲兰烯（1.58%）、4-甲基苯酚（1.53%）、1-(1,5-二甲基-4-己烯基)-4-甲基苯（1.26%）等；四川达县产栽培独活挥发油的主要成分为：γ-萜品烯（10.68%）、甲基百里基醚（5.31%）、1,2-二甲基-4-亚甲基-环戊烯（5.21%）、α-蒎烯（5.21%）、环回香萜（4.96%）、棕榈酸（3.78%）、

α-侧柏烯（3.44%）、香桧烯（3.24%）、百里香甲醚（2.09%）、甲基欧芹酚（2.04%）、壬烷（1.32%）、反式-石竹烯（1.24%）、2,5,5-三甲基-1,3,6-庚三烯（1.21%）等。谢显珍等（2012）用水蒸气蒸馏法提取的独活挥发油的主要成分为：4-甲氧基-6-(2-丙烯基)-1,2-亚甲二氧基苯（38.96%）、1-[3-甲氧基-5-羟基苯]-1,2,3,4-四甲基-异喹啉（9.30%）、α-甜没药醇（6.73%）、2,6,6,9-四甲基-三环[5.4.0.02,8]十一-9-烯（2.83%）、n-十六烷醇（1.60%）、雪松醇（1.85%）、4-羟基-3-甲基苯乙酮（1.78%）、茄酮（1.44%）、(E)-3,7,11-三甲基-1,6,10-十二烷三烯-3-醇（1.30%）、1,2,3,4,5,6,7,8-八氢-α,α,3,8-四甲基-5-奠甲醇（1.17%）、反式斯巴醇（1.07%）、1,8-二甲基-4-(1-甲基乙基)-螺[4.5]癸-7-醇（1.06%）、1,7,7-三甲基二环[2.2.1]庚-5-烯-2-酮（1.05%）等。姚惠平等（2016）用水蒸气蒸馏法提取的独活挥发油的主要成分为：4-甲氧基-6丙烯基-1,3苯并二噁茂（16.96%）、α-红没药醇（9.30%）、(+)-环异洒剔烯（6.83%）、3-甲氧基-5-羟苯基]-1,2,3,4-四甲基异喹啉（6.73%）、棕榈酸（4.36%）、β-倍半水芹烯（3.92%）、茄酮（3.74%）、4-羟基-3-甲基苯乙酮（2.78%）、雪松醇（2.85%）、双环[3.1.0]己酮-3醇（2.10%）、[-]-斯巴醇（2.07%）、萘（1.75%）、环己烯（1.72%）、蛇床子素（1.70%）、α-蒎烯（1.66%）、2,2,3-三甲基-3-环戊烯-1-乙醛（1.49%）、Cadina-1[10],4-二烯（1.32%）、喇叭醇（1.30%）、(-)-蓝桉醇（1.17%）、Z-α-反式-佛手柑油烯醇（1.06%）、6-莰烯酮（1.05%）等。李扬等（2012）用水蒸气蒸馏法提取的独活药材挥发油的主要成分为：β-水芹烯（11.84%）、α-甜没药醇（10.29%）、2-二乙氨基-N-甲基-2-苯基-乙酰胺（8.14%）、α-蒎烯（5.68%）、2-羟基-环十五烷酮（5.24%）、邻-乙酰基-对-甲基苯酚（5.10%）、β-桉叶烯（4.24%）、α-桉叶烯（3.20%）、α-雪松烯（3.07%）、α-蛇麻烯（2.63%）、β-金合欢烯（2.54%）、雅槛蓝油烯（2.52%）、α-姜黄烯（2.41%）、对-聚伞花素（2.24%）、β-甜没药烯（2.24%）、α-蛇麻烯（1.67%）、β-雪松烯（1.67%）、1-异丙基-2-甲氧基-4-甲苯（1.60%）、蛇床子素（1.42%）、愈创醇（1.36%）、亚油酸甲酯（1.26%）、石竹烯（1.25%）、乙酸冰片酯（1.15%）、十六酸甲酯（1.08%）等。邱琴等（2000）用水蒸气

蒸馏法提取的四川巫山地区产独活药材挥发油的主要成分为：1-甲基-2-(1-甲乙基)苯（17.01%）、α-蒎烯（10.39%）、雪松烷醇（6.80%）、2,3,5,6-四基苯酚（6.35%）、长叶烯（4.63%）、棕榈酸（3.78%）、α-非兰烯（3.71%）、8-甲基-1-癸烯（2.74%）、3-异-罗汉柏酮（2.66%）、4-(1,1-二甲乙基)-苯甲醇（2.46%）、α-长蒎烯（2.46%）、双环大香叶烯（2.19%）、顺-α-香柠檬烯（1.86%）、γ-绿叶烯（1.78%）、乙酸[1,7,7-三甲基-双环[2,2,1]庚-2-醇]酯（1.70%）、正癸烷（1.68%）、δ-杜松烯（1.68%）、α-松油醇（1.57%）、香橙烯（1.17%）、1,4,5-三甲基-1,3-环戊二烯（1.13%）、β-香叶烯（1.43%）、1,4-柏木二醇（1.07%）、4-甲基-1-(1,5-二甲基-4-己烯基)-苯（1.05%）、4-菪烯（1.03%）等。陈玄玄等（1986）用水蒸气蒸馏法提取的湖北恩施产独活药材挥发油的主要成分为：枞油烯（25.60%）、α-蒎烯（9.40%）、3-甲基壬烷（3.90%）、橙花叔醇（3.20%）、α-萜品烯（2.70%）、对伞花烃（2.40%）、α-水芹烯（2.20%）、正壬烷（2.10%）、对甲氧基乙酰苯（1.70%）、β-榄香烯（1.30%）、3-菪烯（1.20%）等。古维新等（2002）用超临界CO_2萃取法提取的独活挥发油的主要成分为：喔斯脑（49.18%）、2-[1-(2-甲基异丁烯酰氧基)-1-甲基乙基]-8-氧-1,2-二氢呋喃并[2,3-H]2H-色烯（9.58%）、2-(1-乙酰氧基-1-甲基乙基)-8-氧代-1,2-二氢呋喃[2,3-H]2H-苯并吡喃（9.16%）、亚油酸（5.76%）、(+)-β-芹子烯（2.25%）、十六酸（1.65%）、4-甲基-苯酚（1.13%）、α-甜没药萜醇（1.04%）等。

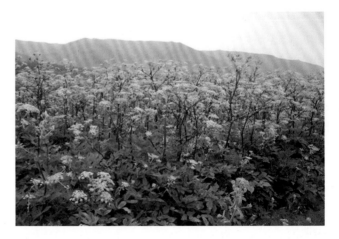

【性味与功效】味辛、苦，性温。祛风除湿，通痹止痛。用于风寒湿痹，腰膝疼痛，少阴伏风头痛，风寒挟湿头痛。

防风 ▼

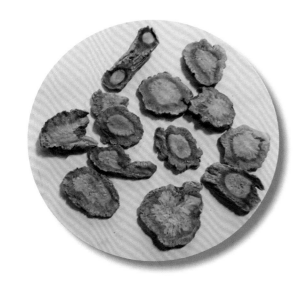

【基源】伞形花科防风属植物防风 Saposhnikovia divaricata (Turcz.) Schischk. 的干燥根。

【形态特征】多年生草本，高30~80cm。基生叶丛生，叶柄基部有宽叶鞘。叶片卵形或长圆形，长14~35cm，宽6~18 cm，二回或近于三回羽状分裂。茎生叶与基生叶相似，但较小，顶生叶简化，有宽叶鞘。复伞形花序多数，生于茎和分枝顶端；伞辐5~7，长3~5cm；小伞形花序有花4~10；小总苞片4~6，线形或披针形，萼齿短三角形；花瓣倒卵形，白色。双悬果狭圆形或椭圆形。花期8~9月，果期9~10月。

【习性与分布】生长于草原、丘陵、多砾石山坡。喜凉爽气候，耐寒，耐干旱。分布于黑龙江、吉林、辽宁、内蒙古、甘肃、陕西、山西、山东等省区。

【挥发油含量】水蒸气蒸馏的防风的得油率为0.09%~0.77%，溶剂法萃取的得油率为3.50%，超临界萃取的得油率为2.28%~10.20%。

【芳香成分】防风挥发油的第一主成分以镰叶芹醇（人参炔醇）（6.38%~82.60%）报告的最多，也有第一主成分不同的报告。梁臣艳等（2012）用水蒸气蒸馏法提取的黑龙江产防风挥发油的主要成分为：人参炔醇（60.87%）、9,12-十八碳二烯酸（16.88%）、十六酸（4.93%）、辛醛（3.35%）、姜黄烯（2.02%）、壬醛（1.17%）、匙叶桉油烯醇（1.15%）、油酸（1.09%）

等；安徽产防风挥发油的主要成分为：9,12-十八碳二烯酸（34.38%）、十六酸（23.96%）、人参炔醇（9.61%）、油酸（4.15%）、辛醛（3.97%）、匙叶桉油烯醇（2.50%）、壬醛（1.87%）、肉豆蔻醚（1.65%）、芹菜脑（1.64%）、2-千酮（1.63%）、十五酸（1.39%）等。戴静波等（2011）用水蒸气蒸馏法提取的辽宁产防风挥发油主要成分为：β-甜没药烯（19.86%）、人参醇（16.92%）、反式-长松香芹醇（5.06%）、9,10-脱氢异长叶烯（4.30%）、2,4-癸二烯醛（4.03%）、蓝桉醇（2.86%）、辛酸（2.79%）、辛醛（2.60%）、环戊酮-2-(5-己酮)（2.60%）、乙酸龙脑酯（2.04%）、环己基苯（1.80%）、石竹烯氧化物（1.79%）、E-2-壬烯醛（1.77%）、2-癸醛（1.67%）、澳白檀醇（1.50%）、壬醛（1.48%）、柏木烯（1.47%）、十三炔（1.43%）、β-蒎烯（1.36%）、顺-2-甲基-3-丁醛基-环己酮（1.10%）等。刘倩等（2014）用水蒸气蒸馏法提取的防风挥发油的主要成分为：α-蒎烯（13.15%）、γ-萜品烯（10.42%）、1-甲基-2-(1-甲基)-苯（9.47%）、6,6-二甲基-2-亚甲基-二环[3.1.1]庚烷（9.19%）、1,2-二(1-甲基乙烯基)-跨环丁烷（8.55%）、4-甲氧基-6-(2-丙烯基)-1,3-二氧基苯（7.64%）、芹菜脑（4.15%）、4-甲基-1-(1-甲基乙基)-3-环己烯-1-醇（3.15%）、辛醛（3.00%）、乙酸龙脑酯（2.15%）、镰叶芹醇（1.90%）、2-甲氧基-4-甲基-1-(1-甲基)-苯（1.36%）等。陈帅华等（2010）用水蒸气蒸馏法提取的防风挥发油的主要成分为：苯亚甲基苯甲醛（14.85%）、镰叶芹醇（10.78%）、D-柠檬烯（5.53%）、辛醛（4.98%）、(S)-1-甲基-4-(5-甲基-1-亚甲基-4-己烯基)-环己烯（4.86%）、α-蒎烯（3.42%）、γ-松油烯（1.79%）、庚醛（1.17%）等。李晓如等（2008）用水蒸气蒸馏法提取的防风挥发油的主要成分为：D-薄荷酮（25.22%）、4-甲氧基-3-甲基-1,2-苯二胺（17.38%）、薄荷酮（7.44%）、(R)-1-甲基-4-(1-甲基乙基)-环己烯（7.03%）、(2R-反式)-5-甲基-2-(1-甲基乙基)-环己酮（6.28%）、2-异亚丙基-5-甲基环己酮（4.76%）、4,11,11-三甲基-8-甲基双环[7.2.0]十一碳-4-烯（3.32%）、1-辛烯-3-醇（1.28%）等。李洪峰等（2007）用水蒸气蒸馏法提取的吉林产防风挥发油的主要成分为：人参醇（21.20%）、(S)-1-甲基-4-(5-甲基-1-亚甲基-4-己烯基)-环己烯（11.27%）、4-甲氧基-6-(2-丙烯基)-1,3-二氧甲基苯（11.27%）、辛醛（11.07%）己炔（4.90%）、庚醛（3.57%）、辛酸（3.30%）、壬醛（3.10%）、己酸（2.66%）、n-十六酸（2.26%）、3-苯基-2-丙烯醛（2.23%）、(E)-2-辛炔（1.97%）、庚酸-(E)-2-烯（1.93%）、2,4-二烯辛醛（1.58%）、2-戊基-呋喃（1.50%）、壬酸（1.16%）等。黄雪莹等（2019）用顶空固相微萃取法提取的防风挥发油的主要成分为：香橙烯（17.79%）、α-雪松烯（15.18%）、τ-杜松醇（10.89%）、炔醇（4.31%）、反式藁本内酯（3.00%）、异水菖蒲酮（2.45%）、β-芹子烯（2.33%）、β-蛇床烯（2.33%）、β-倍半水芹烯（2.13%）、十六酸（2.13%）、正十六烷酸（2.13%）、乙酸龙脑酯（2.11%）、白菖酮（2.04%）、邻苯二甲酸二正辛酯（1.70%）、L-4-萜品醇（1.43%）、花生四烯酸甲酯（1.34%）、正庚基苯酚（1.28%）、己二酸二辛酯（1.17%）等。徐洋洋等（2018）用水蒸气蒸馏法提取法提取的河北产防风挥发油的主要成分为：肉豆蔻醚（50.62%）、芹菜脑（16.50%）、D-柠檬烯（12.07%）、镰叶芹醇（3.63%）、正辛醛（1.35%）、γ-松油烯（1.25%）、β-红没药烯（1.04%）等。

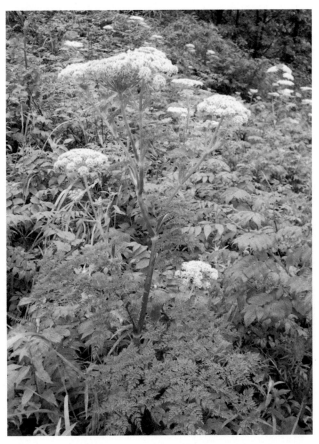

【性味与功效】味辛、甘，性温。祛风解表，胜湿止痛，止痉。用于感冒头痛，风湿痹痛，风疹瘙痒，破伤风。

川芎

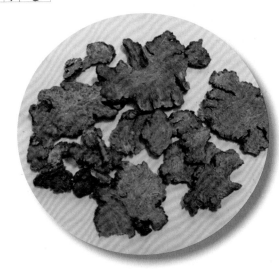

【基源】伞形花科藁本属植物川芎 *Ligusticum chuanxiong* Hort. 的干燥根茎。

【形态特征】多年生草本，高40~60cm。根茎为结节状拳形团块，具浓烈香气。下部茎节膨大呈盘状（苓子）。茎下部叶柄基部扩大成鞘；叶片轮廓卵状三角形，长12~15cm，宽10~15cm，3~4回三出式羽状全裂，羽片4~5对；茎上部叶渐简化。复伞形花序顶生或侧生；总苞片3~6，线形；伞辐7~24；小总苞片4~8；花瓣白色。幼果两侧扁压。花期7~8月，幼果期9~10月。

【习性与分布】喜温暖湿润和充足的阳光，幼苗怕烈日高温。忌涝。分布于四川，贵州、云南、广西、浙江、陕西、湖北、上海、江苏、甘肃、内蒙古、河北、福建、江西、山东、广东等地。

【挥发油含量】水蒸气蒸馏的川芎的得油率为0.18%~1.30%，超临界萃取的得油率为2.63%~8.24%，亚临界萃取的得油率为2.82%，有机溶剂萃取的得油率为1.00%~9.20%。

【芳香成分】川芎挥发油成分的研究较多，多数研究报告以藁本内酯（21.66%~85.85%）为第一主成分，其次为3-丁基-环戊二烯羧酸乙酯（35.37%~61.96%），也有主成分不同的报告。曾志等（2011）用水蒸气蒸馏法提取的四川都江堰产川芎挥发油的主要成分为：(Z)-藁本内酯（49.63%）、4-双缩松油醇（12.34%）、丁烯基苯酞（6.02%）、十氢-4a-甲基-1-亚甲基-7-(1-甲基-乙烯基)-萘（3.55%）、异松油烯（3.10%）、4-松油烯（3.02%）、

1-甲基-4-(1-甲基乙基)-苯（3.00%）、丁基苯酞（2.41%）、顺式-3-丁基-4-乙烯基环戊烯（2.06%）、2-甲氧基-4-乙烯基苯酚（1.69%）、(-)-斯巴醇（1.28%）、4-苯基-1-(1-甲基乙基)-二环[3.1.0]己烷（1.23%）、α-芹子烯（1.18%）、1,2,3,4,4a,7-六氢-1,6-二甲基-4-(1-甲基乙基)萘（1.13%）等。刘晓芬等（2020）用水蒸气蒸馏法提取的四川都江堰产川芎挥发油的主要成分为：(E)-藁本内酯（85.85%）、3-亚丁基-1(3H)-异苯并呋喃酮（1.42%）、(+)-b-芹子烯（1.16%）等；用顶空萃取法提取的川芎挥发油的主要成分为：桧烯（37.30%）、(E)-藁本内酯（11.75%）、(+)-α-蒎烯（11.12%）、5-戊基环己-1,3-二烯（7.27%）、萜品油烯（7.71%）、γ-松油烯（5.22%）、川芎内酯（3.19%）、(+)-b-芹子烯（2.79%）、邻-异丙基苯（1.87%）、月桂烯（1.36%）、双环大牻牛儿烯（1.13%）、3-亚甲基-6-(1-甲基乙基)环己烯（1.02%）等。朱立俏等（2013）用水蒸气蒸馏法提取的川芎挥发油的主要成分为：1-(2,5-二甲苯基)哌嗪（35.35%）、4-甲基-1-(1-甲基乙基)-(R)-3-环己烯-1-醇（9.61%）、2-苯基-1,3-氧硫杂环戊烷-5-酮（5.64%）、3-亚丁基-1(3H)-异苯并呋喃酮（5.43%）、2-甲氧基-4-乙烯基苯酚（2.35%）、1-甲基-4-(1-甲基乙基)-1,4-环己二烯（1.60%）、1-甲基-2-(1-1-异氰酸酯基-3-甲基苯（2.60%）、1,3-苯二胺（1.70%）、甲基乙基)-苯（1.45%）、[4aR-4aα,7α,8aβ]-十氢-4a-甲基-1-亚甲基-7-(1-甲基乙烯基)-萘（1.30%）、8a-甲基-1,2,3,5,8,8a-六氢萘（1.16%）、(1R)-α-蒎烯（1.07%）等。石力夫等（1995）用水蒸气蒸馏法提取的四川灌县产川芎挥发油的主要成分为：2-丙烯-1-己酸-3-烯（41.83%）、川芎内酯（27.36%）、碳酸乙烯酯（5.65%）、5,5'-乙二酸甲醛-(2.2-二呋喃)（4.58%）、2,4-二甲基-3-戊醛（2.67%）、香芹酚（1.26%）、芬尼异戊烯炔（1.12%）、α-萜品醇（1.08%）等。袁久荣等（1999）用水蒸气蒸馏法提取的四川产川芎饮片挥发油的主要成分为：3-甲基-2(3H)-苯并噁唑胺（25.14%）、8-喹啉甲醇（12.26%）、1-(2-羟基-5-甲基苯基)-2-戊烯-1-酮（9.70%）、5-莰烷醇（8.62%）、匙叶桉油烯醇（2.67%）、对-伞花烃（2.08%）、1,2,3,4,5,6,7,8-八氢-1,4-二甲基-7-异丙烯基薁（1.94%）、正十五碳酸（1.68%）、1-苯基-1-戊酮（1.51%）、3-莰烯（1.44%）、6-丁基-1,4-环庚二烯（1.28%）、反-5-甲基-3-异丙烯基环己烯（1.24%）等。周本杰等（2002）

用超临界 CO_2 萃取法提取的四川灌县产川芎挥发油的主要成分为：3N-丁基邻羟甲基苯甲酸内酯（43.21%）、烯丙基苯氧基醋酸酯（21.70%）、亚油酸（9.39%）、十六酸（5.28%）、17-碳烯-8-碳酸（2.97%）、亚丁基邻羟甲基苯甲酸内酯（2.52%）、1H-吲哚-5-醇（2.24%）、6-丁基-1,4-环庚二烯（1.17%）、β-芹子烯（1.09%）、亚油酸乙酯（1.00%）等。杨光明等（2002）用有机溶剂（乙醚）萃取法提取的川芎挥发油的主要成分为：5,7,8-三甲基二氢香豆精（38.52%）、4-庚基苯酚（15.14%）、棕榈酸（3.15%）、2-甲基苯酚（3.13%）、3-亚丁基苯酞（3.12%）、3,4-二甲基苯甲酸甲酯（2.15%）、6-甲氧苯并二氢呋喃-7-醇-3-酮（1.80%）、2-甲氧基-4-乙烯基苯酚（1.65%）、1,4-双(甲酰基乙基)-苯（1.47%）、1-乙烯基-2-己烯基环丙烷（1.26%）、4(14),11-桉叶二烯（1.07%）等。李慧等（2003）用水蒸气蒸馏法提取的四川灌县产川芎挥发油的主要成分为：松油醇（29.85%）、藁本内酯（29.25%）、γ-松油烯（8.35%）、α-异松油烯（5.08%）、对-聚伞花素（3.35%）、己醛（2.81%）、丁烯基苯酞（2.79%）、芎穷交酯（2.52%）、α-松油烯（2.49%）、6-丁基-1,4环庚二烯（2.41%）、1-苯基戊酮（1.35%）、β-水芹烯（1.23%）、α-蒎烯（1.19%）、丁基苯酞（1.15%）、新蛇床内酯（1.02%）等。张峻松等（2007）用超临界 CO_2 萃取法提取的四川灌县产川芎挥发油的主要成分为：3-丁基苯酞（34.65%）、3-丁叉苯酞（21.09%）、邻苯二甲酸二丁酯（12.06%）、棕榈酸（9.10%）、亚油酸（3.67%）、2,6-二甲基-2,4,6-辛三烯（2.11%）、6-十一酮（1.65%）、川芎内酯（1.64%）、α-蒎烯（1.29%）等。崔丽君等（2011）用水蒸气蒸馏法提取的川芎挥发油的主要成分为：白菖烯（30.82%）、正丁烯基苯酞（8.80%）、愈创木醇（8.31%）、安息香异丙醚（8.08%）、4-松油醇（7.34%）、茴香脑（5.78%）、β-芹子烯（5.26%）、对乙基苯乙酮（5.11%）、对-伞形花素（3.62%）、2-羟基-2-苯基乙酸乙酯（1.56%）、正戊基苯（1.49%）、3-蒈烯（1.47%）、α-芹子烯（1.25%）、题叶桉油烯醇（1.24%）、苯戊酮（1.00%）等；购自徐州交通药店的川芎挥发油的主要成分为：茴香脑（23.05%）、白菖烯（20.13%）、4-松油醇（8.41%）、β-芹子烯（7.97%）、对-伞形花素（7.17%）、正丁烯基苯酞（4.27%）、正戊基苯（3.63%）、对乙基苯乙酮（2.87%）、愈创木醇（2.74%）、3-蒈烯（2.52%）、α-芹子烯（2.00%）、4-蒈烯（1.43%）、α-雪松烯（1.36%）、苯戊酮（1.12%）、香荆芥酚（1.08%）等。王海等（2013）用溶剂－超声萃取法提取的四川彭州产川芎药材挥发油的主要成分为：3-丁基－环戊二烯羧酸乙酯 A（53.99%）、(Z)-藁本内酯（15.12%）、(Z)-9-十八碳烯酰胺(4.09%)、3-异丁基苯酞（3.09%）、亚油酸乙酯（2.82%）、桧烯（2.36%）、(E)-藁本内酯（2.08%）、1,4-环壬二烯（1.27%）、亚油酸（1.14%）等。王自梁等（2016）用甲醇回流法提取吉林龙井产川芎挥发油的主要成分为：2-羟基－苯乙酸异丁酯（21.94%）、间苯二胺（6.04%）、丁烯苯酞（5.17%）、1-(2,4-二甲基苯基)-2-甲基-1-丙酮（4.83%）、(Z)-4,4-二甲基-7-亚甲基-9-氧杂双环 [6.1.0] 壬-2-烯（2.68%）、(1Z,4Z)-6-丁基环庚-1,4-二烯（2.62%）、4-乙烯基愈创木酚（2.54%）、己烷-3-醇（1.62%）、六甲基环三硅氧烷（1.53%）、反式亚油酸甲酯（1.35%）、糠醛（1.27%）、十二甲基环六硅氧烷（1.09%）等。曹利等（2017）用顶空固相微萃取法提取川芎挥发油的主要成分为：2-甲基-2,3-二氢-1H-茚-2-醇（20.06%）、α-芹子烯（17.97%）、4-乙基-壬烯-5-炔（9.24%）、环己醇（5.30%）、桧烯（5.01%）、4-蒈烯（4.75%）、邻异丙基甲苯（3.23%）、γ-松油烯（2.79%）、α-蒎烯（1.96%）、4-萜品醇（1.56%）、β-榄香烯（1.48%）、7,11-二甲基-3-亚甲基-1,6,10-十二碳三烯（1.16%）、丁酸（1.07%）、桉油烯醇（1.02%）等。高奕红等（2019）用水蒸气蒸馏法提取广西产川芎药材挥发油的主要成分为：1,1,5-三甲基-6-亚丁烯基-4-环己烯（63.80%）、丁烯基苯酞（4.09%）、2-氨基-4-甲基吡啶（3.50%）；1,2-苯二胺（3.33%）、1-(2,4-二甲基苯基)-1-丙酮（3.31%）、2-甲氧基-4-乙烯基苯酚（2.58%）、5-十一碳烯-3-炔（2.31%）、甲基环己烷（2.07%）、β-甲基苯丙醛（2.01%）、桉叶烯（1.80%）、筒苯二胺（1.27%）、1,2-二羧酸酐-1,4-环己二烯（1.11%）等。

【性味与功效】味辛，性温。活血行气，祛风止痛。用于胸痹心痛，胸胁刺痛，跌扑肿痛，月经不调，经闭痛经，癥瘕腹痛，头痛，风湿痹痛。

【注】川芎除根茎《药典》入药外，幼嫩茎叶（蘼芜）也可入药。水蒸气蒸馏法提取的川芎鲜叶的得油率为 0.02%~0.03%，阴干叶的得油率为 0.13%~0.22%。黄相中等（2011）用水蒸气蒸馏法提取的云南保山春季产川芎阴干叶挥发油的主要成分为：3,4-二亚甲基环戊酮（22.37%）、5,7,8-三甲基苯并二氢吡喃酮（14.23%）、桉叶烷-4(14),11-二烯（11.87%）、石竹烯（6.66%）、顺－罗勒烯（3.41%）、9-二十炔（3.17%）、(+)-香桧烯（2.42%）、反－罗勒烯（2.36%）、石竹烯氧化物（2.10%）、α-芹子烯（2.05%）、(Z)-β-金合欢烯（1.86%）、大根香叶烯 D（1.64%）、β-蒎烯（1.58%）、α-蒎烯（1.41%）、α-佛手柑油烯（1.31%）、胡萝卜醇（1.25%）、β-水芹烯（1.18%）、γ-依兰油烯（1.17%）、9-甲基二环 [3.3.1] 壬烷（1.17%）、α-金合欢烯（1.07%）等。黄远征等（1988）用水蒸气蒸馏法提取的四川灌县 4 月采收的川芎新鲜叶片挥发油的主要成分为：桧烯（25.62%）、藁本内酯（16.92%）、新蛇床内酯（13.40%）、γ-广藿香烯（7.79%）、月桂烯（5.67%）、γ-木罗烯（3.31%）、松油醇-4（2.47%）、β-芹子烯（2.15%）、γ-松油烯（2.15%）、反式-β-金合欢烯（1.88%）、β-榄香烯（1.35%）、β-石竹烯（1.32%）、柠檬烯（1.30%）、β-罗勒烯（1.25%）等。蘼芜味辛，性温。疏风，平肝。治风眩，惊风，风眼流泪，头风头痛。

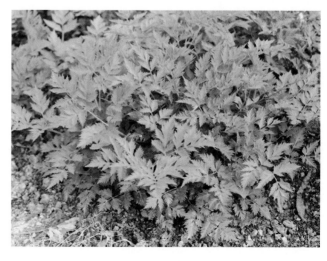

藁本 ▼

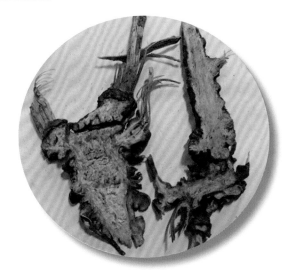

【基源】伞形花科藁本属植物藁本 *Ligusticum sinense* Oliv. 或辽藁本 *Ligusticum jeholense* (Nakai et kitag.) Nakai et Kitag. 的干燥根茎及根。

【形态特征】藁本：多年生草本，高达 1m。根茎发达，具膨大的结节。基生叶具长柄，叶片轮廓宽三角形，长 10~15cm，宽 15~18cm，2 回三出式羽状全裂；茎中部叶较大，上部叶简化。复伞形花序顶生或侧生，果时直径 6~8cm；总苞片 6~10，线形；伞辐 14~30；小总苞片 10，线形；花白色，花瓣倒卵形。分生果长圆状卵形。花期 8~9 月，果期 10 月。

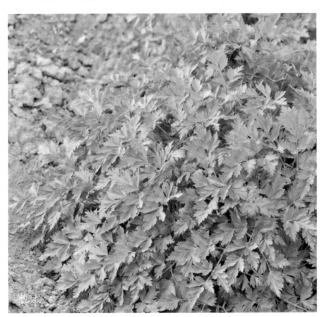

藁本

辽藁本：多年生草本，高 30~80cm。根圆锥形，分叉。根茎较短。叶片轮廓宽卵形，长 10~20cm，宽 8~16cm，2~3 回三出式羽状全裂，羽片 4~5 对，轮廓卵形。复伞形花序顶生或侧生，直径 3~7cm；总苞片 2，线形；伞辐 8~10；小总苞片 8~10，钻形；小伞形花序具花 15~20；花瓣白色，长圆状倒卵形。分生果椭圆形。花期 8 月，果期 9~10 月。

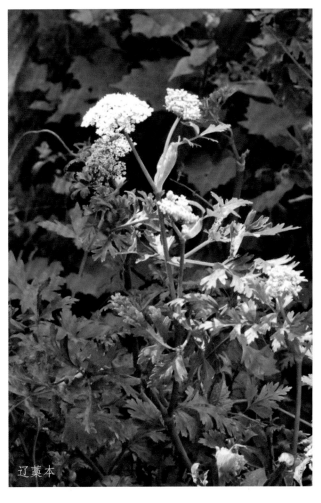

辽藁本

【习性与分布】藁本：生于海拔 1000~2700m 的林下，沟边草丛中。分布于湖北、四川、陕西、河南、湖南、江西、浙江等省。辽藁本：生于海拔 1250~2500m 的林下、草甸及沟边等阴湿处。分布于吉林、辽宁、河北、山西、山东。

【挥发油含量】水蒸气蒸馏的藁本的得油率为 0.17%~0.85%，辽藁本的得油率为 0.46%~7.93%。

【芳香成分】藁本：藁本挥发油成分的研究较多，不同研究者报告的主成分差异较大。马玎等（2009）用水蒸气蒸馏法提取的四川茂县产藁本挥发油的主要成分为：3-亚丁基苯酞（31.53%）、柠檬烯（10.35%）、二环 [4.1.0] 庚烯（8.67%）、2-甲基苯并唑（6.11%）、香树烯（5.72%）、β-罗勒烯（4.53%）、甲基苯酚（3.48%）、萜品油烯（1.71%）、对甲氧基乙酰苯酮（1.32%）、α-蒎烯（1.45%）、α-甜没药烯（1.26%）、γ-松油烯（1.09%）、β-水芹烯（1.05%）等。冷天平等（2008）用水蒸气蒸馏法提取的云南思茅产藁本挥发油的主要成分为：肉豆蔻醚（36.29%）、榄香素（11.80%）、2-甲基-6-(2-烯丙基)-苯酚（9.11%）、2-甲基苯并唑（7.29%）、亚丁基苯酞（4.90%）、邻甲基苯酚（3.28%）、α,α,4-三甲基-3-环己烯-1-甲醇（3.06%）、1,2-2甲氧基-4-(2-烯丙基苯）（1.03%）等；安徽亳州产藁本挥发油的主要成分为：2-甲基苯并唑（16.80%）、4-乙基-苯甲酸甲酯（16.80%）、2-甲基-6-(2-烯丙基)-苯酚（16.41%）、肉豆蔻醚（9.22%）、亚丁基苯酞（5.55%）、间异丙基甲苯（3.40%）、β-水芹烯（3.28%）、1-(2-羟基-5-甲基苯基)-乙酮（3.15%）、4-甲基-1-(1-异丙基)-3环己烯-1-醇（3.08%）、1-甲基-4异并丙基-1,4环己烷（2.17%）、对甲苯酚（1.60%）、4-乙烯基-2甲氧基苯酚（1.41%）、1,3,5-十一碳三烯（1.35%）、邻甲基苯酚（2.27%）、1-乙烯基-2-己烯基环丙烷（1.24%）等；四川南部产藁本挥发油的主要成分为：4-乙基-苯甲酸甲酯（41.16%）、肉豆蔻醚（11.59%）、1,3,5-十一碳三烯（8.06%）、1-乙烯基-2-己烯基环丙烷（7.48%）、间异丙基甲苯（4.01%）、正戊苯（3.07%）、亚丁基苯酞（1.24%）、1-(2-羟基-5-甲基苯基)-乙酮（1.15%）、D-柠檬烯（1.06%）、α,α,4-三甲基-3-环己烯-1-醇（1.05%）、4-乙烯基-2甲氧基苯酚（1.02%）等。戴斌（1988）用水蒸气蒸馏法提取的藁本挥发油的主要成分为：新蛇床酞内酯(25.57%)、柠檬烯(14.44%)、蛇床酞内酯(10.78%)、松油醇-4(8.00%)、4-醋酸松油酯（3.59%）、对甲氧基苯乙酮（3.38%）、棕榈酸（3.28%）、9,12-十八碳二烯酸（2.75%）、α-雪松烯（2.69%）、萜品油烯（2.67%）、δ-芹子烯（1.96%）、枯茗酸（1.91%）、δ-3-蒈烯（1.70%）、γ-杜松烯（1.63%）、肉豆蔻醚（1.63%）、δ-愈创木烯（1.52%）、对-甲氧基苯乙醛（1.47%）、α-榄香烯（1.37%）、β-榄香烯（1.19%）等。张凌等（2007）用水蒸气蒸馏法提取的江西遂川产藁本挥发油的主要成分为：苯氧基乙酸烯丙基酯（高毒）（11.79%）、2-甲基苯并唑（9.85%）、对甲苯酚（8.36%）、1,3,5-

十一碳三烯（7.74%）、2-甲基-6-(2-烯丙基)-苯酚（6.89%）、乙烯基-2-己烯基环丙烷（6.65%）、肉豆蔻醚（5.10%）、亚丁基苯酞（4.63%）、D-柠檬烯（4.20%）、4-乙烯基-2甲氧基苯酚（3.94%）、4-己基间苯二酚（3.52%）、2-甲基-苯酚-乙酸酯（3.47%）、反式-3,4-二甲氧基-2-乙氧基-β-甲基苯乙烯（2.61%）、α-甜没药萜醇（2.07%）、3-羟基-5-甲基苯乙酮（1.56%）、6,7-二甲氧基-2-四氢萘酮（1.45%）、棕榈酸（1.23%）、甲基丁香酚（1.20%）、正戊苯（1.11%）等。张迎春等（2011）用水蒸气蒸馏法提取的来自樟树药材市场的藁本挥发油的主要成分为：丁基苯酞（42.27%）、4-N-庚基苯酚（18.02%）、吲哚乙酸酯（9.39%）、3-正丁烯基苯酞（6.38%）、乙酰苯肼（4.96%）、2-氨基-4-甲基吡啶（4.64%）、间甲氧基苯乙酮（1.41%）、苯戊酮（1.15%）等；来自亳州药材市场的藁本挥发油的主要成分为：4-N-庚基苯酚（17.01%）、丁基苯酞(15.63%)、吲哚乙酸酯（6.10%）、α-蒎烯（5.43%）、肉豆蔻醚（5.09%）、2-氨基-4-甲基吡啶（3.87%）、β-蒎烯（3.54%）、4-萜品醇（3.21%）、γ-松油烯（2.49%）、β-水芹烯（2.37%）、月桂烯（2.26%）、间甲氧基苯乙酮（2.05%）、α-松油醇（1.76%）、6-丁基-1,4-环庚二烯（1.75%）、对伞花烃（1.74%）、乙酰苯肼（1.23%）、萜品油烯（1.21%）、3-正丁烯基苯酞（1.20%）、4'-羟基-2'-甲基苯乙酮（1.04%）等；来自荷花池药材市场的藁本挥发油的主要成分为：α,α-4-三甲基苯甲醇（27.77%）、4-N-庚基苯酚（26.95%）、异戊酸异戊酯（9.47%）吲哚乙酸酯（5.30%）、γ-松油烯（3.76%）、对伞花烃（3.57%）、4'-羟基-2'-甲基苯乙酮（2.42%）、间甲氧基苯乙酮（2.26%）、对甲苯酚（2.23%）、6-丁基-1,4-环庚二烯（1.81%）、萜品油烯（1.80%）、α-蒎烯（1.62%）、2'-羟基-4',5'-二甲基苯乙酮（1.11%）、反式-β-罗勒烯（1.10%）、间硝基苯酚（1.05%）、异硫氰酸乙酯（1.04%）、藁本内酯（1.04%）、桧烯（1.01%）、β-水芹烯（1.00%）等。

辽藁本：辽藁本挥发油主成分有β-水芹烯（27.77%~35.22%）、藁本内酯、2-甲基-6-(2-烯丙基)-苯酚、亚丁基苯酞等。冷天平等（2008）用水蒸气蒸馏法提取的辽宁产辽藁本挥发油的主要成分为：亚丁基苯酞（16.23%）、2-甲基-6-(2-烯丙基)-苯酚（16.10%）、β-水芹烯（9.95%）、邻甲基苯酚（6.40%）、肉豆蔻醚（5.06%）、1-(2-羟基-5-甲基苯基)-乙酮（1.90%）、菪烯-4（1.79%）、间异丙基甲苯（1.58%）、1-乙烯基-2-己烯基环丙烷（1.36%）等；山东产辽藁本挥发油的主要成分为：2-甲基-6-(2-烯丙基)-苯酚（38.21%）、D-柠檬烯（12.05%）、亚丁基苯酞（10.05%）、1-甲基-4异并丙基-1,4环己烷（7.24%）、4-甲基-1-(1-异丙基)-3环己烯-1-醇（4.17%）、间异丙基甲苯（3.32%）等。张迎春等（2011）用水蒸气蒸馏法提取的辽藁本挥发油的主要成分为：β-水芹烯（27.77%）、丁基苯酞（23.03%）、α-蒎烯（9.47%）、反式-β-罗勒烯（6.74%）、萜品油烯（4.13%）、2-氨基-4-甲基吡啶（3.30%）、3-正丁烯基苯酞（2.77%）、间甲氧基苯乙酮（1.63%）、(±)-网翼藻烯A（1.63%）、(+)-匙叶桉油烯醇（1.19%）、α-水芹烯（1.11%）、月桂烯（1.04%）等。

【性味与功效】味辛，性温。祛风，散寒，除湿，止痛。用于风寒感冒，巅顶疼痛，风湿痹痛。

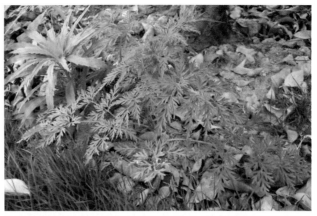

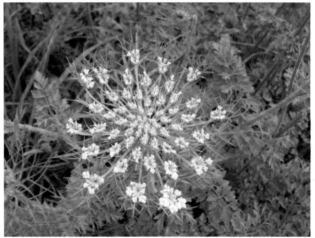

南鹤虱 ▼

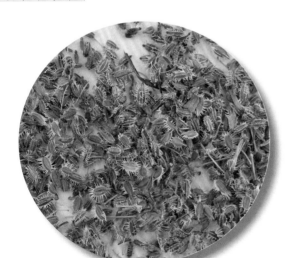

【基源】伞形花科胡萝卜属植物野胡萝卜 *Daucus carota* Linn. 的干燥成熟果实。

【形态特征】二年生草本，高15~120cm。基生叶薄膜质，长圆形，二至三回羽状全裂；茎生叶有叶鞘，末回裂片小或细长。复伞形花序；总苞有多数苞片，呈叶状，羽状分裂；伞辐多数，长2~7.5cm；小总苞片5~7，线形；花通常白色，有时带淡红色。果实圆卵形，长3~4mm，宽2mm，棱上有白色刺毛。花期5~7月。果期7~8月。

【习性与分布】生长于山坡路旁、旷野或田间。耐旱。分布于四川、贵州、湖北、江西、安徽、江苏、河南、山西、浙江等省。

【挥发油含量】水蒸气蒸馏的南鹤虱的得油率为1.00%~4.10%。

【芳香成分】南鹤虱挥发油的第一主成分多数研究为β-红没药烯（34.73%~87.00%），也有主成分不同的报告。王锡宁等（2003）用水蒸气蒸馏法提取的湖北十堰产南鹤虱挥发油的主要成分为：β-红没药烯（34.73%）、罗汉柏二烯（7.50%）、香柠檬醇乙酸酯（5.40%）、γ-榄香烯（5.27%）等。秦巧慧等（2011）用水蒸气蒸馏法提取的陕西周至产南鹤虱挥发油的主要成分为：α-蒎烯（54.72%）、β-红没药烯（11.35%）、β-细辛脑（10.14%）、月桂烯（6.67%）、柠檬烯（4.11%）、莰烯（2.58%）、β-蒎烯（2.53%）、β-石竹烯（1.19%）等。

【性味与功效】味苦、辛，性平。杀虫消积。用于蛔虫病，蛲虫病，绦虫病，虫积腹痛，小儿疳积。

小茴香 ▼

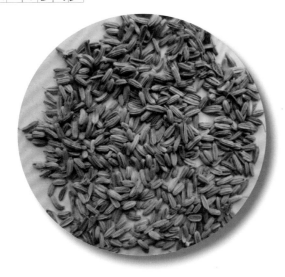

【基源】伞形花科茴香属植物茴香 *Foeniculum vulgare* Mill. 的干燥成熟果实。

【形态特征】草本，高 0.4~2m。较下部的茎生叶柄长 5~15cm，中部或上部的叶柄部分或全部成鞘状，叶鞘边缘膜质；叶片轮廓为阔三角形，长 4~30cm，宽 5~40cm，4~5 回羽状全裂。复伞形花序顶生与侧生；伞辐 6~29，不等长；小伞形花序有花 14~39；花瓣黄色，长约 1mm。果实长圆形，长 4~6mm，宽 1.5~2.2mm，主棱 5 条，尖锐。花期 5~6 月，果期 7~9 月。

【习性与分布】喜冷凉，耐寒，耐热。喜光。喜湿润，耐盐。分布于北京、山西、内蒙古、甘肃、新疆、山东、四川、辽宁等省区。

【挥发油含量】《药典》规定小茴香药材含挥发油不得少于 1.5%。水蒸气蒸馏的小茴香的得油率为 1.25%~7.69%，超临界萃取的得油率为 4.00%~12.67%；微波法提取的得油率为 0.30%~2.74%，超声波法提取的得油率为 8.78%~8.87%。

【芳香成分】《药典》规定小茴香含反式茴香脑不得少于 1.4%。绝大多数研究者分析的小茴香挥发油的主要成分为反式 - 茴香脑（30.79%~92.03%）。任安祥等（2006）用水蒸气蒸馏法提取的内蒙古托克托产小茴香挥发油的主要成分为：反式 - 茴香脑（82.22%）、D- 柠檬烯（5.71%）、爱草脑（3.38%）、小茴香酮（3.09%）、γ - 萜品烯（1.55%）等。

【性味与功效】味辛，性温。散寒止痛，理气和胃。用于寒疝腹痛，睾丸偏坠，痛经，少腹冷痛，脘腹胀痛，食少吐泻。盐小茴香暖肾散寒止痛。用于寒疝腹痛，睾丸偏坠，经寒腹痛。

【注】茴香除果实《药典》入药外，根（茴香根）和茎叶（茴香茎叶）也可入药。茴香根：水蒸气蒸馏法提取的茴香干燥根的得油率为 0.17%~0.29%。茴香根挥发油的主成分为莳萝芹菜脑（84.70% ~96.18%）。用同时蒸馏萃取法提取的广东韶关产茴香新鲜根挥发油的主要成分为：莳萝芹菜脑 D（84.70%）、反式 - 茴香脑（6.94%）、肉豆蔻醚（3.08%）等（何金明等，2005）。茴香根味辛、甘，性温。温肾和中，行气止痛，杀虫。治寒疝，耳鸣，胃寒呕逆，腹痛，风寒湿痹，鼻疳，蛔虫病。茴香茎叶：水蒸气蒸馏法提取的茴香干燥茎的得油率为 0.93%，干燥叶的得油率为 1.20%，全草的得油率为 0.61%~1.81%。肖艳辉等（2010）用水蒸气蒸馏法提取的广东韶关产茴香新鲜全草挥发油的主要成分为：反式茴香脑（47.40%）、柠檬烯（31.69%）、莳萝芹菜脑（5.72%）、水芹烯（5.36%）、γ - 萜品烯（1.77%）、草蒿脑（1.68%）、萜品油烯（1.11%）、对聚伞花素（1.08%）等。赵淑平等（1991）用水蒸气蒸馏法提取的北京产茴香新鲜叶挥发油的主要成分为：柠檬烯（57.80%）、反式 - 茴香脑（21.80%）、α - 蒎烯（10.00）、爱草脑（2.90%）、反式莳醇乙酸酯（2.50%）、月桂烯（1.50%）、β - 蒎烯（1.10%）等。茴香茎叶味甘、辛，性温。理气和胃，散寒止痛。治恶心呕吐，疝气，腰痛，痈肿。

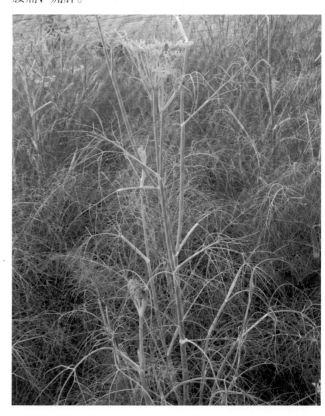

积雪草 ▼

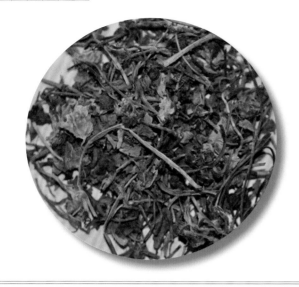

【基源】伞形花科积雪草属植物积雪草 *Centella asiatica* (Linn.) Urban 的干燥全草。

【形态特征】多年生草本，茎匍匐，细长。叶片膜质至草质，圆形、肾形或马蹄形，长 1~2.8cm，宽 1.5~5cm，边缘有钝锯齿；叶柄基部叶鞘透明，膜质。伞形花序聚生于叶腋；苞片通常 2，卵形；每一伞形花序有花3~4，聚集呈头状；花瓣卵形，紫红色或乳白色，膜质，长 1.2~1.5mm，宽 1.1~1.2mm。果实两侧扁压，圆球形。花果期 4~10 月。

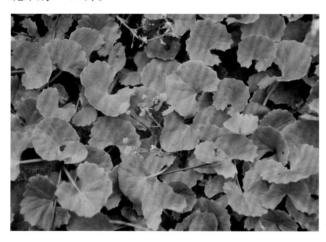

【习性与分布】生于阴湿的田野、草地、水沟边，海拔 200~1900m。喜温暖潮湿环境。分布于陕西、江苏、安徽、浙江、江西、湖南、湖北、福建、台湾、广东、广西、四川、云南等省区。

【挥发油含量】水蒸气蒸馏的积雪草药材的得油率为0.21%。

【芳香成分】秦路平等（1998）用水蒸气蒸馏法提取的积雪草挥发油的主要成分为：石竹烯（19.36%）、金合欢醇（17.66%）、3,7,11- 三甲基 -(E,E)-2,6,10-十二碳三烯 -1- 醇（12.17%）、3- 二十碳炔（8.07%）、可巴烯（5.63%）、榄香烯（4.42%）、长叶烯（4.21%）、1,2,4α,5,6,8α- 六氢 -4,7- 二甲基 -1-(1- 甲基乙基)萘（3.82%）、1- 十七（烷）醇（3.46%）、十氢 -4,8,8-三甲基 -9- 亚甲基 -1,4- 甲醇薁（2.76%）、八氢 -1,9,9-三甲基 -4- 亚甲基 -1H-3a,7- 甲醇薁（1.96%）、1,2,3,4,4α,5,6,8α- 八氢 -7- 甲基 -4- 亚甲基 -1-(1-甲基乙基)萘（1.80%）、1,2,3,4,4α,7,8,8α- 八氢 -1,6- 二甲基 -4-(1- 甲基乙基)-1- 萘酚（1.73%）、十氢 -1,1,7- 三甲基 -4- 亚甲基 -4-1H- 环丙 [e] 薁（1.63%）、十氢 -1,1,7- 三甲基 -4- 亚甲基 - 环丙 [e]萘（1.51%）、喇叭茶醇（1.14%）等。张伟等（2016）用顶空固相微萃取法提取的海南万宁产积雪草挥发油的主要成分为：(E)-β- 金合欢烯（36.97%）、石竹烯（13.61%）、大根香叶烯 D（10.95%）、α- 菖蒲二烯（2.76%）、香树烯（2.33%）、罗汉柏烯（2.32%）、(1S)-α- 蒎烯（2.01%）、α- 荜澄茄烯（1.72%）、b-柏木烯（1.28%）、α- 花柏烯（1.16%）、3- 乙基 -5-甲基苯酚（1.07%）等。何婷婷（2016）用水蒸气蒸馏法提取的广西百色产积雪草挥发油的主要成分为：α-石竹烯（27.79%）、石竹烯（24.78%）、(E)-β- 金合欢烯（6.82%）、石竹烯氧化物（6.66%）、β- 姜黄烯（3.78%）、[1R-(1α,2β,5α)]-2,6,6- 三甲基 - 双环 [3.1.1]庚烷（3.76%）、[3aS-(3aα,3bβ,4β,7α,7aS*)]- 八氢 -7-甲基 -3- 亚甲基 -4-(1- 甲基乙基 -1H 环戊烷 [1,3] 环丙烷 [1,2] 苯（3.45%）、α- 胡椒烯（3.42%）、3,5- 二甲基环己 -1- 烯 -4- 甲醛（3.24%）、[1S-(1α,2β,4β)]-1-乙烯基 -1- 甲基 -2,4- 双 (1- 甲基乙烯基)- 环己烷（2.85%）、别香橙烯（2.51%）、2- 亚甲基 -5-(1- 甲基乙烯基)-8- 甲基 - 二环 [5.3.0] 癸烷（1.52%）、[1aS-(1aα,3aα,7aβ,7bα)]- 十氢 -1,1,3a- 三甲基 -7- 亚甲基 -1H 环丙烷 [a] 萘（1.29%）、(1S- 顺式)-1,2,3,5,6,8a-六氢 -4,7- 二甲基 -1-(1- 甲基乙基) 萘（1.20%）、2,6-二甲基 -2,4,6- 辛三烯（1.09%）、[1R-(1α,7β,8aα)]-1,2,3,5,6,7,8,8a- 八氢 -1,8a- 二甲基 -7-(1- 甲基乙烯基) 萘（1.09%）等。

【性味与功效】味苦、辛，性寒。清热利湿，解毒消肿。用于湿热黄疸，中暑腹泻，石淋血淋，痈肿疮毒，跌扑损伤。

明党参 ▼

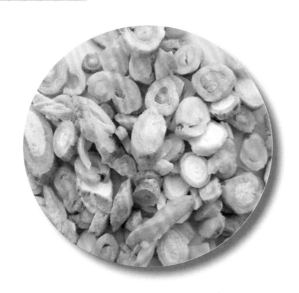

【基源】伞形花科明党参属植物明党参 *Changium smyrnioides* Wolff 的干燥根。

【形态特征】多年生草本。茎高 50~100cm。基生叶三出式的 2~3 回羽状全裂；茎上部叶缩小呈鳞片状或鞘状。复伞形花序顶生或侧生；总苞片无或 1~3；伞辐 4~10，长 2.5~10cm；小总苞片少数；小伞形花序有花 8~20，花蕾时略呈淡紫红色，开放后呈白色；萼齿小；花瓣长圆形或卵状披针形。果实圆卵形至卵状长圆形，长 2~3mm。花期 4 月。

【习性与分布】野生多见于土层深厚、肥沃的向南或半阴半阳的山坡上、山脚稀疏林下及草丛、竹林、石缝中间。喜凉爽湿润环境，耐旱，怕涝。稍耐寒，不耐高温。分布于江苏、上海、安徽、浙江、江西、四川等省。

【挥发油含量】水蒸气蒸馏的明党参的得油率为 0.04%~0.08%。

【芳香成分】杜清等（2019）用水蒸气蒸馏法提取的江苏句容产明党参挥发油的主要成分为：人参炔醇（55.00%）、棕榈酸（24.20%）、顺，顺 -9,12- 亚油酸（10.71%）、5- 甲基 -4-(4,4- 二甲基)-2,3- 二亚甲基环己烯 -1,3- 二氧戊环 -2- 酮（2.12%）等。陈建伟等（1992）用水蒸气蒸馏法提取的江苏句容产明党参挥发油的主要成分为：6,9- 十八碳二炔酸甲酯（52.48%）、十氢 -1,6- 双（亚甲基)-4-(1- 甲基乙基)-

萘（3.85%）、乙酸十二烷酯（2.85%）、2,3,4,5,6,7- 六氢 -1H- 茚醇 -2(1.92%)、1,7,7- 三甲基 - 二环 [2.2.1] 庚烯 -2（1.54%）、β - 蒎烯（1.29%）、乙酸十四烷酯（1.14%）、橙花醇丙酯（1.11%）等。

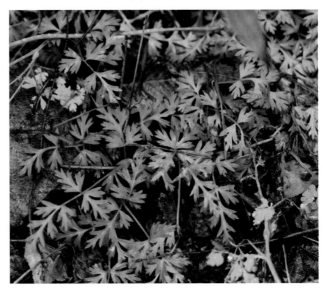

【性味与功效】味甘、微苦，性寒。润肺化痰，养阴和胃，平肝，解毒。用于肺热咳嗽，呕吐反胃，食少口干，目赤眩晕，疔毒疮疡。

前胡 ▼

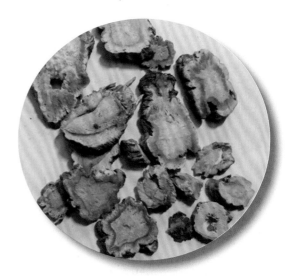

【基源】伞形花科前胡属植物前胡（白花前胡）*Peucedanum praeruptorum* Dunn 的干燥根。

【形态特征】多年生草本，高 0.6~1m。基生叶有卵状披针形叶鞘；叶片轮廓宽卵形或三角状卵形，三出式二至三回分裂，边缘具 3~4 锯齿；茎下部叶与基生叶相似；上部叶三出分裂。复伞形花序总苞片无或 1 至数片；伞辐 6~15；小总苞片 8~12，卵状披针形；小伞形花序有花 15~20；花瓣卵形，白色。果实卵圆形，棕色。花期 8~9 月，果期 10~11 月。

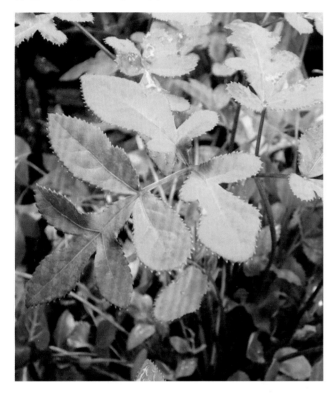

【习性与分布】生长于海拔 250~2000m 土壤肥沃深厚的山坡林缘，路旁或半阴性的山坡草丛中。喜寒冷湿润气候。分布于甘肃、河南、贵州、广西、四川、湖北、湖南、江西、安徽、江苏、浙江、福建。

【挥发油含量】水蒸气蒸馏的前胡的得油率为 0.01%~1.05%

【芳香成分】前胡挥发油的第一主成分多为 α-蒎烯（22.65%~69.86%），也有主成分不同的报告。俞年军等（2007）用水蒸气蒸馏法提取安徽宁国产前胡挥发油的主要成分为：α-蒎烯（33.50%）、桧醇（11.02%）、香木兰烯（6.54%）、α-金合欢烯（3.82%）、萜品烯（3.40%）、长叶烯（2.58%）、榄香烯（2.24%）、杜松醇（2.17%）、1,4-二甲氧基四甲基苯（1.31%）等。刘亚旻等（2012）用水蒸气蒸馏法提取的前胡挥发油的主要成分为：左旋-β-蒎烯（17.38%）、萜品醇（15.46%）、α-蒎烯（15.07%）、2-羟基-5-甲基苯乙酮（9.96%）、2-

癸酮（4.86%）、1-甲基-3-(1-甲基乙基)苯（4.15%）、月桂烯（3.50%）、柏木脑（3.27%）、(R)-1-甲基-4-(1-甲基乙烯基)环己烯（2.62%）、3,7,7-三甲基二环[4.1.0]庚-3-烯（1.24%）等。雷华平等（2016）用水蒸气蒸馏法提取的湖南宜章产前胡挥发油的主要成分为：p-薄荷脑-1-醇（17.99%）、甲基-环己烷（14.35%）、壬烷（9.93%）、2-甲氧基-4-乙烯基苯酚（5.98%）、α-蒎烯（5.90%）、桧酮（2.03%）、乙基-环戊烷（1.95%）、反式-1,2-双(1-甲次乙基)-环丁烷（1.95%）、2-丁烯酸-3-甲基-3-甲丁酯（1.45%）、2-甲氧基-4-甲基-1-(1-甲基乙基)-苯（1.37%）、β-蒎烯（1.25%）、麝香草酚甲醚（1.22%）、1-薄荷酮（1.18%）、(R)-熏衣草乙酸酯（1.12%）、十一烷（1.07%）、4-(1-甲乙基)-环己醇（1.01%）等。王玉玺等（1992）用水蒸气蒸馏法提取的浙江产前胡挥发油的主要成分为：[1R-(1α,5α,6β)]-6-甲基-2-甲叉基-6-(4-甲基-3-戊烯基)-二环[3.1.1]庚烷（11.67%）、1-(1,5-二甲基-4-己烯基)-4-甲苯（11.11%）、4(10)-侧柏烯（10.41%）、1-甲基-4-(6-甲基-1-甲叉基-4-己烯基)-环己烯（8.05%）、1,3,3-三甲基-三环[2.2.1.0^{2,4}]庚烷（7.68%）、(Z,E)-3,7,11-三甲基-1,3,6,10-十二碳四烯（7.24%）、香叶醇（2.87%）、(E)-8-甲基-3,7-辛二烯-2-酮（2.81%）、龙脑（2.43%）、枸橼酸（2.11%）、橙花油醇（1.37%）、2(10)-蒎烯（1.36%）、1,3a,4,5,6,7-六氢化-4-羟基-3,8-二甲基-5-乙酰基薁（1.36%）、2,2,4-三甲基-3-环己烯-1-甲醇（1.34%）、3-侧柏烯（1.10%）等。刘梦菲等（2019）用水蒸气蒸馏法提取的江西产前胡药材挥发油的主要成分为：壬基环丙烷（14.57%）、α-蒎烯（13.51%）、环十二烷（7.29%）、β-蒎烯（5.30%）、3-亚甲基-6-(1-甲基乙基)环己烯（3.15%）、1-石竹烯（2.68%）、1-甲基-2,4-二(丙-1-烯-2-基)-1-乙烯基环己烷（1.95%）、反式-2,4-癸二烯醛（1.79%）、(+)-花侧柏烯（1.57%）、金合欢醇（1.55%）、正辛醛（1.35%）、肉豆蔻醚（1.12%）、(-)-4-萜品醇（1.11%）、(6Z),7,11-二甲基-3-亚甲基-1,6,10-十二碳三烯（1.10%）、香桧烯（1.01%）、α-石竹烯（1.01%）等。

【性味与功效】味苦、辛，性微寒。降气化痰，散风清热。用于痰热喘满，咯痰黄稠，风热咳嗽痰多。

紫花前胡 ▼

【基源】伞形花科前胡属植物紫花前胡 *Peucedanum decursivum*（Miq.）Maxim.（同种植物《中国植物志》现接受名为 *Angelica decursiva* (Miq.) Franch. et Sav.）的干燥根。

【形态特征】多年生草本。茎高 1~2m。根生叶和茎生叶叶柄基部膨大成紫色抱茎叶鞘；叶片三角形至卵圆形，坚纸质，长 10~25cm，一回三全裂或一至二回羽状分裂；边缘有锯齿；茎上部叶简化成囊状膨大的紫色叶鞘。复伞形花序顶生和侧生；伞辐 10~22；总苞片 1~3，紫色；小总苞片 3~8，绿色或紫色；花深紫色。果实长圆形。花期 8~9 月，果期 9~11 月。

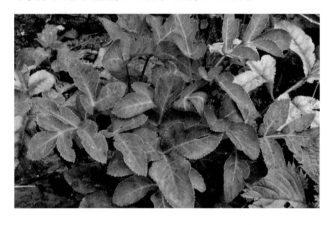

【习性与分布】生长于山坡林缘、溪沟边或杂木林灌丛中。分布于辽宁、陕西、河北、河南、四川、湖北、江西、安徽、江苏、浙江、湖南、山东、广西、广东、台湾等省。

【挥发油含量】水蒸气蒸馏的紫花前胡的得油率为 0.03%。

【芳香成分】紫花前胡挥发油的主成分多为 α-蒎烯（32.44%~36.60%），也有主成分不同的报告。鲁曼霞等（2015）用水蒸气蒸馏法提取的湖南长沙产紫花前胡挥发油的主要成分为：α-蒎烯（32.44%）、D-柠檬烯（16.05%）、壬烷（4.85%）、α-石竹烯（3.85%）、β-水芹烯（2.70%）、(-)-β-蒎烯（2.33%）、大牻牛儿烯 D（1.74%）、α-水芹烯（1.65%）、石竹烯（1.62%）、正十一烷（1.57%）、莰烯（1.56%）、2-萘甲醚（1.43%）、依兰油烯（1.35%）、δ-杜松烯（1.31%）、3-蒈烯（1.25%）、佛术烯（1.05%）、百里香酚甲醚（1.01%）等。闫吉昌等（1995）用水

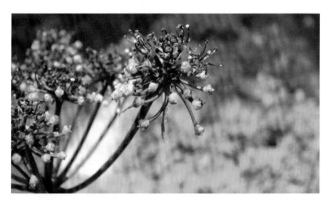

蒸气蒸馏法提取的吉林长白山产紫花前胡挥发油的主要成分为：红没药烯（7.42%）、姜烯（6.35%）、金合欢烯（6.34%）、十六烷酸（5.94%）、9,12-十八碳二烯酸（5.93%）、榄香烯（5.77%）、珂杷烯（3.29%）、杜松烯（2.97%）、1,3-环辛二烯（2.85%）、葎草烯（2.41%）、3-甲基-2-丁醇（2.21%）、2,9-二甲基-3,7-癸二烯（1.93%）、石竹烯（1.93%）、1-甲基-2-乙烯基环戊烷（1.90%）、榄香烷（1.79%）、1-十五烯（1.56%）、1-(2-羟基-5-甲基苯)乙烯酮（1.45%）、蛇床烯（1.30%）等。王玉玺等（1992）用水蒸气蒸馏法提取的江苏南京产紫花前胡干燥根挥发油的主要成分为：3-侧柏烯（12.98%）、对-特丁基茴香醇（11.24%）、4(10)-侧柏烯（7.91%）、间伞花烃（6.13%）、4-甲基-1-(1-甲基乙基)-3-环己烯-1-醇乙酸酯（4.91%）、2,2,4-三甲基-3-环己烯-1-甲醇（3.64%）、4,11,11-三甲基-8-甲叉基-二环[7.2.0]-4-十一碳烯（3.11%）、(E)-3,7-辛二烯-2-酮（3.10%）、乙酸龙脑酯（3.01%）、1,8a-二甲基-7-(1-甲基乙烯基)-[1aR-(1α,7α,8aα)]-1,2,3,5,6,7,8,8a-八氢化萘（2.06%）、乙酸松香油酯（2.02%）、2,10-二莰醇（1.77%）、1,4-二甲氧基-2,3,5,6-四甲苯（1.61%）、(E)-8-甲基-6-(1-甲基乙基)-6,8-壬二烯-2-酮（1.41%）、2(10)-蒎烯（1.28%）等。

【性味与功效】味苦、辛，性微寒。降气化痰，散风清热。用于痰热喘满，咯痰黄稠，风热咳嗽痰多。

羌活 ▼

【基源】伞形花科羌活属植物羌活 *Notopterygium incisum* Ting ex H. T. Chang 或宽叶羌活 *Notopterygium forbesii* de Boiss. 的干燥根茎及根。

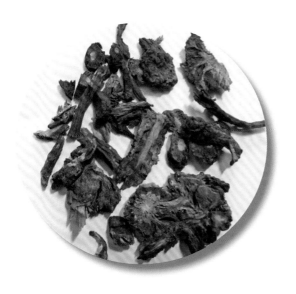

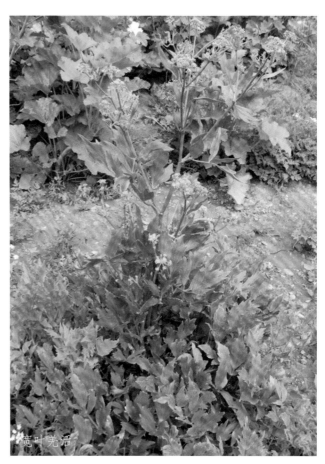
宽叶羌活

【形态特征】羌活：多年生草本，高 60~120cm，根茎粗壮，呈竹节状。基生叶及茎下部叶有膜质叶鞘；叶为三出式三回羽状复叶；茎上部叶常简化，叶鞘膜质抱茎。复伞形花序直径 3~13cm；总苞片 3~6，线形；伞辐 7~39；小伞形花序直径 1~2cm；小总苞片 6~10，线形；花多数；花瓣白色，卵形。分生果长圆状，长 5mm，宽 3mm。花期 7 月，果期 8~9 月。

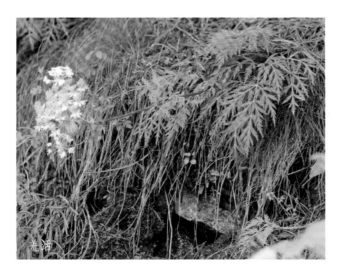
羌活

宽叶羌活：多年生草本，高 80~180cm。有发达的根茎。基生叶及茎下部叶有抱茎的叶鞘；叶大，三出式 2~3 回羽状复叶；茎上部叶少数，叶片简化，叶鞘发达，膜质。复伞形花序顶生和腋生，直径 5~14cm；总苞片 1~3，线状披针形；伞辐 10~23；小伞形花序直径 1~3cm，有多数花；小总苞片 4~5；花瓣淡黄色，倒卵形。分生果近圆形。花期 7 月，果期 8~9 月。

【习性与分布】羌活：生长于海拔 2000~4000m 的林缘及灌丛内。分布于陕西、四川、甘肃、青海、西藏。
宽叶羌活：生长于海拔 1700~4500m 的林缘及灌丛内。分布于山西、陕西、湖北、四川、内蒙古、甘肃、青海等省区。

【挥发油含量】《药典》规定羌活药材含挥发油不得少于 1.4%。水蒸气蒸馏的宽叶羌活的得油率为 0.60%~5.20%，超临界萃取的得油率为 8.80%。水蒸气蒸馏的羌活的得油率为 0.81%~8.70%，超临界萃取的得油率为 7.76%~8.91%，有机溶剂萃的得油率为 3.20%。

【芳香成分】羌活：羌活挥发油以 α-蒎烯（8.90%~36.92%）为第一主成分的报告居多，其次为 β-蒎烯（37.11%~41.02%），也有主成分不同的报告。吉力等（1997）用水蒸气蒸馏法提取的青海门源产羌活挥发油的主要成分为：α-蒎烯（29.25%）、β-蒎烯（22.20%）、γ-松油烯（12.78%）、匙叶桉油烯醇（5.20%）、对-聚伞花素（4.64%）、柠檬烯（4.20%）、β-水芹烯（3.10%）、缬草萜烯醇（2.51%）、δ-荜澄茄烯（1.15%）、香桧烯（1.00%）等。刘卫根等（2012）用水蒸气蒸馏法提取青海班玛产羌活'蚕羌'挥发油的主要成分为：β-蒎烯（37.11%）、α-蒎烯（29.78%）、4-亚甲基-1-(1-甲基乙基)-二环 [3.1.0] 己烷（9.07%）、(R)-4-甲基-1-(1-甲基乙基）-3- 环己烯 -1- 醇（2.87%）、(1S)-3,7,7- 三甲基 - 二环 [4.1.0] 庚烷 -3- 烯（2.78%）、乙酸冰片酯（2.74%）、1- 甲基 -4-(1- 甲基乙基)-1,4- 环己二烯（2.45%）、(+)-4- 蒈烯（1.46%）、莰烯（1.38%）、(1S- 顺)-1,2,3,5,6,8a- 六氢化 -4,7- 二甲基 - 1-(1- 甲基乙基)- 萘（1.37%）、1- 甲基 - 4-(1- 甲基亚乙基) 环己烯（1.33%）等。车明凤等（1993）用水蒸气蒸馏法提取的四川阿坝产羌活挥发油的主要成分为：δ -3- 蒈烯（26.80%）、α - 蒎烯（24.99%）、β - 蒎烯（12.70%）、柠檬烯（7.00%）、α - 萜品油烯（3.04%）、对伞花烃（3.00%）、4- 萜品烯醇（2.33%）、γ - 萜品烯（1.68%）、2- 戊基呋喃（1.00%）等。杨仕兵等（2005）用石油醚提取法提取的青海同德产羌活挥发油的主要成分为：单环萜烯酮（33.64%）、亚油酸（23.21%）、乙酸谷甾烯醇酯（6.96%）、杜松二烯醇（5.85%）、1,1,7- 三甲基 - 甲撑基 - 十氢 - 环丙薁醇（2.53%）、棕榈酸（2.44%）、异十六烷酸（2.34%）、D- 柠檬烯（2.15%）、豆甾二烯 -3,5（1.93%）、氧化桥环萜烷(1.86%)、杜松二烯(1.42%)、(-)- 斯巴醇（1.31%）、β - 谷甾醇（1.18%）等。

宽叶羌活：宽叶羌活挥发油的主成分有：β - 蒎烯（7.17%~52.93%）、肉豆蔻醚（8.50%~60.92%）等，也有主成分不同的报告。唐国琳等（2019）用水蒸气蒸馏法提取的四川阿坝野生宽叶羌活挥发油的主要成分为：β - 蒎烯（26.64%）、右旋萜二烯（7.94%）、α - 蒎烯（6.75%）、萜品烯（5.33%）、异丙基甲苯（3.75%）、1,1'- 二环戊烷基（1.85%）、2- 异丙基 -5- 甲基茴香醚（1.26%）、白菖烯（1.12%）、(E)- β - 金合欢烯（1.12%）、月桂烯（1.10%）、棕榈油酸（1.10%）、愈创醇（1.08%）、β - 柏木烯（1.06%）等；四川白玉野生宽叶羌活挥发油的主要成分为：肉豆蔻醚（22.30%）、桉叶油（7.02%）、蛇麻烯（5.99%）、右旋大根香叶烯（5.49%）、1,1'- 二环戊烷基（3.34%）、β - 榄香烯（2.97%）、萜品烯（2.90%）、叔丁基苯酚（2.90%）、棕榈油酸（2.27%）、桉叶油醇（2.21%）、α - 石竹烯（2.07%）、β - 蒎烯（2.04%）、β - 红没药烯（1.86%）、罗勒烯（1.17%）、3- 蒈烯（1.08%）、马兜铃烯（1.05%）等；四川白玉栽培宽叶羌活挥发油的主要成分为：右旋柠檬烯（37.30%）、萜品烯（14.66%）、β - 蒎烯（13.72%）、α - 蒎烯（13.44%）、2- 异丙基 -5- 甲基茴香醚（1.68%）、芹子烯（1.29%）、β - 红

没药烯（1.24%）、(-)-4- 萜品醇（1.03%）、左旋乙酸冰片酯（1.00%）等；四川白玉野生宽叶羌活干燥根茎挥发油的主要成分为：香桧烯（47.67%）、α - 蒎烯（14.40%）、罗勒烯（5.81%）、萜品烯（5.42%）、藁本内酯（5.02%）、蛇麻烯（3.19%）、叔丁基苯酚（2.86%）、右旋萜二烯（2.80%）、异丙基甲苯（2.62%）、右旋大根香叶烯（2.55%）、月桂烯（1.79%）、β - 蒎烯（1.60%）、β - 榄香烯（1.29%）、榄香醇（1.26%）等。吉力等（1997）用水蒸气蒸馏法提取的甘肃天水产宽叶羌活挥发油的主要成分为：α - 蒎烯（28.88%）、β - 蒎烯（17.92%）、γ - 松油烯（12.23%）、对 - 聚伞花素（7.71%）、香桧烯（4.22%）、柠檬烯（3.00%）、β - 水芹烯（2.24%）、缬草萜烯醇（1.93%）、α - 甜没药醇（1.44%）、β - 反 - 罗勒烯（1.42%）等。李春丽等（2012）用水蒸气蒸馏法提取的青海乐都产栽培两年的宽叶羌活挥发油的主要成分为：γ - 萜品烯（19.57%）、β - 蒎烯（18.89%）、α - 蒎烯（17.65%）、D- 柠檬烯（13.73%）、4- 异丙基 - 甲苯（9.27%）、β - 非兰烯（3.34%）、愈创醇（3.10%）、(Z)- 罗勒烯（1.95%）、乙酸龙脑酯（1.74%）、β - 香叶烯（1.37%）、芹菜脑（1.26%）、乙酸癸烯酯（1.12%）、3- 甲氧基 -4- 异丙基 - 甲苯（1.08%）、α - 红没药醇（1.05%）等。

【性味与功效】味辛、苦，性温。解表散寒，祛风除湿，止痛。用于风寒感冒，头痛项强，风湿痹痛，肩背酸痛。

北沙参 ▼

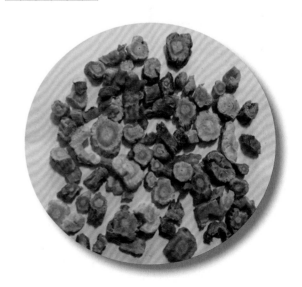

【基源】伞形花科珊瑚菜属植物珊瑚菜 *Glehnia littoralis* Fr. Schmidt ex Miq. 的干燥根。

【形态特征】多年生草本，全株被白色柔毛。叶多数基生，厚质；叶片轮廓呈圆卵形至长圆状卵形，三出式分裂至三出式二回羽状分裂，边缘有缺刻状锯齿；茎生叶与基生叶相似，基部逐渐膨大成鞘状。复伞形花序顶生，径3~6cm；伞辐8~16；小总苞数片，线状披针形；小伞形花序有花15~20，花白色；萼齿5；花瓣白色或带堇色。果实近圆球形。花果期6~8月。

【习性与分布】生长于海边沙滩。喜温暖、湿润气候，能抗寒，耐干旱，耐盐碱，忌水涝，喜阳光。分布于山东、辽宁、河北、江苏、浙江、广东、福建、台湾等省。

【挥发油含量】水蒸气蒸馏的北沙参的得油率为0.013%~0.105%，超临界萃取的得油率为4.85%。

【芳香成分】北沙参挥发油的主成分多为镰叶芹醇（56.62%~90.89%），也有主成分不同的报告。吴玉梅等（2015）用水蒸气蒸馏法提取的北沙参挥发油的主要成分为：镰叶芹醇（56.62%）、2,6,10,15-四甲基十七烷（2.83%）、1,5-二氮双环十一烯（2.73%）等。王红娟等（2010）用水蒸气蒸馏法提取的山东莱阳产北沙参挥发油的主要成分为：反,反-2,4-癸二烯醛（21.27%）、反-2-辛烯-1-醇（8.53%）、人参炔醇（8.15%）、β-柏木烯（6.10%）、壬醛（5.17%）、γ-榄香烯（3.08%）、α-姜黄烯（2.91%）、(Z)-14-甲基-8-十六碳烯-1-缩醛（2.51%）、4-甲基己醛（2.14%）、β-雪松烯（2.12%）等。廖华军等（2010）用水蒸气蒸馏法提取的北沙参挥发油的主要成分为：α-蒎烯（36.51%）、β-蒎烯（15.21%）、3-蒈烯（5.89%）、1-甲基-2-异丙基-苯酚（4.01%）、D-柠檬烯（3.87%）、2-叔丁基-1,4-二甲氧基苯（3.60%）、(Z)-9-十八烯酸甲酯（3.37%）、α,α,4-三甲基-3-环乙烯-1-甲醇（3.16%）、2-戊基呋喃（2.92%）、4-甲基-4-羟基-2-亚硝酸异戊酯（2.37%）、1,7-二甲基-4-异丙基-螺[4.5]萘-6-烯-8-酮（2.27%）、2-甲氧基-4-甲基-1-异丙基苯（1.43%）、7,7-三甲基二环[4.1.0]庚-2-烯（1.41%）、3,7,7-三甲基-1-(S)-二环[4.1.0]庚-3-烯（1.16%）、4-甲基-1-异丙基-3-环乙烯-1-醇（1.05%）等。

【性味与功效】味甘、微苦，性微寒。养阴清肺，益胃生津。用于肺热燥咳，劳嗽痰血，胃阴不足，热病津伤，咽干口渴。

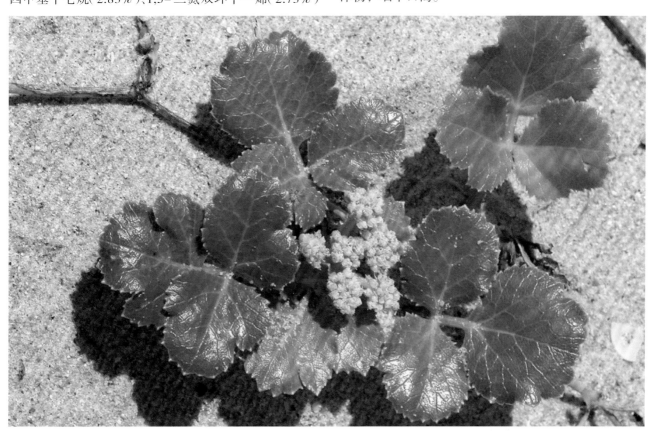

蛇床子 ▼

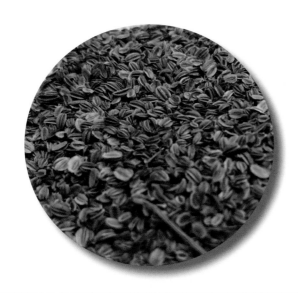

【基源】伞形花科蛇床属植物蛇床 *Cnidium monnieri* (Linn.) Cusson 的干燥成熟果实。

【形态特征】一年生草本，高 10~60cm。下部叶叶鞘短宽，上部叶柄全部鞘状；叶片轮廓卵形至三角状卵形，长 3~8cm，宽 2~5cm，2~3 回三出式羽状全裂。复伞形花序直径 2~3cm；总苞片 6~10，线形；伞辐 8~20；小总苞片多数，线形；小伞形花序具花 15~20；花瓣白色。分生果长圆状，长 1.5~3mm，宽 1~2mm。花期 4~7 月，果期 6~10 月。

【习性与分布】生于田边、路旁、草地及河边湿地。分布于华东、中南、西南、西北、华北、东北。

【挥发油含量】水蒸气蒸馏的蛇床子的得油率为 0.22%~2.00%；超临界萃取的得油率为 8.46%~24.03%。

【芳香成分】蛇床子挥发油主成分多为柠檬烯（18.90%~36.63%），也有主成分不同的报告。朱化雨等（2006）用水蒸气蒸馏法提取的山东临沂产蛇床子挥发油的主要成分为：D- 柠檬烯（24.43%）、乙酸龙脑酯（16.41%）、α - 蒎烯（5.34%）、3(10)- 蒈烯 -4- 醇乙酰乙酸酯（4.97%）、(4- 异丙烯基 -1- 环己烯 -1- 烯基) 甲基乙酸酯（4.04%）、马鞭草烯醇（2.70%）、β - 蒎烯（2.59%）、(S)- 顺 - 马鞭草烯醇（2.56%）、1,2- 环氧柠檬油精（2.45%）、2,7,7- 三甲基 -3- 氧代三环 $[4.1.1.0^{2.4}]$ 辛烷（1.83%）、蛇床子素（1.65%）、(S)- 顺 -2- 甲基 -5- 异丙烯基 -2- 环己烯 -1- 酮（1.62%）、顺 -2- 甲基 -5- 异丙烯基 -2- 环己烯 -1- 醇（1.60%）、

马鞭草烯酮（1.31%）、桧烯（1.24%）、2,2,3- 三甲基 -3- 环戊烯 -1- 乙醛（1.13%）、(2R,4R)- 对薄荷 -2,8- 二烯 -1- 过氧化氢（1.11%）、石竹烯氧化物（1.11%）、6,6- 二甲基 - 二环 [3.1.1] 庚 -2-烯 -2- 甲醇（1.05%）、(1S,4R)- 对薄荷 -2,8- 二烯 -1- 过氧化氢（1.05%）、反 - 柠檬烯氧化物（1.02%）、(1R,4R)- 对薄荷 -2,8- 二烯 -1- 过氧化氢（1.00%）等；用超临界 CO_2 萃取法提取的蛇床子挥发油的主要成分为：蛇床子素（53.38%）、D-柠檬烯（8.39%）、欧前胡素（5.68%）、乙酸龙脑酯（4.71%）、异虎耳草素（3.18%）、佛手柑内酯（2.99%）、3(10)- 蒈烯 -4- 醇乙酰乙酸酯（2.44%）、α - 蒎烯（2.40%）、花椒毒素（2.30%）、(4- 异丙烯基 -1- 环己烯 -1- 烯基) 甲基乙酸酯（1.79%）、

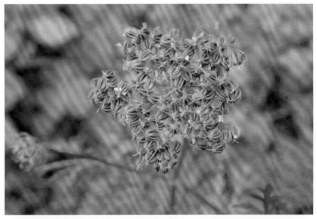

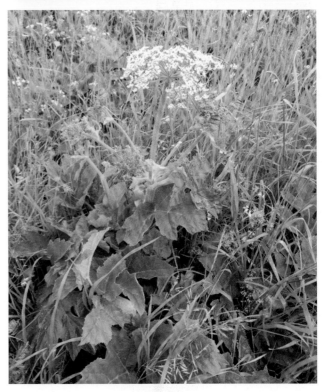

油酸（1.40%）、柠檬烯-6-醇新戊酸酯（1.04%）等。邱琴等（2002）用水蒸气蒸馏法提取的山东沂水产蛇床子挥发油的主要成分为：反-罗勒烯（37.96%）、苧烯（35.44%）、1,7,7-三甲基-双环[2.2.1]庚烷-2-醇-乙酸酯（6.78%）、莰烯（6.28%）、β-月桂烯（2.29%）、β-蒎烯（1.16%）等。赵富春等（2008）用水蒸气蒸馏法提取的蛇床子挥发油的主要成分为：冰片乙酸酯（29.51%）、D-柠檬烯（19.20%）、α-蒎烯（13.95%）、三环[4.4.0.0²·⁸]癸-4-醇（12.64%）、三环[4.3.1.0³·⁸]癸-10-醇（9.31%）、3-蒈烯（4.62%）、5-异丙烯基-2-甲基-环己-2-烯基丙酸酯（1.35%）等。王海波等（1996）用超临界 CO_2 萃取法提取的蛇床子挥发油的主要成分为：油酸（28.85%）、蛇床子素（22.61%）、亚油酸（10.95%）、柠檬烯（5.79%）、乙酸龙脑酯（4.76%）、α-蒎烯（3.74%）、硬脂酸（2.10%）、异虎耳草素（2.07%）、(E)-9-[(4-羟基-3-甲基-2-丁烯基)氧基]-7H-呋喃[3.2.0][1]苯并吡喃-7-酮（1.49%）、花椒毒素（1.39%）、香芹醇丙酸酯（1.11%）、二甲基乙烯酮（1.03%）、二十酸（1.00%）等。朱丽等（2019）用顶空固相微萃取法提取的蛇床子药材挥发油的主要成分为：双戊烯（18.19%）、3-蒈烯（10.83%）、金合欢烯（5.21%）、樟脑萜（3.88%）、1-石竹烯（2.33%）、顺-2-甲基-5-(1-甲基乙烯基)-2-环己烯-1-醇乙酸酯（1.58%）、α-萜品烯（1.26%）、顺式金合欢烯（1.25%）、β-蒎烯（1.00%）等。

【性味与功效】味辛、苦，性温。燥湿祛风，杀虫止痒，温肾壮阳。用于阴痒带下，湿疹瘙痒，湿痹腰痛，肾虚阳痿，宫冷不孕。

桑寄生 ▼

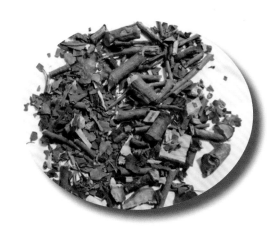

【基源】桑寄生科钝果寄生属植物桑寄生（广寄生）*Taxillus chinensis* (DC.) Danser 的干燥带叶茎枝。

【形态特征】灌木，高 0.5~1m。叶厚纸质，卵形至长卵形，长 2.5~6cm，宽 1.5~4cm。伞形花序，1~2 个腋生或生于小枝已落叶腋部，具花 1~4 朵，花序和花被星状毛；苞片鳞片状；花褐色，花托椭圆形；副萼环状；花冠花蕾时管状，裂片 4 枚，匙形。果近球形，果皮密生小瘤体，成熟果浅黄色，长 8~10mm，直径 5~6mm。花果期 4 月至翌年 1 月。

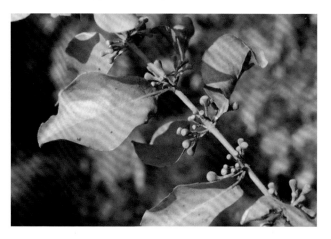

【习性与分布】生于海拔 20~400m 平原或低山常绿阔叶林中，寄生于桑树、桃树、李树、龙眼、荔枝、杨桃、油茶、油桐、橡胶树、榕树、木棉、马尾松、水松等多种植物上。分布于广西、广东、福建。

【挥发油含量】水蒸气蒸馏的桑寄生得油率为 0.07%，超临界萃取的得油率为 2.70%。

【芳香成分】霍昕等（2008）用水蒸气蒸馏法提取的贵州产桑寄生挥发油的主要成分为：苯甲醛（13.97%）、苯乙烯（11.42%）、芳姜黄烯（7.89%）、桉树脑（3.89%）、α-姜烯（3.50%）、γ-姜黄烯（2.78%）、壬醛（2.07%）、里哪醇（1.94%）、α-香柠檬烯（1.42%）、2-戊基呋喃（1.34%）、橙花叔醇（1.25%）、薄荷酮（1.25%）、反式-β-金合欢烯（1.15%）、水芹醛（1.11%）、(E,E)-2,4-庚二烯醛（1.06%）、苯乙酮（1.04%）、反里哪醇氧化物（1.00%）、β-红没药烯（1.00%）等。廖彭莹等（2012）用水蒸气蒸馏法提取的广西南宁产寄生于柚子的桑寄生晾干全草挥发油的主要成分为：二十二烷（14.24%）、2,4-二叔丁基苯酚（9.88%）、十五烷（5.83%）、二十一烷（4.07%）、二十七烷（2.87%）、二十五烷（2.32%）、三十五烷（1.88%）、2,6,10-三甲基-十五烷（1.77%）、二十六烷（1.77%）、二十三烷（1.64%）、2,4,6-三甲基辛烷（1.63%）、十二烷（1.45%）、十三烷（1.40%）、三十四烷（1.38%）、1-甲氧基-4-(1-丙烯基)-苯（1.37%）、三十六烷（1.08%）等。李永华等（2012）用水蒸气蒸馏法提取的广西钦州产寄生于广东桑的桑寄生挥发油的主要成分为：桉叶素（43.80%）、1S-α-蒎烯（6.69%）、1-甲基-2-(1-甲基乙基)-苯酚（6.66%）、(R)-4-甲基-1-(1-甲基乙基)-3-环己烯-1-醇（3.99%）、(1S)-6,6-二甲基-2-次甲基-二环[3.1.1]庚烷（3.39%）、β-水芹烯（3.18%）、石竹烯氧化物（2.95%）、樟脑萜（2.87%）、1-甲基-4-(1-甲基乙基)-1,4-环己二烯（2.81%）、4-甲基-1-(1-甲基乙基)-3-环己烯-1-醇（1.81%）、壬醛（1.70%）、(1R)-1,7,7-三甲基-二环[2.2.1]庚-2-酮（1.61%）、螺环[4.4]-2-壬酮（1.61%）、丁子香烯（1.24%）、香叶烯（1.15%）、1,7,7-三甲基-二环[2.2.1]庚-2-基-醋酸酯（1.07%）等；寄生于阴香的桑寄生挥发油的主要成分为：n-十六酸（31.39%）、桉叶素（12.55%）、1S-α-蒎烯（5.49%）、(Z,Z)-9,12-十八碳二烯酸（5.33%）、1-甲基-4-(1-甲基乙基)-苯酚（2.93%）、樟脑萜（2.45%）、(1S)-6,6-二甲基-2-次甲基-二环[3.1.1]庚烷（2.00%）、左旋乙酸冰片酯（1.89%）、(1aα,2β,3aα,6aβ,6bα)-八氢化-2,6a-甲醇-6ah-茚并[4,5-b]环氧乙烯（1.55%）、(Z)-9,17-十八碳二烯酸（1.42%）、丁子香烯（1.29%）、1-甲基-4-(1-甲基乙基)-1,4-环己二烯（1.26%）、3,7-二甲基-1,6-辛二烯-3-醇（1.26%）、4-次甲基-1-(1-甲基乙基)-二环[3.1.0]己烷（1.24%）、十四烷酸（1.21%）、香叶烯（1.13%）、邻苯二甲酸二异丁酯（1.04%）、菲酚（1.00%）等。李兵等（2013）用水蒸气蒸馏法提取的广西南宁产寄生于桂花树的桑寄生挥发油的主要成分为：α-依兰油烯（14.71%）、植物醇（8.58%）、(-)-4-萜品醇（5.88%）、(Z)-β-萜品醇（3.25%）、马索亚内酯（2.91%）、苯乙醛（2.18%）、3,6-二甲基-2,3,3a,4,5,7a-六氢苯并呋喃（2.08%）、6,10,14-三甲基-2-十五烷酮（1.95%）、天然壬醛（1.76%）、4-异丙基甲苯（1.71%）、雪松醇（1.67%）、(+)-α-长叶蒎烯（1.61%）、α-甲基-α-(4-甲基-3-戊烯基)-

环氧乙烷甲醇（1.57%）、十五醛（1.33%）、3-甲基-8-羟基香豆素（1.28%）、2,6-二甲基-6-(4-甲基-3-戊烯基)二环[3.1.1]-2-庚烯（1.24%）、6-甲基-6-(3,5-二甲基-2-呋喃基)-2-庚酮（1.15%）、顺式氧化芳樟醇（1.13%）、苯乙腈（1.01%）、2,6,6-三基-环己烯-1,4-二酮（1.01%）等；寄生于相思树的桑寄生挥发油的主要成分为：6,10,14-三甲基-2-十五烷酮（10.60%）、S-(Z)-3,7,11-三甲基-1,6,10-十二烷三烯-3-醇（7.86%）、1,8-二甲基-4-异丙基螺[4.5]-癸烷-8-烯-7-酮（6.63%）、长叶烯（6.33%）、(2E,6E)-3,7,11-三甲基-2,6,10-十二碳三烯-1-醇（4.66%）、α-柏木烯（4.44%）、α-人参烯（4.32%）、乙酸柏木酯（2.80%）、(10Z,12Z)-十六二烯醛（2.60%）、γ-十一烷酸内酯（2.00%）、4,8-二甲基-1-异丙基螺[4.5]-8-烯-7-醇（1.94%）、(1α,4aβ,8aα)-1,2,3,4,4a,5,6,8a-八氢-7-甲基-4-亚甲基-1-异丙基-萘（1.80%）、4-(2,6,6-三甲基-1-环辛烯-1-基)-3-丁烯-2-酮（1.65%）、2,6-二叔丁基对甲基苯酚（1.29%）、1,6-二甲基-4-异丙基萘（1.27%）等。

【性味与功效】味苦，性平。祛风湿，补肝肾，强筋骨，安胎元。用于风湿痹痛，腰膝酸软，筋骨无力，崩漏经多，妊娠漏血，胎动不安，头晕目眩。

槲寄生

【基源】桑寄生科槲寄生属植物槲寄生 *Viscum coloratum* (Kom.) Nakai 的干燥带叶茎枝。

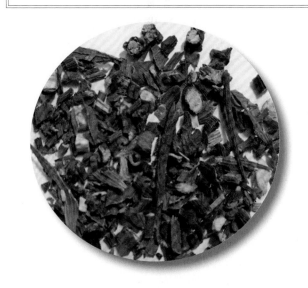

【形态特征】灌木，高 0.3~0.8m。叶对生，革质，长椭圆形至椭圆状披针形，长 3~7cm，宽 0.7~2cm。雌雄异株；雄花序聚伞状，总苞舟形，通常具花 3 朵；雄花：花蕾时卵球形，萼片 4 枚，卵形。雌花序聚伞式穗状，具花 3~5 朵；苞片阔三角形；雌花：花蕾时长卵球形；花托卵球形，萼片 4 枚。果球形，淡黄色或橙红色。花期 4~5 月，果期 9~11 月。

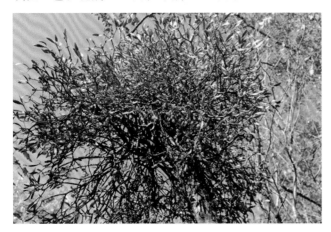

【习性与分布】生于海拔 500~2000m 的阔叶林中，寄生于榆、杨、柳、桦、栎、梨、李、苹果，枫杨、赤杨、椴属植物上。分布于除新疆、西藏、云南、广东外的全国各省区。

【挥发油含量】水蒸气蒸馏的枝芽的得油率为 0.68%。

【芳香成分】高玉琼等（2005）用水蒸气蒸馏法提取的贵州兴义产槲寄生挥发油的主要成分为：柠檬烯（5.81%）、萜品烯-4-醇（5.16%）、芳姜黄酮（4.91%）、苯甲醛（3.89%）、1-甲乙醚十六烷酸（2.85%）、壬醛（2.71%）、芳樟醇（2.68%）、对伞花烃（2.57%）、癸烯醛（2.41%）、β-紫罗酮（2.20%）、香叶基丙酮（2.13%）、β-芳姜黄酮（2.11%）、6-甲基-5-庚烯-2-酮（1.88%）、2-戊基呋喃（1.80%）、庚醛（1.76%）、辛醛（1.73%）、芳姜黄烯（1.71%）、β-倍半水芹烯（1.66%）、(E,E)-2,4-庚二烯醛（1.50%）、α-芳姜黄酮（1.48%）、1-薄荷醇（1.31%）、2,4-癸二烯醛（1.26%）、E-2-庚烯醛（1.24%）、L-龙脑（1.21%）、2,3-辛二酮（1.09%）、α-姜烯（1.07%）、1-辛烯-3-醇（1.02%）等。侯冬岩等（1996）用水蒸气蒸馏-溶剂萃取法提取的辽宁千山产寄生于梨树的槲寄生挥发油的主要成分为：2-乙酰基环己酮（7.65%)1,2-丙二烯基环己烷（7.56%）、亚甲基丁二酸（6.81%）、3-丁烯-1-醇（6.08%）、1-乙基丙基过氧化氢（5.76%）、苯甲醛（4.04%）、1,11-十二碳二烯（3.86%）、4-

甲基-1,3-二氧醇烷（3.51%）、1-(环己酮-1-基)乙烷基酮（3.47%）、3,5-环庚二烯-1-酮（3.24%）、1,5-己二烯（2.73%）、2,5-二甲基呋喃（2.07%）、6-氧杂双环[3.1.0]己烷-2-酮（1.87%）、3-乙基-环丁酮（1.45%）、1-戊烯（1.12%）等。

【性味与功效】味甘、苦，性平。祛风湿，补肝肾，强筋骨，安胎元。用于风湿痹痛，腰膝酸软，筋骨无力，崩漏经多，妊娠漏血，胎动不安，头晕目眩。

火麻仁 ▼

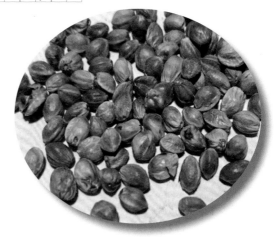

【基源】桑科大麻属植物大麻 *Cannabis sativa* Linn. 的干燥成熟果实。

【形态特征】一年生直立草本，高 1~3m。叶掌状全裂，裂片披针形或线状披针形，长 7~15cm，中裂片最长，宽 0.5~2cm，边缘具向内弯的粗锯齿；托叶线形。雄花序长达 25cm；花黄绿色，花被 5，膜质，外面被细伏贴毛；雌花绿色；花被 1，紧包子房。瘦果为宿存黄褐色苞片所包。花期 5~6 月，果期为 7 月。

【习性与分布】喜光，耐大气干旱而不耐土壤干旱，不耐涝。全国各地均有分布。

【挥发油含量】水蒸气蒸馏的火麻仁的得油率为 0.10%~0.37%；超临界萃取的得油率为 2.58%。

【芳香成分】沈谦等（2008）用水蒸气蒸馏法提取的广西巴马产火麻仁挥发油的主要成分为：亚油酸（43.21%）、α-亚麻酸（38.25%）、γ-亚麻酸（9.10%）、棕榈酸（7.58%）、十八碳二烯酸甲酯（2.96%）、硬脂酸甲酯（1.36%）、棕榈酸甲酯（1.21%）等。戴煌等（2010）用同时蒸馏萃取法提取的火麻仁挥发油的主要成分为：α-石竹烯（7.59%）、十五烷酸（5.74%）、

4-羟基-2-苯乙酮（5.45%）、石竹烯氧化物（3.59%）、α,α,4-三甲基苯甲醇（5.38%）、1-甲氧基-4-(1-丙烯)-苯（3.71%）、D-柠檬烯（3.16%）、八氢-4a,8-二甲基-2-(1-甲基乙烯基)-萘（3.07%）、苯乙醛（3.03%）、3-甲氧基-1,2-丙二醇（2.97%）、二氢-5-戊基-2-呋喃酮（2.95%）、莨草烯（2.56%）、2,6-二丁基-4-甲基苯酚（1.77%）、吲哚（1.64%）、1,3,3-三甲基-环庚烷-2-醇（1.41%）、己醛（1.18%）、8-甲基-1-十一碳烯（1.15%）、十四烷（1.07%）、柠檬醛（1.02%）等；用超声辅助同时蒸馏萃取法提取的火麻仁药材挥发油的主要成分为：二乙基乙缩醛(9.29%)、石竹烯（5.03%）、α,α,4-三甲基-苯甲醇（4.98%）、4-羟基-2-甲基苯乙酮（4.81%）、亚油酸（4.44%）、茴香醚（4.25%）、十五烷酸（3.63%）、八氢-4a,8-二甲基-2-(1-异丙基)萘（2.93%）、α-貍草烯（2.77%）、β-貍草烯（2.75%）、苯乙醛（2.69%）、石竹烯氧化物（2.67%）、椰子酯（2.50%）、2-丁醇（1.94%）、表蓝桉醇（1.89%）、D-柠檬烯（1.88%）、2-(4-甲基环己基)乙醇（1.82%）、苯甲醛（1.77%）、D-小茴香醇（1.56%）、乙酸（1.42%）、1H-吲哚（1.18%）、正己醛（1.12%）、异松香芹醇（1.08%）、(反,反)-2,4-癸二烯醛（1.07%）、2-丙烯-5-甲基-4-己乙烯醛（1.00%）等。杨再波等（2008）用固相微萃取技术提取的贵州关岭产火麻仁药材挥发油的主要成分为：芳樟醇（21.58%）、反-石竹烯（5.89%）、桧烯（4.60%）、十五烷（3.41%）、β-水芹烯（2.68%）、α-蒎烯（2.67%）、γ-松油烯（2.62%）、十三烷（2.51%）、α-姜黄烯（2.46%）、亚麻酸乙酯（2.37%）、对-伞花烃（2.30%）、松油醇-4（2.11%）、δ-3-蒈烯（2.02%）、β-月桂烯（1.96%）、α-莨草烯（1.96%）、乙酸芳樟酯（1.95%）、棕榈酸乙酯（1.91%）、亚油酸乙酯（1.77%）、β-蒎烯（1.73%）、α-异松油烯（1.67%）、β-红没药烯（1.48%）、β-珀玛烯（1.44%）、α-芹子烯（1.41%）、大根香叶烯D（1.39%）、β-榄香烯（1.32%）、α-松油烯（1.28%）、α-柏侧烯（1.26%）、反-β-金合欢烯（1.21%）、δ-杜松烯（1.14%）等。张媛等（2009）用水蒸气蒸馏法提取的火麻仁药材挥发油的主要成分为：十五烷（11.29%）、二苯胺（8.95%）、大犼牛儿烯D（8.20%）、间二甲苯（5.43%）、α-芹子烯（5.23%）、丁香酚（4.47%）、1,7,7-三甲基双环[2.2.1]乙酸庚-2-酯（3.79%）、β-丁香烯（3.65%）、氧化石竹烯（2.22%）、十七烷（2.14%）、棕榈酸（1.76%）、β-芳樟醇（1.66%）、

δ-愈创木烯（1.55%）、4-环已基-十三烷（1.46%）、β-顺式-罗勒烯（1.30%）、乙苯（1.25%）、4,6-二甲基十二烷（1.21%）、α-丁香烯（1.19%）、2,6,10-三甲基十五烷（1.10%）、去甲植烷（1.03%）等。

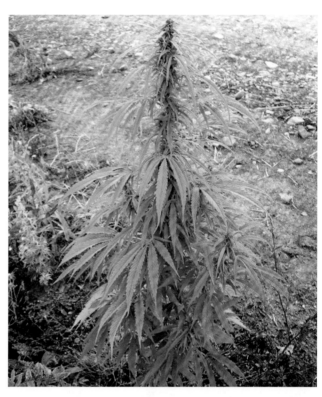

【性味与功效】味甘，性平。润肠通便。用于血虚津亏，肠燥便秘。

【注】大麻除果实《药典》入药外，叶（麻叶）也可入药。用同时蒸馏萃取法提取的北京产'云南一号'大麻干燥叶挥发油的主要成分为：石竹烯氧化物(14.36%)、石竹烯(8.08%)、α-石竹烯(7.05%)、4,11,11-三甲基-8-亚甲基双环[7.2.0]十一碳-4-烯(6.02%)、叶绿醇（5.25%）、蛇麻烯氧化物Ⅱ（4.99%）、α-没药醇（4.94%）、2-甲氧基-4-乙烯基苯酚（4.11%）、10,10-二甲基-2,6-二亚甲基双环[7.2.0]十一碳-5-β-醇（3.25%）、1R,3Z,9S-4,11,11-三甲基-8亚甲基双环[7.2.0]十一碳-3-烯（2.40%）、4α,8-二甲基-2-(1-甲基乙基)-1,2,3,4,4α,5,6,8α-八氢化萘（2.35%）、3,4-二甲基-3-环己烯-1-甲醛（2.02%）、丁香酚（2.02%）、6,10,14-三甲基-2-十五烷酮（1.44%）、4-异丙基-1,6-二甲基-1,2,3,7,8,8α-六氢化萘（1.24%）、2-己烯醛（1.17%）、(Z)-α-没药烯（1.09%）、(1S-顺)-4,7-二甲基-1-(1-甲基乙基)-1,2,3,5,6,8α-六氢化萘（1.06%）等（蒋勇等，2011）。麻叶味辛，有毒。平喘截疟，解毒杀虫。治疟疾，气喘，蛔虫病。

桑叶 ▼

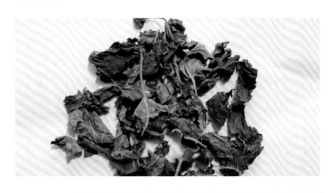

【基源】桑科桑属植物桑 *Morus alba* Linn. 的干燥叶。

【形态特征】乔木或为灌木，高 3~10m 或更高；冬芽红褐色，卵形，芽鳞覆瓦状排列。叶卵形，长 5~15cm，宽 5~12cm，边缘锯齿粗钝，有时叶为各种分裂；托叶披针形。花单性，腋生或生于芽鳞腋内；雄花序长 2~3.5cm，雄花花被片宽椭圆形，淡绿色；雌花序长 1~2cm，雌花花被片倒卵形。聚花果卵状椭圆形，长 1~2.5cm，红色或暗紫色。花期 4~5 月，果期 5~8 月。

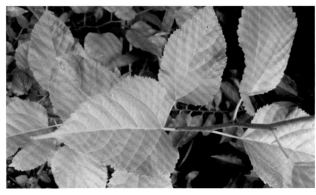

【习性与分布】喜光，幼时稍耐阴。喜温暖湿润气候，耐寒。耐干旱，耐水湿能力极强。耐瘠薄和轻碱性，喜湿润。全国各地均有分布。

【挥发油含量】水蒸气蒸馏的桑叶的得油率为 0.03%~0.10%；乙醚超声萃取 - 水蒸气蒸馏的得油率为 0.10%。

【芳香成分】曹明全等（2010）用水蒸气蒸馏法提取的黑龙江齐齐哈尔产'龙桑 1 号'桑叶挥发油的主要成分为：棕榈酸（60.62%）、植醇（18.87%）、二十七烷（3.99%）、二十四烷（3.32%）、二十五烷（3.30%）、十八烷（1.28%）、植酮（1.21%）、二十二烷（1.06%）、二十一烷（1.03%）等。汪芳等（2005）用水蒸气蒸馏法提取的北京产桑叶挥发油的主要成分为：植物醇（12.26%）、十六酸（10.77%）、邻苯二甲酸二丁酯（5.86%）、六氢金合欢基丙酮（4.10%）、邻苯二甲酸二异丁酯（2.80%）、9- 亚甲基 -9H- 芴（2.46%）、金合欢基丙酮（2.45%）、反式 - 牻牛儿基丙酮（2.38%）、萘（1.91%）、反式 - β - 紫罗兰酮（1.87%）、(E)-2- 己烯醛（1.65%）等。韩蔓等（2019）用顶空固相微萃取法提取的桑叶药材挥发油的主要成分为：甲基庚烯酮（14.92%）、壬醛（9.30%）、酞酸二乙酯（6.38%）、薄荷酮（6.09%）、(+)-(4R)- 柠檬烯（6.85%）、(E,E)-2,4- 庚二烯醛（6.76%）、3,5- 辛二烯 -2- 酮（5.30%）、1- 乙基环己烯（4.01%）、高瓜氨酸（3.72%）、正戊基 -2- 呋喃酮（3.06%）、桉叶油醇（2.79%）、2,3,6- 三甲基 -1,5- 庚二烯（2.71%）、己醛（2.70%）、十二烷（2.64%）、橙花基丙酮（2.63%）、1- 辛烯 -3- 醇（2.12%）、1- 乙酰环己烯（1.95%）、樟脑（1.67%）、甲基丁香酚（1.51%）等。余柳仪等（2020）用顶空固相微萃取法提取的湖南长沙产桑叶药材挥发油的主要成分为：芳樟醇（50.11%）、乙酸芳樟酯（15.96%）、1- 己醇（4.00%）、D- 柠檬烯（3.22%）、2- 己烯醛（2.71%）、(Z)-3- 己烯 -1- 醇（2.66%）、反式芳樟醇氧化物（2.09%）、β - 紫罗酮（1.75%）、苯甲醇（1.73%）、叔丁基对甲酚（1.25%）、顺式呋喃类芳樟醇氧化物（1.05%）、苯基乙醇（1.00%）等。徐雯雯等（2019）用顶空固相微萃取法提取的四川大竹产桑叶药材挥发油的主要成分为：柠檬烯（14.98%）、叶醇（11.67%）、己酸己酯（5.27%）、月桂烯（5.16%）、乙酸乙酯（4.84%）、L-2- 甲基丁醇（4.56%）、2- 甲基丁醛（4.49%）、正己醇（3.98%）、顺 -2- 戊烯 -1- 醇（3.73%）、3- 羟基 -2- 丁酮（3.69%）、1,5- 己二烯醇（2.91%）、丁酸丁酯（2.39%）、天然己醛（1.91%）、己酸乙酯（1.81%）、芳樟醇（1.60%）、辛醇（1.46%）、辛酸乙酯（1.08%）、辛醛（1.02%）等。刘新湘等（2006）用水蒸气蒸馏法提取的湖南产桑叶药材挥发油的主要成分为：异丙烯基 -1- 环辛烯（22.20%）、石竹烯（15.42%）、1-(2- 呋喃基)-1- 戊酮（11.71%）、1- 异丙烯基 -3- 丙烯基环戊烷（8.22%）、紫苏醇（6.19%）、β - 没药烯（5.19%）、2-(2- 甲基 -1- 戊烯基) 双环 [2.2.1] 庚烯（4.74%）、α - 绿叶烯（3.60%）、石竹烯氧化物（3.08%）、D- 柠檬烯（2.04%）、薄荷酮（1.93%）、α - 石竹烯（1.59%）、β - 芳樟醇（1.38%）等。

【性味与功效】味甘、苦，性寒。疏散风热，清肺润燥，清肝明目。用于风热感冒，肺热燥咳，头晕头痛，目赤昏花。

桑白皮 ▼

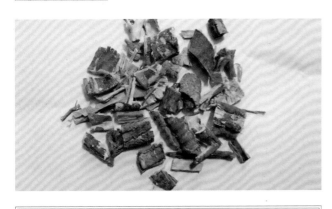

【基源】桑科桑属植物桑 *Morus alba* Linn. 的干燥根皮。

【形态特征】同桑叶。

【习性与分布】同桑叶。

【芳香成分】胡建楣等（2012）用水蒸气蒸馏法提取的桑白挥发油的主要成分为：硬脂炔酸（30.20%）、正十六酸（27.45%）、(Z,Z)-9,12-十八碳二烯酰氯（12.34%）、补身醇（6.78%）、顺-2,3,4,4a,5,6,7,8-八氢-1,1,4a,7-四甲基-1氢-苯并环庚烯-7-醇（6.23%）、4-(4-乙基环己烷)-1-戊基-1-环成烯（3.39%）、菖蒲螺烯酮（2.86%）、绿花白千层醇（1.89%）、十四酸（1.16%）等。韩蔓等（2019）用顶空固相微萃取法提取的桑白皮药材挥发油的主要成分为：桉叶油醇（33.13%）、甲基庚烯酮（13.61%）、2-正戊基呋喃（7.19%）、壬醛（7.03%）、薄荷酮（3.89%）、癸醛（3.85%）、2-羟基桉树脑（3.25%）、松油醇（2.88%）、1-辛烯-3-醇（2.70%）、邻异丙基甲苯（2.66%）、己醛（2.23%）、4-甲氧基-1,2-苯二胺（2.14%）、5-烯丙基愈创木酚（2.08%）、(-)-4-萜品醇（1.52%）、2,6-二甲基-5-庚烯醛

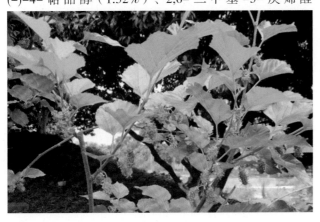

（1.15%）、十四烷（1.06%）等。蒋燕霞等（2019）用水蒸气蒸馏法提取的桑白皮挥发油的主要成分为：苯甲醛（41.58%）、D-柠檬烯（18.20%）、十八甲基环壬硅氧烷（17.45%）等。余柳仪等（2020）用顶空固相微萃取法提取的湖南长沙产桑白皮药材挥发油的主要成分为：芳樟醇（52.99%）、乙酸芳樟酯（10.03%）、叔丁基对甲酚(7.66%)、D-柠檬烯（5.82%）、己醛（3.17%）、反式芳樟醇氧化物（3.13%）、壬醛（3.11%）、6-甲基-5-庚-2-酮（2.73%）、2-乙基-1-己醇（2.09%）、顺式呋喃类芳樟醇氧化物（2.03%）、己酸（1.21%）等。

【性味与功效】味甘，性寒。泻肺平喘，利水消肿。用于肺热喘咳，水肿胀满尿少，面目肌肤浮肿。

桑枝 ▼

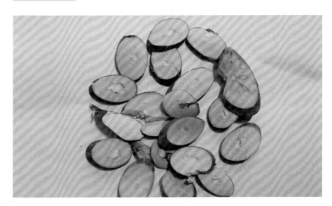

【基源】桑科桑属植物桑 *Morus alba* Linn. 的干燥嫩枝。

【形态特征】同桑叶。

【习性与分布】同桑叶。

【挥发油含量】水蒸气蒸馏的桑枝的得油率为0.58%;同时蒸馏萃取的得油率为1.05%。

【芳香成分】孙莲等（2017）用水蒸气蒸馏法提取的新疆托克逊产桑枝挥发油的主要成分为：雪松醇（13.90%）、己醛（13.09%）、2-戊基-呋喃（10.38%）、亚油酸甲酯（10.19%）、十六碳酸甲酯（10.08%）、邻苯二甲酸二丁酯(8.43%)、对甲氧基苯丙烯（4.50%）、D-柠檬烯（4.34%）、邻苯二甲酸-3-己基异丁酯（3.75%）、2-甲基-4,6-二丁基-苯酚（3.51%）、甲基水杨酸（3.46%）、丙酸乙酯（3.32%）、E,E-2,4-癸二烯醛（3.22%）、Z,Z-亚麻酰氯（3.09%）、2-

羟基 –4– 甲氧基苯乙酮（2.66%）、二氧化碳（1.08%）等；用同时蒸馏萃取法提取的桑枝挥发油的主要成分为：3,4,4– 三甲基 –2– 环戊烯 –1– 酮（7.65%）、6,10,14– 三甲基 –2– 十五烷酮（7.48%）、2– 戊基 – 呋喃（7.15%）、二十七烷（6.48%）、(E,E)-2,4– 癸二烯醛（6.29%）、E–12– 甲基 –2,13– 十八碳二烯 –1– 醇（6.23%）、5,5– 二甲基 –2(5H)– 呋喃酮（5.90%）、己醛（5.63%）、油酸（5.58%）、苯乙醛（5.21%）、3– 呋喃甲醛（4.83%）、2– 甲氧基 –4– 乙烯基苯酚（4.73%）、2,3– 二氢 – 香豆酮（4.53%）、6– 甲基 –5– 庚烯 –2– 酮（3.48%）、2– 溴 – 十八烷（3.45%）、Z–7– 甲基 – 十四烯 –1– 醇乙酸酯（2.97%）、邻苯二甲酸二异丁酯（2.48%）、雪松醇（2.23%）、邻苯二甲酸丁十二烷酯（2.19%）等。韩蔓等（2019）用顶空固相微萃取法提取的桑枝药材挥发油的主要成分为：癸醛（13.67%）、(+)-(4R)– 柠檬烯（10.86%）、壬醛（9.89%）、2– 正戊基呋喃（7.52%）、1– 辛烯 –3– 醇（7.31%）、3,5– 辛二烯 –2– 酮（7.29%）、薄荷酮（5.11%）、甲基庚烯酮（4.86%）、1,1,3– 三甲基环戊烷（4.19%）、己醛（4.18%）、正己醇（3.98%）、5– 烯丙基愈创木酚（2.73%）、薄荷醇（1.98%）等。余柳仪等（2020）用顶空固相微萃取法提取的湖南长沙产桑枝药材挥发油的主要成分为：芳樟醇（24.32%）、己醛（16.05%）、D– 柠檬烯（13.72%）、己酸（13.21%）、叔丁基对甲酚（5.83%）、1– 己醇（4.99%）、乙酸芳樟酯（4.84%）、[R-(R*,R*)]-2,3– 丁二醇（2.87%）、壬醛（2.19%）、2– 乙基 –1– 己醇（1.99%）、肉豆蔻酸异丙酯（1.66%）、2,3– 丁二醇（1.65%）、顺式呋喃类芳樟醇氧化物（1.34%）、(Z)-3– 己烯 –1– 醇（1.18%）等。佟亚楠等（2017）用同时蒸馏萃取法提取的桑枝药材挥发油的主要成分为：月桂烯（10.64%）、α – 古芸烯（5.58%）、芳樟醇（4.84%）、香茅烯（4.03%）、α – 蒎烯（3.81%）、3– 十二碳烯（3.31%）、β – 蒎烯（3.22%）、香叶醇（3.00%）、

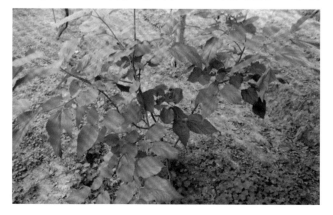

2– 亚丙基环丁烯（2.93%）、5,5– 二甲基 –1– 丙基 –1,3– 环戊二烯（2.93%）、3,7– 二甲基 –1– 辛烯（2.79%）、1– 辛烯（2.73%）、γ – 十一内酯（2.58%）、环十三烷（2.53%）、樟脑萜（2.50%）、十五醛（2.30%）、8– 愈创木烯（2.27%）、罗汉柏烯（2.26%）、2,6– 二甲基 –2,4,6– 辛三烯（2.04%）、2– 十三烷酮（2.04%）、苯甲醛（2.00%）、十一醛（1.95%）、香叶醛（1.89%）、β – 金合欢烯（1.72%）、2– 十二烯醛（1.69%）、β – 罗勒烯（1.64%）、1,5,5– 三甲基 –6– 亚甲基环己烯（1.44%）、十二醛（1.43%）、柏木脑（1.14%）等。
【性味与功效】味苦，性平。祛风湿，利关节。用于风湿痹病，肩臂、关节酸痛麻木。

桑椹

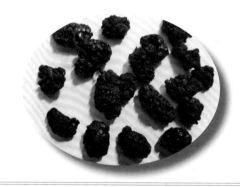

【基源】桑科桑属植物桑 *Morus alba* Linn. 的干燥果穗。

【形态特征】同桑叶。
【习性与分布】同桑叶。
【芳香成分】晓华等（2007）用水蒸气蒸馏法提取的桑椹挥发油的主要成分为：1– 甲氧基 –4–(2– 丙烯基)苯（31.58%）、糠醛（16.31%）、1,7,7– 三甲基二环[2,2,1]庚 –2– 酮（6.45%）、2– 壬烯醛（3.95%）、己醛（3.94%）、5– 甲基 –2– 呋喃甲醛（2.39%）、苯甲醛（2.27%）、苯乙醛（2.14%）、乙酰呋喃酮（1.85%）、1-(1,5– 二甲基 –4– 己烯基)–4– 甲基苯（1.51%）等。韩蔓等（2019）用顶空固相微萃取法提取的桑椹药材挥发油的主要成分为：壬醛（23.47%）、己醛（14.70%）、1– 辛烯 –3– 醇（12.24%）、癸醛（7.43%）、苯乙醛（5.62%）、庚醛（5.28%）、(E)-2– 庚烯醛（4.74%）、苯甲醛（3.23%）、甲基庚烯酮（3.09%）、正辛醛（2.85%）等。余柳仪等（2020）用顶空固相微萃取法提取的湖

南长沙产桑椹药材挥发油的主要成分为：D-柠檬烯（29.86%）、壬醛（15.48%）、乙酸（7.16%）、芳樟醇（6.39%）、(E)-2-庚烯醛（3.85%）、叔丁基对甲酚（2.86%）、γ-萜品烯（2.63%）、辛醛（2.06%）、2-乙基己酸（1.96%）、正十四烷（1.93%）、己酸（1.93%）、壬酸（1.82%）、(E)-2-辛烯醛（1.58%）、己醛（1.49%）、乙烯基戊基酮（1.30%）、1-辛醇（1.28%）、6-甲基-5-庚-2-酮（1.19%）、庚醛（1.13%）、癸醛（1.03%）、香叶酰丙酮（1.02%）、(Z,Z,Z)-1,8,11,14-七烯（1.01%）等。

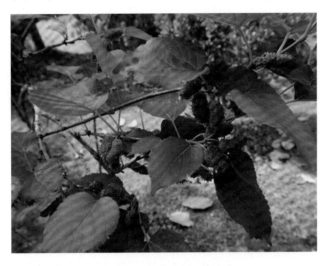

【性味与功效】味甘，性寒。滋阴补血，生津润燥。用于肝肾阴虚，眩晕耳鸣，心悸失眠，须发早白，津伤口渴，内热消渴，肠燥便秘。

山茱萸 ▼

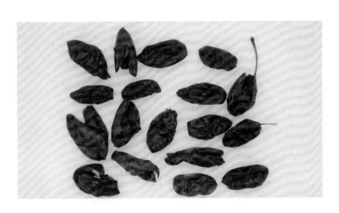

【基源】山茱萸科山茱萸属植物山茱萸 *Cornus officinalis* Sieb. et Zucc. 的干燥成熟果肉。

【形态特征】落叶乔木或灌木，高4~10m。冬芽顶生及腋生，卵形至披针形。叶对生，纸质，卵状披针形或卵状椭圆形，长5.5~10cm，宽2.5~4.5cm。伞形花序生于枝侧，总苞片4，卵形，带紫色；花小，两性，先叶开放；花萼裂片4；花瓣4，舌状披针形，黄色。核果长椭圆形，长1.2~1.7cm，直径5~7mm，红色至紫红色。花期3~4月；果期9~10月。

【习性与分布】生于海拔400~2100m的林缘或森林中。喜温暖湿润气候，喜阳光，较耐寒，幼树怕旱。分布于山西、陕西、甘肃、山东、江苏、浙江、安徽、江西、河南、湖南等省区。

【挥发油含量】水蒸气蒸馏的山茱萸的得油率为0.32%~2.16%；超临界萃取的得油率为0.53%~2.42%。

【芳香成分】韩志慧等（2006）用水蒸气蒸馏法提取的河南西峡产山茱萸挥发油的主要成分为：邻苯二甲酸二异丁酯（25.12%）、邻苯二甲酸二丁酯（18.85%）、乙酸（5.45%）、糠醛（4.64%）、二十二碳烯（3.07%）、E-5-二十碳烯（3.02%）、2,4-二苯基-4-甲基-2(E)-戊烯（2.53%）、邻苯二甲酸二甲酯（2.48%）、环二十四烷（2.18%）、1-十八碳烯（2.15%）、反-氧化芳樟醇（1.95%）、对二甲苯（1.57%）、石烯醇（1.47%）、2,4-二叔丁基苯酚（1.40%）、二十一烷（1.30%）、2,6,10,14-四甲基十六烷（1.18%）、邻二甲苯（1.16%）、顺-氧化芳樟醇（1.08%）等。韩淑燕等（2003）用超临界CO_2萃取法提取的河南西峡产山茱萸挥发油的主要成分为：1,2-苯二甲酸二(1-丁基-2-异丁基)酯（11.15%）、异丙基十四[烷]酸酯（8.88%）、油酸（7.43%）、2-羟基-苯甲酸苯甲酯（3.88%）、13-异丙基-8,11,13-三烯-15-罗汉松酸（3.36%）、(Z,Z)-9,12-十八碳二烯酸（2.66%）、丁二酸二(2-甲基丙基)-酯（2.62%）、邻苯二甲酸二乙酯（1.91%）、γ-谷甾醇（1.86%）、海松酸（1.58%）、甲基二氢茉莉酮酸酯（1.22%）、β-香树素（1.16%）、α-甲基对叔丁基苯甲醛（1.00%）等。曾富佳等（2013）用水蒸气蒸馏法提取的贵州产山茱萸药材挥发油的主要成分为：肉桂酸乙酯（21.90%）、4-甲氧基-2-(5-丙烯基)-1,2-苯并二茂（8.53%）、邻苯二甲酸丁酯（3.63%）、龙脑（3.37%）、茴香脑（3.33%）、α-可巴烯（2.86%）、α-松油醇（2.63%）、2-丙烯酸-3-(4-甲氧基苯基)-乙基酯（2.56%）、己醛（2.54%）、α-可巴烯（2.44%）、α-雪松醇（2.33%）、2-羟基-4-甲氧基苯甲醛（2.07%）、1-

甲基－4－异丙烯基苯（1.90%）、萜品烯－4－醇（1.81%）、1,4－二甲基－7－(1－甲基乙基）薁（1.81%）、异龙脑（1.64%）、(-)－δ－芹子烯（1.64%）、1－甲基乙基酯－棕榈酸（1.47%）、壬醛（1.41%）、氧化芳樟醇（1.25%）、γ－古芸烯（1.25%）、柠檬烯（1.23%）、2－甲基－4－羟基苯乙酮（1.21%）、α－白菖考烯（1.21%）、蒽（1.14%）、金合欢醇（1.07%）、芳樟醇（1.02%）等。

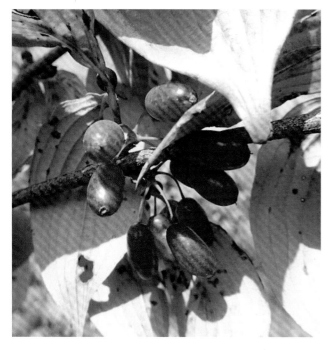

【性味与功效】味酸，性微温。补益肝肾，收涩固脱。用于眩晕耳鸣，腰膝酸痛，阳痿遗精，遗尿尿频，崩漏带下，大汗虚脱，内热消渴。

商陆 ▼

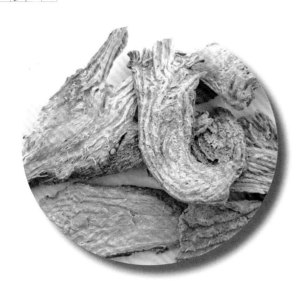

【基源】商陆科商陆属植物垂序商陆 *Phytolacca americana* Linn. 或商陆 *Phytolacca acinosa* Roxb. 的干燥根。商陆根的芳香成分未见报道。

【形态特征】多年生草本，高 1~2m。根粗壮，肥大，倒圆锥形。茎直立，有时带紫红色。叶片椭圆状卵形或卵状披针形，长 9~18cm，宽 5~10cm，顶端急尖，基部楔形。总状花序顶生或侧生，长 5~20cm；花梗长 6~8mm；花白色，微带红晕，直径约 6mm；花被片 5。果序下垂；浆果扁球形，熟时紫黑色；种子肾圆形。花期 6~8 月，果期 8~10 月。

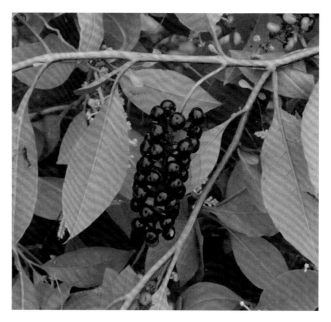

【习性与分布】野生于海拔 500~3400m 的沟谷、山坡林下、林缘路旁，多生于湿润肥沃地，喜生垃圾堆上。喜温暖，阴湿的气候。分布于除东北、内蒙古、青海、新疆外的全国各省区。

【挥发油含量】有机溶剂萃取的商陆的得油率为 0.50%~1.50%，超临界萃取的得油率为 0.60%。石油醚萃取的商陆的得油率为 2.00%。

【芳香成分】贾金萍等（2003）用超临界 CO_2 萃取法提取的垂序商陆干燥根挥发油的主要成分为：2－甲基苯吡啶（6.99%）、二十一烷（3.23%）、带状网翼藻醇（3.15%）、2,6,10－三甲基十四烷（2.81%）、苄基喹啉（1.96%）、邻苯二甲酸二丁酯（1.82%）等。

【性味与功效】味苦、辛，性平，有毒。逐水消肿，通利二便；外用解毒散结。用于水肿胀满，二便不通；外治痈肿疮毒。

芥子 ▼

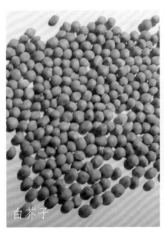

白芥子

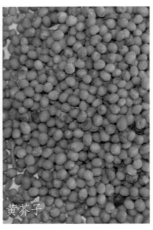

黄芥子

【基源】十字花科白芥属植物白芥 *Sinapis alba* Linn. 或芸薹属植物芥菜 *Brassica juncea* (Linn.) Czern. et Coss. 的干燥成熟种子。前者习称"白芥子"，后者习称"黄芥子"。

【形态特征】白芥：一年生草本，高达 1m。下部叶大头羽裂，长 5~15cm，宽 2~6cm，有 2~3 对裂片；上部叶卵形，长 2~4.5cm，边缘有缺刻状裂齿。总状花序有多数花，果期长达 30cm；花淡黄色，直径约 1cm；萼片长圆形，具白色膜质边缘；花瓣倒卵形，具短爪。长角果近圆柱形，长 2~4cm，宽 3~4mm。种子每室 1~4 个，球形，直径约 2mm，黄棕色。花果期 6~8 月。

芥：一年生草本，高 30~150cm。基生叶宽卵形至倒卵形，长 15~35cm，大头羽裂，具 2~3 对裂片，或不裂，边缘均有缺刻或牙齿；茎下部叶较小，不抱茎；茎上部叶窄披针形。总状花序顶生；花黄色，直径 7~10mm；萼片淡黄色，长圆状椭圆形；花瓣倒卵形。长角果线形，长 3~5.5cm，宽 2~3.5mm。种子球形，直径约 1mm，紫褐色。花期 3~5 月，果期 5~6 月。

【习性与分布】白芥：喜温暖湿润气候，较耐干旱，喜阳光，忌瘠薄、积水。全国各地均有分布。芥菜：喜冷凉湿润的环境，忌炎热干旱，不耐霜冻，需较强光照条件。全国各地均有栽培。

【挥发油含量】水蒸气蒸馏的白芥子的得油率为 0.16%~1.10%；黄芥子的得油率为 0.21%~0.60%。

【芳香成分】白芥子：白芥子的挥发油主成分多为异

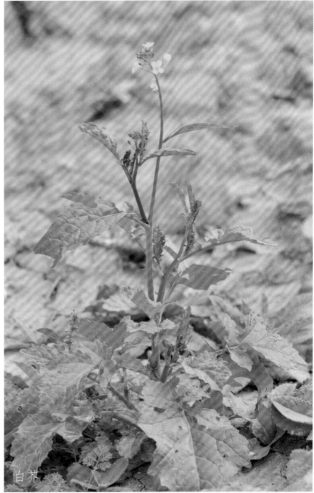

白芥

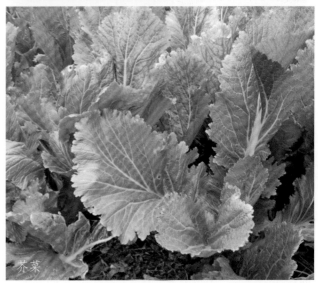

芥菜

硫氰酸烯丙酯（81.66%~89.41%），也有主成分不同的报告。吴圣曦等（2010）用水蒸气蒸馏法提取的安徽产白芥子挥发油的主要成分为：异硫氰酸烯丙酯（89.41%）、异硫氰酸 -3- 丁烯酯（7.36%）、3- 丁烯腈（1.28%）等。蔡君龙等（2014）用顶空固相微萃取法提取的白芥子药材挥发油的主要成分为：2,6- 二叔丁基对甲酚（19.54%）、异硫氰酸烯丙酯（15.85%）、茴香脑（6.75%）、1-环丙基丙烷（5.98%）、苯并噻唑（3.87%）、巴豆腈（3.57%）、2-甲基-6-庚烯醇（3.28%）、异硫氰酸环己酯（2.81%）、甲基庚烯酮（2.33%）、甲基-1,3-二己烯酮（1.98%）、(+)-柠檬烯（1.83%）、2,6-二甲基萘（1.75%）、正己醛（1.38%）、4-甲基-2-羟基己烷（1.32%）、十四烷（1.13%）、十二烷（1.06%）、1-乙酰环己烯（1.05%）、十三烷（1.01%）等。

黄芥子：陈密玉等（2006）用水蒸气蒸馏法提取的黄芥子挥发油的主要成分为：4-异硫氰基-1-丁烯（57.66%）、烯丙基异硫氰酸酯（35.90%）、1,5-己二烯（1.66%）等。颜世芬等（1994）用同步水蒸气蒸馏-溶剂萃取法提取的甘肃民勤产黄芥子挥发油的主要成分为：3-丁烯腈（26.90%）、3-异硫氰基-1-丙烯（21.50%）、己酸（9.30%）、乙醇（7.60%）、2-呋喃醇（5.80%）、醋酸（4.50%）、糠醛（3.60%）、4-异硫氰基-1-丁烯（2.00%）、丙酸-2-硝基乙酯（1.50%）、异己酸（1.50%）、2-亚甲基丁腈（1.20%）、苯丙腈（1.20%）、壬酸（1.10%）、辛酸（1.00%）等。姜子涛等（1996）用水解后水蒸气蒸馏的方法提取的黄芥子挥发油的主要成分为：烯丙基异硫氰酸酯（43.77%）、3-甲硫基丙基异硫氰酸酯（9.44%）、3-丁烯基异硫氰酸酯（4.78%）、丁基异硫氰酸酯（4.71%）、苯基异硫氰酸酯（3.71%）、β-苯基乙在异硫氰酸酯（3.65%）、己基异硫氰酸酯（3.54%）、4-戊烯基异硫氰酸酯（3.30%）、苄基异硫氰酸酯（2.20%）、6-庚烯基异硫氰酸酯（1.97%）、5-己烯基异硫氰酸酯（1.95%）、第二丁基异硫氰酸酯（1.80%）等。

【性味与功效】味辛，性温。温肺豁痰利气，散结通络止痛。用于寒痰咳嗽，胸胁胀痛，痰滞经络，关节麻木、疼痛，痰湿流注，阴疽肿毒。

【注】芥菜除种子《药典》入药外，嫩茎叶（芥菜）也可入药。水蒸气蒸馏法提取的芥菜干燥茎叶的得油率为0.05%。用顶空固相微萃取法提取的大叶芥菜新鲜地上部分挥发油的主要成分为：2-乙基己醇（37.81%）、异长叶烯（12.26%）、烯（10.58%）、莰烯（3.19%）、桉叶油醇（2.48%）、十一烷（1.93%）等（罗耀华等，2018）。芥菜味辛，性温。利肺豁痰，消肿散结。治寒饮咳嗽，痰滞气逆，胸膈满闷，砂淋，石淋，牙龈肿烂，乳痈，痔肿，冻疮，漆疮。

葶苈子 ▼

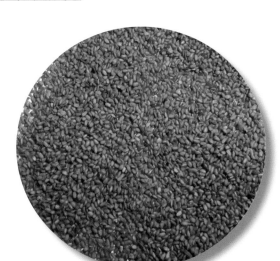

【基源】十字花科播娘蒿属植物播娘蒿 *Descurainia sophia* (Linn.) Webb. ex Prantl 或独行菜 *Lepidium apetalum* Willd. 的干燥成熟种子。

【形态特征】播娘蒿：一年生草本，高20~80cm，以下部茎生叶为多，向上渐少。叶为3回羽状深裂，长2~15cm，末端裂片条形或长圆形。花序伞房状；萼片长圆条形；花瓣黄色，长圆状倒卵形，长2~2.5mm。长角果圆筒状，长2.5~3cm，宽约1mm。种子每室1行，种子形小，多数，长圆形，淡红褐色。花期4~5月。

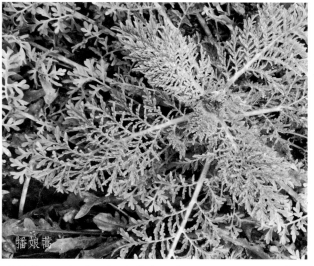

播娘蒿

独行菜：一年或二年生草本，高5~30cm。基生叶窄匙形，一回羽状浅裂或深裂，长3~5cm，宽1~1.5cm；

茎上部叶线形，有疏齿或全缘。总状花序在果期可延长至 5cm；萼片卵形；花瓣不存或退化成丝状。短角果近圆形，扁平，长 2~3mm，宽约 2mm。种子椭圆形，长约 1mm，平滑，棕红色。花果期 5~7 月。

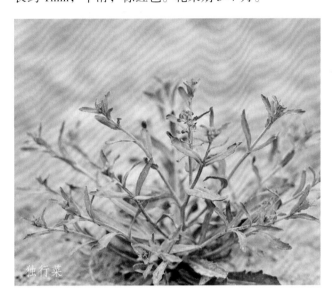

独行菜

【习性与分布】播娘蒿：生于山坡、田野及农田。喜温暖湿润、光照充足的气候环境。分布于除华南外的全国各省区。独行菜：生于海拔 400~2000m 山坡、山沟、路旁及村庄附近。分布于东北、华北、江苏、浙江、安徽、西北、西南。

【挥发油含量】水蒸气蒸馏的葶苈子的得油率为 0.13%~0.15%。

【芳香成分】播娘蒿：弓建红等（2014）用水蒸气蒸馏法提取的播娘蒿干燥成熟种子挥发油的主要成分为：3-亚甲基-壬烷（68.14%）、嘧啶（29.32%）等。曹利等（2016）用顶空固相微萃取法提取的播娘蒿干燥成熟种子挥发油的主要成分为：β-石竹烯（14.60%）、8-丙氧基-柏木烷（11.08%）、3-丁烯基异硫氰酸酯（8.85%）、冰片（5.49%）、邻苯二甲酸二乙酯（4.85%）、樟脑（4.33%）、左旋乙酸冰片酯（3.48%）、3,5-辛二烯-2-酮（3.45%）、2-蒎烯（2.27%）、苯甲醇（2.16%）、苯甲醛（1.99%）、双戊烯（1.98%）、己酸（1.89%）、正己醇（1.71%）、1-乙酰环己烯（1.70%）、壬醛（1.38%）、苯乙醇（1.38%）、2-丙酰呋喃（1.20%）、丁烯腈（1.12%）、五甲基环戊二烯（1.02%）等。

独行菜：赵海誉等（2005）用水蒸气蒸馏法提取的北京产独行菜干燥成熟种子挥发油的主要成分为：苯乙腈（84.87%）、5-甲硫甲基戊腈（6.25%）、

二苯甲基二硫醚（3.17%）、二苯甲基三硫醚（1.11%）等。弓建红等（2015）用水蒸气蒸馏法提取的河南西峡产独行菜干燥成熟种子挥发油的主要成分为：（氯甲基）苯甲腈（88.90%）、2-氰基-吡啶（2.72%）、6,9-十八碳酸甲酯（1.59%）等。曹利等（2016）用顶空固相微萃取法提取的独行菜干燥成熟种子挥发油的主要成分为：邻甲基苯腈（71.61%）、3,5-辛二烯-2-酮（5.38%）、苯甲醛（3.45%）、苯甲醇（1.85%）、冰片（1.70%）、4-辛炔（1.28%）、1-辛烯-3-醇（1.20%）、邻苯二甲酸二乙酯（1.08%）、壬醛（1.07%）、苯并噻唑（1.04%）、β-石竹烯（1.00%）等。

【性味与功效】味辛、苦，性大寒。泻肺平喘，行水消肿。用于痰涎壅肺，喘咳痰多，胸胁胀满，不得平卧，胸腹水肿，小便不利。

【注】播娘蒿除种子《药典》入药外，全草（辣辣菜）也可入药。用水蒸气回流法提取的山东德州产播娘蒿全草挥发油的主要成分为：大根香叶烯（6.15%）、三甲基亚甲基双环十一碳烯（5.55%）、β-荜草烯（5.37%）、δ-薄荷烯（4.37%）、δ-杜松醇（4.03%）、4-蒈烯（3.74%）、β-法尼烯（3.26%）、苯甲基异丁酮（2.81%）、叶绿醇（2.63%）、刺柏脑（2.46%）、荜草烷-1,6-二烯-3-醇（2.29%）、硬脂酸（2.21%）、表蓝桉醇（1.78%）、珀玻烯（1.69%）、α-红没药醇（1.65%）、荜澄茄油醇（1.65%）、9-甲基正十九碳烷（1.62%）、斯巴醇（1.50%）、γ-榄香烯（1.43%）、β-绿叶烯（1.42%）、1,4-桉树脑（1.39%）、斯巴醇（1.27%）、长叶醛（1.21%）、γ-古芸烯环氧化物（1.17%）、α-愈创木烯（1.16%）、γ-古芸烯环氧化物（1.15%）、蓝桉醇（1.02%）等（王新芳等，2005）。辣辣菜味辛，性平。清热解毒，利尿，通淋。治痢疾，腹泻，小便不利，淋症，浮肿。

莱菔子

【基源】十字花科萝卜属植物萝卜 *Raphanus sativus* Linn. 的干燥成熟种子。

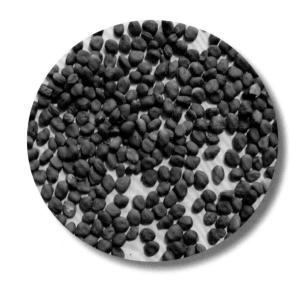

【形态特征】二年或一年生草本，高 20~100cm；直根肉质。基生叶和下部茎生叶大头羽状半裂，长 8~30cm，宽 3~5cm，侧裂片 4~6 对；上部叶长圆形。总状花序顶生及腋生；花白色或粉红色，直径 1.5~2cm；萼片长圆形；花瓣倒卵形，具紫纹，下部有爪。长角果圆柱形，长 3~6cm。种子 1~6 个，卵形，微扁，长约 3mm，红棕色。花期 4~5 月，果期 5~6 月。

【习性与分布】为半耐寒性蔬菜，需充足的日照。全国各地均有分布。

【芳香成分】张欣等（2008）用水蒸气蒸馏法提取的菜菔子挥发油的主要成分为：异硫氰酸己酯（15.04%）、二甲基三硫醚（13.96 %）、壬醛（11.45%）、1,2-二甲磺酰氧基乙烷（10.84%）、异硫氰酸 -4- 甲基戊酯（10.62%）、1,3- 二甲基环己烷（3.58%）、乙基环己烷（2.70%）、1- 辛醇（1.85%）等。余跃东等（2005）用有机溶剂（乙醚）萃取法提取的红萝卜种子挥发油的主要成分为：油酸（37.13%）、亚油酸（20.20%）、棕榈 -14- 十五烷（10.31%）、亚油酸甲酯（8.18%）、十八酸（2.71%）等；白萝卜种子挥发油的主要成分为：亚油酸（30.15%）、油酸（17.13%）、棕榈 -14- 十五烷（11.61%）、亚油酸甲酯（9.28%）、十八酸（5.31%）等。夏青松等（2017）用顶空固相微萃取法提取的湖北罗田产菜菔子挥发油的主要成分为：二甲基二硫醚（23.26%）、二甲基三硫醚（13.74%）、(1R)-(+)-α- 蒎烯（3.91%）、硫氰酸乙酯（3.61%）、芥酸（3.45%）、右旋柠檬烯（3.40%）、2- 正戊基呋喃（3.38%）、正辛醛（3.27%）、油酸（2.98%）、芳樟醇（2.81%）、橙花叔醇（2.61%）、庚腈（2.19%）、3- 蒈烯（1.80%）、3,5- 辛二烯 -2- 酮（1.68%）、

二甲基四硫醚（1.52%）、正己醇（1.28%）、3,5,5-三甲基 -1- 己烯（1.27%）、亚麻酸（1.11%）、棕榈酸（1.10%）等。隋利强等（2019）用顶空固相微萃取法提取的莱菔子药材挥发油的主要成分为：二甲基三硫醚（12.48%）、异硫代氰酸己酯（10.50%）、樟脑（7.10%）、右旋萜二烯（6.64%）、(E)-2- 庚烯醛（6.52%）、异硫氰酸戊酯（2.68%）、二甲基四硫醚（2.63%）、壬醛（2.00%）、苯代丙腈（1.74%）、萜品烯（1.48%）、6- 甲基 -5- 庚烯基 -2- 醇（1.45%）、苯乙醛（1.12%）、1- 辛醇（1.05%）、2- 乙酰基呋喃（1.00%）等。

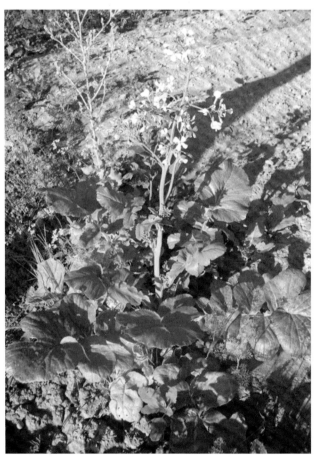

【性味与功效】味辛、甘，性平。消食除胀，降气化痰。用于饮食停滞，脘腹胀痛，大便秘结，积滞泻痢，痰壅喘咳。

板蓝根 ▼

【基源】十字花科菘蓝属植物菘蓝 *Isatis indigotica* Fortune 的干燥根。

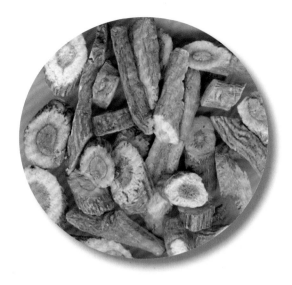

【形态特征】二年生草本，高 40~100cm。基生叶莲座状，长圆形至宽倒披针形，长 5~15cm，宽 1.5~4cm，全缘或稍具波状齿；基生叶蓝绿色，长椭圆形或长圆状披针形，长 7~15cm，宽 1~4cm。萼片宽卵形；花瓣黄白，宽楔形，长 3~4mm，具短爪。短角果近长圆形，扁平，无毛，边缘有翅。种子长圆形，长 3~3.5mm，淡褐色。花期 4~5 月，果期 5~6 月。

【习性与分布】耐寒，喜温暖，怕水涝。全国各地均有分布。

【挥发油含量】索氏法提取的板蓝根的得油率为 3.79%。

【芳香成分】徐红颖等（2007）用水蒸气蒸馏法提

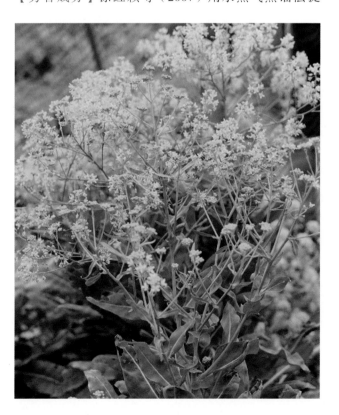

取的山西产板蓝根挥发油的主要成分为：十六酸（38.52%）、3- 丁烯基异硫氰酸酯（19.70%）、6,9- 十五碳二烯 -1- 醇（6.29%）、4- 甲基戊基异硫氰酸酯（5.59%）、9- 十六碳烯酸 A（5.54%）、9,12,15- 十八碳三烯酸甲酯 B（2.97%）、9- 十六碳烯酸 B（2.95%）、4- 氮茚（2.00%）、十四酸 B（1.07%）、十五烷酸（1.04%）等。王文杰等（2011）用索氏法提取的陕西西安产板蓝根挥发油的主要成分为：亚麻酸甲酯（27.51%）、棕榈酸甲酯（15.95%）、亚油酸甲酯（8.62%）、油酸甲酯（5.35%）、2,2′ - 亚甲基双 -(1,1- 二甲基乙基)-4- 乙基苯酚（4.70%）、正十三烷（2.41%）、2,4- 二叔丁基苯酚（1.34%）、正十六烷（1.25%）、硬脂酸甲酯（1.22%）、9- 十六烯酸甲酯（1.19%）、正十八烷（1.17%）、正十二烷（1.02%）等。

【性味与功效】味苦，性寒。清热解毒，凉血利咽。用于温疫时毒，发热咽痛，温毒发斑，痄腮，烂喉丹痧，大头瘟疫，丹毒，痈肿。

大青叶

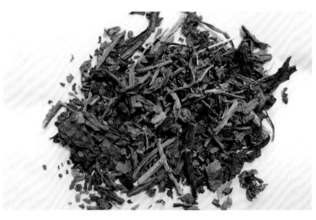

【基源】十字花科菘蓝属植物菘蓝 Isatis indigotica Fortune 的干燥叶。

【形态特征】同板蓝根。

【习性与分布】同板蓝根。

【挥发油含量】索氏法提取的大青叶的得油率为 7.96%。

【芳香成分】米盈盈等（2015）用水蒸气蒸馏法提取的大青叶挥发油的主要成分为：正二十九烷（34.20%）、棕榈酸（17.01%）、植酮（10.04%）、11- 戊烷 -3- 基二十一烷（5.84%）、植物醇（2.28%）、邻苯二

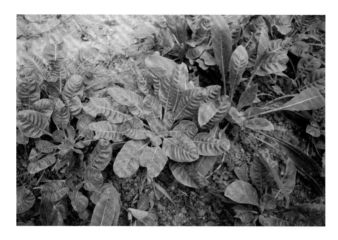

甲酸二丁酯（2.11%）、二十烷（1.75%）、亚麻酸甲酯（1.63%）、二十七烷醇（1.57%）、二十四烷醇（1.42%）、亚麻酸乙酯（1.33%）、正二十八烷（1.17%）、1,19-二十碳二烯（1.04%）等。王文杰等（2011）用索氏法提取的陕西西安产大青叶挥发油的主要成分为：2,2′-亚甲基双-(1,1-二甲基乙基)-4-乙基苯酚（13.13%）、正十三烷（9.10%）、正十六烷（5.17%）、正十五烷（4.27%）、正二十烷（4.15%）、7-十八烯酸甲酯（3.95%）、棕榈酸甲酯（3.89%）、正十八烷（3.81%）、8,11-亚油酸甲酯（3.44%）、1-十九碳烯（3.39%）、正十七烷（3.30%）、2,4-二叔丁基苯酚（3.06%）、1-十八烷醇（2.51%）、1-二十三烯（2.23%）、1-十五烷醇（2.03%）、正十二烷（1.93%）、正二十一烷（1.92%）、正十九烷（1.67%）、1-二十四烷醇（1.49%）、正十四烷（1.46%）、正二十八烷（1.00%）等。姬志强等（2014）用固相微萃取法提取的大青叶挥发油的主要成分为：6,10,14-三甲基-2-十五烷酮（6.32%）、壬醛（5.99%）、苯乙基异硫氰酸酯（5.79%）、棕榈酸（5.62%）、2-甲氧基-4-乙烯基酚（4.51%）、6,10-二甲基-5,9-十一碳二烯-2-酮（4.37%）、2,3,7-三甲基-癸烷（4.12%）、十二烷（3.21%）、十九烷（3.21%）、苯甲醇（3.05%）、2,2-二氯-乙酰胺（2.62%）、氧杂环十七烷-2-酮（2.56%）、2-甲基-十五烷（2.53%）、1-辛醇（2.46%）、十四烷（2.39%）、十六酸甲基酯（2.31%）、壬酸（2.15%）、2,6,10-三甲基-十二烷（2.09%）、十五酸（2.03%）、十四酸（2.02%）、邻苯二甲酸二正丁酯（1.95%）、叶绿醇（1.93%）、2-戊基-呋喃（1.85%）、4-甲基戊基异硫氰酸酯（1.76%）、3-丁烯基异硫氰酸酯（1.55%）、1-环己基-2,2-二甲基-1-丙醇乙酸酯（1.51%）、9-十六碳烯酸（1.31%）、2,2,2-三氯-乙酰胺（1.16%）、1,6-二甲基-萘

（1.16%）、十三烷（1.15%）、辛醛（1.08%）、癸醛（1.08%）、(E,E)-2,4-癸二烯醛（1.05%）、4-(1,2-二甲基-环戊-2-烯基)-丁酮（1.04%）、苯乙醛（1.02%）等。

【性味与功效】味苦，性寒。清热解毒，凉血消斑。用于温病高热，神昏，发斑发疹，痄腮，喉痹，丹毒，痈肿。

菥蓂 ▼

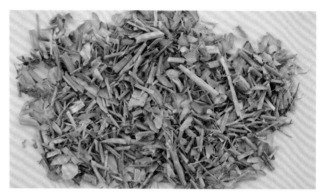

【基源】十字花科菥蓂属植物菥蓂 *Thlaspi arvense* Linn. 的干燥地上部分。

【形态特征】一年生草本，高9~60cm。基生叶倒卵状长圆形，长3~5cm，宽1~1.5cm，基部抱茎，两侧箭形，边缘具疏齿。总状花序顶生；花白色，直径约2mm；萼片直立，卵形，长约2mm；花瓣长圆状倒卵形，长2~4mm。短角果倒卵形或近圆形，长13~16mm，宽9~13mm。种子每室2~8个，倒卵形，长约1.5mm，稍扁平，黄褐色。花期3~4月，果期5~6月。

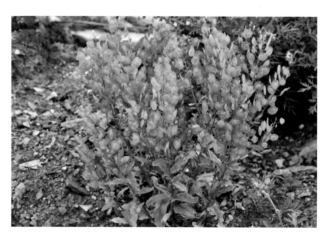

【习性与分布】生在平地路旁、沟边或村落附近。喜冷凉气候，既耐寒，又耐热、耐湿。全国各地均有分布。

【芳香成分】刘信平（2009）用水蒸气蒸馏法提取的

湖北恩施产荠薴新鲜全草挥发油的主要成分为：甲基丁酸（50.77%）3-甲基戊酸（9.58%）、5-溴-2-甲酰胺噻吩（5.43%）、3,5-二氨基-1,2,4-三氮唑（4.47%）、甲酸甲酯（2.65%）、甲酰肼（2.62%）、2,5,9-三甲基癸烷（2.41%）、氯十二烷（2.33%）、甲磺酰氯（2.03%）、羟乙醛（1.97%）、2-甲基-6-乙基癸烷（1.34%）、甲苯甲醛（1.28%）、4-异戊基-5-甲基-1,3-噁唑烷-2-酮（1.16%）、2,6-二叔丁基-1,4-醌-邻甲基肟（1.14%）等。

【性味与功效】味苦、甘，性微寒。清肝明目，和中利湿，解毒消肿。用于目赤肿痛，脘腹胀痛，胁痛，肠痈，水肿，带下，疮疖痈肿。

【注】荠薴除干燥地上部分《药典》入药外，种子（荠薴子）也可入药。水蒸气蒸馏法提取的荠薴子的得油率为0.56%。用水蒸气蒸馏法提取的四川红原产荠薴子挥发油的主要成分为：烯丙基异硫氰酸酯（44.72%）、4-异硫氰酸基-1-丁烯（24.98%）、3-丁烯腈（15.49%）、亚油酸（3.67%）、棕榈酸（1.91%）、9-顺-油酸（1.90%）等（涂杰等，2007）。荠薴子味辛，性微温。明目，祛风湿。治目赤肿痛，障翳胬肉，迎风流泪，风湿痹痛。

石榴皮 ▼

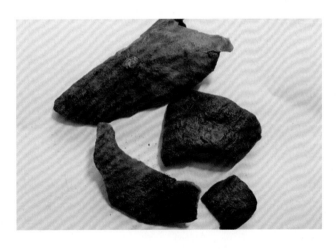

【基源】石榴科石榴属植物石榴 *Punica granatum* Linn. 的干燥果皮。

【形态特征】落叶灌木或乔木，高常3~5m，枝顶常成尖锐长刺。叶常对生，纸质，矩圆状披针形，长2~9cm。花大，1~5朵生枝顶；萼筒长2~3cm，通常红色或淡黄色；花瓣通常大，红色、黄色或白色，长1.5~3cm，宽1~2cm。浆果近球形，直径5~12cm，通常为淡黄褐色或淡黄绿色，有时白色。种子多数，钝角形，红色至乳白色。

【习性与分布】喜温暖、湿润的气候和阳光充足的环境。耐寒，耐干旱，不耐水涝，不耐阴。全国各地均有分布。

【芳香成分】石榴果皮挥发油的主成分多为N-甲基吡咯烷酮（43.19%~72.97%），也有主成分不同的报告。王雪等（2018）用水蒸气蒸馏法提取的'甜绿籽'石榴皮挥发油的主要成分为：N-甲基吡咯烷酮（60.92%）、乙酸丁酯（27.13%）、邻苯二甲酸二异丁酯（2.15%）、2,2,4,6,6-五甲基庚烷（1.93%）、糠醛（1.63%）、2,4-二甲基庚烷（1.61%）等。林敬明等（2002）用超临界CO_2萃取法提取的石榴皮挥发油的主要成分为：5-羟甲基-糠醛（11.74%）、1,2-苯二羧酸丁基乙酯（7.47%）、二(2-甲基丙基)-1,2-苯二羧酸乙酯（5.62%）、N-乙基-4-甲基-磺胺苯（4.74%）、2-叔丁基-4-(2,4,4-三甲基-2-戊烯)苯酚（3.85%）、十四酸（3.60%）、6,10,14-三甲基-2-十五烷酮（3.51%）、十五烷酸（3.13%）、5,6-二氢-4-甲基-2H-吡喃-2-酮（2.72%）、新植二烯（2.56%）、1-甲基萘（2.31%）、反式-细辛脑（2.13%）、1,1-二(对-甲苯)乙烷（1.84%）、十二酸（1.79%）、2,7-二甲基萘（1.49%）、1-(2-羟基-4-甲氧基苯基)乙酮（1.49%）、十六酸甲酯（1.43%）、顺式-细辛脑（1.40%）、2-呋喃羧酸（1.32%）、4-羟基-3,5-二甲氧基-苯甲醛（1.28%）、2,6-二甲基萘（1.21%）、3-十二烯-1-醛（1.13%）、2-甲基萘（1.10%）、2,6-二(1,1-二甲基乙基)-2,5-环己二烯-1,4-二酮（1.05%）、十六烷基-环氧乙烷（1.02%）等。

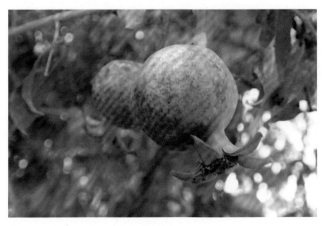

【性味与功效】味酸、涩，性温。涩肠止泻，止血，驱虫。用于久泻，久痢，便血，脱肛，崩漏，带下，虫积腹痛。

【注】石榴除果皮《药典》入药外，花（石榴花）也可入药。用水蒸气蒸馏法提取的安徽黄山产石榴干燥花挥发油的主要成分为：糠醛（30.90%）、棕榈酸

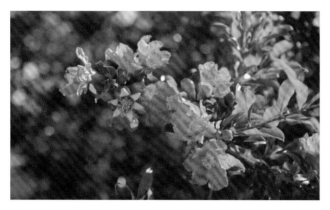

（12.13%）、苯乙醛（10.04%）、亚油酸（9.49%）、红没药烯（2.97%）、戊酸苯乙酯（2.79%）、二十一烷（2.46%）、月桂烯（2.42%）、法呢醇（2.08%）、棕榈酸甲酯（1.74%）、苯乙醇（1.62%）、2,6,11,15-四甲基-十六烷烃（1.60%）、水杨酸甲酯（1.53%）、5-甲基呋喃醛（1.48%）、2,6-二叔丁基对甲苯酚（1.36%）等（陈志伟等，2013）。石榴花味酸、涩，性平。凉血，止血。治衄血，吐血，外伤出血，月经不调，红崩白带，中耳炎。

伸筋草 ▼

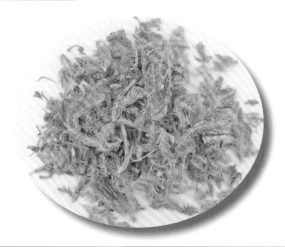

【基源】石松科石松属植物石松 *Lycopodium japonicum* Thunb. ex Murray 的干燥全草。

【形态特征】多年生土生植物。匍匐茎地上生，被稀疏的叶；侧枝直立，高达40cm。叶螺旋状排列，披针形，长4~8mm，宽0.3~0.6mm，全缘，草质。孢子囊穗3~8个集生于长达30cm的总柄，总柄上苞片螺旋状稀疏着生，薄草质，形状如叶片；孢子囊穗不等位着生，圆柱形；孢子叶阔卵形，具芒状长尖头，纸质；孢子囊生于孢子叶腋，圆肾形，黄色。

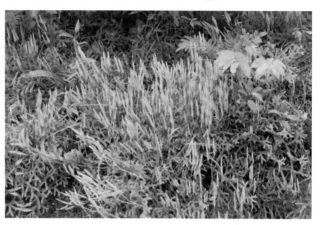

【习性与分布】生于海拔100~3300m的林下、灌丛下、草坡、路边或岩石上。喜温暖湿润，耐荫、耐旱、不抗严寒。分布于除东北、华北以外的各省区。

【挥发油含量】水蒸气蒸馏的伸筋草的得油率为0.10%；超临界萃取的得油率为1.13%~1.21%。

【芳香成分】冯毅凡等（2005）用水蒸气蒸馏法提取的伸筋草挥发油的主要成分为：十六烷酸（18.93%）、癸酸（14.07%）、二十烷（9.57%）、2-甲基-5-异丙基苯酚（8.48%）、9,12-十八烷二烯酸（5.75%）、十八烷（5.05%）、1,2-二甲氧基-4-丙烯基苯（3.27%）、十八烷烯酸（3.23%）、1,2-邻苯二甲酸二丁酯（2.33%）、十四烷酸（2.15%）、3,7,11,15-四甲基-2-十六烯醇（1.60%）、6,10,14-三甲基-2-十五烷酮（1.12%）、α-雪松醇（1.04%）等。杨再波等（2008）用固相微萃取法提取的贵州都匀产伸筋草挥发油的主要成分为：白菖蒲油烯（23.77%）、α-雪松醇（15.67%）、癸酸（10.63%）、反-石竹烯（7.29%）、β-马榄烯（6.60%）、α-古芸烯（3.88%）、2-乙酰基-4,4-二甲基-环戊-2-烯酮（2.48%）、α-雪松烯（2.26%）、δ-杜松烯（2.16%）、β-雪松烯（1.69%）、α-蛇床烯（1.67%）、α-姜黄烯（1.38%）、3,7-愈创木二烯（1.22%）、别罗勒烯（1.19%）、γ-姜黄烯（1.16%）、β-蛇床烯（1.00%）等。

【性味与功效】味苦、辛，性温。祛风除湿，舒筋活络。用于关节酸痛，屈伸不利。

仙茅 ▼

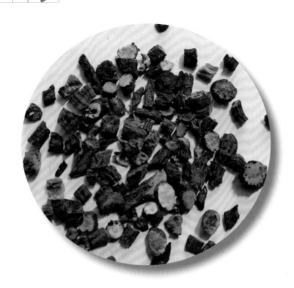

【基源】石蒜科仙茅属植物仙茅 *Curculigo orchioides* Gaertn. 的干燥根茎。

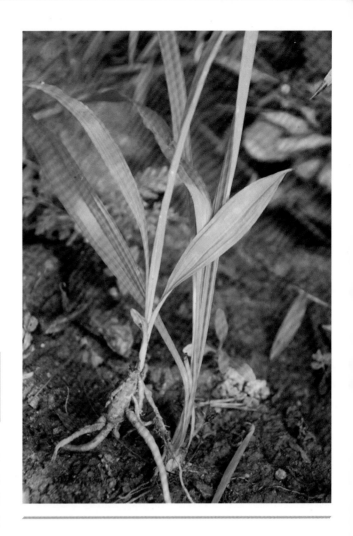

【形态特征】根状茎近圆柱状，直径约1cm，长可达10cm。叶线形或披针形，大小变化甚大，长10~90cm，宽5~25mm。花茎长6~7cm，大部分藏于鞘状叶柄基部之内；苞片披针形，具缘毛；总状花序多少呈伞房状，通常具4~6朵花；花黄色；长8~12mm，宽2.5~3mm。浆果近纺锤状，长1.2~1.5cm，宽约6mm，顶端有长喙。花果期4~9月。

【习性与分布】生于海拔1600m以下的林中、草地或荒坡上。分布于浙江、江西、福建、台湾、湖南、广东、广西、四川、云南、贵州。

【芳香成分】容蓉等（2010）用水蒸气蒸馏法提取的广东徐闻产仙茅挥发油的主要成分为：3,4-二氯-1,2-二甲基甲苯（11.59%）、1-溴-2-甲氧基萘（10.07%）、1,2-二氯-4,5-二甲氧基苯（9.00%）、丙酸乙酯（8.78%）、甲苯（3.65%）、D-柠檬烯（1.26%）等；顶空加热法提取的仙茅挥发油的主要成分为：(Z,Z)-9,12-亚油酸（25.69%）、十四烷酸（21.54%）、(Z)-9,17-十八碳三烯醛（16.11%）、3,4-二氯-1,2-二甲基甲苯（6.62%）、1,2-二氯-4,5-二甲氧基苯（3.84%）、1-溴-2-甲氧基萘（1.11%）等。

【性味与功效】味辛，性热，有毒。补肾阳，强筋骨，祛寒湿。用于阳痿精冷，筋骨痿软，腰膝冷痛，阳虚冷泻。

银柴胡 ▼

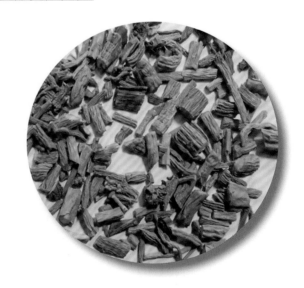

【基源】石竹科繁缕属植物银柴胡 *Stellaria dichotoma* Linn.var. *lanceolata* Bge. 的干燥根。

【形态特征】多年生草本，高 15~60cm。叶片披针形，长 5~25mm，宽 1.5~5mm，全缘。聚伞花序顶生，具多数花；萼片 5，披针形，长 4~5mm；花瓣 5，白色，轮廓倒披针形，长 4mm，2 深裂至 1/3 处或中部，裂片近线形。蒴果宽卵形，长约 3mm，比宿存萼短，6 齿裂，常具 1 种子；种子卵圆形，褐黑色，微扁，脊具少数疣状凸起。花期 6~7 月，果期 7~8 月。

【习性与分布】生于海拔 1 250~3 100m 的石质山坡或石质草原。分布于内蒙古、辽宁、陕西、甘肃、宁夏。

【挥发油含量】石油醚萃取的干燥根的得油率为 1.00%。

【芳香成分】杨敏丽等（2007）用水蒸气蒸馏法提取的宁夏产银柴胡挥发油的主要成分为：去乙酰基蛇形毒素（12.97%）、二甲基邻苯二甲酸酯（10.92%）、14- 甲基十五烷酸甲酯（9.00%）、4,6- 二 (1,1- 二甲基乙基)-2- 甲基苯酚（7.65%）、10- 甲基二十烷（5.72%）、正二十八烷（5.43%）、正二十六烷（5.16%）、7- 甲基十五烷（4.92%）、丁基化羟基甲苯（4.40%）、正十八烷（4.14%）、O- 苯二羟基酸（4.10%）、二十一烷（3.83%）、二十四烷（3.51%）、正二十二烷（3.32%）、8- 甲基十七烷（2.97%）、正二十五烷（2.60%）、4- 乙氧基丁醇（1.73%）、11- 烯十六烷酸甲酯（1.48%）、1,2- 苯二羟基酸二甲基酯（1.38%）、1,2- 苯二羟基酸二乙基酯（1.36%）、棕榈酸（1.36%）、3- 甲基二十烷（1.04%）等。孙艳等（2003）用石油醚萃取法提取的北京延庆栽培银柴胡挥发油法主要成分为：14- 甲基十五烷酸甲酯（28.05%）、去乙酰基蛇形毒素（23.18%）、2- 甲基 -5- 异丙烯基 -2,5- 己二烯 -1- 乙酸酯（11.38%）、3,6- 二甲基菲（5.86%）、莰烯（5.23%）、8- 甲氧基 -1- 甲基 - β - 咔啉（5.21%）、α - 蒎烯（4.36%）、4- 甲基 -1- 异丙基环己烯（2.91%）、11- 烯十六烷酸甲酯（2.09%）、苍术醇（1.76%）、乙酸冰乙酯（1.66%）、5-(2- 丙烯基)-1,3- 苯唑（1.60%）、1,7,7- 三甲基 - 二环 [2.2.1]- 庚烷 -2- 酮（1.58%）、α , α ,4- 三甲基苯乙醇（1.06%）、7- 环己烷基 -2,3- 二氢 -2- 甲基苯并呋喃（1.06%）、17- 甲基睾酮（1.04%）、1- 甲基 -4(1- 异丙基)-1,4- 环己双烯（1.02%）等。张星贤等（2019）用顶空固相微萃取法提取的甘肃产银柴胡药材挥发油的主要成分为：丹皮酚（57.28%）、3- 呋喃甲醇（17.19%）、十七烷（8.62%）、十五烷（3.36%）、棕榈酸甲酯（2.52%）等。

【性味与功效】味甘，性微寒。清虚热，除疳热。用于阴虚发热，骨蒸劳热，小儿疳热。

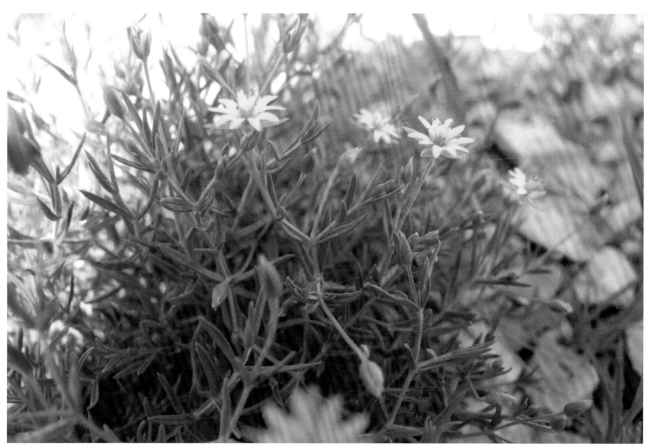

太子参 ▼

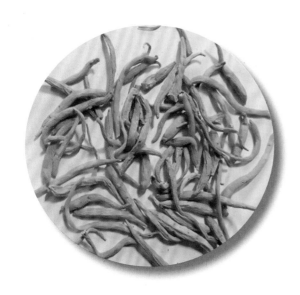

【基源】石竹科孩儿参属植物孩儿参
Pseudostellaria heterophylla (Miq.) Pax 的
干燥块根。

【形态特征】多年生草本，高 15~20cm。块根长纺
锤形，白色。茎下部叶常 1~2 对，叶片倒披针形，
上部叶 2~3 对，叶片宽卵形或菱状卵形，长 3~6cm，
宽 2~20mm。开花受精花 1~3 朵，腋生或呈聚伞花序；
萼片 5，狭披针形；花瓣 5，白色，长圆形或倒卵形，
长 7~8mm，顶端 2 浅裂。蒴果宽卵形，含少数种子；
种子褐色，扁圆形。花期 4~7 月，果期 7~8 月。

【习性与分布】生于海拔 800~2700m 的山谷林下阴湿
处。分布于辽宁、内蒙古、河北、陕西、山东、江苏、
安徽、浙江、江西、河南、湖北、湖南、四川。

【挥发油含量】乙醚萃取 - 水蒸气蒸馏的太子参的得
油率为 0.13%~0.28%。

【芳香成分】太子参挥发油主成分有：4- 丁基 -3- 甲
氧基 -2,4- 环己二烯 -1- 酮（23.68%-47.32）、棕榈
酸（35.31%~42.32%）等，也有主成分不同的报告。
刘训红等（2007）用水蒸气蒸馏法提取的江苏溧阳产
太子参挥发油的主要成分为：4- 丁基 -3- 甲氧基 -2,4-
环己二烯 -1- 酮（38.78）、吡咯（6.65%）、糠醇（4.77%）、
4- 丁基 -3- 甲氧基 -2- 环己烯 -1- 酮（4.76%）、
正 - 十六烷酸（4.44%）、2- 环己烯 -1- 醇 - 苯甲酸
酯（3.12%）、2- 戊基呋喃（2.91%）、反 -1,10- 二

甲基 -9- 羟基十氢萘（2.63%）、己醛（2.22%）、
邻苯二甲酸二异丁酯（1.70%）、3- 呋喃甲基乙酸酯
（1.51%）、呋喃硫化物（1.36%）、邻苯二甲酸二
丁酯（1.28%）、9,12- 十八碳烯酸（1.07%）、3- 甲
基 -6-(1- 甲基乙烯基)-2- 环己烯 -1- 酮（1.04%）等。
林茂等（2012）用石油醚回流法提取福建柘荣产太子
参挥发油的主要成分为：棕榈酸（35.37%）、(Z,Z)-
十八烷二烯酸（21.31%）、(Z)- 芹子酸（9.49%）、
亚油乙酯（3.94%）、反油酸乙酯（2.71%）、硬脂醇
（2.11%）、1- 二十一基甲酯（1.91%）、姜烯（1.90%）、
(Z)- 香叶醛（1.65%）、棕榈酸乙酯（1.45%）、棕
榈酸甲酯（1.45%）、棕榈酸乙烯酯（1.36%）、(E)-
香叶醛（1.15%）、亚油酸甲酯（1.13%）、2,7- 二
噁烷三环 [4.4.0.0(3,8)] 葵 -4- 烯（1.04%）、十五烷
酸（1.00%）等。林文津等（2011）用水蒸气蒸馏
法提取的福建宁德产太子参挥发油的主要成分为：
2- 丙基呋喃（22.45%）、3- 糠醇（19.78%）、3 - 乙
基 -3 - 甲基戊烷（19.47%）、3- 乙基 -3- 甲基庚烷
（6.97%）、n- 十六酸（4.09%）、糠醛（3.18%）、
柏木醇（2.72%）、吡咯（2.24%）、仲丁醚（2.14%）、5-
甲基 - 糠醛（1.00%）等；用超临界 CO_2 萃取法提取
的太子参挥发油的主要成分为：亚油酸乙酯（28.70%）
、n- 十六酸（23.12%）、3- 糠醇（5.51%）、软脂酸乙
酯（2.08%）、4- 乙氧基 -3- 对甲氧酚（2.06%）、
(E)-9- 油酸（1.56%）等。沈祥春等（2007）用水蒸
气蒸馏法提取的贵州雷山太子参挥发油的主要成分
为：油酸（33.50%）、棕榈酸（3.96%）、 E- 柠檬醛
（3.67%）、Z- 柠檬醛（3.43%）、1,8- 桉叶素（3.28%）、
L- 芳樟醇（3.00%）、3- 醋酸呋喃甲基酯（2.90%）、
2- 莰醇（2.76%）、2- 庚醇（1.74%）、桃金娘烯醛

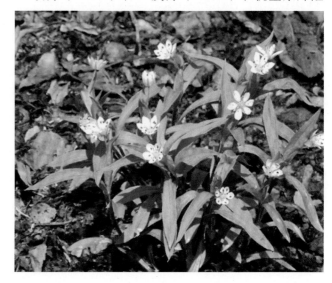

（1.56%）、α-松油醇（1.27%）、苯丙烯醇（1.22%）、2-环己烯基苯甲酸酯（1.20%）、莰酮-2（1.16%）等。吴锦忠等（2008）用乙醚回流-水蒸气蒸馏法提取的福建柘荣产太子参挥发油的主要成分为：2,6-二（1,1-二甲乙基）-4-甲基苯酚（77.34%）、乙酸乙酯（13.65%）、2-甲基十五碳烷（1.17%）、3,7-二甲基-1,6-辛二烯-3-醇-4-酮（1.08%）等。钱伟等（2010）用顶空固相微萃取法提取的江苏句容产太子参药材挥发油的主要成分为：3-呋喃甲醇（63.97%）、2-甲基呋喃（15.51%）、2-正戊基呋喃（1.34%）、2-甲基丁醛（1.27%）、3-糠醛（1.17%）等。

【性味与功效】味甘、微苦，性平。益气健脾，生津润肺。用于脾虚体倦，食欲不振，病后虚弱，气阴不足，自汗口渴，肺燥干咳。

金铁锁 ▼

【基源】石竹科金铁锁属植物金铁锁 *Psammosilene tunicoides* W. C. Wu et C. Y. Wu 的干燥根。

【形态特征】多年生草本。根长倒圆锥形，棕黄色，肉质。茎铺散，平卧，2叉状分枝。叶片卵形，长1.5~2.5cm，宽1~1.5cm，基部宽楔形或圆形，顶端急尖。三歧聚伞花序密被腺毛；花直径3~5mm；花萼筒状钟形，密被腺毛，萼齿三角状卵形；花瓣紫红色，狭匙形，全缘。蒴果棒状，长约7mm；种子狭倒卵形，长约3mm，褐色。花期6~9月，果期7~10月。

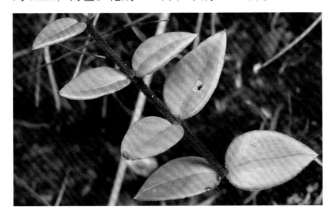

【习性与分布】生于金沙江和雅鲁藏布江沿岸，海拔2000~3800m的砾石山坡或石灰质岩石缝中。分布于四川、云南、贵州、西藏。

【芳香成分】曹桂红等（2009）用水蒸气蒸馏法提取的金铁锁挥发油的主要成分为：十六烷酸（19.25%）、3-二十八烷酮（15.93%）、水杨酸甲酯（9.73%）、9,12-十八碳二烯酸（8.95%）、2-萘基苯基胺（7.91%）、9-十八碳炔酸（6.50%）、二十五烷（4.26%）、十五烷酸（3.81%）、二十四烷（3.47%）、二十三烷（2.41%）、十四烷酸（1.46%）、异杜松醇（1.30%）、十二烷酸（1.24%）、(3E)-3-二十碳烯（1.03%）等。

【性味与功效】味苦、辛，性温，有小毒。祛风除湿，散瘀止痛，解毒消肿。用于风湿痹痛，胃脘冷痛，跌打损伤，外伤出血；外治疮疖，蛇虫咬伤。

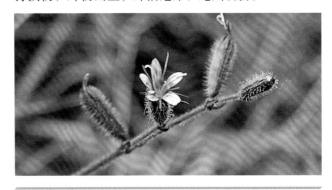

王不留行 ▼

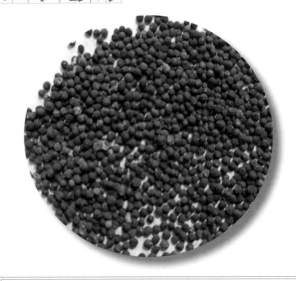

【基源】石竹科麦蓝菜属植物麦蓝菜 *Vaccaria segetalis* (Neck.) Garcke 的干燥成熟种子。

【形态特征】一年生或二年生草本，高30~70cm。叶片披针形，长3~9cm，宽1.5~4cm。伞房花序稀疏；

苞片披针形；花萼卵状圆锥形，棱绿色，棱间绿白色，近膜质，萼齿小；花瓣淡红色，长 14~17mm，宽 2~3mm，爪狭楔形，淡绿色。蒴果宽卵形或近圆球形，长 8~10mm；种子近圆球形，直径约 2mm，红褐色至黑色。花期 5~7 月，果期 6~8 月。

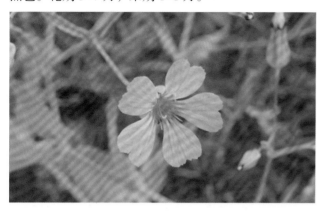

【习性与分布】生于海拔 500~3040m 的草坡、撂荒地或麦田中。喜温暖气候，忌水浸。分布于黑龙江、吉林、辽宁、河北、河南、山西、山东、江苏、安徽、浙江、江西、湖南、湖北、陕西、甘肃、新疆、云南、四川等省区。

【芳香成分】冯旭等（2010）用水蒸气蒸馏法提取的江苏产王不留行挥发油的主要成分为：油酸酰胺（24.24%）、正二十八烷（10.40%）、肉豆蔻酰胺（6.49%）、正十五烷（5.58%）、2,4- 二叔丁基苯酚（4.20%）、棕榈酰胺（3.80%）、正十六烷（2.86%）、正十四烷（2.12%）、植酮（1.46%）、正十七烷（1.34%）、α- 雪松醇（1.25%）、正二十四烷（1.09%）、3- 甲基十四烷（1.03%）、正二十九烷（1.03%）、正二十二烷（1.00%）等。付起凤等（2017）用水蒸气蒸馏法提取的河北产王不留行挥发油的主要成分为：豆蔻酸（6.30%）、亚油酸（4.01%）、油酸酰胺（3.38%）、2,2'- 亚甲基双 -(4- 甲基 -6- 叔丁基苯酚)(3.34%)、5- 甲基 -2- 糠基呋喃（3.20%）、反式 -9- 十八（碳）烯酸（3.10%）、2,4,6- 三甲基苯甲腈（2.97%）、1- 十五醇（2.59%）、反 -9- 十八碳烯酸甲酯（2.57%）、2,3,6- 三甲基萘（2.31%）、油酸甘油酯（1.90%）、2,5- 二叔丁基对苯二酚（1.56%）、亚油酸甲酯（1.42%）、棕榈酸（1.35%）、4'- 异丙基苯乙酮（1.31%）、5,5'- 二甲基二 -a- 呋喃基甲烷（1.27%）、8- 十七烷烯（1.23%）、油酸乙酯（1.14%）、2,a- 呋喃基甲烷（1.06%）、戊基苯（1.03%）、3- 甲基吲哚（1.02%）、1- 甲基 -2- 苯基吲哚（1.00%）等。

【性味与功效】味苦，性平。活血通经，下乳消肿，利尿通淋。用于经闭，痛经，乳汁不下，乳痈肿痛，淋证涩痛。

瞿麦 ▼

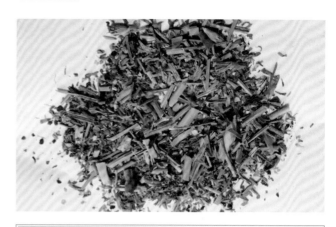

【基源】石竹科石竹属植物瞿麦 *Dianthus superbus* Linn. 或石竹 *Dianthus chinensis* Linn. 的干燥地上部分。石竹的芳香成分未见报道。

【形态特征】多年生草本，高常 50~60cm。叶片线状披针形，长 5~10cm，宽 3~5mm，顶端锐尖，基部合生成鞘状。花 1 或 2 朵生枝端，有时顶下腋生；苞片 2~3 对，倒卵形；花萼圆筒形，常染紫红色晕；花瓣长 4~5cm，爪长 1.5~3cm，包于萼筒内，瓣片宽倒卵形，通常淡红色或带紫色，稀白色。蒴果圆筒形；种子扁卵圆形，黑色。花期 6~9 月，果期 8~10 月。

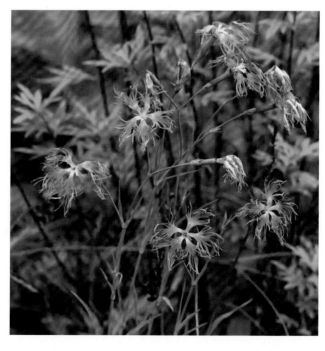

【习性与分布】生于海拔 400~3700m 丘陵山地疏林下、林缘、草甸、沟谷溪边。喜温暖潮湿环境，耐严寒。

分布于东北、华北、西北及山东、浙江、江苏、江西、河南、四川、湖北、贵州、新疆。

【挥发油含量】水蒸气蒸馏的瞿麦药材的得油率为0.07%，微波辅助萃取的得油率为3.19%。

【芳香成分】余建清等（2008）用水蒸气蒸馏法提取的瞿麦挥发油的主要成分为：6,10,14-三甲基-2-十五酮(28.39%)、植物醇（6.80%）、醋酸牻牛儿酯（4.65%）、正己醇（4.32%）、醋酸金合欢酯（3.01%）、醋酸四氢牻牛儿酯（2.38%）、山梨酸（2.02%）、棕榈酸（1.82%）、正壬醇（1.62%）、正辛醇（1.25%）、正壬醛（1.25%）、对甲基苯甲醛（1.22%）、1-乙酰基-2-甲基环戊烯（1.12%）等。

【性味与功效】味苦，性寒。利尿通淋，活血通经。用于热淋，血淋，石淋，小便不通，淋沥涩痛，经闭瘀阻。

诃子 ▼

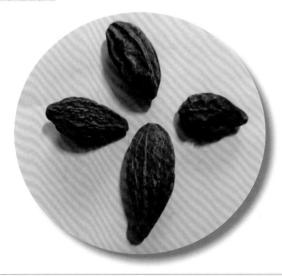

【基源】使君子科诃子属植物诃子 *Terminalia chebula* Retz. 或绒毛诃子 *Terminalia chebula* Retz. var. *tomentella* Kurt. 的干燥成熟果实。绒毛诃子果实的芳香成分未见报道。

【形态特征】乔木，高可达30m。叶片卵形至长椭圆形，长7~14cm，宽4.5~8.5cm，密被细瘤点；叶柄有2~4腺体。穗状花序腋生或顶生，有时又组成圆锥花序，长5.5~10cm；花多数，两性，长约8mm；花萼杯状，淡绿而带黄色，干时变淡黄色。核果坚硬，椭圆形，长2.4~4.5cm，径1.9~2.3cm，青色，成熟时变黑褐色，

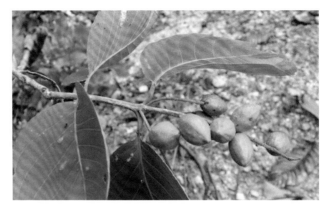

通常有5条钝棱。花期5月，果期7~9月。

【习性与分布】生于海拔800~1840m的疏林中，常成片分布。喜温暖湿润，耐旱。成株喜阳，幼株喜阴。分布于云南、广东、广西。

【挥发油含量】水蒸气蒸馏的诃子的得油率为0.02%。

【芳香成分】林励等（1996）用水蒸气蒸馏法提取的广东广州产诃子挥发油的主要成分为：十六酸（30.12%）、亚油酸（27.69%）、十八碳二烯酸（19.49%）、十七烷（2.15%）、十九烷（2.04%）、顺-α-檀香醇（1.32%）、2,6-二甲基十七烷（1.31%）、十六烷（1.11%）等。吴乌兰等（2011）用水蒸气蒸馏法提取的广西产诃子挥发油的主要成分为：二甲基吡啶（24.41%）、2,6-二(1,1-二甲基乙基)-2,5-环己二烯-1,4-二酮（10.30%）、十三烷酸（6.79%）、酞酸二丁酯（5.65%）、二十烷（2.88%）、三十四烷（2.77%）、二十五烷（2.69%）、二十四烷（2.43%）、(顺,顺)-10,12-十六烷二醛（2.29%）、1,2-苯甲酸-丁基辛基酯（2.14%）、三十二烷（2.00%）、二十八烷（1.98%）6-羟基-4,4,5,7,8-五甲基苯并二氢吡喃（1.66%）、3,5-二叔丁基-4-羟基苯甲醛（1.47%）、3-甲氧基-4-羟基苯甲酸（1.24%）、3-甲基十五烷（1.21%）、酞酸二异辛酯（1.05%）等。芦燕玲等（2013）用同时蒸馏萃取法提取的诃子挥发油的主要成分为：糠醛（21.74%）、五十四烷（7.65%）、二十四烷（7.52%）、2,6,10,14,18-五甲基二十烷（4.77%）、正十六酸（3.26%）、苯乙醇（2.74%）、二十一烷（2.36%）、5-甲基糠醛（2.18%）、苯乙醛（1.66%）、2,6,6-三甲基-1-环己烯-1-乙醇（1.58%）、α-萜品烯基乙酯（1.53%）、莰烯（1.25%）、Z-9-十四烯酮（1.08%）、顺芳樟醇氧化物（1.06%）等。

【性味与功效】味苦、酸、涩，性平。涩肠止泻，敛肺止咳，降火利咽。用于久泻久痢，便血脱肛，肺虚喘咳，久嗽不止，咽痛音哑。

使君子 ▼

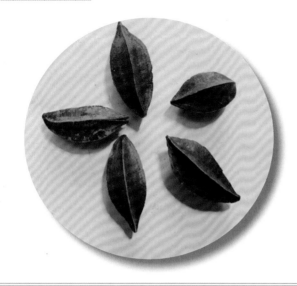

【基源】使君子科使君子属植物使君子 *Quisqualis indica* Linn. 的干燥成熟果实。

【形态特征】攀援状灌木，高 2~8m。叶片膜质，卵形或椭圆形，长 5~11cm，宽 2.5~5.5cm。顶生穗状花序，组成伞房花序式；苞片卵形至线状披针形；萼管长 5~9cm，具小形的萼齿 5 枚；花瓣 5，长 1.8~2.4cm，宽 4~10mm，初为白色，后转淡红色。果卵形，长 2.7~4cm，径 1.2~2.3cm，成熟呈青黑色或栗色；种子 1 颗，白色，圆柱状纺锤形。花期初夏，果期秋末。

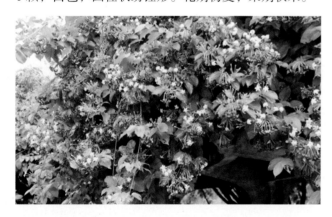

【习性与分布】喜光，耐半荫。喜高温多湿气候，不耐寒，不耐干旱。分布于四川、贵州、福建、台湾、江西、湖南、广东、广西、云南。

【芳香成分】卢化等（2014）用固相微萃取法提取的使君子挥发油的主要成分为：壬醛（16.27%）、棕榈酸（7.66%）、月桂醛（4.87%）、α-水芹烯（4.50%）、β-石竹烯（4.31%）、樟脑（2.78%）、苯并噻唑（2.68%）、

邻苯二甲酸二乙酯（2.43%）、2,2,4,6,6-五甲基庚烷（2.36%）、正十四烷（2.33%）、3-甲基二十一烷（2.22%）、十二烷（2.19%）、顺式,反式-2,9-二甲基螺[5.5]十一烷（2.11%）、四十三烷（2.05%）、1,7-二甲基萘（2.04%）、环己基异硫氰酸酯（1.92%）、2-甲基萘（1.78%）、正十三烷（1.60%）、1-环己基壬烯（1.42%）、2,6,10-三甲基十二烷（1.18%）、十氢-4,4,8,9,10-五甲基萘（1.18%）、1,6-二甲基萘（1.15%）等。

【性味与功效】味甘，性温。杀虫消积。用于蛔虫病，蛲虫病，虫积腹痛，小儿疳积。

【注】使君子除果实《药典》入药外，叶（使君子叶）也可入药。水蒸气蒸馏法提取的使君子干燥叶的得油率为 0.12%。用水蒸气蒸馏法提取的海南三亚产野生使君子干燥叶挥发油的主要成分为：棕榈酸(26.49%)、(Z,Z,Z)-9,12,15-十八碳三烯酸甲酯（6.94%）、四十四烷(4.89%)、(Z,Z)-9,12-十八碳二烯酸（4.89%）、三十六烷（4.81%）、四十三烷（4.64%）、二戊烯（4.34%）、(1S-顺式)-1,2,3,5,6,8a-六氢-4,7-二甲基-1-(1-甲基乙基)-萘（4.33%）、三十五烷（4.08%）、植醇（3.66%）、1-氯-二十七烷（3.35%）、2-甲氧基-4-乙烯基苯酚（3.33%）、1-溴-二十四烷（2.76%）、二十二烷（2.49%）、6,10,14-三甲基-2-十五酮(2.15%)、反式-Z-α-环氧甜没药烯（2.08%）、α-杜松醇（2.04%）、十八碳-(9)-烯酸（2.04%）、1-环戊基-3-乙氧基-2-丙酮(1.99%)、苯甲醇（1.34%）、十八酸（1.18%）、[1aR-(1aα,4aα,7β,7aβ,7bα)]-十氢-1,1,7-三甲基-4-亚甲基-1H-环丙基[e]甘菊环-7-醇（1.07%）等（毕和平等，2007）。使君子叶味辛，性平。理气健脾，杀虫，解毒。治脘腹胀满，小儿疳积，虫积，疮疖溃疡。

柿蒂 ▼

【基源】柿科柿属植物柿 *Diospyros kaki* Thunb. 的干燥宿萼。

【形态特征】落叶大乔木，高 10~14m。冬芽小，卵形。叶纸质，近圆形，长 5~18cm，宽 2.8~9cm。花雌雄异株，聚伞花序腋生；雄花序小，有花 3~5 朵；有微小苞片；

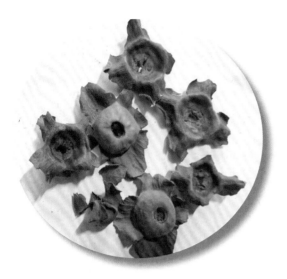

雄花小；花萼钟状；花冠钟状，黄白色。雌花单生叶腋，长约 2cm，萼管近球状钟形；花冠黄白色带紫红色，壶形或近钟形。果近球形，直径 3.5~8.5cm，黄色；种子褐色，椭圆状。花期 5~6 月，果期 9~10 月。

【习性与分布】阳性树种，喜温暖气候，充足阳光，较耐寒、耐瘠薄、耐湿，抗旱性强，不耐盐碱土。分布于辽宁至甘肃、四川、云南及其以南各省。

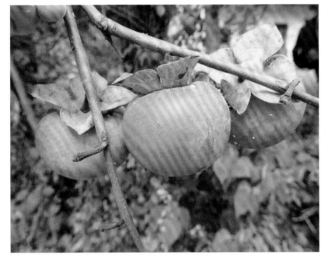

【芳香成分】陈义等（2014）用水蒸气蒸馏法提取的湖南产柿蒂挥发油的主要成分为：己醛（6.47%）、植酮（4.84%）、氧化芳樟醇（4.36%）、壬醛（3.88%）、α-松油醇（3.77%）、2-茨酮（3.52%）、芳樟醇（2.97%）、水菖蒲烯（2.93%）、正庚醛（2.58%）、茴香烯（2.53%）、百里香酚（2.35%）、2-正戊基呋喃（2.33%）、丹皮酚（2.30%）、双戊烯（2.06%）、2-己烯醛（1.98%）、顺式-芳樟醇氧化物（1.94%）、4-萜烯醇（1.94%）、苉（1.80%）、异戊醇（1.76%）、β-姜黄酮（1.67%）、正己醛（1.58%）、β-倍半水芹烯（1.53%）、β-紫罗兰酮（1.35%）、反式-2-壬烯醛（1.28%）、石竹烯

（1.06%）、异长叶烯（1.03%）等。

【性味与功效】味苦，性平。降逆止呃。用于胸满呃逆。

【注】柿除宿萼《药典》入药外，叶（柿叶）也可入药。水蒸气蒸馏法提取的叶的得油率为 0.66%~3.71%，有机溶剂萃取的得油率为 9.05%，超临界萃取的得油率为 3.10%。安秋荣等（1999）用水蒸气蒸馏法提取的河北保定产柿新鲜叶挥发油的主要成分为：(E)-2-己烯醛（42.22%）、3,7,11,15-四甲基-2-十六烯-1-醇（17.82%）、(Z)-2-己烯醛（8.14%）、3,7-二甲基-1,6-辛二烯-3-醇（4.56%）、(E)-3-己烯-1-醇（3.63%）、1-(2-羟基-5-甲基苯基)乙酮（2.39%）、甲酸丙烯酯（1.44%）、(Z)-丁酸-2-己烯酯（1.35%）、1-丙烯-1-(2-丙烯氧基)醚（1.32%）、2-甲氧基-4-(1-丙烯基)苯酚（1.30%）、十六碳酸（1.13%）、2-甲基-4-戊烯醛（1.03%）、3,7,11,15-四甲基-1-十六碳烯醇（1.01%）等。豆佳媛等（2014）用石油醚萃取-水蒸气蒸馏法提取的陕西秦巴山区产柿新鲜叶挥发油的主要成分为：4-甲基-2,6-二特丁基苯酚（39.07%）、十六烷酸（16.24%）、植烯醇（6.83%）、2-甲氧基-3-丙烯基-苯酚（4.58%）、亚麻酸（3.72%）、十八烷酸（3.53%）、3-特丁基-4-羟基-茴香醚（3.28%）、2,6-二特丁基-醌（3.24%）、三甲基-四氢苯并呋喃酮（2.83%）、9-十八稀酰胺（2.34%）、十二醛（1.65%）、十四烷酸（1.63%）、新植二烯（1.62%）、降姥鲛-2-酮（1.48%）、十氢-3-(3,3-二甲基)-2-氧杂-丁烯基-喹喔啉-2-酮（1.40%）、蒽乙酮（1.37%）、十六烷酸甲酯（1.16%）、2,4-二甲基-苯甲醛（1.11%）等。柿叶味甘，性寒。止咳定喘，生津止渴，活血止血。治咳喘，消渴及各种内出血，赚疮。

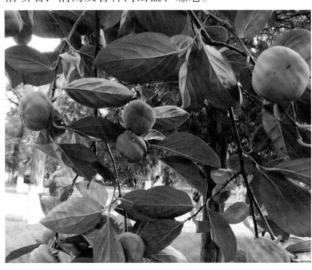

大枣 ▼

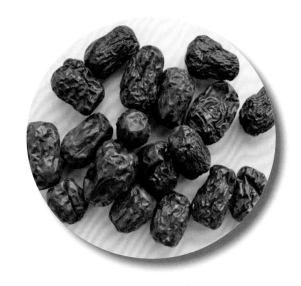

【基源】鼠李科枣属植物枣 Ziziphus jujuba Mill. 的干燥成熟果实。

【形态特征】落叶小乔木,高达10余m;枝具2个托叶刺。叶纸质,卵形,长3~7cm,宽1.5~4cm,边缘具圆齿状锯齿。花黄绿色,两性,5基数,单生或2~8个密集成腋生聚伞花序;萼片卵状三角形;花瓣倒卵圆形,基部有爪。核果矩圆形,长2~3.5cm,直径1.5~2cm,成熟时红色,后变红紫色,中果皮肉质;种子扁椭圆形。花期5~7月,果期8~9月。

【习性与分布】生长于海拔1700m以下的山区、丘陵或平原。既耐热,又耐寒。分布于吉林、辽宁、河北、陕西、山西、山东、河南、甘肃、新疆、安徽、江苏、浙江、福建、广东、广西、湖南、四川、湖北、云南、贵州。

【挥发油含量】水蒸气蒸馏的大枣的得油率为0.19%~5.23%;超临界萃取的得油率为1.29%~3.52%。

【芳香成分】不同研究者分析的不同产地、不同品种的大枣挥发油主成分各不相同。穆启运等(1999)用水蒸气蒸馏法提取的陕西产'油枣'挥发油的主要成分为:十六烯酸(18.43%)、十四酸(7.08%)、油酸(6.99%)、十二酸(6.94%)、十四烯酸(5.67%)、亚油酸(5.64%)、二十三烷(4.77%)、糠醛(4.32%)、油酸乙酯(3.34%)、十六酸(2.19%)、二十四烷(1.87%)、十六酸乙酯(1.62%)、十九烷(1.56%)、亚油酸乙酯(1.54%)、十四烯酸乙酯(1.38%)、十六烯酸乙酯(1.33%)、乙基丁醚(1.29%)、苯甲酸(1.22%)、十六烯酸甲酯(1.17%)、十七烷(1.16%)、十酸(1.13%)等。李焕荣等(2008)用有机溶剂萃取法提取的微波预处理后再65℃干燥的新疆南疆产'灰枣'挥发油的主要成分为:E-11棕榈油酸(50.14%)、Z-9油酸(10.75%)、棕榈酸(10.32%)、E-9肉豆蔻脑酸(9.68%)、月桂酸(4.46%)、肉豆蔻酸(2.79%)、Z,Z-9,12亚油酸(2.58%)、邻苯二甲酸二辛酯(1.67%)、癸酸(1.48%)、邻苯二甲酸(1.37%)等。任卓英等(2009)用加速溶剂萃取法提取的陕西清涧产大枣挥发油的主要成分为:5-羟甲基糠醛(45.16%)、环十六内酯(7.27%)、十五-14-烯酸(4.50%)、2,3-二氢-3,5-二羟基-6-甲基-4H-吡喃-4-酮(3.64%)、棕榈酸(3.49%)、2-羟基-环十五酮(2.95%)、十八-9-烯醛(2.46%)、十八-9-烯酸(1.73%)、氧杂环十三-2-酮(1.33%)、1,3-环戊二酮(1.27%)、己酸(1.14%)等。毕金峰等(2011)用顶空固相微萃取法提取的微波干燥的'河北滩枣'挥发油的主要成分为:1-甲基萘(10.77%)、10-甲基十一烷酸甲酯(10.57%)、顺-11-十四烷酸(6.56%)、1-十九碳烯(4.99%)、乙酸(4.36%)、9-十六碳烯酸乙酯(3.98%)、D-柠檬烯(3.94%)、癸酸(3.50%)、氧杂环十七烷-2-酮(3.26%)、十六酸乙酯(2.86%)、7,9-二叔丁基-1-氧杂螺[4,5]-6,9-二烯-2,8-二酮(2.71%)、5-羟基麦芽酚(2.61%)、十四(烷)酸(2.38%)、萘(2.26%)、(Z)-9-十八烯酸(2.15%)、十四烷(2.07%)、癸酸乙酯(1.94%)、壬醛(1.70%)、3,7-二甲基咪唑[1,2-a]嘧啶-2,5(1H,3H)二酮(1.66%)、2,6-二叔丁基对甲基苯酚(1.65%)、十八醇(1.60%)、糠醛(1.34%)、五甲基苯(1.33%)、1,2,3,4-四甲基苯(1.10%)、十五烷(1.08%)、(Z)-十六烯酸甲酯(1.03%)、正十六烷(1.03%)、2-戊基呋喃(1.02%)等;真空干燥的挥发油的主要成分为:D-柠檬烯(11.90%)、10-甲基十一烷酸甲酯(9.15%)、癸酸(6.89%)、1-甲基萘(6.71%)、顺-11-十四烷酸(6.27%)、5-羟基麦芽酚(4.86%)、萘(4.70%)、癸酸乙酯(4.01%)、1-十九碳烯(3.97%)、9-十六碳烯酸乙酯(3.49%)、乙酸(3.06%)、2-乙酸环己基邻苯二甲酸(3.00%)、氧杂环十七烷-2-酮(2.97%)、十四(烷)酸(2.35%)、7,9-二叔丁

基 -1- 氧杂螺 [4,5]-6,9- 二烯 -2,8- 二酮（2.13%）、(Z)-9- 十八烯酸（1.94%）、五甲基苯（1.43%）、2- 戊基呋喃（1.36%）、2,6- 二叔丁基对甲基苯酚（1.33%）、1,2,3,4 – 四甲基苯（1.31%）、己酸（1.28%）等。张云霞等（2019）用水蒸气蒸馏法提取的宁夏中宁产红枣挥发油的主要成分为：十二酸（24.72%）、十四烯酸（17.20%）、十六烯酸（16.11%）、十四酸（7.50%）、油酸（7.48%）、棕榈烯酸乙酯（6.68%）、癸酸（5.28%）、3- 羟基 -2- 丁酮（3.47%）、乙酸乙酯（2.64%）等；用乙醇萃取法提取的红枣挥发油的主要成分为：肉豆蔻酸乙酯（19.25%）、棕榈酸乙酯（15.60%）、肉豆蔻烯酸乙酯（8.86%）、十六烯酸（8.35%）、十二酸（5.83%）、棕榈烯酸乙酯（4.16%）、十四酸（3.87%）、3- 羟基 -2- 丁酮（3.33%）、月桂酸乙酯（2.41%）、十四烯酸（2.30%）、油醇（2.08%）、十三烷酸乙酯（1.78%）、油酸（1.70%）、亚油酸（1.51%）、十四烷（1.18%）、二十七烷（1.08%）等。陈恺等（2017）用顶空固相微萃取法提取的新疆哈密产'哈密大枣'挥发油的主要成分为：乙酸（26.00%）、3- 羟基 -2- 丁酮（9.40%）、己酸（7.31%）、月桂酸（6.84%）、n- 癸酸（6.53%）、苯甲醛（5.80%）、丙酮醛（3.19%）、1- 甲基萘（2.48%）、肉豆蔻酸（2.43%）、苯甲醇（1.83%）、(E)-9- 十四烯酸（1.81%）、己酸乙酯（1.65%）、月桂酸乙酯（1.42%）、肉豆蔻酸乙酯（1.38%）、癸酸乙酯（1.32%）、6,7- 二甲氧基 -2,2- 二甲基 -2H-1- 苯并吡喃（1.31%）、3- 甲基丁烯 -2- 醇（1.18%）、(E)-2- 己烯醛（1.05%）等。张合川等（2013）用超临界 CO_2 萃取法提取的河南新郑产大枣药材挥发油的主要成分为：3- 羟基 -2- 丁酮（23.05%）、2- 环戊烯 -1,4- 二酮（11.79%）、糠醇（11.42%）、2- 甲基 - 二氢 -3(2H)- 呋喃酮（8.40%）、亚麻酸甲酯（5.78%）、十六酸乙酯（5.48%）、糠醛（4.68%）、甲基环戊烯醇酮（2.56%）、苯乙醛（2.37%）、苯乙醇（1.96%）、苯甲醇（1.70%）、丁香酚（1.18%）等。吕姗等（2017）用顶空固相微萃取法提取的河北阜平'婆枣'100℃烘干的挥发油主要成分为：正癸酸（21.50%）、醋酸（14.23%）、月桂酸（9.92%）、二乙基二甲基铅（9.79%）、正己酸（6.44%）、羊脂酸（3.68%）、正癸酸乙酯（3.56%）、月桂酸乙酯（2.78%）、糠醛（2.66%）、正庚酸（1.69%）、苯甲酸（1.63%）、(Z)-11- 十四烯酸（1.35%）、2- 十一酮（1.07%）、2- 甲基丁酸（1.05%）、5- 甲基

呋喃醛（1.04%）、异丙基苯甲酰胺（1.02%）等；140℃烘干的挥发油主要成分为：糠醛（21.32%）、2,3- 二氢 -3,5- 二羟基 -6- 甲基 -4H- 吡喃 -4- 酮（12.66%）、正癸酸（10.38%）、月桂酸（9.10%）、5- 甲基呋喃醛（5.09%）、糠醇（3.93%）、二乙基二甲基铅（3.91%）、5- 羟甲基糠醛（3.61%）、正己酸（2.39%）、2- 乙酰基呋喃（1.62%）、(Z)-11- 十四烯酸（1.57%）、苯甲酸（1.48%）、壬酸（1.32%）、3,5- 二氢 -2- 甲基 -4H- 吡喃 -4- 酮（1.19%）、异丙基苯甲酰胺（1.12%）等。

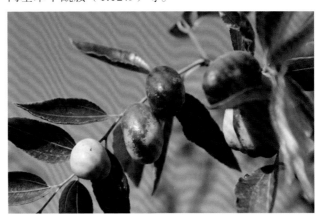

【性味与功效】味甘，性温。补中益气，养血安神。用于脾虚食少，乏力便溏，妇人脏躁。

酸枣仁 ▼

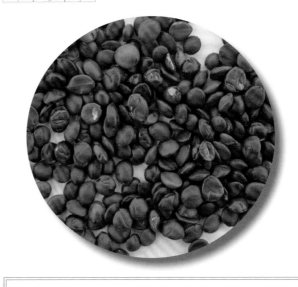

【基源】鼠李科枣属植物酸枣 *Ziziphus jujuba* Mill. var. *spinosa* (Bunge) Hu ex H. F. Chow 的干燥成熟种子。

【形态特征】本变种常为灌木，叶较小，核果小，近球形或短矩圆形，直径 0.7~1.2cm，具薄的中果皮，味酸，核两端钝。花期 6~7 月，果期 8~9 月。

【习性与分布】常生于向阳、干燥山坡、丘陵、岗地或平原。分布于辽宁、内蒙古、山东、山西、河北、河南、陕西、甘肃、宁夏、新疆、江苏、安徽等省区。

【挥发油含量】水蒸气蒸馏的酸枣仁的得油率为10.40%。

【芳香成分】侯冬岩等（2003）用同时蒸馏－萃取法提取的辽宁朝阳产酸枣仁挥发油的主要成分为：邻苯二甲酸双 -2- 甲基乙酯（46.01%）、邻笨二甲酸双 -2- 乙基己酯（17.65%）、乙酸乙酯（7.43%）、正－十六酸（3.93%）、2,4- 戊二醇（2.75%）、邻苯二甲酸二丁酯（2.31%）、苯并噻唑（1.89%）、邻苯二甲酸二乙酯（1.53%）、乙酸（1.52%）、1,2- 二甲氧基 -4-(2- 丙烯基)- 苯（1.22%）、蒽（1.06%）、十二酸（1.00%）等。陈婧等（2007）用超临界 CO_2 萃取法提取的酸枣仁挥发油的主要成分为：9- 十八碳烯酸（85.83%）、棕榈酸（4.27%）、9,12- 十八碳二烯酸（2.49%）等。张军安等（2012）用顶空固相微萃取法提取的贵州遵义产酸枣仁药材挥发油的主要成分为：十四烷（12.31%）、2,6,10,14- 四甲基十五烷（5.95%）、茴香脑（5.92%）、十八烷（4.28%）、(-)- 柠檬烯（3.78%）、(+)-D- 杜松烯（3.51%）、(-)-δ - 杜松烯（3.30%）、α - 蒿醇（3.13%）、邻苯二甲酸二异丁酯（2.82%）、十五烷（2.20%）、2,6,10,14- 四甲基十六烷（2.02%）、异薄荷酮（1.81%）、棕榈酸（1.75%）、桉树醇（1.72%）、丹皮酚（1.55%）、2,4- 壬二烯醛（1.53%）、正壬醇（1.47%）、5- 甲基 -2-(1- 甲基亚乙基) 环己酮（1.34%）、十二烷（1.26%）、2,6,10,14- 四甲基十六烷（1.25%）、1- 氯庚烷（1.24%）、(+)- 花侧柏烯（1.19%）、樟脑（1.15%）、石竹烯（1.14%）等。隋利强等（2017）用固相微萃取法提取的河北产酸枣仁药材挥发油的主要成分为：十八硫醇（11.47%）、癸酸乙酯（3.38%）、百秋李醇（3.37%）、乙酸苯甲酯（2.14%）、壬醇（2.02%）、环己硅氧烷（1.61%）、苯乙醇（1.51%）、十甲基环五硅氧烷（1.50%）、十四烷（1.28%）、二酚基丙烷（1.22%）、芳樟醇（1.17%）、右旋萜二烯（1.08%）等。

【性味与功效】味甘、酸，性平。养心补肝，宁心安神，敛汗，生津。用于虚烦不眠，惊悸多梦，体虚多汗，津伤口渴。

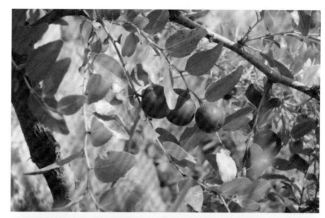

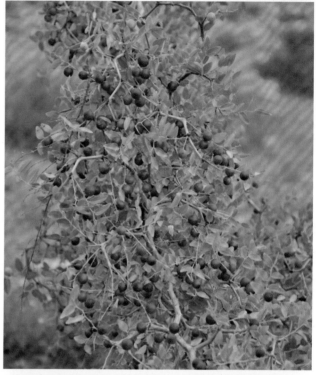

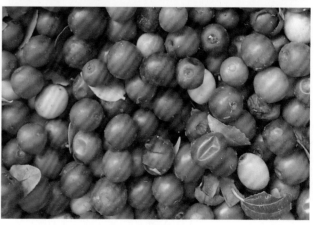

【注】酸枣除种子入药外，根（酸枣根）和果肉（酸枣肉）也可入药。酸枣根：用超临界 CO_2 萃取法提取的山东泰安产酸枣干燥根挥发油的主要成分为：亚油酸（16.85%）、正十六酸（15.03%）、十六烷酸乙酯（13.18%）、油酸（9.41%）、六乙基苯（4.57%）、

硬脂酸乙酯（4.24%）、1,2,3,5,6,8a- 六氢 -4,7- 二甲基 -1- 甲基乙基 (1S- 顺式)- 萘（2.29%）、7- 己基二十烷（2.06%）、二十三烷（1.77%）、2- 甲基萘（1.54%）、二十四烷（1.54%）、二十二烷（1.15%）、2,6,10,14- 四甲基十六烷（1.10%）、2,3- 二甲基萘（1.07%）等（车勇等，2010）。酸枣根味涩，性温。安神。治失眠，神经衰弱。酸枣肉：水蒸气蒸馏的酸枣果肉的得油率为 1.80%，同时蒸馏 - 萃取法提取的果肉的得油率为 2.30%，加热回流法提取的果肉浸膏的得率为 2.80%。回瑞华等（2004）用水蒸气蒸馏法提取的辽宁朝阳产酸枣肉挥发油的主要成分为：邻苯二甲酸二异丁酯（20.12%）、十二酸（16.54%）、2,6- 二叔丁基对甲酚（8.86%）、正 - 癸酸（7.98%）、苯甲酸（4.99%）、十四酸（3.96%）、正 - 十六酸（3.43%）、辛酸（3.37%）、己酸（3.28%）、庚酸（2.69%）、邻苯二甲酸二丁酯（2.37%）、糠醛（2.21%）、对二甲苯（1.59%）、苯并噻唑（1.43%）、戊酸（1.21%）、壬酸（1.12%）、3- 叔丁基 -4- 羟基茴香醚（1.10%）、2- 辛烯酸（1.09%）等。寇天舒等（2016）用加热回流法提取河北赞皇产酸枣果肉浸膏再用同时蒸馏萃取法提取的浸膏挥发油的主要成分为：反式 -9- 十六烯酸（28.16%）、十二酸（13.00%）、十六碳烯醇（11.45%）、棕榈酸（10.54%）、十四酸（6.40%）、2- 己醇（3.42%）、顺 -6- 十八碳烯酸（2.89%）、糠醛（2.88%）、邻苯二甲酸二异丁酯（1.45%）、乙酸（1.40%）、9,12- 十八碳二烯酸（1.36%）等。酸枣肉味酸、甘，性平。止血止泻。治出血，腹泻。

粉草薢 ▼

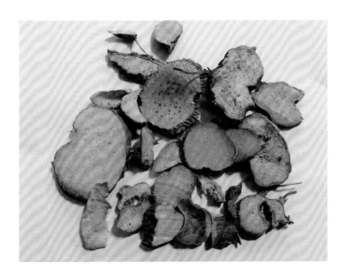

【基源】薯蓣科薯蓣属植物粉背薯蓣 *Dioscorea hypoglauca* Palibin（同种植物《中国植物志》的学名为 *Dioscorea collettii* HK.f. var. *hypoglauca* (Palibin) Péi et C. T. Ting）的干燥根茎。

【形态特征】缠绕草质藤本。根状茎横生，竹节状。单叶互生，三角形或卵圆形，干后黑色。花单性，雌雄异株。雄花序单生或 2~3 个簇生于叶腋；苞片卵状披针形，小苞片卵形；花被碟形，裂片新鲜时黄色，

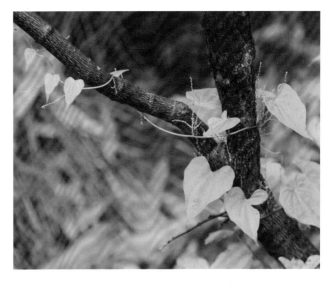

干后黑色。雌花序穗状。蒴果两端平截，表面栗褐色；种子 2 枚，着生于中轴中部，成熟时四周有薄膜状翅。花期 5~8 月，果期 6~10 月。

【习性与分布】生于海拔 200~1300m 山腰陡坡、山谷缓坡或水沟边阴处的混交林边缘或疏林下。分布于河南、安徽、浙江、福建、台湾、江西、湖北、湖南、广东、广西。

【挥发油含量】水蒸气蒸馏的粉草薢的得油率为 1.17%。

【芳香成分】邓明强等（2008）用水蒸气蒸馏法提取的安徽天堂寨产粉背薯蓣新鲜块状茎挥发油的主要成分为：单 (2- 乙己基) 邻苯二甲酸酯（43.88%）、邻苯二甲酸二异丁酯（31.35%）、对二甲苯（7.60%）、邻苯二甲酸二丁酯（5.89%）、正十六烷酸（4.17%）、2,4- 双 (1- 甲基 -1- 苯乙基) 苯酚（3.47%）、联苯二甲酸丁醇辛醇酯（1.71%）等。

【性味与功效】味苦，性平。利湿去浊，祛风除痹。用于膏淋，白浊，白带过多，风湿痹痛，关节不利，腰膝疼痛。

山药 ▼

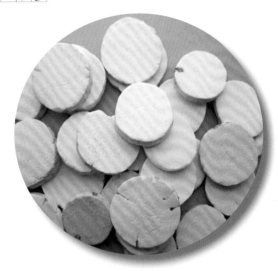

【基源】薯蓣科薯蓣属植物薯蓣 *Dioscotea opposita* Thunb.（同种植物《中国植物志》已修订学名为 *Dioscorea polystachya* Turczaninow）的干燥根茎。

【形态特征】缠绕草质藤本。块茎长圆柱形，长可达 1m 多。单叶，叶片变异大，卵状三角形至宽卵形或戟形，边缘常 3 浅裂至 3 深裂。叶腋内常有珠芽。雌雄异株。雄花序为穗状花序，2~8 个着生于叶腋；苞片和花被片有紫褐色斑点。雌花序为穗状花序，1~3 个着生于叶腋。蒴果不反折，三棱状扁圆形，长

1.2~2cm，宽 1.5~3cm。花期 6~9 月，果期 7~11 月。

【习性与分布】生于山坡、山谷林下，溪边、路旁的灌丛中或杂草中。分布于东北、河北、山东、河南、安徽、江苏、浙江、江西、福建、台湾、湖北、湖南、广西、贵州、云南、四川、甘肃、陕西等地。

【芳香成分】韩伟等（2019）用固相微萃取法提取的河南温产山药药材挥发油的主要成分为：乙基卡必醇（32.52%）、4-羟基丁酸（25.62%）、苯甲醛（8.69%）、十一烷（7.78%）、苯甲醇（7.26%）、2-乙基-1-己醇（3.89%）、癸烷（3.07%）、2,4-二叔丁基苯硫酚（1.21%）等。李雅萌等（2018）用顶空固相微萃取法提取的山药药材挥发油的主要成分为：α-姜黄烯（28.46%）、(E)-β-法呢烯（9.08%）、(S)-β-没药烯（5.70%）、(-)-β-倍半水芹烯（5.66%）、六甲基环三硅氧烷（5.01%）、3,3,7,7-四甲基-5-(2-甲基-1-丙烯-1-基)三环 [4.1.0.0^{2,4}] 庚烷（3.50%）、1,3-二异丙烯基-6-甲基环己烯（3.32%）、α-柏木萜烯（2.70%）、环状二甲基硅烷四聚体（2.04%）、α-石竹烯（2.02%）、(3E,6E)-α-法呢烯（1.95%）、1,2-二甲基-4-乙基苯（1.92%）、(+)-白菖烯（1.45%）、(+)-δ-杜松萜烯（1.41%）、壬醛（1.18%）、α-三苯乙烯（1.13%）、(-)-α-古芸烯（1.06%）等。

【性味与功效】味甘，性平。补脾养胃，生津益肺，补肾涩精。用于脾虚食少，久泻不止，肺虚喘咳，肾虚遗精，带下，尿频，虚热消渴。麸炒山药补脾健胃。用于脾虚食少，泄泻便溏，白带过多。

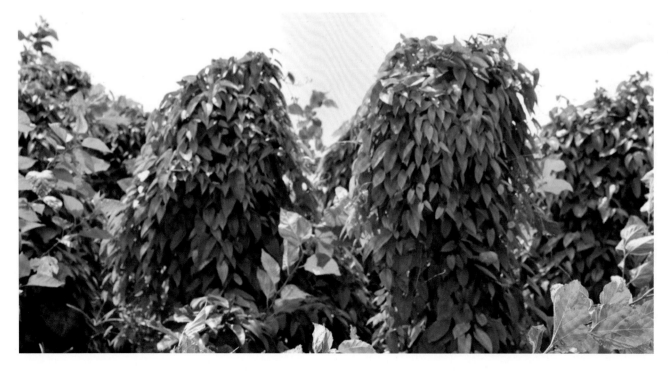

骨碎补 ▼

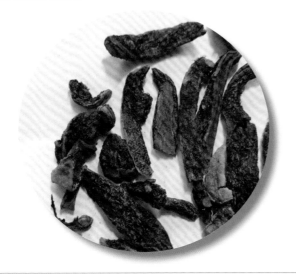

【基源】水龙骨科槲蕨属植物槲蕨 *Drynaria fortunei*（Kunze）J.Sm.（同种植物《中国植物志》现用拉丁名为 *Drynaria roosii* Nakaike）的干燥根茎。

【形态特征】通常附生岩石上，匍匐生长，或附生树干上，螺旋状攀援。根状茎直径 1~2cm，密被鳞片；鳞片长 7~12mm，宽 0.8~1.5mm，边缘有齿。叶二型，基生不育叶圆形，长 2~9cm，宽 2~7cm。正常能育叶具明显的狭翅；叶片长 20~45cm，宽 10~20cm，深羽裂，裂片 7~13 对，边缘有不明显的疏钝齿。孢子囊群圆形，椭圆形，叶片下面全部分布，混生有大量腺毛。

【习性与分布】附生树干或石上，偶生于墙缝，海拔 100~1800m。分布于江苏、安徽、江西、浙江、福建、台湾、海南、湖北、湖南、广东、广西、四川、重庆、贵州、云南。

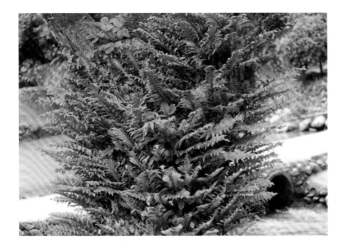

【挥发油含量】挥发油提取器提取的骨碎补药材的得油率为 0.37%。

【芳香成分】刘振丽等（1998）用乙醚萃取的挥发油提取器提取的骨碎补药材挥发油的主要成分为：正十八烷（4.35%）、正二十烷（3.15%）、正十七烷（3.04%）、正十九烷（2.74%）、六氢金合欢烯丙酮（2.61%）、正十六烷（1.19%）等。

【性味与功效】味苦，性温。疗伤止痛，补肾强骨；外用消风祛斑。用于跌扑闪挫，筋骨折伤，肾虚腰痛，筋骨痿软，耳鸣耳聋，牙齿松动；外治斑秃，白癜风。

石韦 ▼

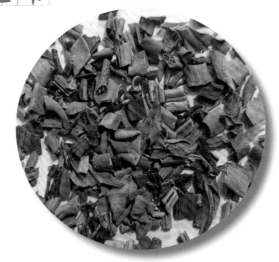

【基源】水龙骨科石韦属植物庐山石韦 *Pyrrosia sheareri*（Bak.）Ching、石韦 *Pyrrossia lingua*（Thunb.）Farwell 或有柄石韦 *Pyrrossia petiolosa*（Christ）Ching 的干燥叶。石韦和庐山石韦叶的芳香成分未见报道。

【形态特征】植株高 5~15cm。根状茎细长横走，幼时密被披针形棕色鳞片；鳞片长尾状渐尖头，边缘具睫毛。叶远生，一型；具长柄，基部被鳞片，棕色；叶片椭圆形，干后厚革质，全缘，上面灰淡棕色，有洼点，疏被星状毛，下面被厚层星状毛，初为淡棕色，后为砖红色。孢子囊群布满叶片下面，成熟时扩散并汇合。

【习性与分布】多附生于干旱裸露岩石上，海拔 250~2200m。喜阴凉干燥的气候。分布于长江以南各省区及甘肃、西藏、台湾。

【芳香成分】薛愧玲等（2009）用顶空固相微萃取法

提取的云南西双版纳产有柄石韦叶挥发油的主要成分为：2H-1-苯并呋喃-2-酮（17.85%）、6,10,14-三甲基-2-十五烷酮（10.06%）、邻苯二甲酸二乙酯（8.67%）、4-(2,6,6-三甲基-1-环己-1-烯基)-3-丁烯-2-酮（4.08%）、十五烷（4.02%）、十七烷（3.76%）、十六烷（3.35%）、5,6,7,7a-四氢-4,4,7a-三甲基-2(4H)-苯并呋喃酮（2.75%）、(E)-6,10-三甲基-5,9-十一碳二烯-2-酮（2.73%）、8-十七烯（2.56%）、十六烷酸（2.55%）、三甲基氧化磷（2.54%）、2,6-甲基-十七烷（2.28%）、(8β,13β)-贝壳杉-16-烯（2.18%）、1-甲基-3-[硫代(2-甲基丙基)]-苯（2.04%）、4,8-二甲基-十一烷（1.99%）、壬醛（1.95%）、十八烷（1.68%）、十四烷（1.60%）、2-(1-羟基环己基)-呋喃（1.53%）、2,6,10-三甲基-十五烷（1.48%）、2,6-二叔丁基对甲苯酚（1.45%）、植物醇（1.29%）、1-十五醇（1.23%）、1-十八烯（1.22%）、2,6,10,14-四甲基-十六烷（1.14%）、(E)-2-壬醛（1.17%）、2-甲基-Z,Z-3,13-十八烷二醇（1.15%）、邻苯二甲酸二异丁酯（1.06%）等。康文艺等（2008）用顶空固相微萃取法提取的贵州贵阳产有柄石韦叶挥发油的主要成分为：正壬醛(11.82%)、十六酸(6.70%)、1-辛烯-3-醇（4.88%）、1-己醇（4.30%）、十五烷（4.01%）、5-戊基-1,3-苯二醇（3.56%）、4-十八烷基-吗啉（3.32%）、(E)-4-(2,6,6-三甲基-1-环己-1-烯基)-3-丁烯-2-酮（3.29%）、N,N-二甲基-1-十六烷胺（3.27%）、十六烷（3.15%）、(E,E)-N,N-二叔丁基-2,2,3,6,6-五甲基庚烷-1,7-二亚胺（2.80%）、N-(4-氯-苯基)-6-甲氧基-N-(2-吗啉基-4-乙基)-[1,3,5]三嗪-2,4-二胺（2.54%）、庚醛（2.41%）、辛醛（2.16%）、1-癸烯（2.04%）、邻苯二甲酸二乙酯（1.98%）、甲酸辛酯（1.92%）、4,8-二甲基-十一烷（1.89%）、十七烷（1.84%）、十八碳-9-烯酸（1.80%）、十六醛（1.57%）、十四烷（1.53%）、(E)-6,10-二甲基-5,9-十一碳二烯-2-酮（1.34%）、(E)-2-壬醛(1.31%)、石竹烯(1.27%)、十八酸(1.25%)、3-乙烯基-2-(3-亚戊烯基)-N-苯基-[1α,2Z(E),3α]-环五烷甲酰胺（1.25%）、2,6,10,14-四甲基-十五烷（1.17%）、(E)-4-(2,6,6-三甲基-2-环己-1-烯基)-3-丁烯-2-酮（1.14%）、甲基2,3-脱水-β-呋喃糖苷（1.14%）、1-(4-氨基苯基)-3-苯基-2-丙烯-1-酮（1.07%）、咔唑-3,6-二醇双硫氰酸酯（1.01%）等。
【性味与功效】味苦，性微寒。利尿通淋，清肺止咳，凉血止血。用于热淋，血淋，石淋，小便不通，淋沥涩痛，肺热喘咳，吐血，衄血，尿血，崩漏。

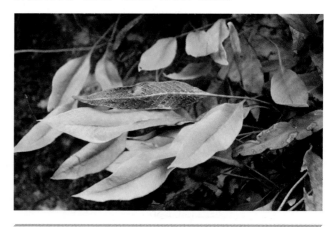

莲子 ▼

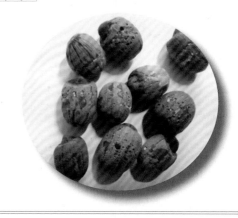

【基源】睡莲科莲属植物莲 *Nelumbo nucifera* Gaertn. 的干燥成熟种子。

【形态特征】多年生水生草本；根状茎横生，肥厚，节间膨大，节部缢缩，上生黑色鳞叶。叶圆形，盾状，直径25~90cm。花直径10~20cm，美丽，芳香；花瓣红色、粉红色或白色，矩圆状椭圆形至倒卵形，长5~10cm，宽3~5cm，由外向内渐小。坚果卵形，

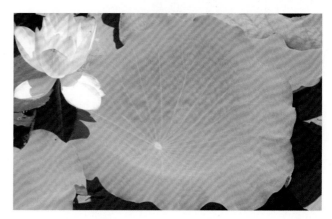

长 1.8~2.5cm，黑褐色；种子卵形，长 1.2~1.7cm，种皮红色或白色。花期 6~8 月，果期 8~10 月。

【习性与分布】自生或栽培在池塘或水田内。喜光，不耐阴。喜热，喜湿怕干，喜相对稳定的静水。全国各地均有分布。

【挥发油含量】超临界萃取的莲子的得油率为 2.50%~14.09%。

【芳香成分】季爱民等（2006）用超临界 CO_2 萃取法提取的莲子挥发油的主要成分为：亚油酸乙酯（9.27%）、AR-芳姜黄酮（2.41%）、雌-1,3,5,7,9-五-17-酮-3-羟-o-甲基肟（2.03%）、油酸乙酯（2.03%）、十六烷酸乙酯（1.86%）、前荷叶碱（1.65%）、α-姜烯（1.26%）、α-芳姜黄酮（1.08%）、β-倍半水芹烯（1.05%）、β-芳姜黄酮（1.00%）等。喻东（2011）用乙醇萃取法提取的莲子挥发油的主要成分为：顺式-9-十六烯醛（43.43%）、十六酸甲酯（21.51%）、5-羟甲基-2-呋喃甲醛（7.75%）、(Z,Z)-9,12-十八烷二烯酸,-2-羟基-1-(羟乙基)乙酯（4.50%）、(E,E)-2,4-癸二烯醛（3.24%）、棕榈酸-2-羟基-1-(羟乙基)乙酯（3.17%）、生育酚(VE)（2.43%）、二甲基氨基乙基苯酚（2.25%）、邻苯二甲丁基十一烷基酯（1.69%）、4-羟基-苯乙醇（1.37%）、反式-2-庚烯醛（1.09%）等。

【性味与功效】味甘、涩，性平。补脾止泻，止带，益肾涩精，养心安神。用于脾虚泄泻，带下，遗精，心悸失眠。

莲子心 ▼

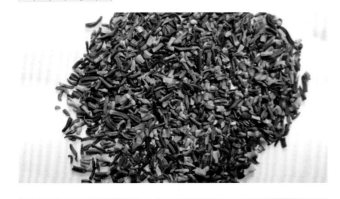

【基源】睡莲科莲属植物莲 *Nelumbo nucifera* Gaertn. 的成熟种子中的干燥幼叶及胚根。

【形态特征】同莲子。

【习性与分布】同莲子。

【芳香成分】康林芝等（2015）用超临界 CO_2 萃取法提取的莲子心药材挥发油的主要成分为：亚油酸（34.95%）、油酸（26.21%）、6-羟氨基尿嘧啶（17.79%）、十六酸（15.79%）、亚麻酸（2.25%）、十四酸（1.30%）、油酸甲酯（1.03%）等。曾建伟等（2010）用水蒸气蒸馏法提取的莲子心药材挥发油的主要成分为：棕榈酸（28.96%）、9,17-十八碳二烯醛（19.99%）、亚油酸（11.94%）、2-甲氧基-4-乙烯苯酚（4.80%）、亚油酸乙酯（2.81%）、雪松醇（2.16%）、棕榈酸甲酯（2.16%）、亚油酸甲酯（1.92%）、棕榈酸乙酯（1.46%）、4-乙烯基-α,α-4-三甲基-3-(1-甲基乙烯基)-环己烷甲醇（1.13%）、十八烷（1.12%）、十六烷（1.05%）、11-十八碳烯酸甲酯（1.04%）等。林文津等（2009）用水蒸气蒸馏法提取的福建建阳产莲子心药材挥发油的主要成分为：14-甲基-十五酸烷甲酯（11.43%）、8,11-十八碳二烯酸甲酯（8.95%）、十五烷（6.89%）、十六烷酸甲酯（5.99%）、n-十六烷酸（5.44%）、2,6-二叔丁基对羟基甲苯（5.19%）、亚油酸乙酯（4.98%）、12-十八碳烯酸甲酯（4.06%）、十六烷（4.03%）、1-碘代-十六烷（3.45%）、α-雪松烯（3.28%）、雪松醇（3.08%）、十四烷（2.96%）、6,10,14-三甲基-2-十五烷酮（2.28%）、N-(1,1-二甲基乙基)-α-甲基-γ-苯-苯基丙胺（2.20%）、1-叶绿素二十七烷（1.84%）、6,9-十七烷二烯（1.75%）、十三烷（1.66%）、E-15-十七碳烯醛（1.59%）、β-柏木烯（1.56%）、二十四烷（1.50%）、E-5-十四烯（1.36%）、十八烷（1.36%）、1,7,11-三甲基-4-(1-甲基乙基)-环十四烷（1.33%）、2-溴基-乙醇（1.30%）、十七烷（1.26%）、1-甲酰-2,2-二甲基-3-反式-(3-甲基-2-丁烯)-6-次甲基环己烷（1.25%）、二十八烷（1.04%）、二十烷（1.03%）、长叶烯（1.02%）等；用超临界 CO_2 萃取法提取的莲子心药材挥发油的主要成分为：2-氯亚油酸乙酯（42.85%）、n-

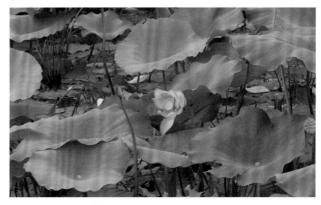

十六烷酸（21.06%）、Z-9,17-十八碳二烯醛（11.99%）、1-甲氧基丁烷（4.20%）、N-苯甲硫基二苯脲（3.40%）、乙基磷酸化庚基五氟苯甲基（2.24%）、1-(2-氨基苯亚甲基)-1,2,3,4-四氢吡啶氮氧化物（2.20%）、Z,Z-9,12-十八酸二烯酸-2,3-二羟丙基酯（1.59%）、7-异丙基-1,1,4a-三甲基-1,2,3,4,4a,9,10,10a-八氢菲（1.55%）、1-甲基-3-(2-苯基乙烯基)-4-氮菲（1.27%）等。王文通等（2020）用顶空固相微萃取法提取的莲子心药材挥发油的主要成分为：右旋萜二烯（52.63%）、萜品烯（6.64%）、苯乙醇（3.15%）、十二烷（2.53%）、正己醇（2.42%）、2,3,5,6-四甲基吡嗪（1.95%）、十五烷（1.84%）、壬醛（1.77%）、樟脑（1.73%）、(7Z)-7-十四碳烯（1.70%）、正癸烯（1.53%）、乙酸-1,7,7-三甲基-双环[2.2.1]庚-2-基酯（1.29%）、芳姜黄烯（1.28%）、十四烷（1.22%）、己醛（1.05%）、正十三烷（1.05%）等。

【性味与功效】味苦，性寒。清心安神，交通心肾，涩精止血。用于热入心包，神昏谵语，心肾不交，失眠遗精，血热吐血。

莲房

【基源】睡莲科莲属植物莲 Nelumbo nucifera Gaertn. 的干燥花托。

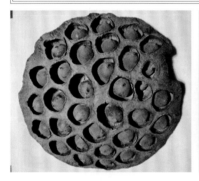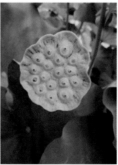

【形态特征】同莲子。

【习性与分布】同莲子。

【芳香成分】卢雪等（2016）用水蒸气蒸馏法提取的湖北武汉产莲房挥发油的主要成分为：庚烷（17.52%）、甲基环己烷（15.51%）、1,3-二甲基环戊烷（13.41%）、环己烷（10.23%）、反-1,2-二甲基环戊烷（9.53%）、4-甲基戊醇（9.44%）、正十六烯酸（9.15%）、3,7-二甲基辛烯（4.03%）、11,14-二十碳二烯酸甲酯（2.89%）、(7Z,10Z,13Z)-十六碳三烯醛（2.07%）、乙基环己烷（1.25%）、3,3-二甲基戊烷（1.15%）、2-甲基庚烷（1.15%）等。

【性味与功效】味苦、涩，性平。化瘀止血。用于崩漏，尿血，痔疮出血，产后瘀阻，恶露不尽。

莲须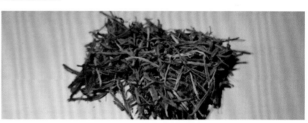

【基源】睡莲科莲属植物莲 Nelumbo nucifera Gaertn. 的干燥雄蕊。

【形态特征】同莲子。

【习性与分布】同莲子。

【芳香成分】莲须挥发油的第一主成分多为棕榈酸（20.65%~37.44%），也有主成分不同的报告。卢雪等（2016）用水蒸气蒸馏法提取的湖北武汉产莲须药材挥发油的主要成分为：十六烷酸（20.65%）、庚烷（13.31%）、甲基环己烷（13.09%）、反-1,2-二甲基环戊烷（10.18%）、环己烷（9.34%）、1,3-二甲基环戊烷（8.93%）、3-甲基己烷（7.28%）、(9Z,12Z,15Z)-十八烷三烯酸甲酯（2.68%）、(9Z,12Z)-十八碳二烯酸（1.59%）、8-十七炔（1.11%）、3,3-二甲基戊烷（1.09%）、2-甲基庚烷（1.07%）、(Z)-11-十六烯酸（1.05%）等。王文通等（2020）用顶空固相微萃取法提取的莲须药材挥发油的主要成分为：右旋萜二烯（14.12%）、对苯二甲醚（8.30%）、1-石竹烯（7.25%）、樟脑（4.73%）、2-正戊基呋喃（4.29%）、己醛（3.96%）、萜品烯（3.96%）、壬醛（3.60%）、3-亚甲基-1,5,5-三甲基环己烯（3.51%）、氧化石竹烯（3.15%）、苯乙醇（3.05%）、十五烷（2.83%）、茴香脑（2.73%）、癸醛（2.54%）、邻异丙基甲苯（2.51%）、苯乙醛（2.47%）、3,5-辛二烯-2-酮（2.43%）、芳樟醇（2.40%）、二甲基硫（2.14%）、甲基庚烯酮（2.09%）、1-十三烯（2.08%）、2'-羟基-6'-甲氧基苯乙酮醋酸酯（1.93%）、茉莉酮（1.87%）、(Z,Z,Z)-1,5,9,9-四甲基-1,4,7-环十一碳烯（1.72%）等。

【性味与功效】味甘、涩，性平。固肾涩精。用于遗精滑精，带下，尿频。

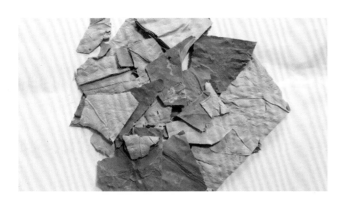

荷叶 ▼

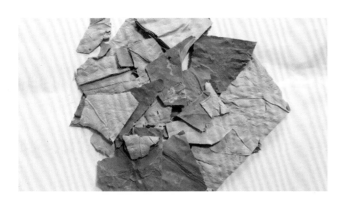

【基源】睡莲科莲属植物莲 Nelumbo nucifera Gaertn. 的干燥叶。

【形态特征】同莲子。
【习性与分布】同莲子。

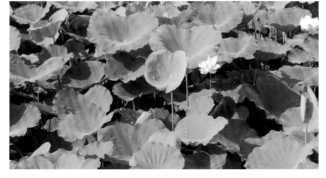

【挥发油含量】水蒸气蒸馏的荷叶的得油率为0.25%~2.12%，微波法提取的得油率为4.85%，超临界萃取的得油率为0.78%~7.06%。

【芳香成分】曾虹燕等（2005）用水蒸气蒸馏法提取的湖南湘潭产荷叶药材挥发油的主要成分为：反-石竹烯（30.33%）、(+)-反异柠檬烯（15.92%）、1-冰片（4.55%）、α-葎草烯（4.46%）、环辛烯（3.81%）、4-甲基-1-异丙基-3-环己烯-1-醇（3.52%）、樟脑（3.30%）、白菖油萜（3.28%）、2-炔-1-醇（3.06%）、l-α-松油醇（2.60%）、1,2-二甲氧基-4-(2-丙烯基)-苯（2.58%）、法呢烯（1.61%）、E-6,10-二甲基-5,9-十一碳二烯-2-酮（1.59%）、金刚烷（1.49%）、丁烯基环己烷（1.24%）、3-甲基环己烯（1.07%）、2-壬炔酸（1.05%）等。朱欣婷等（2012）用水蒸气蒸馏法提取的荷叶挥发油的主要成分为：邻苯二甲酸单(2-乙

基己基）酯（31.63%）、环己烷（7.98%）、6,10,14-三甲基-2-十五酮（3.16%）、11,13-二甲基-12-十四碳烯-1-醇乙酸酯（1.50%）、柏木脑（1.45%）、β-紫罗兰酮（1.26%）、二十一烷（1.15%）、Z-12-二十五碳烯（1.01%）、二十二烷（1.00%）等。张赟彬等（2009）用同时蒸馏萃取法提取的浙江温岭产'双塘雪藕'荷叶挥发油的主要成分为：十六酸（32.84%）、苯乙醇（5.62%）、二十一烷（3.95%）、二氢猕猴桃内酯（3.69%）、6,10,14-三甲基-2-十五酮（3.26%）、二十三烷（3.01%）、大茴香醛（2.66%）、二十四烷（2.31%）、二十二烷（2.15%）、大茴香脑（2.00%）、β-紫罗兰酮（1.86%）、己酸（1.65%）、乙酸（1.40%）、2-甲氧基-4-乙烯基(苯)酚（1.24%）、苄醇（1.20%）、反式-2-己烯醛（1.19%）、乙酸乙酯（1.03%）、糠醛（1.00%）等。付钦宝等（2017）用顶空固相微萃取法提取的安徽芜湖产荷叶挥发油的主要成分为：乙酸（18.90%）、DL-柠檬烯（4.62%）、十三烷（3.81%）、己酸（3.24%）、苯乙醇（3.23%）、正壬醛（2.99%）、苯酚（2.43%）、丙酸（1.97%）、乙酸苯乙酯（1.85%）、己醛（1.82%）、5,6,7,7a-四氢-4,7,7a-三甲基-2-(4H)-苯并呋喃酮（1.67%）、苯甲醛（1.60%）、十二烷（1.51%）、3-甲基丁酸（1.38%）、十四烷（1.28%）、十六烷（1.26%）、2-羟基苯甲酸甲酯（1.20%）、癸醛（1.06%）、萘（1.05%）、3-十二烯（1.04%）等。尹慧晶等（2007）用超临界CO₂萃取法提取的荷叶挥发油的主要成分为：1-乙基-1H-吡咯-2-甲醛（14.93%）、正十六酸（13.17%）、9,12,15-三烯十八酸甲酯（10.89%）、2,5-对二叔丁基苯酚（9.01%）、柠檬烯（7.96%）、γ-谷甾醇（7.25%）、三十五烷（5.08%）、叶绿醇（3.45%）、5,6,6a,7-4H-10,11-甲氧基-6-甲基-4H-二苯并[de,g]喹啉（3.09%）、维生素E（2.97%）、二十三烷（2.76%）、十四烷酸（2.21%）、十九烷（1.51%）、二十八烷（1.50%）、3,3-二甲基正己烷（1.36%）、二十四烷（1.08%）等。高强等（2008）用超临界CO₂萃取法提取的湖南吉首产荷叶挥发油的主要成分为：荷叶碱（50.37%）、2-甲基-顺式-环己醇（2.34%）、棕榈酸（1.57%）、苯甲酸（1.23%）、3-甲基-吡咯烷（1.13%）、丁二醇（1.05%）等。黄旭东等（2017）用水蒸气蒸馏法提取的湖北洪湖产荷叶药材挥发油的主要成分为：十五烷（17.85%）、十六碳-6,9-二烯（13.91%）、十七烷烯（11.78%）、二十甲基聚硅氧烷（9.04%）、十九烷（6.99%）、乙

酸植醇（6.77%）、n- 棕榈酸（5.96%）、二十一烷（5.84%）、正十七烷（4.37%）、十八甲基聚硅氧烷（2.70%）、二十三烷（%）、2.26 十二甲基环己硅氧烷（1.71%）、棕榈酸甲酯（1.62%）、环十五烷（1.54%）、6,10,14- 三甲基 -2- 十五烷酮（1.48%）等。傅水玉等（1993）用同时蒸馏萃取法提取的荷叶药材挥发油的主要成分为：顺 -3- 己烯醇（27.49%）、(E)- 反 -2- 戊烯醇（11.07%）、1- 戊烯 -3- 醇（9.01%）、反 -2- 己烯醛（5.36%）、2- 戊醇（4.06%）、反 -2- 己烯醇（3.66%）、邻苯二甲酸二甲基乙二醇酯（2.29%）、乙酸乙酯（2.14%）、苯甲醇（1.91%）、苯乙醇（1.78%）、壬醛（1.48%）、十六酸（1.29%）、亚油酸（1.28%）、苯甲醛（1.08%）、茴香醛（1.08%）、邻羟基苯酚（1.07%）等。

【性味与功效】味苦、涩，性平。清暑化湿，升发清阳，凉血止血。用于暑热烦渴，暑湿泄泻，脾虚泄泻，血热吐衄，便血崩漏。

【注】莲除种子、幼叶及胚根、花托、雄蕊和叶《药典》入药外，大花蕾或开放的花（荷花或莲花）也可入药。水蒸气蒸馏法提取的莲新鲜花的得油率为 0.06%。卢雪等（2016）用水蒸气蒸馏法提取的湖北武汉产莲盛开期干燥花瓣挥发油的主要成分为：正十六烷酸（16.12%）、丁基环丁烷（12.42%）、环己烷（12.36%）、庚烷（12.24%）、甲基环己烷（10.39%）、反 -1,2- 二甲基环戊烷（9.93%）、1,3- 二甲基环戊烷（5.69%）、Z-11- 十六烷酸（4.46%）、二十一烷（2.23%）、(9E,12E)- 十八烷酸甲酯（1.78%）、五氟丙酸庚酯（1.67%）、8- 十七烯（1.65%）、7- 十四炔（1.04%）、(8Z,11Z,14Z)- 二十烷三烯酸（1.04%）、十九烷（1.02%）等；花蕾期花瓣挥发油的主要成分为：反 -1,2- 二甲基环戊烷（15.95%）、1,3- 二甲基环戊烷（13.66%）、环己烷（14.48%）、庚烷（14.16%）、Z-11- 十六烷酸（10.31%）、五氟丙酸庚酯（7.39%）、5- 甲基己醇（5.07%）、正十六烷酸（2.85%）、(8Z,11Z,14Z)- 二十烷三烯酸（2.17%）、十九烷（2.13%）、十七烷（1.77%）、7- 十四炔（1.57%）、1,2,3- 三甲基 -(1α,2α,3β)- 环戊烷（1.14%）、3,3- 二甲基戊烷（1.09%）、甲基环己烷（1.07%）等。朱亮锋等（1993）用树脂吸附法收集的广东惠州产莲新鲜花头香的主要成分为：十五烷（38.82%）、十七炔（13.78%）、1- 十五烯（8.13%）、1- 十七烯（7.82%）、十七烯异构体（6.93%）、十七烷（5.54%）、1,4- 二甲氧基苯（4.41%）、β- 石竹烯（3.21%）、十四烷（2.11%）、

十六烷（1.47%）、十六烯异构体（1.00%）等。李琦等（2019）用水蒸气蒸馏法提取的山东济南产新鲜荷花挥发油的主要成分为：肉桂醇（10.20%）、1,4- 二甲氧基苯（9.06%）、乙酸乙酯（6.61%）、肉桂醛（6.60%）、棕榈酸（6.41%）、茉莉酮（4.75%）、正十五烷（4.51%）、2,6,6- 三甲基环己 -2- 烯 -1- 甲醇（3.80%）、2- 苯乙醇（3.40%）、6,9- 癸二烯（3.40%）、正十七碳烯（3.32%）、8- 十七碳烯（3.08%）、正十七烷（2.28%）、1- 乙基 -2- 甲基 - 环十二烷（2.15%）、二十一烷（2.15%）、十九烷（2.07%）、9,12- 亚油酸（1.50%）、γ- 桉叶醇（1.40%）、2- 戊醇（1.28%）、α- 松油醇（1.28%）等。荷花味苦、甘，性平。散瘀止血，去湿消风。治损伤呕血，血淋，崩漏下血，天疱疮，疥疮瘙痒。

芡实 ▼

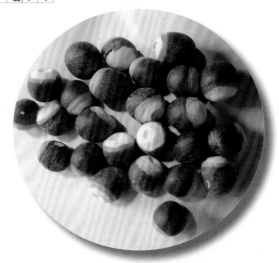

【基源】睡莲科芡属植物芡实 *Euryale ferox* Salisb. ex Konig et Sims 的干燥成熟种仁。

【形态特征】一年生大型水生草本。沉水叶箭形或椭圆肾形，长 4~10cm；浮水叶革质，椭圆肾形至圆形，直径 10~130cm，盾状，全缘，下面带紫色，两面有锐刺。花长约 5cm；萼片披针形，外面密生硬刺；花瓣披针形，紫红色，成数轮排列。浆果球形，直径 3~5cm，污紫红色，外面密生硬刺；种子球形，直径 10 余 mm，黑

色。花期 7~8 月，果期 8~9 月。

【习性与分布】生在池塘、湖沼中。喜温暖水湿，不耐霜寒。生长期间需要全光照。几遍全国。

【芳香成分】植中强等（2015）用水蒸气蒸馏法提取的广东肇庆产芡实挥发油的主要成分为：棕榈酸（25.11%）、十五酸（12.11%）、硬脂酸（11.34%）、月桂酸（10.07%）、肉豆蔻酸（4.87%）、十三酸（4.38%）、D-柠檬油精（3.84%）、十五醛（3.58%）、丁酸叔丁酯（3.10%）、3,5-二乙基-4-辛酮（2.60%）、棕榈醛（1.57%）、橙花叔醇（1.47%）、苯甲醛（1.23%）、肉豆蔻醛（1.13%）等。李美红等（2007）用乙醇回流法提取的芡实药材挥发油 I 的主要成分为：二十四烷（18.33%）、2,6,10,14-四甲基-十六烷（12.90%）、二十一烷（4.51%）、四十四烷（3.58%）、2,6,10,15,19,23-六甲基-二十四烷（2.87%）、二十烷（2.18%）、8-十七烯（2.17%）、十七烷（1.71%）、十五烷（1.61%）、二十烷（1.01%）等；挥发油 II 的主要成分为：9-十八碳烯酸（28.97%）、十六酸（23.96%）、Z-9,12-十八碳二烯酸（18.83%）、2,6,10,14,18,22-六甲基-2,6,10,15,19,23-二十四碳六烯（10.30%）、十八酸（3.73%）、9,12-十八碳二烯酸甲酯（2.38%）、3-(3,7,12,16,20-五甲基-3,7,11,15,19-二十一碳五烯)-2,2-二甲基环氧乙烷（1.69%）、十六酸甲酯（1.40%）、9-十八碳烯酸甲酯（1.24%）、9,12-十八碳二烯酸乙酯（1.18%）、9-二十二碳烯酸（1.04%）等。

【性味与功效】味甘、涩，性平。益肾固精，补脾止泻，除湿止带。用于遗精滑精，遗尿尿频，脾虚久泻，白浊、带下。

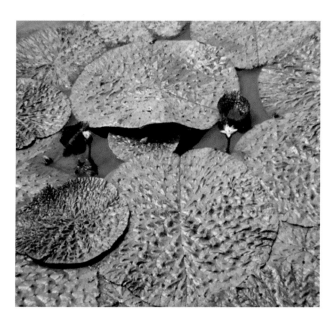

松花粉 ▼

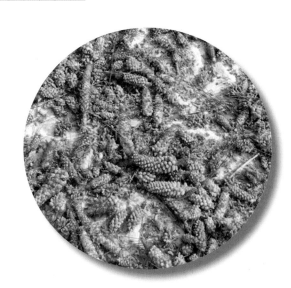

【基源】松科松属植物马尾松 *Pinus massoniana* Lamb.、油松 *Pinus tabulieformis* Carr. 或同属数种植物的干燥花粉。

【形态特征】松属植物为常绿乔木，稀为灌木；枝轮生，每年生一节或二节或多节；冬芽显著，芽鳞多数，覆瓦状排列。叶有两型：螺旋状着生，鳞叶单生；针叶常 2 针、3 针或 5 针一束。球花单性，雌雄同株；雄球花多数聚集成穗状花序状，花粉有气囊；雌球花单生或 2~4 个生于新枝近顶端。球果第二年秋季成熟。本属约 80 余种，我国产 22 种 10 变种。

【习性与分布】全国各地均有分布。

【芳香成分】刘建祥等（2012）用水蒸气蒸馏法提取的山东乳山地区产松花粉药材挥发油的主要成分为：龙脑（18.84%）、乙酸冰片酯（13.17%）、泪柏醚（6.39%）、棕榈酸（5.18%）、麝香草酚甲醚（4.37%）、丁香烯氧化物（3.98%）、淘金娘烯醇（3.42%）、α-蒎烯（2.88%）、马鞭草烯醇（2.73%）、吐纳麝香（2.09%）、δ-杜松烯（1.34%）、麝香草酚（1.16%）、马鞭草烯酮（1.12%）、萜烯醇（1.09%）等。张晓珊等（2007）用固相微萃取法提取的松花粉药材挥发油的主要成分为：十六酸（28.54%）、9-十八炔酸（8.48%）、十六酸甲酯（7.15%）、棕榈油酸（5.77%）、10-十八烯酸甲酯（5.01%）、氧化石竹烯（4.15%）、十八碳二烯酸甲酯（3.81%）、十六酸乙酯（2.41%）、亚麻酸（1.97%）、1.63 蛇床烯（1.37%）、甲酸异冰片酯（1.34%）、油酸乙酯（1.26%）、雪花烯醇（1.18%）、十六酸甲酯（1.11%）等；用顶空萃取法提取的松花粉药材挥发油的主要成分为：金合欢醇（38.26%）、雪松烯醇（4.63%）、3-甲基-8-丙基辛烷（3.63%）、3,8-二甲基-十一烷（3.13%）、2,6,10-三甲基十二烷（1.66%）等。

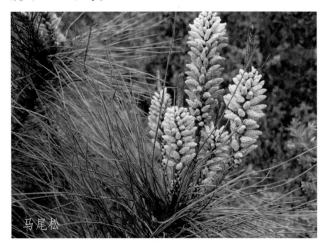

马尾松

【性味与功效】味甘，性温。收敛止血，燥湿敛疮。用于外伤出血，湿疹，黄水疮，皮肤糜烂，脓水淋漓。

油松节 ▼

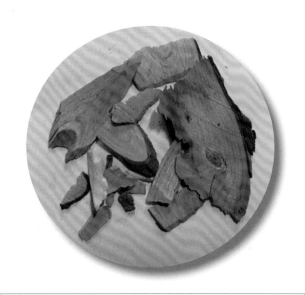

【基源】松科松属植物油松 *Pinus tabulieformis* Carr. 或马尾松 *Pinus massoniana* Lamb. 的干燥瘤状节或分枝节。马尾松的瘤状节或分枝节芳香成分未见报道。

【形态特征】乔木，高达 25m；冬芽矩圆形，微具树脂。针叶 2 针一束，粗硬，长 10~15cm，径约 1.5mm，边缘有细锯齿；叶鞘淡黑褐色。雄球花圆柱形，长 1.2~1.8cm，在新枝下部聚生成穗状。球果圆卵形，长 4~9cm，熟时淡黄色或淡褐黄色；中部种鳞近矩圆状倒卵形，鳞盾肥厚，扁菱形或菱状多角形；种子卵圆形，淡褐色。花期 4~5 月，球果第二年 10 月成熟。

【习性与分布】生于海拔 100~2600m 的土层深厚和排水良好地带。喜光，喜干冷气候。全国各地均有分布。

【挥发油含量】《药典》规定油松节含挥发油不得少于 0.40%。水蒸气蒸馏的油松节的得油率为 0.21%~2.66%；马尾松节的得油率为 0.20%~2.40%。

【芳香成分】《药典》规定含 α-蒎烯不得少于 0.10%。董岩等（2003）用水蒸气蒸馏法提取的山东昆嵛山产油松节挥发油的主要成分为：α,α,4-三甲基-3-环己烯-1-甲醇（32.98%）、3,7,11-三甲基-14-(1-甲乙基)-1,3,6,10-环十四烷四烯（15.75%）、表-13-泪柏醇（5.49%）、4-甲基-1-(1-甲乙基)-3-环己烯-1-醇（5.27%）、3-苯基-乙基-2-丙烯酸酯（3.30%）、α-蒎烯（3.23%）、樟脑（2.52%）、罗汉柏二烯（2.43%）、4,8,8-三甲基-9-亚甲基-十氢-1,4-亚甲基薁（1.53%）、1-甲基-4-(1-甲乙基)-1,3-环己二烯（1.42%）、4-表-脱氢-松香醛（1.37%）、海松二烯（1.36%）、α-红没药醇（1.24%）、1,3,3-三甲基-双环 [2.2.1] 庚-2-醇（1.22%）、泪柏醚氧化物（1.17%）、桧樟脑（1.14%）、D-苎烯（1.10%）等。

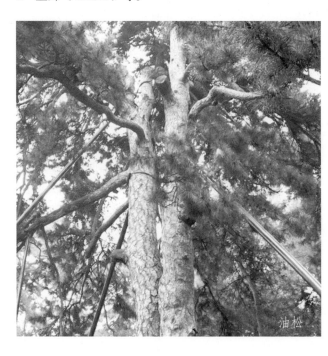

油松

【性味与功效】味苦，性温。祛风除湿，通络止痛。用于风寒湿痹，历节风痛，转筋挛急，跌打伤痛。

【注】《药典》收录的松节油为松科松属数种植物中渗出的油树脂，经蒸馏或提取得到的挥发油。《药典》规定含 α–蒎烯不得少于80.0%。活血通络，消肿止痛。治关节肿痛，肌肉痛，跌打损伤；外用用于肌肉痛或关节痛等。

香附 ▼

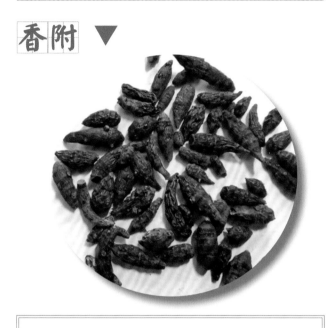

【基源】莎草科莎草属植物香附子（莎草）*Cyperus rotundus* Linn. 的干燥根茎。

【形态特征】匍匐根状茎长，具椭圆形块茎。高15~95cm，基部呈块茎状。叶较多，宽2~5mm；鞘棕色，

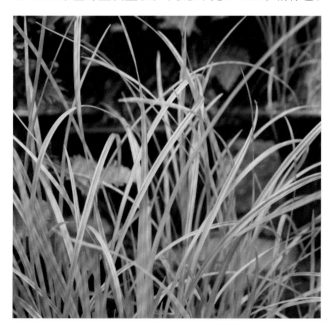

常裂成纤维状。叶状苞片2~5枚；长侧枝聚伞花序简单或复出，具2~10个辐射枝；穗状花序轮廓为陀螺形，具3~10个小穗；小穗线形，具8~28朵花；小穗轴具翅；鳞片复瓦状排列，膜质，卵形。小坚果长圆状倒卵形，三棱形，具细点。花果期5~11月。

【习性与分布】生长于山坡荒地草丛中或水边潮湿处。常见于暖温带或更暖的气候区。分布于华东、华南、西南以及陕西、甘肃、山西、河北、河南等省区。

【挥发油含量】《药典》规定香附药材含挥发油不得少于1.0%。水蒸气蒸馏的得油率为0.30%~1.22%；超临界萃取的得油率为1.70%~3.27%；微波法提取的得油率为1.24%。

【芳香成分】香附挥发油的主成分有：香附酮（8.10%~56.46%）、去氢蜂菜酮（19.19%~22.73%）等，也有主成分不同的报告。金晶等（2006）用水蒸气蒸馏法提取的广西产香附子干燥根茎挥发油的主要成分为：α–香附酮（16.74%）、香附烯（12.11%）、α–雪松烯（2.49%）、诺卡酮（2.33%）、β–芹子烯（1.51%）、丁香烯环氧物（1.32%）、α–荜澄茄烯（1.25%）等。李卫民等（2000）用水蒸气蒸馏法提取的香附挥发油的主要成分为：马兜铃酮（14.90%）、香附子烯（8.83%）、α–香附酮（8.63%）、N-(2,6–二甲基苯基)-5,6–二氢–4H–1,3–噻嗪–2–胺（6.50%）、β–芹子烯（5.61%）、δ–愈创木烯（1.44%）、喇叭烯（1.04%）、十六（烷）酸（1.04%）、α–玷㶶烯（1.04%）等。齐菲等（2018）用水蒸气蒸馏法提取的山东产香附药材挥发油的主要成分为：(3aR,4R,7R)-1,4,9,9–四甲基–3,4,5,6,7,8–六氢–2H–3a,7–桥亚甲基薁–2–酮（21.56%）、7–异丙烯基–1,4a–二甲基–4,4a,5,6,7,8–六氢–3H–萘–2–酮（9.91%）、[3aR-(3aα,4β,7α)]-2,4,5,6,7,8–六氢–1,4,9,9–四甲基–3H–3a,7–桥亚甲基薁（5.65%）、8–异丙基–1,5–二甲基三环[4.4.0.0^{2,7}]癸–4–烯–3–酮（5.41%）、8–氧–9H–环异长叶烯（4.60%）、石竹烯氧化物（4.13%）、(1aR,3aR,4R,7R,8aS)–八氢–1a,4,9,9–四甲基–[1,8a-b]环氧乙烯–3a,7–桥亚甲基薁（4.11%）、2-(4a,8–二甲–1,2,3,4,4a,5,6,7–八氢–萘–2–基)–丙–2–烯–1–醇（2.79%）、6–异丙烯基–4,8a–二甲基–1,2,3,5,6,7,8,8a–八氢–萘–2–醇（2.45%）、α–努特卡醇（2.32%）、[4aR-(4aα,7α,8aβ)]–十氢–4a–甲基–1–亚甲基–7-(1–甲基乙烯基)萘（2.25%）、3–羟基–6–异丙烯基–4,8a–二甲基–1,2,3,5,6,7,8,8a–八氢萘–2–醋酸酯

（2.12%）、[1aS-(1aα,4bβ,8aS)]-4a,8,8-三甲基八氢环丙(d)萘-2(3H)-酮（1.67%）、Murolan-3,9(11)-二烯-10-过氧化物（1.39%）、长叶烯醛（1.30%）、1,4,6-三甲基-1,2,3,3a,4,7,8,8a-八氢-4,7-桥亚乙基薁（1.14%）、异香橙烯环氧化物（1.03%）等。李松涛（2013）用水蒸气蒸馏法提取的山东泰安产香附挥发油的主要成分为：香附烯（14.78%）、β-香附酮（14.41%）、α-香附酮（12.57%）、马兜铃酮（7.89%）、别香橙烯氧化物-(1)（6.64%）、γ-芹子烯（5.20%）、长马鞭草烯酮（4.62%）、α-长叶蒎烯（3.82%）、脱氢香橙烯（3.51%）、异长叶烯-5-酮（3.40%）、α-雪松烯环氧化物（2.54%）、内-1,5,6,7-四甲基二环[3.2.0]庚-6-烯-3-醇（2.15%）、1,7,7-三甲基-二环[2.2.1]庚-5-烯-2-醇（1.87%）、紫堇酮（1.69%）、3,3-二甲基-2-(1-丁烯-3-酮-1-基)-螺[2.5]辛烷（1.58%）、丁烯-3-烯醛,2-甲基-4-(2,6,6-三甲基)-1-环己烯基（1.47%）、胡椒烯（1.26%）、6-异丙烯基-4,8a-二甲基-1,2,3,5,6,7,8,8a-八氢萘-2-醇（1.11%）、8-氧化-9H-环状异长叶烯（1.06%）、环氧化异香树烯（1.01%）等。盛菲亚等（2013）用水蒸气蒸馏法提取的香附挥发油的主要成分为：去氢蜂菜酮（19.19%）、α-香附酮（8.68%）、香附子烯（8.46%）、长叶马鞭草烯酮（6.23%）、氧化石竹烯（5.32%）、桔利酮（2.92%）、斯巴醇（2.72%）、β-桉叶烯（2.59%）、8-氧化-9H-环状异长叶烯（1.97%）、香橙烯氧化物-(2)（1.58%）、β-愈创木烯（1.25%）、环氧异香橙烯（1.13%）、1-氧化双环外雪松烯（1.06%）、诺卡酮（1.04%）、β-杜松烯（1.01%）等。胡律江等（2012）用水蒸气蒸馏法提取的香附药材挥发油的主要成分为：3,5,6,7,8,8a-六氢-4,8a-二甲基-6-(1-甲基乙烯基)-2(1H)-萘（17.68%）、(1aS-顺式)-4,4a,5,6,7,8-六氢-1,4a-二甲基-7-(1-甲基乙烯基)-2(3H)-萘（13.63%）、[4aR-(4aα,7α,8aβ)]-十氢-4a-甲基-1-亚甲基-7-(1-甲基乙烯基)萘（11.64%）、[3aR-(3aα,4β,7α)]-2,4,5,6,7,8-六氢-1,4,9,9-四甲基-3H-3a,7-桥亚甲基薁（9.37%）、脱氢香橙烯（3.03%）、2,2,7,7-四甲基三环[6.2.1.0(1,6)]十一-4-烯-3-酮（2.48%）、[2R-(2α,4aα,8aβ)]-1,2,3,4,4a,5,6,8a-八氢-4a,8-二甲基-2-(1-甲基乙烯基)萘（1.69%）、11-异亚丙基三环[4.3.1.1(2,5)]十一-3-烯-10-酮（1.66%）、1,7,7-三甲基二环[2.2.1]庚-5-烯-2-酮（1.40%）、(1S-顺式)-1,2,3,4-四氢-1,1,6-三甲基-4-(1-甲基乙基)萘（1.14%）、(1S-顺式)-1,2,3,5,6,8a-六氢-4,7-二甲基-1-(1-甲基乙基)萘（1.05%）等。和建川等（2015）用水蒸气蒸馏法提取的海南产香附药材挥发油的主要成分为：(8S-顺)-3,8-二甲基-4-(1-甲基亚乙基)-2,4,6,7,8,8a-六氢-5(1H)-薁酮（33.15%）、异长叶烯-5-酮（7.13%）、[3aR-(3aα,4β,7α)]-1,4,9,9-四甲基-2,4,5,6,7,8-六氢-3H-3a,7-甲醇薁（5.40%）、隆吉马鞭烯酮（4.67%）、石竹烯氧化物（4.58%）、桉油精（1.00%）等。

【性味与功效】味辛、微苦、微甘，性平。疏肝解郁，理气宽中，调经止痛。用于肝郁气滞，胸胁胀痛，疝气疼痛，乳房胀痛，脾胃气滞，脘腹痞闷，胀满疼痛，月经不调，经闭痛经。

锁阳 ▼

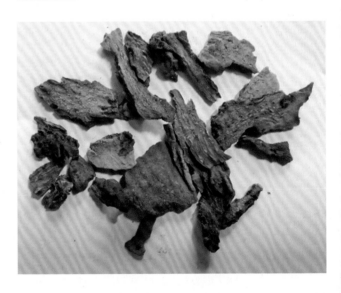

【基源】锁阳科锁阳属植物锁阳 *Cynomorium songaricum* Rupr. 的干燥肉质茎。

【形态特征】多年生肉质寄生草本，高15~100cm，大部分埋于沙中。寄生根上着生大小不等的锁阳芽体，椭圆形，径6~15mm。茎上着生鳞片叶卵状三角形，长0.5~1.2cm，宽0.5~1.5cm。肉穗花序生于茎顶，棒状；小花密集，雄花、雌花和两性相伴杂生，有香气。雄花长 3~6mm，花被片常 4，下部白色，上部紫红色。雌花长约 3mm；花被片 5~6。两性花少见。小坚果非常小，近球形，白色。种子近球形，深红色。花期 5~7 月，果期 6~7 月。

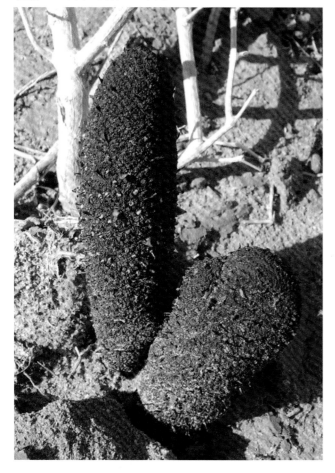

【习性与分布】多寄生在白刺属和红砂属等植物的根上。生于荒漠草原，草原化荒漠与荒漠地带的河边、湖边、池边等生境且有白刺、批把柴生长的盐碱地区。分布于甘肃、新疆、内蒙古、宁夏、青海、陕西等省区。

【挥发油含量】水蒸气蒸馏的锁阳的得油率为 0.02%。

【芳香成分】张思巨等（1990）用水蒸气蒸馏法提取的锁阳挥发油的主要成分为：棕榈酸（22.69%）、十八碳烯酸（19.24%）、乙酸乙酯（2.74%）、邻苯二甲酸二丁酯（2.40%）、四甲基吡嗪（2.29%）、十六烷酸甲酯（2.26%）、棕榈酸乙酯（1.88%）、正-己醛（1.36%）、呋喃甲醇（1.23%）、2-乙基己醇（1.11%）等。

【性味与功效】味甘，性温。补肾阳，益精血，润肠通便。用于肾阳不足，精血亏虚，腰膝痿软，阳痿滑精，肠燥便秘。

檀香

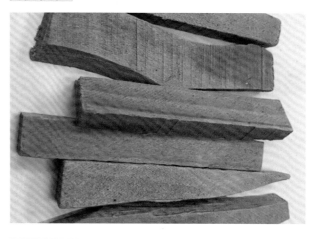

【基源】檀香科檀香属植物檀香 *Santalum album* Linn. 树干的心材。

【形态特征】常绿小乔木，高约 10m。叶椭圆状卵形，膜质，长 4~8cm，宽 2~4cm。三歧聚伞式圆锥花序腋生或顶生，长 2.5~4cm；苞片 2 枚，微小，钻状披针形；花长 4~4.5mm，直径 5~6mm；花被管钟状，淡绿色；花被 4 裂。核果长 1~1.2cm，直径约 1cm，成熟时深紫红色至紫黑色。花期 5~6 月，果期 7~9 月。

【习性与分布】喜温暖潮湿的环境。根部最忌积水。广东、海南、云南、台湾、广西、福建有栽培。

【挥发油含量】《药典》规定檀香药材含挥发油不得少于 3.0%。水蒸气蒸馏的檀香的得油率为 0.09%~6.50%；有机溶剂萃取的得油率为 0.33%~4.44%。乙醚浸渍法提取的得油率为 1.67%~5.00%。

【芳香成分】檀香挥发油的主要分均为檀香醇（21.91%~87.77%），大多数在 60% 以上。刘小金等（2015）用溶剂（乙醚）浸提法提取的广东广州产檀

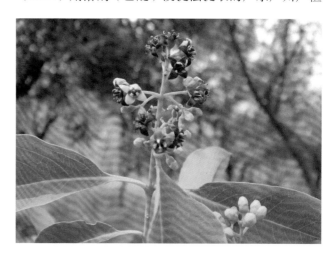

香挥发油油的主要成分为：α–檀香醇（46.95%）、β–檀香醇（23.23%）、反式–α–香柠檬醇（9.44%）、表–β–檀香醇（3.40%）、羟甲基三甲基硅烷（2.82%）、β–檀香烯（1.61%）、α–檀香烯（1.07%）等。

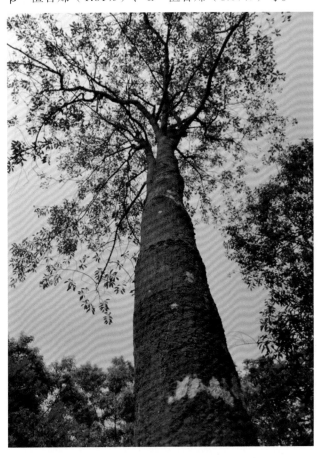

【性味与功效】味辛，性温。行气温中，开胃止痛。用于寒凝气滞，胸膈不舒，胸痹心痛，脘腹疼痛，呕吐食少。

丁香 ▼

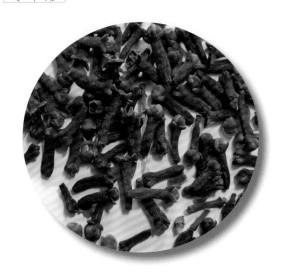

【基源】桃金娘科蒲桃属植物丁香 *Eugenia caryophyllata* Thunb.（同种植物《中国植物志》为丁子香 *Syzygium aromaticum* (Linn.) Merr. et L. M. Perry）的干燥花蕾。

【形态特征】常绿乔木，高 10~15m。树皮灰白而光滑；叶对生，叶片革质，卵状长椭圆形，全缘. 密布油腺点，叶柄明显。叶芽顶尖，红色或粉红色；花 3 朵 1 组，圆锥花序，花瓣 4 片，白色而现微紫色，花萼呈筒状，顶端 4 裂。裂片呈三角形，鲜红色，雄蕊多数，子房下位；浆果卵圆形，红色或深紫色，内有种子 1 枚，呈椭圆形。花期 1~2 月，果期 6~7 月。

【习性与分布】喜热带海洋性气候，生于高温、潮湿、静风、温差小的热带雨林气候环境中。幼树喜阴，成龄树喜阳光。不耐干旱。较不耐低温。广东、海南、广西有栽培。

【挥发油含量】水蒸气蒸馏的丁香药材的得油率为 3.25%~32.07%，超临界萃取的得油率为 9.00%~21.97%，有机溶剂萃取的得油率为 9.90%~18.83%，微波萃取的得油率为 15.37%~16.70%；超声波萃取的得油率为 9.00%~14.80%。

【芳香成分】《药典》规定丁香含丁香酚不得少于 11.0%。丁香药材挥发油的主成分多为丁香酚（57.13%~98.40%）。熊运海等（2009）用水蒸气蒸馏法提取的云南产丁香挥发油的主要成分为：丁香酚（65.66%）、4,11,11–三甲基–8–亚甲基 [7.2.0] 二环十一碳–4–烯（21.47%）、2–甲氧基–6–(1–丙烯基)–酚（4.70%）、顺式–1,1,4,8–四甲基–4,7,10–环十一碳三烯（2.90%）、珂杷烯（1.22%）、[1S-(1.α,4a.β,8a.α)]–1,2,4a,5,8,8a–六氢化–4,7–二甲基–1–(1–甲基. 乙基)–萘（1.17%）等。

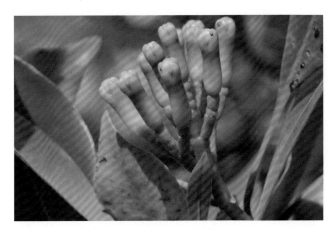

【性味与功效】味辛，性温。温中降逆，补肾助阳。用于脾胃虚寒，呃逆呕吐，食少吐泻，心腹冷痛，肾虚阳痿。

母丁香 ▼

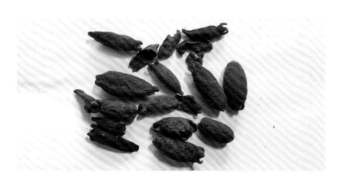

【基源】桃金娘科蒲桃属植物丁香 *Eugenia caryophyllata* Thunb.（同种植物《中国植物志》为丁子香 *Syzygium aromaticum* (Linn.) Merr. et L. M. Perry）的干燥近成熟果实。

【形态特征】同丁香。

【习性与分布】同丁香。

【挥发油含量】水蒸气蒸馏的母丁香药材的得油率为 1.98%~16.00%；超临界萃取的得油率为 2.40%~13.00%。

【芳香成分】《药典》规定母丁香含丁香酚不得少于 0.65%。母丁香的挥发油主成分多数也为丁香酚。姚发业等（2001）用水蒸气蒸馏法提取的广西产母丁香挥发油的主要成分为：丁香酚（80.48%）、1-(3,4,5-三甲氧基苯)-桥亚乙基酮（10.62%）、丁子香基乙酸酯（2.87%）、石竹烯（2.13%）、贝叶烯（1.02%）等。

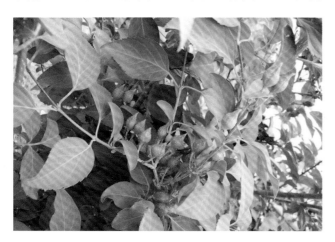

【性味与功效】味辛，性温。温中降逆，补肾助阳。用于脾胃虚寒，呃逆呕吐，食少吐泻，心腹冷痛，肾虚阳痿。

【注】丁香干燥花蕾经蒸馏所得的挥发油（丁香油）也可药用，味辛、甘，性热。暖胃，降逆，湿肾。治胃寒痛胀，呃逆，吐泻，痹痛，疝痛，口臭，牙痛。

贯叶金丝桃 ▼

【基源】藤黄科金丝桃属植物贯叶金丝桃（贯叶连翘）*Hypericum perforatum* Linn. 的干燥地上部分。

【形态特征】多年生草本，高 20~60cm。叶椭圆形至线形，长 1~2cm，宽 0.3~0.7cm，全缘，坚纸质，散布腺点。花序为 5~7 花两岐状的聚伞花序，多个再组成顶生圆锥花序；苞片及小苞片线形。萼片长圆形或披针形。花瓣黄色，长圆形。蒴果长圆状卵珠形，长约 5mm，宽 3mm。种子黑褐色，圆柱形，具纵向条棱，

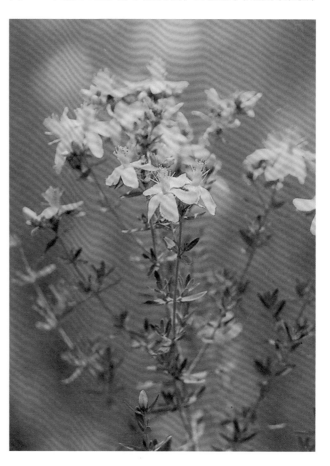

表面有细蜂窝纹。花期7~8月，果期9~10月。

【习性与分布】生于山坡、路旁、草地、林下及河边等处，海拔500~2100m。能耐寒，耐旱和耐湿，喜阳光充足，温和凉爽气候。分布于山西、甘肃、新疆、河南、陕西、湖北、湖南、四川、贵州、江西、江苏、河北、山东。

【挥发油含量】水蒸气蒸馏的贯叶金丝桃的得油率为0.20%~0.96%。

【芳香成分】伊力亚斯·卡斯木等（2007）用水蒸气蒸馏法提取的新疆新源产贯叶金丝桃挥发油的主要成分为：α-蒎烯（43.62%）、2-甲基辛烷（41.07%）、β-蒎烯（2.10%）、3-甲基壬烷（1.89%）、三十烷（1.36%）、壬烷（1.30%）、2,2,3-三甲基-3-环戊烷-1-乙醛（1.00%）等。李惠成等（2006）用水蒸气蒸馏法提取的甘肃岷县产贯叶贯叶金丝桃挥发油的主要成分为：氧化石竹烯（6.94%）、环十二烷（3.67%）、斯巴醇（3.36%）、苄醇（2.14%）、月桂酸（2.07%）、环十四烷（1.96%）、1,2,3,4,4α,5,6,8α-八氢化-4α,8-二甲基-2-(1-甲基乙烯基)萘（1.84%）、己酸（1.82%）、4,8,8-三甲基-9-亚甲基-十氢化-1,1-桥亚甲基薁（1.40%）、1,6-二甲基-4-(1-甲基乙基)萘（1.40%）、5,6,7,7α-四氢化-4,4,7α-三甲基-2(4H)-苯并呋喃酮（1.36%）、喇叭茶醇（1.32%）、5,5-二甲基-2(5H)-呋喃酮（1.30%）、1-十六烯（1.24%）、正十六烷酸（1.22%）、桉叶二烯（1.47%）、环氧化异香树烯（1.05%）等。肖炳坤等（2016）用水蒸气蒸馏法提取的河北保定产贯叶金丝桃挥发油的主要成分为：芳樟醇（14.66%）、4-甲氧基丙烯基苯（6.89%）、苯乙醛（4.66%）、蘑菇醇（4.41%）、绿花白千层醇（4.38%）、苯甲醛（3.53%）、α-雪松醇（3.23%）、壬醛（3.04%）、糠醛（2.93%）、α-松油醇（2.58%）、脱氢香薷酮（2.54%）、1,9-壬二醇（2.49%）、7-甲酰基双环[4.1.0]庚烷（2.36%）、2-戊基呋喃（2.19%）、萘（2.15%）、己酸（2.03%）、苯并环丁烯（2.01%）、壬酸（1.76%）、3-乙烯基环己酮（1.73%）、2,4-癸二烯-1-醇（1.73%）、香橙醇（1.72%）、六氢金合欢基丙酮（1.72%）、芳樟醇顺式氧化物（1.52%）、樟脑（1.46%）、反式-2-辛烯醛（1.45%）、辛酸（1.37%）、对甲氧基苯甲醛（1.12%）、正己醇（1.07%）、反式-2-壬烯醛（1.02%）、丁香酚（1.02%）等。王燕等（2016）用水蒸气蒸馏法提取的陕西汉中产贯叶金丝桃挥发油的主要成分为：正十六碳酸（16.39%）、4(14),11-桉叶二烯（9.20%）、十九醇（6.20%）、植醇（5.22%）、十二醇（5.14%）、

环十二烷（3.95%）、二十一烷（3.79%）、α-柏木烯（3.72%）、十一烷（3.28%）、石竹烯（3.18%）、橙花叔醇（3.00%）、(-)-表蓝桉醇（2.53%）、正十六烷酸（2.48%）、9,12-十八碳二烯酸（2.47%）、二十烷（2.31%）、环氧石竹烯（2.30%）、β-柏木烯（2.15%）、2-异丙烯基-4a,8-二甲基-1,2,3,4,4a,5,6,7-八氢萘（1.86%）、珀玛烯（1.84%）、二十三烷（1.75%）、植酮（1.49%）、己酸（1.36%）、苄醇（1.22%）、E-乙烯基醛（1.18%）、邻苯二甲酸二异辛酯（1.13%）、2,10-二甲基十一烷（1.06%）、(E)-7,11-二甲基-3-亚甲基-4,6,10-十三碳烯（1.03%）等。

【性味与功效】味苦、涩，性平。疏肝解郁，清热利湿，消肿通乳。用于肝气郁结，情志不畅，心胸郁闷，关节肿痛，乳痈，乳少。

半夏

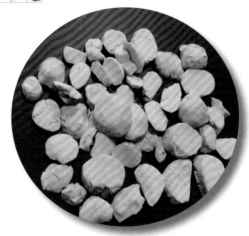

【基源】天南星科半夏属植物半夏 *Pinellia ternata* (Thunb.) Breit. 的干燥块茎。

【形态特征】块茎圆球形，直径1~2cm。叶2~5枚，有时1枚。叶柄基部具鞘；幼苗叶片卵状心形至戟形，长2~3cm，宽2~2.5cm；老株叶片3全裂。佛焰苞绿色或绿白色，管部狭圆柱形，长1.5~2cm；檐部长圆形，绿色，有时边缘青紫色。肉穗花序：雌花序长2cm，雄花序长5~7mm；附属器绿色变青紫色。浆果卵圆形，黄绿色。花期5~7月，果8月成熟。

【习性与分布】常见于草坡、荒地、玉米地、田边或疏林下，海拔2500m以下。喜温暖潮湿，耐荫蔽。分布于除内蒙古、青海、新疆、西藏外的全国各地。

【挥发油含量】同时蒸馏萃取的半夏药材的得油率为1.33%，乙醚萃取的得油率为1.67%。

【芳香成分】王锐等（1995）用同时蒸馏-萃取法提取的半夏挥发油的主要成分为：3-乙酸氨基-5-甲基异噁唑（44.40%）、丁基乙烯基醚（11.88%）、3-甲基-二十烷（9.78%）、十六碳烯二酸（6.92%）、2-氯丙烯酸-甲酯（4.95%）、1,5-正戊二醇（4.76%）、棕榈酸乙酯（3.48%）、苯甲醛（2.67%）、2-甲基哌嗪（2.63%）、2-十一烷酮（2.42%）、茴香脑（2.34%）、柠檬醛（1.48%）、9-十七烷醇（1.25%）、1-辛烯（1.19%）、β-榄香烯（1.10%）、戊醛肟（1.03%）等。彭加兵等（2019）用同时蒸馏-萃取法提取的安徽颍上产半夏药材挥发油的主要成分为：9,12-十八碳二烯酸乙酯（16.93%）、邻苯二甲酸二丁酯（11.17%）、十六烷酸乙酯（7.46%）、邻苯二甲酸异丁基辛酯（7.13%）、4-羟基-4-甲基-2-戊酮（4.31%）、2,6-二叔丁基对甲酚（3.98%）、十二甲基环己硅氧烷（3.02%）、十四甲基环七硅氧烷（2.74%）、二十烷（2.68%）、反-10,顺-12-十八碳二烯酸甲酯（2.39%）、二十五烷（2.18%）、γ-榄香烯（1.30%）、十六烷酸甲酯（1.12%）等；用乙醚提取法提取的半夏药材挥发油的主要成分为：二十四烷（10.98%）、4-羟基-4-甲基-2-戊酮（9.57%）、十六烷酸乙酯（5.29%）、二十五烷（5.24%）、邻苯二甲酸二丁酯（4.95%）、二十六烷（4.74%）、二十烷（3.67%）、9,12-十八碳二烯酸乙酯（3.55%）、十四甲基环七硅氧烷（2.52%）、十八烷（2.50%）、十九烷（2.35%）等。

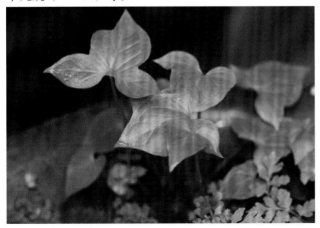

【性味与功效】味辛，性温，有毒。燥湿化痰，降逆止呕，消痞散结。用于湿痰寒痰，咳喘痰多，痰饮眩悸，风痰眩晕，痰厥头痛，呕吐反胃，胸脘痞闷，梅核气；外治痈肿痰核。

藏菖蒲 ▼

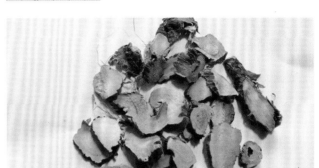

【基源】天南星科菖蒲属植物藏菖蒲（菖蒲、水菖蒲）*Acorus calamus* Linn. 的干燥根茎。

【形态特征】多年生草本。根茎横走，稍扁，直径5~10mm，芳香，肉质根多数。叶基生，基部两侧膜质叶鞘宽4~5mm，向上渐狭。叶片剑状线形，长90~150cm，中部宽1~3cm，草质。叶状佛焰苞剑状线形，长30~40cm；肉穗花序斜向上或近直立，狭锥状圆柱形，长4.5~8cm，直径6~12mm。花黄绿色，花被片长约2.5mm，宽约1mm。浆果长圆形，红色。花期2~9月。

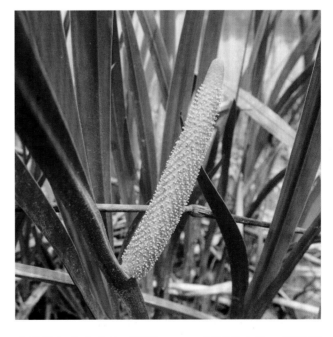

【习性与分布】生于海拔2600m以下的水边、沼泽湿地或湖泊浮岛上。喜温暖湿润气候，喜阳光，耐严寒。全国各地均有分布。

【挥发油含量】《药典》规定藏菖蒲药材含挥发油不得少于2.0%。水蒸气蒸馏的得油率为0.40%~6.40%。

【芳香成分】藏菖蒲挥发油的主成分多为 β - 细辛醚（10.01%~85.58%），也有主成分不同的报告。张兰胜等（2010）用水蒸气蒸馏法提取的云南大理产藏菖蒲挥发油的主要成分为：β - 细辛醚（13.46%）、α - 细辛醚（7.22%）、雪松醇（6.19%）、α - 雪松烯（5.61%）、佛手甘油烯（5.48%）、β - 雪松烯（3.66%）、α - 古芸烯（3.19%）、α - 布藜烯（2.86%）、α - 依兰油烯（2.75%）、1,8- 二甲基 -4-(1- 甲乙基)- 螺 [4.5] 葵 -8- 烯 -7- 酮（2.36%）、罗勒烯（2.10%）、十九烷（2.10%）、α - 檀香醇（1.98%）、杜松烯（1.71%）、榄香烯（1.61%）、α - 柏木烯（1.52%）、珀玎烯（1.38%）、莰烯（1.32%）、芳樟醇（1.27%）、α - 杜松醇（1.27%）、[1S-(α,2β,4β)]-1- 甲基 -1- 乙烯基 -2,4- 二 (1- 甲乙烯基)- 环己烷（1.23%）、柠檬烯（1.18%）、α - 法尼烯（1.04%）、二十一烷（1.01%）等；四川攀枝花产藏菖蒲挥发油的主要成分为：α - 细辛醚（10.01%）、β - 细辛醚（9.16%）、雪松醇（7.94%）、α - 绿叶烯（7.05%）、α - 愈创木二烯（6.68%）、佛手甘油烯（4.02%）、α - 雪松烯（3.69%）、α - 布藜烯（2.69%）、α - 檀香醇（2.34%）、α - 古芸烯（2.12%）、α - 甜没药萜醇（2.10%）、二十一烷（2.09%）、α - 水芹烯（1.94%）、α - 杜松醇（1.91%）、α - 法尼烯（1.69%）、榄香烯（1.60%）、珀玎烯（1.56%）、β - 雪松烯（1.52%）、芳樟醇（1.47%）、杜松烯（1.35%）、β - 法尼烯（1.32%）、樟脑（1.14%）、马兜铃烯（1.14%）等。李麦香等（1993）用水蒸气蒸馏法提取的辽宁沈阳产藏菖蒲挥发油的主要成分为：顺 - 异甲基丁香酚（17.70%）、白菖混烯（14.70%）、异菖蒲二醇（8.57%）、菖蒲大牻牛儿酮（7.38%）、水菖蒲酮（5.03%）、(+)- δ - 杜松烯（3.72%）、异白菖新酮（3.25%）、γ - 白菖新酮（3.00%）、细辛脑（2.85%）、(-)-3β - 羟基 - 杜松烯（2.48%）、卡达拉三烯（2.46%）、δ - 杜松醇（1.71%）、白菖考烯（1.30%）、(-)-δ - 杜松醇（1.18%）等。张延妮等（2007）用水蒸气蒸馏法提取的云南丽江产藏菖蒲挥发油的主要成分为：八氢 -1,1,4,7- 四甲基环庚烯醇（14.02%）、二环十六烯（12.50%）、1- 异丙基 -4,8- 二甲基螺 [4.5]-8- 烃 -7- 酮（10.81%）、2,4,4- 三甲基 -8- 亚甲基 -1- 氧杂螺 [2,5] 辛烷（9.00%）、1,4- 二葵环己烷（7.64%）、1,2,4- 三甲氨基 -5-(1- 丙基) 苯（5.46%）、9- 柏烷酮（3.26%）、杜松烯（3.06%）、环庚烯醇（2.85%）、柏木烯（2.84%）、2,2,5,7,8- 五甲基 -3,4- 二氢苯并

二氢呋喃（1.90%）、喇叭烯（1.89%）、1- 异丙基 -4,8- 二甲基癸酮（1.87%）、3,8,8- 三甲基 -6- 亚甲基 -7- 甲羟基 - 八氢甘菊环（1.58%）、脱氢基 - 异白菖醇（1.46%）、八氢 -1,1,4,7- 四甲基环丙甘菊环（1.42%）、3,8- 三烯卡达（1.42%）、1,2- 二甲氧基 -4-(1- 丙烯基)- 苯（1.30%）、9,10- 脱氢异长叶烯（1.22%）、3- 羧基 -1,4,5,6- 四氢环戊二烯吡唑（1.10%）、2,2,4,4,7,7,- 六甲基 - 八羟基 -1- 氢 - 茚（1.01%）等。赵超等（2009）用固相微萃取法提取的贵州贵阳产藏菖蒲挥发油的主要成分为：1,4- 顺 -1,7- 顺 - 菖蒲烯酮（11.72%）、2-β - 异丙烯基 -6-α - 异丙烯基 -3-β - 甲基 -3-α - 乙烯基环己酮（6.04%）、β - 倍半水芹烯（5.71%）、α - 佛手柑油烯（4.58%）、γ - 紫穗槐烯（4.11%）、γ - 杜松烯（4.07%）、顺 - 甲基 - 异丁香油酚（4.03%）、没药烯（3.52%）、顺 - 细辛醚（3.49%）、反 -β - 法呢烯（3.41%）、3- 乙烯基 -3- 甲基 -2-(1- 甲基乙烯基)-6-(1- 甲基乙基)- 环己酮（3.35%）、雪松醇（3.08%）、香茅醛（1.95%）、樟脑萜（1.94%）、α - 雪松烯（1.87%）、α - 蒎烯（1.63%）、γ - 姜黄烯（1.39%）、β - 荜澄茄苦素（1.26%）、β - 香茅醇（1.22%）、1,8- 二甲基 -4-(1- 甲乙基) 螺 [4.5]-7- 葵酮（1.03%）等。

【性味与功效】味苦、辛，性温、燥、锐。温胃，消炎止痛。用于补胃阳，消化不良，食物积滞，白喉，炭疽等。

石菖蒲 ▼

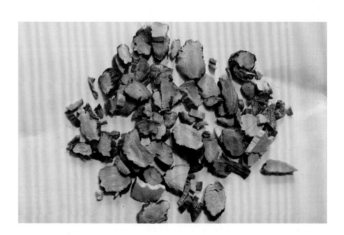

【基源】天南星科菖蒲属植物石菖蒲 *Acorus tatarinowii* Schottin. Osterr. Bot. Zeitschr. 的干燥根茎。

【形态特征】多年生草本。根茎芳香，粗 2~5mm，根肉质。叶片薄，基部两侧膜质叶鞘宽可达 5mm；叶片暗绿色，线形，长 20~50cm，宽 7~13mm。叶状佛焰苞长 13~25cm，为肉穗花序长的 2~5 倍或更长；肉穗花序圆柱状，长 2.5~8.5cm，粗 4~7mm，上部渐尖，直立或稍弯。花白色。成熟果序长 7~8cm，粗可达 1cm。幼果绿色，成熟时黄绿色或黄白色。花果期 2~6 月。

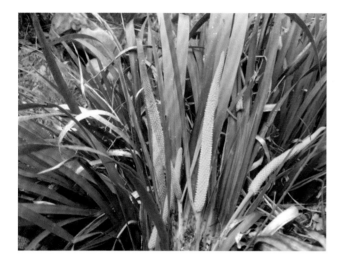

【习性与分布】常见于海拔 20~2600m 的密林下，生长于湿地或溪旁石上。喜阴湿环境，不耐阳光暴晒。不耐干旱，稍耐寒。分布于黄河以南各省区。

【挥发油含量】《药典》规定石菖蒲药材含挥发油不得少于 1.0%。水蒸气蒸馏的得油率为 0.94%~2.83%，超临界萃取的得油率为 3.16%~4.86%；微波法萃取的得油率为 1.20%~1.26%；有机溶剂萃取的得油率为 0.72%~3.42%。纤维素酶辅助提取的得油率为 4.31%。

【芳香成分】石菖蒲挥发油的第一主成分多为 β-细辛醚（16.72%~94.92%），其次为蒿脑（31.45%~45.06%），也有主成分不同的报告。曾志等（2011）用水蒸气蒸馏法提取的安徽安庆产石菖蒲挥发油的主要成分为：γ-细辛醚（44.58%）、β-细辛醚（35.37%）、甲基丁香酚（9.48%）、顺式-甲基异丁香酚（5.12%）、α-细辛醚（1.24%）等；浙江金华产石菖蒲挥发油的主要成分为：β-细辛醚（87.68%）、α-细辛醚（5.54%）、顺式-甲基异丁香酚（2.46%）、γ-细辛醚（2.09%）等。都娇娇等（2014）用顶空固相微萃取法提取的四川产石菖蒲挥发油的主要成分为：α-细辛脑（66.07%）、2,4,5-三甲氧基-1-丙烯基苯（3.63%）、荜澄茄烯（2.90%）、榄香素（2.65%）、α-荜澄茄醇（1.42%）、甲基丁

香酚（1.16%）、1,2,4a,5,6,8a-六氢-4,7-二甲基-1-（1-甲乙基）萘（1.12%）等。韩建卫等（2019）用水蒸气蒸馏法提取的云南昆明产石菖蒲挥发油的主要成分为：甲基丁香酚（35.91%）、β-细辛醚（18.45%）、顺式甲基异丁香酚（4.62%）、γ-细辛醚（3.44%）、α-细辛醚（3.02%）、莰烯（1.59%）、反式甲基异丁香酚（1.56%）、桔利酮（1.32%）、樟脑（1.31%）、芳樟醇（1.24%）、菖蒲烯（1.21%）等；湖南产石菖蒲挥发油的主要成分为：乙酸冰片酯（35.51%）、β-细辛醚（9.38%）、α-细辛醚（9.11%）、顺式甲基异丁香酚（6.71%）、甲基丁香酚（5.61%）、γ-细辛醚（2.21%）、桔利酮（1.45%）等。高玉琼等（2003）用水蒸气蒸馏法提取的贵州产石菖蒲挥发油的主要成分为：蒿脑（31.45%）、α-细辛脑（24.98%）、(+)-3,8-二甲基-5-(1-甲基亚乙基)-1,2,3,4,5,6,7,8-八氢薁-6-酮（14.84%）、甲基丁香酚（8.88%）L-龙脑（1.61%）、1,4-反式-1,7-顺式-菖蒲烯酮（1.21%）、吉马烯-B（1.03%）、莰烯（1.02%）等。李素云等（2012）用水蒸气蒸馏法提取的石菖蒲挥发油的主要成分为：(Z)-1,2,4-三甲氧基-5-(1-丙烯基)-苯（50.73%）、异丁香酚甲醚（24.40%）、细辛醚（9.00%）、N-甲基-4-氯苯磺酰胺（2.31%）、1,2-二甲氧基-4-(2-甲氧基-1-丙烯基)-苯（1.48%）、2,5-二叔丁基-1,4-苯醌（1.10%）等。

【性味与功效】味辛、苦，性温。开窍豁痰，醒神益智，化湿开胃。用于神昏癫痫，健忘失眠，耳鸣耳聋，脘痞不饥，噤口下痢。

【注】石菖蒲除根茎《药典》入药外，叶（菖蒲叶）也可入药。水蒸气蒸馏的石菖蒲阴干叶的得油率为 0.09%，新鲜叶的得油率为 1.10%。张润芝等（2012）用水蒸气蒸馏法提取的云南昆明夏季采收的石菖蒲干燥叶挥发油的主要成分为：甲基丁香酚（58.47%）、β-细辛醚（11.45%）、β-芳樟醇（7.74%）、脱氢异菖蒲二醇（2.33%）、γ-古芸烯（1.73%）、莰烯（1.52%）、反式-甲基异丁香酚（1.52%）、顺式-甲基异丁香酚（1.38%）、4-戊基-1-(4-丙基环己基)-1-环己烯（1.09%）、8,9-脱氢环异长叶烯（1.06%）等。黄远征等（1991）用水蒸气蒸馏法提取的四川乐山产石菖蒲新鲜叶挥发油的主要成分为：异茴香脑（94.54%）。菖蒲叶洗疥，治大风疮。

白附子 ▼

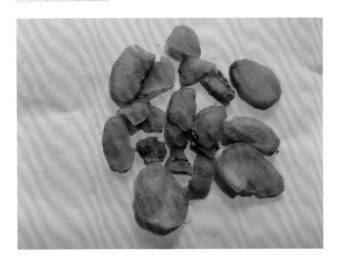

【基源】天南星科犁头尖属植物独角莲 *Typhonium giganteum* Engl. 的干燥块茎。

【形态特征】块茎卵状椭圆形，直径 2~4cm，外被小鳞片。通常 1~2 年生的只有 1 叶，3~4 年生的有 3~4 叶。叶与花序同时抽出。叶片，箭形，长 15~45cm，宽 9~25cm。佛焰苞紫色，长约 6cm，粗 3cm；檐部卵形，长达 15cm。肉穗花序长达 14cm，雌花序圆柱形，长约 3cm；中性花序长 3cm；雄花序长 2cm；附属器紫色，圆柱形。花期 6~8 月，果期 7~9 月。

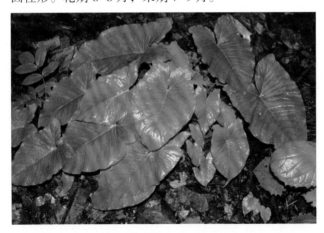

【习性与分布】生于荒地、山坡、水沟旁，海拔通常在 1500m 以下。喜温和湿润气候，耐寒、耐阴蔽、耐干旱。分布于河北、山东、吉林、辽宁、河南、湖北、陕西、甘肃、四川、西藏、广东、广西。

【挥发油含量】水蒸气蒸馏的白附子的得油率为 0.03~0.04%，超临界萃取的得油率为 0.74%。

【芳香成分】李静等（1996）用水蒸气蒸馏法提取的吉林人工栽培的白附子挥发油的主要成分为：N-苯基-苯胺（47.35%）、2,6,10,14-四甲基十六烷（2.39%）、6-甲基-2-苯基-喹啉（2.30%）、十七烷（1.94%）、3-甲基菲（1.87%）、2,6,10,14-四甲基十五烷（1.63%）、3-甲基-十七烷（1.45%）、二十烷（1.43%）、亚油酸乙酯（1.40%）、2,7-二甲基菲（1.30%）、1,4,6-三甲基萘（1.18%）、2,6,10,13-四甲基十五烷（1.18%）、N-苯基-2-萘胺（1.15%）、十五烷酸乙酯（1.07%）等。张婷婷等（2011）用水蒸气蒸馏法提取的白附子挥发油的主要成分为：棕榈酸（26.06%）、1,4,7,10,13-五氧杂环十五烷（16.64%）、2-[2-(2-乙氧基乙氧基)乙氧基]-乙醇（9.21%）、3,6,9,12-四杂十六烷-1-醇（6.59%）、2-(2-乙氧基乙氧基)-乙醇（6.43%）、9,12-十八碳二烯醛（4.44%）、棕榈酸甲酯（4.26%）、甲酸-1-甲基丙基酯（3.34%）、3-甲氧基-己烷（3.08%）、3,6,9,12,15-五氧杂十九烷-1-醇（2.71%）、1,4,7,10,13,16-六氧杂环十八烷（2.67%）、4-甲氧基-1-丁烯（2.64%）、2-[2-(2-丙烯氧基)乙氧基]-乙醇（2.43%）、2-戊醇（1.96%）、2-[2-(2-丁氧基乙氧基)乙氧基]-乙醇（1.71%）、1-甲氧基-2-丙酮（1.69%）、2-乙氧基-丁烷（1.51%）、二异丙醚（1.41%）、2-乙氧基-丙烷（1.23%）等。彭广等（2010）用水蒸气蒸馏法提取的白附子挥发油的主要成分为：己醛（38.18%）、2-庚醇（16.33%）、1-辛烯-3-醇（9.56%）、樟脑（7.55%）、乙酸龙脑酯（4.53%）、2-正戊基呋喃（2.98%）、异丁基邻苯二甲酸酯（2.17%）、柠檬烯（1.89%）、丁基邻苯二甲酸酯（1.73%）、芫荽醇（1.70%）、壬醛（1.19%）、2-庚酮（1.17%）、左旋茨醇（1.17%）等。李庆勇等（2011）用超临界 CO_2 萃取法提取的吉林产 4 年生白附子挥发油的主要成分为：β-谷甾醇（40.22%）、菜油甾醇（18.45%）、正十六酸（9.52%）、(Z,Z)-9,12-十八碳二烯酸（8.15%）、(Z,Z)-9,12-十八碳二烯酸甲酯（2.55%）、1,2,3,4-四氢-1-甲氧基萘（1.66%）、(E)-2-庚烯醛（1.41%）、双[2-(肉桂酰氧)-1-萘基]甲烷（1.27%）、十三烷（1.11%）、2,4-癸二烯醛（1.10%）等。

【性味与功效】味辛、甘，性温，有毒。祛风痰，定惊搐，解毒散结，止痛。用于中风痰壅，口眼㖞斜，语言謇涩，惊风癫痫，破伤风，痰厥头痛，偏正头痛，瘰疬痰核，毒蛇咬伤。

【注】独角莲除块茎《药典》入药外，全草（独角莲）也可入药。水蒸气蒸馏的独角莲干燥叶的得油率为1.35%。用水蒸气蒸馏法提取的吉林抚松产独角莲干燥叶挥发油的主要成分为：2,6,10,14-四甲基十六烷（60.51%）、苯酚（14.31%）、2,7,10-三甲基十二烷（1.41%）、对位伞花烃（1.20%）、顺-2-甲基-环己醇乙酸酯（1.06%）等（孙启良等，1995）。独角莲治毒蛇咬伤，瘰疬，跌打损伤。

得少于0.20%。千年健挥发油的主成分为芳樟醇（10.03%~60.00%）。邱琴等（2004）用水蒸气蒸馏法提取的广西灵山产千年健挥发油的主要成分为：芳樟醇（47.51%）、4-松油醇（12.40%）、α-松油醇（5.19%）、香叶醇（3.19%）、2,3-二戊基-2-环丙烯-1-羧酸（2.59%）、T-木材醇（2.54%）、T-杜松醇（1.64%）、伞花烃（1.55%）、斯巴醇（1.44%）、γ-松油烯（1.28%）、橙花醇（1.21%）、肉豆蔻醚（1.21%）、α,α,5-三甲基-5-四氢乙烯基-2-呋喃甲醇（1.20%）、异-黄樟脑（1.11%）、西洋丁香醇（1.06%）等。

千年健 ▼

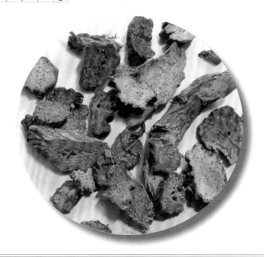

【基源】天南星科千年健属植物千年健 *Homalomena occulta* (Lour.) Schott 的干燥根茎。

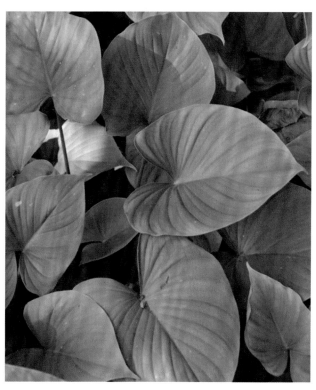

【形态特征】多年生草本。肉质根圆柱形。常具高30~50cm的地上茎。鳞叶线状披针形，长15~16cm，向上渐狭。叶片膜质至纸质，箭状心形至心形，长15~30cm，宽8~28cm。佛焰苞绿白色，长圆形，长5~6.5cm，花前席卷成纺锤形，盛花时成短舟状。肉穗花序长3~5cm；雌花序长1~1.5cm，粗4~5mm；雄花序长2~3cm，粗3~4mm。种子褐色，长圆形。花期7~9月。

【习性与分布】海拔80~1100m，生长于沟谷密林下，竹林和山坡灌丛中。喜温暖，湿润，荫蔽环境。分布于广东、广西、云南、海南。

【挥发油含量】水蒸气蒸馏的千年健的得油率为0.14%~1.05%；超临界萃取的得油率为2.03%。

【芳香成分】《药典》规定千年健含芳樟醇不

【性味与功效】味苦、辛，性温。祛风湿，壮筋骨。用于风寒湿痹，腰膝冷痛，拘挛麻木，筋骨痿软。

天南星 ▼

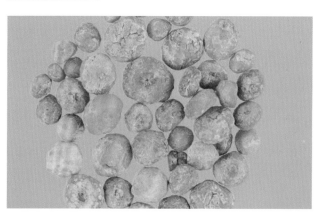

【基源】天南星科天南星属植物天南星（一把伞南星）Arisaema erubescens（Wall.）Schott、异叶天南星 Arisaema heterophyllum Bl. 或东北天南星 Arisaema amurense Maxim. 的干燥块茎。东北天南星和异叶天南星块茎的芳香成分未见报道。

【形态特征】块茎小，近球形，直径 1~2cm。鳞叶 2，线状披针形，锐尖，膜质。叶 1，下部 1/3 具鞘，紫色；叶片鸟足状分裂，裂片 5。佛焰苞长约 10cm，管部漏斗状，白绿色；檐部卵状披针形，绿色或紫色具白色条纹。肉穗花序单性，雄花序长约 2cm；雌花序短圆锥形，长 1cm；各附属器棒状。浆果红色；种子 4，红色，卵形。花期 5 月，果 9 月成熟。

【习性与分布】海拔 50~1200m，生于林下和沟旁。分布于北京、河北、内蒙古、宁夏、陕西、山西、黑龙江、吉林、辽宁、山东、河南。

【挥发油含量】水蒸气蒸馏的天南星的得油率为 0.02%。

【芳香成分】杨洒嘉等（2007）用水蒸气蒸馏法提取的贵州产天南星挥发油的主要成分为：间位甲酚（5.31%）、芫妥醇（3.69%）、2,2'-次甲基呋喃（2.80%）、2-糠基-5-甲基呋喃（2.52%）、苯乙烯（2.48%）、2-烯丙基呋喃（2.15%）、2-呋喃甲醇乙酸酯（2.12%）、乙基苯（1.81%）、间二甲苯（1.74%）、戊基苯（1.55%）、2,7-二甲基氧杂（1.54%）、2-戊基呋喃（1.53%）、β-桉叶烯（1.45%）、辛醇（1.35%）、甲基取代丁子香酚（1.26%）、1-异

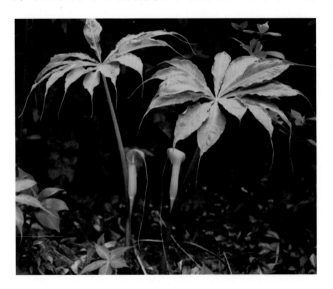

戊基吡咯（1.23%）、正壬烷（1.20%）、α-萜品醇（1.10%）、δ-杜松萜烯（1.08%）、十五烷（1.06%）、反式-2-甲基-5-丙基呋喃（1.02%）、1-氢-1-甲基苖（1.02%）等。

【性味与功效】味苦、辛，性温，有毒。散结消肿。外用治痈肿，蛇虫咬伤。

荔枝核

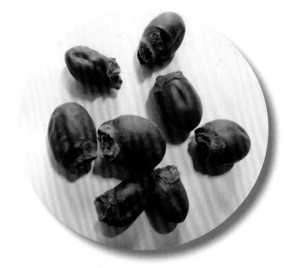

【基源】无患子科荔枝属植物荔枝 Litchi chinensis Sonn. 的干燥成熟种子。

【形态特征】常绿乔木，高 10~15m。叶连柄长 10~25cm 或过之；小叶 2 或 3 对，革质，披针形，长 6~15cm，宽 2~4cm，全缘。花序顶生，阔大，多枝；萼被金黄色短绒毛；雄蕊 6~7，有时 8，花丝长约 4mm；子房密覆小瘤体和硬毛。果卵圆形至近球形，长 2~3.5cm，成熟时通常暗红色至鲜红色；种子全部被肉质假种皮包裹。花期春季，果期夏季。

【习性与分布】喜高温高湿，喜光向阳，怕霜冻。分布于福建、广东、广西、云南、四川、台湾。

【挥发油含量】水蒸气蒸馏的荔枝核的得油率为 0.01%~2.40%，超临界萃取的得油率为 4.26%。

【芳香成分】徐多多等（2012）用水蒸气蒸馏法提取的荔枝核挥发油的主要成分为：十六烷酸（27.60%）、1,2,3,4,4a,5,6,7-八氢-4a,8-甲基-2-萘甲醇（2.70%）、杉木醇（1.86%）、油酸（1.86%）、十氢-4a-甲基-1-亚甲基-7-(1-甲基亚乙基)-(4aR-反式) 萘

（1.85%）、1,6- 二甲基 -4-(1- 甲基乙基)- 萘（1.83%）、1,2,3,4,4a,5,6,8a- 八氢 -8- 甲基 -2- 萘甲醇（1.77%）、1,2,3,5,6,8a- 六氢 -4,7- 二甲基 -1-(1- 甲基乙基)- 萘（1.53%）、1,2,4a,5,6,8a- 六氢 -4,7- 二甲基 -1-(1- 甲基乙基)- 萘（1.46%）、1,2,3,,4a,5,6,8a- 八氢 -7- 甲基 -4- 亚甲基 -1-(1- 甲基乙基)- 萘（1.44%）、石竹烯醇（1.14%）、二十烷（1.03%）、透明质酸（1.01%）等。乐长高等（2001）用水蒸气蒸馏法提取的荔枝核挥发油的主要成分为：(E)-3- 苯基 -2- 丙烯酸（46.76%）、(E)-4- 苯基 3- 烯 -2- 酮（5.36%）、苯（1.12%）等。饶长全等（2012）用超临 CO_2 萃取法提取的广东深圳产‘怀枝’荔枝挥发油的主要成分为：豆甾醇（18.29%）、棕榈酸（9.63%）、β- 谷甾醇（8.75%）、维生素 E（7.21%）、油酸（7.00%）、菜油甾醇（4.23%）、己二酸二异辛酯（3.22%）、10S,11S- 雪松 -3(12),4- 二烯（3.05%）、顺 -6- 十八烯酸（3.01%）、α- 芹子烯（2.98%）、β- 石竹烯（2.96%）、癸二酸二异辛酯（2.85%）、香树烯（2.02%）、斯巴醇（1.68%）、苯甲醇（1.64%）、β- 杜松烯（1.57%）、γ- 古芸烯（1.44%）、苯乙醇（1.36%）、α- 石竹烯（1.24%）、顺 -10- 十七烯酸（1.08%）、δ- 杜松烯（1.06%）等。冼继东等（2014）用顶空固相微萃取法提取的广东广州产‘妃子笑’荔枝核挥发油的主要成分为：α- 姜黄烯（19.42%）、2- 苯基乙醇（16.68%）、1- 甲基 -4-(1- 亚甲基 -5 甲基 -4- 己烯基) 环己烯（14.28%）、莳烯（11.01%）、橙花醇（5.73%）、乙酸香茅酯（5.14%）、香茅醇（4.29%）、月桂烯（3.26%）、2- 乙酸苯乙酯（3.16%）、苯甲酸正戊酯（2.84%）、α- 倍半水芹烯（2.12%）、α- 金合欢烯（1.32%）、α- 姜烯（1.31%）等。

【性味与功效】味甘、微苦，性温。行气散结，祛寒止痛。用于寒疝腹痛，睾丸肿痛。

【注】荔枝除种子《药典》入药外，果实（荔枝）、果皮（荔枝壳）、叶（荔枝叶）均可入药。荔枝：同时蒸馏萃取法提取的荔枝新鲜果肉的得油率为 11.90%。荔枝果肉挥发油的第一主成分有：β- 香叶烯（18.56%~23.17%）、α- 芹子烯（25.59%~40.64%）等，也有主成分不同的报告。范妍等（2017）用固相微萃取法提取的广东东莞产‘糯米糍’荔枝新鲜成熟果实挥发油的主要成分为：β- 香叶烯（18.56%）、2- 莳烯（14.05%）、D- 柠檬烯（12.45%）、α- 布藜烯（8.39%）、α- 愈创木烯（5.98%）、橙花醇甲醚（4.40%）、β- 榄香烯（3.94%）、乙酸 -3- 甲基 -2- 丁烯酯（3.88%）、石竹烯（3.72%）、2- 甲基 -1- 丙烯苯（3.06%）、(-)- 马兜铃烯（2.43%）、β- 香茅醇甲醚（2.25%）、大根香叶烯 D（2.08%）、乙酸 -3- 甲基丁酯（1.95%）、α- 石竹烯（1.77%）、β- 里那醇（1.67%）、β- 瑟林烯（1.02%）等；‘怀枝’荔枝新鲜成熟果实挥发油的主要成分为：大根香叶烯 D（26.55%）、β- 香叶烯（11.03%）、2- 莳烯（9.97%）、D- 柠檬烯（7.39%）、α- 依兰油烯（6.30%）、δ- 杜松烯（4.58%）、珀耙烯（3.91%）、1,2,3,4,4a,5,6,8a- 八氢 -1- 异丙基 -4- 亚甲基 -7- 甲基萘（3.26%）、(+)- 环苜蓿烯（3.08%）、β- 荜澄茄油烯（2.89%）、橙花醇甲醚（2.11%）、α- 榄香烯（1.82%）、甘香烯（1.32%）、β- 榄香烯（1.28%）、β- 香茅醇甲醚（1.24%）、α- 古芸烯（1.20%）、1- 甲氧基 -3,7- 二甲基 -2,6- 辛二烯（1.16%）等。徐禾礼等（2010）用同时蒸馏萃取法提取分析了不同品种荔枝果实的挥发油成分，‘桂味’的主要成分为：α- 蒎烯（46.41%）、柠檬烯（3.23%）、2- 甲基 -1- 十六醇（2.51%）、顺式氧化芳樟醇（2.35%）、芳樟醇（2.11%）、异松油烯（2.11%）、3- 甲硫基丙醛（2.02%）、苯乙醛（1.79%）、3,7,11- 三甲基 -1- 十二烷醇（1.49%）、松油醇（1.36%）、十九烷（1.36%）、2,6,10- 三甲基十四烷（1.09%）等；‘黑叶’的主要成分为：柠檬烯（13.30%）、安息香醛（8.57%）、δ- 荜澄茄烯（7.20%）、1,6- 二甲基 -4-(1- 甲基乙基)- 萘（6.93%）、2- 乙基 -1- 己醇（6.88%）、2,6,10- 三甲基色氨酸正十四烷（6.41%）、香木兰烯（4.46%）、雪松烯（4.12%）、丙酸芳樟酯（4.00%）、苯乙醇（3.97%）、大香叶烯（3.46%）、松油醇（3.24%）、莳醇（3.24%）、苯甲酸甲酯（2.57%）、α- 芹子烯（1.87%）、4- 甲基 -1-(1- 甲乙基)-3- 环己烯 -1- 醇（1.38%）、1- 甲氧基 -3,7- 二甲基 -2,6- 顺辛二烯（1.38%）、苯乙醛（1.36%）、γ- 榄香烯（1.32%）、芳樟醇（1.12%）、δ- 杜松烯（1.12%）等；‘糯米糍’的主要成分为：α- 芹子烯（40.64%）、α- 愈创木烯（4.55%）、十五烷（4.44%）、异松油烯（4.15%）、反石竹烯（3.45%）、十六烷（2.97%）、苯并噻唑（2.22%）、柠檬烯（2.21%）、大香叶烯（1.39%）、芳樟醇（1.28%）等；‘妃子笑’的主要成分为：2,3- 脱氢 -4- 氧代 -β- 紫罗兰酮（20.05%）、十六烷（5.95%）、α- 蒎烯（5.02%）、苯乙醇（3.82%）、

十七烷（2.70%）、丙酸芳樟酯（2.51%）、莳醇（2.19%）、3,7-二甲基-1,6-辛二烯-3-醇（2.05%）、乙偶姻（1.84%）、十九烷（1.84%）、正十四醇（1.51%）等；'玉荷包'的主要成分为：1-甲氧基-2-丙醇（50.28%）、乙偶姻（4.12%）、柠檬烯（3.99%）、十五烷（2.63%）、十九烷（1.91%）、芳樟醇（1.80%）、二十二烷（1.42%）、十四烷（1.34%）、α-蒎烯（1.21%）、橙花叔醇（1.15%）等；'挂绿'的主要成分为：醋酸苄酯（27.80%）、香茅醇（17.82%）、乙基亚油酸酯（8.14%）、十八碳烯-9-酸甲酯（8.11%）、5-甲基-2-(1-甲基乙基)-环己酮（5.65%）香茅醇乙酸酯（4.57%）、丙酸香叶酯（3.52%）、顺式玫瑰氧化物（3.37%）、苯甲醇（3.06%）、芳樟醇（2.86%）、α-胡椒烯（2.68%）、L-薄荷酮（1.21%）、柠檬烯（1.17%）等。王少山等（2010）用顶空固相微萃取法提取的荔枝新鲜果实挥发油的主要成分为：反式-石竹烯（23.75%）、δ-愈创木烯（10.58%）、à-愈创木烯（10.23%）、à-珀珊烯（8.51%）、á-榄香烯（6.89%）、à-荜草烯（6.64%）、2,6,10,14-四甲基-十五烷（4.11%）、γ-榄香烯（3.14%）、十七烷（2.79%）、δ-杜松烯（2.45%）、正二十二碳烷（2.39%）、á-荜澄茄油烯（2.26%）、正二十一碳烷（2.01%）、5,6-二氢-5,6-二甲基苯并[c]邻二氮萘（1.75%）、2-甲基-1-十六醇（1.42%）、十九醇（1.06%）等。洗继东等（2014）用顶空固相微萃取法提取的广东广州产'妃子笑'荔枝新鲜果肉挥发油的主要成分为：橙花醇（16.68%）、α-萜品油烯（14.79%）、乙酸香茅酯（14.27%）、β-蒎烯（13.23%）、苧烯（12.89%）、香茅醇（8.42%）、α-姜烯（5.31%）、右旋大根香叶烯（3.75%）、α-姜黄烯（1.10%）等。郝菊芳等（2007）用固相微萃取法提取的广东产'黑叶'荔枝果实挥发油的主要成分为：惕各酸香茅酯（24.14%）、金合欢醇（21.17%）、β-蒎烯（4.30%）、柠檬烯（3.47%）、(Z)-3,7-二甲基-3,6-辛二烯-1-醇（3.07%）、香叶醛（2.30%）、4-甲基-3-异丙叉-环己烯（3.24%）、1-庚烯-3-醇（2.05%）、2-甲基-6-亚甲基-2,7-辛二烯-4-醇（1.92%）、2-乙基-2-丁烯醛（1.76%）、丙酸芳樟酯（1.73%）、甲基环戊烷（1.65%）、3,7,7-三甲基-二环[4.1.0]庚烷（1.51%）等；'白蜡'果实挥发油主要成分为：金合欢醇（23.61%）、3,7-二甲基-2-辛烯-1-醇（9.96%）、1,1-二甲基-环丙烷（3.11%）、乙酸异丙酯（2.92%）、β-蒎烯（2.87%）、1-庚烯-3-醇（2.41%）、柠檬烯（2.17%）、乙偶姻（2.00%）、香叶醛（1.60%）、1-甲氧基-2-丙醇（1.53%）、异松油烯（1.47%）、(Z)-3,7-二甲基-3,6-辛二烯-1-醇（1.38%）、乙酸乙酯（1.34%）、甲基环戊烷（1.27%）、2-甲基-6-亚甲基-2,7-辛二烯-4-醇（1.00%）、丙酸芳樟酯（1.00%）等。邱松山等（2014）同时蒸馏萃取法提取的广东茂名产'妃子笑'荔枝新鲜果肉挥发油的主要成分为：角鲨烯（32.18%）、邻苯二甲酸二异辛酯（10.16%）、二十四烷（7.17%）、正三十六烷（6.61%）、百秋李醇（5.95%）、碘十六烷（5.30%）、脱氢醋酸（4.83%）、2,4,6-三甲氧基苯乙酮（2.79%）、顺丁烯二酸酐（2.62%）、邻苯二甲酸二异丁酯（2.23%）、邻苯二甲酸二丁酯（2.23%）、5-丁基噁唑-2,4-二酮（2.13%）、三聚乙二醇单十二醚（1.88%）、3,3-二甲基-1-戊烯（1.57%）、四聚乙二醇单月桂醚（1.43%）、酞酸双(2-乙基己基)酯（1.07%）、甲基环戊烷（1.06%）等。朱亮锋等（1993）用水蒸气蒸馏法提取的广东广州产荔枝果肉挥发油的主要成分为：α-布萝烯（22.28%）、α-愈创木烯（13.36%）、β-石竹烯（9.53%）、β-荜澄茄烯（7.11%）、α-石竹烯（4.67%）、雅槛蓝烯（3.57%）、棕榈酸（2.77%）、α-依兰油烯（2.33%）、β-古芸烯（2.01%）、β-榄香烯（1.65%）、α-珀珊烯（1.49%）、β-杜松烯（1.42%）、苯乙醇（1.13%）等。荔枝味甘、酸，性温。养血健脾，行气消肿。治病后体虚，津伤口渴，脾虚泄泻，呃逆，食少，瘰疬，疔肿，外伤出血。荔枝壳：超临界萃取的荔枝壳的得油率为0.12%~0.44%。乐长高等（2001）用水蒸气蒸馏法提取的荔枝壳挥发油的主要成分为：乙酸乙酯（10.52%）、2-乙氧基丁烷（7.95%）、3,7-二甲醛-6-辛烯醇乙酸酯（2.75%）、4-甲氧基-4羟基-2-戊酮（1.85%）、邻苯二甲酸二丁酯（1.73%）、十六酸（1.72%）、(-)-蓝桉醇（1.59%）、十八酸（1.52%）、苯乙酸（1.36%）、长叶烯醛（1.20%）等。洗继东等（2014）用顶空固相微萃取法提取的广东广州产'妃子笑'荔枝壳挥发油的主要成分为：别香树烯（21.66%）、α-姜烯（20.22%）、α-姜黄烯（19.53%）、β-倍半水芹烯（5.63%）、橙花醇（5.46%）、α-姜烯（5.35%）、α-金合欢烯（4.56%）、苧烯（3.45%）、α-月桂烯（2.99%）、

β–石竹烯（2.62%）、乙酸香茅酯（2.20%）、α–香柠檬烷（2.05%）、α–萜品油烯（1.88%）等。江梅等（2000）用超临界CO_2萃取法提取的'桂味'新鲜荔枝壳挥发油的主要成分为：姜烯（49.80%）、姜黄烯（9.50%）、2,3,4,7,8,8a–六氢–1H–3a,7–亚甲基薁（6.40%）、反–石竹烯（5.46%）、β–倍半水茴香烯（5.41%）、1,3–二甲基–2–乙烯基苯（2.81%）、4–甲基–2,4–二苯基–1–戊烯（2.50%）、α–葎草烯（2.20%）、1–(2,4,6–三甲基苯基)乙酮（2.10%）、十六烷酸乙酯（2.10%）、苯异氰酸酯（1.30%）、1,1,2,3,3,5–六氢基–2,3–二氢茚（1.00%）等；干燥果皮挥发油的主要成分为：反–石竹烯（11.97%）、1,2–苯二甲酸二丁酯（11.69%）、9,12,15–十八碳三烯–1–醇(11.58%)、δ–愈创木烯（8.86%）、α–葎草烯（4.98%）、7,10,13–十六碳三烯酸酯（4.98%）、α–愈创木烯（4.25%）、δ–杜松萜烯（3.80%）、1,2,3,4,4a,5,6,8a–八氢甲基萘（3.44%）、α–荜澄茄烯（3.29%）、2–(9,12–十八碳二烯氧基)–乙醇（2.78%）、香橙烯（2.07%）、硅氧烷聚合物（1.98%）、姜黄烯（1.83%）、1,2–苯二甲酸二(2–丙基)酯（1.66%）、β–蛇床烯（1.56%）、α–木罗烯（1.49%）、十六烷酸（1.32%）、反–异苧烯（1.17%）、二十三烷（1.00%）等。荔枝壳味苦，性凉。除湿止痢，止血。治痢疾，血崩，湿疹。荔枝叶：荔枝叶挥发油的主成分多为庚烷（33.15%~47.53%），也有主成分不同的报告。黄立兰等（2010）用超声波萃取法提取分析了广东广州产不同品种荔枝叶的挥发油成分，'黑叶'的主要成分为：庚烷（47.53%）、姜烯（22.15%）、2,7–二氢–6,8–二甲氧基–3–甲基–苯并蒽–12–酮（9.97%）、内消旋肌醇（3.52%）、反式石竹烯（2.64%）、十六烷酸甲酯（1.85%）、(Z,Z,Z)–9,12,15–十八碳三烯酸甲酯（1.43%）、α–倍半水芹烯（1.42%）、3,4–二乙基–1,1'–联二苯（1.31%）、(Z,Z)–9,12–十八碳二烯酸甲酯（1.22%）等；'三月红'的主要成分为：14–甲基–十五烷酸甲酯（53.81%）、庚烷（22.87%）、二十二烷酸甲酯（3.38%）、α–玷理烯（2.28%）、反式石竹烯（2.08%）、7,3',4'–三甲氧基槲皮素（1.99%）、大根香叶烯D（1.76%）、苯并噻唑（1.57%）、δ–杜松烯（1.10%）等；'妃子笑'的主要成分为：十八酸甲酯（54.87%）、姜烯（13.45%）、α–没药烯（6.41%）、内消旋肌醇（5.59%）、苯并噻唑（1.15%）等；'糯米糍'的

主要成分为：内消旋肌醇（17.61%）、庚烷（16.38%）、反式石竹烯（13.44%）、δ–愈创木烯（11.90%）、α–愈创木烯（6.59%）、大根香叶烯D（5.84%）、α–蛇麻烯（4.47%）、β–榄香烯（4.31%）、大根香叶烯A（3.83%）、δ–榄香烯（2.36%）、3,4–二乙基–1,1'–联二苯（1.25%）、大根香叶烯B（1.13%）、十六烷酸甲酯（1.13%）、(Z,Z)–9,12–十八碳二烯酸甲酯（1.08%）、(Z,Z,Z)–9,12,15–十八碳三烯酸甲酯（1.03%）等。荔枝叶味辛、苦，性凉。除湿解毒。治烂疮，湿疹。

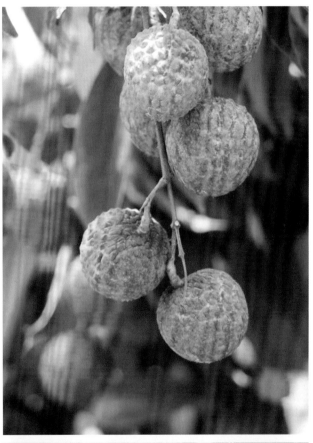

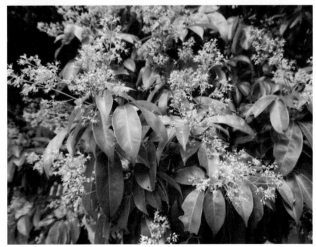

龙眼肉 ▼

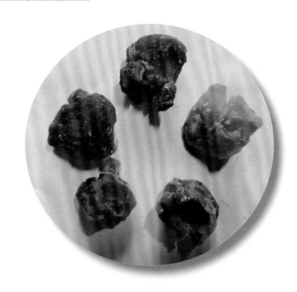

【基源】 无患子科龙眼属植物龙眼 *Dimocarpus longan* Lour. 的假种皮。

【形态特征】常绿大乔木，高 10~40m，具板根。叶连柄长 15~30cm 或更长；小叶 4~5 对，薄革质，长圆状椭圆形至长圆状披针形，长 6~15cm，宽 2.5~5cm。花序大型，顶生和近枝顶腋生，密被星状毛；萼片近革质，三角状卵形；花瓣乳白色，披针形。果近球形，直径 1.2~2.5cm，通常黄褐色；种子茶褐色，光亮，被肉质的假种皮包裹。花期春夏间，果期夏季。

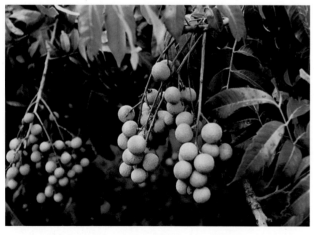

【习性与分布】是亚热带果树，喜高温多湿。耐旱、耐酸、耐瘠、忌浸。分布于广西、广东、福建、台湾、海南、云南。

【芳香成分】杨晓红等（2002）用水蒸气蒸馏法提取的龙眼肉挥发油的主要成分为：正十五烷（18.10%）、

正十四烷（11.33%）、正十六烷（8.78%）、[1S-(1α,3αβ,4α,8αβ)]-4,8,8-三甲基-3-亚甲基-1,4-亚甲撑-十氢薁（6.47%）、1,2-苯并异噻唑（6.08%）、3-甲基正十四烷（5.57%）、苯并噻唑（5.01%）、新戊酸-6-苧烯酯（2.55%）、1-环己基壬烷（2.51%）、2,4,6-三甲氧基苯乙醇（2.34%）、1,2,3,4-四甲基萘（2.32%）、2,6-二叔丁基对苯醌（2.30%）、2-甲基-1-十六醇（2.30%）、2,6,6-三甲基正十五烷（2.17%）、2-甲基萘（1.36%）、2,6,10,14-四甲基-十五烷（1.31%）、4-异丙基-1,1'-联苯（1.30%）、4-甲基-2,6-二叔丁基苯酚（1.20%）、2,6,10,16-四甲基-十六烷（1.15%）、正辛基环己烷（1.12%）等。

【性味与功效】味甘，性温。补益心脾，养血安神。用于气血不足，心悸怔忡，健忘失眠，血虚萎黄。

【注】龙眼除假种皮（果肉）《药典》入药外，叶（龙眼叶）、花（龙眼花）、果皮（龙眼壳）也可入药。龙眼叶：水蒸气蒸馏的龙眼阴干叶的得油率为 0.35%，超临界萃取的干燥叶的得油率为 3.20%。用水蒸气蒸馏法提取的广西大新产龙眼阴干叶挥发油的主要成分为：大根香叶烯 B（15.36%）、1-甲基-1-乙烯基-2-[1-甲基乙烯基]-4-[1-甲基亚乙基]环己烷（15.32%）、石竹烯（11.01%）、τ-榄香烯（8.53%）、(+)-δ-杜松烯（5.59%）、α-石竹烯（5.29%）、大根香叶烯 D（4.99%）、(-)-蓝桉醇（3.74%）、β-榄香烯（3.17%）、α-杜松醇（2.85%）、喇叭茶醇（2.18%）、莰烯（1.64%）、杜松脑（1.48%）、[1,1-二甲乙基]-5-甲基苯酚（1.27%）、α-荜澄茄油烯（1.23%）、[2R-(2α,4aα,8aβ)]-1,2,3,4,4a,5,6,8a-八氢-4a,8-二甲基-2-[1-甲乙烯基]萘（1.03%）等（梁洁等，2010）。龙眼叶味甘、淡，性平。发表清热，解毒，燥湿。治感冒发热，疟疾，疔疮，湿疹。龙眼花：水蒸气蒸馏的龙眼花或花序的得油率为 0.15%~0.25%，超临界萃取的花的得油率为 0.35%。梁洁等（2010）用水蒸气蒸馏法提取的广西岑溪产龙眼花挥发油的主要成分为：α-古芸烯（26.93%）、石竹烯（12.79%）、β-古香油烯（11.91%）、α-石竹烯（6.11%）、β-榄香烯（3.88%）、α-榄香烯（3.86%）、(-)-蓝桉醇（3.79%）、γ-榄香烯（3.21%）、(-)-β-杜松烯（3.16%）、β-愈创木烯（2.27%）、三烯甘油酯（1.98%）、(+)-长叶烯（1.67%）、6,10,14-三甲基-2-十五烷酮（1.56%）、β-桉叶烯

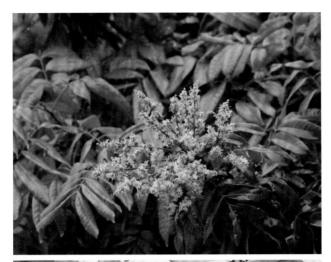

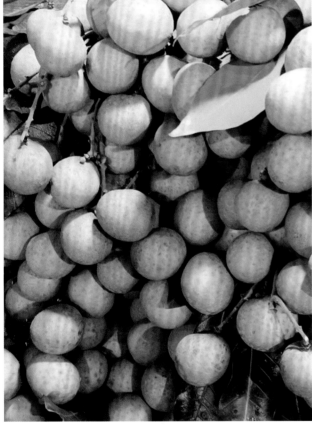

木烯（1.50%）、环氧芳樟醇（1.40%）、(+)- 瓦伦烯（1.36%）、石竹烯氧化物（1.32%）、胡椒烯（1.07%）等。龙眼花味微苦、甘，性平。通淋化浊。治淋证，白浊，白带，消渴。龙眼壳：王悠然等（2015）用同时蒸馏萃取法提取的广东饶平产龙眼新鲜果皮挥发油的主要成分为：罗勒烯异构体混合物（35.44%）、3- 甲基 -2- 丁烯 -1- 醇（26.14%）、α- 古芸烯（11.33%）、角鲨烯（6.29%）、δ- 榄香烯（4.54%）、酞酸二甲酯（1.68%）、芳樟醇（1.42%）、β- 榄香烯（1.12%）、(1aR)-1aβ,2,3,3a,4,5,6,7bβ- 八 氢 -1,1,3aβ-1,7- 四甲 基 -1H- 环丙 [a] 萘（1.06%）、4,4- 二 甲 基 -3-(3- 甲基丁 -3- 烯亚基)-2- 亚甲基双环 [4.1.0] 庚烷（1.02%）等；干燥果皮挥发油的主要成分为：α- 古芸烯（24.54%）、3- 甲基 -2- 丁烯 -1- 醇（17.21%）、棕榈酸（8.07%）、罗勒烯异构体混合物（5.55%）、δ- 榄香烯（4.15%）、反式角鲨烯（3.11%）、(+)- 香橙烯（3.05%）、酞酸二甲酯（3.03%）、糠醛（2.81%）、苯乙醇（2.76%）、苯乙醛（2.75%）、β- 瑟林烯（1.85%）、亚 麻 酰 氯（1.85%）、(1aR)-1aβ,2,3,3a,4,5,6,7bβ- 八氢 -1,1,3aβ-1,7- 四甲基 -1H- 环丙 [a] 萘（1.80%）、脱氢香橙烯（1.57%）、芳樟醇（1.04%）等。龙眼壳味甘，性温。祛风，解毒，敛疮，生肌。治眩晕耳聋，痈疽久溃不敛，烫伤。

胖大海 ▼

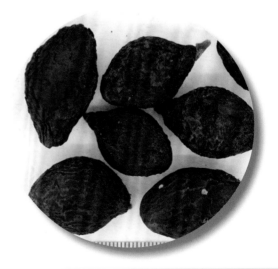

【基源】梧桐科苹婆属植物胖大海 *Sterculia lychnophora* Hance 的干燥成熟种子。

（1.24%）、δ- 榄香烯（1.21%）、δ- 桉叶烯（1.19%）、τ- 古芸烯（1.11%）等；广西龙州产龙眼干燥花序挥发油的主要成分为：(-)- 别香橙烯 (18.56%)、石竹烯（8.77%）、2,10,10- 三甲基三环 [7.1.1.0²·⁷] 十一 -6- 烯 -8- 酮（6.62%）、γ- 榄香烯（4.91%）、α- 古芸烯（4.87%）、α- 石竹烯（4.49%）、三烯甘油酯（4.12%）、α- 杜松醇（3.93%）、大根香叶烯 B（3.44%）、(-)-β- 杜松烯（3.41%）、β- 古芸烯（3.35%）、Tau- 依兰油醇（3.33%）、大根香叶烯 D（3.03%）、二十七烷（1.97%）、α- 金合欢烯（1.80%）、棕榈酸（1.66%）、(-)- 蓝桉醇（1.64%）、β- 榄香烯（1.54%）、β- 愈创

【形态特征】落叶乔木，高可达 40m。单叶互生，叶片革质，椭圆状披针形，长 10~20cm，宽 6~12cm，全缘或前端 3 浅裂。圆锥花序顶生或腋生，花杂性同株；花萼钟状，深裂。船形的骨朵果 1~5 个，着生于果梗，长可达 24cm。种子椭圆形至倒卵形，深褐色，种皮脆而薄，浸水后膨大成海绵状，内含丰富的粘液质。

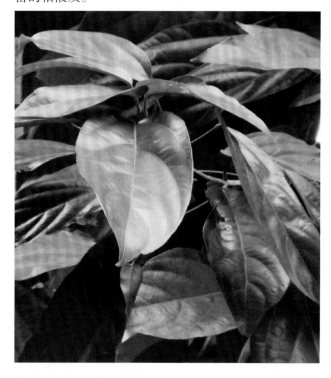

【习性与分布】原产于热带，喜温。成龄树较耐旱。喜阳。分布于广西、海南。

【芳香成分】叶欣等（2018）用顶空固相微萃取法提取的广西凭祥产胖大海挥发油的主要成分为：乙烯基环己烷（20.77%）、草蒿脑（11.73%）、壬酸（5.82%）、α－蒎烯（5.51%）、4－萜烯醇（5.13%）、樟脑（4.45%）、壬醛（4.03%）、1,7,7－三甲基－双环 [2.2.1] 庚 -2- 醇 - 乙酸酯（3.91%）、顺香芹醇（3.83%）、癸醛（3.75%）、右旋大根香叶烯（3.26%）、棕榈酸（2.39%）、3,3,7,7－四甲基 -5-(2- 甲基 -1- 丙烯 -1- 基) 三环 $[4.1.0.0^{2,4}]$ 庚烷（2.29%）、正己醇（2.11%）、正辛醇（2.02%）、(E)- 壬烯醛（1.41%）、邻苯二甲酸二乙酯（1.37%）、乙酸（1.33%）、亚油酸（1.28%）、羊脂醛（1.07%）、庚醇（1.04%）、香叶基丙酮（1.02%）等。

【性味与功效】味甘、淡，性微寒。清热润肺，利咽开音，润肠通便。用于肺热声哑，干咳无痰，咽喉干痛，热结便闭，头痛目赤。

三七 ▼

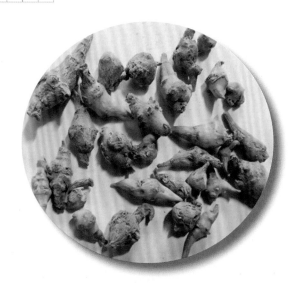

【基源】五加科人参属植物三七 Panax notoginseng（Burk.）F.H.Chen（同种植物《中国植物志》拉丁学名为 Panax pseudo-ginseng Wall. var. notoginseng (Burkill) Hoo et Tseng）的干燥根及根茎。

【形态特征】多年生草本；根状茎短，竹鞭状；肉质根圆柱形。地上茎单生，高约 40cm。叶为掌状复叶，4 枚轮生于茎顶；托叶小，披针形；小叶片 3~4，薄膜质，长圆形，脉上有刚毛，托叶卵形或披针形，中央的长 9~10cm，宽 3.5~4cm，边缘有重锯齿，齿有刺尖。伞形花序单个顶生，直径约 3.5cm，有 80~100 朵或更多的花；花黄绿色；萼杯状；花瓣 5。果实未见。

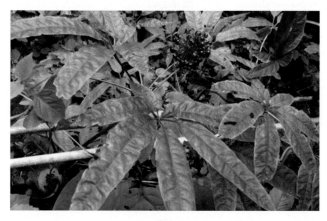

【习性与分布】种植于海拔 400~1800m 的森林下或山坡上人工荫棚下。分布于云南、广西、广东、福建、江西、浙江。

【挥发油含量】水蒸气蒸馏的三七的得油率为 0.09%，

超临界萃取的得油率为 2.71%~3.62%。

【芳香成分】三七挥发油的主成分多为 α-愈创木烯（16.67%~28.10%），也有主成分不同的报告。李丽明等（2013）用顶空固相微萃取法提取的三七药材挥发油的主要成分为：α-愈创木烯（28.10%）、匙叶桉油烯醇（10.66%）、喇叭烯（4.53%）、1,1,4,7-四甲基-1H-环丙薁（3.68%）、α-蒎烯（2.95%）、环己烷（2.66%）、萘（2.58%）、(-)-4-萜品醇（2.20%）、2-异丙基-5-甲基茴香醚（2.17%）、1,4-环己二烯（2.04%）、天然蓋三烯（2.01%）、(+)-苜蓿烯（1.88%）、β-橄榄烯（1.84%）、异香橙烯环氧化物（1.40%）、邻异丙基甲苯（1.03%）、α-古芸烯（1.01%）等。施丽娜等（1989）用水蒸气蒸馏法提取的三七挥发油的主要成分为：2,8-二甲基-5-乙酸基-双环[5.3.0]-1,8-癸二烯（38.50%）、α-愈创烯（14.88%）、β-波旁烯（4.90%）、β-愈创烯（4.36%）、别芳萜烯（1.90%）、羟基二氢波旁烯（1.76%）、2,6-二特丁基-4-甲基苯酚（1.64%）、棕榈酸（1.47%）、γ-依兰油烯（1.26%）、δ-杜松烯（1.10%）、δ-愈创烯（1.00%）等。居靖等（2007）用超临界 CO_2 萃取法提取的三七挥发油的主要成分为：亚油酸（45.07%）、十四烷酸（6.42%）、人参炔醇（5.95%）、双(2-乙基己基)-邻苯二甲酸（4.56%）、薁（4.50%）、丁基、异丁基-1,2-苯二甲酸（4.39%）、邻苯二甲酸正丁酯（3.52%）、R-(-)-14-甲基-8-十六碳炔-1-醇（2.53%）、十六酸甲酯（2.32%）、3,7,7-三甲基-[1]-1-双环[4,1,0]庚-4-烯-3-醇（1.57%）等。谢林伯等（2016）用超声法提取的云南产三七挥发油的主要成分为：环氧十三烷-4,11-二炔（14.75%）、人参炔醇（12.22%）、角鲨烯（7.68%）、10,12-十八二炔酸（3.19%）、(11E,14E)-11,14-二十碳二烯酸甲酯（2.51%）、油酰胺（2.43%）、香橙烯（2.35%）、2-壬烯醛（2.33%）、2,6-二甲基十一烷（2.23%）、2,6,10-三甲基十二烷（2.22%）、β-衣兰烯（2.21%）、1-甲基-6-(1-亚甲基乙基)双环[3.1.0]环己烷（2.13%）、2,5-十八烷二炔酸甲酯（1.79%）、十六烷（1.69%）、十一烷（1.61%）、5-羟甲基糠醛（1.58%）、2-亚甲基-3-羟基二氢胆固（1.46%）、十六酸甲酯（1.42%）、正十三醇（1.29%）、γ-榄香烯（1.26%）、亚油酸（1.24%）、金合欢醇（1.20%）、油酸甲酯（1.19%）、α-古芸烯（1.11%）、3-甲基十二烷（1.09%）、棕榈酸（1.00%）等；用静态顶空萃取法提取的三七挥发油的主要成分为：香桧烯（24.97%）、大根香叶烯D(15.84%)、蛇麻烯（8.66%）、正己醛（8.54%）、γ-榄香烯（7.14%）、2-戊基呋喃（5.49%）、斯巴醇（2.78%）、

可巴烯（2.42%）、香橙烯（2.23%）、α-古芸烯（2.14%）、β-蒎烯（1.87%）、1,3-二异丙基苯（1.81%）、辛醛（1.61%）、β-衣兰烯（1.48%）、α-波旁烯（1.29%）、2,4-二异丙烯基-1-甲基-1-乙烯基环己烷（1.27%）、1-戊醇（1.16%）、庚醛（1.14%）、β-荜澄茄油烯（1.12%）、2,6,10-三甲基十二烷（1.11%）、α-蒎烯（1.06%）等。

【性味与功效】味甘、微苦，性温。散瘀止血，消肿定痛。用于咯血，吐血，衄血，便血，崩漏，外伤出血，胸腹刺痛，跌扑肿痛。

【注】三七除根茎《药典》入药外，叶（三七叶）、花（三七花）也可入药。三七叶：用同时蒸馏萃取装置提取的云南文山产三七干燥叶挥发油的主要成分为：棕榈酸(27.26%)、亚油酸(10.68%)、亚麻醇(6.52%)、2,6-二叔丁基对甲基苯酚(4.67%)、1,3-环辛二烯(3.90%)、5-十八炔(2.31%)、植物醇(1.92%)、亚油酸乙酯(1.45%)、六氢化法尼基丙酮(1.39%)、斯巴醇(1.35%)、N-(3,5-二氯苯基)-1,2-二甲基-1,2-环丙烷二甲酰亚胺(1.30%)等（陈东等，2007）。三七叶味辛，性温。散瘀止血，消肿定痛。治吐血，衄血，便血，外伤出血，跌打肿痛，痈肿疮毒。三七花：水蒸气蒸馏的三七干燥花蕾的得油率为0.11%，同时蒸馏萃取的干燥花蕾的得油率为1.06%，有机溶剂萃取的花蕾的得油率为0.71%~0.73%。胥聪等（1992）用同时蒸馏萃取装置提取的云南产三七干燥花蕾挥发油的主要成分为：2,8-二甲基-5-乙酸基-双环[5.3.0]-1,8-癸二烯（26.19%）、α-愈创木烯（14.39%）、β-愈创木烯（4.74%）、棕榈酸（3.46%）、δ-杜松烯（3.36%）、乙酸乙酯（2.37%）、γ-木罗烯（1.73%）、甲酸丙酯（1.70%）、甲酸乙酯（1.39%）等。吕晴等（2005）用同时蒸馏萃取法提取的云南文山产三七干燥花蕾挥发油的主要成分为：(+)-匙叶桉油烯醇（12.19%）、α-古芸烯（6.73%）、双环吉马烯（6.57%）、吉马烯-D（5.26%）、双环榄香烯（3.55%）、β-榄香烯（2.97%）、蛇床-11-烯-4α-醇（2.91%）、反-石竹烯（2.82%）、(-)-石竹烯氧化物（2.44%）、δ-杜松烯（2.29%）、β-蛇床烯（2.12%）、β-橙椒烯（1.89%）、β-木香醇（1.69%）、α-紫穗槐烯（1.66%）、顺-α-胡椒烯-8-醇（1.62%）、异匙叶桉油烯醇（1.57%）、别香橙烯（1.47%）、喇叭茶醇（1.35%）、d-橙花叔醇（1.34%）、β-愈创烯（1.09%）等。三七花味甘，性凉。清热生津，平肝降压。治津伤口渴，咽痛音哑，高血压病。

人参 ▼

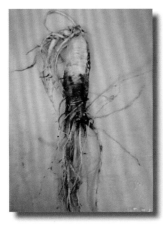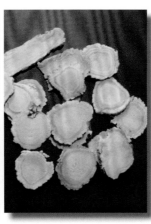

【基源】五加科人参属植物人参 *Panax ginseng* C. A. Mey. 的干燥根及根茎。

【形态特征】多年生草本；根状茎短。主根肥大，纺锤形或圆柱形。地上茎单生，高 30~60cm。叶为掌状复叶，3~6 枚轮生茎顶；小叶片 3~5，薄膜质，边缘有锯齿，齿有刺尖，上面散生少数刚毛。伞形花序单个顶生，直径约 1.5cm，有花 30~50 朵；花淡黄绿色；花瓣 5，卵状三角形。果实扁球形，鲜红色，长 4~5mm，宽 6~7mm。种子肾形，乳白色。

【习性与分布】生于海拔数百米的落叶阔叶林或针叶阔叶混交林下。喜阴凉，湿润的气候，耐寒性强。喜斜射及漫射光，忌强光和高温。分布于辽宁、吉林、黑龙江。

【挥发油含量】水蒸气蒸馏的人参的得油率为 0.05%~1.14%，同时蒸馏萃取的得油率为 0.12%~2.83%，有机溶剂萃取的得油率为 1.60%~2.64%；超临界萃取的得油率为 0.88%~1.12%。

【芳香成分】刘惠卿等（1991）用水蒸气蒸馏法提取的北京产人参挥发油的主要成分为：β-榄香烯（15.84%）、反式-β-金合欢烯（8.07%）、β-芹子烯（8.07%）、反式-丁香烯（5.99%）、β-古芸烯（5.99%）、2,6-二特丁基-4-甲基苯酚（5.93%）、-榄香烯（5.93%）、顺式-异丁香烯（2.16%）等。陈英杰等（1983）用水蒸气蒸馏法提取的辽宁桓仁产人参挥发油的主要成分为：γ-榄香烯（10.00%）、反式-β-金合欢烯（8.46%）、α-愈创烯（4.00%）、蛇麻烯（2.40%）、艾里莫酚烯（2.31%）、β-广藿

香烯（2.00%）、十七烷醇-1（1.92%）、2,6-二特丁基-4-甲基苯酚（1.40%）等。卫永第等（1994）用水蒸气蒸馏法提取的加工后人参（雪参）挥发油的主要成分为：甲酸丙酯（39.27%）、(Z)-β-金合欢烯（6.58%）、苯并噻唑（3.35%）、2,6,10,15-四甲基十七烷（2.96%）、马兜铃烯（2.88%）、3,7-二甲基-1,3,7-辛三烯（2.54%）、香橙烯（2.38%）、β-榄香烯（2.02%）、木香醇（1.68%）、五甲基苯（1.63%）、正三十六烷（1.58%）、β-芹子烯（1.58%）、辛醛（1.46%）、乙苯（1.28%）、3-氯甲基-环己烯（1.26%）、2,6,10,14-四甲基十六烷（1.18%）等。张维玲等（2019）用水蒸气蒸馏法提取的 10~15 年生林下人参挥发油的主要成分为：1,3-双(1,1-二甲基乙基)-苯（10.27%）、斯巴醇（6.80%）、古芸烯（5.55%）、6-芹子烯-4 醇（4.81%）、2-亚甲基-4,8,8-三甲基-4-乙烯基-双环[5.2.0]壬烷（4.44%）、β-人参烯（4.38%）、(-)-蓝桉醇（4.26%）、镰叶芹醇（4.08%）、(-)-斯巴醇（3.74%）、人参醇（3.67%）、甲基丙烯酸异癸酯（3.62%）、吉玛烯（3.49%）、3-异丙基-4a,5-二甲基八氢-2(1H)萘酮（3.32%）、2,4-二乙基-1-庚醇（3.31%）、异十三烷醇（3.27%）、β-石竹烯（2.96%）、2-异丙基-5-甲基-1-庚醇（2.87%）、蓝桉醇（2.66%）、β-丁香三环烯（2.55%）、α-杜松醇（2.53%）、喇叭茶醇（2.47%）、β-古芸烯（2.25%）、δ-杜松烯（1.91%）、β-桉叶醇（1.83%）、α-愈创木烯（1.32%）等；5~6 年生园参挥发油的主要成分为：(-)-斯巴醇（13.73%）、斯巴醇（10.03%）、6-芹子烯-4 醇（9.58%）、α-杜松醇（6.87%）、人参醇（6.29%）、1,3-双(1,1-二甲基乙基)-苯（5.89%）、镰叶芹醇（5.06%）、古芸烯（4.20%）、β-人参烯（4.15%）、吉玛烯（3.16%）、(-)-蓝桉醇（3.09%）、β-桉叶醇（2.90%）、2,2,3,4-四甲基戊烷（2.61%）、喇叭茶醇（2.15%）、2,6,11-三甲基十二烷（2.13%）、β-古芸烯（1.86%）、β-新丁香三环烯（1.72%）、3-异丙基-4a,5-二甲基八氢-2(1H)萘酮（1.65%）、γ-榄香烯（1.63%）、α-愈创木烯（1.49%）、2,4-二甲基十二烷（1.21%）等。崔丽丽等（2016）用超临界 CO_2 萃取法提取的吉林抚松产人参挥发油的主要成分为：棕榈酸甲酯（38.54%）、棕榈酸（25.64%）、亚油酸甲酯（7.46%）、己醛（6.66%）、1,2,3,4-四氢萘（2.69%）、桉油烯醇（2.58%）、2,4-葵二烯醛（1.92%）、甲基环己烷（1.77%）、十八烷酸（1.31%）、亚油酸（1.15%）、壬酸（1.13%）、3-甲基戊酸（1.01%）等。

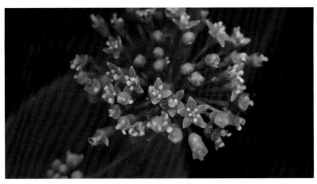

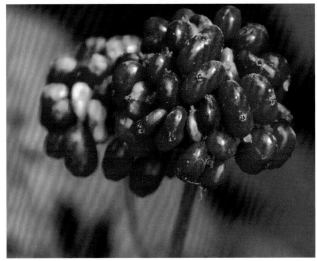

【性味与功效】味甘、微苦，性平。大补元气，复脉固脱，补脾益肺，生津养血，安神益智。用于体虚欲脱，肢冷脉微，脾虚食少，肺虚喘咳，津伤口渴，内热消渴，气血亏虚，久病虚羸，惊悸失眠，阳痿宫冷。

人参叶 ▼

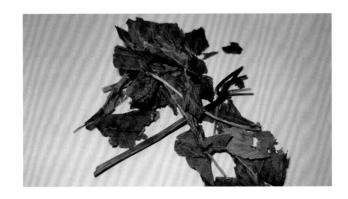

【基源】五加科人参属植物人参 Panax ginseng C. A. Mey. 的干燥叶。

【形态特征】同人参。
【习性与分布】同人参。

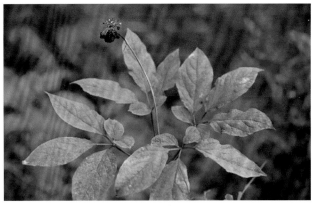

【挥发油含量】同时蒸馏萃取的干燥叶的得油率为0.62%。

【芳香成分】李静等（1996）用同时蒸馏萃取法提取的吉林辉南产野生人参叶挥发油的主要成分为：1,2-二甲基蒽醌（11.39%）、十七烷（4.43%）、二十烷（4.31%）、α-金合欢烯（3.89%）、棕榈酸乙酯（3.52%）、十八烷（3.40%）、2,4,10,14-四甲基-十五烷（3.37%）、反-丁香烯（2.92%）、苯并噻唑（2.82%）、6-甲基-十三酮-2（2.63%）、8-甲基-十七烷（1.99%）、α-丁香酸（1.92%）、十五碳-2-酮（1.83%）、十四碳-3-酮（1.65%）、萘（1.51%）、1,3-二甲基苯（1.39%）、α-愈创木烯（1.37%）、2-碘-2-甲基-丁烷（1.34%）、2,3,6-三甲基萘（1.31%）、2-甲基-十七烷（1.31%）、十二烷（1.16%）、4-甲基菲（1.14%）、三十四烷（1.13%）、2,6,10-三甲基-十二烷（1.11%）、顺-4,11,11-三甲基-8-亚甲基-二环 [7.2.0]-十一碳-4-烯（1.02%）等。马家聪等（1992）用索氏提取法提取的人参叶挥发油的主要成分为：9,12,15-三烯二十二醇（16.38%）、棕榈酸（10.94%）、甘油（6.56%）、7,10,23-十六三烯酸甲酯（5.17%）、11,14,17-二十三烯酸甲酯（4.92%）、9,12,15-十八三烯酸甲酯（4.51%）、3,7,11,15-四甲基-2-十六烯-1-醇（3.22%）、乙酸-2,2-二甲基苯乙酯（2.90%）、2-异戊酰基-4-甲基-1,3-环戊二酮（2.18%）、亚油酸甲酯（2.15%）、5,6,7,7a-四氢-4,4,7a-三甲基-2(4H)-苯并呋喃酮（1.94%）、1,2-二苯基乙烷（1.92%）、14-甲基十五酸甲酯（1.72%）、3,7-二甲基-6-辛烯-1-醇（1.08%）等。

【性味与功效】味苦、甘，性寒。补气，益肺，祛暑，生津。用于气虚咳嗽，暑热烦躁，津伤口渴，头目不清，四肢倦乏。

【注】人参除根及根茎、叶《药典》入药外，花序（人参花）和果实（人参子）也可入药。人参花：水

蒸气蒸馏的人参干燥花蕾的得油率为0.18%~0.20%，溶剂萃取后再水蒸气蒸馏的干燥花蕾的得油率为0.39%。用水蒸气蒸馏法提取的吉林抚松产人参新鲜花挥发油的主要成分为：棕榈酸（41.70%）、亚油酸（13.67%）、十三酸（7.09%）、(E)-β-金合欢烯（2.84%）、11,14,17-顺-二十碳三烯酸甲酯（2.16%）、g-古芸烯（1.90%）、叶绿醇（1.38%）、β-榄香烯（1.25%）、反式-9-十八碳烯酸（1.24%）、邻苯二甲酸二丁酯（1.12%）、肉豆蔻酸（1.09%）等（徐晓浩等，2017）。人参花补气强身，延缓衰老。治头昏乏力，胸闷气短。人参子：用水蒸气蒸馏法提取的吉林长白产人参新鲜去籽果实挥发油的主要成分为：亚油酸乙酯（24.88%）、十六烷酸乙酯（24.17%）、油酸乙酯（7.55%）、十八烷酸乙酯（4.34%）、芹子-6-烯-4-醇（3.18%）、6,10,14-三甲基-2-十五烷酮（2.59%）、十四烷酸乙酯（2.23%）、9-二十炔（2.23%）、十七烷酸乙酯（1.72%）、十五烷酸乙酯（1.40%）、二十烷酸乙酯（1.19%）、十九烷酸乙酯（1.06%）等（王继彦等，2004）。人参子补气强身，延缓衰老。治体虚乏力，头昏失眠，胸闷气短。

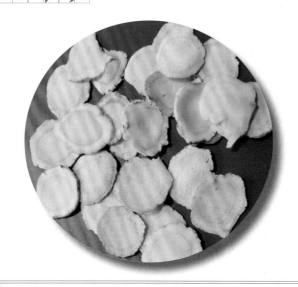

【基源】 五加科人参属植物西洋参 *Panax quinquefolius* Linn. 的干燥根。

【形态特征】 多年生草木，根肉质，纺锤形。根茎短。茎长约25cm。掌状5出复叶，通常3~4枚，轮生于茎端；小叶片膜质，广卵形至倒卵形，长4~9cm，宽2.5~5cm，边缘具粗锯齿。伞形花序，花多数，基部有卵形小苞片1枚；萼绿色，钟状，先端5齿裂；花瓣5，绿白色，矩圆形。浆果扁圆形，成对状，熟时鲜红色，果柄伸长。花期7月。果熟期9月。

【习性与分布】 生长于海拔1000m左右的山地，喜散射光和漫射光，忌直射阳光。黑龙江、辽宁、吉林、河北、北京、陕西有栽培。

【挥发油含量】 水蒸气蒸馏的西洋参的得油率为0.04%~0.40%，乙醚萃取的得油率为0.08%~0.10%。

【芳香成分】 西洋参挥发油的第一主成分多为顺式和反式-β-金合欢烯（25.12%~66.09%），也有主成分不同的报告。沈宁等（1991）用水蒸气蒸馏法提取的吉林集安产西洋参挥发油的主要成分为：顺式-β-金合欢烯（36.68%）、α-红没药烯（10.30%）、反式-β-金合欢烯（4.56%）、β-红没药烯（4.15%）、反式-石竹烯（2.65%）、β-蛇麻烯（1.68%）、香树烯（1.18%）等。佟鹤芳等（2013）用水蒸气蒸馏法提取的吉林产4年生西洋参挥发油的主要成分为：镰叶芹醇（20.58%）、法呢烯（17.76%）、1-甲基-4-(1-甲基亚乙基)-2-(1-甲基乙烯基)-1-乙烯基环己烷（11.07%）、邻苯二甲酸二异丁酯（6.90%）、β-没药烯（4.82%）、亚油酸乙酯（3.92%）、棕榈酸乙酯（2.64%）、β-倍半水芹烯（2.31%）、棕榈酸甲酯（2.02%）、δ-杜松萜烯（1.71%）、人参醇（1.39%）、斯巴醇（1.37%）、沉香螺萜醇（1.33%）、巴伦西亚橘烯（1.07%）等。张建逵等（2013）用水蒸气蒸馏法提取的辽宁宽甸产西洋参挥发油的主要成分为：2-(1-甲基乙氧基)-2-丙醇（71.15%）、4-甲基辛酸（3.00%）、邻苯二甲酸二(2-乙基)己酯（2.44%）、3,3-二甲基-己烷（2.35%）、十二烷基环氧乙烷（2.25%）、2-甲基辛烷（1.79%）、(1-甲基十一基)-苯（1.64%）、2-甲基-辛烷（1.60%）、3-十八碳二炔酸甲酯（1.50%）等。郑友兰等（1989）用水蒸气蒸馏法提取的黑龙江五常产西洋参挥发油的主要成分为：反式-β-金合欢烯（25.12%）、石竹烯（3.70%）、β-古芸烯（3.20%）、β-红没药烯（2.79%）、酞酸二丁酯（1.57%）等。焦玉凤等（2019）用顶空固相微萃取法提取的吉林蛟河产西洋参挥发油的主要成分为：新异长叶烯（27.44%）、β-红没药烯（14.73%）、(+)-白菖烯（11.67%）、(1R)-α-蒎烯（4.40%）、(-)-丁香三环烯（3.42%）、环己基甲基硅氧烷（2.68%）、

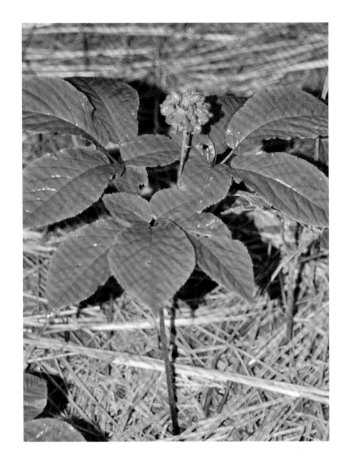

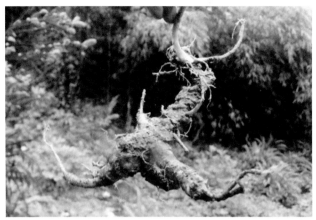

δ - 杜松烯（2.58%）、甲酸辛酯（1.98%）、1- 溴正十三烷（1.73%）、α - 古芸烯（1.59%）、5- 羟基 -3- 甲基 -1- 吲哚酮（1.58%）、α - 荜澄茄油烯（1.44%）、β - 人参烯（1.37%）、反 - β - 金合欢烯（1.37%）、D- 柠檬烯（1.29%）、莰烯（1.23%）、(1S)- β - 蒎烯（1.04%）、马兜铃烯（1.00%）等。

【性味与功效】味甘、微苦，性凉。补气养阴，清热生津。用于气虚阴亏，虚热烦倦，咳喘痰血，内热消渴，口燥咽干。

竹节参 ▼

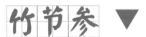

【基源】五加科人参属植物竹节参 *Panax japonicus* C.A.Mey. 的干燥根茎。

【形态特征】多年生草本；主根肉质，圆柱形或纺锤形，淡黄色；根状茎很短；茎高 30~60cm。掌状复叶 3~6 片轮生茎顶；小叶 3~5，边缘有锯齿。伞形花序单个顶生；花小，淡黄绿色；萼边缘有 5 齿；花瓣 5；雄蕊 5；子房下位，2 室；花柱 2，分离。果扁球形，

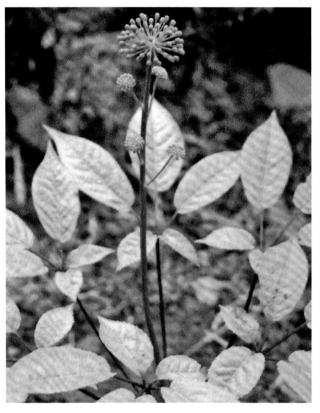

成熟时鲜红色。

【习性与分布】一般生长于海拔 800~2400m 的山坡、山谷林下阴湿处或竹林阴湿沟边。喜肥趋湿，忌强光直射，耐寒而惧高温。 分布于东北、云南、贵州、陕西、湖北、四川、湖南、江西、浙江、河北等省。

【芳香成分】王晓娟等（2016）用水蒸气蒸馏法提取的湖南石门产竹节参挥发油的主要成分为：斯巴醇（16.50%）、亚油酸乙酯（9.37%）、α - 古芸烯（7.44%）、棕榈酸（7.10%）、棕榈酸乙酯（6.26%）、反式 - 橙花叔醇（5.84%）、β - 芹子烯（5.44%）、罗汉柏烯（4.28%）、γ - 榄香烯（3.79%）、反式 - α - 佛手柑油烯（3.36%）、瓦伦亚烯（2.74%）、α - 佛手柑油烯（2.56%）、喇叭茶醇（2.34%）、2- 异丙烯

基 -4a,8- 二甲基 -1,2,3,4,4a,5,6,8a- 八氢萘（1.92%）、β- 金合欢烯（1.58%）、β- 红没药烯（1.58%）、香橙烯（1.49%）、镰叶芹醇（1.46%）、棕榈酸甲酯（1.16%）、亚油酸甲酯（1.11%）、3,5,6,7,8,8a- 六氢 -4,8a- 二甲基 -6-(1- 甲基乙烯基)-2(1H)- 萘酮（1.09%）、γ- 依兰油烯（1.06%）等。李京华等（2013）用超声法提取的竹节参挥发油的主要成分为：亚油酸乙酯（43.85%）、棕榈酸（30.37%）、(-)- 斯巴醇（7.15%）、(Z)- 镰叶芹醇（6.33%）、正二十九烷（3.41%）、(Z,Z)-3,13- 十八碳二烯 -1- 醇（1.44%）等。赵荣飞等（2010）用溶剂提取与水蒸汽蒸馏相结合的方法提取的贵州省织金野生竹节参挥发油的主要成分为：正己酸（11.60%）、镰叶芹醇（10.04%）、3- 甲基丁酸（9.56%）、异丙基乙醚（6.56%）、2- 异丙烯基 -5- 异丙基 -7,7- 二甲基双环 [4.1.0]-3- 庚烯（5.89%）、1aR-(1a α ,4 α ,4a β ,7b α)-1a,2,3,4,4a,5,6,7b- 八氢 -1,1,4,7- 四甲基 -1H- 环丙烯并薁（4.92%）、三环 [2.2.1.0^{2,6}] 庚烯（4.37%）、辛酸（4.27%）、β- 金合欢烯（3.72%）、棕榈酸（3.10%）、(E)-α- 香柠檬烯（2.95%）、(-)- 匙叶桉油烯醇（2.71%）、庚酸（2.21%）、可巴烯（2.10%）、反式 -α- 佛手柑油烯（1.86%）、辛醛（1.76%）、己酸丙烯酯（1.66%）、2R-(2 α ,4a α ,8a β)-1,2,3,4,4a,5,6,8a- 八氢 -4a,8- 二甲基 -2-(1- 异丙烯基) 萘（1.62%）、(1S- 桥)-2- 甲基 -3- 亚甲基 -2-(4- 甲基 -3- 戊烯基) 双环 [2.2.1] 庚烷（1.59%）、四十四烷（1.49%）、α- 白菖考烯（1.25%）、8- 氧代环十七烯 -2- 酮（1.18%）、(1S- 外)-2- 甲基 -3- 亚甲基 -2-(4- 甲基 -3- 戊烯基) 双环 [2.2.1] 庚烷（1.14%）等。

【性味与功效】味甘，微苦，性温。散瘀止血，消肿止痛，祛痰止咳，补虚强壮。用于痨嗽咯血，跌扑损伤，咳嗽痰多，病后虚弱。

【注】竹节参除根茎《药典》入药外，叶（竹节人参叶）也可入药。水蒸气蒸馏法提取的竹节参新鲜叶的得油率为 0.18%。用石油醚为溶剂 - 超声法提取的陕西镇巴产大叶三七新鲜叶挥发油的主要成分为：β- 荜澄茄烯（21.39%）、棕榈酸（17.19%）、植醇（5.50%）、菲（5.05%）、降姥鲛 -2- 酮（4.22%）、α- 亚麻酸（3.35%）、亚油酸（3.02%）、顺 -Z-α- 环氧化 - 红没药烯（2.70%）、三甲基 - 四氢苯并呋喃酮（2.68%）、异榄香烯（1.99%）、荧蒽（1.59%）、芘（1.57%）、十二烷酸（1.50%）、芴（1.49%）、氧芴（1.47%）、杜松二烯（1.38%）、柏木醇（1.36%）、吲哚（1.22%）、异 - 植 (烯) 醇（1.15%）、斯巴醇（1.12%）等（赖普辉等，2010）。竹节人参叶味苦、微甘，性微寒。清热解暑，生津利咽。治暑热伤津，口干舌燥，心烦神倦，咽痛音哑，虚火牙痛，脱发。

珠子参 ▼

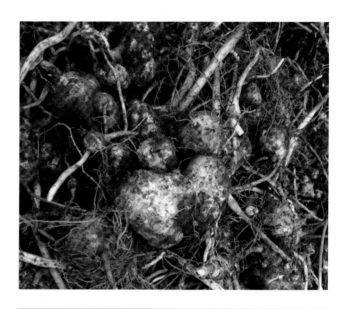

【基源】五加科人参属植物珠子参 *Panax japonicus* C. A. Mey. var. *major*（Burk.） C. Y. Wu et K. M. Feng（同种植物《中国植物志》名为大叶三七 *Panax pseudo-ginseng* Wall. var. *japonicus* (C. A. Mey.) Hoo & Tseng）或羽叶三七 *Panax japonicus* C. A. Mey. var. *bipinnatifidus*（Seem.） C. Y. Wu et K. M. Feng（同种植物《中国植物志》学名为 *Panax pseudo-ginseng* Wall. var. *bipinnatifidus* (Seem.) Li）的干燥根茎。羽叶三七根茎的芳香成分未见报道。

【形态特征】多年生草本；根状茎竹鞭状或串珠状，根通常不膨大，纤维状。叶为掌状复叶，4 枚轮生于茎顶；托叶小，披针形；小叶片 3~4，薄膜质。伞形花序单个顶生；花黄绿色；萼杯状（雄花的萼为陀螺形），花瓣 5。

【习性与分布】生于森林下或灌丛草坡中，海拔1200~4000m。分布甚广，北自甘肃、陕西、河南，南至云南、广西，西起西藏，经四川、贵州、湖北、湖南、安徽、江西、浙江至福建。

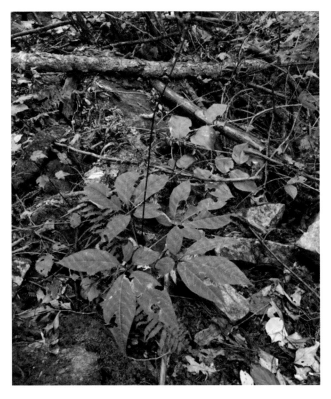

【挥发油含量】水蒸气蒸馏的珠子参的得油率为0.05%。

【芳香成分】王晓娟等（2016）用水蒸气蒸馏法提取的湖南石门产珠子参挥发油的主要成分为：斯巴醇（20.94%）、亚油酸乙酯（10.69%）、大根香叶烯（8.82%）、棕榈酸（8.21%）、γ-榄香烯（7.73%）、棕榈酸乙酯（6.47%）、α-古芸烯（4.66%）、β-芹子烯（4.51%）、十五酸（2.76%）、β-倍半水芹烯（2.52%）、罗汉柏烯（1.98%）、棕榈酸甲酯（1.67%）、亚油酸甲酯（1.49%）、新瑟模环烯（1.14%）、γ-依兰油烯（1.08%）、油酸乙酯（1.04%）等。施丽娜等（1992）用水蒸气蒸馏法提取的云南腾冲产珠子参药材挥发油的主要成分为：别芳萜烯（23.82%）、橙花叔醇（7.42%）、δ-杜松烯（2.34%）、苏子油烯（1.15%）、1,2,3-三甲氧基苯（1.12%）、β-榄香烯（1.08%）、α-胡椒烯（1.06%）等。

【性味与功效】味苦、甘，性微寒。补肺养阴，祛瘀止痛，止血。用于气阴两虚，烦热口渴，虚劳咳嗽，跌扑损伤，关节痹痛，咳血，吐血，衄血，崩漏，外伤出血。

刺五加 ▼

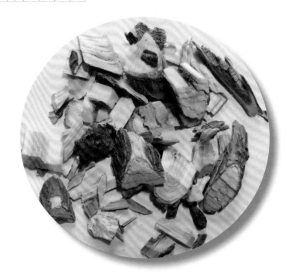

【基源】五加科五加属植物刺五加 *Acanthopanax senticosus* (Rupr. et Maxim.) Harms 的干燥根及根茎或茎。

【形态特征】灌木，高1~6m；分枝多，一、二年生的通常密生刺。叶有小叶5；叶柄常疏生细刺；小叶片纸质，长圆形，长5~13cm，宽3~7cm，边缘有锐利重锯齿。伞形花序单个顶生，或2~6个组成稀疏的圆锥花序，直径2~4cm，有花多数；花紫黄色；花瓣5，卵形，长-2mm。果实球形或卵球形，有5棱，黑色，直径7~8mm。花期6~7月，果期8~10月。

【习性与分布】生于森林或灌丛中，海拔数百米至2000m。喜温暖湿润气候，耐寒，耐微荫蔽。分布于黑龙江、吉林、辽宁、河北、山西。

【挥发油含量】水蒸气蒸馏的刺五加的得油率为0.18%，茎的得油率为0.05%~0.10%。

【芳香成分】邢有权等（1992）用水蒸气蒸馏和乙醚萃取法提取的黑龙江产刺五加根挥发油的主要成分为：-石竹烯（15.47%）、3,3,7,9-四甲基三环[5.4.0.0^{2,6}]十一烯-9（14.95%）、(Z)--法呢烯（7.57%）、十二醛（7.15%）、乙酸乙酯（7.00%）、7-十六炔（6.69%）、十五烷（5.22%）、十四烷（5.07%）、反式--法呢烯（4.06%）、十三烷（3.97%）、十六烷（3.41%）、α-法呢烯（3.36%）、十一醛（2.75%）、3-十四炔（2.67%）、己醛（2.66%）、4-甲基-3-庚酮（2.27%）、反式,反式-2,4-癸二烯醛（1.95%）、2,4-壬二烯醛（1.85%）等；茎挥发油的主要成分为：反式,反式-α-法呢烯（11.02%）、[1aR-(1aα,7α,7aα,7bα)]-1a,2,3,4,5,6,7,7a,7b-八氢-1,1,7,7a-四甲基-1H-环丙[a]萘（10.97%）、1,4-对二甲苯（9.69%）、1,3-间二甲苯（6.06%）、正十三烷（5.31%）、反式-β-法呢烯（4.74%）、正十四烷（4.66%）、甲苯（4.12%）、正十五烷（3.78%）、3,7,11-三甲基-1,6,10-十二碳烯-3-醇（3.20%）、乙苯（3.16%）、十六烷（2.81%）、正十二烷（2.26%）、-石竹烯（2.17%）、δ-榄香烯（2.05%）、榄香烯（2.00%）、甲式环戊烷（1.17%）等。于万滢等（2005）用水蒸气蒸馏法提取的陕西秦岭产刺五加干燥茎挥发油的主要成分为：氧化石竹烯（16.40%）、异石竹烯（9.97%）、2,4-癸二烯醛（9.41%）、α-蒎烯（7.13%）、β-金合欢烯（5.09%）、氧化蛇麻烯（4.83%）、蛇麻烯（4.50%）、十四碳醛（3.74%）、对甲基异丙基苯（3.52%）、2-正-戊基呋喃（3.09%）、9,17-十八碳二烯醛（2.79%）、正十八烷醇（2.66%）、正庚醛（2.63%）、泪柏醚（2.50%）、芳樟醇（2.09%）、正辛醛（1.38%）、β-蒎烯（1.15%）、3,7,11-三甲基-1,3,6,10-十二碳四烯（1.11%）、柠檬烯（1.01%）等。

【性味与功效】味辛、微苦，性温。益气健脾，补肾安神。用于脾肺气虚，体虚乏力，食欲不振，肺肾两虚，久咳虚喘，肾虚腰膝酸痛，心脾不足，失眠多梦。

【注】刺五加除根及根茎、茎《药典》入药外，叶（刺五加叶）也可入药。水蒸气蒸馏的刺五加叶的得油率为0.15%，同时蒸馏萃取的干燥叶的得油率为1.20%；有机溶剂萃取的干燥叶的得油率为0.08%。用水蒸气蒸馏法提取的黑龙江张广才岭产刺五加干燥叶挥发油的主要成分为：(+)-匙叶桉油烯醇（19.89%）、1-甲基-5-亚甲基-8-[1-甲基乙基]-1,6-环癸二烯（7.02%）、1-甲基-1-乙烯基-2,4-二异丙烯基-环己烷（5.59%）、4-乙烯基-4-甲基-3-异丙烯基-1-异丙基-环己烯（5.28%）、红没药醇（5.24%）、(-)-匙叶桉油烯醇（4.53%）、1,2,3,5,6,7,8,8-胺-1,8a-四甲基-7-(1-异丙烯基),将(1γ,7γ,8a型)萘（3.59%）、苯甲醇（3.36%）、氧化石竹烯（3.14%）、9,10-脱氢-异长叶烯（3.11%）、3-(2,6,6-三甲基-1-环己烯-1-甲基)2-丙醛（2.64%）、γ-杜松烯（2.25%）、δ-杜松烯（2.19%）、1,6-辛-3-醇-3,7-二甲酯-丙酸（2.15%）、α-石竹烯（1.95%）、异匙叶桉油烯醇（1.90%）、1-α-松油醇（1.71%）、石竹烯（1.49%）、葎草烯（1.11%）等（张肖宁等，2011）。刺五加叶味辛、苦，性平。补益肝肾，益精壮骨。治短暂性脑缺血，脑动脉硬化，脑栓塞等。

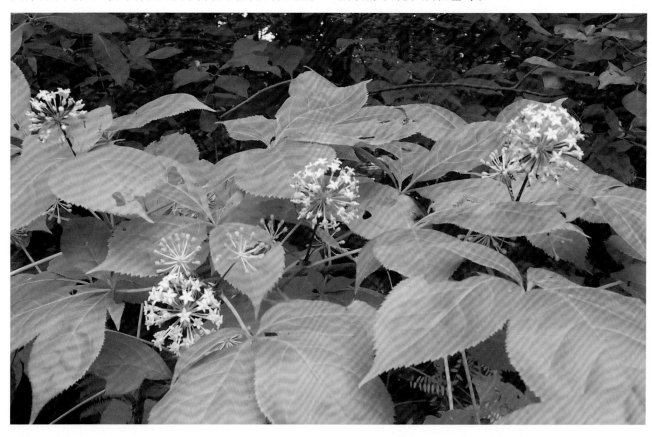

五加皮 ▼

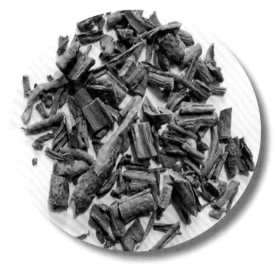

【基源】五加科五加属植物细柱五加（五加）*Acanthopanax gracilistylus* W. W. Smith 的干燥根皮。

【形态特征】灌木，高 2~3m。叶有小叶 5，在长枝上互生，在短枝上簇生；叶柄常有细刺；小叶片膜质至纸质，倒卵形至倒披针形，长 3~8cm，宽 1~3.5cm，边缘有细钝齿。伞形花序单个腋生，或顶生在短枝上，直径约 2cm，有花多数；花黄绿色；花瓣 5，长圆状卵形。果实扁球形，长约 6mm，宽约 5mm，黑色。花期 4~8 月，果期 6~10 月。

【习性与分布】生于灌木丛、林缘、村落中，垂直分布自海拔数百米至 3000m。喜温和、湿润的气候。喜阳光，但较耐荫蔽，耐寒。分布于湖北、河南、辽宁、安徽。

【芳香成分】罗亚男等（2010）用水蒸气蒸馏法提取的细柱五加干燥根皮挥发油的主要成分为：5- 羟甲基 - 糠醛（58.08%）、2,4- 二羟基 -2,5- 二甲基 -3(2H)- 呋喃 -3- 酮（4.15%）、左旋葡萄糖酮（3.13%）、4- 乙烯基 -2- 甲氧基 - 苯酚（2.67%）、2-(羟甲基)-3,7- 二氧杂双环 [4.1.0] 庚烷 -4,5- 二醇（2.67%）、3- 甲基 -2,5- 呋喃二酮（2.28%）、甲基糠酸酯（2.28%）、2- 羟基 -4- 甲氧基 - 苯甲醛（2.22%）、5- 甲基 -2- 糠醛（1.57%）、3- 甲基 - 海因法（乙内酰脲）（1.47%）、2,3- 二氢 -3,5- 二羟基 -6- 甲基 -4- 氢 - 吡喃 -4- 酮（1.31%）等。赵长胜等（2013）用水蒸气蒸馏法提取的五加皮挥发油的主要成分为：柏木脑（41.53%）、软脂酸甲酯（20.31%）、β- 雪松烯（10.93%）、亚油酸甲酯（9.17%）、α- 雪松烯（4.58%）、异丁基邻苯二甲酸酯（1.80%）、10- 十八碳烯酸甲酯（1.43%）、4- 甲氧基水杨醛（1.42%）、樟脑（1.31%）、16- 十八烯酸甲酯（1.29%）等。许俊洁等（2015）用顶空固相微萃取法提取的五加皮挥发油的主要成分为：3- 蒈烯（43.35%）、左旋 -β- 蒎烯（13.13%）、邻异丙基甲苯（8.26%）、2,4- 二甲基苯乙烯（2.83%）、α- 松油醇（2.17%）、右旋香芹酮（1.57%）、月桂烯（1.55%）、桃金娘烯醇（1.49%）、顺式香芹醇（1.13%）等。

【性味与功效】味辛、苦，性温。祛风除湿，补益肝肾，强筋壮骨，利水消肿。用于风湿痹病，筋骨痿软，小儿行迟，体虚乏力，水肿，脚气。

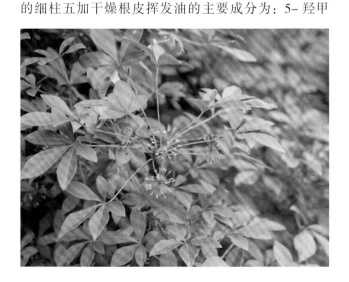

牛膝 ▼

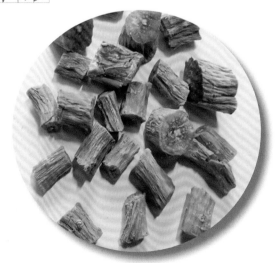

【基源】苋科牛膝属植物牛膝 *Achyranthes bidentata* Blume. 的干燥根。

【形态特征】多年生草本，高 70~120cm。叶片椭圆形或椭圆披针形，长 4.5~12cm，宽 2~7.5cm，顶端尾尖，两面有柔毛。穗状花序顶生及腋生，长 3~5cm；花多数，密生，长 5mm；苞片宽卵形，长 2~3mm；小苞片刺状，长 2.5~3mm；花被片披针形，长 3~5mm，顶端急尖。胞果矩圆形，长 2~2.5mm，黄褐色。种子矩圆形，黄褐色。花期 7~9 月，果期 9~10 月。

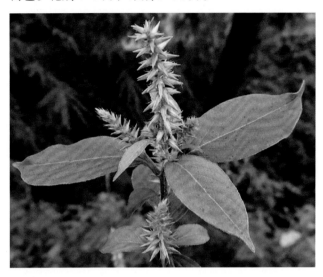

【习性与分布】生于山坡林下，海拔 200~1750m。喜温和干燥的气候，耐热，不耐荫蔽，地下部分较耐寒。分布于除东北外的全国各地。

【挥发油含量】水蒸气蒸馏的牛膝的得油率为 0.003%。

【芳香成分】巢志茂等（1999）用水蒸气蒸馏法提取的河南武陟产牛膝挥发油的主要成分为：十六酸（8.06%）、邻苯二甲酸二丁酯（3.88%）、乙酸乙酯（3.64%）、乙醛（3.59%）、己醛（3.28%）、糠醛（3.22%）、3- 壬烯 -2- 酮（2.93%）、甲酸乙酯（2.81%）、2- 甲氧基 -3- 异丁基吡嗪（1.44%）、乙醇（1.31%）、2- 甲氧基 -3- 异丙基吡嗪（1.29%）、己酸（1.25%）、二十四烷（1.17%）、二十一烷（1.12%）、1- 己醇（1.05%）等。孟佳敏等（2017）用固相微萃取法提取的牛膝挥发油的主要成分为：1- 石竹烯（16.80%）、4- 甲基 -1-(1- 甲基乙基)-二环 [3.1.0] 己 -2- 烯（15.21%）、萜品烯（10.20%）、左旋 -α - 蒎烯（9.05%）、间异丙基甲苯（7.15%）、(E)-5- 十一烯 -3- 炔（5.43%）、崖柏酮（4.08%）、4-甲基 -1-(1- 甲基乙基)- 二环 [3.1.0] 己烷（2.52%）、反式桧烯水合物（2.39%）、(-)-4- 萜品醇（2.33%）、异松油烯（2.23%）、3- 亚甲基 -6-(1- 甲基乙基) 环己烯（1.83%）、冰片（1.48%）、α - 水芹烯（1.30%）、

樟脑（1.24%）、α - 石竹烯（1.07%）等。

【性味与功效】味苦、酸，性平。逐瘀通经，补肝肾，强筋骨，利尿通淋，引血下行。用于经闭，痛经，腰膝酸痛，筋骨无力，淋证，水肿，头痛，眩晕，牙痛，口疮，吐血，衄血。

蒲黄

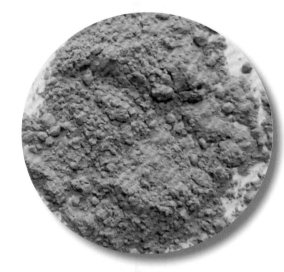

【基源】香蒲科香蒲属植物水烛香蒲 *Typha angustifolia* L.、东方香蒲（香蒲）*Typha orientalis* Presl 或同属植物的干燥花粉。东方香蒲花粉的芳香成分未见报道。

【形态特征】多年生沼生、水生或湿生草本。叶二列，互生；鞘状叶很短，基生；条形叶直立，全缘；叶鞘长，边缘膜质，抱茎，或松散。花单性，雌雄同株，

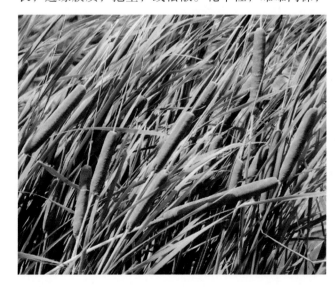

花序穗状；雄花序生于上部至顶端；雌性花序位于下部；苞片叶状，着生于雌雄花序基部；雄花无被，通常由1~3枚雄蕊组成；雌花无被。果实纺锤形、椭圆形。种子椭圆形，褐色或黄褐色。

【习性与分布】生于湖泊、河流、池塘浅水处，水深稀达1m或更深，沼泽、沟渠亦常见，当水体干枯时可生于湿地及地表龟裂环境中。分布于黑龙江、吉林、辽宁、内蒙古、河北、山东、河南、陕西、甘肃、新疆、江苏、湖北、云南、台湾等省区

【挥发油含量】水蒸气蒸馏的蒲黄的得油率为1.00%。

【芳香成分】吴练中（1993）用水蒸气蒸馏法提取的蒲黄挥发油的主要成分为：2,6,11,14-四甲基十九烷（9.50%）、十六烷酸甲酯（8.40%）、11,14-十八碳二烯酸甲酯（8.10%）、十六烷酸（7.60%）、1-甲氧基-4-(2-丙烯基)苯（4.30%）、2-十八烯醇（3.60%）、十四烷酸（3.50%）、8,11-十八碳二烯酸甲酯（3.00%）、1,2-二甲氧基苯（2.20%）、十四烷酸甲酯（2.10%）、1-甲基萘（1.80%）、十六烷-1-碘（1.70%）、β-蒎烯（1.60%）、2-酮-6,10-二甲基-5,9-十一碳二烯（1.60%）、2,6-双(1,1-二甲基乙基)-4-甲基-酚（1.60%）、2-戊基呋喃（1.30%）、10,13-十八碳二烯酸甲酯（1.30%）、1-甲氧基-4-(1-丙烯基)苯（1.00%）、十四烷（1.00%）、2,7-二甲基萘（1.00%）、5-丙基-癸烷（1.00%）等。

【性味与功效】味甘，性平。止血，化瘀，通淋。用于吐血，衄血，咯血，崩漏，外伤出血，经闭痛经，胸腹刺痛，跌扑肿痛，血淋涩痛。

功劳木 ▼

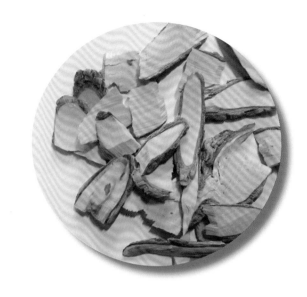

齿，先端具硬尖。总状花序通常3~9个簇生；芽鳞卵形至卵状披针形；苞片阔卵形或卵状披针形；花黄色；萼片卵形至长圆状椭圆形；花瓣倒卵状椭圆形。浆果卵形，深蓝色。花期9月至翌年1月，果期3~5月。

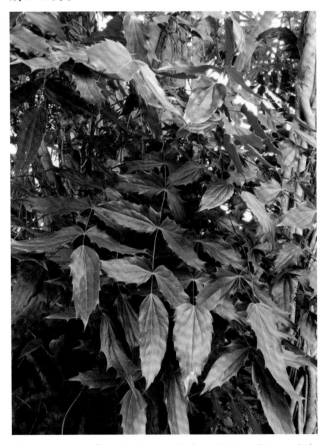

【基源】小檗科十大功劳属植物阔叶十大功劳 *Mahonia bealei* (Fort.) Carr. 或细叶十大功劳 *Mahonia fortunnei*（Lindl.）Fedde 的干燥茎。细叶十大功劳茎的芳香成分未见报道。

【形态特征】灌木或小乔木，高0.5~8m。叶狭倒卵形至长圆形，长27~51cm，宽10~20cm，具4~10对小叶；小叶厚革质，往上小叶渐次变长而狭，边缘具粗锯

【习性与分布】生于林下、林缘，草坡，溪边、路旁或灌丛中，海拔500~2000m。喜温暖湿润气候，耐半阴，不耐严寒。分布于陕西、湖北、湖南、安徽、浙江、江西、福建、河南、广东、广西、四川。

【挥发油含量】水蒸气蒸馏的功劳木的得油率为0.03%。

【芳香成分】董雷等（2006）用水蒸气蒸馏法提取的功劳木挥发油的主要成分为：1-(2-呋喃基)己酮（39.66%）、(顺式)-香叶基丙酮（15.46%）、6,10,14-三甲基-2-十五烷酮（13.74%）、(E,E)-2,4-癸二烯醛（3.39%）、戊二酸(1-甲基)丙酯（2.08%）、(E,E)-2,4-十二碳二烯酮（1.32%）、(Z,Z)-9,12-十八碳二烯酸（1.15%）、正十六烷酸（1.07%）等。

【性味与功效】味苦，性寒。清热燥湿，泻火解毒。用于湿热泻痢，黄疸尿赤，目赤肿痛，胃火牙痛，疮疖痈肿。

【注】阔叶十大功劳除茎《药典》入药外，叶（十大功劳叶）也可入药。水蒸气蒸馏的干燥叶的得油率为0.07%，超声萃取的干燥叶的得油率为2.45%。用水蒸气蒸馏法提取的阔叶十大功劳干燥叶挥发油的主要成分为：1-(2-呋喃基)己酮（12.00%）、6,10,14-三甲甲基-2-十五烷酮（9.00%）、沉香醇（3.81%）、(反)-香叶基丙酮（3.75%）、13-甲基十五烷酸甲酯（2.63%）、4-(2,6,6-三甲基-1-环己烯-1-基)-3-丁烯-2-酮（2.08%）、4-(2,6,6-三甲基-2-环己烯-1-基)-丁烯-2-酮（1.72%）、盖烯醇（1.56%）、石竹烯氧化物（1.54%）、顺式-13-十八烯酮（1.51%）、1-[(2,6,6-三甲基-1,3-环己二烯-1-基)-2-丁烯-1-酮（1.40%）、2-十一酮（1.35%）、十六烷酸乙酯（1.10%）等（董雷等，2008）。十大功劳叶味苦，性寒。清热补虚，燥湿，解毒。治肺痨咳血，骨蒸潮热，头晕耳鸣，腰酸腿软，湿热黄疸，带下，痢疾，风热感冒，目赤肿痛，痈肿疮疡。

淫羊藿 ▼

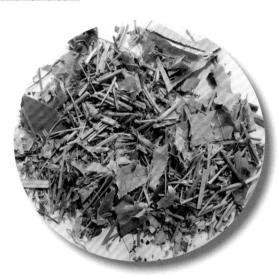

【基源】小檗科淫羊藿属植物淫羊藿 *Epimedium brevicornu* Maxim.、箭叶淫羊藿（三枝九叶草）*Epimedium sagittatum* (Sieb. et Zuccv.) Maxim.、柔毛淫羊藿 *Epimedium pubescens* Maxim.、朝鲜淫羊藿 *Epimedium koreanum* Nakai 的干燥叶。

【形态特征】淫羊藿：多年生草本，植株高20~60cm。二回三出复叶基生和茎生，具9枚小叶；基生叶1~3枚丛生，茎生叶2枚，对生；小叶纸质或厚纸质，卵形或阔卵形，叶缘具刺齿；花茎具2枚对生叶，圆锥花序长10~35cm，具20~50朵花；花白色或淡黄色；萼片2轮，白色或淡黄色；花瓣呈圆锥状。蒴果长约1cm，宿存花柱喙状。花期5~6月，果期6~8月。

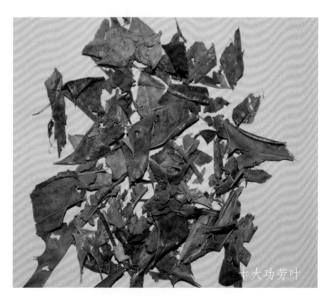

十大功劳叶

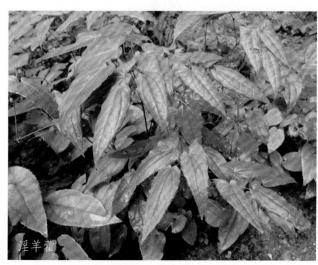

淫羊藿

箭叶淫羊藿：多年生草本，植株高 30~50cm。一回三出复叶基生和茎生，小叶 3 枚；小叶革质，卵形至卵状披针形，长 5~19cm，宽 3~8cm，大小变化大，叶缘具刺齿；花茎具 2 枚对生叶。圆锥花序长 10~30cm，宽 2~4cm，具 200 朵花；花较小，直径约 8mm，白色；萼片 2 轮，白色；花瓣囊状，淡棕黄色，长 1.5~2mm。蒴果长约 1cm。花期 4~5 月，果期 5~7 月。

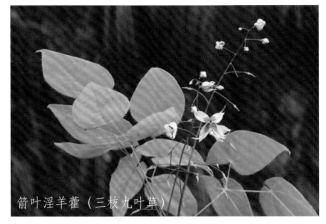

箭叶淫羊藿（三枝九叶草）

柔毛淫羊藿：多年生草木，植株高 20~70cm。一回三出复叶基生或茎生；茎生叶 2 枚对生，小叶 3 枚；小叶片革质，卵形或披针形，长 3~15cm，宽 2~8cm；花茎具 2 枚对生叶。圆锥花序具 30~100 余朵花，长 10~20cm；花直径约 1cm；萼片 2 轮；花瓣长约 2mm，囊状，淡黄色。蒴果长圆形，宿存花柱长喙状。花期 4~5 月，果期 5~7 月。

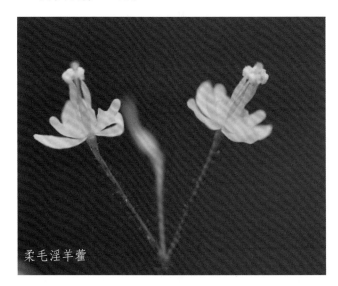

柔毛淫羊藿

朝鲜淫羊藿：多年生草本，植株高 15~40cm。花茎基部被有鳞片。二回三出复叶基生和茎生，通常小叶 9 枚；小叶纸质，卵形，长 3~13cm，宽 2~8cm，叶缘具细刺齿；花茎仅 1 枚二回三出复叶。总状花序顶生，具 4~16 朵花。花直径 2~4.5cm，颜色白色、淡黄色、深红色或紫蓝色；

萼片 2 轮；花瓣长 1~2cm。蒴果狭纺锤形。种子 6~8 枚。花期 4~5 月，果期 5 月。

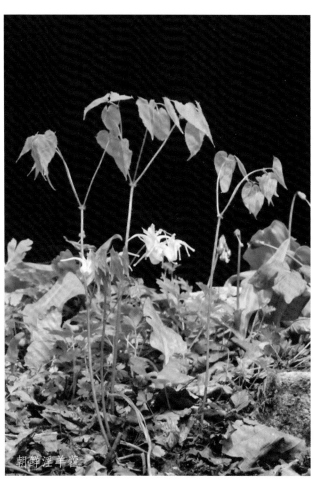

朝鲜淫羊藿

【习性与分布】淫羊藿：生于林下、沟边灌丛中或山坡阴湿处。海拔 650~3500m。分布于陕西、甘肃、山西、河南、青海、湖北、四川。箭叶淫羊藿：生于山坡草丛中、林下、灌丛中、水沟边或岩边石缝中，海拔 200~1750m。分布于浙江、安徽、福建、江西、湖北、湖南、广东、广西、四川、陕西、甘肃。柔毛淫羊藿：生于林下、灌丛中、山坡地边或山沟阴湿处。海拔 300~2000m。分布于陕西、甘肃、湖北、四川、河南、贵州、安徽。朝鲜淫羊藿：生于林下或灌丛中。海拔 400~1500m。分布于吉林、辽宁、浙江、安徽。

【挥发油含量】水蒸气蒸馏的朝鲜淫羊藿的得油率为 0.14%，加速溶剂萃取法提取的干燥叶的得油率为 4.00%。水蒸气蒸馏的柔毛淫羊藿的得油率为 0.13%。超临界萃取的三枝九叶草的出油率为 2.70%。

【芳香成分】淫羊藿：徐凯建等（1997）用水蒸气蒸馏法提取的辽宁丹东产淫羊藿叶挥发油的主要成分为：棕榈酸（18.19%）、2-癸烯醛（12.72%）、十四烷酸（8.85%）、N-苯胺-2-萘胺（8.49%）、壬醛（7.54%）、

2-十一烯醛（7.01%）、十六烷（4.09%）、十七烷（3.21%）、十五烷（2.83%）、油酸（2.46%）、8-甲基十七烷（2.08%）、月桂酸（2.02%）、辛醛（1.43%）、二十烷（1.41%）、(E)-2-壬烯醛（1.17%）、龙脑（1.13%）、薄荷醇（1.02%）等。

箭叶淫羊藿：回瑞华等（2005）用超临界 CO_2 萃取法提取的辽宁抚顺产三枝九叶草干燥茎叶挥发油的主要成分为：薄荷醇（21.13%）、1,2-二甲氧基-4-(2-丙烯基)-苯（20.31%）、5-(1-丙烯基)-1,3-苯并间二氧杂戊烯（11.98%）、3,5-二甲氧基-甲苯（11.07%）、冰片（9.50%）、十五（碳）烷（7.16%）、1,2,3-三甲氧基-5-甲苯（5.54%）、外-蒈醇（1.86%）、2,6,6-三甲基-2,4-环庚二烯-1-酮（1.67%）、2-莰酮（1.47%）等。

柔毛淫羊藿：施启红等（2011）用水蒸气蒸馏法提取的湖北产柔毛淫羊藿干燥地上部分挥发油的主要成分为：植醇（16.92%）、正十六酸（16.40%）、6,10,14-三甲基-2-十五烷酮（13.96%）、3,7,11,15-四甲基-1-十六-3-醇（3.25%）、1,5,5,8-四甲基-12-氧杂二环[9.1.0]十二碳-3,7-二烯（2.70%）、Z-8-甲基-9-十四碳烯酸（2.40%）、2,4-双(1,1-二甲基乙基)-苯酚（2.29%）、十八醛（2.13%）、4,8,12,16-四甲基-十七碳-4-内酯（1.76%）、1,2-苯二羧酸-双(2-甲基丙基)酯（1.72%）、石竹烯氧化物（1.66%）、棕榈酸甲酯（1.54%）、异香树烯环氧化物（1.34%）、十六醛（1.30%）、(-)-斯巴醇（1.12%）、表蓝桉醇（1.08%）、6,10,14-三甲基-(E,E)-5,9,13-十五碳三烯-2-酮（1.06%）、喇叭烯氧化物（1.04%）、3,5,11,15-四甲基-1-十六-3-醇（1.00%）、醋酸十五酯（1.00%）等。

朝鲜淫羊藿：陆钊等（2011）用加速溶剂萃取法提取的吉林长白山产朝鲜淫羊藿干燥叶挥发油的主要成分为：4,4a,5,6,7,8-2(3H)-萘酮（5.66%）、1,2-苯二羧酸（5.29%）、十氢-4a-甲基-1-萘（5.12%）、N,N'-二(1-甲基)-1,4-苯二胺（4.39%）、丁基-1,2-苯基双环二羧酸（3.83%）、硼酸乙基二癸酯（2.83%）、十六烷（2.72%）、5-羟基的-3,4'-二甲基-1,1'-联苯（1.97%）、n-癸酸（1.95%）、八癸烯（1.89%）、1,2,3,4,4a,5,6,8a-八氢萘（1.77%）、4-(2,6,6-三甲基)-3-丁烯-2-酮（1.71%）、顺式-1,4-二甲基金刚烷（1.69%）、十四（碳）烷（1.52%）、2-癸烯醛（1.51%）、十氢化-4a-甲基-1-萘（1.32%）、2,6,10,14-四甲基十五癸烷（1.32%）、N,N-二甲基-

苯并唑（1.24%）、丁基化羟基苯甲醚（1.22%）、3-苯基-1-三甲硅烷基-1-丁烯（1.13%）、3,7,11-三甲基-反-1,6,10-十二三亚乙基四胺-3-醇（1.10%）、十九烷（1.06%）、2,6,10,14-四甲基十六烷（1.04%）、4a,5,6,7,8,8a-2(1H)-萘酮（1.03%）等。施启红等（2011）用水蒸气蒸馏法提取的东北产朝鲜淫羊藿干燥地上部分挥发油的主要成分为：正十六酸（22.03%）、十四酸（19.31%）、7-十八碳烯酸甲酯（5.09%）、十四烷酸甲酯（4.04%）、棕榈酸甲酯（4.04%）、2,4-双(1,1-二甲基乙基)-苯酚（2.97%）、癸酸（2.94%）、4-甲基-十四烷（2.82%）、十二烷酸（2.61%）、十六烷（2.17%）、8-异丙烯基-1,3,3,7-四甲基-二环[5.1.0]-辛-5-烯-2-酮（1.90%）、芒烯-6-醇，新戊酸酯（1.87%）、2,6,10-三甲基-十五烷（1.84%）、6,10,14-三甲基-2-十五烷酮（1.69%）、二十碳烷（1.61%）、2,6,10,15-四甲基-十七烷（1.57%）、十二烷（1.51%）、2,7,10-三甲基-十二烷（1.49%）、11-十六碳烯酸甲酯（1.38%）、1-十九醇（1.03%）等。

【性味与功效】味辛，甘，性温。补肾阳，强筋骨，祛风湿。用于肾阳虚衰，阳痿遗精，筋骨痿软，风湿痹痛，麻木拘挛。

巫山淫羊藿

【基源】小檗科淫羊藿属植物巫山淫羊藿 *Epimedium wushanense* T. S. Ying 的干燥叶。

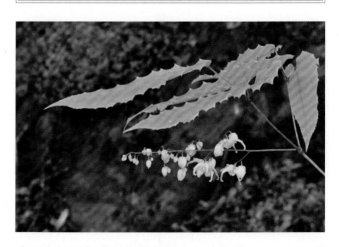

【形态特征】多年生常绿草本，植株高 50~80cm。根状茎被褐色鳞片。一回三出复叶基生和茎生，小叶 3 枚；叶片革质，披针形，长 9~23cm，宽 1.8~4.5cm，叶缘具刺锯齿；花茎具 2 枚对生叶。圆锥花序顶生，长 15~30cm，具多数花朵；花淡黄色，直径达 3.5cm；萼片 2 轮；花瓣呈角状距，淡黄色，有时基部带紫色。蒴果长约 1.5cm。花期 4~5 月，果期 5~6 月。

【习性与分布】生于林下、灌丛中、草丛中或石缝中，海拔 300~1700m。分布于四川、贵州、湖北、广西。

【挥发油含量】水蒸气蒸馏的巫山淫羊藿的得油率为 0.10%。

【芳香成分】王丹红等（2007）用水蒸气蒸馏法提取的贵州雷山产巫山淫羊藿挥发油的主要成分为：棕榈酸（30.45%）、6,10,14- 三甲基 -2- 十五烷酮（14.57%）、植醇（3.89%）、3,5,11,15- 四甲基 -1- 十六碳烯 -3- 醇（3.62%）、二十六烷（2.75%）、二十七烷（2.75%）、二十二烷（2.65%）、二十一烷（2.50%）、6,10,14- 三甲基 -5,9,13- 十五碳三烯 -2- 酮（2.47%）、二十九烷（2.37%）、6,10- 二甲基 -5,9- 十一碳二烯 -2- 酮（2.25%）、十四烷酸（1.84%）、紫罗兰酮（1.61%）、十九烷（1.57%）、芳樟醇（1.27%）、6,10,14- 三甲基 - 十五烷 -2- 醇（1.27%）、二十烷（1.25%）、3- 二十烷炔（1.20%）、二十八烷（1.19%）、十二烷酸（1.07%）等。

【性味与功效】味辛、甘，性温。补肾阳，强筋骨，祛风湿。用于肾阳虚衰，阳痿遗精，筋骨痿软，风湿痹痛，麻木拘挛，绝经期眩晕。

地黄 ▼

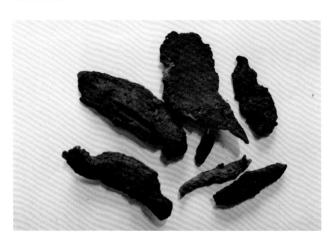

【基源】玄参科地黄属植物地黄 *Rehmannia glutinosa* (Gaert.) Libosch. ex Fisch. et Mey. 的新鲜或干燥块根。

【形态特征】高 10~30cm，密被灰白色长柔毛和腺毛。根茎肉质，茎紫红色。叶在茎基部集成莲座状，向上渐小在茎上互生；叶片卵形至长椭圆形，长 2~13cm，宽 1~6cm，边缘具齿。花在茎顶成总状花序，或单生叶腋；萼长 1~1.5cm，萼齿 5 枚；花冠长 3~4.5cm；裂片 5 枚，内面黄紫色，外面紫红色。蒴果卵形至长卵形，长 1~1.5cm。花果期 4~7 月。

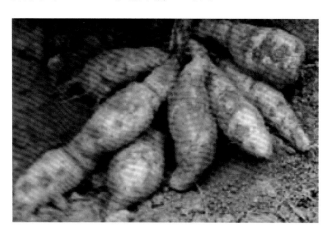

【习性与分布】生于海拔 50~1100m 的砂质壤土、荒山坡、山脚、墙边、路旁等处。喜温暖气候，较耐寒，喜阳光充足。分布于辽宁、河北、河南、山东、山西、陕西、甘肃、内蒙古、江苏、湖北等省区。

【芳香成分】袁文杰等（1999）用水蒸气蒸馏法提取的地黄挥发油的主要成分为：2- 甲基亚丁基戊烷（46.90%）、邻苯二甲酸二丁酯（9.56%）、2,5- 二甲基环己醇（7.86%）、3- 乙基苯酚（4.79%）、十六烷酸（4.71%）、癸酸（3.58%）、十五烷酸（2.98%）、2- 特丁基苯酚（2.48%）、3,5- 二特丁基苯酚（2.26%）、5- 羟基异喹啉（1.93%）、十四烷酸（1.63%）、3- 氨基苯酚（1.32%）、十二烷酸（1.18%）等。周剑等（2008）用索式提取法提取的地黄挥发油的主要成分为：8,11- 十八碳二烯酸甲酯（11.56%）、二十四烷（7.41%）、二十二烷（7.07%）、14- 甲基十五酸甲酯（7.04%）、22,23- 二氢豆甾醇（5.99%）、二十一烷（3.84%）、8- 十八碳烯酸甲酯（3.56%）、二十六烷（1.97%）、油菜甾醇（1.76%）、二十烷（1.73%）、硬脂酸甲酯（1.48%）、十九烷（1.45%）、苯二羧酸二 -2- 乙基己酯（1.19%）、11- 十八碳烯酸甲酯（1.12%）、二十四烷酸甲酯（1.07%）、二十七烷（1.01%）等。张星贤等（2019）用顶空固相微萃取法提取的河南产生地黄药材挥发油的主要成分为：环氧化蛇麻烯Ⅱ（81.31%）、十七烷（7.41%）、3- 乙基 -5-(2- 乙基丁基) 十八烷（4.85%）、5β- 胆甾烷 -3- 酮 - 乙二醇缩醛（2.02%）等。

【性味与功效】鲜地黄：味甘、苦，性寒。清热生津，凉血，止血。用于热病伤阴，舌绛烦渴，温毒发斑，吐血，衄血，咽喉肿痛。生地黄：味甘，性寒。清热凉血，养阴生津。用于热入营血，温毒发斑，吐血衄血，热病伤阴，舌绛烦渴，津伤便秘，阴虚发热，骨蒸劳热，内热消渴。

【注】地黄除块根《药典》入药外，叶（地黄叶）也可入药。用水蒸气蒸馏法提取的河南温县产地黄干燥叶挥发油的主要成分为：叶绿醇（24.60%）、3,7,11,15-四甲基-2-十六烯醇（9.43%）、二十七烷（7.81%）、十六碳酸（5.89%）、六氢法呢基丙酮（5.88%）、十八碳三烯酸甲酯（5.17%）、十六碳酸甲酯（4.87%）、二十九烷（3.67%）、二十五烷（2.75%）、十氢荧蒽（2.58%）、二十八烷（2.28%）、异叶绿醇（1.94%）、二十六烷（1.45%）、十二硫醇（1.14%）、二十三烷（1.11%）等（翟彦峰等，2010）。地黄叶味微苦，性寒。解毒疗疮。外用治恶疮，手、足癣。

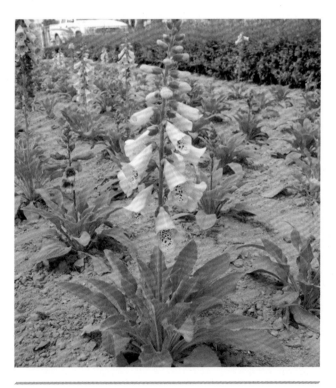

【形态特征】多年生矮小草本，高约5~15cm。根状茎肉质。基生叶4~7片；叶片卵形至卵状矩圆形，较厚，长1.6~6cm，边缘有圆齿；茎生叶多数，与基生叶同形而较小。穗状花序头状至矩圆形，长约2~3cm，花稠密；苞片近圆形；花萼佛焰苞状，萼裂片卵圆形；花冠浅蓝色或白色带紫色，长约8~13mm。核果长卵圆形，长约5mm，黑褐色。花果期6~8月。

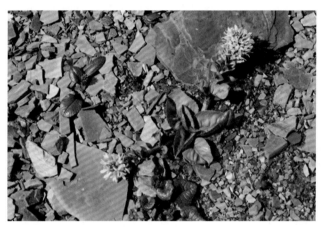

【习性与分布】生于海拔3000~4420m的高山草地及多砂砾的坡地上。分布于甘肃、青海、西藏。

【芳香成分】史高峰等（2003）用渗漉法乙醇提取浸膏后再水蒸气蒸馏法提取的洪连挥发油的主要成分为：二苯胺(16.47%)、邻苯二甲酸丁基-8-甲基壬基酯(6.42%)、二十六碳烷（4.76%）、十六烷酸（3.66%）、二十四碳烷（3.40%）、邻苯二甲酸二丁酯（3.38%）、二十二碳烷（3.30%）、二十碳烷（3.26%）、十六烷酸乙酯（2.77%）、十八碳烷（2.76%）、戊酸（2.48%）、3-乙基环辛烯（2.05%）、十六碳烷（1.89%）、(E,E)-2,4-葵二烯醛（1.74%）、壬酸（1.71%）、5,6,7,7a-四氢-4,4,7a-三甲基-2(4H)-苯并呋喃酮（1.31%）、苯乙醛（1.24%）等。

【性味与功效】味苦、甘，性寒，清热，解毒，利湿，平肝，行血，调经。用于发热烦渴，肺热咳嗽，头痛眩晕，湿热黄疸，月经不调，药食中毒。

洪连 ▼

【基源】玄参科兔耳草属植物短筒兔耳草 *Lagotis brevituba* Maxim. 的干燥全草。

玄参 ▼

【基源】玄参科植物玄参 *Scrophularia ningpoensis* Hemsl. 的干燥根。

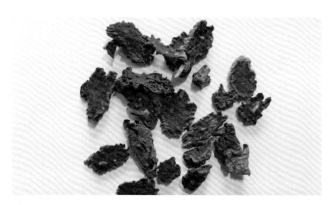

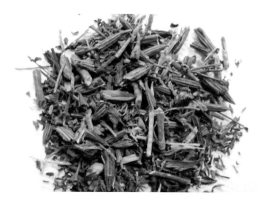

【形态特征】高大草本，可达 1m 余。支根数条，纺锤形或胡萝卜状膨大，粗可达 3cm 以上。叶片多变化，多为卵形，有时为披针形，边缘具细锯齿。花序为疏散的大圆锥花序，由顶生和腋生……圆锥花序合成；花褐紫色，花萼长 2~3mm；……~9mm，花冠筒多少球形，裂片圆形。蒴果……同短喙长 8~9mm。花期 6~10 月，果期 9~1……

【形态特征】一年生草本，高 30~80cm，密被锈色短毛。叶对生，全部为茎出；叶片厚纸质，广卵形，长约 8~55mm，宽约 4~60mm，缘作疏远的二回羽状全裂，裂片仅约 3 对。花成稀疏的总状花序；苞片叶状，羽状深裂或全裂；有一对小苞片，线形；花萼厚膜质；花冠上唇红紫色，下唇黄色。蒴果披针状长圆形，黑褐色；种子多数，黑色，长卵圆形。花期 6~8 月。

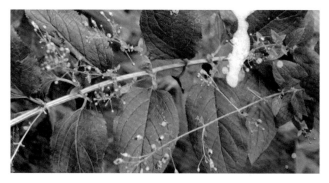

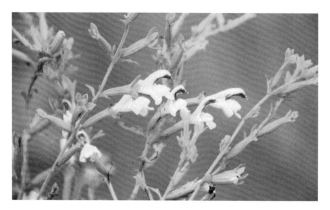

【习性与分布】生于海拔 1700m 以下的竹林、溪旁、丛林及高草丛中。分布于河北、河南、山西、陕西、湖北、安徽、江苏、浙江、福建、江西、湖南、广东、贵州、四川。

【芳香成分】张星贤等（2019）用顶空固相微萃取法提取的浙江产玄参药材挥发油的主要成分为：棕榈酸（50.06%）、4- 羟基 -2,6- 二甲基苯甲腈（16.67%）、十五烷（6.45%）、棕榈酸甲酯（4.17%）、十九烷（2.97%）等。

【性味与功效】味甘、苦、咸，性微寒。清热凉血，滋阴降火，解毒散结。用于热入营血，温毒发斑，热病伤阴，舌绛烦渴，津伤便秘，骨蒸劳嗽，目赤，咽痛，白喉，瘰疬，痈肿疮毒。

北刘寄奴（金钟茵陈）▼

【基源】玄参科阴行草属植物阴行草 *Siphonostegia chinensis* Benth. 的干燥全草。

【习性与分布】生于海拔 800~3400m 的干山坡与草地中。分布于东北、华北、华中、华南、西南。

【挥发油含量】水蒸气蒸馏的北刘寄奴的得油率为 0.08%~1.01%。

【芳香成分】康传红等（2002）用水蒸气蒸馏法提取的黑龙江肇东产阴行草带果穗干燥全草挥发油的主要成分为：香树烯（21.01%）、4- 特丁基 -2- 甲基苯酚（9.15%）、对异丙基苯甲酸（7.54%）、t-β - 甜没药烯（6.07%）、(+)-δ - 荜澄茄烯（杜松烯）（6.07%）、十八烷（5.47%）、2,6,10,15- 四甲基十七烷（4.53%）、橙花椒醇（3.94%）、十九烷（3.79%）、2,6,10,14- 四甲基十七烷（3.06%）、17- 三十五烯（3.01%）、二十烷（2.94%）、1,2,3,4,4a,5,6,8a-7- 甲基 -4- 亚甲基 -1- 丙基 - 八氢化萘（2.82%）、十七烷（2.74%）、1- 碘代十三烷（2.03%）、广藿香烯（1.91%）、波旁烯（1.54%）、2,4,6- 三甲基辛烷（1.33%）等。薛敦渊等（1986）用水蒸气蒸馏法提取的阴行草全草挥发油的主要成分为：

薄荷酮（16.50%）、芳樟醇（7.48%）、6,10- 二甲基 -2-十一酮（7.40%）、1- 薄荷醇（7.12%）、桉叶油醇（6.77%）、愈创醇（6.72%）、己酸（5.12%）、辛烯 -1- 醇 -3（3.56%）、胡薄荷酮（3.13%）、牻牛儿醇（3.06%）、苯甲醇（3.02%）、2,3- 二氢苯并呋喃（2.54%）、4-(1,1- 二甲基乙基)-1,2- 苯二酚（2.42%）、1- 苯氧基 -2,3- 丙二醇（1.99%）、苯乙醇（1.61%）、α - 松油醇（1.50%）等。

【性味与功效】味苦，性凉。活血祛瘀，通经止痛，凉血，止血，清热利湿。用于跌打损伤，外伤出血，瘀血经闭，月经不调，产后麻痛，癥瘕积聚，血痢，血淋，湿热黄疸，水肿腹胀，白带过多。

牵牛子 ▼

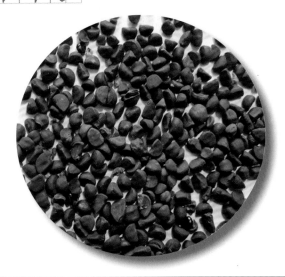

【基源】旋花科牵牛属植物裂叶牵牛（牵牛）*Pharbitis nil* (Linn.) Choisy、或圆叶牵牛 *Pharbitis purpurea* Voigt 的干燥成熟种子，圆叶牵牛种子的芳香成分未见报道。

【形态特征】一年生缠绕草本。叶近圆形，深或浅的 3 裂，长 4~15cm，宽 4.5~14cm，叶面被微硬的柔毛。花腋生，单一或通常 2 朵着生于花序梗顶；苞片线形或叶状；小苞片线形；萼片近等长，披针状线形；花冠漏斗状，长 5~10cm，蓝紫色或紫红色，花冠管色淡。蒴果近球形，直径 0.8~1.3cm。种子卵状三棱形，长约 6mm，黑褐色或米黄色，被褐色短绒毛。

【习性与分布】生于海拔 100~1600m 的山坡灌丛、干燥河谷路边、园边宅旁、山地路边。喜阳光充足，亦可耐半遮荫。喜暖和凉快，亦可耐暑热高温，但不耐寒。能耐水湿和干旱，较耐盐碱。分布于除东北、西北一些省外的大部地区。

【芳香成分】杨广成等（2011）用水蒸气蒸馏法提取的贵州产牵牛挥发油的主要成分为：庚醛（14.37%）、反，反 -2,4- 癸二烯醛（6.89%）、2- 戊基呋喃（5.33%）、2- 羟基 -4- 甲氧基苯甲醛（5.31%）、萜品烯 -4- 醇（3.77%）、苯乙醛（3.46%）、十六烷酸乙酯（2.06%）、(E)-2- 壬烯醛（1.86%）、反 -1-

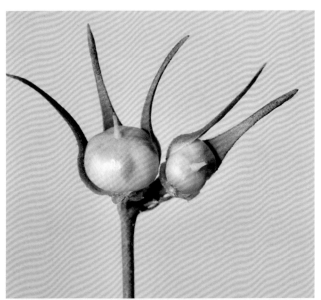

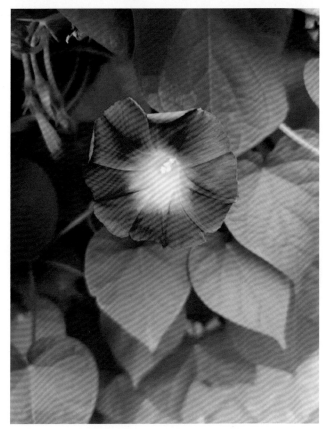

甲基 -4-(1-甲基乙基)-2-环己烯-1-醇（1.65%）、苯甲醛（1.61%）、壬醛（1.58%）、l-α-松油醇（1.57%）、十氢 -1,6-二甲基萘（1.46%）、苯乙烯（1.39%）、1-(2-呋喃甲基)-1H-吡咯（1.39%）、十七烷（1.30%）、十六烷酸甲酯（1.26%）、香叶醇（1.26%）、亚油酸乙酯（1.24%）、2-[(甲硫基)甲基]呋喃（1.23%）、β-水芹烯（1.12%）、γ-松油烯（1.06%）等。陈立娜等（2003）用石油醚加热回流法提取的牵牛挥发油的主要成分为：2-甲基己烷（23.32%）、3-甲基己烷（21.26%）、亚油酸（13.95%）、十六碳酸（6.62%）、1-己醇（5.50%）、庚烷（4.93%）、己烷（4.75%）、3-乙基戊烷（3.71%）、3,3-二甲基戊烷（2.63%）、1.723-甲基戊烷（1.71%）、C27 的烷烃（1.32%）、硬脂酸（1.17%）、正辛烷（1.12%）等。

【性味与功效】味苦，性寒，有毒。泻水通便，消痰涤饮，杀虫攻积。用于水肿胀满，二便不通，痰饮积聚，气逆喘咳，虫积腹痛。

菟丝子 ▼

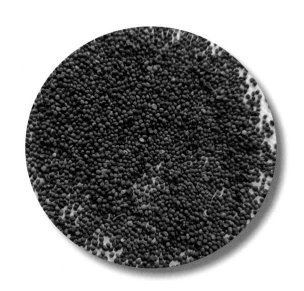

【基源】旋花科菟丝子属植物物南方菟丝子 Cuscuta australis R. Br. 或菟丝子 Cuscuta chinensis Lam. 的干燥成熟种子。南方菟丝子种子芳香成分未见报道。

【形态特征】一年生寄生草本。茎缠绕，黄色，纤细，无叶。花序侧生，少花或多花簇生成小伞形或小团伞花序；苞片及小苞片小，鳞片状；花萼杯状，裂片三角状；花冠白色，壶形，长约 3mm，裂片三角状卵形；鳞片长圆形，边缘长流苏状。蒴果球形，直径约 3mm。种子 2~49，淡褐色，卵形，长约 1mm，表面粗糙。

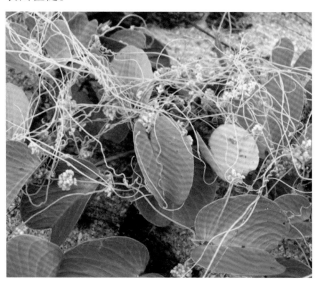

【习性与分布】生于海拔 200~3000m 的田边、山坡阳处、路边灌丛或海边沙丘，通常寄生于豆科、菊科、藜科等多种植物上。喜高温湿润气候。分布于黑龙江、吉林、辽宁、河北、山西、陕西、宁夏、甘肃、内蒙古、新疆、山东、江苏、安徽、河南、浙江、福建、四川、云南等省区。

【芳香成分】裴学军等（2016）用顶空固相微萃取法提取分析了不同产地菟丝子药材的挥发油成分，第一主成分均为麦芽醇（22.15%~46.18%），四川产菟丝子药材挥发油的主要成分为：麦芽醇（27.05%）、1-辛烯 -3-醇（23.28%）、酞酸二乙酯（5.12%）、3-辛醇（2.09%）、甲苯（1.94%）、苯甲醛（1.83%）、苯酚（1.81%）、3-乙基 -2-己烯（1.78%）、2-甲基丁醛（1.07%）、十四烷（1.07%）、异长叶烯（1.01%）等。侯冬岩等（2003）用同时蒸馏萃取法提取的辽宁千山产菟丝子药材的挥发油主要成分为：2-呋喃甲醇（7.17%）、3,7-二甲基 -1,6-辛二烯 -3-醇（2.90%）、石竹烯（2.79%）、庚醛（2.12%）、糠醛（2.05%）等。

【性味与功效】味甘，性温。补益肝肾，固精缩尿，安胎，明目，止泻；外用消风祛斑。用于肝肾不足，腰膝酸软，阳痿遗精，遗尿尿频，肾虚胎漏，胎动不安，目昏耳鸣，脾肾虚泻；外治白癜风。

亚麻子 ▼

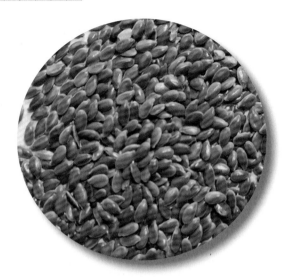

> 【基源】亚麻科亚麻属植物亚麻 *Linum usitatissimum* Linn. 的干燥成熟种子。

【形态特征】一年生草本。茎直立，高 30~120cm。叶互生；叶片线形或披针形，长 2~4cm，宽 1~5mm。花单生于枝顶或枝的上部叶腋，组成疏散的聚伞花序；花直径 15~20mm；萼片 5，卵形或卵状披针形；花瓣 5，倒卵形，蓝色或紫蓝色，先端啮蚀状。蒴果球形，干后棕黄色，直径 6~9mm；种子 10 粒，长圆形，扁平，长 3.5~4mm，棕褐色。花期 6~8 月，果期 7~10 月。

【习性与分布】喜凉爽湿润气候。耐寒，怕高温。全国各地均有分布。

【挥发油含量】同时蒸馏萃取的亚麻子的得油率为 1.80%。

【芳香成分】李高阳等（2006）用同时蒸馏萃取法

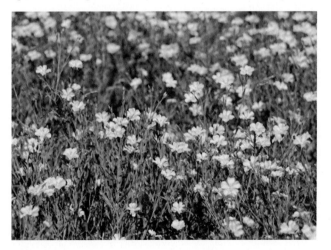

提取的宁夏产亚麻子挥发油的主要成分为：2- 丁酮（23.17%）、甲基肼（13.75%）、乙烯基苯（7.78%）、乙酸乙酯（6.33%）、1,2- 二甲基苯（3.86%）、正十四烷（3.05%）、正己醛（2.77%）、异丙基乙醇（2.61%）、烯丙基异硫氰酸酯（2.49%）、丙酮（2.17%）、3- 甲基 -2- 戊酮（1.90%）、乙基苯（1.82%）、正己醇（1.80%）、1,4- 二甲基苯（1.76%）、糠醛（1.12%）、2- 丁醇（1.11%）、1,4- 苯二醇（1.08%）、吡咯（1.08%）等。

【性味与功效】味甘，性平。润燥通便，养血祛风。用于肠燥便秘，皮肤干燥，瘙痒，脱发。

白果 ▼

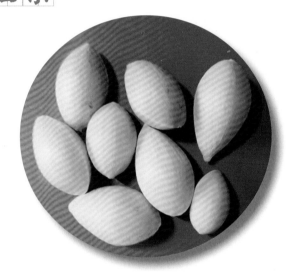

> 【基源】银杏科银杏属植物银杏 *Ginkgo biloba* Linn. 的干燥成熟种子。

【形态特征】乔木，高达 40m；冬芽黄褐色，常为卵圆形。叶扇形，顶端宽 5~8cm，在短枝上 3~8 叶簇生，常具波状缺刻，在长枝上螺旋状散生，常 2 裂，淡绿色，秋季变为黄色。球花雌雄异株，簇生；雄球花葇花序状；雌球花具长梗。种子常为近圆球形，长 2.5~3.5cm，径为 2cm，外种皮肉质，熟时黄色或橙黄色，外被白粉。花期 3~4 月，种子 9~10 月成熟。

【习性与分布】为中生代孑遗的稀有树种，生于海拔 500~1000m 的天然林中。喜光，耐干旱，不耐水涝。我国特有，辽宁至广东各省区均有栽培。

【芳香成分】王蓉等（2013）用固相微萃取法提取的白果挥发油的主要成分为：肉豆蔻醛（29.40%）、

(7Z,10Z)- 十六二烯醛（24.55%）、(13Z)- 十八烯醛（6.98%）、2,3- 丁二醇（5.98%）、3- 羟基 -2- 丁酮（4.95%）、(9Z)- 十六烯醛（4.80%）、1- 庚烯 -3- 醇（2.18%）、(6Z,9Z)- 十五二烯醇（1.83%）、十三醛（1.78%）、14- 甲基 -(8Z)- 十六烯醇（1.64%）、2- 己基 -1- 辛醇（1.44%）、(11Z)- 十六烯醇（1.34%）、辛醇（1.30%）、十四烷基环氧乙烷（1.23%）、(7Z)- 十六烯醛（1.15%）等。

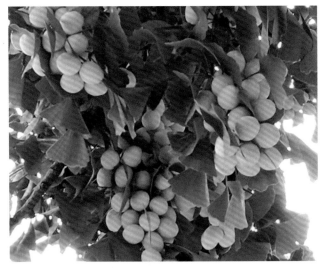

【性味与功效】味甘、苦、涩，性平，有毒。敛肺定喘，止带缩尿。用于痰多喘咳，带下白浊，遗尿尿频。

银杏叶 ▼

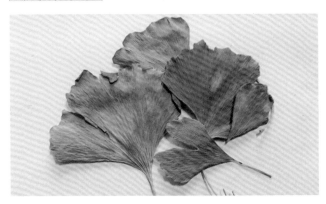

【基源】银杏科银杏属植物银杏 *Ginkgo biloba* Linn. 的干燥叶。

【形态特征】同白果。
【习性与分布】同白果。
【挥发油含量】水蒸气蒸馏的银杏叶的得油率为 0.11%~

0.15%，同时蒸馏萃取的得油率为 0.73%；超临界萃取的得油率为 5.92%。

【芳香成分】王成章等（2000）用水蒸气蒸馏法提取的江苏邳州产 3~5 年生银杏阴干叶挥发油的主要成分为：六氢法呢酮（11.15%）、橙花基酮（8.68%）、正己烷（5.94%）、β- 紫罗兰酮（5.24%）、2,3- 二甲基己烷（5.20%）、正庚烷（5.18%）、3- 乙基己烷（4.42%）、2,3- 二甲基辛烷（4.06%）、法呢酮（3.73%）、3,4,4a,5,6,7- 六氢 -1,1,4a- 三甲基 -2(H)- 萘酮（3.58%）、2- 异丙基 -2,5- 二甲基 - 环己酮（3.09%）、棕榈酸（3.00%）、α- 鸢尾酮（2.82%）、5,6,7,7a- 四氢 -4,4,7a- 三甲基 -2(4H)- 苯呋喃酮（2.73%）、硬脂酸（2.41%）、甲基环戊烷（2.16%）、3-(2- 戊烯基)-2,4- 环戊三酮（1.52%）、桉叶醇（1.48%）、橙花醛（1.42%）、正辛烷（1.39%）、2,4,6,8- 四甲基 -1- 十一烯（1.32%）、4- 羟基 -β- 紫罗兰酮(1.12%)、优黄蒿萜酮(1.06%)、6- 甲基 -3,5- 庚二烯 -2- 酮（1.12%）等。彭洪等（1995）用水蒸气蒸馏法提取的江苏北部产银杏叶挥发油的主要成分为：棕榈酸（15.74%）、2,6- 二特丁基 -4- 甲基苯酚（9.72%）、十一碳 -(E)-6,10- 二甲基 -5,9- 二烯 -2- 酮（5.23%）、6,10,14- 三甲基 -2- 十五烷酮（4.04%）、萘（2.61%）、十四烷酸（2.47%）、1,2- 苯二酸二丁酯（2.18%）、十八碳 -(Z,Z)-9,12- 二烯酸（2.03%）、2,6- 二特丁基 -2,5- 环己二烯 -1,4 二酮（1.66%）、β- 紫罗兰酮（1.56%）、α- 紫罗兰酮（1.40%）、[R-(R*,R*)]-4-(l,5- 二甲基 -3- 氧 - 己基)-1- 环己烯 -1- 羧酸甲酯（1.22%）、(E,E)- 法呢基丙酮（1.04%）等。

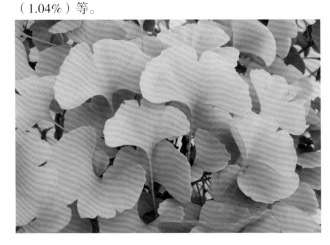

【性味与功效】味甘、苦、涩，性平。活血化瘀，通络止痛，敛肺平喘，化浊降脂。用于瘀血阻络，胸痹心痛，中风偏瘫，肺虚咳喘，高脂血症。

苦地丁 ▼

【基源】罂粟科紫堇属植物紫堇（地丁草）*Corydalis bungeana* Turcz. 的干燥全草。

【形态特征】二年生草本，高 10~50cm。基生叶多数，长 4~8cm，具鞘，边缘膜质；二至三回羽状全裂，一回羽片 3~5 对，二回羽片 2~3 对。茎生叶与基生叶同形。总状花序长 1~6cm，多花。苞片叶状。萼片宽卵圆形至三角形，具齿。花粉红色至淡紫色。内花瓣顶端深紫色。蒴果椭圆形，约长 1.5~2cm，宽 4~5mm，具 2 列种子。种子直径 2~2.5mm；种阜鳞片状。

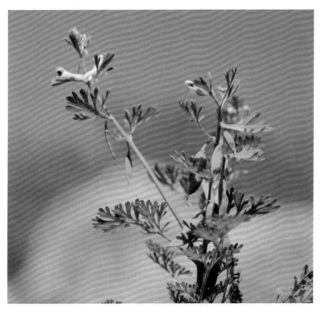

【习性与分布】生于 1500m 以下的多石坡地或河水泛滥地段。喜温暖湿润环境，怕干旱。分布于吉林、辽宁、河北、山东、河南、山西、陕西、甘肃、宁夏、内蒙古、湖南、江苏。

【芳香成分】龚敏等（2017）用顶空固相微萃取法提取的苦地丁挥发油的主要成分为：1- 石竹烯（46.06%）、α - 荜澄茄油烯（13.33%）、右旋萜二烯（12.80%）、β - 侧柏酮（9.93%）、1,5,9,9- 四甲基 -1,4,7- 环十一碳三烯（3.80%）、桧烯（2.31%）、茴香脑（1.52%）、葵酸乙酯（1.40%）、α - 蒎烯（1.26%）、β - 蒎烯（1.19%）等。

【性味与功效】味苦，性寒。清热解毒，散结消肿。用于时疫感冒，咽喉肿痛，疔疮肿痛，痈疽发背，痄腮丹毒。

延胡索（元胡） ▼

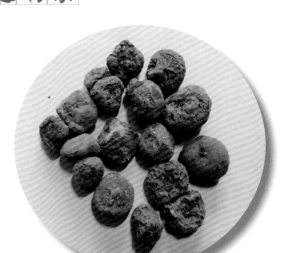

【基源】罂粟科紫堇属植物延胡索 *Corydalis yanhusuo* W. T. Wang ex Z. Y. Su et C. Y. Wu 的干燥块茎。

【形态特征】多年生草本，高 10~30cm。块茎圆球形，直径 0.5~2.5cm。基部以上具 1~2 鳞片，通常具 3~4 枚茎生叶，鳞片和下部茎生叶常具腋生块茎。叶二回三出或近三回三出，小叶三裂或三深裂。总状花序疏生 5~15 花。苞片披针形或狭卵圆形。花紫红色。萼片小。蒴果线形，长 2~2.8cm，具 1 列种子。

【习性与分布】生丘陵草地。喜温暖湿润的气候。分布于安徽、浙江、湖北、河南、山东、江苏、陕西、甘肃、四川、云南、北京。

【挥发油含量】水蒸气蒸馏的延胡索的得油率为 0.22%~0.24%，索氏法提取的得油率为 0.42%；加热回流法提取的得油率为 0.45%；超声法提取的得油率为 0.20%。

【芳香成分】苏莉等（2011）用水蒸气蒸馏法提取的陕西产延胡索挥发油的主要成分为：丹皮酚（24.52%）、2-β- 甲氧基 -5-α- 胆甾烷酸（7.37%）、3,4- 二甲基戊醇（7.10%）、N- 苯基苯胺（6.22%）、1- 甲氧基 -4- 丙烯基苯（3.55%）、棕榈酸（5.34%）、糠醛（1.78%）、α - 没药醇（1.45%）、反亚油酸甲酯（1.36%）、γ - 松油烯（1.22%）、二十七烷（1.21%）、(S)-2,3- 二羟基丙醛（1.20%）、松香酸（1.00%）等。王媚等（2017）用索氏法提取的浙江产延胡索挥发油的主要成分为：2- 羟基 -4- 甲氧基苯乙酮（24.52%）、2,6- 十六烷基 -1(+)- 抗坏血酸（19.54%）、正二十烷（11.00%）、二十一烷（6.70%）、八氢化 -2,5- 甲 - 氢 - 茚 -7,8- 二醇（4.20%）、L- 香芹醇（3.94%）、亚麻醇（3.68%）、姜黄烯（1.21%）等。施华青等（2014）用顶空固相微萃取法提取的浙江磐安产延胡索和变型多花延胡索的挥发油，第一主成分相同，均为十七烷（11.50% 和 12.93%），延胡索干燥块茎挥发油的主要成分为：十七烷（11.50%）、十六烷（9.29%）、石竹烯氧化物（7.17%）、2,6,10-三甲基十五烷（6.75%）、1-(1,5- 二甲基 -4- 己烯基)-4- 甲基苯（5.66%）、- 榄香烯（4.98%）、2,6,10,14- 四甲基十五烷（4.68%）、十五烷（4.58%）、苯酚（4.57%）、9,12- 十八碳二烯酸甲酯（3.98%）、十氢 -1,4a- 二甲基 -1- 萘酚（3.85%）、3,7- 二甲基 -3,7- 环癸二烯酮（3.75%）、十八烷（3.43%）、2- 甲基 -2- 丁烯酸 -2- 乙酰氧基苯酯（2.29%）、- 长叶蒎烯（2.10%）、2- 甲基十五烷（1.75%）、2,6- 二甲基 - 双环 [3.1.1]-2- 庚烯（1.65%）、3-(1,5-二甲基 -4- 己烯基) 环己烯（1.60%）、2,6,10,14- 四甲基十七烷（1.49%）、- 甜橙醛（1.32%）、1-氯十六烷（1.13%）、2- 环己基十二烷（1.12%）、2-甲基十九烷（1.10%）、- 雪松醇（1.04%）、草酸环己基壬酯（1.01%）等。

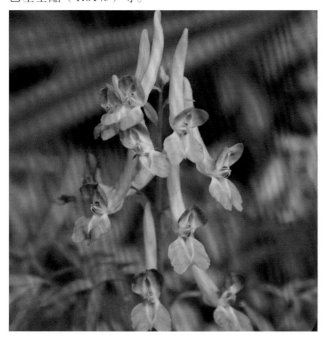

【性味与功效】味辛、苦，性温。活血，行气，止痛。用于胸胁、脘腹疼痛，胸痹心痛，经闭痛经，产后瘀阻，跌扑肿痛。

西红花 ▼

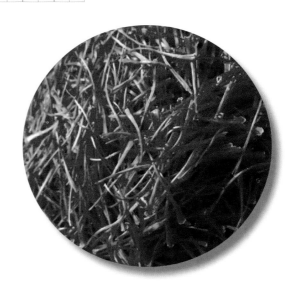

【基源】鸢尾科番红花属植物番红花 *Crocus sativus* Linn. 的干燥柱头。

【形态特征】多年生草本。球茎扁圆球形。叶基生，9~15 枚，条形，灰绿色，长 15~20 cm，宽 2~3mm；叶丛基部包有 4~5 片膜质的鞘状叶。花茎甚短；花 1~2 朵，淡蓝色、红紫色或白色，有香味，直径 2.5~3cm；花被裂片 6，2 轮排列；花柱橙红色，长约 4cm，上部 3 分枝，分枝弯曲而下垂，柱头略扁，顶端楔形，有浅齿，较雄蕊长。蒴果椭圆形，长约 3cm。

【习性与分布】喜冷凉湿润和半阴环境，较耐寒。浙江、江苏、山东、上海、北京等地有栽培。

【挥发油含量】水蒸气蒸馏的西红花的得油率为 0.60%~0.90%。

【芳香成分】西红花药材挥发油主成分以藏红花醛（20.36%~85.05%）居多，也有主成分不同的报告。刘绍华等（2010）用同时蒸馏萃取法提取的西红花挥发油的主要成分为：藏红花醛（34.82%）、2,4,4-三甲基 -3- 甲醛 -5- 羟基 -2,5- 环己二烯 -1- 酮（14.64%）、2- 羟基 -3,5,5- 三甲基 -2- 环己烯 -1,4-二酮（8.70%）、2,2,6- 三甲基 -1,4- 环己二酮（4.04%）、二氢 -β- 紫罗兰酮（2.92%）、异佛尔酮（2.64%）、4-氧化二氢异佛尔酮（2.33%）、亚油酸（1.92%）、亚麻酸（1.86%）、棕榈酸（1.69%）、1,2- 苯二甲酸单 (2-乙基己基) 酯（1.67%）、2,4,6- 三甲基苯甲醛（1.30%）、二羟基异佛尔酮（1.00%）等。徐嵬等（2008）用水蒸气蒸馏法提取的西红花头挥发油的主要成分为：正十六碳酸（35.88%）、亚油酸（15.17%）、反式－β－紫罗兰醇（3.90%）、亚麻酸甲酯（3.51%）、正十二碳酸（2.28%）、佛尔酮（2.14%）、十四碳酸（1.87%）、9,12-十八碳二烯酸甲酯（1.50%）、十六碳酸甲酯（1.34%）、9-氧代壬酸（1.20%）、芥酸酰胺（1.09%）、庚酸烯丙酯（1.04%）、(E)-9-十八碳烯酸（1.02%）等。

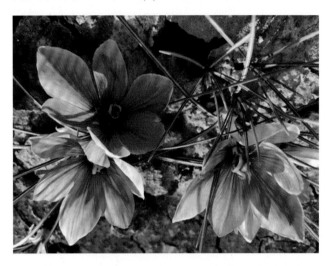

【性味与功效】味甘，性平。活血化瘀，凉血解毒，解郁安神。用于经闭癥瘕，产后瘀阻，温毒发斑，忧郁痞闷，惊悸发狂。

射干 ▼

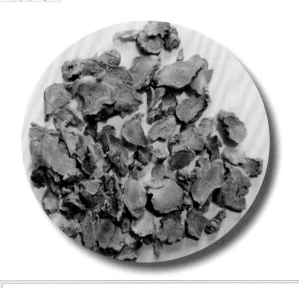

【基源】鸢尾科射干属植物射干 *Belamcanda chinensis* (Linn.) DC. 的干燥根茎。

【形态特征】多年生草本。根状茎块状。茎高 1~1.5m。叶互生，嵌迭状排列，剑形，长 20~60cm，宽 2~4cm，基部鞘状抱茎。花序顶生，叉状分枝，分枝的顶端聚生有数朵花；苞片披针形或卵圆形；花橙红色，散生紫褐色的斑点，直径 4~5cm；花被裂片 6，2 轮排列。蒴果倒卵形或长椭圆形，长 2.5~3cm，直径 1.5~2.5cm；种子圆球形，黑紫色。花期 6~8 月，果期 7~9 月。

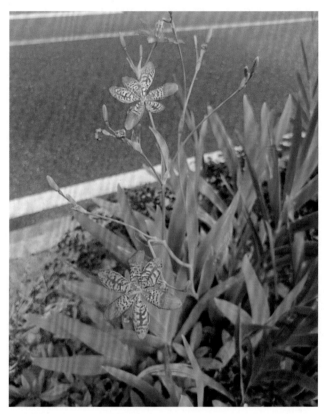

【习性与分布】生于林缘或山坡草地，大部分生于海拔较低的地方，但在西南山区，海拔 2000~2200m 处也可生长。喜温暖向阳、耐干旱、耐寒，怕积水。分布于吉林、辽宁、河北、山西、山东、湖北、河南、江苏、安徽、浙江、福建、台湾、湖南、江西、广东、广西、陕西、甘肃、四川、贵州、云南、西藏。

【挥发油含量】水蒸气蒸馏的射干的得油率为 1.53%；超临界萃取的得油率为 1.90%~3.98%。

【芳香成分】秦民坚等（1997）用水蒸气蒸馏法提取的江苏南京产射干挥发油的主要成分为：十四酸（40.98%）、5-庚基-二氢呋喃酮（26.89%）、5,8-二乙基十二烷（11.95%）、十六烷酸（7.47%）、桉叶醇（1.49%）、十四酸甲酯（1.39%）等。陈艳（2014）用水蒸气蒸馏法提取的广东产射干挥发油的主要成分为：月桂酸（15.05%）、癸酸（11.07%）、雪松醇（6.99%）、桃醛（5.36%）、正辛酸（5.18%）、肉豆蔻酸甲酯（3.78%）、1-乙基己酸酐（3.20%）、假紫罗兰酮（2.93%）、邻苯二甲酸二异丁酯（2.53%）、壬酸（2.31%）、异龙脑（2.14%）、2,4-十二碳二烯醛（2.02%）、9-十四碳烯醛（1.56%）、顺式-紫罗兰酮（1.42%）、十三烷酸（1.42%）、棕榈酸甲酯（1.41%）、十一烯酸（1.37%）、2,2,4-三甲基戊二醇异丁酯（1.36%）、香叶基丙酮（1.32%）、榄香素（1.29%）、十四酸乙酯（1.26%）、金合欢基丙酮（1.11%）、紫罗兰酮（1.07%）、丁位十四内酯（1.03%）等。杨胜杰等（2013）用超临界 CO_2 萃取法提取的自贵州龙里产射干挥发油的主要成分为：2-[(9Z,12Z)-十八碳-9,12-二烯氧基]乙醇（17.45%）、肉豆蔻酸乙酯（17.38%）、肉豆蔻酸（14.63%）、棕榈酸乙酯（11.80%）、2-氯乙基亚油酸（8.76%）、棕榈酸（8.55%）、十八烷酸（2.56%）、二十九烷（1.83%）、2-十三醇（1.71%）、十三烷-2-酮（1.03%）等。

【性味与功效】味苦，性寒。清热解毒，消痰，利咽。用于热毒痰火郁结，咽喉肿痛，痰涎壅盛，咳嗽气喘。

川射干（鸢根） ▼

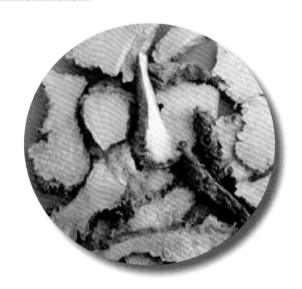

【基源】鸢尾科鸢尾属植物鸢尾 *Iris tectorum* Maxim. 的干燥根茎。

【形态特征】多年生草本。叶基生，黄绿色，宽剑形，长 15~50cm，宽 1.5~3.5cm。花茎高 20~40cm；苞片 2~3 枚，绿色，草质，边缘膜质，披针形或长卵圆形，长 5~7.5cm，宽 2~2.5cm，有 1~2 朵花；花蓝紫色，直径约 10cm；花被管上端膨大成喇叭形。蒴果长椭圆形，长 4.5~6cm，直径 2~2.5cm；种子黑褐色，梨形。花期 4~5 月，果期 6~8 月。

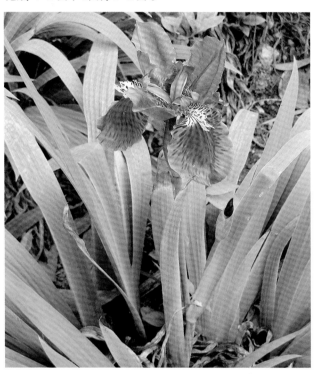

【习性与分布】生于向阳坡地、林缘及水边湿地。喜微酸性土壤，喜阳，亦耐半荫，大部分品种喜水湿环境。耐寒性较强。耐旱性强。分布于山西、安徽、江苏、浙江、福建、湖北、湖南、江西、广西、陕西、甘肃、四川、贵州、云南、西藏。

【挥发油含量】水蒸气蒸馏的川射干的得油率为 1.25%；索氏法提取的得油率为 5.33%；微波萃取的得油率为 14.00%；超临界萃取的得油率为 2.55%。

【芳香成分】川射干挥发油的主成分为十四酸（20.94%~53.90%）。秦民坚等（1997）用水蒸气蒸馏法提取的江苏南京产川射干挥发油的主要成分为：十四酸 (39.38%)、5-庚基-二氢呋喃酮 (9.26%)、3-羟基-苯甲醛肟 (7.72%)、十四酸甲酯 (6.90%)、6-庚基-四氢吡喃-2-酮 (2.57%)、二十一烷（1.29%）等。

【性味与功效】味苦、辛，性寒，有毒。清热解毒，祛痰，利咽。用于热毒痰火郁结，咽喉肿痛，痰涎壅盛，咳嗽气喘。

瓜子金 ▼

【基源】远志科远志属植物瓜子金 *Polygala japonica* Houtt. 的干燥全草。

【形态特征】多年生草本，高 15~20cm。单叶互生，叶片厚纸质或亚革质。卵形或卵状披针形，长 1~3cm，宽 3~9mm，全缘。总状花序与叶对生，或腋外生。萼片 5，外面 3 枚披针形，里面 2 枚花瓣状；花瓣 3，白色至紫色，基部合生，侧瓣长圆形。蒴果圆形，径约 6mm。种子 2 粒，卵形，长约 3mm，径约 1.5mm，黑色。花期 4~5 月，果期 5~8 月。

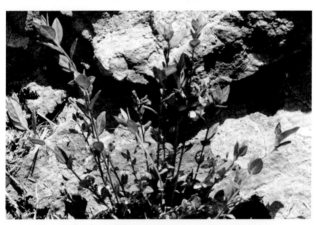

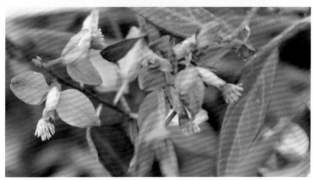

【习性与分布】生于山坡草地或田埂上，海拔 800~2 100m。分布于东北、华北、西北、华东、华中和西南地区。

【芳香成分】肖宇硕等（2018）用水蒸气蒸馏法提取的瓜子金药材挥发油的主要成分为：2- 侧柏烯（21.08%）、萜品烯（13.35%）、左旋 - α - 蒎烯（12.31%）、萜品油烯（7.26%）、4- 异丙基甲苯（7.19%）、β - 石竹烯（7.19%）、香桧烯（4.00%）、2,4,6- 十一烷三烯（3.85%）、间异丙基甲苯（3.79%）、3- 侧柏烯（3.42%）、4- 莳萝烯（3.25%）、侧柏酮（2.28%）、

异喇叭烯（1.63%）、α - 水芹烯（1.53%）、甲苯（1.34%）、顺 - α - 没药烯（1.17%）等。

【性味与功效】味辛、苦，性平。祛痰止咳，活血消肿，解毒止痛。用于咳嗽痰多，咽喉肿痛；外治跌打损伤，疔疮疖肿，蛇虫咬伤。

远志 ▼

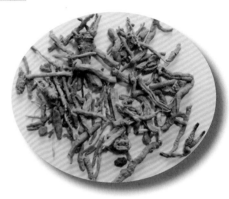

【基源】远志科远志属植物远志 *Polygala tenuifolia* Willd. 或卵叶远志 *Polygala sibirica* Linn. 的干燥根。卵叶远志根的芳香成分未见报道。

【形态特征】多处生草本，高 15~50cm。单叶互生，叶片纸质，线形，长 1~3cm，宽 0.5~3mm，全缘，反卷。总状花序生于小枝顶端，长 5~7cm，少花；苞片 3，披针形；萼片 5，外面 3 枚线状披针形，里面 2 枚花瓣状，长圆形，带紫堇色；花瓣 3，紫色，侧瓣斜长圆形，龙骨瓣较长，具流苏状附属物。蒴果圆形，径约 4mm；种子卵形，径约 2mm，黑色。花果期 5~9 月。

【习性与分布】生于草原、山坡草地、灌丛中以及杂木林下，海拔 200~2300m。耐旱，耐寒。分布于山西、陕西、河北、河南、山东、内蒙古、安徽、湖北、吉林、辽宁。

【挥发油含量】水蒸气蒸馏的远志得油率为 0.02%~0.10%；超临界萃取的得油率为 0.29%~8.69%。

【芳香成分】房敏峰等（2010）用水蒸气蒸馏法提取的远志挥发油的主要成分为：2- 乙酰基 -4- 甲基苯酚（23.11%）、油酸（19.15%）、亚油酸（11.67%）、棕榈酸（9.68%）、2- 十一碳烯醛（7.03%）、2- 癸烯醛（6.91%）、糠醛（6.48%）、2,4- 癸二烯醛（5.08%）、正癸醛（4.61%）、5- 甲基 -2- 呋喃甲醛（3.93%）、壬醛（3.15%）、1- 环丙基戊烷（2.80%）、己酸庚

酯（2.70%）、1,1,3a,7-四甲基-1a,2,3,3a,4,5,6,7b-八氢-1H-环丙烷萘（1.60%）、2-辛基环己酮（2.51%）、7-甲基-3-烯-2-羰基壬烷（1.50%）、1,4-杜松二烯（1.48%）、4-丙烯基苯酚（1.42%）、2-丁基-2-辛烯醛（1.30%）等。李萍等（2003）用水蒸气蒸馏法提取的远志挥发油的主要成分为：己酸（21.52%）、苯乙酸（6.19%）、n-十二烷基二乙醇胺（5.20%）、n-十六烷酸（4.00%）、硬脂酸（3.09%）、2,5-二甲基苯甲醛（2.47%）、甲氧基-4-乙烯基苯酚（1.94%）、2,8,9-三氧杂-5-氮杂-1-乙基-1-硅杂二环 [3,3,3] 十一烷（1.74%）、十六烷酸-1,1-二甲羟基甲酯（1.40%）、2,4-二叔丁基-苯酚（1.21%）等。武子敬（2010）用同时蒸馏萃取法提取的远志挥发油的主要成分为：油酸(52.81%)、棕榈酸(28.26%)、硬脂酸(12.78%)、亚油酸（1.89%）等。章俊如等（2011）用超临界 CO_2 萃取法提取的远志挥发油的主要成分为：2,2-二甲基戊烷（46.81%）、己烷（12.29%）、2,2-二甲基丁烷（10.89%）、2,3-环氧基辛烷（10.74%）、3,3-二甲基戊烷（9.60%）、2,3-二甲基戊烷（7.42%）等。

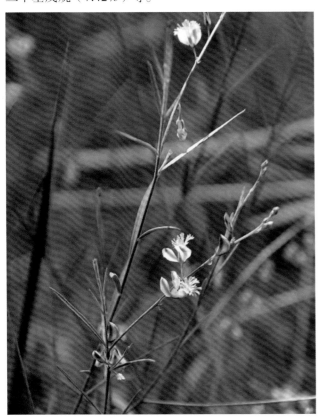

【性味与功效】味苦、辛，性温。安神益智，交通心肾，祛痰，消肿。用于心肾不交引起的失眠多梦、健忘惊悸、神志恍惚，咳痰不爽，疮疡肿毒，乳房肿痛。

白鲜皮 ▼

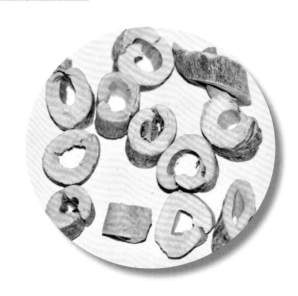

【基源】芸香科白鲜属植物白鲜 *Dictamnus dasycarpus* Turcz. 的干燥根皮。

【形态特征】多年生宿根草本，高 40~100cm。叶有小叶 9~13 片，小叶对生，椭圆至长圆形，长 3~12cm，宽 1~5cm，叶缘有细锯齿。总状花序长可

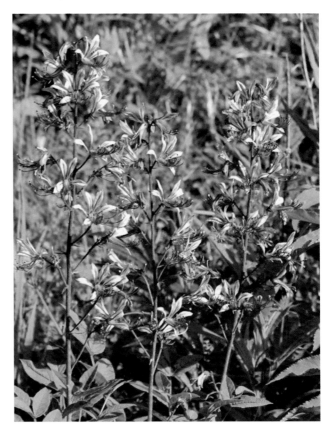

达 30cm；苞片狭披针形；花瓣白带淡紫红色或粉红带深紫红色脉纹，倒披针形；萼片及花瓣均密生油点。蓇葖果开裂为 5 个分果瓣，每分果瓣有种子 2~3 粒；种子近圆球形，长 3~4mm，厚约 3mm，光滑。花期 5 月，果期 8~9 月。

【习性与分布】多生于向阳的丘陵土坡或平地灌木丛中或草地或疏林下，石灰岩山地亦常见。喜温暖湿润环境，喜光照、耐严寒、耐干旱、不耐水涝。分布于黑龙江、吉林、辽宁、内蒙古、河北、山东、河南、山西、宁夏、甘肃、安徽、江苏、江西、四川、贵州、陕西、新疆。

【挥发油含量】水蒸气蒸馏的白鲜皮的得油率为 0.09%~1.10%。

【芳香成分】何钦等（2019）用水蒸气蒸馏法提取的内蒙古产白鲜皮药材挥发油的主要成分为：5,6-二乙烯基 -1-甲基 - 环己烯（19.79%）、1,2,4- 三（亚甲基）环己烷（10.62%）、3- 亚乙基 -1-甲基 - 环戊烯（2.95%）、β - 侧柏烯（2.83%）、榄香醇（2.82%）、麝香草酚甲醚（1.74%）、4- 叔丁基邻二甲苯（1.10%）等。李翔等（2006）用水蒸气蒸馏法提取的白鲜皮挥发油的主要成分为：桉酮（12.75%）、榄香醇（10.58%）、棕榈酸（7.80%）、β - 桉叶醇（7.72%）、十四烷酸（6.95%）、月桂酸（5.75%）、亚油酸（4.94%）、β - 榄香烯（4.41%）、(1R, β)-1,4aβ - 二甲基 -7α -(1- 甲基乙烯基)- 十氢萘 -1-α- 醇（4.14%）、螺环 [4.4]-1,6- 壬二烯（2.22%）、β - 甜没药烯（1.81%）、十三烷酸（1.76%）、5,6- 乙烯基 -1-甲基 - 环己烯（1.73%）、γ - 桉叶醇（1.68%）、δ - 榄香烯（1.61%）、癸酸（1.31%）、α - 愈创木烯（1.21%）等。吴琴等（2007）用固相微萃取法提取的白鲜皮挥发油的主要成分为：白菖油烯 (27.17%)、芳脑醇（11.97%）、反 - 石竹烯（8.07%）、β - 马榄烯（8.04%）、古芸烯（6.04%）、δ - 杜松烯（3.37%）、d- 松油醇（2.03%）、β - 蛇床烯（1.60%）、α - 蛇床烯（1.60%）、白腊树酮（1.60%）、3,7- 愈创二烯（1.58%）、α - 雪松醇（1.42%）、β - 红没药烯（1.35%）、α - 紫穗槐烯（1.31%）、5- 甲基 -4a,7,8,9,10,10b- 苯并 [e] 吡喃（1.12%）等。

【性味与功效】味苦，性寒。清热燥湿，祛风解毒。用于湿热疮毒，黄水淋漓，湿 ，风疹，疥癣疮癞，风湿热痹，黄疸尿赤。

陈皮 ▼

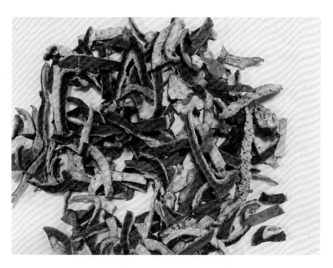

【基源】芸香科柑橘属植物柑橘 *Citrus reticulata* Blanco 及其栽培变种的干燥成熟果皮。

【形态特征】小乔木。单身复叶，叶片披针形或阔卵形，大小变异较大，顶端常有凹口。花单生或 2~3 朵簇生；花萼不规则 5~3 浅裂；花瓣通常长 1.5cm 以内。果形种种，通常扁圆形至近圆球形，淡黄色、朱红色或深红色，橘络呈网状，易分离，瓤囊 7~14 瓣，果肉酸或甜，或有苦味；种子通常卵形。花期 4~5 月，果期 10~12 月。品种品系甚多且亲系来源繁杂。

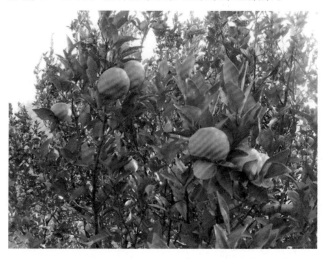

【习性与分布】喜温暖湿润气候，耐寒性较强。分布于长江以南各省区。

【挥发油含量】水蒸气蒸馏陈皮药材的得油率为 3.47%~6.14%，微波萃取的得油率为 1.21%；超临界萃取的得油率为 0.67%~10.16%。

【芳香成分】陈皮挥发油多以柠檬烯（18.31%~97.59%）为第一主成分。杨元丰等（2018）用水蒸气蒸馏法提取的广东新会产'茶枝柑'陈皮药材挥发油的主要成分为：D-柠檬烯（75.77%）、g-萜品烯（15.74%）、α-蒎烯（2.48%）、β-月桂烯（2.13%）、β-蒎烯（1.75%）、萜品油烯（1.18%）等。

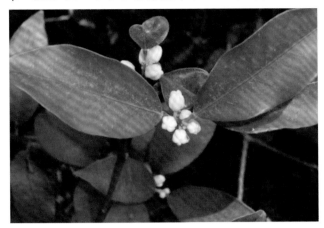

【性味与功效】味辛、苦，性温。理气健脾，燥湿化痰。用于脘腹胀满，食少吐泻，咳嗽痰多。

青皮 ▼

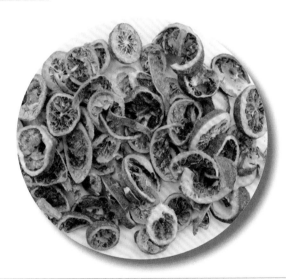

【基源】芸香科柑橘属植物柑橘 *Citrus reticulata* Blanco 及其栽培变种的干燥幼果或未成熟果实的果皮。

【形态特征】同陈皮。
【习性与分布】同陈皮。
【挥发油含量】水蒸气蒸馏的幼果青皮的得油率为0.20%~0.26%，未成熟果皮的得油率为0.08%~2.13%，超临界萃取的未成熟干燥果皮的得油率为1.32%。

【芳香成分】青皮挥发油多以柠檬烯（45.76%~65.61%）为第一主成分，也有少数主成分不同的报告。曹蕾等（2010）用水蒸气蒸馏法提取的广西产柑橘未成熟幼果（青皮）挥发油的主要成分为：d-柠檬烯（45.76%）、γ-松油烯（4.52%）、对-伞花烃（4.22%）、2-(二乙氨基)-3-氟苯甲酸乙酯（3.50%）、正二十四烷（2.80%）、α-萜品醇（2.57%）、正十七烷（2.55%）、正二十一烷（2.50%）、2,6,10,15-四甲基十七烷（2.39%）、正二十烷（2.38%）、2-甲基二十烷（2.29%）、芳樟醇（2.11%）、正十八烷（2.06%）、10-甲基二十烷（1.80%）、(-)-匙叶桉油烯醇（1.61%）、正四十四烷（1.47%）、α-芹子烯（1.44%）、[1S-(1à,2á,4á)]-1-乙烯基-1-甲基-2,4-二(1-甲基乙烯基)-环己烷（1.38%）、3-氟苯甲酸环丁基酯（1.32%）、(R)-(-)-对薄荷-1-烯-4-醇（1.24%）、7-己基二十烷（1.22%）、1-甲基-4-(1-甲基乙烯基)-苯（1.10%）等；用超临界 CO_2 萃取法提取的干燥幼果挥发油的主要成分为：正二十烷（13.53%）、正二十四烷（12.12%）、(Z,Z,Z)-9,12,15-十八碳三烯酸-2,3-二羟丙基酯（9.09%）、(Z)-9-十八碳烯酸甲酯（5.05%）、7-己基二十二烷（4.84%）、11-(1-乙基丙基)-二十一烷（4.81%）、γ-谷甾醇（4.81%）、7-己基二十烷（4.45%）、11-癸基二十四烷（4.13%）、正二十一烷（3.78%）、d-柠檬烯（3.69%）、1-甲基-4-(1-甲基乙烯基)-1,2-环己二醇（2.60%）、9-甲基十九烷（2.49%）、油酸-3-(十八烷氧基)丙酯（1.90%）、棕榈酸甲酯（1.81%）、正四十四烷（1.77%）、硬脂酸-3-(十八烷氧基)丙酯（1.60%）、2,6,10,15-四甲基十七烷（1.56%）、2-甲基-1-鲸蜡醇（1.21%）

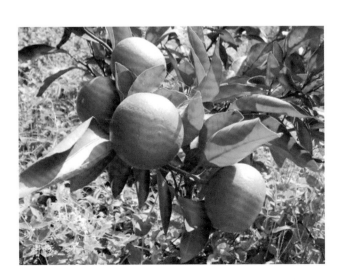

等。许有瑞等（2010）用水蒸气蒸馏法提取的直径0.4~1.0 cm的'椪柑'幼果挥发油的主要成分为：芳樟醇（26.99%）、香芹酚（21.66%）、柠檬烯（14.25%）、4-甲基-1-异丙基-3-环己烯-1醇（13.54%）、斯巴醇（6.17%）、α-松油醇（4.37%）、1-甲氧基-4-甲基-2异丙基-苯（3.14%）、α-松油烯（2.07%）、β-桉叶醇（1.75%）、1-甲基-4-异丙基-2-环己烯-1醇（1.06%）等。赵小艳等（2008）用水蒸气蒸馏法提取安徽不同时期采收的柑橘未成熟果皮挥发油，5月采集的个青皮挥发油的主要成分为：1,2-苯二羧酸单（2-乙基己基）-酯（24.46%）、柠檬烯（9.72%）、(-)-匙叶桉油烯醇（3.64%）、(1S-顺式)-1,2,3,5,6,8a-六氢-4,7-二甲基-1-异丙基-萘（3.62%）、(1S-顺式)-1,2,3,4,5,6,7,8-八氢-1,4-二甲基-7-(1-甲基亚乙基)-奠（3.54%）、十氢-1,1,3a-三甲基-7-亚甲基-[1aS-(1aα,3aα,7aβ,7bα)]-1H-环丙[a]萘（2.03%）、百里香酚（1.98%）、α,α,4-三甲基-3-环己烯-1-甲醇（1.73%）、1-甲基-4-(1-甲基乙烯基)-苯（1.66%）、1-甲基-4-异丙基-1,4-环己二烯（1.44%）、1-甲基-2-异丙基-苯（1.32%）、3,7-二甲基-1,6-辛二烯-3-醇（1.15%）、3-甲基-4-异丙基苯酚（1.07%）、γ-榄香烯（1.07%）等；7月采集的四花青皮挥发油的主要成分为：柠檬烯（55.93%）、1,2-苯二羧酸单（2-乙基己基）-酯（9.31%）、1-甲基-4-异丙基-1,4-环己二烯（8.08%）、3,7-二甲基-1,6-辛二烯-3-醇（2.27%）、1R-α-蒎烯（1.45%）、α,α,4-三甲基-3-环己烯-1-甲醇（1.30%）等。

【性味与功效】味苦、辛，性温。疏肝破气，消积化滞。用于胸胁胀痛，疝气疼痛，乳癖，乳痛，食积气滞，脘腹胀痛。

橘红 ▼

【基源】芸香科柑橘属植物柑橘 *Citrus reticulata* Blanco 及其栽培变种的干燥外层果皮。

【形态特征】同陈皮。

【习性与分布】同陈皮。

【芳香成分】张立坚等（2006）用水蒸气蒸馏法提取的广东潮州产橘红挥发油的主要成分为：柠檬烯（50.55%）、β-月桂烯（14.84%）、(±)芳樟醇（5.86%）、癸醛（3.98%）、大根香叶烯D（3.14%）、石竹烯（2.98%）、β-蒎烯（2.76%）、α-蒎烯（2.33%）、α-柠檬醛（2.21%）、2-莰烯（1.99%）、β-柠檬醛（1.62%）、香茅醛（1.48%）、萜品油烯（1.37%）、橙油倍半萜烯（1.05%）等。何永佳（2003）用超临界 CO_2 萃取法提取的橘红挥发油的主要成分为：7-甲氧基-8-(2-氧-3-异戊基)香豆素（33.03%）、酸橙皮油烯（19.89%）、广藿香醇（12.99%）、喔斯脑（5.54%）、邻苯二甲酸二丁酯（3.80%）、(E,E)-7,11,15-三甲基-3-亚甲基-1,6,10,14-十六碳四酸（2.60%）、十六酸甲酯（2.19%）、邻苯二甲酸二异丁酯（1.92%）、癸酸（1.26%）等。

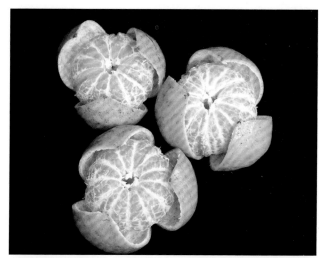

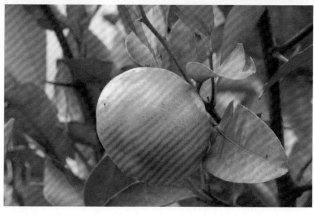

【性味与功效】味辛、苦，性温。理气宽中，燥湿化痰。用于咳嗽痰多，食积伤酒，呕恶痞闷。

【注】柑橘及其栽培变种除果皮、幼果《药典》入药外，叶（橘叶）、成熟果实（橘）、白色内层果皮（橘白）、果皮内层筋络（橘络）均可入药。橘叶：水蒸气蒸馏的叶的得油率为0.06%~1.25%，有机溶剂萃取的叶的得油率为1.73%；超临界萃取的阴干叶的

得油率为 2.12%~3.57%。柑橘叶挥发油的第一主成分有：芳樟醇（29.95%~35.86%）、(Z)- 芳樟醇氧化物（26.62%~26.58%）等，也有主成分不同的报告。林正奎等（1990）用水蒸气蒸馏法提取分析了重庆产不同品种柑橘叶的挥发油成分，'椪柑'的主要成分为：芳樟醇（29.95%）、β－蒎烯（23.95%）、桧烯（16.51%）、γ－松油烯（5.55%）、β－松油醇（5.41%）、香叶烯（2.66%）、松油烯 -4- 醇（2.17%）、(Z)- 芳樟醇氧化物（1.88%）、d- 柠檬烯（1.71%）、α－蒎烯（1.55%）等；'宫川'的主要成分为：(Z)- 芳樟醇氧化物（26.62%）、α－罗勒烯（19.71%）、桧烯（14.33%）、(E)- 芳樟醇氧化物（13.31%）、芳樟醇（6.07%）、异松油烯（4.14%）、α－蒎烯（3.86%）、d- 柠檬烯（2.85%）、γ－松油烯（2.83%）、α－莒烯（1.78%）、β－蒎烯（1.16%）等。王桂红等（2011）用水蒸气蒸馏法提取的柑橘干燥叶挥发油的主要成分为：β－榄香烯 (19.96%)、石竹烯 (10.27%)、石竹烯氧化物 (8.78%)、[1R-(1a,3a β ,4a,7 β)]-1,2,3,3a,4,5,6,7- 八氢 -1,4- 二甲基 -7-(1- 甲基乙烯基)- 薁（6.97%）、邻伞花烃（6.27%）、α－ 石竹烯（3.59%）、6- 异丙基 -4,8a- 二甲基 -1,2,3,5,6,7,8,8a- 八氢 - 萘 -2- 醇（2.86%）、[4aR-(4a α ,7a,8a β)]- 十氢 -4a- 甲基 -1- 次甲基 -7-(1- 甲基乙烯基)- 萘（2.60%）、(4aR- 反)- 十氢 -4a- 甲基 -1- 次甲基 -7-(1- 甲基亚乙基)- 萘（2.52%）、7- 甲氧基 -3- 羧酸香豆素（2.43%）、6,10,14- 三甲基 -2- 十五烷酮（1.80%）、γ－松油烯（1.66%）、棕榈酸（1.47%）、β－蒎烯（1.23%）、薄荷醇（1.09%）、(1S- 顺)-1,2,3,5,6,8a- 六氢 -4,7- 二甲基 -1- 异丙基萘（1.09%）、α－金合欢烯（1.01%）等。冯自立等（2014）用水蒸气蒸馏法提取的陕西城固产'朱桔'阴干叶挥发油的主要成分为：γ－榄香烯（30.69%）、β－石竹烯（18.90%）、水芹烯（10.81%）、2- 异丙基 - 甲苯（7.98%）、α－石竹烯（5.26%）、α－法呢烯（4.81%）、桉叶油二烯内酯（2.78%）、桉叶油二烯（2.15%）、异－榄香烯（1.53%）、2- 甲氧基 -4- 乙烯基苯酚（1.50%）、D- 莒烯（1.35%）、异－球朊醇（1.26%）、α－蒎烯（1.03%）等。夏文斌等（2011）用水蒸气蒸馏法提取的柑橘叶挥发油的主要成分为：D- 柠檬烯（15.48%）、α－法呢烯（7.61%）、植物醇（7.56%）、γ－松油烯（3.69%）、二十烷酸（2.27%）、β－月桂烯（1.20%）等。郭辉等（2010）用溶剂萃取法提取的浙江龙游产柑橘叶挥发油的主要成分为：β－氧化石竹烯（10.15%）、十六烷酸（8.15%）、芳樟醇（6.31%）、α－甜橙醛（4.33%）、亚油酸（4.11%）、

视黄醛（4.04%）、亚麻酸（3.74%）、十七烷醇 -1（3.39%）、石竹烯（3.09%）、正十九烷（2.97%）、(–)- 匙叶桉油烯醇（2.89%）、月桂烯（2.03%）、植物醇（1.96%）、顺式澳白檀醇（1.84%）、3,7- 二羟基 -3,7- 二甲基 -1,5- 二辛烯（1.61%）、百里酚甲醚（1.60%）、香芹酚（1.10%）等。梁健钦等（2010）用超临界 CO_2 萃取法提取的广西恭城产砂糖桔阴干叶挥发油的主要成分为：α－崖柏烯 (38.52%)、α－榄香烯 (13.14%)、γ－榄香烯 (2.92%)、α－丁香烯（2.91%）、α－顺式－罗勒烯（2.52%）、α－柠檬烯 (2.52%)、α－蛇麻烯 (2.37%)、α－蒎烯 (2.36%)、α－芳樟醇（2.15%）、β－蒎烯（2.06%）、双环大牻牛儿烯（1.93%）、大牻牛儿烯 D（1.74%）、松油烯 -4- 醇（1.42%）等。橘叶味苦、辛，性平。疏肝行气，化痰散结。治乳痈，乳房结块，胸胁胀痛，疝气。橘（成熟果实）：杨延峰等（2017）用顶空固相微萃取法提取的江西南丰产'南丰蜜桔'新鲜果肉挥发油的主要成分为：D- 柠檬烯（72.47%）、萜品烯（9.19%）、β－蒎烯（2.70%）、芳樟醇（2.68%）、(Z)- 石竹烯（1.08%）等。杨小凤等（2007）用石油醚萃取法提取的'瓯柑'新鲜果肉挥发油的主要成分为：(Z,Z)-9,12- 十八碳二烯酸 (37.46%)、γ－谷甾醇 (22.91%)、正十六碳酸（7.77%）、1- 甲基 -4- 异丙基 -1,4- 环己二烯（6.25%）、菜油甾醇（5.43%）、5,6,7,3',4'- 五甲氧基黄酮（4.80%）、D- 柠檬烯（4.31%）、1- 十九烯（3.97%）、豆甾醇（3.20%）、Z-11- 十六碳烯酸（1.74%）等。橘味甘、酸，性平。润肺生津，理气和胃。治消渴，哕逆，胸膈结气。橘白（白色内层果皮）：水蒸气蒸馏的橘白的得油率为 0.10%。用水蒸气蒸馏法提取的橘白挥发油的主要成分为：D- 柠檬烯（18.31%）、β－蒎烯（17.42%）、γ－松油烯（11.48%）、萜烯醇（9.62%）、4 α － 三甲基 -3- 环己烯甲醇（2.95%）、二十烷酸（2.76%）等（夏文斌等，2011）。橘白味苦、辛、微甘，性温。和胃化湿。治湿浊内阻，胸脘痞满，食欲不振。橘络（果皮内层筋络）：水蒸气蒸馏的橘络的得油率为 0.15%。用水蒸气蒸馏法提取的橘络挥发油的主要成分为：D- 柠檬烯（29.61%）、β－蒎烯（11.99%）、γ－松油烯（8.91%）、萜烯醇（8.21%）、二十烷酸（7.46%）、β－月桂烯（5.22%）、α－芹子烯（3.63%）、4 α － 三甲基 -3- 环己烯甲醇（2.90%）等（夏文斌等，2011）。橘络味甘、苦，性平。通络，理气，化痰。治经络气滞，久咳胸痛，痰中带血，伤酒口渴。

枳壳 ▼

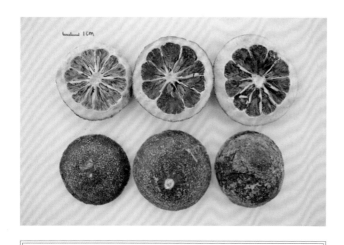

【基源】芸香科柑橘属植物酸橙 *Citrus aurantium* Linn. 及其栽培变种的干燥未成熟果实。

【形态特征】小乔木，枝叶密茂，刺多。叶色浓绿，质地颇厚，翼叶倒卵形，长 1~3cm，宽 0.6~1.5cm，或几无翼叶。总状花序有花少数，有时兼有腋生单花；花蕾椭圆形或近圆球形；花萼 5 或 4 浅裂；花大小不等，花径 2~3.5cm。果圆球形或扁圆形，果皮厚，难剥离，橙黄至朱红色，瓢囊 10~13 瓣，果肉味酸；种子多且大。花期 4~5 月，果期 9~12 月。

【习性与分布】喜温暖湿润、雨量充沛、阳光充足的气候条件。耐旱、耐寒。秦岭以南各地均有栽培。

【挥发油含量】水蒸气蒸馏的枳壳的得油率为 0.19%~2.58%。

【芳香成分】枳壳药材挥发油的第一主成分多为柠檬烯（22.74%~80.45%）。蒋以号等（2010）用水蒸气蒸馏法提取的枳壳挥发油的主要成分为：柠檬烯（63.13%）、枸橼醛（9.64%）、1R-α-蒎烯（5.17%）、β-月桂烯（3.98%）、3,7-二甲基-1,6-辛二烯-3-醇（3.07%）、正十六烷酸（2.06%）、[3aS-(3aα,3bβ,4β,7α,7aS*)]-八氢-7-甲基 3-亚甲基-4-异丙基-1H-环戊二烯-1,2-苯基-1,3-环丙烷（1.93%）、3,7-二甲基-1,3,6-辛三烯（1.74%）、4-莒烯（1.44%）、4-甲基-1-异丙基环己醇-3-烯（1.29%）、氧化芳樟醇（1.17%）等。

【性味与功效】味苦、酸，性微寒。理气宽中，行滞消胀。用于胸胁气滞，胀满疼痛，食积不化，痰饮内停，脏器下垂。

【注】酸橙除幼果和未成熟果实《药典》入药外，花蕾（玳玳花）和果皮（苦橙皮）也可入药。玳玳花：水蒸气蒸馏的玳玳花的得油率为 0.16%~1.10%，

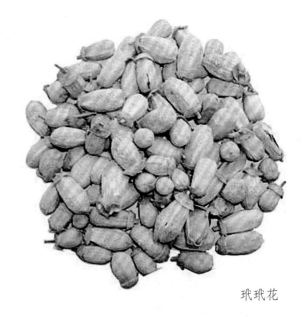

玳玳花

有机溶剂萃取的得油率为 2.18%，超声波萃取的得油率为 2.34%，超临界萃取的得油率为 1.90%。用水蒸气蒸馏法提取的江苏产玳玳花挥发油的主要成分为：萜品醇（20.98%）、柠檬烯（11.67%）、萜品烯（9.24%）、异松油烯（4.25%）、反式-金合欢醇（3.80%）、1-异丙基-4-亚甲基-双环[3.1.0]己烷（3.72%）、石竹烯氧化物（2.61%）、

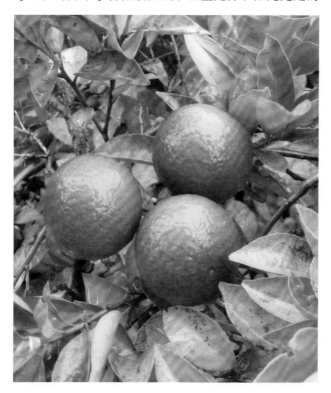

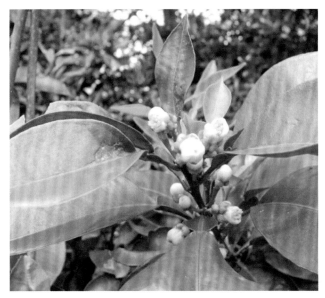

5-甲基-2-(1-甲基乙基)苯酯-2-甲基-丙酸（2.48%）、萜品油烯（2.36%）、正十八烷（2.33%）、反式-橙花叔醇（2.24%）、β-石竹烯（2.00%）、β-榄香烯（1.95%）、正二十烷（1.92%）、(1S)-(+)-3-蒈烯（1.69%）、4-异丙基甲苯（1.44%）、4-甲基-1-(1-甲基乙基)-双环[3.1.0]己烷（1.31%）、4-甲烯基-1-异丙基-环[3.1.0]己烷（1.23%）、(1R)-(+)-α-蒎烯（1.09%）、β-瑟林烯（1.00%）等（姜明华等，2010）。玳玳花味辛、甘、微苦，性平。理气宽胸，和胃止呕。治胸中痞闷，脘腹胀痛，不思饮食，恶心呕吐。苦橙皮：水蒸气蒸馏的酸橙果皮的得油率为0.20%~1.80%。苦橙皮挥发油的主成分多为柠檬烯（35.29%~94.29%），也有主成分不同的报告。付复华等（2010）用水蒸气蒸馏法提取的湖南元江产苦橙皮挥发油的主要成分为：D-柠檬烯（60.84%）、3-蒈烯（7.26%）、芳樟醇（6.65%）、β-月桂烯（5.14%）、1R-α-蒎烯（2.28%）、β-蒎烯（1.55%）、[S-(E,E)]-1-甲基-5-甲基-8-(1-甲基乙基)-1,6-环癸二烯（1.28%）、α-萜品醇（1.06%）等。陈丹等（2008）用水蒸气蒸馏法提取的福建产'玳玳'酸橙果皮挥发油的主要成分为：杜鹃酮（38.58%）、α-柠檬烯（19.40%）、反式罗勒烯（19.29%）、苯乙酸芳樟酯（6.38%）、乙酸松油酯（2.94%）、3-蒈烯（2.54%）、β-蒎烯（2.55%）等。苦橙皮味辛、微苦，性温。理气，化痰，健脾，导滞。治感冒咳嗽，食欲不振，胸腹胀痛，肠鸣便泻，乳痈。

枳实 ▼

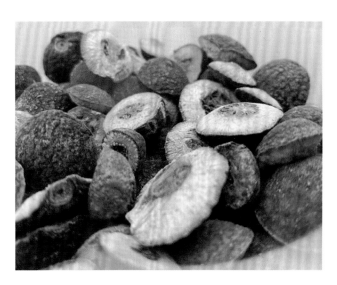

【基源】芸香科柑橘属植物酸橙 *Citrus aurantium* Linn. 及其栽培变种或甜橙 *Citrus sinensis* (Linn.) Osbeck 的干燥幼果。

【形态特征】酸橙同枳壳。甜橙：乔木。翼叶狭长，叶片卵形或卵状椭圆形，长6~10cm，宽3~5cm。花白色，很少背面带淡紫红色，总状花序有花少数，或兼有腋生单花；花萼5~3浅裂，花瓣长1.2~1.5cm。果圆球形，扁圆形或椭圆形，橙黄至橙红色，瓤囊9~12瓣，味甜或稍偏酸；种子少或无。花期3~5月，果期10~12月，迟熟品种至次年2~4月。

【习性与分布】酸橙同枳壳。甜橙：喜温暖湿润气候，不耐干旱。秦岭南坡以南各地广泛栽种。

【挥发油含量】水蒸气蒸馏的枳实的得油率为0.19%~2.58%。

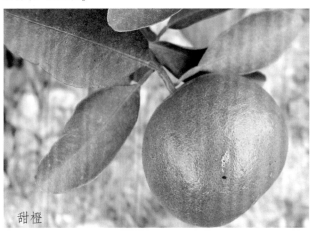

甜橙

【芳香成分】刘元艳等（2011）用水蒸气蒸馏法提取重庆产酸橙干燥幼果挥发油的主要成分为：柠檬烯（47.18%）、β-芳樟醇（21.23%）、β-蒎烯（12.99%）、β-顺式罗勒烯（6.14%）、(+)-香桧烯（2.08%）、β-香叶烯（1.77%）、(-)-α-松油醇（1.19%）、4-松油醇（1.15%）、α-蒎烯（1.11%）等；重庆产甜橙干燥幼果挥发油的主要成分为：柠檬烯（52.15%）、β-芳樟醇（20.08%）、4-松油醇（8.43%）、(+)-香桧烯（5.47%）、β-香叶烯（2.86%）、γ-松油二醇（1.52%）、(-)-α-松油醇（1.27%）等。

【性味与功效】味苦，辛，性微寒。破气消积，化痰散痞。用于积滞内停，痞满胀痛，泻痢后重，大便不通，痰滞气阻，胸痹，结胸，脏器下垂。

【注】甜橙除幼果《药典》入药外，果皮（橙皮）、叶（橙叶）、成熟果实（甜橙）均可入药。橙皮：水蒸气蒸馏的甜橙果皮的得油率为0.18%~9.77%，冷榨法提取的得油率为0.70%~0.90%，冷磨法提取的得油率为1.92%，超临界萃取的得油率为3.78%~8.79%，微波萃取的果皮的得油率为0.53%~1.05%，超声波萃取的新鲜果皮的得油率为2.40%。甜橙果皮挥发油的主成分多为柠檬烯（49.00%~96.80%），也有主成分不同的报告。欧小群等（2015）用水蒸气蒸馏法提取的重庆奉节产'奉节脐橙'新鲜果皮挥发油的主要成分为：柠檬烯（88.47%）、芳樟醇（1.90%）、2-侧柏烯（1.57%）等。王强等（2018）用水蒸气蒸馏法提取的江西于都产'奈维林娜'甜橙新鲜果皮挥发油的主要成分为：月桂烯（47.04%）、2-蒎烯（15.31%）、3-亚甲基-6-(1-甲基乙基)环己烯（11.59%）、癸醛（7.00%）、正辛醛（6.06%）、3-蒈烯（4.70%）、巴伦西亚橘烯（2.34%）、α-松油醇（1.78%）、柠檬醛（%）、1.69萜品油烯（1.25%）、(Z)-3,7-二甲基-2,6-辛二烯醛（1.24%）等。胡黎明等（2011）用水蒸气蒸馏法提取的甜橙干燥果皮挥发油的主要成分为：β-蒎烯（9.23%）、芳樟醇（4.77%）、3-蒈烯（3.98%）、对-薄荷-反式-2,8-二烯-1-醇（3.51%）、桧烯（3.20%）、癸醛（3.09%）、顺式-氧化柠檬烯（2.12%）、香芹酮（1.54%）、葛缕醇（1.53%）、正辛醇（1.42%）、α-松油醇（1.29%）、巴伦西亚橘烯（1.08%）等。橙皮味辛、苦，性温。行气健脾，降逆化痰。治脾胃气滞之脘腹胀满，恶心呕吐，食欲不振，痰壅气逆之咳嗽痰多，胸隔满闷，梅核气。橙叶：甜橙叶挥发油的第一主成分多为桧烯（27.41%~52.11%），也有主

成分不同的报告。黄远征等（1998）用水蒸气蒸馏法提取的重庆产'华盛顿脐橙'甜橙新鲜叶挥发油的主要成分为：桧烯（34.92%）、芳樟醇（8.34%）、(E)-β-罗勒烯（7.30%）、δ-3-蒈烯（7.25%）、香叶醛（6.20%）、橙花醛（4.82%）、月桂烯（3.59%）、柠檬烯（3.39%）、香茅醛（3.30%）、β-榄香烯（1.79%）、β-蒎烯（1.63%）、β-甜橙醛（1.40%）、α-蒎烯（1.39%）、α-异松油烯（1.22%）等；'江苏柑'的主要成分为：月桂烯（22.97%）、β-蒎烯（15.69%）、香茅醛（14.43%）、乙酸香叶酯（8.13%）、芳樟醇（7.29%）、(E)-β-罗勒烯（6.86%）、乙酸橙花酯（4.00%）、桧烯（2.73%）、香叶醛（1.46%）、香茅醇（1.35%）、柠檬烯（1.24%）、橙花醛（1.09%）等。橙叶味辛、苦，性平。散瘀止痛。治疮疡肿痛。甜橙：甜橙果实挥发油的第一主成分多为柠檬烯（40.91%~84.79%），也有少数主成分不同的报告。唐会周等（2011）用固相微萃取法提取的江西安远产纽荷尔赣南脐橙果肉挥发油的主要成分为：D-柠檬烯（70.02%）、1,8a-二甲基-7-异丙烯基-1,2,3,5,6,7,8,8a-八氢萘（8.34%）、β-月桂烯（3.35%）、4a,8-二甲基-2-异丙烯基-1,2,3,4,4a,5,6,8a-八氢萘（2.71%）、乙醇（1.99%）、丁酸乙酯（1.80%）、α-人参烯（1.21%）、β-水芹烯（1.12%）等。马培恰等（2008）用水蒸气蒸馏法提取的广东广州产'雪柑'甜橙果肉挥发油的主要成分为：己二酸二甲酯（18.75%）、丙酸（17.01%）、乙基苯（15.23%）、2,2-二甲基-3-羟基丙醛（12.76%）、戊二酸二甲酯（10.93%）、1,4-二甲苯（9.46%）、丁酸（9.26%）、2,3-二溴丙醇（3.14%）、2-甲基己二腈（1.88%）、2-甲基-4,6-辛二炔-3-酮（1.57%）等。甜橙味辛、甘、微苦，性微温。疏肝行气，散结能乳，解酒。治肝气郁滞所致胁肋疼痛，脘腹胀满，产妇乳汁不通，乳房结块肿痛，醉酒。

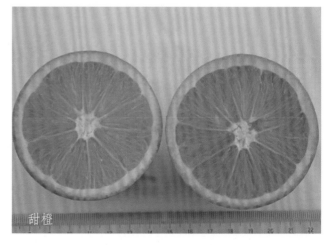

甜橙

香橼 ▼

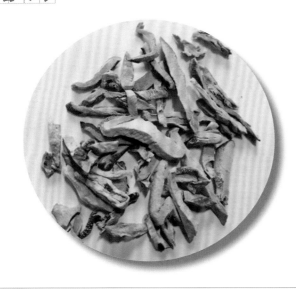

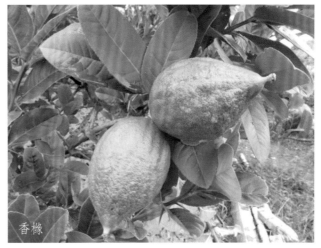

香橼

【基源】芸香科柑橘属植物枸橼（香橼）*Citrus medica* Linn. 或香圆 *Citrus wilsonii* Tanaka（《中国植物志》的学名为 *Citrus grandis × junos*）的干燥成熟果实。

【形态特征】常绿乔木，小枝有短刺；叶卵圆至长椭圆形，长 6~12cm，宽 2.5~7cm，基部宽楔形或钝圆，缘成波状；翼叶侧心形，上部宽 1~3.5cm；花大，内白外紫，有芳香，单生或簇生；果长圆形或球形；直径 8~10cm，比玳玳果稍大，橙黄色，具芳香，表面粗糙，皮厚 8mm 以上，不易剥离，能挂果 1 年至 2 年。

【习性与分布】喜温暖湿润气候，怕严霜，不耐严寒。分布于长江两岸及以南各省。

【挥发油含量】水蒸气蒸馏的香圆果实的得油率为 0.71%，香橼干燥成熟果实的得油率为 1.10%。

【芳香成分】香橼：余珍等（1996）用水蒸气蒸馏法提取的云南德宏产野生香橼挥发油的主要成分为：柠檬烯（44.24%）、4-蒈烯（20.42%）、柠檬醛（9.08%）、橙花醛（5.68%）、α-蒎烯（2.49%）、6-甲基-5-庚烯-2-酮（2.34%）、月桂烯（2.29%）、t-β-罗勒烯（1.68%）、异松油烯（1.47%）、3-蒈烯（1.08%）、α-崖柏烯（1.07%）等。丁玉萍等（2005）用超临界 CO_2 萃取法提取的云南墨江产香橼挥发油的主要成分为：亚油酸(32.09%)、棕榈酸(21.76%)、9-十八碳烯酸(9.93%)、D-柠檬烯(4.75%)、十八酸(3.18%)、

芳樟醇（1.58%）、二十五烷（1.38%）、葡萄内酯（1.36%）、三十四烷（1.30%）、十六碳烯酸（1.26%）、α-荜澄茄油烯（1.19%）等。

香圆：陈萌等（2018）用水蒸气蒸馏法提取的四川产香圆挥发油的主要成分为：环氧芳樟醇（32.25%）、(E)-氧化芳樟醇（17.04%）、棕榈酸（11.68%）、柠檬烯（2.00%）、亚油酸（1.98%）、2-糠醛（1.56%）、α-松油醇（1.53%）、芳樟醇（1.22%）、香叶基芳樟醇（1.17%）等。

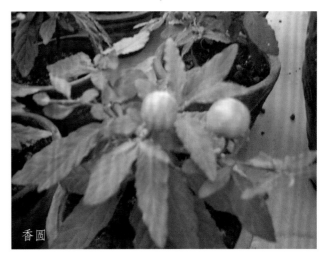

香圆

【性味与功效】味辛、微苦、酸，性温。疏肝理气，宽中，化痰。用于肝胃气滞，胸胁胀痛，脘腹痞满，呕吐噫气，痰多咳嗽。

【注】香橼除果实《药典》入药外，叶（香橼叶）也可入药。水蒸气蒸馏的香橼叶的得油率为 0.21%~2.40%。余珍等（1996）用水蒸气蒸馏法提取的云南德宏野生香橼叶挥发油的主要成分为：柠檬醛（25.64%）、柠檬烯（23.38%）、橙花醛（17.28%）、香茅醛（10.39%）、癸酸（4.06%）、橙花醇（2.12%）、香叶醇（1.70%）、3-蒈烯（1.52%）、6-甲基-5-

庚烯 -2- 酮（1.21%）、芳樟醇（1.08%）、乙酸橙花醇酯（1.07%）、天竺葵醛（1.06%）等。孙汉董等（1984）用水蒸气蒸馏法提取的云南盈江产野生香橼叶挥发油的主要成分为：柠檬烯（56.63%）、香叶醛（13.52%）、橙花醛（8.18%）、对伞花烃（3.92%）、甲基庚烯酮+ 月桂烯（3.26%）、乙酸香叶酯（2.34%）、香茅醛（1.92%）、α - 水芹烯（1.83%）等。伍岳宗等（1990）用水蒸气蒸馏法提取的'木里香橼'叶挥发油的主要成分为：柠檬烯（31.73%）、香茅醛（23.38%）、α - 柠檬醛（16.54%）、橙花醇（11.78%）、乙酸香叶酯（4.71%）、乙酸橙花酯（2.26%）、芳樟醇（1.55%）、乙酸香茅酯（1.43%）、香茅醇（1.19%）等。香橼叶味苦、辛，性微寒。治伤寒咳嗽。

佛手 ▼

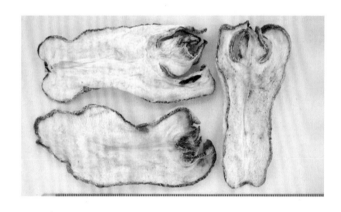

【基源】芸香科柑橘属植物佛手 *Citrus medica* Linn. var. *sarcodactylis* Swingle 的干燥果实。

【形态特征】不规则分枝的灌木或小乔木。新生嫩枝、芽及花蕾均暗紫红色，茎枝多刺。单叶；叶片椭圆形或卵状椭圆形，长 6~12cm，宽 3~6cm，或有更大，叶缘有浅钝裂齿。总状花序有花达 12 朵，有时兼有腋生单花；花两性，有单性花趋向；花瓣 5 片，长 1.5~2cm；雄蕊 30~50 枚。果皮甚厚，通常无种子。花期 4~5 月，果期 10~11 月。

【习性与分布】喜温暖湿润、阳光充足的环境，不耐严寒、怕冰霜及干旱，耐阴，耐瘠，耐涝。分布于长江以南各省区。

【挥发油含量】水蒸气蒸馏的佛手药材的得油率为 0.10%~1.60%，超临界萃取的得油率为 1.85%~1.89%。

【芳香成分】佛手挥发油的主成分多为柠檬烯（13.47%~81.18%），也有第一主成分不同的报告。杜志炉等（2006）用水蒸气蒸馏法提取的浙江金华产佛手挥发油的主要成分为：D- 柠檬烯（57.87%）、(+)-2- 莰烯（25.12%）、α - 蒎烯（4.60%）、β - 蒎烯（4.59%）、薄荷二烯（1.27%）等。金晓玲等（2002）用有机溶剂萃取法提取的四川产川佛手挥发油的主要成分为：5,7- 二甲氧基香豆素（37.55%）、d- 柠檬烯（21.89%）、γ - 松油烯（8.38%）、顺 -9- 顺 -12- 十八碳二烯酸（4.19%）、十六烷酸（3.59%）、6,7- 二甲氧基香豆素（3.48%）、叔戊基苯（3.05%）、1,4- 对叔戊基苯（2.61%）、α - 蒎烯（2.38%）、(+)-β - 甜没药烯（1.72%）、Z,Z-10,12- 十六碳二烯醇乙酸酯（1.64%）、2,4,5- 三乙基苯乙酮（1.39%）、à,2,5- 三甲基苯乙醛（1.36%）、2,5,6- 三甲基辛烷（1.26%）、β - 蒎烯（1.22%）等。金晓玲等（2001）用水蒸气蒸馏法提取的浙江金华产佛手挥发油的主要成分为：柠檬酸（48.42%）、1- 甲基 -(1- 甲乙基)- 苯（30.81%）、α - 蒎烯（4.35%）、β - 蒎烯（3.33%）、β - 香叶烯（1.48%）、1- 羟基沉香醇（1.45%）、2- 甲基 -5-(1- 甲乙基)- 二环己烯（1.36%）、2- 甲基 -5-(1- 甲基乙烯基)-2- 环己烯醇 -1- 酮（1.27%）等。马越等（2009）用超临界 CO_2 萃取法提取的浙江金华产佛手挥发油的主要成分为：β - 石竹烯（10.20%）、α - 石竹烯（9.30%）、γ - 松油烯（8.81%）、桉树脑（8.44%）、冰片酮（8.11%）、D- 柠檬烯（5.60%）、芳樟醇（4.82%）、1- 甲基 -4-(5- 甲基 -1- 亚甲基 -4- 己烯)- 环己烯（4.15%）、冰片醇（4.01%）、莳烯（3.77%）、α - 蒎烯酮（3.77%）、2- 甲基 -3- 苯丙醛（3.00%）、乙酸冰片酯（2.89%）、α - 蒎烯（2.03%）、3- 莰烯 -10- 醛（1.49%）、2- 甲基 -5-(1- 甲基乙烯基)-2- 环己烯醇（1.43%）、3,7- 二甲基 -2,6- 辛二烯醛（1.23%）、松油醇 -8（1.12%）、氧化丁香烯（1.11%）、5,7- 二甲氧香豆素（1.10%）、1,3,3- 三甲基 -2- 乙烯基 - 环己烯（1.01%）、石竹烯氧化物（1.00%）等。杨慧等（2015）用低温连续相变萃取法提取的广东产佛手挥发油的主要成分为：棕榈酸（22.36%）、亚油酸（18.14%）、D- 柠檬烯（12.97%）、萜品烯（9.24%）、邻苯二甲酸二异丁酯（6.12%）、硬脂酸（3.36%）、2- 羟基 -4,6- 二甲氧基苯乙酮（2.12%）、1- 石竹烯（1.81%）、1,2- 环己二甲醇（1.37%）等。罗朵生等（2014）用水蒸气蒸馏法提取的广东产佛手药材挥发油的主要成分为：香叶醇（12.36%）、柠檬烯（12.23%）、2,3-丁二醇（8.69%）、橙花醇（8.53%）、γ-松油烯（6.15%）、4-萜烯醇（2.71%）、异丙基邻甲苯（2.65%）、芳樟烯（2.52%）、α-松油醇（1.87%）、2-乙氧基丁烷（1.22%）、壬醛（1.02%）等。

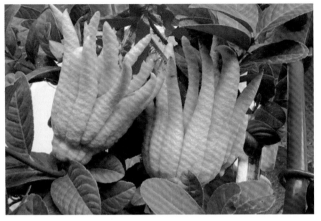

【性味与功效】味辛、苦，性温。疏肝理气，和胃止痛，燥湿化痰。用于肝胃气滞，胸胁胀痛，胃脘痞满，食少呕吐，咳嗽痰多。

化橘红 ▼

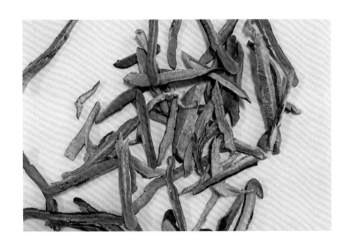

【基源】芸香科柑橘属植物化州柚 *Citrus grandis* 'Tomentosa' 或柚 *Citrus grandis* (Linn.) Osbeck（《中国植物志》同种植物的学名为 *Citrus maxima* (Burm.) Merr.）的未成熟或近成熟的干燥外层果皮。前者习称"毛橘红"，后者习称"光七爪"、"光五爪"。

【形态特征】乔木。嫩枝、叶背、花梗、花萼及子房均被柔毛，嫩叶常暗紫红色。叶质颇厚，阔卵形或椭圆形，连翼长 9~16cm，宽 4~8cm，或更大，翼叶长 2~4cm，宽 0.5~3cm。总状花序，有时兼有腋生单花；花萼 5~3 浅裂；花瓣长 1.5~2cm。果圆球形，扁圆形，梨形或阔圆锥状，横径常 10cm 以上，常淡黄或黄绿色，有朱红色的，果皮海绵质，瓢囊 10~19 瓣；种子多达 200 余粒，或无子，通常近似长方形。花期 4~5 月，果期 9~12 月。品种品系多。

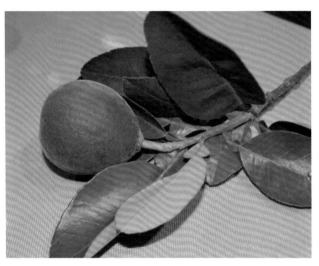

【习性与分布】栽培于丘陵地带。喜暖热湿润气候。较耐阴，但需要较好的光照条件，忌强光照射。分布于长江流域以南各省区。

【挥发油含量】水蒸气蒸馏的化橘红药材的得油率为 0.30%~1.15%。

【芳香成分】化橘红药材挥发油的主成分多为柠檬烯（8.73%~95.58%），相对含量因品种、提取方法、产地等而差异很大；也有第一主成分不同的报告。黄兰珍等（2008）用水蒸气蒸馏法提取的广东化州产化州橘红挥发油的主要成分为：柠檬烯（39.87%）、月桂烯（12.76%）、棕榈酸（8.26%）、对聚伞花素（5.11%）、松油烯（3.94%）、榄香烯（2.24%）、蒎烯（2.04%）、亚油酸（1.91%）、松油醇（1.68%）、芳樟醇（1.57%）、橙花叔醇（1.34%）、荜澄茄油萜（1.18%）等。陈连剑等（2003）用超临界 CO_2 萃取法提取的广东化州产正毛化橘红挥发油的主要成分为：十六烷酸甲基酯（10.60%）、柠檬烯（6.86%）、豆甾-5,22-二烯-3-醇（4.74%）、7,11,15-三甲基-3-亚甲基-己烷（4.58%）、7-甲氧基-8-[2-氧代-3-甲基丁基]香豆素（4.08%）、γ-松油烯（3.82%）、表-二环-倍半水芹烯（3.55%）、9,12-十八碳二烯酸（3.42%）、β-月桂烯（2.56%）、橙花叔醇（1.90%）、γ-杜松烯（1.79%）、大根香叶烯（1.78%）、麦角甾-5-3-醇（1.35%）、δ-杜松烯（1.09%）、苯甲酸（1.06%）、维生素E（1.03%）等；广东化州产副毛化橘红挥发油的主要成分为：9,12-十八碳二烯酸（11.68%）、豆甾-5,22-二烯-3-醇（9.50%）、9-十八（碳）烯酸（5.81%）、7-甲氧基-8-[2-氧代-3-甲基丁基]香豆素（5.62%）、9,12,15-十八碳三烯醛（2.21%）、维生素E（2.16%）、麦角甾-5-3-醇（2.02%）、7,11,15-三甲基-3-亚甲基-己烷（1.28%）、十六烷酸甲基酯（1.03%）等；广西产无毛化橘红挥发油的主要成分为：4-豆甾烯-3-酮（22.14%）、4-麦角甾烯-3-酮（6.30%）、豆甾-4,22-二烯-3-酮（4.97%）、豆甾-5,22-二烯-3-醇（4.18%）、柠檬烯（2.47%）、7-甲氧基-8-[2-氧代-3-甲基丁基]香豆素（1.91%）、豆甾-4-烯-3-酮（1.89%）、麦角甾-5-3-醇（1.65%）等。樊猛等（2006）用同时蒸馏萃取法提取的广东产沙田柚阴干果皮挥发油的主要成分为：圆柚酮（30.76%）、王草素（17.52%）、D-柠檬烯（10.26%）顺、式-芳樟醇氧化物（4.44%）、糠醛（3.46%）、反式-芳樟醇氧化物（3.19%）、石竹烯（2.86%）、斯巴醇（1.70%）等。

【性味与功效】味辛、苦，性温。理气宽中，燥湿化痰。用于咳嗽痰多，食积伤酒，呕恶痞闷。

【注】柚除外层果皮《药典》入药外，叶（柚叶）、花（柚花）、成熟果实（柚）、化州柚的幼小果实（橘红珠）均可入药。柚叶：水蒸气蒸馏的柚叶的得油率为0.02%~0.30%，超临界萃取的得油率为0.93%~7.83%，微波萃取的得油率为1.05%，有机溶剂萃取的得油率为3.05%，无溶剂微波萃取的新鲜嫩叶的得油率为1.46%，老叶的得油率为2.10%。黄兰珍等（2008）用水蒸气蒸馏法提取的广东化州产'化州柚'干燥

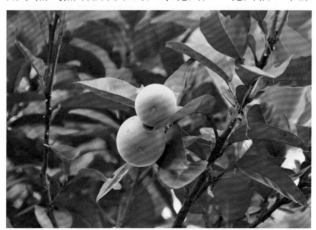

叶挥发油的主要成分为：植醇（13.38%）、石竹烯（11.84%）、棕榈酸（9.60%）、芳樟醇（8.65%）、香叶醇（8.04%）、9,12-十八碳二烯酸（6.63%）、橙花叔醇（6.13%）、榄香烯（5.42%）、异香橙烯环氧化物（3.86%）、橙花醇乙酸酯（1.90%）、石竹烯氧化物（1.85%）、3,7-二甲基辛二醇（1.34%）等。韩寒冰等（2015）用水蒸气蒸馏法提取的广东化州产'化州柚'干燥嫩叶挥发油的主要成分为：石竹烯（20.46%）、β-蒎烯（19.44%）、γ-萜品烯（19.30%）、D-柠檬烯（10.49%）、β-月桂烯（6.95%）、β-罗勒烯（1.59%）、γ-荜澄茄烯（1.56%）、β-荜澄茄油烯（1.53%）、α-萜品醇（1.48%）、γ-依兰油烯（1.43%）、甜没药烯（1.37%）、2,6-二叔丁基对甲酚（1.25%）、甘香烯（1.07%）等。程荷凤等（1996）用水蒸气蒸馏法提取的广东广州产'化州柚'夏季果实未成熟时叶挥发油的主要成分为：β-香茅醛（38.20%）、4-甲基-2-己酮（18.61%）、β-香茅醇（8.11%）、4-莰烯（7.84%）乙酸芳樟酯（3.10%）、丁酸-(3,7-二甲基)-6-辛烯酯（2.60%）、S-(Z)-3,7,11-三甲基-1,6,10-十二碳三烯-3-醇（2.29%）、罗勒烯（1.83%）、β-月桂烯（1.45%）、D-柠檬烯（1.12%）、二-(二氯甲基)醚（1.03%）等。林正奎等（1990）用水蒸气蒸馏法提取的重庆产'四季抛'柚叶挥发油的主要成分为：香叶醛（23.04%）、橙花醛（13.62%）、香芹酮（11.51%）、γ-松油烯（10.74%）、β-蒎烯（7.64%）、乙酸芳樟酯（6.57%）、γ-榄香烯（2.96%）、乙酸香叶酯（2.33%）、芳樟醇（2.25%）、β-石竹烯（1.97%）、香叶烯（1.62%）、香茅醛（1.36%）等。韩寒冰等（2018）无水乙醇超声辅助萃取法提取的广东化州产'化州柚'新鲜叶挥发油的主要成分为：β-月桂烯（10.31%）、γ-萜品烯（8.76%）、β-蒎烯（8.27%）、角鲨烯（8.14%）、补骨脂素（6.75%）、D-柠檬烯（6.43%）、亚油酸（5.18%）、甘香烯（2.60%）、棕榈酸乙酯（2.56%）、α-萜品醇（2.35%）、β-榄香烯（2.12%）、橙皮油内酯（2.06%）、α-蒎烯（2.02%）、甜没药烯（1.93%）、β-罗勒烯（1.90%）、佛手柑内酯（1.72%）、α-法尼烯（1.69%）、α-萜品烯（1.68%）、γ-荜澄茄烯（1.54%）、橙花叔醇乙酯（1.38%）、3-侧柏烯（1.28%）、石竹烯（1.22%）、β-萜品醇（1.12%）、(9Z)-9,17-十八碳二烯醛（1.12%）、大根香叶烯D（1.05%）、顺-4-侧柏醇（1.02%）、β-芳樟醇（1.01%）等。柚叶味

辛、苦，性温。行气止痛，解毒消肿。治头风痛，寒湿痹痛，食滞腹痛，乳痈，扁桃体炎，中耳炎。柚花：水蒸气蒸馏的柚干燥花的得油率为0.91%，超临界萃取的花的得油率为2.70%~8.76%。王晓霞等（2013）用同时蒸馏萃取法提取的云南西双版纳产柚新鲜花挥发油的主要成分为：香叶基香叶醇（24.24%）、橙花叔醇（19.09%）、L-芳樟醇（13.03%）、3,7-二甲

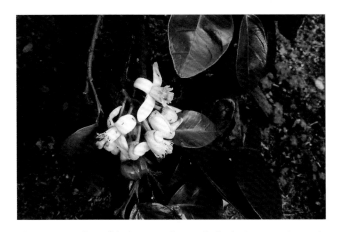

基-1,3,6-辛三烯（4.87%）、吲哚嗪（3.66%）、金合欢醇异构体B（2.56%）、香叶醇（2.21%）、反式芳樟醇氧化物（1.66%）、反式香叶醇（1.48%）、芳樟醇氧化物（1.24%）、9,17-十八碳二烯醛（1.19%）、E-柠檬醛（1.05%）等；干燥花挥发油的主要成分为：DL-柠檬烯（16.06%）、β-罗勒烯（13.55%）、香叶基香叶醇（11.42%）、L-芳樟醇（11.25%）、橙花叔醇（9.63%）、邻胺基苯甲酸甲酯（4.48%）、橙花醇（3.26%）、吲哚嗪（2.64%）、2-β-蒎烯（1.67%）、芳樟醇氧化物（1.67%）、菖蒲二烯（1.61%）、反式-β-石竹烯（1.37%）、金合欢醇异构体B（1.04%）等。叶鹏等（2007）用乙醚浸提、水蒸气蒸馏和溶剂萃取法提取的福建平和产'琯溪蜜柚'鲜花挥发油的主要成分为：邻苯二甲酸二丁酯（38.18%）、橙花叔醇（18.11%）、沉香醇（15.54%）、金合欢醇（12.41%）、香茅醛（4.49%）、δ-3-蒈烯（2.00%）、柠檬烯（1.43%）、α-蒎烯（1.05%）、β-月桂烯（1.05%）等。韩寒冰等（2018）无水乙醇超声辅助萃取法提取的广东化州产'化州柚'新鲜花挥发油的主要成分为：橙花叔醇（19.57%）、β-月桂烯（14.46%）、法尼醇（13.99%）、γ-萜品烯（7.52%）、β-蒎烯（6.27%）、亚油酸（3.43%）、角鲨烯（3.12%）、橙花叔醇乙酯（2.83%）、棕榈酸乙酯（2.65%）、β-芳樟醇（2.56%）、8-羟基芳樟醇（2.01%）、石竹烯（2.00%）、肉豆蔻醛（1.64%）、D-柠檬烯（1.53%）、大根香叶烯

D（1.46%）、(9Z)-9,17-十八碳二烯醛（1.23%）、α-萜品醇（1.09%）等。程菊英等（1987）用僧水性树脂XAD-4吸附的广西南宁产柚鲜花头香的主要成分为：芳樟醇（71.65%）、β-蒎烯（6.81%）、β-水芹烯（6.47%）、玫瑰呋喃（5.34%）、α-罗勒烯（3.23%）、柠檬烯（2.37%）橙花叔醇（1.68%）等。张远志（2017）用乙醇浸提法提取的福建平和产柚新鲜花浸膏的主要成分为：(Z,Z)-9,12-十八烷二烯酸乙酯（14.68%）、十六碳三烯酸甲酯（10.19%）、(2-z,6-E)-法尼醇（9.32%）、棕榈酸乙酯（8.44%）、咖啡因（7.96%）、5-十二炔（4.31%）、N,N-二甲基乙醇胺（4.20%）、橙花叔醇（4.09%）、金合欢醇（4.09%）、叶绿醇（3.60%）、氧化石竹烯（3.06%）、亚油酸（2.13%）、棕榈酸（1.96%）、罗勒烯（1.93%）、4-甲基嘧啶（1.88%）、3-蒈烯（1.67%）、4-乙烯基-2-甲氧基苯酚（1.13%）等；树脂吸附法提取的福建平和产柚新鲜花头香的主要成分为：金合欢醇（14.51%）、橙花叔醇（12.81%）、金合欢醇（8.80%）、咖啡因（7.81%）、邻苯二甲酸二(2-乙基己)酯（4.71%）、氨茴酸甲酯（3.81%）、柠檬烯（3.64%）、油酸酰胺（3.41%）、棕榈酸（2.14%）、吲哚（1.97%）、乙酸（1.50%）、(2-z,6-E)-法尼醇（1.35%）、橙皮油素（1.35%）、当归内酯（1.28%）、己二酸二(2-乙基己)酯（1.26%）、N,N-二甲基-4-羟基色胺（1.17%）、丁酸-1-乙烯基-1,5-二甲基-4-己烯基酯（1.17%）、4-甲基嘧啶（1.12%）、丙烯酰胺（1.10%）、亚油酸（1.07%）等。柚花味辛、苦，性温。行气，化痰，止痛。治胃脘胸膈间痛。柚：同时蒸馏萃取的柚果肉的得油率为0.67%。用同时蒸馏萃取法提取的浙江玉环产'玉环柚'果肉挥发油的主要成分为：柠檬烯

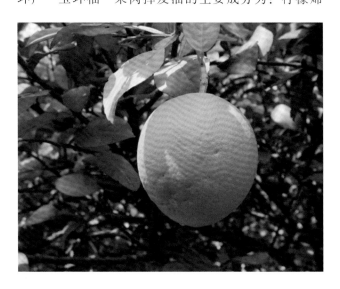

（17.69%）、正十五（碳）烷（16.07%）、冰片（9.66%）、4,4a- 二甲基 -6-(1- 甲基乙烯基)-4,4a,5,6,7,8- 六氢化萘酮（7.10%）、顺式 - 氧化里哪醇（5.42%）、异冰片（5.20%）、5- 四氢化乙烯基 -α,α,5- 三甲基 - 顺 -2- 呋喃甲醇（3.00%）、1- 十八烯（1.53%）、(Z)-7- 十六烷（1.23%）、β - 蒎烯（1.07%）、1,8a- 二甲基 -7-(1- 甲基乙烯基)-1,2,3,5,6,7,8,8a- 八氢化萘（1.00%）等（张捷莉等，2008）。柚味甘、酸，性寒。消食，化痰，醒酒。治饮食积滞，食欲不振，醉酒。橘红珠：水蒸气蒸馏的橘红珠的得油率为 0.17%~1.80%。橘红珠挥发油的第一主成分多为柠檬烯（26.86%~46.83%），也有少数主成分不同的报告。张立坚等（2006）用水蒸气蒸馏法提取的广东化州产橘红珠挥发油的主要成分为：柠檬烯（26.86%）、β - 月桂烯（16.18%）、α - 萜品烯（15.63%）、大根香叶烯 D（14.73%）、α - 丁子香烯（4.10%）、对伞花烃（2.68%）、大根香叶烯 B（2.48%）、石竹烯（2.15%）、α - 蒎烯（1.31%）、β - 蒎烯（1.24%）、α - 依兰油烯（1.03%）、萜品油烯（1.17%）等。韩寒冰等（2018）无水乙醇超声辅助萃取法提取的广东化州产 '化州柚' 50d 龄新鲜幼果挥发油的主要成分为：γ - 萜品烯（20.70%）、β - 月桂烯（20.35%）、大根香叶烯 D（18.46%）、D- 柠檬烯（4.89%）、石竹烯（3.46%）、α - 萜品醇（2.63%）、β - 蒎烯（2.44%）、亚油酸（2.20%）、橙花叔醇乙酯（2.04%）、大根香叶烯 B（1.77%）、十六碳三烯酸甲酯（1.65%）、α - 蒎烯（1.64%）、顺 -4- 侧柏醇（1.49%）、δ - 荜澄茄烯（1.37%）、前胡内酯（1.34%）、桧烯（1.29%）、3- 侧柏烯（1.05%）等。橘红珠味酸、苦，性温。行气导滞。治饮食积滞，症瘕。

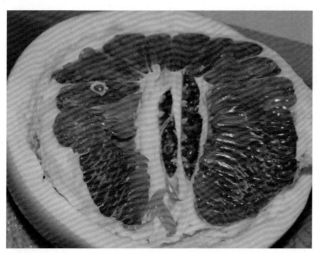

花椒 ▼

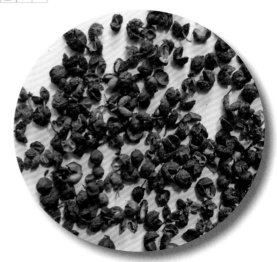

【基源】芸香科花椒属植物青椒（青花椒）*Zanthoxylum schinifolium* Sieb. et Zucc. 或花椒 *Zanthoxylum bungeanum* Maxim. 的干燥成熟果皮。

【形态特征】青花椒：高 1~2 m 灌木。叶有小叶 7~19 片。花序质生，萼片及花瓣均 5 片，花瓣淡黄白色。分果瓣红褐色。花期 7~9 月，果期 9~12 月。花椒：高 3~7m 的落叶小乔木；枝有短刺。叶有小叶 5~13 片；小叶对生，卵形或椭圆形，叶轴顶部的较大，长 2~7cm，宽 1~3.5cm，叶缘有细裂齿，齿缝有油点。叶背干后常有红褐色斑纹。花序顶生或生于侧枝之顶；花被片 6~8 片，黄绿色，形状及大小相近。果紫红色，单个分果瓣径 4~5mm，散生微凸起的油点；种子长 3.5~4.5mm。花期 4~5 月，果期 8~9 月或 10 月。

【习性与分布】见于平原至海拔较高的山地，海拔 2500m 以下的路旁、山坡的灌木丛中。耐寒，耐旱，喜阳光。适宜温暖湿润环境。不耐涝。分布于北自东北南部，南至五岭，东起江苏、浙江，西至西藏。

【挥发油含量】《药典》规定花椒药材含挥发油不得少于 1.5%。水蒸气蒸馏的花椒的得油率为 1.28%~9.26%；同时蒸馏萃取的得油率为 3.75% ~ 12.58%；超临界萃取的得油率为 4.24%~13.39%，有机溶剂萃取的得油率为 2.00%~11.84%，超声波萃取的得油率为 6.74%。水蒸气蒸馏的青花椒的得油率为 4.59%~8.64%，同时蒸馏萃取的得油率为 8.50%。

【芳香成分】青花椒：青花椒挥发油的主成分多为芳樟醇（22.94%~74.16%），其次为爱草脑（82.66%~95.02%），也有主成分不同的报告。石雪萍等（2010）用水蒸气蒸馏法提取的四川凉山产青花椒挥发油的主要成分为：芳樟醇（63.33%）、D-柠檬烯（5.75%）、4-甲基-1-异丙基-3-环己烯-1-醇（3.82%）、2-甲基丙酸乙酯（3.74%）、2-甲基丁酸乙酯（2.28%）、2-氨基苯甲酸-3,7-二甲基-1,6-辛二烯-3-醇酯（1.89%）、顺-12-甲基-2-乙烯基-5-(α-羟基异丙基)-2-四氢呋喃（1.63%）、β-水芹烯（1.48%）、1-甲基-2-异丙基苯（1.13%）、丁酸乙酯（1.00%）等。李惠勇等（2009）用水蒸气蒸馏法提取的四川金阳产青花椒挥发油的主要成分为：爱草脑（82.66%）、1-甲基-4-(1-甲基乙基)-环己烯（5.50%）、桧烯（3.67%）、4-甲基-1-(1-甲基乙基)-3-环己烯-1-醇（1.77%）、β-月桂烯（1.14%）等。林佳彬等（2012）用水蒸气蒸馏法提取的青花椒挥发油的主要成分为：3,7,7-三甲基-(1S)-双环[4.1.0]庚-3-烯（45.73%）、1-甲氧基-4-(1-丙烯基)-苯（8.61%）、D-柠檬烯（8.49%）、4-甲基-1-(1-甲基乙基)-(R)-3-环己烯-1-醇（4.97%）、侧柏酮（4.46%）、4-甲基-1-(1-甲基乙基)-环己烯（2.50%）、1-甲基-4-(1-甲基乙基)-1,4-环己二烯（2.01%）、橙花叔醇酸（1.39%）、a,a-4-甲基-3-环己烯-1-甲醇（1.37%）、1-甲基-4-(1-甲基亚乙基)-环己烯（1.33%）、1-甲基-4-(1-甲基乙基)-1,3-环己二烯（1.30%）等。麻琳等（2016）用水蒸气蒸馏法提取的重庆产青花椒挥发油的主要成分为：枞松油烯（36.51%）、芳樟醇（21.60%）、β-月桂烯（16.81%）、乙酸芳樟酯（10.67%）、（顺）-β-罗勒烯（3.38%）、（反）-β-罗勒烯（2.77%）、桉树脑（2.29%）、4(10)-侧柏烯（1.38%）等。

花椒：花椒挥发油以柠檬烯（7.78%~64.50%）为第一主成分的报告最多，其次是芳樟醇（22.61%~59.24%），也有第一主成分不同的报告。赵志峰等（2004）用水蒸气蒸馏法提取的四川汉源产'汉源花椒'挥发油的主要成分为：柠檬烯（38.61%）、芳樟醇（17.50%）、乙酸芳樟酯（15.70%）、β-月桂烯（13.26%）、反-β-罗勒烯（2.84%）、大根香叶烯D（2.65%）、β-罗勒烯（2.61%）、丙酸芳樟酯（1.42%）、δ-杜松烯（1.04%）等。李惠勇等（2009）用水蒸气蒸馏法提取的四川汉源产'汉源花椒'果皮挥发油的主要成分为：芳樟醇（23.47%）、柠檬烯（20.33%）、β-月桂烯（12.52%）、1,8-桉叶素（11.43%）、α-松油醇（3.68%）、3,7-二甲基-1,3,7-辛三烯（2.77%）、邻氨基苯甲酸芳樟酯（2.48%）、4-甲基-1-异丙基-3-环己烯-1-醇乙酸酯（2.07%）、3,7-二甲基-1,3,6-辛三烯（1.87%）等。崔炳权等（2006）用水蒸气蒸馏法提取的陕西凤县产'大红袍'挥发油的主要成分为：β-水芹烯(42.29%)、β-月桂烯(10.27%)、3-甲基-6-(1-甲基乙基)-2-环己烯-1-醇(6.83%)、α-蒎烯(5.62%)、α-松油醇(5.03%)、对-薄荷醇-1,8-二烯-9-醇乙酸酯(4.78%)、α-水芹烯（3.70%）、香桧烯（2.51%）、芳樟醇（2.50%）、4-松油醇(1.98%)、α-萜品油烯(1.92%)、乙酸香叶酯（1.43%）、α-松油烯（1.40%）、顺式-p-z-薄荷-1-醇(1.03%)、β-罗勒烯（1.02%）等。张庆勇等（1996）用水蒸气蒸馏法提取的山西榆次产'大红袍'挥发油的主要成分为：α-蒎烯（44.29%）、枞油烯（29.95%）、胡椒酮（4.86%）、乙酸松油酯（4.63%）、月桂烯（2.84%）、柠檬烯（2.37%）、β-荜澄茄烯（2.22%）、芳樟醇（1.99%）、乙酸香叶醇酯（1.96%）、松油烯-4-醇（1.30%）、β-松油烯（1.08%）等。孟永海等（2015）用水蒸

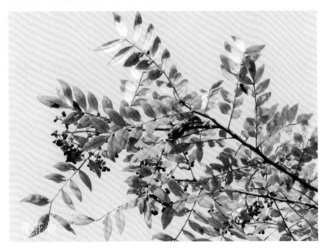

青花椒

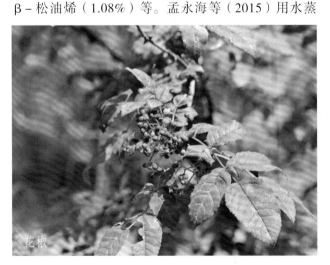

花椒

气蒸馏法提取的挥发油的主要成分为：乙酰丁香酮（12.71%）、(-)-4-萜品醇（11.91%）、4-甲基-1-(1-甲基乙基)-二环[3.1.0]己-2-烯（8.87%）、萜品烯（5.92%）、芳樟醇（5.78%）、桉叶油醇（4.48%）、4,7,7-三甲基二环[4.1.0]庚-4-烯（4.31%）、β-水芹烯（3.75%）、柠檬烯（3.43%）、α-松油醇（3.35%）、邻-异丙基苯（3.15%）、异松油烯（1.97%）、1R-α-蒎烯（1.93%）、1-甲基-4-(1-甲基乙基)-E-2-环己烯-1-醇（1.92%）、1-甲基-4-(1-甲基)-2-环己烯-1-醇（1.52%）、乙酸松油酯（1.34%）、β-松油醇（1.19%）、4-(1-甲基乙基)-2-环己烯-1-酮（1.13%）、2-甲基-5-(1-甲基乙基)-二环-[3.1.0]己-2-烯（1.06%）、α-蒎烯（1.06%）等。边甜甜等（2019）用水蒸气蒸馏法提取的甘肃陇南产花椒挥发油的主要成分为：乙酸芳樟酯（29.40%）、芳樟醇（20.49%）、柠檬烯（9.26%）、4-萜烯醇（7.84%）、α-松油醇（4.59%）、桉油精（3.46%）、γ-松油烯（3.41%）、α-萜品烯（2.92%）、2-莰烯（1.98%）、β-月桂烯（1.74%）、丁酸香叶酯（1.57%）、乙酸橙花酯（1.06%）等。陈振德等（2001）用超临界CO_2萃取法提取的重庆江津产花椒挥发油的主要成分为：9,17-十八碳二烯醛（21.25%）、2,5-双(1,1-二甲基乙基)噻吩（21.25%）、棕榈酸（15.00%）、石竹烯氧化物（4.35%）、十六烷内酯（3.53%）、1-柠檬烯（2.25%）、胡椒酮（1.39%）芳樟醇（1.31%）、3,4-二甲氧基苯甲酸甲酯（1.30%）、顺-罗勒烯（1.19%）、桧烯（1.10%）、4-异丙基-2-环己烯-1-酮（1.05%）等。李迎春等（2001）用超临界CO_2萃取法提取的花椒挥发油的主要成分为：β-蒎烯（10.43%）、柠檬烯（7.67%）、顺式薄荷醇乙酸酯（7.07%）、油酸（5.46%）、棕榈酸（5.41%）、4-（4.37%）、香桧烯（3.90%）、1,8-桉叶油素（3.27%）、反式罗勒烯（3.22%）、醋酸顺式水合桧烯酯（2.98%）、4-羟基-3,5-二甲氧基苯乙酮（2.59%）、芳樟醇（2.55%）、Z-β-松油醇（2.45%）、E-β-松油醇（2.25%）亚油酸甲酯（2.04%）、β-芹子烯（1.98%）、顺式罗勒烯（1.66%）、薄荷酮（1.65%）、9-十六碳烯酸（1.38%）、γ-松油烯（1.37%）、氨基苯甲酸芳樟酯（1.36%）、α-松油醇（1.11%）、α-蒎烯（1.09%）等。石雪萍等（2009）用超临界CO_2萃取法提取的四川凉山产花椒挥发油的主要成分为：罗勒烯（26.23%）、柠檬烯（14.01%）、芳樟醇（13.18%）、

2-甲基丙酸乙酯（3.00%）、桉油精（2.89%）、顺-2-甲基-5-(甲基乙烯基)-2-环己烯-1-醇（2.07%）、3-甲基丁酸乙酯（1.79%）、香木兰烯（1.25%）、(S)-2-甲基-5-(甲基乙烯基)-2-环己烯-1-醇（1.20%）等。

魏泉增等（2020）用顶空固相微萃取法提取的四川汉源产花椒挥发油的主要成分为：桉叶油醇（20.02%）、乙酸松油酯（13.85%）、柠檬烯（11.64%）、3-亚甲基-6-(1-甲基乙基)环己烯（6.96%）、6,6-二甲基-2-亚甲基-双环[3.1.1]-庚烷（6.92%）、2-异丙基-5-甲基-3-环己烯-1-酮（6.92%）、萜品烯（5.99%）、4-甲烯基-1-(1-异丙基)-双环[3.1.0]-己烷（3.24%）、3,6,6-三甲基-二环[3.1.1]庚-2-烯（2.54%）、间异丙基甲苯（2.12%）、乙酸橙花酯（2.00%）、α-异松油烯（1.54%）、1-乙烯基-1-甲基-2,4-(异丙烯基)-环己烷（1.47%）、4-(1-甲基乙基)-2-环己烯-1-酮（1.45%）、罗勒烯（1.17%）、α-水芹烯（1.04%）、4-异丙基苯甲醛（1.03%）等；河南洛阳产花椒挥发油的主要成分为：胡椒酮（17.15%）、4-萜烯醇（9.87%）、花椒素（8.16%）、乙酸松油酯（7.75%）、芳樟醇（6.02%）、萜品烯（5.90%）、3-亚甲基-6-(1-甲基乙基)环己烯（5.39%）、茴香脑（5.35%）、柠檬烯（3.96%）、4-甲烯基-1-(1-异丙基)-双环[3.1.0]-己烷（3.87%）、α-异松油烯（3.42%）、间异丙基甲苯（3.18%）、桉叶油醇（3.32%）、4-异丙基苯甲醛（2.23%）、4-(1-甲基乙基)-2-环己烯-1-酮（1.32%）、β-月桂烯（1.31%）、乙酸芳樟酯（1.02%）等。刘琳琪等（2020）用超临界CO_2萃取法提取的云南昆明产花椒挥发油的主要成分为：花椒油素（32.99%）、薄荷酮（5.40%）、乙酸松油酯（5.19%）、芳樟醇（4.68%）、α-松油醇（4.55%）、桉叶油醇（3.92%）、松油烯（3.91%）、4-萜烯醇（2.95%）、茴香脑（2.91%）、顺-β-松油醇（1.82%）、β-石竹烯（1.67%）、δ-杜松烯（1.32%）、乙酸香叶酯（1.30%）、柠檬烯（1.29%）、桉油烯醇（1.29%）、7-乙酰基-2-羟基-2-甲基-5-异丙双环[4.3.0]壬烷（1.26%）、β-榄香烯（1.24%）、反,反-法尼基乙酸酯（1.08%）、石竹素（1.05%）、1,2,4a,5,6,8a-六氢-1-异丙基-4,7-二甲基萘（1.04%）、右旋大根香叶烯（1.03%）等。

【性味与功效】味辛，性热，有小毒。温中止痛，杀虫止痒。用于脘腹冷痛，呕吐泄泻，虫积腹痛；外治

湿疹，阴痒。

【注】花椒除果皮《药典》入药外，叶（花椒叶）、种子（椒目）也可入药。花椒叶：水蒸气蒸馏的花椒叶的得油率为0.05%~0.50%，同时蒸馏萃取的得油率为1.47%，微波萃取的得油率为2.29%。樊经建（1992）用水蒸气蒸馏法提取的陕西韩城产'大红袍'花椒叶挥发油的主要成分为：香叶烯（17.60%）、α-蒈烯（12.70%）、6-甲叉螺[4,5]烷（11.30%）、β-罗勒烯（10.60%）、里那醇（9.70%）、对羟基苯乙酮（5.80%）、β-萜品烯（4.90%）、环十烷酮（4.30%）、冰片烯（2.50%）等。田卫环等（2017）用顶空固相微萃取法提取的山西运城产花椒干燥叶挥发油的主要成分为：芳樟醇（18.49%）、戊酸芳樟醇酯（16.57%）、乙酸松油酯（14.10%）、石竹烯（6.81%）、松油醇（5.69%）、3-崖柏烯（2.11%）、β-榄香烯（2.01%）、萜品烯（1.94%）、β-崖柏烯（1.92%）、大根香叶烯D（1.75%）、乙酸香叶酯（1.69%）、2-异丙基-5-甲基-3-环己烯-1-酮（1.60%）、(-)-4-萜品醇（1.36%）、顺式-卡拉羊-反-4-醇（1.34%）、Z,Z,Z-1,5,9,9-四甲基-1,4,7-环十一碳三烯（1.26%）、1,3,3-三甲基-2-氧杂二环[2.2.2]辛-6-醇-乙酸（1.20%）、乙酸橙花酯（1.18%）、D-2-蒈烯（1.16%）、β-蒎烯（1.13%）、黄樟素（1.01%）等。何莲等（2019）用电子鼻和固相微萃取法提取的四川茂县产花椒冷冻干燥叶挥发油的主要成分为：乙酸芳樟酯（27.83%）、二氢香芹醇（10.90%）、(±)-α-乙酸松油酯（9.66%）、桉叶油素（5.01%）、β-蒎烯（4.10%）、β-石竹烯（3.74%）、荜澄茄烯（3.65%）、芳樟醇（3.21%）、β-松油烯（2.90%）、罗勒烯（2.78%）、α-葎草烯（2.36%）、乙酸香叶酯（1.87%）、γ-松油烯（1.43%）、广藿香烯（1.08%）、β-侧柏烯（1.01%）等。花椒叶味辛，性热。温中散寒，燥湿健脾，杀虫解毒。治奔豚，寒积，霍乱转筋，脱肛，脚气，风弦烂眼，漆疮，疥疮，毒蛇咬伤。椒目：超临界萃取的椒目的得油率为12.28%~13.20%，超声波萃取的得油率为7.80%。王娅娅等（2007）用水蒸气蒸馏法提取的陕西韩城产'大红袍'花椒种子挥发油的主要成分为：4-松油醇（17.28%）、1,8-桉叶油素（14.16%）、薄荷醇（11.22%）、醋酸萜品烯酯（8.29%）、β-松油醇（7.86%）、β-里哪醇（6.20%）、4-(1-甲基)-环己烯酮（6.06%）、薄荷烯酮（3.61%）、十六烷（3.25%）、丁子香氧化物（2.86%）、4-异丙基-1-甲基-2-环己醇（2.67%）、香芹酮D（2.07%）、十三烷（1.74%）、香芹醇（1.63%）、对伞花醇（1.50%）、柠檬烯（1.32%）、5-异丙基-2-甲基-环己醇（1.13%）、枯茗醛（1.11%）、醋酸羟基桉树脑（1.05%）、2,3,3-三甲基-辛烷（1.03%）等。郭换等（2018）用静态顶空萃取法提取的山西产椒目挥发油的主要成分为：爱草脑（96.10%）、罗勒烯（1.03%）等。李迎春等（2001）用超临界CO_2萃取法提取的椒目挥发油的主要成分为：油酸（38.91%）、棕榈酸（29.45%）、亚油酸甲酯（10.80%）、亚麻酸甲酯（8.64%）、9-十六碳烯酸（2.97%）、维生素E（1.22%）、4-羟基-3,5-二甲氧基苯乙酮（1.02%）等。赵红等（2009）用超临界CO_2萃取法提取的陕西韩城产椒目挥发油的主要成分为：1-甲基-4-异丙基环己醇醋酸酯（11.22%）、β-蒎烯（10.26%）、1R-α-蒎烯（9.90%）、4-甲基-1-异丙基-3-环己烯-1-醇（7.47%）、十三酸（7.05%）、α,α,4-三甲基-3-环己烯-1-甲醇醋酸酯（5.30%）、顺-β-罗勒烯（4.88%）、反-1,2-二异丙基环丁烷（4.54%）、1-甲基-4-(1-甲乙烯基)环己烯（4.32%）、丁香烯氧化物（3.25%）、1-甲基-4-(1-甲基乙烯基)环己烯（2.56%）、2-甲基-5-异丙基-二环[3.1.0]己烷-2-醇（2.56%）、油酸（2.51%）、6,6-二甲基-2-亚甲基二环[3.1.1]庚烷（2.29%）、(Z)-11-十六碳烯酸（2.10%）、9-十六碳烯酸（1.85%）、反-1-甲基-4-异丙基-2-环-己烯-1-醇（1.79%）、1-甲基-4-异丙基-1,4环己二烯（1.48%）、4-亚甲基-1-异丙基二环[3.1.0]己烷（1.38%）、β-芳樟醇（1.07%）等。椒目味苦、辛，性温，有小毒。利水消肿，祛痰平喘。治水肿胀满，哮喘。

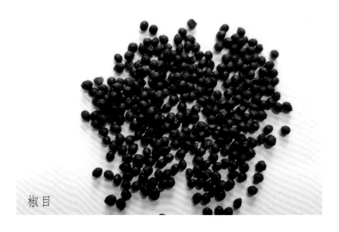

椒目

两面针 ▼

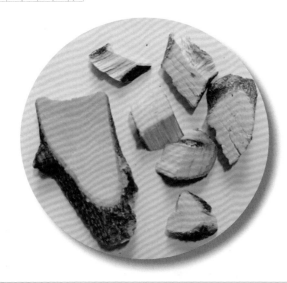

【基源】芸香科花椒属植物两面针 *Zanthoxylum nitidum* (Roxb.) DC. 的干燥根。

【形态特征】攀援木质藤本。茎枝及叶轴均有弯钩锐刺。有小叶3~11片；小叶对生，成长叶硬革质，阔卵形或狭长椭圆形，长3~12cm，宽1.5~6cm，边缘有疏浅裂齿，齿缝处有油点。花序腋生。花4基数；萼片上部紫绿色；花瓣淡黄绿色，卵状椭圆形或长圆形，长约3mm；雌花的花瓣较宽。果皮红褐色；种子圆珠状。花期3~5月，果期9~11月。

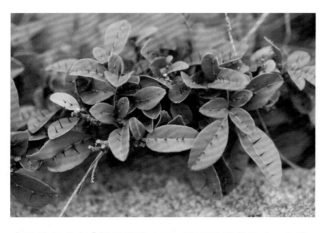

【习性与分布】见于海拔800m以下的温热地方，山地、丘陵、平地的疏林、灌丛中、荒山草坡的有刺灌丛中较常见。分布于台湾、福建、广东、海南、广西、贵州、云南。

【挥发油含量】超临界萃取的两面针的得油率为0.15%。

【芳香成分】周劲帆等（2012）用超临界CO_2萃取法提取的广西邕宁产两面针挥发油的主要成分为：荜澄茄烯醇（49.96%）、亚麻油酸（14.34%）、油酸（10.16%）、棕榈酸甲酯（6.77%）、β-石竹烯（2.77%）、柠檬烯（1.69%）等。何紫凝等（2014）用超临界CO_2萃取法提取的广西大新产两面针挥发油的主要成分为：斯巴醇（18.49%）、棕榈酸（14.24%）、油酸（8.39%）、芳姜黄酮（6.95%）、1-(4-甲氧基-苯基)-2,5-二甲基-1H-吡咯-3-甲醛（5.56%）、己酸（4.39%）、乙酸（2.77%）、1-萘氨基苯（2.25%）、姜黄新酮（2.15%）、β-没药醇（2.06%）、氧化石竹烯（2.02%）、硬脂酸（1.53%）、姜黄烯（1.32%）、β-倍半水芹烯（1.15%）、β-榄烯酮（1.13%）、姜黄酮（1.04%）等。

【性味与功效】味苦、辛，性平，有小毒。活血化瘀，行气止痛，祛风通络，解毒消肿。用于跌扑损伤，胃痛，牙痛，风湿痹痛，毒蛇咬伤；外治烧烫伤。

【注】两面针除根《药典》入药外，枝叶（入地金牛）也可入药。超临界萃取法提取的两面针干燥茎的得油率为0.31%。何紫凝等（2014）用超临界CO_2萃取法提取的广西大新产两面针干燥茎挥发油的主要成分为：斯巴醇（26.18%）、棕榈酸（12.79%）、芳姜黄酮（8.88%）、己酸（7.78%）、油酸（5.71%）、亚油酸（5.21%）、乙酸（3.22%）、姜黄新酮（2.86%）、邻苯二甲酸二丁酯（2.20%）、氧化石竹烯（1.93%）、姜黄烯（1.68%）、β-没药醇（1.52%）、2-十一烷酮（1.36%）、β-倍半水芹烯（1.23%）、亚油酸乙酯（1.11%）、β-榄烯酮（1.04%）等。阿优等（2013）用水蒸气蒸馏法提取的广西南宁产9月份采收的两面针干燥叶挥发油的主要成分为：α-杜松醇（16.59%）、橙花叔醇（13.57%）、棕榈酸（8.75%）、石竹烯（5.89%）、环氧石竹烷（4.90%）、叶绿醇（4.88%）、植酮（4.26%）、亚麻酸（3.70%）、斯杷土烯醇（3.49%）、(-)-蓝桉醇（3.43%）、(1S)-1,2,3,4,4aβ,7,8,8aβ-八氢-1,6-二甲基-4β-异丙基-1-萘酚（2.86%）、金合欢醇丙酮（1.92%）、α-石竹烯（1.63%）、油酸（1.47%）、十五烷酸（1.42%）、桉叶-7(11)-烯-4-醇（1.21%）、β-杜松烯（1.05%）、β-侧柏烯（1.03%）等。入地金牛味辛、苦，性微温；有小毒。祛风通络，胜湿止痛，消肿解毒。治风寒湿痹，筋骨疼痛，跌打骨折，疝痛，咽喉肿痛，胃疼，牙痛，疮痈瘰疬，烫伤。

黄柏 ▼

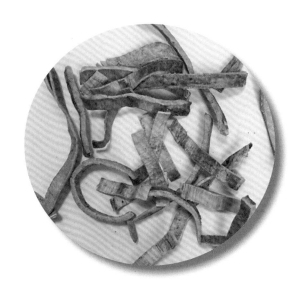

【基源】芸香科黄檗属植物川黄檗（黄皮树）*Phellodendron chinense* Schneid. 或黄檗 *Phellodendron amurense* Rupr. 的干燥树皮。前者习称"川黄柏"，后者习称"关黄柏"。

【形态特征】川黄檗：树高达 15m。叶轴及叶柄粗壮，通常密被褐锈色或棕色柔毛，有小叶 7~15 片，小叶纸质，长圆状披针形或卵状椭圆形，长 8~15cm，宽 3.5~6cm。边全缘或浅波浪状。花序顶生，花通常密集。果多数密集成团，果的顶部略狭窄的椭圆形或近圆球形，蓝黑色，有分核 5~10 个；种子 5~10 粒，长 6~7mm，厚 5~4mm。花期 5~6 月，果期 9~11 月。

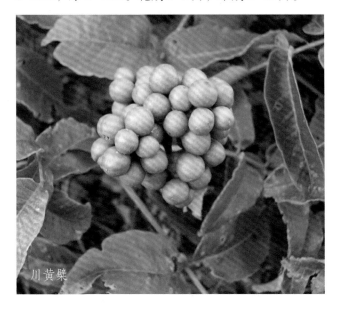

川黄檗

黄檗：树高 10~30m，胸径 1m。树皮有厚木栓层，浅灰或灰褐色，深沟状或不规则网状开裂，味苦，粘质，小枝暗紫红色。有小叶 5~13 片，小叶纸质，卵状披针形或卵形，长 6~12cm，宽 2.5~4.5cm，叶缘有细钝齿。花序顶生；萼片细小，阔卵形；花瓣紫绿色，长 3~4mm。果圆球形，径约 1cm，蓝黑色；种子通常 5 粒。花期 5~6 月，果期 9~10 月。

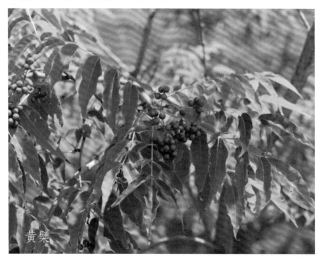

黄檗

【习性与分布】川黄檗：生于海拔 900m 以上杂木林中。较耐阴、耐寒。分布于陕西、甘肃、湖北、湖南、贵州、四川、云南、广东。黄檗：多生于山地杂木林中或山区河谷沿岸。喜阳光，不耐荫。耐严寒。适宜湿润型季风气候。分布于东北、华北各省，河南、安徽、宁夏、内蒙古。

【挥发油含量】超临界萃取的川黄檗干燥树皮的得油率为 4.65%。同时蒸馏萃取的黄檗树皮的得油率为 0.45%。

【芳香成分】川黄檗：雷华平等（2009）用超临界 CO_2 萃取法提取的湖南桑植产川黄檗挥发油的主要成分为：油酸（20.98%）、棕榈酸（16.58%）、2,4,6-三甲基辛烷（13.32%）、2-十二烯醛（10.41%）、2,4-二甲基-3-庚醇（6.01%）、2-己内酯,5-(1,1-二甲基乙基)（5.26%）、8-甲基十一碳烯（3.87%）、硬脂酸（3.54%）、顺-9-十六烯醛（3.20%）、1,4-环己二酮，环 1,2-乙二基缩酮（2.16%）、5-十二烷基-2(3H)-呋喃酮（1.93%）、2-十一烯醛（1.51%）等。黄檗：回瑞华等（2001）用同时蒸馏萃取装置提取的辽宁西丰产黄檗挥发油主要成分为：2-甲氧基-4-乙烯基酚（11.62%）、2-甲氧基酚（11.03%）、4-乙基-2-甲氧基酚（10.01%）、糠醛（9.51%）、2,2'-氧双-乙醇（7.17%）、2-甲氧基-4-甲基酚（4.57%）、2-

甲基 -2- 环戊烯酮（4.21%）、5- 甲基 -2- 呋喃甲醛（2.92%）、2- 甲基酚（2.58%）、3,4,4- 三甲基 -2- 环戊烯酮（2.55%）、2,4- 二甲基酚（2.18%）、丁子香酚（1.99%）、1-(2- 呋喃基)- 乙烷酮（1.92%）、2- 环戊烯酮（1.91%）、糠酸甲酯（1.56%）、酚（1.50%）、2- 甲氧基 -4- 丙基酚（1.39%）、辛酸（1.33%）、1-(2- 羟基 -4- 甲氧苯基)- 乙烷酮（1.29%）、2- 呋喃甲醇（1.10%）、4- 乙基酚（1.06%）、二氢 -5- 戊基 -2(3H)- 呋喃酮（1.05%）等。张星贤等（2019）用顶空固相微萃取法提取的吉林产关黄柏药材挥发油的主要成分为：十七烷（19.49%）、十五烷（9.84%）、9- 十八炔 -12- 烯酸甲酯（9.66%）、2,6,10- 三甲基十四烷（7.73%）、榄烯（7.43%）、莪术烯（6.76%）、(3R)-2,2,5aβ,9β- 四甲基 -3β,9aβ- 甲氧基 -1- 氧杂环庚三烯（5.84%）、3- 乙基 -5-(2- 乙基丁基)- 十八烷（5.77%）、4a,10- 双 (乙酰氧基)-9a,11a- 二甲基 -11- 氧代 -1-(5- 氧代 -2,5- 二氢 -3- 呋喃基) 十六氢环戊烷 [7,8] 菲并 [8a,9-b] 氧代 -7- 乙酸酯（5.37%）、1,2,3,5,6,7,8,8a- 八氢 -1- 甲基 -6- 亚甲基 -4-(1- 甲基乙基) 萘（3.67%）、1-(2- 十八烷基 -9- 甲氧基乙氧基)-9- 十八烯（3.36%）、十九烷（3.21%）、1- 二十六烯（1.67%）、5β- 胆甾烷 -3- 酮 - 乙二醇缩醛（1.57%）等。

【性味与功效】味苦，性寒。清热燥湿，泻火除蒸，解毒疗疮。用于湿热泻痢，黄疸尿赤，带下阴痒，热淋涩痛，脚气痿蹙，骨蒸劳热，盗汗，遗精，疮疡肿毒，湿疹湿疮。

九里香 ▼

【基源】芸香科九里香属植物九里香 *Murraya exotica* Linn. 和千里香 *Murraya paniculata* (Linn.) Jack. 的干燥叶和带叶嫩枝。

【形态特征】九里香：小乔木，高可达 8m。小叶 3~7 片，小叶倒卵形，长 1~6cm，宽 0.5~3cm，全缘。花序通常顶生，或顶生兼腋生，花多朵聚成伞状；花白色，芳香；萼片卵形；花瓣 5 片，长椭圆形，长 10~15mm，盛花时反折。果橙黄至朱红色，阔卵形或椭圆形，长 8~12mm，横径 6~10mm，果肉有粘胶质液，种子有短的棉质毛。花期 4~8 月，也有秋后开花，果期 9~12 月。

千里香：小乔木，高达 12m。小叶 3~5 片，卵形或卵状披针形，长 3~9 cm，宽 1.5~4 cm。花序腋生及顶生。花白色，盛花时稍反折。果橙黄至朱红色。花期 4~9 月，也有秋冬开花，果期 9~12 月。

【习性与分布】常见于离海岸不远的平地、缓坡、小丘的灌木丛中。喜温暖，不耐寒。喜阳光充足。分布于台湾、福建、海南、广西、广东、湖南、江西、贵州、云南等省区。

【挥发油含量】水蒸气蒸馏的九里香的得油率为 0.37%~1.60%，千里香的得油率为 0.10%~0.30%；超临界萃取的九里香的得油率为 5.01%。

【芳香成分】九里香：姜平川等（2009）用水蒸气蒸馏法提取的广西南宁产九里香挥发油的主要成分为：双环大香叶烯 (26.00%)、β- 石竹烯 (20.80%)、α- 石竹烯（5.80%）、δ- 杜松烯（4.70%）、匙叶桉油烯醇（4.30%）、反 -α- 香柠檬烯（4.10%）、大香叶烯 D（3.70%）、β- 红没药烯（3.00%）、芳香 - 姜黄烯（2.50%）、橙花叔醇（1.40%）、石竹烯氧化物（1.30%）、反 -α- 香柠檬醇（1.20%）、δ- 榄香烯（1.10%）、别芳萜烯（1.00%）等。朱亮锋等（1993）用水蒸气蒸馏法提取的九里香挥发油的主要成分为：反式 - 石竹烯（50.01%）、蛇麻烯（7.10%）、γ- 柏木烯（5.09%）、α- 姜黄烯（4.19%）、α- 杜松烯（2.07%）、反式 -β- 金合欢烯（1.20%）、δ- 杜松烯（1.20%）等。何小稳等（2018）用水蒸气蒸馏法提取的海南海口产九里香挥发油的主要成分为：(-)- 姜烯（28.69%）、α- 姜黄烯（7.62%）、石竹烯（5.93%）、α- 香柑油

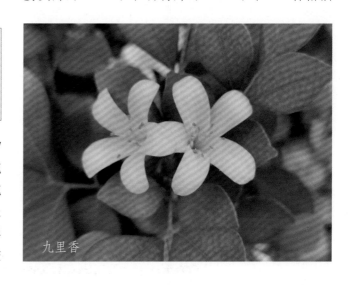

九里香

烯（5.80%）、β-倍半水芹烯（5.66%）、β-金合欢烯（4.33%）、β-甜没药烯（4.06%）、α-石竹烯（3.60%）、E-橙花叔醇（3.09%）、桉油烯醇（3.07%）、氧化石竹烯（2.71%）、植醇（1.74%）、Z-α-E-香柠檬醇（1.51%）、Z-金合欢醇（1.23%）、β-檀香烯（1.14%）、δ-榄香烯（1.12%）等。

千里香：朱亮锋等（1993）用水蒸气蒸馏法提取的千里香挥发油的主要成分为：γ-榄香烯（31.72%）、橙花叔醇（12.21%）、反式-石竹烯（11.55%）等。卢远倩等（2011）用超临界 CO_2 萃取法提取的海南儋州产千里香挥发油的主要成分为：n-棕榈酸（28.76%）、1-(1,5-二甲基-4-己烯基)-4-甲苯（22.38%）、N-(1-甲基-3-氧-亚丁基)-4-甲氧基苯胺（20.11%）、2,5-二甲基环己醇（7.19%）、N-苯基-3-丁烯酰胺（2.61%）、3,4-二(1-丁烯)-四氢呋喃-2-醇（2.43%）、6-对甲苯-2-甲基-2-庚烯醇（2.19%）、2,6-二甲基-6-(4-甲基-3-戊烯)-二环[3.1.1]庚-2-烯（1.76%）、Z-α-反式-香柠檬（1.58%）、(-)-匙叶桉油烯醇（1.43%）、硬脂酸（1.41%）、(E)4-(2,6,6-三甲基-1-环己烯-1-甲基)-3-丁烯-2-酮（1.34%）、(Z)-7,11-二-3-亚甲基-1,6,10-十二烷三烯（1.19%）、紫堇酮（1.06%）等。

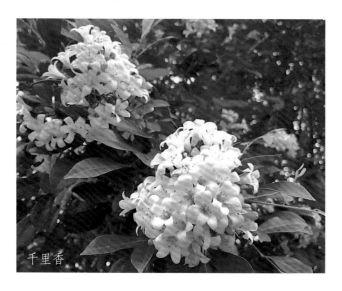
千里香

【性味与功效】味辛、微苦，性温，有小毒。行气止痛，活血散瘀。用于胃痛，风湿痹痛；外治牙痛，跌扑肿痛，虫蛇咬伤。

【注1】九里香除枝叶《药典》入药外，根（九里香根）和花（九里香花）也可入药。九里香根：用顶空固相微萃取法提取的九里香干燥根挥发油的主要成分为：α-姜烯（21.45%）、大根香叶烯D（13.67%）、1-石竹烯（12.75%）、α-姜黄烯（12.69%）、3-甲基-3,4-二乙烯基环己烯（8.60%）、β-倍半水芹烯（8.19%）、榄香烯（2.67%）、1,2,4-三(亚甲基)环己烷（2.55%）、Z,Z,Z-1,5,9,9-四甲基-1,4,7-环戊二烯（2.08%）、十七烷（1.45%）、异戊酸酐（1.25%）、氧化石竹烯（1.10%）、榄香醇（1.03%）等（黄晶玲等，2019）。九里香根味辛、苦，性温。散瘀止痛。治风湿痹痛，腰痛，跌打损伤，睾丸肿痛，湿疹，疥癣。

九里香花：用水蒸气蒸馏法提取的广东广州产九里香新鲜花挥发油的主要成分为：桧烯（24.81%）、α-姜烯（11.77%）、L-芳樟醇（7.17%）、反式-β-罗勒烯（6.56%）、β-石竹烯（4.67%）、月桂烯（3.61%）、4-乙烯基-2-甲氧基-苯酚（2.23%）、柠檬烯（2.03%）、棕榈酸（1.98%）、β-榄香烯（1.92%）、香柠檬烯（1.83%）、β-甜没药烯（1.58%）、α-蛇麻烯（1.53%）、β-倍半水芹烯（1.43%）、反式-β-法呢烯（1.38%）、橙花叔醇（1.21%）、γ-松油烯（1.15%）、右旋大根香叶烯D（1.12%）、苯甲酸苄酯（1.06%）等（王兆玉等，2016）。九里香花味辛、苦，性温。麻醉，镇惊，解毒消肿，祛风活络。治跌打肿痛，风湿骨痛，胃痛，牙痛，破伤风，流行性乙型脑炎，虫、蛇咬伤，局部麻醉。

【注2】千里香除枝叶《药典》入药外，花（千里香花）也可入药。用水蒸气蒸馏法提取的广东湛江产千里香新鲜花挥发油的主要成分为：异石竹烯（13.92%）、吉玛烯B（11.89%）、2-甲基-5-(1,5-二甲基-4-乙烯基)-1,3-环己二烯（11.83%）、α-法尼烯（5.92%）、α-荜澄茄油烯（5.64%）、石竹烯（4.38%）、1-甲基-4-(5-甲基-1-亚甲基-4-己烯)环己烯（4.14%）、4-甲基-1-(1,5-二甲基-4-乙烯基)苯（4.04%）、(+)-2-蒈烯（3.71%）、(-)-香木兰烯醇（3.59%）、(反)-7,11-二甲基-3-亚甲基-1,6,10-十二烷三烯（3.01%）、α-石竹烯（2.78%）、3,7,11-三甲基-1,6,10-十二碳三烯-3-醇（2.53%）、柠檬醛（1.68%）、3,6-十八碳二烯酸甲酯（1.58%）、依兰烯（1.34%）、1,5,5-三甲基-6-乙酰氧基二环[2.2.1]庚烷-2,3-二酮（1.18%）等（刘江琴等，1997）。千里香花味辛、苦，性温。麻醉，镇惊，解毒消肿，祛风活络。治跌打肿痛，风湿骨痛，胃痛，牙痛，破伤风，流行性乙型脑炎，虫、蛇咬伤，局部麻醉。

吴茱萸 ▼

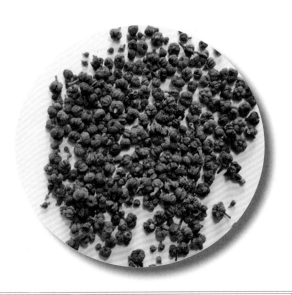

【基源】芸香科吴茱萸属植物吴茱萸 *Evodia rutaecarpa* (Juss.) Benth.、石虎 *Evodia rutaecarpa* (Juss.) Benth. var. *officinalis* (Dode) Huang 或疏毛吴茱萸（波氏吴萸）*Evodia rutaecarpa* (Juss.) Benth. var. *bodinieri* (Dode) Huang 的干燥近成熟果实。

【形态特征】吴茱萸：小乔木或灌木，高 3~5m。叶有小叶 5~11 片，小叶纸质，卵形至披针形，长 6~18cm，宽 3~7cm，叶轴下部的较小，全缘或浅波浪状。花序顶生；萼片及花瓣均 5 片，镊合排列；雄花花瓣长 3~4mm；雌花花瓣长 4~5mm。果序宽 3~12cm，暗紫红色，有大油点，每分果瓣有 1 种子；种子近圆球形，长 4~5mm，褐黑色。花期 4~6 月，果期 8~11 月。

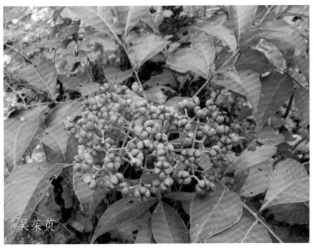
吴茱萸

石虎：吴茱萸变种。小叶纸质，宽稀超过 5cm。叶背密被长毛，油点大；果序上的果较少，彼此密集或较疏松。

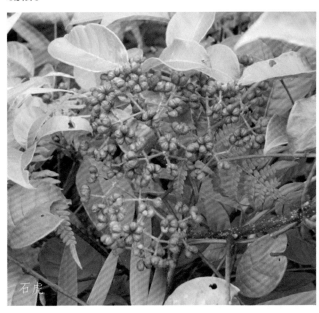
石虎

疏毛吴茱萸：吴茱萸变种。小叶薄纸质，叶背仅叶脉被疏柔毛。雌花序上的花彼此疏离，花瓣长约 4mm，内面被疏毛或几无毛；果梗纤细且延长。

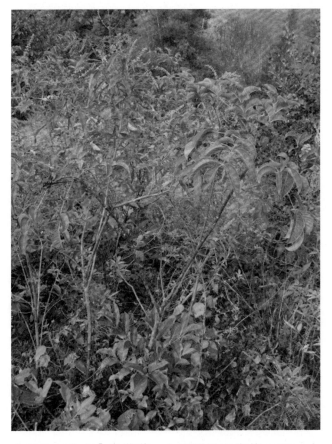

【习性与分布】吴茱萸：生于平地至海拔 1500m 山地疏林或灌木丛中，多见于向阳坡地。分布于秦岭

以南各地。石虎：生于低海拔地方。分布于长江以南、五岭以北的东部及中部各省。疏毛吴茱萸：生于山坡草丛或林缘。分布于广东、广西、湖南、贵州。

【挥发油含量】水蒸气蒸馏的吴茱萸的得油率为0.12%~1.40%；同时蒸馏萃取的得油率为2.40%；超临界萃取的得油率为1.52%~3.43%。水蒸气蒸馏的波氏吴萸的得油率0.20%~0.50%；石油醚萃取的得油率为1.87%。水蒸气蒸馏的石虎的得油率为0.86%~1.40%。

【芳香成分】吴茱萸：吴茱萸挥发油的第一主成分有：罗勒烯（25.93%~75.05%）、月桂烯（23.65%~39.28%）、石竹烯或氧化石竹烯（8.91%~30.11%）、柠檬烯（10.24%~13.97%）等，也有主成分不同的报告。宫海明等（2008）用水蒸气蒸馏法提取的陕西汉中产吴茱萸挥发油的主要成分为：反式－罗勒烯（75.05%）、顺式－罗勒烯（8.10%）、β－香叶烯（6.14%）、β－石竹烯（1.71%）、芳樟醇（1.05%）等；江西产吴茱萸挥发油的主要成分为：β－香叶烯（33.49%）、反式－罗勒烯（30.27%）、β－水芹烯（18.86%）、顺式－罗勒烯（5.23%）、γ－榄香烯（1.84%）、芳樟醇（1.44%）、β－石竹烯（1.30%）、单环倍半萜烯（1.00%）等。滕杰等（2009）用水蒸气蒸馏法提取的湖北咸宁产吴茱萸挥发油的主要成分为：D-柠檬烯（10.24%）、[1S-(1α,2β,4β)]-1-乙烯基-1-甲基-2,4-二(1-甲基乙烯基)-环己烷（4.87%）、3,7-二甲基-1,6-辛二烯-3-醇（4.42%）、石竹烯（3.16%）、(-)-地匙菌烯醇（3.03%）、氧化石竹烯异构体（2.56%）、环十五烷酮（2.52%）、罗勒烯（2.36%）、α-杜松烯醇（2.32%）、[2R-(2α,4aα,8aβ)]-1,2,3,4,4a,5,6,8a-八氢化-4a,8-二甲基-2-(1-甲基乙烯基)-萘（2.27%）、1α,4aα,8aα-1,2,3,4,4a,5,6,8a-八氢化-7-甲基-4-亚甲基-1-(1-甲基乙基)-萘（1.76%）、[1S-(1α,4aβ,8aα)]-1,2,4a,5,6,8a-六氢-4,7-二甲基-1-(1-甲基乙基)-萘（1.65%）、2-亚甲基-6,8,8-三甲基-三环[5.2.2.0^{1,6}]十一烷-3-醇（1.65%）、4-(1-甲基乙基)-2-环己烯-1-酮（1.40%）、2-十五烷酮（1.31%）、桉叶烷-4(14),11-二烯（1.23%）、τ-依兰油醇（1.19%）、4-(1-甲基乙基)-1-环己烯-1-羧醛（1.05%）等；湖北襄樊产吴茱萸的主要成分为：氧化石竹烯异构体（20.63%）、香橙烯环氧化物（2.54%）、桉叶烷-4(14),11-二烯（2.04%）、

2-亚甲基-6,8,8-三甲基-三环[5.2.2.0^{1,6}]十一烷-3-醇（2.02%）、3,7-二甲基-1,6-辛二烯-3-醇（1.92%）、4-(1-甲基乙基)-2-环己烯-1-酮（1.86%）、τ-依兰油醇（1.79%）、α-杜松烯醇（1.79%）、2-十五烷酮（1.70%）、氧化石竹烯（1.55%）、D-柠檬烯（1.21%）、Z-α-红没药烯环氧化合物（1.17%）等；陕西汉中产的主要成分为：(-)-地匙菌烯醇（11.60%）、Z-α-红没药烯环氧化合物（8.37%）、氧化石竹烯异构体（5.66%）、2-亚甲基-6,8,8-三甲基-三环[5.2.2.0^{1,6}]十一烷-3-醇（4.15%）、2-十五烷酮（3.47%）、3,7-二甲基-1,6-辛二烯-3-醇（2.51%）、(1α,4aβ,8aα)-1,2,3,4,4a,5,6,8a-八氢化-7-甲基-4-亚甲基-1-(1-甲基乙基)-萘（2.34%）、香橙烯环氧化物（1.71%）、α-杜松烯醇（1.56%）、(E)-3,7,11-三甲基-1,6,10-十二烷三烯-3-醇（1.55%）等。张晓凤等（2011）用水蒸气蒸馏法提取的江西产吴茱萸挥发油的主要成分为：月桂烯（30.26%）、β-水芹烯（26.75%）、顺式-β-罗勒烯（14.47%）、反式-β-罗勒烯（5.06%）、(S,1Z,5E)-1,5-二甲基-8-异丙烯基-1,5-环癸二烯（3.71%）、芳樟醇（2.83%）、β-榄香烯（2.54%）、β-石竹烯（2.22%）等。

石虎：滕杰等（2009）用水蒸气蒸馏法提取的贵州铜仁产石虎挥发油的主要成分为：氧化石竹烯（14.97%）、(-)-地匙菌烯醇（7.44%）、3,7-二甲基-1,6-辛二烯-3-醇（3.91%）、环十五烷酮（3.52%）、2-亚甲基-6,8,8-三甲基-三环[5.2.2.0^{1,6}]十一烷-3-醇（3.45%）、α-杜松烯醇（3.20%）、Z-α-红没药烯环氧化合物（2.72%）、[1S-(1α,2β,4β)]-1-乙烯基-1-甲基-2,4-二(1-甲基乙烯基)-环己烷（2.46%）、2-十五烷酮（2.20%）、(E)-3,7,11-三甲基-1,6,10-十二烷三烯-3-醇（1.73%）、顺式里哪醇氧化物（1.51%）、香橙烯环氧化物（1.41%）、桉叶烷-4(14),11-二烯（1.38%）、3,4,4-三甲基-3-(3-氧-丁-1-烯基)-双环[4.1.0]庚烷-2-酮（1.28%）、1α,4aα,8aα-1,2,3,4,4a,5,6,8a-八氢化-7-甲基-4-亚甲基-1-(1-甲基乙基)-萘（1.24%）、悬铃木碱（1.04%）等。罗永明等（1999）用水蒸气蒸馏法提取的石虎挥发油的主要成分为：d-柠檬烯（18.40%）、月桂烯（17.42%）、β-菲兰烯（5.58%）、β-丁香烯

（3.73%）、芳樟醇（3.49%）、樟脑（2.09%）、1-乙烯基-1-甲基-2,4-二异丙基环己烷（1.73%）、α-蒎烯（1.49%）、萘（1.30%）、3-甲基-6-(1-甲基乙烯基)环己烷（1.25%）等。

疏毛吴茱萸：滕杰等（2003）用水蒸气蒸馏法提取的广西百色产波氏吴萸挥发油的主要成分为：β-榄香烯(10.20%)、石竹烯氧化物（8.08%）、α-杜松油醇(7.14%)、地匙菌烯醇（4.65%）、芳樟醇（3.59%）、2,6,11,15-四甲基-十六碳-2,6,8,14-戊烯（3.38%）、[2R-(2α,4aα,8aβ)]-1,2,3,4,4a,5,6,8a-八氢-4a,8-二甲基-2-(1-甲基乙烯基)萘（2.96%）、桉叶-4(14),11-二烯（2.53%）、α-荜烯（2.34%）、顺式-Z-α-红没药烯环氧化物（2.01%）、石竹烯（1.77%）、D-柠檬烯（1.74%）、蓝桉醇（1.62%）、异香木兰烯环氧化物（1.43%）、(1α,4aα,8aα)-1,2,3,4,4a,5,6,8a-八氢-7-甲基-4-甲烯基-1-(1-甲基乙基)萘（1.41%）、香木兰烯-氧化物-(2)（1.37%）、6-异丙烯基-4,8a-二甲基-1,2,3,5,6,7,8,8a-八氢-萘-2-醇（1.28%）、E-3-(10)-蒈烯-2-醇（1.14%）、4-(1-甲基乙基)-2-环己烯-1-酮（1.10%）等。杨卫平等（2009）用水蒸气蒸馏法提取的贵州余庆产波氏吴萸挥发油的主要成分为：顺式-罗勒烯（44.29%）、月桂烯（22.75%）、反式-罗勒烯（9.58%）、β-水芹烯（5.72%）、D-柠檬烯（5.67%）、大根香叶烯D（1.51%）、3,7-二甲基-1,6-辛二烯-3-醇（1.36%）、四(1-甲基乙基烯)环丁烷（1.31%）、氧化石竹烯（1.19%）、β-石竹烯（1.14%）等；用固相微萃取法提取的挥发油的主要成分为：大根香叶烯D（19.77%）、顺式-罗勒烯（14.47%）、β-榄香烯（9.79%）、β-石竹烯（9.46%）、α-金合欢烯（7.31%）、月桂烯（3.70%）、α-布藜烯（3.37%）、环十二烷己酮（2.68%）、β-榄香烯（2.00%）、氧化石竹烯（2.00%）、吉玛烯B（1.99%）、反式-罗勒烯（1.71%）、E,E-2,6-二甲基-1,3,5,7-辛四烯（1.55%）、2-癸酮（1.50%）、葵花乙酯（1.42%）、1,6,11,15-四甲基-2,6,8,14,14-十六五烯（1.11%）、γ-榄香烯（1.00%）等。

【性味与功效】味辛、苦，性热。有小毒。散寒止痛，降逆止呕，助阳止泻。用于厥阴头痛，寒疝腹痛，寒湿脚气，经行腹痛，脘腹胀痛，呕吐吞酸，五更泄泻。

【注】吴茱萸除果实入药外，叶（吴茱萸叶）也可入药。水蒸气蒸馏法提取的吴茱萸新鲜叶的得油率为0.24%。吴茱萸叶挥发油的主成分多为氧化石竹烯（14.70%~19.77%），也有主成分不同的报告。付娟等（2010）用水蒸气蒸馏法提取的陕西汉中产吴茱萸叶挥发油的主要成分为：β-氧化石竹烯（14.70%）、Z-11-十五烯醛（13.61%）、球朊醇（7.20%）、十五烷-2-酮（3.99%）、反式-罗勒烯（3.66%）、γ-榄香烯（2.83%）、顺式-Z-α-环氧化红没药烯（2.70%）、芳樟醇（2.62%）、2,3-二氢-5,8-二甲基萘醌-1,4（2.55%）、环氧化-白菖油烯（1.97%）、反式-长叶香芹醇（1.93%）、顺式,顺式-7,10-十七碳二烯醛（1.92%）、桉叶油二烯（1.64%）、十三烷-2-酮（1.59%）、α-氧化石竹烯（1.57%）、β-香叶烯（1.53%）、苯乙醇（1.53%）、二十二烯(9)-酰胺（1.52%）、正二十五烷（1.35%）、β-石竹烯（1.28%）、α-杜松醇（1.18%）、氧化-β-蒎烯（1.16%）、间-特丁基苯酚（1.12%）、脱氢甲瓦龙酸内酯（1.08%）、正二十四烷（1.02%）等。江宁等（2010）用水蒸气蒸馏法提取的湖南长沙产吴茱萸新鲜叶挥发油的主要成分为：反式橙花叔醇（18.91%）、γ-桉醇（15.79%）、β-丁香烯（11.07%）、β-桉醇（10.12%）、反式金合欢醇（5.32%）、丁子香烯（3.81%）、δ-荜澄茄烯（3.23%）、α-芹子烯（3.12%）、γ-依兰油烯（2.45%）、γ-芹子烯（2.40%）、沉香螺萜醇（1.80%）、α-依兰油烯（1.55%）、β-月桂烯（1.31%）、崖柏烯（1.26%）、醋酸金合欢醇酯（1.20%）、α-蛇麻烯（1.08%）等。吴茱萸叶味辛、苦，性热。散寒，止痛，敛疮。治霍乱转筋，心腹冷痛，头痛，疮疡肿毒。

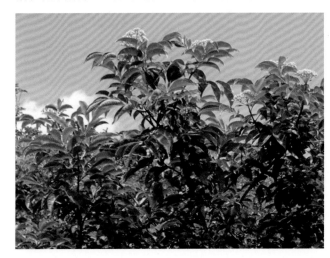

泽泻 ▼

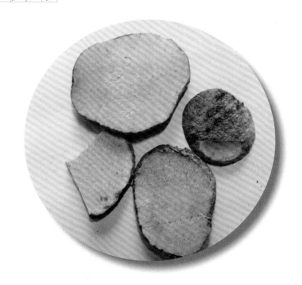

【基源】 泽泻科泽泻属植物东方泽泻 *Alisma orientale*（Sam.）Juzep. 或泽泻 *Alisma plantago-aquatica* Linn. 的干燥块茎。

【形态特征】东方泽泻：多年生水生或沼生草本。块茎直径 1~2cm，或较大。叶多数；挺水叶宽披针形、椭圆形，长 3.5~11.5cm，宽 1.3~6.8cm。花序长 20~70cm，具 3~9 轮分枝；花两性，直径约 6mm；外轮花被片卵形，内轮花被片近圆形，比外轮大，白色、淡红色。瘦果椭圆形，长 1.5~2mm，宽 1~1.2mm。种子紫红色，长约 1.1mm，宽约 0.8mm。花果期 5~9 月。

泽泻：多年生水生或沼生草本。块茎直径 1~3.5cm，或更大。叶多数；沉水叶条形或披针形；挺水叶宽披针形至卵形，长 2~11cm，宽 1.3~7cm。花葶高 78~100cm，或更高；花序长 15~50cm，或更长，具 3~8 轮分枝，每轮分枝 3~9 枚。花两性；外轮花被片广卵形，内轮花被片近圆形，白色，粉红色或浅紫色。瘦果椭圆形。种子紫褐色。花果期 5~10 月。

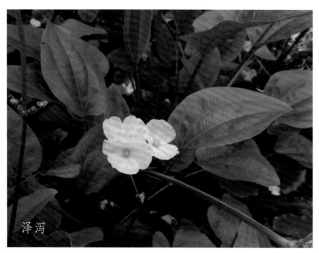

泽泻

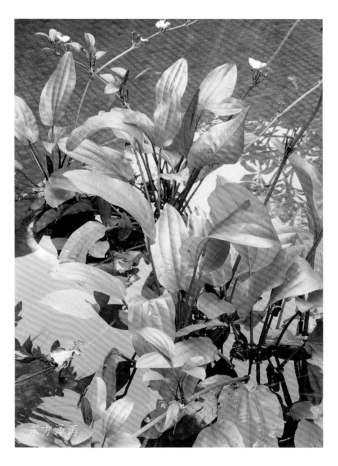

东方泽泻

【习性与分布】东方泽泻：生于海拔几十米至 2500m 左右的湖泊、水塘、沟渠、沼泽中。喜光，喜温暖。分布于黑龙江、吉林、辽宁、内蒙古、河北、山西、陕西、宁夏、甘肃、青海、新疆、山东、安徽、江苏、浙江、江西、福建、河南、湖南、湖北、广东、广西、四川、贵州、云南。泽泻：生于湖泊、河湾、溪流、水塘的浅水带，沼泽、沟渠及低洼湿地亦有生长。分布于黑龙江、吉林、辽宁、内蒙古、河北、山西、陕西、新疆、云南等省区。

【挥发油含量】水蒸气蒸馏的东方泽泻的得油率为 0.06%，超声辅助萃取的得油率为 6.32%。

【芳香成分】东方泽泻：东方泽泻挥发油的主成分多为 δ–榄香烯（23.56%~30.41%），也有主成分不同的报告。李兰等（2009）用顶空萃取法提取的福建建瓯产东方泽泻药材挥发油的主要成分为：δ–榄香烯（23.56%）、甲苯（6.70%）、2-甲基正丁醛（6.62%）、3-甲基正丁醛（3.73%）、己醛（3.52%）、β–石竹烯（3.52%）、β-榄香烯（2.59%）、2-乙基呋喃（1.48%）、2-戊基呋喃（1.37%）、γ-木罗烯（1.05%）等。陈建忠等（2012）用水蒸气蒸馏法提取的东方泽泻挥发油的主要成分为：斯巴醇（36.69%）、1,7,7-三甲基-2-乙烯基双环[2.2.1]庚-2-烯（5.99%）、(+)-γ-古芸烯（4.94%）、δ-榄香烯（4.21%）、6-异丙烯基-4,8a-二甲基-1,2,3,5,6,7,8,8a-八氢化-2-萘酚（2.56%）、3,7,7-三甲基-1-[(2E)-4-甲基-2,4-戊二烯基]-2-氧-双环[3.2.0]-3-庚烯（2.56%）、新异长叶烯（2.44%）、异除虫菊酮（2.16%）、1,2,4a,5,8,8a-六氢化-4,7-二甲基-1-异丙基萘（2.09%）、2-表-α-柏木烯（1.95%）、β-榄香烯（1.69%）、α-榄香烯（1.69%）、反式-3,6-二乙基-3,6-二甲基-三环[3.1.0.0^{2,4}]己烷（1.49%）、(1α,4aα,8aα)-7-甲基-1-异丙基-4-亚甲基-1,2,3,4,4a,5,6,8a-八氢萘（1.11%）等。张亚敏等（2009）用超临界CO_2萃取法提取的东方泽泻挥发油的主要成分为：苄硫基二苯脲(15.57%)、γ-生育酚（9.62%）、己基五氟苯甲基乙基膦酸酯（8.90%）、环己烯（8.30%）、顺式-7-十二烯醇乙酸酯（7.81%）、n-十六烷酸（6.33%）、匙叶桉油烯醇（6.13%）、十八碳二烯-9,12-酸乙酯（5.10%）、Z-9,17-十八碳二烯醛（4.19%）、O-黎芦酰胺（3.24%）、十六烷酸乙酯（3.16%）、α-胡椒烯-8-醇（2.84%）、7-异丙基-1,1,4a-三甲基-1,2,3,4,4a,9,10,10a-八氢菲（2.70%）、1-联二苯(叔丁基)甲硅烷氧基-4-硝基苯（2.01%）、1,3-二甲基-5,7-双-n-双苯戊酸二乙氨乙酯（1.73%）、γ-杜松醇（1.55%）、Z,Z,Z-9,12,15-十八碳三烯酸乙酯（1.43%）、2,3-二甲基-3H-邻二氮杂菲并[3,4-d]咪唑-10-醇（1.32%）、陈皮素（1.22%）、5-(p-氨基苯)-2-氨基噻唑（1.19%）、N-苯基-1-萘胺（1.13%）、丁香烯（1.08%）等。

泽泻：徐飞等（2011）用水蒸气蒸馏法提取的四川彭山产泽泻挥发油的主要成分为：δ-榄香烯（7.66%）、1,7,7-三甲基-2-乙烯基双环[2.2.1]庚-2-烯（2.77%）、斯巴醇（2.44%）、氧化石竹烯（2.12%）、β-榄香烯（1.77%）、Δ-蛇床烯（1.41%）、α-木罗烯（1.37%）、δ-杜松烯（1.29%）、巴伦西亚烯（1.21%）、β-雪松烯（1.21%）、雅槛蓝树烯（1.19%）等。

【性味与功效】味甘、淡，性寒。利水渗湿，泄热，化浊降脂。用于小便不利，水肿胀满，泄泻尿少，痰饮眩晕，热淋涩痛，高脂血症。

荜澄茄 ▼

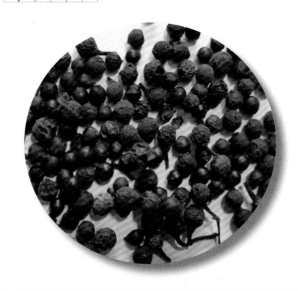

【基源】樟科木姜子属植物山鸡椒 *Litsea cubeba* (Lour.) Pers. 的干燥成熟果实。

【形态特征】落叶灌木或小乔木，高达8~10m。顶芽圆锥形。叶互生，披针形或长圆形，长4~11cm，宽1.1~2.4cm，纸质，上面深绿色，下面粉绿色。伞形花序单生或簇生；苞片边缘有睫毛；每一花序有花4~6朵，先叶开放或与叶同时开放，花被裂片6，宽卵形。果近球形，直径约5mm，成熟时黑色。花期2~3月，果期7~8月。

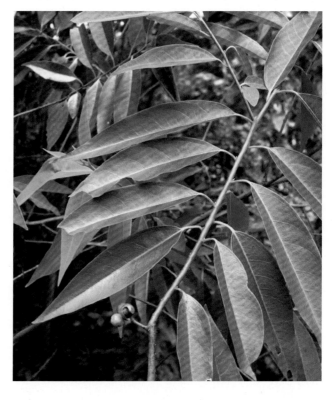

【习性与分布】生于向阳的山地、灌丛、疏林或林中路旁、水边，海拔 500~3200m。喜温暖湿润的环境。幼苗期需要遮荫，成年树喜光。分布于广西、广东、福建、台湾、浙江、江苏、安徽、江西、湖南、湖北、四川、贵州、云南、西藏。

【挥发油含量】水蒸气蒸馏的荜澄茄的得油率为0.95%~7.93%，同时蒸馏萃取的得油率为4.17%；超临界萃取的得油率为3.16%~30.70%；超声波辅助水蒸气蒸馏的得油率为5.33%。

【芳香成分】荜澄茄挥发油以柠檬醛（47.02%~78.00%）为第一主成分的研究报告较多，也有主成分不同的报告。赵雷雷等（2017）用水蒸气蒸馏法提取的广西产荜澄茄挥发油的主要成分为：(+)-柠檬烯（28.40%）、香叶醛（20.05%）、橙花醛（18.74%）、2-甲氧基-4-(1-丙烯基)苯酚（4.61%）、月桂烯（3.39%）、(-)-α-蒎烯（2.76%）、4,8-二甲基-3,7-壬二烯-2-酮（2.40%）、(S)-顺式-马鞭草烯醇（2.17%）、(1R)-(+)-α-蒎烯（1.86%）、β-蒎烯（1.74%）、桧烯（1.58%）、甲基庚烯酮（1.46%）、芳樟醇（1.24%）、马鞭烯醇（1.21%）等；用超临界 CO_2 萃取法提取的荜澄茄药材挥发油的主要成分为：橙花醛（38.45%）、香叶醛（27.81%）、(+)-柠檬烯（14.47%）、柠檬醛二乙缩醛（5.45%）、马鞭草烯乙醚（1.99%）、月桂烯（1.63%）、桧烯（1.09%）、(1R)-(+)-α-蒎烯（1.00%）等。程焕等（2013）用顶空固相微萃取法提取的贵州产荜澄茄药材挥发油的主要成分为：樟脑（17.18%）、芳樟醇（14.77%）、D-柠檬烯（10.62%）、β-蒎烯（6.24%）、α-蒎烯（5.77%）、β-罗勒烯（5.68%）、石竹烯（4.84%）、α-水芹烯（4.80%）、莰烯（2.22%）、月桂烯（2.20%）、γ-榄香烯（2.05%）、柠檬醛（1.76%）、3-亚甲基-6-(1-甲基乙基)环己烯（1.73%）、葎草烯（1.25%）、3,7-二甲基-2,6-辛二烯醛（1.18%）、

萜品醇（1.04%）等；用同时蒸馏萃取法提取的荜澄茄药材挥发油的主要成分为：1-甲基-4-(1-甲基亚乙基)环己烯（23.34%）、樟脑（23.14%）、石竹烯（5.34%）、γ-榄香烯（4.56%）、柠檬醛（3.92%）、3,7-二甲基-2,6-辛二烯醛（3.32%）、β-罗勒烯（2.72%）、1-甲基-5-亚甲基-8-(1-甲基)-1,6-环癸二烯（2.14%）、萜品醇（2.07%）、(+)-3-蒈烯（2.05%）、D-柠檬烯（1.98%）、α-水芹烯（1.85%）、葎草烯（1.42%）、六氢-4,7-二甲基-1-(1-异丙基)萘（1.32%）、α-蒎烯（1.16%）、β-蒎烯（1.14%）、β-金合欢烯（1.02%）等。

【性味与功效】味辛，性温。温中散寒，行气止痛。用于胃寒呕逆，脘腹冷痛，寒疝腹痛，寒湿郁滞，小便浑浊。

【注】山鸡椒除果实《药典》入药外，叶（山苍子叶）和根（豆豉姜）也可入药。山苍子叶：水蒸气蒸馏的叶的得油率为0.06~2.04%。王陈翔等（2011）用水蒸气蒸馏法提取的浙江温州产山鸡椒叶挥发油的主要成分为：α-蒎烯（17.04%）、桉树脑（15.92%）、桧烯（12.87%）、α-萜品醇（9.24%）、(R)-4-萜品醇（7.20%）、顺式-β-萜品醇（6.22%）、石竹烯（4.53%）、β-侧柏烯（3.46%）、β-榄香烯（3.23%）、枞油烯（2.36%）、γ-古芸烯（2.18%）、γ-萜品醇（2.05%）、2,10,10-三甲基三环[7.1.1.0$^{2.7}$]十一碳-6-烯-8-酮（1.73%）、β-月桂烯（1.33%）、(+)-4-蒈烯（1.33%）、大根香叶烯D（1.20%）、β-蒎烯（1.11%）、α-石竹烯（1.10%）等。王发松等（1999）用水蒸气蒸馏法提取的湖北巴东产山鸡椒阴干叶挥发油的主要成分为：α-顺式-罗勒烯（25.11%）、3,7-二甲基-1,6-辛二烯醇-3（16.85%）、正-反式-橙花叔醇（13.89%）、d-柠檬烯（7.82%）、3,6,6-三甲基-2-降蒎烯（7.67%）、莰烯（6.80%）、香叶酸乙酸酯（2.65%）、α-反式-罗勒烯（2.57%）、α-金合欢烯（1.66%）、龙脑（1.61%）、对-伞花烃（1.54%）、反式-氧化芳樟醇（1.53%）、四氢-α,α,5-三甲基-5-乙烯基-糠醇（1.42%）、(1S,5S)-(-)-2(10)-蒎烯（1.34%）、1,3,3-三甲基-2-正龙脑乙酯（1.06%）等。钟昌勇等（2009）用水蒸气蒸馏法提取的广西武鸣产山鸡椒新鲜叶挥发油的主要成分为：1,8-桉叶油素（41.30%）、桧烯（12.99%）、α-松油醇（10.96%）、α-蒎烯（5.75%）、γ-松油烯（5.12%）、β-蒎烯（3.65%）、4-松油醇（3.22%）、α-松油烯（3.19%）、β-月桂烯（2.48%）、α-侧柏

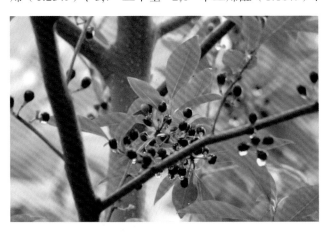

烯（2.26%）、芳樟醇（1.92%）、异松油烯（1.78%）、石竹烯（1.71%）、2-甲基-6-亚甲基-7-辛烯-2-醇（1.03%）等。赵欧等（2010）用水蒸气蒸馏法提取的贵州安顺产山鸡椒叶挥发油的主要成分为：3,7-二甲基-6-辛烯醛（16.74%）、桉叶油素（13.80%）、α-柠檬醛（12.31%）、α-香茅醇(7.37%)、3,7-二甲基-1,6-辛二烯-3-醇（6.89%）、β-柠檬醛（6.74%）、β-月桂烯（4.61%）、β-月桂烯（4.61%）、α,α,4-三甲基-3-环己烯-1-甲醇（4.59%）、十二酸乙酯(4.12%)、α-蒎烯（3.55%）、β-水芹烯（2.34%）、(E)-3,7-二甲基-1,3,6-辛三烯（1.02%）等。山苍子叶味辛、微苦，性温。理气散结，解毒消肿，止血。治痈疽肿痛，乳痈，蛇虫咬伤，外伤出血，脚肿，慢性气管炎。豆豉姜：水蒸气蒸馏的得油率为0.04%~0.33%，同时蒸馏萃取的得油率为0.30%，超临界萃取的得油率为2.60%。山鸡椒根挥发油的主成分多为香茅醛（26.56%~60.19%），也有主成分不同的报告。赵欧等（2015）用水蒸气蒸馏法提取的贵州铜仁产山鸡椒根挥发油的主要成分为：香茅醛（60.19%）、羟基香茅醛（11.20%）、顺-2-甲基-5-(1-甲基乙烯基)-2-环己烯-1-醇（4.60%）、(E)-柠檬醛（4.29%）、(Z)-柠檬醛（3.47%）、薄荷醇（2.85%）、3,7-二甲基-1,6-辛二烯-3-醇（2.44%）、D-柠檬烯（1.71%）、洋薄荷醇（1.28%）等；贵州湄潭产山鸡椒根挥发油的主要成分为：(E)-柠檬醛（40.31%）、(Z)-柠檬醛（30.85%）、3,7-二甲基-1,6-辛二烯-3-醇（5.69%）、2,6-二甲基-2,8-二癸烯（4.08%）、石竹烯氧化物（2.59%）、(S)-1-甲基-4-(5-甲基-1-亚甲基-4-己烯基)-环己烯（2.51%）、D-柠檬烯（2.49%）、6-甲基-5-庚烯-2-酮（1.87%）、7-甲基-3-亚甲基-6-辛烯-1-醇（1.68%）、(E)-香叶醇（1.53%）、反-环氧树脂（1.37%）等；贵州威宁产山鸡椒根挥发油的主要成分为：2,6-二甲基-2,8-二癸烯（76.95%）、(E)-香叶醇（10.27%）、1,7,7-三甲基-双环[2.2.1]庚-2-酮（2.97%）、洋薄荷醇（2.30%）、3,7-二甲基-1,6-辛二烯-3-醇（1.83%）、(Z)-香茅醛（1.71%）、桉油精（1.14%）等。蔡进章等（2010）用水蒸气蒸馏法提取的浙江温州产山鸡椒新鲜根挥发油的主要成分为：柠檬烯（41.49%）、α-柠檬醛（13.64%）、β-柠檬醛（12.23%）、1S-α-蒎烯（7.89%）、L-4-萜品醇（6.24%）L-樟脑（1.90%）、月桂烯醇（1.83%）、1R-α-蒎烯（1.74%）、β-月桂烯（1.59%）、5,9,13-三甲基-4,8,12-十四炭三烯-1-醇（1.03%）等。金

静兰等（1991）用水蒸气蒸馏法提取的湖南桂东产山鸡椒根挥发油的主要成分为：香草醛（25.90%）、香叶醇+柠檬醛b（16.30%）、甲基庚烯酮（11.80%）、柠檬烯（9.10%）、异胡薄荷醇（8.80%）、柠檬醛a（6.50%）、α-蒎烯（5.40%）、香叶醇（4.50%）、1,8-桉叶素（1.30%）等。刘基柱等（2006）用超临界 CO_2 萃取法提取的山鸡椒根挥发油的主要成分为：油酸（41.62%）、亚油酸（35.92%）、棕榈酸（7.85%）、硬脂酸（4.11%）、硬脂酸乙酯（1.95%）、棕榈酸乙酯（1.32%）、香叶醛（1.22%）等。豆豉姜味辛、苦，性温。祛风除湿，理气止痛。治感冒，心胃冷痛，腹痛吐泻，脚气，孕妇水肿，风湿痹痛，跌打损伤，脑血栓形成。

乌药

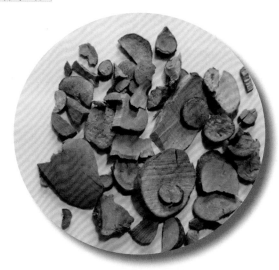

【基源】樟科山胡椒属植物乌药 *Lindera aggregata* (Sims) Kosterm 的干燥块根。

【形态特征】常绿灌木或小乔木，高可达5m；根纺锤状或结节状膨胀，长3.5~8cm，直径0.7~2.5cm，有香味。顶芽长椭圆形。叶互生，近圆形，长2.7~7cm，宽1.5~4cm，革质。伞形花序腋生，常6~8花序集生于短枝上，一般有花7朵；花被片6，近等长，外面黄色或黄绿色。果卵形或有时近圆形，长0.6~1cm，直径4~7mm。花期3~4月，果期5~11月。

【习性与分布】生于海拔200~1000m的向阳坡地、山谷或疏林灌丛中。喜亚热带气候。分布于安徽、浙江、湖南、广东、广西、江西、福建、台湾等省区。

【挥发油含量】水蒸气蒸馏的乌药的得油率为0.35%~1.28%，超临界萃取的得油率为6.67%；微波辅助水蒸气蒸馏的得油率为0.41%。

【芳香成分】周继斌等（2000）用水蒸气蒸馏法提取的福建闽清产乌药挥发油的主要成分为：长叶烯（19.30%）、1,4-甲醇-八氢-4-甲基-8-亚甲基-(1-甲基)-1-H-茚（12.20%）、δ-杜松萜烯（9.18%）、冰片（7.48%）、β-橄榄烯（4.18%）、β-绿叶烯（4.16%）、十氢-2,2,4-三甲基-8-甲基-2-萘甲醇（3.66%）、香树烯（2.72%）、朱栾倍半萜（2.65%）、4-(1-甲基)-1-苯基苯酚（2.03%）、愈创木奠（1.65%）、1a,2,4,5,6,7,7a,7b-八氢-1H-环丙[a]萘-4-醇（1.38%）、4,4a,9,10-四氢-4a-甲基-2(3H)-菲酮（1.29%）、大根香叶烯（1.29%）、1,3,3-三甲基-2-(3-甲基-2-亚甲基-3-丁基)环己醇（1.06%）、冰片甲醚（1.06%）、白檀油烯醇（1.05%）等。杜志谦等（2003）用水蒸气蒸馏法提取的浙江产乌药挥发油的主要成分为：乌药烯（19.21%）、乌药醇（16.83%）、醋酸龙脑酯（8.26%）、醋酸乌药酯（8.17%）、莰烯（4.49%）、乌药酸（4.24%）、α-菲兰烯（3.25%）、α-蒎烯（3.08%）、樟脑（2.91%）、柠檬烯（2.75%）、β-蒎烯（1.98%）、新乌药内酯（1.79%）、龙脑（1.49%）、α-萜品醇（1.35%）、乌药酮（1.34%）、乌药醚（1.28%）、异呋吉马烯（1.25%）、香樟烯（1.24%）等；福建产乌药挥发油的主要成分为：β-菲兰烯（16.23%）、乌药烯（14.90%）、乌药醇（12.83%）、醋酸乌药酯（9.29%）、醋酸龙脑酯（4.90%）、α-菲兰烯（2.84%）、柠檬烯（2.60%）、α-蒎烯（2.56%）、莰烯（2.40%）、β-蒎烯（1.36%）、乌药酮（1.28%）、

乌药酸（1.24%）、异呋吉马烯（1.23%）、新乌药内酯（1.20%）、樟脑（1.15%）、香樟烯（1.02%）等；安徽产乌药挥发油的主要成分为：乌药醇（14.62%）、醋酸龙脑酯（13.60%）、乌药烯（10.77%）、醋酸乌药酯（7.09%）、β-菲兰烯（6.31%）、莰烯（5.31%）、α-蒎烯（3.75%）、α-菲兰烯（3.22%）、乌药酸（2.73%）、β-蒎烯（2.27%）、柠檬烯（2.17%）、龙脑（1.84%）、乌药酮（1.42%）、新乌药内酯（1.30%）、香樟烯（1.14%）、α-萜品醇（1.13%）、乌药醚（1.06%）、异呋吉马烯（1.05%）等。何桂霞等（2010）用水蒸气蒸馏法提取的乌药挥发油的主要成分为：4,4′-二甲基-2,2′-二亚甲基双环己基-3,3′-二烯（23.69%）、2-[2-(2,4-二甲基苯基)环丙基]呋喃（11.61%）、龙脑乙酸酯（8.31%）、8-甲基-2-苯基-4,7-二烯-2-壬醇（6.05%）、tau-杜松醇（4.36%）、β-桉叶油醇（4.11%）、吉马酮（3.35%）、长叶烯（2.84%）、2-甲基-4-(2,6,6-三甲基-1-环己烯基)正丁醛（2.37%）、-愈创木烯（2.01%）、榄香醇（1.80%）、桉叶-4(14),11-二烯（1.64%）、龙脑（1.60%）、蛇床-6-烯-4-醇（1.51%）、β-愈创木烯（1.39%）、5-异丙烯基-3,6-二甲基-6-乙烯基-4,5,6,7-四氢-1-苯骈呋喃（1.38%）、3-异丙烯基环戊羧酸龙脑酯（1.11%）、4-(5,5-二甲基螺[2.5]-4-辛基)-2-丁酮（1.06%）、γ-桉叶油醇（1.02%）等；用超临界CO₂萃取法提取的乌药挥发油的主要成分为：2-[2-(2,4-二甲基苯基)环丙基]呋喃（13.35%）、4,4′-二甲基-2,2′-二亚甲基双环己基-3,3′-二烯（8.65%）、14,15-二脱氢-1,4,5,8,9,10,11,12,13,16,17,18,19,20-十四氢环十并[a]环十四烯（8.32%）、8-甲基-2-苯基-4,7-二烯-2-壬醇（6.24%）、1,1-二乙氧基乙烷（4.12%）、十六碳酸（3.94%）、龙脑乙酸酯（3.14%）、δ-愈创木烯（2.74%）、桉叶-4(14),11-二烯（2.57%）、柠檬烯（2.54%）、桉叶-3,7(11)-二烯（2.51%）、β-愈创木烯（2.48%）、(9E,12E,15E)-9,12,15-十八三烯-1-醇（2.39%）、4,7,10,13,16,19-二十二碳六烯酸甲酯（2.26%）、1,1,3a-三甲基-7-亚甲基-1-H-环戊并[a]十氢萘（2.07%）、α-木罗烯（1.94%）、tau-杜松醇（1.91%）、β-榄香烯（1.83%）、δ-杜松烯（1.81%）、9,12-十八碳二烯酸甲酯（1.67%）、β-桉叶油醇（1.42%）、二十一烷（1.19%）等。董岩等（2005）用微波-水蒸气回流法提取的广西产乌药挥发油的主

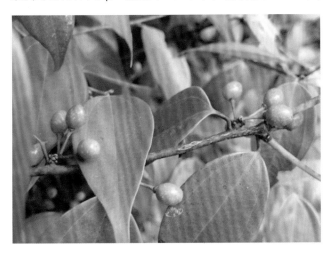

要成分为：愈创树 -1(5),7(11)- 二烯（11.86%）、冰片醋酸酯（8.93%）、琼脂螺醇（6.81%）、1-(2,4-二甲苯基)-2-(2- 呋喃基) 环丙烷（6.28%）、苧烯（4.52%）、莰佛精（3.57%）、大根香叶烷（2.68%）、2,4- 二异丙基 -1- 甲基 -1- 乙烯基环己烷（2.29%）、表蓝桉醇（2.25%）、1,3,5- 三环戊基苯（2.17%）、δ -3- 蒈烯（2.13%）、大根香叶 -1(10),4,7(11)- 三烯（2.05%）、桉叶 -4(14)-11- 二烯（2.04%）、α - 松油醇（1.93%）、斯巴醇（1.79%）、立方醇（1.77%）、2,4- 二羟基 -3- 甲基苯乙酮（1.63%）、α - 雪松烯氧化物（1.48%）、绿叶烯（1.39%）、内 - 冰片（1.35%）、2,4- 二甲基 -2,6- 辛二烯（1.31%）、香树烯氧化物（1.30%）、球醇（1.24%）、长叶烯（1.23%）、莰烯（1.20%）、1- 萜二烯 -4- 醇（1.15%）等。邓桂明等（2016）用水蒸气回流法提取的湖南产乌药药材挥发油的主要成分为：(-)- 马兜铃烯（10.76%）、乙酸龙脑酯（5.30%）、β - 桉叶油醇（4.56%）、1- 甲基 -1- 乙基 -2,4- 二 (1-甲基乙烯基) 环己烷（2.62%）、4a- 甲基 -4,4a,9,10-四氢 -2(3H) 菲酮（2.27%）、莪术烯（1.35%）、5,6-二甲基己烷（1.08%）、β - 桉叶烯（1.07%）、4,5-二乙基辛烷（1.01%）等。江康丽等（2019）用水蒸气蒸馏法提取的乌药药材挥发油的主要成分为：1- 甲基 -1H- 吡唑 -3- 羧酸苯甲酰胺（25.57%）、8-甲基 -2- 苯基 -4,7- 壬二烯 -2- 醇（24.38%）、1,3-二异丙基萘（8.09%）、(5R,6R)-3,6- 二甲基 -5-(异丙烯基)-6- 乙烯基 -4,5,6,7- 四氢苯并呋喃（4.46%）、羊角拗醇（3.29%）、β - 榄香烯（3.19%）、(1S)-(+)-3- 蒈烯（3.05%）、2- 亚甲基 -5-(1- 甲基乙烯基)-8- 甲基 - 二环 [5.3.0] 癸烷（2.80%）、乙酸冰片酯（2.66%）、α - 水芹烯（2.53%）、[3aS-(3a α ,3b β ,4 β ,7 α ,7aS)]- 八氢 -7- 甲基 -3-亚甲基 -4-(1- 甲基乙基)-1H- 环戊 [1,3] 环丙烷 [1,2] 苯（1.48%）、莰烯（1.45%）、2- 蒎烯（1.36%）、(1aR,4aR,7S,7aR,7bR)-1,1,7- 三甲基 -4- 亚甲基十氢 -1H- 环丙 [e] 甘菊环 -7- 醇（1.07%）、β - 蒎烯（1.06%）、顺式 -4,7,10,13,16,19- 二十二碳六烯酸甲酯（1.06%）、吉马酮（1.03%）、1- 硝基 -2-羟基 -4-(对甲基苯氧基)- 苯（1.01%）等。赵金凯等（2020）用水蒸气蒸馏法提取的浙江衢州产乌药药材挥发油的主要成分为：8- 甲基 -2- 苯基 -4,7-壬二烯 -2- 醇（34.51%）、4,4'- 二甲基 -2,2'- 二亚甲基双环乙基 -3,3'- 二烯（23.74%）、1,3- 二异丙基萘（16.93%）、(5R,6R)-3,6- 二甲基 -5-(丙 -1- 烯 -2- 基)-6- 乙烯基 -4,5,6,7- 四氢苯并呋喃（3.91%）、3,3a,4,7,8,8a- 六氢 -7- 甲基 -3- 亚甲基 -6-(3- 氧代丁基)-2H- 环庚 [b] 呋喃 -2- 酮（1.69%）、4a- 甲基 -1- 亚甲基 -1,2,3,4,4a,9,10,10a-八氢菲（1.24%）、2- 亚甲基 -5-(1- 甲基乙烯基)-8-甲基 - 二环 [5.3.0] 癸烷（1.21%）、1- 硝基 -2-羟基 -4-(对甲基苯氧基)- 苯（1.17%）、吉马酮（1.04%）、2,2- 二甲基 -2-[2,4,6- 三甲基苯基]乙酸（1.02%）等。

【性味与功效】味辛，性温。行气止痛，温肾散寒。用于寒凝气滞，胸腹胀痛，气逆喘急，膀胱虚冷，遗尿尿频，疝气疼痛，经寒腹痛。

【注】乌药除块根《药典》入药外，叶（乌药叶）也可入药。水蒸气蒸馏乌药叶的得油率为 0.30%。付俊等（2009）用水蒸气蒸馏法提取的浙江临海产乌药叶挥发油的主要成分为：4a- 甲基 -1- 亚甲基 -1,2,3,4,4a,9,10,10a- 八氢菲（17.79%）、2- 甲基 -5-(1- 甲基乙烯基)-2- 环己烯 -1- 酮（5.03%）、8,9- 去氢 -9- 甲酰基 - 环异长叶酯（4.29%）、莕茄醇（3.82%）、(E)-3,7,11- 三甲基 -1,6,10- 三烯十二烷 -3- 醇（3.63%）、1,2- 苯二甲酸单 (2- 乙基己基) 酯（2.94%）、β - 桉叶醇（2.25%）、匙叶桉油烯醇（1.82%）、1S,4R,7R,11R-8- 羟基 -1,3,4,7- 四甲基三环 [5.3.1.0^{4,11}] 十一碳 -8- 烯（1.81%）、4a- 甲基 -1-甲烯基 -7-(异丙烯基)-[4aR-(4a α ,7 α ,8a α)]- 十氢萘（1.68%）、芹子 -6- 烯 -4- 醇（1.60%）、3,6,7,8- 四氢化 -3,3,6,6- 四甲基化 - 环戊二烯并 [e] 茚 -1(2H)- 酮（1.50%）、异炔诺酮（1.46%）、邻苯二甲酸二异丁酯（1.43%）、tau- 杜松醇（1.40%）、8,9- 去氢 -9- 乙酰基 - 环异长叶烯（1.39%）、8,9- 去氢 -9- 甲酰基 - 环异长叶烯（1.34%）、杜松烯（1.25%）、1,3- 二甲基 -3-环己烯 -1- 基 - 乙酮（1.22%）、2- 异丙烯基 -4a,8-二甲基 -1,2,3,4,4a,5,6,8a- 八氢萘（1.21%）、2,4,4-三甲基 -3-(3- 丁酰基)-2- 环己烯酮（1.16%）、植醇（1.16%）、八氢 -1,1,4,7- 四甲基 -1H-[1aR-(1a α ,4 α ,4a α ,7b α)] 环丙 [e] 奥（1.07%）等。乌药叶味辛，性温。温中理气，消肿止痛。治脘腹冷痛，小便频数，风湿痹痛，跌打伤痛，烫伤。

肉桂 ▼

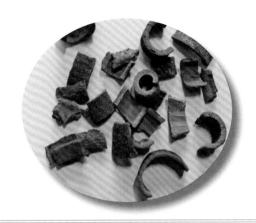

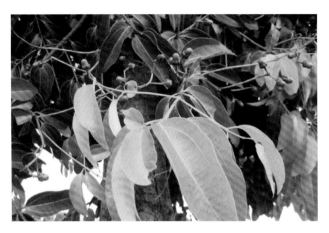

【性味与功效】味辛、甘，性热。补火助阳，引火归元，散寒止痛，温通经脉。用于阳痿宫冷，腰膝冷痛，肾虚作喘，虚阳上浮，眩晕目赤，心腹冷痛，虚寒吐泻，寒痛腹痛，痛经经闭。

【基源】樟科樟属植物肉桂 *Cinnamomum cassia* Presl 的干燥树皮。

【形态特征】中等大乔木；树皮灰褐色。顶芽小，芽鳞宽卵形，密被灰黄色短绒毛。叶长椭圆形至近披针形，长8~34cm，宽4~9.5cm，革质。圆锥花序腋生或近顶生，长8~16cm，三级分枝，分枝末端为3花的聚伞花序。花白色，长约4.5mm。花被两面密被黄褐色短绒毛，花被筒倒锥形，花被裂片卵状长圆形。果椭圆形，成熟时黑紫色。花期6~8月，果期10~12月。

【习性与分布】生于常绿阔叶林中。喜温暖湿润的环境，喜光又耐阴，喜暖热、无霜雪、多雾高温之地，不耐干旱、积水、严寒和空气干燥。分布于广西、广东、海南、福建、台湾、云南等省区。

【挥发油含量】《药典》规定肉桂药材含挥发油不得少于1.2%。水蒸气蒸馏的肉桂的得油率为0.32~6.41%，同时蒸馏萃取的得油率为0.54%~6.50%，超临界萃取的得油率为1.50%~11.60%，亚临界萃取的得油率为1.83%；有机溶剂萃取的得油率为1.82%~4.69%；超声波萃取的得油率为2.93%~3.33%；微波萃取的得油率为2.01%~8.33%。

【芳香成分】《药典》规定肉桂含桂皮醛不得少于1.5%。肉桂挥发油的第一主成分均为肉桂醛（6.99%~98.85%），但相对含量差异较大。张笙晦等（2019）用水蒸气蒸馏法提取的广西东兴产5年生肉桂挥发油的主要成分为：反式肉桂醛（73.08%）、α-珀珀烯（7.39%）、乙酸肉桂酯（2.64%）、β-杜松烯（2.22%）、α-广藿香烯（1.95%）、苯丙醛（1.55%）、1,2,3,4,4a,7-六氢-1,6-二甲基-4-(1-甲基乙基)-萘（1.23%）、α-依兰油烯（1.00%）等。

桂枝 ▼

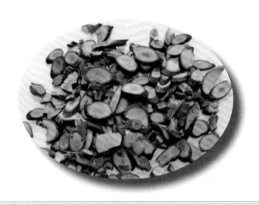

【基源】樟科樟属植物肉桂 *Cinnamomum cassia* Presl 的干燥嫩枝。

【形态特征】同肉桂。

【习性与分布】同肉桂。

【挥发油含量】水蒸气蒸馏的桂枝药材的得油率为0.13%~2.30%，超临界萃取的得油率为0.69%。

【芳香成分】《药典》规定含桂枝桂皮醛不得少于1.0%。桂枝挥发油以肉桂醛（42.28%~81.99%）为第一主成分的居多，也有少数主成分不同的报告。王秋萍等（2015）用水蒸气蒸馏法提取的贵州产桂挥发油的主要成分为：反式肉桂醛（81.99%）、对甲氧基桂皮醛（3.71%）、顺式肉桂醛（1.20%）等。

【性味与功效】味辛、甘，性温。发汗解肌，温通经脉，助阳化气，平冲降气。用于风寒感冒，脘腹冷痛，

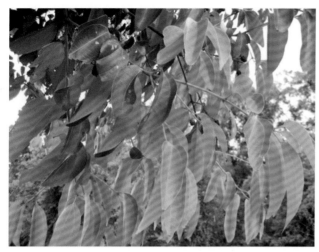

血寒经闭，关节痹痛，痰饮，水肿，心悸，奔豚。

【注1】《药典》中的肉桂油为肉桂的树皮、枝、叶经蒸馏所得的芳香油，《药典》规定含桂皮醛不得少于75.0%。味甜、辛，性温。祛风健胃。外用治风湿及皮肤瘙痒。

【注2】肉桂除树皮和嫩枝《药典》入药外，幼嫩果实（桂丁）和叶（肉桂叶）也可入药。桂丁：水蒸气蒸馏的桂丁的得油率为0.72%~2.04%。桂丁挥发油的主成分为反式-桂醛（60.49%~84.10%）。用水蒸气蒸馏法提取的云南西双版纳勐仑产桂丁挥发油的主要成分为：反式-桂醛（60.49%）、乙酸桂酯（33.72%）、苯丙醛（1.24%）等（程必强等，1989）。桂丁味辛、甘，性温。温中散寒，止痛，止呃。治心胸疼痛，胃腹冷痛，恶心，嗳气，呃逆，呕吐，肺寒咳喘。肉桂叶：水蒸气蒸馏法提取的不同月份采收的肉桂新鲜叶的得油率为0.42%~1.51%。肉桂叶挥发油的第一主成分为反式-肉桂醛（21.37%~95.55%），也有主成分不同的报告。李耀华等（2019）用水蒸气蒸馏法提取的广西浦北肉桂叶挥发油的主要成分为：反式-肉桂醛（65.01%）、邻甲氧基肉桂醛（15.40%）、乙酸桂酯（3.65%）、苯丙醛（2.67%）、苯甲醛

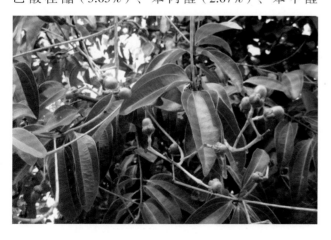

（2.31%）、2-甲氧基苯基丙酮（1.78%）等。郭虹等（2009）用水蒸气蒸馏法提取的浙江温州产肉桂新鲜叶挥发油的主要成分为：龙脑（28.19%）、(-)-斯巴醇（10.36%）、石竹烯（6.66%）、γ-榄香烯（6.38%）、α-松油醇（6.03%）、愈创醇（5.97%）、橙花叔醇（3.86%）、[1aR-(1aα,4aα,7β,7aβ,7bα)]-十氢-1,7,7-三甲基-4-亚甲基-1H-环丙[e]奥-7-醇（2.85%）、[3S-(3α,3aβ,5α)]-α,α,3,8-四甲基-1,2,3,3a,4,5,6,7-八氢-5-奥甲醇（2.65%）、[1R-(1α,3α,4β)]-4-乙烯基-α,α,4-三甲基-3-(1-甲基乙烯基)环己烷甲醇（2.39%）等。肉桂叶味辛，性温。温中散寒，解表发汗。治外感风寒，头痛恶寒，咳嗽，胃寒胸闷，脘痛呕吐，腹痛泄泻，冻疮。

紫草 ▼

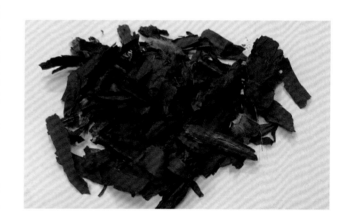

【基源】紫草科软紫草属植物新疆紫草（软紫草）*Arnebia euchroma* (Royle) Johnst. 或内蒙紫草 *Arnebia guttata* Bunge 的干燥根。内蒙紫草根的芳香成分未见报道。

【形态特征】多年生草本。茎高15~40cm。叶两面均疏生硬毛；基生叶线形至线状披针形，长7~20cm，宽5~15mm；茎生叶披针形至线状披针形，较小。镰状聚伞花序生茎上部叶腋，长2~6cm，有时密集成头状，含多数花；苞片披针形；花萼裂片线形；花冠筒状钟形，深紫色，有时淡黄色带紫红色。小坚果宽卵形，黑褐色。花果期6~8月。

【习性与分布】生海拔2500~4200m的砾石山坡、洪积扇、草地及草甸等处。耐寒，忌高温，怕水浸。分

布于新疆、西藏。

【挥发油含量】有机溶剂萃取的紫草的得油率为
1.10%~1.40%。超声强化亚临界水萃取、超声辅助溶
剂萃取及水蒸汽蒸馏的挥发油萃取率分别为 2.39%、
1.93% 和 0.62%。

【芳香成分】谷红霞等（2010）用水蒸气蒸馏法提
取的新疆产新疆紫草挥发油的主要成分为：诱虫烯
（16.28%）、3- 烯丙基 -2- 甲氧基苯酚（6.20%）、
樟脑（5.82%）、石竹烯（4.49%）、香茅醛（4.07%）、
对甲氧基 -β- 甲基苯乙烯（3.10%）、正十七烷
（2.60%）、珀酞烯（2.46%）、1- 甲基萘（2.40%）、
2- 甲基 -2,3- 二氢 -3- 羧醛 - 呋喃（2.11%）、雪松
醇（2.01%）、草蒿脑（1.89%）、异喇叭烯（1.74%）、
肉桂醛（1.68%）、2- 异亚丙基 -5- 甲基环己酮（1.63%）、
8- 雪松烯 -13- 醇（1.54%）、邻苯二甲酸丁基辛基
酯（1.40%）、苯乙醛（1.25%）、5,11,14,17- 二十
碳四烯酸甲酯（1.14%）、十五醛（1.14%）、十四烷
醛（1.10%）、9- 甲基十九烷（1.01%）等。叶佳等
（2009）用有机溶剂（氯仿）萃取法提取新疆产新疆
紫草挥发油，从 AE01-1 硅胶柱层析的挥发油主要成
分为：去氧紫草素（38.72%）、油酸乙酯（13.37%）、
角鲨烯（12.38%）、乙酰紫草素（11.24%）、亚油酸
乙酯（5.78%）、软脂酸乙酯（5.15%）、3- 溴代 -3-
甲基丁酸（4.46%）、异戊酸 I（3.44%）、3- 羟基 -3-
甲基丁酸（2.77%）、硬脂酸乙酯（1.42%）、5- 甲
基苯酞（1.26%）等；用 AEZ01 层析的挥发油主要成
分为：软脂酸乙酯（18.06%）、亚油酸乙酯（14.51%）、
油酸乙酯（13.48%）、二十四酸乙酯（13.33%）、山
嵛酸乙酯（7.89%）、9- 十六碳烯酸乙酯（5.50%）、
花生醇（5.41%）、6,9,12- 十八碳三烯酸甲酯（4.05%）、

7,10,13- 十六碳三烯酸甲酯（3.45%）、角鲨烯（2.93%）、
硬脂酸乙酯（2.68%）、鲨油酸甲酯（1.77%）、花生
酸乙酯（1.43%）、22- 二十三烯酸（1.36%）、桃柁
酚（1.32%）、二十七烷（1.31%）等。

【性味与功效】味甘、咸，性寒。清热凉血，活血解毒，
透疹消斑。用于血热毒盛，斑疹紫黑，麻疹不透，疮疡，
湿疹，水火烫伤。

矮地茶 ▼

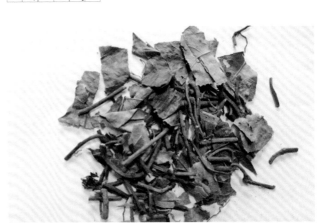

【基源】紫金牛科紫金牛属植物紫金牛
Ardisia japonica (Thunb) Blume 的干燥全草。

【形态特征】小灌木或亚灌木，近蔓生；直立茎长达
30cm。叶对生或近轮生，叶片坚纸质或近革质，椭圆
形至椭圆状倒卵形，长 4~7cm，宽 1.5~4cm，边缘具
细锯齿，多少具腺点。亚伞形花序，腋生或生于近茎
顶端的叶腋，有花 3~5 朵；花长 4~5mm，有时 6 数，

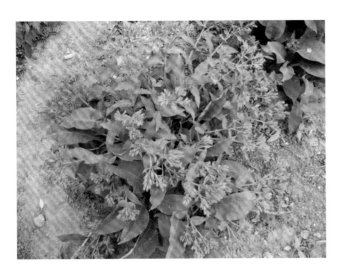

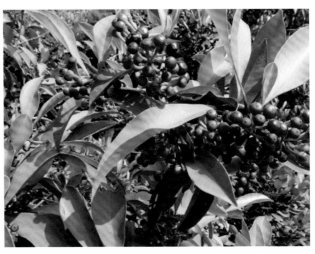

萼片卵形；花瓣粉红色或白色，广卵形。果球形，鲜红色转黑色。花期 5~6 月，果期 11~12 月。

【习性与分布】习见于海拔约 1200m 以下的林下，谷地溪旁阴湿处。分布于陕西及长江以南各省区。

【挥发油含量】水蒸气蒸馏的矮地茶药材的得油率为 0.07%~0.20%。

【芳香成分】尹鲁生等（1989）用水蒸气蒸馏法提取的挥发油的主要成分为：龙脑（18.33%）、β‑桉叶醇（7.02%）、2,3‑二氢‑3,5‑二羟基‑6‑甲基吡喃4‑酮（6.74%）、2,4‑二甲基‑2‑戊醇（4.03%）、水杨酸甲酯（3.61%）、己酸乙酯（3.56%）、α‑石竹烯醇（3.46%）、松油醇‑4（3.26%）、3,4‑二甲基‑3‑己烯‑2‑酮（3.07%）、异硫氰酸丙酯（3.07%）、苯基‑2‑丙烯醛（1.48%）、苯甲醇（1.17%）、1,3,5‑环庚三烯（1.16%）、3‑甲基‑2‑丁烯醇（1.11%）、乙酸乙酯（1.08%）、2‑十一酮（1.08%）、3‑甲基‑2‑异丙基‑2‑环己烯酮（1.07%）等。卢金清等（2012）用水蒸气蒸馏法提取的湖北恩施产矮地茶挥发油的主要成分为：石竹烯（34.99%）、棕榈酸（20.44%）、α‑芹子烯（6.69%）、1,2,3,4,4a,5,6,8a‑八氢‑4a,8‑二甲基‑2‑(1‑异丙烯基)‑萘（4.83%）、α‑石竹烯（2.69%）、石竹烯醇（1.93%）、3,7,11‑三甲基‑2,6,10‑十二烷三烯醋酸盐（1.54%）、芳‑姜黄烯（1.50%）、β‑防风根烯（1.22%）、Z‑11‑十六烯酸（1.22%）、肉豆蔻酸（1.19%）、1,4‑二甲基‑7‑(1‑甲基乙基)‑薁苷菊环（1.05%）等。倪士峰等（2004）用水蒸气蒸馏法提取的浙江杭州产矮地茶挥发油的主要成分为：3,7,11‑三甲基‑1,6,10‑十二碳三烯‑3‑醇（14.07%）、己酸（9.10%）、α‑石竹烯(5.14%)、蓝桉醇(5.07%)、水杨酸甲酯(4.47%)、苯乙醇(4.38%)、石竹烯(4.26%)、芳樟醇(4.20%)、(Z)‑3‑己‑1‑醇（3.35%）、α‑没药醇（3.17%）、氧化石竹烯（2.16%）、(Z,Z,Z)‑9,12,15‑十八碳三烯‑1‑醇（2.07%）、1‑己醇（1.85%）、斯巴醇（1.73%）、蛇床烯（1.66%）、1,5,5,8‑四甲基‑1,2‑氧杂双环 [9.1.0]‑二碳‑3,7‑二烯（1.61%）、喇叭茶醇（1.55%）、3,7,11‑三甲基‑1,6,10‑十二碳三烯‑1‑醇乙酸酯（1.44%）、α‑萜品醇（1.44%）、亚油酸（1.25%）等。

【性味与功效】味苦，性平。化痰止咳，清利湿热，活血化瘀。用于新久咳嗽，喘满痰多，湿热黄疸，经闭瘀阻，风湿痹痛，跌打损伤。

朱砂根 ▼

【基源】紫金牛科紫金牛属植物朱砂根 *Ardisia crenata* Sims 的干燥根。

【形态特征】灌木，高 1~2m。叶片革质或坚纸质，椭圆形至倒披针形，长 7~15cm，宽 2~4cm，边缘具皱波状或波状齿。伞形花序或聚伞花序，着生于侧生特殊花枝顶端；花长 4~6mm，花萼长圆状卵形；花瓣白色，稀略带粉红色，盛开时反卷，卵形，顶端急尖，具腺点。果球形，直径 6~8mm，鲜红色，具腺点。花期 5~6 月，果期 10~12 月，有时 2~4 月。

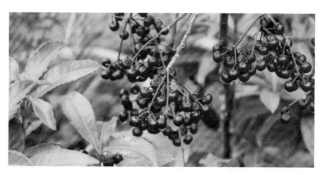

【习性与分布】生于海拔 90~2400m 的疏、密林下荫湿的灌木丛中。分布于西藏东南部至台湾，湖北至海南岛等地区。

【挥发油含量】水蒸气蒸馏的朱砂根的得油率为 1.72%；超临界萃取的得油率为 1.93%。

【芳香成分】刘晓燕等（2008）用超临界 CO_2 萃取法提取的贵州贵阳产朱砂根挥发油的主要成分为：油酸（29.06%）、亚油酸（22.42%）、棕榈酸（20.91%）、5,8,11‑十七碳三烯酸甲酯（6.03%）、乙酸（5.13%）、α‑亚麻酸甲酯（4.84%）、11,14‑二十碳二烯酸甲酯（2.04%）、Z‑11‑十六碳烯酸（1.03%）等。

【性味与功效】味苦、辛，性凉。解毒消肿，活血止痛，祛风除湿。用于咽喉肿痛，风湿痹痛，跌打损伤。

紫萁贯众 ▼

【基源】紫萁科紫萁属植物紫萁 *Osmunda japonica* Thunb. 的干燥根茎和叶柄残基。

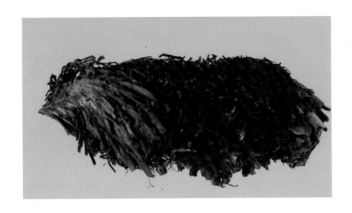

二十五烷（2.26%）、二十三烷（2.20%）、二十六烷（2.12%）、十五烷（1.72%）、2-戊基呋喃（1.69%）、萘（1.64%）、邻苯二甲酸丁基异己酯（1.61%）、(1R)-1,7,7-三甲基-二环[2.2.1]庚-2-酮（1.48%）、二十四烷（1.36%）等。

【性味与功效】味苦，性微寒，有小毒。清热解毒，止血，杀虫。用于疫毒感冒，热毒泻痢，痈疮肿毒，吐血，衄血，便血，崩漏，虫积腹痛。

【形态特征】植株高50~80cm或更高。根状茎短粗。叶簇生，柄长20~30cm，禾秆色；叶片为三角广卵形，长30~50cm，宽25~40cm，顶部一回羽状，其下为二回羽状；羽片3~5对，对生，长圆形；小羽片5~9对，边缘有细锯齿。叶纸质，干后为棕绿色。孢子叶同营养叶等高或稍高，羽片和小羽片均短缩，小羽片线形，长1.5~2cm，沿中肋两侧背面密生孢子囊。

【习性与分布】生于林下或溪边酸性土上。喜温暖阴湿环境，不耐旱，忌强光。分布于山东以南各省区。

【芳香成分】刘为广等（2011）用顶空固相微萃取法提取的紫萁贯众挥发油的主要成分为：己烷（9.74%）、十七烷（7.93%）、2,2',5,5'-四甲基-1,1'-联苯（7.64%）、己酸（7.37%）、(E)-1,2,3-三甲基-4-丙基萘（5.82%）、二十烷（4.95%）、十六烷（4.86%）、2-(对-甲苯)-对-二甲苯（4.50%）、(4-乙酰苯酚)甲苯（4.13%）、5-(2-丙基)-1,3-胡椒环(亚甲二氧基苯或苯并二噁茂)（3.78%）、十九烷（3.75%）、十八烷（3.55%）、1,2-二甲氧基-4-(2-丙基)-苯（3.43%）、3,7-二甲基-2,6-辛二烯醛（2.61%）、二十一烷（2.57%）、柠檬烯（2.54%）、6,7-二甲氧基-2-氧代-2H-苯并吡喃-4-醛（2.46%）、二十二烷（2.28%）、

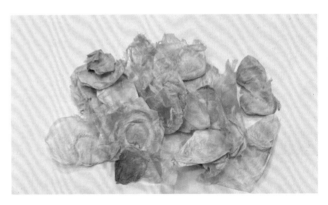

【基源】紫葳科木蝴蝶属植物木蝴蝶 *Oroxylum indicum* (Linn.) Kurz 的干燥成熟种子。

【形态特征】直立小乔木，高6~10m。大型奇数2~4回羽状复叶着生于茎干近顶端，长60~130cm；小叶三角状卵形，长5~13cm，宽3~10cm，全缘，干后发蓝色。总状聚伞花序顶生，长40~150cm；花大，紫红色。花萼钟状，紫色，具小苞片。花冠肉质，长3~9cm；开放有恶臭气味。蒴果木质，长40~120cm，宽5~9cm，厚约1cm。种子多数，圆形，周翅薄如纸，故有千张纸之称。

【习性与分布】生于海拔500~900m的热带及亚热带低丘河谷密林，喜生于温暖向阳的山坡、河岸，以及公路边丛林中。喜温暖湿润气候，耐干旱，不耐寒，耐贫瘠。分布于福建、台湾、广东、四川、云南、贵州、广西。

【挥发油含量】水蒸气蒸馏的木蝴蝶的得油率为0.30%~1.99%。

【芳香成分】赵丽娟等（2006）用水蒸气蒸馏法提取的木蝴蝶挥发油的主要成分为：苯乙酮(72.29%)、二苯酮(7.81%)、丁化羟基甲苯（4.85%）、4-甲氧基苯乙酮（4.10%）、1,7,7-三甲基-(1R)-双环[2.2.1]

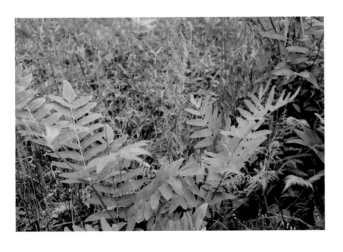

庚 -2- 酮（2.12%）、苯乙醇（1.37%）等。李楠楠等（2016）超临界 CO$_2$ 萃取法提取的木蝴蝶挥发油的主要成分为：羽扇豆醇（47.55%）、豆甾醇（13.67%）、g- 谷甾醇（13.07%）、油酸（10.48%）、羽扇烯酮（5.90%）、反油酸乙酯（2.31%）、反式角鲨烯（1.67%）、棕榈酸（1.49%）、菜油甾醇（1.36%）等。张星贤等（2019）用顶空固相微萃取法提取的江苏产木蝴蝶药材挥发油的主要成分为：十五烷（33.40%）、十七烷（30.21%）、3- 甲基十五烷（14.14%）、3- 乙基 -3- 甲基十九烷（9.61%）、5β- 胆甾烷 -3- 酮 - 乙二醇缩醛（3.85%）等。

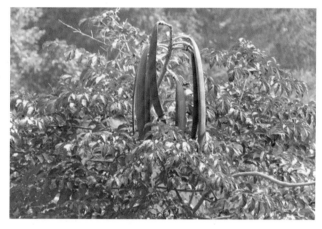

【性味与功效】味苦、甘，性凉。清肺利咽，疏肝和胃。用于肺热咳嗽，喉痹，音哑，肝胃气痛。

大腹皮 ▼

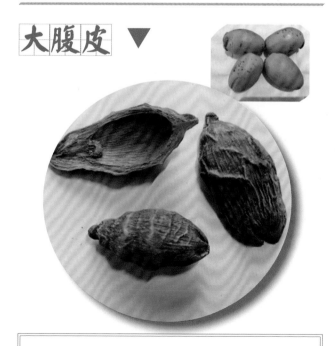

【基源】棕榈科槟榔属植物槟榔 *Areca catechu* Linn. 的干燥果皮。

【形态特征】茎直立，乔木状，高 10m 多，有明显的环状叶痕。叶簇生于茎顶，长 1.3~2m，羽片多数，狭长披针形，顶端有不规则齿裂。雌雄同株，花序多分枝，花序轴着生 1 列或 2 列的雄花，雌花单生于分枝的基部；雄花小，常单生，萼片卵形，花瓣长圆形；雌花较大，萼片卵形，花瓣近圆形。果实长圆形，长 3~5cm，橙黄色。种子卵形。花果期 3~4 月。

【习性与分布】属温湿热型阳性植物，喜高温、雨量充沛湿润的气候环境。常见散生于低山谷底、岭脚、坡麓和平原溪边热带季雨林次生林间，也有成片生长于富含腐殖质的沟谷、山坎、疏林内及微酸性至中性的沙质壤土荒山旷野。分布于云南、海南及台湾等热带地区。

【挥发油含量】水蒸气蒸馏的大腹皮的得油率为 0.03%。

【芳香成分】胡延喜等（2017）用水蒸气蒸馏法提取的海南万宁产大腹皮挥发油的主要成分为：正十六烷酸（45.43%）、十六烷酸乙酯（8.29%）、辛酸（5.57%）、(E,E)-2,4- 癸二烯醛（4.43%）、苯基环氧乙烷（3.98%）、十四烷酸（1.60%）等。周大鹏等（2012）用固相微萃取法提取的海南产大腹皮挥发油的主要成分为：十六醛（27.53%）、长叶薄荷酮（12.78%）、十四醛（7.21%）、壬醛（3.85%）、(11E,13Z)-1,11,13- 十八碳三烯（3.72%）、芳樟醇（3.35%）、二十六烷（2.89%）、薄荷酮（2.69%）、十三醛（2.66%）、

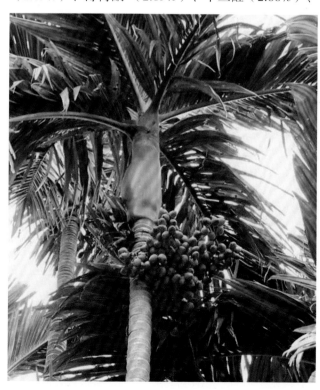

二十五烷（2.52%）、1-己醇（2.39%）、2-壬酮（2.01%）、正癸醛（1.91%）、L-薄荷醇（1.73%）、(E)-2-十四烯（1.38%）、1-辛醇（1.31%）、二十四烷（1.12%）、2-戊基呋喃（1.11%）、十四烷（1.05%）等。卢金清等（2012）用固相微萃取法提取的大腹皮药材挥发油的主要成分为：萘（54.93%）、二丁基羟基甲苯（7.21%）、3,4-二甲氧基甲苯（4.74%）、1,2-二甲氧基-4-乙基苯（2.84%）、1,2,3-三甲氧基-5-甲基苯（2.09%）、植酮（2.09%）、4-乙基愈创木酚（1.52%）等。

【性味与功效】味辛，性微温。行气宽中，行水消肿。用于湿阻气滞，脘腹胀闷，大便不爽，水肿胀满，脚气浮肿，小便不利。

槟榔 ▼

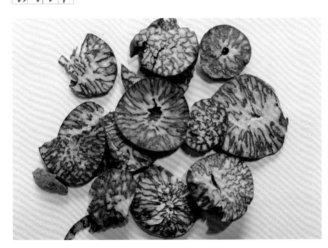

【基源】棕榈科槟榔属植物槟榔 *Areca catechu* Linn. 的干燥成熟种子。

【形态特征】同大腹皮。

【习性与分布】同大腹皮。

【挥发油含量】超临界萃取的槟榔的得油率为 3.76%。

【芳香成分】周大鹏等（2012）用固相微萃取法提取的海南产槟榔挥发油的主要成分为：苯乙醛（24.24%）、长叶薄荷酮（21.04%）、芳樟醇（6.47%）、薄荷酮（6.16%）、桉油醇（5.07%）、正癸醛（3.56%）、1-己醇（2.86%）、薄荷醇（2.80%）、壬醛（2.48%）、二十四烷（2.44%）、槟榔碱（2.33%）、2-甲基-丁醛（1.68%）、苯甲醛（1.20%）等。曲丽洁等（2012）用超临界 CO_2 萃取法提取的海南产槟榔挥发油的主要

成分为：γ-谷固醇（20.56%）、油酸（9.80%）、(3β)-麦角甾-5-烯-3-醇（8.91%）、β-谷固醇（6.83%）、(3β,5α,24S)-豆甾-7-烯-3-醇（4.89%）、豆固醇（4.26%）、棕榈酸（4.05%）、反式角鲨烯（3.39%）、(Z)-7-十四碳烯醛（2.90%）、维生素E（2.28%）、硬脂酸（1.83%）、正二十烷（1.80%）、正二十八烷（1.74%）、十八甲基环九氧硅烷（1.37%）等。

【性味与功效】味苦、辛，性温。杀虫，消积，行气，利水，截疟。用于绦虫病，蛔虫病，姜片虫病，虫积腹痛，积滞泻痢，里急后重，水肿脚气，疟疾。

【注】槟榔除果皮和种子《药典》入药外，雄花蕾（槟榔花）也可入药。用固相微萃取法提取的海南文昌产槟榔新鲜雄花挥发油的主要成分为：乙酸异戊酯（36.24%）、苯乙烯（8.44%）、2-甲基丁酸-3-甲基丁酯（7.41%）、丙酸异戊酯（5.62%）、3,7-二甲基-2,6-辛二烯-2-甲基丁酸酯（4.11%）、乙酸己酯（3.93%）、丁酸异戊酯（3.65%）、5-甲基-2-(1-甲基乙烯基)-4-己烯-1-醇乙酸酯（3.60%）、异戊酸异戊酯（3.07%）、十五烷（2.67%）、3-己烯醇乙酸酯（2.44%）、2-甲基丁酸乙酯（1.81%）、水杨酸乙酯（1.70%）、3-甲基丁酸戊酯（1.64%）、异戊醇（1.12%）、乙酸薰衣草酯（1.03%）等（张明等，2014）。槟榔花味淡，性凉。健胃，止渴，止咳。治口渴，咳嗽。

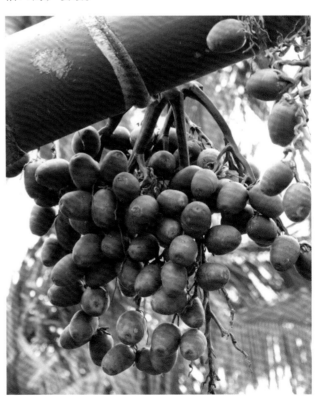

参考文献

Nuriza Rahmadini，甘彦雄，郑勇凤，等 . 基于 GC-MS 对比分析印尼姜黄、姜黄、蓬莪术挥发油中的化学成分 [J]. 中药与临床，2016，7（2）：20-22.

阿优（Vilaysack Mackhaphonh），冯洁，李进英，等 . 不同采收期两面针叶挥发性成分的 GC-MS 分析 [J]. 时珍国医国药，2013，24（5）：1244-1246.

安秋荣，郭志峰 . 柿叶挥发成分的 GC/MS 分析 [J]. 河北大学学报（自然科学版），1999，19（3）：256-259，263.

安冉，华震宇，王建梅 . 新疆产核桃仁挥发性芳香物质成分萃取条件的优化及 GC-MS 分析 [J]. 中药材，2016，39（10）：2295-2299.

敖平，胡世林 . 胡椒根挥发油的化学成分及其微量元素测定 [J]. 中国中药杂志，1998，23（1）：42-44.

白成科 . 苦楝不同部位挥发油成分的气相色谱 - 质谱分析 [J]. 天然产物研究与开发，2008，20：662-666.

白殿罡 . 紫花地丁挥发性化学成分的分析 [J]. 长春大学学报，2008，18（5）：69-71.

白发平，胡静，吉敬，等 . 水蒸气蒸馏联合顶空进样气质联用分析夏枯草挥发油成分 [J]. 环球中医药，2019，12（2）：182-185.

白虹，王元书，刘爱芹 . 直立白薇挥发油成分的气相色谱 - 质谱联用分析 [J]. 时珍国医国药，2007，18（10）：2343-2344.

白玉华，王晶，孙颖，等 . 冬凌草挥发油化学成分的 GC-MS 分析 [J]. 药学与临床研究，2009，17（5）：370-372.

白政忠，孙煌，曹菲，等 . 金荞麦蒸馏产物的 GC/MS 分析 [J]. 药物分析杂志，2007，27（11）：1832-1835.

包玉敏，张力，徐宁，等 . 肉豆蔻化学成分的 GC-MS 研究 [J]. 光谱实验室，2005，22（6）：1172-1174.

毕和平，韩长日，梁振益，等 . 破布叶叶片中挥发油的化学成分研究 [J]. 林产化学与工业，2007，27（3）：124-126.

毕和平，韩长日，梁振益，等 . 使君子叶挥发油的化学成分分析 [J]. 中草药，2007，38（5）：680-681.

毕金峰，于静静，丁媛媛，等 . 固相微萃取 GC-MS 法测定不同干燥方式下枣产品的芳香成分 [J]. 现代食品科技，2011，27（3）：354-360，365.

边甜甜，辛二旦，张爱霞，等 . GC-MS 法分析花椒清炒法炮制前后挥发性成分变化 [J]. 中国新药杂志，2019，28（15）：1871-1875.

蔡进章，潘晓军，林观样，等 . 气相色谱 - 质谱法测定山鸡椒根的挥发性成分 [J]. 中国中医药科技，2010，17（2）：135-136.

蔡君龙，卢金清，黎强，等 . 顶空固相微萃取 - 气相色谱 - 质谱联用分析白芥子挥发性化学成分 [J]. 中国药业，2014，23（4）：26-27.

蔡丽玲，王玫馨，郑毅 . 红花挥发油成分分析 [J]. 中药材，1997，28（增刊）：57-58.

蔡玲，李爱阳 . 固相微萃取 -GC-MS 联用分析白芷挥发性成分 [J]. 中成药，2010，32（7）：1179-1182.

蔡玲，李爱阳 . 水红花子挥发油的提取及 GC/MS 分析 [J]. 质谱学报，2008，29（3）：157-161.

曹迪，徐照辉，王芳芳 . 厚朴挥发油化学成分及其抗炎作用的实验研究 [J]. 中国中医药科技，2015，22（6）：647-649.

曹桂红，杨占南，周欣，等 . 气相色谱 - 质谱法测定金铁锁根挥发油化学成分 [J]. 理化检验 - 化学分册，2009，45（11）：1276-1277，1281.

曹蕾，赵国虎，曹纬 . 青皮挥发油超临界 CO_2 萃取的 GC-MS 测定 [J]. 化学与生物工程，2010，27（1）：89-91.

曹蕾，赵国虎 . 青皮挥发油化学成分的 GC-MS 分析 [J]. 应用化工，2010，39（8）：1251-1253.

曹利，卢金清，叶欣，等 . HS-SPME-GC-MS 联用分析急性子生品和炒制品挥发性成分 [J]. 中国实验方剂学杂志，2017，23（2）：69-74.

曹利，卢金清，叶欣，等 . HS-SPME-GC-MS 法分析南、北葶苈子的挥发性成分 [J]. 中国药房，2016，27（30）：4302-4304.

曹利，卢金清，叶欣，等 . 顶空固相微萃取 - 气质联用技术分析川芎酒炙前后的挥发性成分 [J]. 中国药房，2017，28（28）：

3945-3948.

曹明全，王海英，刘姗姗，等.鲜桑叶与干桑叶挥发油的挥发性组分分析 [J].国土与自然资源研究 [J].2010，（2）：86-87.

曹跃芬，竺锡武，谭琳.浙贝母挥发油化学成分 GC/MS 分析和抑菌活性检测 [J].浙江理工大学学报，2012，29（1）:129-132.

曾栋，陈波，姚守拙.顶空固相微萃取 - 气相色谱 - 质谱联用分析干柴胡药材中有机挥发物 [J].分析化学，2005，33（4）:491-494.

曾富佳，刘文炜，高玉琼，等.对叶百部挥发性成分 GC-MS 分析 [J].中成药，2011，33（3）：538-540.

曾富佳，张珏，高玉琼，等.黔产山茱萸挥发性成分研究 [J].中国民族民间医药，2013，（7）：29-30，32.

曾红，邓先清，黄玉珊.井冈山产凹叶厚朴挥发油中化学成分分析 [J].中草药，2015，46（24）：3649-3654.

曾虹燕，蒋丽娟，张英超.鱼腥草挥发油的化学成分 [J].植物资源与环境学报，2003，12（3）:50-52.

曾虹燕，金永钟，包罗涛，等.不同方法提取的辽细辛挥发油指纹图谱分析 [J].测试技术学报，2004，18（3）：232-236.

曾虹燕，苏杰龙，方芳，等.不同方法提取的荷叶挥发油化学成分分析 [J].西北植物学报，2005，25（3）：578-582.

曾虹燕.不同方法提取的佩兰挥发油指纹图谱分析 [J].食品科学，2004，25（1）：123-126.

曾建伟，林珊，吴岩斌，等.GC-MS 分析不同水蒸气蒸馏法提取的莲子心挥发油成分 [J].中国现代应用药学，2010，27（9）：797-799.

曾志，赵富春，蒙绍金.厚朴水蒸气蒸馏和超临界 CO_2 提取物化学成分的比较研究 [J].林产化学与工业，2006，26（3）：81-84.

曾志，符林，叶雪宁，等.白豆蔻、红豆蔻、草豆蔻和肉豆蔻挥发油成分的比较 [J].应用化学，2012，29（11）：1316-1323.

曾志，谢润乾，谭丽贤，等.川芎水蒸气蒸馏和超临界 CO_2 提取物化学成分的 GC-MS 分析鉴别，2011，应用化学，28（8）：956-962.

曾志，叶雪宁，沈妙婷，等.不同产地石菖蒲的挥发性成分研究 [J].分析测试学报，2011，30（4）：407-412.

曾志，赵富春，蒙绍金.厚朴水蒸气蒸馏和超临界 CO_2 提取物化学成分的比较研究 [J].林产化学与工业，2006，26（3）：81-84.

查建蓬，付焱，吴一兵，等.欧亚旋覆花挥发油的 GC-MS 分析 [J].中药材，2005，28（6）：466-468.

常亮，庞海亮，郭振博，等.茵陈挥发油成分鉴定及抗氧化活性研究 [J].资源开发与市场，2013，29（5）：469-471.

常相娜，黄荣清，肖炳坤，等.青海大花红景天挥发油成分研究 [J].中草药，2005，36（1）：31-32.

巢志茂，何波，尚尔金.怀牛膝挥发油成分分析 [J].天然产物研究与开发，1999，11（4）：41-44.

巢志茂，刘静明，王伏华，等.五种瓜蒌皮挥发性有机酸的分析 [J].中国中药杂志，1992，17（11）：673-674.

巢志茂，刘静明.双边栝楼皮挥发油的化学成分研究 [J].中国中药杂志，1996，21（6）：357-360.

车明凤，李九丹.4 种不同原植物羌活挥发油的 GC-MS 分析 [J].中草药，1993，74（10）：514-515.

车勇，张永清.酸枣根超临界流体二氧化碳萃取物化学成分研究 [J].时珍国医国药，2010，21（04）：1009-1010.

陈丹，刘永静，曾绍炼，等.代代叶、花与果挥发油中化学成分的 GC-MS 分析 [J].中国现代应用药学杂志，2008，25（2）：117-119.

陈东，邓国宾，杨黎华，等.三七叶挥发油的化学成分分析 [J].天然产物研究与开发，2007，19：37-40.

陈飞龙，谭晓梅，汤庆发，等.不同产地木香挥发油成分的 GC-MS 分析比较 [J].中国药房，2011，22（23）：2187-2189.

陈耕夫，冯毅凡，孟青.辛夷超临界 CO_2 提取物的 GC/MS 分析 [J].广东药学院学报，2003，19（2）：99-100，103.

陈耕夫，郭晓玲，孟青.干姜化学成分分析 [J].氨基酸和生物资源，2002，24（2）:5-7.

陈光伟.大蒜油主要营养成分的气相色谱与色谱 - 质谱联用分析 [J].分析化学，1997，25（11）：1327-1336.

陈光宇，石召华，李海池，等.娑罗子油超临界 CO_2 萃取工艺研究及其成分分析 [J].中药材，2013，36（3）：475-478.

陈贵林，车瑞香，何洪巨.韭菜挥发油成分的 GC-MS 分析 [J].天然产物研究与开发，2007，19：433-435.

陈海燕，罗丽红，王志滨，等.气相色谱 - 质谱法分析无籽罗汉果果实中挥发油成分 [J].广西大学学报：自然科学版，2011，36（3）：489-492.

陈宏降，武露凌，李祥，等.三白草不同部位及鱼腥草挥发油成分的 GC-MS 比较分析 [J].天然产物研究与开发，2011，23：

675-679，688.

陈华，辛广，张兰杰，等．水蒸汽蒸馏法提取没药挥发性成分的 GC-MS 分析 [J]．鞍山师范学院学报，2006，8（2）：34-36.

陈建南，刘中秋，苏子仁，等．凹叶厚朴超临界二氧化碳萃取物成分分析 [J]．中药材，1998，21（9）：460.

陈建伟，李祥，许益民，等．明党参挥发油的 GC-MS 初步分析 [J]．南京中医学院学报，1992，3（4）：223，263.

陈建忠，李彧，肖建平，等．药对泽泻 - 白术与其单味药挥发油成分的比较分析 [J]．福建中医药大学学报，2012，22（4）：43-46.

陈婧，刘军锋，昝俊峰，等．GC-MS 法对中药复方酸枣仁汤及其主要单味药超临界流体萃取物的成分分析 [J]．药物分析杂志，2007，27（1）：16-20.

陈静，杨彬，穆鑫，等．SFE 法和 SD 法提取木贼挥发油化学成分的比较分析 [J]．化学与生物工程，2010，27（3）：90-94.

陈俊，周瑾，何赟鑫，等．青风藤中挥发油成分的分析 [J]．药学实践杂志，2012，30（2）：115-117.

陈俊卿，王锡昌．顶空萃取 - 气相色谱 - 质谱法分析芝麻油中的挥发性成分 [J]．质谱学报，2005，26（1）：49-50，13.

陈恺，李琼，周彤，等．不同干制方式对新疆哈密大枣香气成分的影响 [J]．食品科学，2017，38（14）：158-163.

陈克克，曹晓燕，王喆之．凤党脂溶性成分的 GC-MS 分析 [J]．光谱实验室，2009，26（6）：1560-1563.

陈立娜，李萍，张重义，等．牵牛子脂肪油类成分分析 [J]．中草药，2003，34（11）：983-984.

陈连剑，李婷，李成．化橘红超临界 CO_2 萃取物的 GC-MS 分析 [J]．中药材，2003，26（8）：559-560.

陈灵，邓昌波，吴金虎．不同产地胡芦巴的挥发性成分分析 [J]．医药导报，2015，34（5）：667-669.

陈凌霞，王玲．当归川芎的挥发油成分和药用功效对比研究 [J]．河南师范大学学报（自然科学版），2012，40（1）：103-108.

陈凌云，谢笔钧，游铜锡．山楂挥发性化合物的气相色谱 - 质谱分析 [J]．色谱，1997，15（3）：219-221.

陈龙胜，杜李继，陈世金，等．GC-MS 对不同产地多花黄精生药材挥发性物质差异性研究 [J]．中药材，2018，41（4）：894-897.

陈美霞，陈学森，冯宝春．两个杏品种果实挥发油成分的气相色谱 - 质谱分析 [J]．园艺学报，2004，31（5）：663-665.

陈萌，闫萌萌，王志娟，等．香橼挥发油成分的气相色谱 - 质谱分析 [J]．时珍国医国药，2018，29（2）：285-287.

陈密玉，林燕妮，吴国欣，等．生、烤芥子挥发油化学成分比较研究 [J]．中国中药杂志，2006，31（14）：1157-1159.

陈明鸽，侯冬岩，回瑞华．罗布麻叶挥发油的提取与气相色谱 - 质谱分析 [J]．鞍山师范学院，2005，7（6）：61-63.

陈千良，马长华，王文全，等．知母药材中挥发性成分的气相色谱 - 质谱分析 [J]．中国中药杂志，2005，30（21）：1657-1659.

陈少东，陈福北，刘红星，等．益智仁中 Mg、Al、Fe、Zn、Cd、Pb 含量及挥发油成分分析 [J]．现代科学仪器，2011，（3）：74-77.

陈少东，陈福北，卢平，等．草豆蔻中元素测定及索氏法提取的挥发油化学成分分析 [J]．中国调味品，2010，35（9）：87-90.

陈淑莲，游静，王国俊．超临界流体萃取分析蓬莪术挥发性成分 [J]．中草药，2000，31（12）：902-904.

陈帅华，余莲芳，李晓如，等．药对防风 - 羌活与其单味药挥发油共有组分的分析 [J]．中南大学学报（自然科学版），2010，41（2）：440-445.

陈望爱，张泰铭，梁逸曾，等．利用 GC-MS 和 HPLC-DAD 技术分析比较杜仲和杜仲叶的化学成分 [J]．中国药学杂志，2008，43（11）：816-820.

陈贤双，李科，李震宇，等．基于 SPME-GC-MS 结合多元统计的不同产地黄芪挥发性成分差异分析．药学学报．http://kns.cnki.net/kcms/detail/11.2163.R.20200310.1637.019.html

陈秀珍，全德健，邓和兴．广西产生姜挥发油成分的研究 [J]．广西植物，1992，12（2）：129-132.

陈旭，曾建红，戴平，等．广西莪术挥发油化学成分的分析 [J]．药物生物技术，2008，15（4）：293-295.

陈玄玄，韩昌志，杨红武．独活挥发油的 GC-MS 分析 [J]．南京药学院学报，1986，17（4）：252-255.

陈艳，薛小娟，朱宏．固相微萃取 - 气相色谱 - 质谱联用分析蓼实挥发性成分 [J]．植物研究 [J]．2008，28（6）：770-774.

陈艳．粤产射干挥发油的水蒸气蒸馏提取及气相色谱 - 质谱联用分析 [J]．广东化工，2014，41（17）：9-11.

陈耀祖，王锐，薛敦渊，等.毛细管气相色谱-质谱法分析红茂根挥发油成份[J].高等学校化学学报，1987，8（6）：538-541.

陈耀祖，薛敦渊，李海泉，等.三棱挥发油化学成分研究[J].药物分析杂志，1988，8（5）：270-273.

陈义，高玉琼，霍昕，等.柿蒂挥发油成分的GC-MS分析[J].中国药房，2014，25（43）：4096-4098.

陈屹，章银珠，孙石磊，等.槐花挥发油的化学成分及其抑菌活性的研究[J].现代食品科技，2008，24（4）：318-321.

陈英杰，黄祯，李念平，等.人参化学成分的研究[J].第Ⅳ报 人参挥发油的研究[J].沈阳药学院学报，1983，（3）：39-44.

陈友地，何友仁，李秀玲，等.望春玉兰挥发油化学成分研究[J].林产化学与工业，1994，14（4）：46-50.

陈友地.沙棘油可挥发成分及其不皂化物成分的研究[J].天然产物研究与开发，1990，2（1）：54-58.

陈宇帆，谢日健，张金莲，等.市售不同产地单叶蔓荆子挥发油成分分析[J].江西中医药，2015，46（7）：67-70.

陈玉花，肖德华.紫花地丁挥发油化学成分分析[J].内蒙古民族大学学报（自然科学版），2008，23（1）：22-23，58.

陈毓亨，方洪钜，余竞光.我国姜科药用植物研究XX一五种姜黄属植物根茎和块根（郁金）的质量考察，中药材，1986，（4）：20-24.

陈月华，智亚楠，陈利军，等.自然风干处理前后活血丹挥发油化学组分GC-MS分析[J].药物分析杂志，2017，37（8）：1476-1480.

陈振德，许重远，谢立.超临界CO_2流体萃取花椒挥发油化学成分的研究[J].中国中药杂志，2001，26（10）：687-688.

陈志伟，程鹏，王如刚，等.石榴花挥发油化学成分的GC-MS分析及体外抗氧化活性测定[J].中国医院药学杂志，2013，33（4）：280-282.

陈志歆，谭晓梅，金贞玉.无土栽培细辛与有土栽培细辛挥发油化学成分的研究[J].中草药，1994，25（3）：121-122.

程必强，许勇，喻学俭，等.云南省肉桂的引种和栽培，云南植物研究[J].1989，11（4）：433-439.

程荷凤，蔡春，李小凤.化橘红挥发油化学成分的研究[J].中国药学杂志，1996，31（7）：424-425.

程荷凤，蔡春，李小凤.化州柚叶挥发油化学成分的研究[J].现代应用药学，1996，13（5）：25-26.

程焕，曹玉敏，黄海智，等.SPME及SDE/GC-MS联用测定荜澄茄中挥发性成分[J].中国食品学报，2013，13（10）：239-245.

程菊英，唐改福.柚花头香化学成分的研究（一），广西植物，1987，7（3）：274-276.

崔炳权，郭晓玲，林元藻.垂盆草挥发性成分的GC/MS分析[J].中成药，2008，30（7）：1044-1047.

崔炳权，郭晓玲，林元藻.陕西凤县大红袍花椒挥发油化学成分的GC/MS分析[J].中国医药导报，2006，3（36）：21-22，152.

崔凤侠，杜义龙，杜晓鹃，等.山楂叶挥发油成分的GC-MS分析[J].沈阳药科大学学报，2014，31（7）：542-546.

崔九成，张培芳，宋小妹.南五味子果实挥发油成分的GC-MS分析[J].陕西中医，2005，26（7）：711-712.

崔浪军，王喆之，王安军.顶空固相微萃取-气相色谱-质谱法分析华细辛不同部位挥发性成分[J].中药材，2010，33（10）：1582-1585.

崔丽君，张桂芝，吴海燕.川芎饮片的FTIR及其挥发油的GC-MS分析[J].亚太传统医药，2011，7（12）：20-22.

崔丽丽，逄世峰，李亚丽，等.响应面试验优化超临界CO_2萃取人参挥发油的工艺，食品科学，2016，37（04）：58-61.

崔庆新，董岩.生姜挥发油化学成分的GC-MS分析研究[J].聊城大学学报（自然科学版），2006，19（2）：43-45.

崔秋兵，张艺，王楠，等.均匀设计优化白芷超临界CO_2萃取工艺及萃取物的GC×GC/TOF MS分析[J].中成药，2011，33（7）：1260-1262.

崔伟，徐淑楠，刘建华，等.秦皮挥发油成分的GC-MS分析[J].中国药房，2014，25（35）：3310-3312.

戴斌，丘翠嫦.中国传统药物阿魏挥发油成分的气相色谱-质谱分析比较[J].药物分析杂志，1992，12（5）：285-288.

戴斌.四种藁本药材挥发油的气相色谱一质谱分析比较[J].药学学报，1988，23（6）：361-369.

戴煌，方国珊，李文峰，等.超声波辅助-同时蒸馏萃取火麻仁挥发油化学成分的GC-MS分析[J].食品与发酵科技，2010，46（5）：6-10，27.

戴煌，方国珊，李文峰，等．同时蒸馏萃取 - 气相色谱 - 质谱法分析火麻仁挥发油成分 [J]．食品科学，2010，31（14）：229-233．

戴静波，王丽丽，朱祥英．辽宁防风挥发油成分的气相色谱 - 质谱联用分析 [J]．时珍国医国药，2011，22（7）：1611-1612．

邓翠红，韩涛，李丽萍，等．大久保桃果实香成分的气相色谱 - 质谱分析 [J]．保鲜与加工，2015，15（05）：52-56．

邓翠红，李丽萍，韩涛，等．"京艳"桃果实香气成分的气相色谱 - 质谱测定 [J]．食品科学，2008，（06）：304-307．

邓桂明，向彪，肖小芹，等．基于 GC-MS 和 UPLC-ESI-MS/MS 法研究乌药化学成分 [J]．中药材，2016，39（10）：2229-2236．

邓红梅，童汉清，周如金．沉香中挥发油的超临界 CO_2 萃取及其 GC-MS 分析 [J]．华西药学杂志，2008，23（6）：633-635．

邓明强，张小平，王琼，等．粉背薯蓣挥发油的成分分析及生物活性的初步研究 [J]．中国实验方剂学杂志，2008，14（2）：6-8．

邓卫萍，解成喜，符继红．新疆阿魏挥发油成分气相色谱 - 质谱分析 [J]．质谱学报，2007，28（2）：114-114，121．

狄留庆，蔡宝昌，李伟东，等．金银花挥发性成分的 GC-MS 分析 [J]．中药材，2003，（07）：491-492．

翟彦峰，邢煜军，王先友，等．地黄叶挥发油 GC-MS 分析 [J]．河南大学学报（医学版），2010，29（2）：113-115．

典灵辉，龚先玲，蔡春，等．覆盆子挥发油成分的 GC-MS 分析 [J]．天津药学，2005，17（4）：9-10．

典灵辉，龚先玲，张立坚，等．丹参挥发油成分的分析 [J]．时珍国医国药，2006，17（1）：34-35．

丁东宁，谭廷华，马元莹，等．城固生姜挥发油化学成分的研究 [J]．西北植物学报，1988，8（4）:270-272．

丁洁，赵国虎，赵象禄，等．岷县当归挥发油成分产地差异及提取工艺研究 [J]．甘肃农业大学学报，2011，46（4）：139-144．

丁平，刘心纯，徐鸿华，等．不同引种地爪哇白豆蔻挥发油 GC-MS 测定 [J]．中药材，1996，19（5）：245-248．

丁艳霞，谢欣梅，崔秀明，不同方法提取草果挥发油的化学成分 [J]．河南大学学报（医学版），2009，28（4）：284-287．

丁艳霞，谢欣梅，崔秀明．不同方法提取草果挥发油的化学成分 [J]．河南大学学报（医学版），2009，28（4）：284-287．

丁玉萍，韩玲，邱琴，等．超临界 CO_2 流体萃取法提取香橼挥发油化学成分的研究 [J]．精细化工，2005，22（10）：770-772，780．

丁长江，卫永第，安吉元的．桔梗中挥发油化学成分分析 [J]．白求恩医科大学学报，1996，22（5）:471-473．

董雷，牟凤辉，杨晓虹，等．阔叶十大功劳叶挥发油成分 GC-MS 分析 [J]．特产研究 [J]．2008，（1）：50-52．

董雷，杨晓虹，王勇，等．阔叶十大功劳茎中挥发油成分 GC-MS 分析 [J]．长春中医药大学学报，2006，22（3）：43-44．

董丽，蔡凌霜，朱书奎，等．固相微萃取与气相色谱 / 质谱法联用分析葫芦巴浸膏的挥发性成分 [J]．武汉大学学报（理学版），2004，50（2）：151~156．

董亮，张笑，朴永哲，等．固相微萃取 / 气相色谱 - 质谱联用分析麦芽挥发性风味物质组成 [J]．食品与发酵工业，2013，39（2）：182-185．

董勤，杜延琪，张生潭，等．油柑叶挥发油的 GC-MS 分析 [J]．南方医科大学学报，2009，29（5）：1085-1086．

董岩，刘洪玲，王新芳．乌药挥发油化学成分的微波 - 蒸馏 GC-MS 分析 [J]．山东中医杂志，2005，24（6）：370-372．

董岩，邱琴，刘廷礼．GC/MS 法分析油松节挥发油化学成分 [J]．理化检验 - 化学分册，2003，39（12）：718-720．

都姣娇，杜安妮．固相微萃取 - 气相色谱 - 质谱联用分析石菖蒲中挥发油成分 [J]．中成药，2014，36（12）：2645-2648．

豆佳媛，王奇，冯巩．秦巴山区柿叶中挥发性成分及抗氧化性研究 [J]．食品研究与开发，2014，35（9）：62-64．

杜勃峰，李达，肖仕芸，等．基于 HS- SPME- GC- MS 及主成分分析综合评价贵州典型辣椒品种香气品质，食品研究与开发，2019，40（7）：149-155．

杜成智，陈玉萍，覃洁萍，等．不同产地细辛挥发油的 GC-MS 分析 [J]．中国实验方剂学杂志，2011，17（7）：57-59．

杜成智，冯旭，王卉，等．不同产地金银花挥发性成分的 GC-MS 分析 [J]．江苏农业科学，2014，42（7）：313-315．

杜成智，王卉，冯旭，等．不同产地仙鹤草挥发油成分的 GC-MS 分析 [J]．江苏农业科学，2014，42（4）:253-255．

杜成智，王卉，冯旭，等．卷柏挥发性成分的气相色谱 - 质谱联用分析 [J]．时珍国医国药，2014，25（8）：1852-1853．

杜清，秦民坚，吴刚．明党参挥发油成分 GC-MS 指纹图谱，中成药，2019，41（8）：1995-1998．

杜然，张海燕，黄炜，等．藏药沙棘超临界 CO_2 萃取挥发性组分的 GC-M S 分析 [J]．时珍国医国药，2007，18（7）：1660-

1661.

杜天信，王中东，汪茂田.千金子挥发性成分的分析研究 [J].中国中药杂志，2004，29（10）：1006.

杜伟锋，张浩，岳显可，等.不同产地加工方法浙贝母中挥发性成分分析 [J].时珍国医国药，2018，29（1）：73-76.

杜莹，赵欧，张永航，等.桂林山豆根挥发油的 GC-MS 分析 [J].湖北农业科学，2014，53（6）：1409-1410，1414.

杜志炉，王建英，吴绵斌.不同方法提取的佛手挥发油气相色谱 - 质谱分析结果比较 [J].中国药业，2006，15（3）：21-22.

杜志谦，夏华玲，江海肖，等.乌药挥发油化学成分的 GC-MS 分析 [J].中草药，2003，34（4）：308-310.

段宾宾，刘鹏飞，王文基，等.不同提取方法对怀菊花挥发油成分的影响及挥发油在卷烟加香中的应用 [J].烟草科技，2011，（5）：48-52.

段崇霞，张正竹.四大药用菊花功能成分的比较研究 [J].安徽农业大学学报，2008，35（1）：99-105.

段静雨，魏贤勇，李岩，等.国产番泻叶挥发油成分 GC-MS 分析 [J].中国实验方剂学杂志，2014，20（17）：106-109.

段文录，赵桂欣.伏牛山区野生鱼腥草挥发油化学成分研究 [J].安徽农业科学，2008，36（30）：13217-13218.

樊经建.花椒、花椒叶芳香油及椒籽油的成分分析 [J].中国油脂，1992，（1）：22-24.

樊猛，谢建春，孙宝国.同时蒸馏萃取制备富含圆柚酮的柚皮油研究 [J].食品科学，2006，27（12）：490-492.

樊钰虎，刘江，王泽秀，等.顶空固相微萃取法与水蒸气蒸馏法提取姜黄挥发性成分的比较 [J].药物分析杂志，2012，32（10）：1787-1792.

范维刚，解成喜，李锋，等.罗布麻叶挥发油的气相色谱 - 质谱分析 [J].质谱学报，2005，26（2）：93-95.

范妍，黄旭明，莫伟钦，等.SPME/GC-MS 法分析不同荔枝品种果实中的香气成分 [J].热带农业科学，2017，37（6）：72-78.

方小平，卢永书，吴琼，等.贵州省不同地区的凹叶厚朴挥发油 成分 GC-MS 分析 [J].中国实验方剂学杂志，2012，18（17）：142-145.

房敏峰，王锐，张文娟，等.气相色谱 - 质谱联用法分析药对远志 - 石菖蒲的挥发油 [J].中成药，2010，32（2）：311-314.

冯蕾，冀海伟，王德才，等.白花丹参与紫花丹参挥发油成分的比较 [J].精细化工，2009，26（7）：662-665，670.

冯旭，王丽丽，邓家刚，等.王不留行挥发油化学成分的 GC-MS 分析 [J].广西中医药，2010，33（3）：56-57，61.

冯毅凡，郭晓玲，韩亮.伸筋草挥发性成分 GC-MS 分析 [J].广东药学院学报，2005，21（5）：515-516.

冯自立，李志刚，敖义俊，等.朱桔叶挥发油化学成分及抑菌活性研究 [J].中国实验方剂学杂志，2014，20（5）：102-105.

符继红，张丽静.新疆没药挥发油的气相色谱 - 谱分析 [J].质谱学报，2006，27（1）：53-55.

符玲，贾陆，王健，王海波，等.豫西柴胡属 3 种柴胡挥发油的 GC-MS 分析 [J].中国实验方剂学杂志，2010，16（4）：51-52.

符玲，王海波，王健，等.中药大蓟地上部位的 GC-MS 分析 [J].   中国民族民间医药，2010，（3）：11，20.

付复华，李忠海，单杨，等.GC-MS 法分析三种柑橘皮挥发油成分 [J].食品与机械，2010，26（3）：30-34.

付娟，赵桦.吴茱萸和密楝叶中挥发油成分的气相色谱 - 质谱分析 [J].时珍国医国药，2010，21（1）：60-64.

付俊，李钧敏，陈少云，等.乌药叶挥发油的化学成分研究 [J].中草药，2009，40（增刊）：112-114.

付起凤，吴丽红，孟凡佳，等.GC- MS 法分析王不留行中的挥发油成分 [J].化学工程师，2017，（5）：34-36.

付钦宝，蔡为荣，谢亮亮，等.顶空固相微萃取 - 气质联用分析荷叶香气成分 [J].安徽工程大学学报，2017，32（1）：24-28.

傅春燕，刘永辉，曾立，等.超临界 CO_2 提取的百合挥发油化学成分的 GC-MS 分析 [J].中国现代应用药学，2015，32（6）：715-718.

傅水玉，黄爱今，刘虎威，等.荷叶香气成分的研究（II）- 荷叶挥发油成分分析及其与天然香气成分的比较 [J].北京大学学报（自然科学版），1993，29（2）：157-163.

高洪坤，孙嘉晨，侯磊磊，等.乙醇法提取桃花挥发油的工艺研究及桃花挥发油的成分分析 [J].生物资源，2018，40（2）：182-185.

高欢，王文娜，孙琦，等.白蔹挥发油化学成分分析 [J].特产研究 [J].2014，（1）：52-54.

高辉，李平亚，吴巍 . 腺梗豨莶茎叶挥发油成分的研究 [J]. 白求恩医科大学学报，2000，26（5）：456-457.

高佳，巫庆珍 . 茺蔚子挥发性化学成分分析 [J]. 海峡药学，2009，21（8）：92-93.

高茜，向能军，沈宏林，等 . ASE/SPME-GC-MS 分析南沙参的挥发性成分 [J]. 精细化工中间体，2008，38（6）：66-69.

高茜，向能军，沈宏林，等 . 固相微萃取和同时蒸馏萃取法分析黄精的挥发性成分 [J]. 中国高新技术企业，2008，（14）：129-130.

高茜，向能军，沈宏林，倪朝敏，缪明明 . ASE/SPME-GC-MS 分析南沙参的挥发性成分 [J]. 精细化工中间体，2008，38（6）：66-69.

高强，廖慧敏 . 荷叶挥发油的超临界 CO_2 萃取及 GC-MS 分析 [J]. 山地农业生物学报，2008，27（3）：237-240.

高强，廖慧敏 . 荷叶挥发油的超临界 CO_2 萃取及 GC-MS 分析 [J]. 山地农业生物学报，2008，27（3）：237-240.

高岩，王知斌，杨春娟，等 . GC-MS 联用法分析不同产地茅苍术挥发油成分 [J]. 中医药学报，2017，45（3）：35-38.

高奕红，张知侠 . 牛蒡子挥发油的提取及成分分析 [J]. 广东化工，2019，46（11）：29-30.

高奕红，张知侠 . 薰衣草花瓣、川芎挥发油的提取及成分分析 [J]. 化学工程师，2019，（8）：20-23.

高玉国，许尧舜 . 漏芦挥发油成分分析 [J]. 鞍山师范学院学报，2013，15（2）：38-40.

高玉琼，刘建华，霍昕 . 石菖蒲挥发油成分的研究 [J]. 贵阳医学院学报，2003，28（1）31-33.

高玉琼，刘建华，赵德刚，等 . 不同产地鸡血藤挥发性成分研究 [J]. 中成药，2006，28（4）：555-557.

高玉琼，刘建华，赵德刚，等 . 槲寄生挥发性成分研究 [J]. 生物技术，2005，15（6）:61-63.

高玉琼，王恩源，赵德刚，等 . 柔毛路边青挥发性成分研究 [J]. 生物技术，2005，15（2）:52-54.

高玉琼，赵德刚，刘建华，等 . 大血藤挥发性成分研究 [J]. 中成药，2004，26（10）：843-845.

高致明，喜进安，宋鸿雁 . 野菊挥发油成分研究 [J]. 河南农业大学学报，1997，31（4）：391-393.

葛发欢，李莹，谢健，等 . 超临界 CO_2 从柴胡中萃取挥发油及其皂甙的研究 [J]. 中国中药杂志，2000，25（3）：149-153.

葛发欢，林秀仙，黄晓芬，等 . 超临界 CO_2 流体萃取穿心莲有效成分的正交试验研究 [J]. 中药材，2002，25（2）：101-102.

耿东升，张淑锋，兰建国 . 瘤果黑种草子挥发油的化学成分分析及百里醌的定量 [J]. 中国中药杂志，2009，34（22）：2887-2890.

耿晓萍，石晋丽，刘勇，等 . 两种甘松挥发油化学成分的比较研究 [J]. 时珍国医国药，2011，22（1）：60-62.

弓建红，张艳丽，冯卫生，等 . GC-MS 分析南葶苈子挥发油成分的研究 [J]. 世界科学技术—中医药现代化，2014，16（9）：1942-1945.

弓建红，郑晓珂，赫金丽，等 . GC-MS 分析北葶苈子的挥发油成分 [J]. 世界科学技术—中医药现代化，2015，17（3）：499-506.

宫海明，赵桦 . 不同产地吴茱萸果实挥发油成分的 GC-MS 分析及与小花吴茱萸的比较 [J]. 西北植物学报，2008，28（3）：595-605.

龚敏，卢金清，肖宇硕，等 . HS-SPME- GC-MS 分析百部及其蜜炙品挥发性成分 [J]. 中国药师，2019，22（1）：68-71.

龚敏，卢金清，肖宇硕，等 . 紫花地丁及其混用品挥发性成分比较 [J]. 中国药师，2017，20（11）：2080-2082.

巩江，倪士峰，刘阳子，等 . 蒙药狗尾草地上部分挥发物质的气相色谱 - 质谱研究 [J]. 安徽农业科学，2009，37（30）：14695-14696.

巩江，倪士峰，路锋，等 . 杜仲叶挥发物质气相色谱 - 质谱研究 [J]. 安徽农业科学，2010，38（17）：8998-8999.

巩江，倪士峰，骆蓉芳，等 . 胡桃叶挥发物质气相色谱 - 质谱研究 [J]. 安徽农业科学，2010，38（16）：8412-8413.

巩丽丽 . 静态顶空进样 GC-MS 分析三棱挥发性成分 [J]. 食品与药品，2011，13（09）：349-350.

苟占平，万德光 . 红腺忍冬干燥花蕾挥发油成分研究 [J]. 中国现代应用药学杂志，2005，22（6）：475-476.

古维新，张忠义，周本杰，等 . 超临界 CO_2-分子蒸馏对独活化学成分的萃取与分离，广东药学院学报，2002，18（2）：85-86.

谷风林，张林辉，房一明，等 . 云南不同地区草果物理性状、挥发油含量及组成分析 [J]. 热带作物学报，2018，39（7）：

1440-1446.

谷红霞, 冀海伟, 翟静. 泰山紫草和新疆紫草挥发油成分的 GC-MS 分析 [J]. 中国药房, 2010, 21 (27)：2546-2548.

谷田, 彭海刚. 奇楠沉香挥发油化学成分分析 [J]. 广东化工, 2012, 39 (4)：257-258, 256.

关萍, 石建明, 高玉琼. 天麻的挥发性成分分析 [J]. 四川师范大学学报 (自然科学版), 2008, 31 (5)：615-618.

关萍, 石建明, 高玉琼. 乌天麻挥发性成分分析及抗菌活性研究 [J]. 西南师范大学学报 (自然科学版), 2008, 33 (1)：101-105.

郭东花, 赵彩萍, 张静, 等. 不同钾肥用量对 "重阳红" 桃果实挥发性物质的影响 [J]. 食品科学, 2016, 37 (02)：109-114.

郭方遒, 戴慧, 张良晓, 等. 气相色谱 - 质谱结合化学计量学分析墨旱莲挥发油的研究 [J]. 时珍国医国药, 2010, 21 (11)：2801-2803.

郭虹, 林观样. 肉桂叶挥发性成分分析 [J]. 浙江中医药大学学报, 2009, 33 (06)：883-884.

郭华, 侯冬岩, 回瑞华. 超临界二氧化碳萃取木芙蓉叶油的研究 [J]. 中国中药杂志, 2006, 31 (14)：1203-1204.

郭换, 梁乙川, 刘飞, 等. 气相色谱 - 质谱联用 - 自动质谱退卷积定性系统结合保留指数分析青椒果皮、椒目挥发性组分的成分研究 [J]. 成都中医药大学学报, 2018, 41 (2)：11-14.

郭辉, 钱俊青, 许雅颖. 正交设计优选超声辅助提取柑桔叶挥发油工艺研究 [J]. 氨基酸和生物资源, 2010, 32 (1)：24-27.

郭惠, 熊邦虎, 赵行, 等. 川楝子活性成分石油醚提取与 GC-MS 分析 [J]. 西南民族大学学报·自然科学版, 2007, 33 (5)：1113-1117.

郭建生, 王蔷, 曾贵荣, 等. 芎麻汤与其单味药挥发油的 GC-MS 分析 [J]. 湖南中医药大学学报, 2009, 29 (4)：30-33, 49.

郭锦明, 袁园, 韦熹苑, 等. 木芙蓉叶中挥发性成分的研究 [J]. 中国医药导刊, 2009, 12 (1)：169.

郭丽冰, 王蕾, 廖华卫. 降香 CO₂ 超临界萃取物的 GC-MS 分析 [J]. 广东药学院学报, 2007, 23 (1)：12-13.

郭胜男, 李鸿杰, 王晓玥, 等. 固相微萃取 / 气 - 质联用法分析女贞子酒制前后挥发性成分的变化 [J]. 中国医院药学杂志, 2018, 38 (1)：92-95.

郭胜男, 卢金清, 蔡君龙, 等. HS-SPME-GC-MS 联用分析沙苑子中挥发性成分 [J]. 中药材, 2013, 36 (12)：1966-1968.

郭胜男, 卢金清, 蔡君龙, 等. 气质联用法分析大花红景天顶空固相微萃取与水蒸气蒸馏的挥发性成分 [J]. 中国药师, 2014, 17 (11)：1885-1888.

郭亭亭, 姜林, 卢军, 等. 新疆阿魏及其不同炮制品挥发油成分 GC-MS 分析 [J]. 中成药, 2014, 36 (7)：1551-1553.

郭宣宣, 张玲. 不同产地杭白菊中挥发油成分的比较 [J]. 中国现代中药, 2017, 19 (6)：821-827.

郭振德, 刘莉玫, 金波, 等. 超临界 CO₂ 提取栀子花头香挥发油组成研究 [J]. 天然产物研究与开发, 1991, 3 (3)：74-78.

郭志峰, 马瑞欣, 郭婷婷. 山豆根和北豆根挥发性成分的对比分析 [J]. 分析试验室, 2008, 27 (6)：93-96.

果德安, 楼之岑, 刘治安. 华东蓝刺头根挥发油成分的研究 [J]. 中国中药杂志, 1994, 19 (2)：100-102.

韩邦兴, 彭华胜, 张玲. 苍术属药用植物挥发油成分的组分分析 [J]. 食品与机械, 2015, 31 (4)：5-9.

韩成花, 罗惠善, 李英姬. 平贝母挥发油化学成分分析 [J]. 延边大学医学学报, 2006, 29 (4)：264-265.

韩寒冰, 王明阳, 刘杰凤, 等. 水蒸气蒸馏与乙醇提取化橘红叶成分的 GC- MS 分析 [J]. 食品研究与开发, 2015, 36 (11)：117-119, 136.

韩寒冰, 张啟, 魏国程, 等. 南药化橘红花果叶中挥发油成分比较分析 [J]. 中医药导报, 2018, 24 (7)：33-36.

韩红祥, 郑培和, 鲍成胜, 等. 炮制对五味子挥发油成分的影响 [J]. 特产研究 [J]. 2011, (4)：33-36.

韩建卫, 李晶, 王知斌, 等. GC- MS 联用法分析石菖蒲挥发油的化学成分 [J]. 化学工程师, 2019, (4)：33-36.

韩蔓, 江汉美, 卢金清, 等. HS-SPME-GC-MS 分析辛夷与其混用品的挥发性成分 [J]. 湖北农业科学, 2020, 59 (2)：149-152.

韩蔓, 江汉美, 马银宇. HS-SPME-GC-MS 分析桑不同药用部位的挥发性成分 [J]. 中国现代中药, 2019, 21 (2)：169-172.

韩恰恰, 杨思惠, 陈晓颖, 等. 沉香挥发油化学组成分析及比较 [J]. 中药材, 2019, 42 (7)：1566-1571.

韩荣春, 王冰. 垂盆草挥发油成分研究 [J]. 辽宁中医药大学学报, 2007, (03)：73-74.

韩淑萍，冯毓秀．泽兰的生药学及挥发油成分分析 [J]. 中国药学杂志，1992，27（11）：548-550.

韩淑燕，潘扬，杨光明，等．超临界 CO_2 萃取山茱萸成分研究 [J]. 中国中药杂志，2003，28（12）：1148-1150，1183.

韩伟，张芳，杨晨晔，等．固相微萃取 - 气质联用分析山药的挥发性成分 [J]. 江西农业学报 2019，31（2）：70-73.

韩小金，张荣，毕继诚．超临界 CO_2 萃取红花挥发油的实验研究 [J]. 中成药，2009，31（2）：212-216.

韩泳平，宋学伟，李远森，等．大花红景天挥发性提取物制备方法比较研究 [J]. 中国药学杂志，2005，40（13）：973-974.

韩宇，邹西梅，赵新海，等．黔产天麻挥发性化学成分的 GC-MS 分析 [J]. 云南化工，2018，45（10）：102-103.

韩志慧，曹文豪，李新宝，等．GC-MS 分析山茱萸挥发油的化学成分 [J]. 精细化工，2006，23（2）：130-132，178.

韩志萍．大扁杏仁挥发油化学成分的气相色谱 - 质谱分析 [J]. 安徽农业科学，2008，36（23）：9831-9833.

郝菊芳，徐玉娟，李春美，等．不同品种荔枝香气成分的 SPME/GC-MS 分析 [J]. 食品科学，2007，28（12）：404-408.

郝俊杰，王祥培，李雨生，等．桃枝挥发油化学成分的 GC-MS 分析 [J]. 中国实验方剂学杂志，2010，16（16）：45-48.

何保江，屈展，曾世通，等．款冬花和决明子中挥发性成分及抗氧化性质研究 [J]. 中国酿造，2014，33（1）：81-85.

何兵，冯文宇，田吉，等．GC-MS 分析酉阳青蒿挥发油的化学成分 [J]. 华西药学杂志，2008，23（1）：30-31.

何关福，马忠武，印万芬，等．香榧树叶精油成分与化学分类，植物分类学报，1986，24（6）：454-457.

何桂霞，易海燕，郭建生，等．超临界 CO_2 萃取和水蒸汽蒸馏法研究乌药中挥发性有机物，天然产物研究与开发，2010，22（5）：816-819，825.

何金明，屈向明，肖艳辉，等．茴香根精油的含量与成分分析 [J]. 时珍国医国药，2005，（11）：1061-1062.

何郡，龙飞，周元雳，等．GC-MS 分析不同花期厚朴花的挥发油成分 [J]. 中药与临床，2018，9（3）：1-3.

何莲，易宇文，彭毅秦，等．基于电子鼻和气质联用分析不同生长期茂县花椒叶挥发性风味物质，南方农业学报，2019，50（3）：641-648.

何嵋，董宝生，张伏全，等．不同产地的木棉籽挥发油化学成分分析 [J]. 云南化工，2008，35（2）：28-30.

何明，张静华，胡昌奇，等．威灵仙中挥发性成分的 GC-MS 分析 [J]. 中草药，1999，30（11）：811-812.

何钦，胡静，童黄锦，等．白鲜皮挥发油成分 GC-MS 分析及其潜在活性成分研究 [J]. 科学技术与工程，2019，19（22）：85-89.

何婷婷．壮药积雪草挥发油成分分析及其抗氧化研究 [J]. 广东化工，2016，43（11）：51-52.

何希瑞，李茂星，尚小飞，等．秦艽与龙胆挥发油的化学成分及抗炎活性研究 [J]. 药学实践杂志，2011，29（4）：274-277，283.

何小稳，张霞，廖曼，等．气质联用结合保留指数分析海南九里香叶和果实中的挥发油成分 [J]. 中华卫生杀虫药械，2018，24（3）：231-234.

何小珍，蒋军辉，徐小娜，等．GC-MS 联用技术分析厚朴挥发油化学成分 [J]. 应用化工，2012，41（2）：352-359.

何新新，王伊鹏，吴忠，等．不同产地连翘挥发油成分分析 [J]. 中药材，2000，23（7）:397-398.

何永佳．橘红超临界 CO_2 萃取物化学成分分析 [J]. 中药材，2003，26（3）：182-183.

何忠梅，王慧，包海鹰，等．栽培千里光和野生千里光中挥发油的化学成分及含量比较 [J]. 安徽农业科学，2010，38（20）:10646-10648.

何紫凝，刘嘉炜，李武国，等．两面针根和茎超临界 CO2 萃取物 GC-MS 比较分析及体外细胞毒活性评价，中国中药杂志，2014，39（4）：710-714.

和建川，李晓如，杨丽芳．药对艾叶 - 香附及其单味药挥发油成分的分析 [J]. 现代中药研究与实践，2015，29（4）：37-40.

贺莉娟，梁逸曾，赵晨曦．唇形科植物挥发油化学成分的 GC/MS 研究 [J]. 化学学报，2007，65（3）：227-232.

贺银菊．"黄饭花"中香味物质化学成分研究 [J]. 黔南民族师范学院学报，2015，35（4）：110-112.

洪林军，王文祥，杨君等．鸦胆子挥发性成分分析及在卷烟中的应用 [J]. 应用化工，2009，38（10）：1528-1530，1539.

洪林军，王文祥，杨君等．鸦胆子挥发性成分分析及在卷烟中的应用 [J]. 应用化工，2009，38（10）：1528-1530，1539.

洪永福，孙连娜，郭学敏，等．三种木瓜的乙醚提取部位的气相色谱 - 质谱分析 [J]. 第二军医大学学报，2000，21（8）：749-

752.

洪祖灿，胡军，伊勇涛，等.不同生长年份巴戟天挥发性成分的比较 [J].安徽农业科学，2009，37（9）：4115-4117.

侯冬岩，回瑞华，李铁纯，等.海南黑胡椒果挥发性成分气相色谱 - 质谱分析 [J].质谱学报，2005，26（1）：40-42.

侯冬岩，回瑞华，李铁纯，等.黑胡椒根萜类化合物的分析 [J].分析试验室，2004，23（8）：19-21.

侯冬岩，回瑞华，李铁纯，等.金钱草化学成分的分析（I），鞍山师范学院学报，2004，6（2）：36-38.

侯冬岩，回瑞华，李铁纯，等.辽宁不同地区的大蒜挥发油成分 GC/MS 分析 [J].质谱学报，2000，21（3，4）：87-88.

侯冬岩，回瑞华，杨梅，等.酸枣仁中挥发性化学成分分析 [J].分析试验室，2003，22（3）：84-86.

侯冬岩，李铁纯，佟健，等.槲寄生枝芽挥发油成份分析 [J].辽宁大学学报（自然科学版），1996，23（1）：18-21.

侯冬岩，李铁纯，于冰.两种菟丝子挥发性成分的比较研究 [J].质谱学报，2003，24（2）：343-345.

侯卫，韩素丽，王鸿梅.姜黄挥发油化学成分的分析 [J].中草药，1999，30（1）：15.

胡迪，王耀登，吴慧，等.苍耳子炒制前后挥发油和脂肪油成分 GC-MS 分析 [J].湖北中医药大学学报，2012，14（6）：29-31.

胡国华，陈昊，马正智.韭菜籽挥发油组分的分析鉴定 [J].食品科学，2009，30（06）：232-234.

胡浩斌，郑旭东.GC-MS 测定超临界流体 CO_2 萃取竹节草挥发油的化学成分 [J].中国中药杂志，2006，31（7）：607-608.

胡合姣，王鸿，潘远江.GC-MS 法测定余杭栝楼根块的挥发油成分 [J].林产化学与工业，2005，25（1）：109-111.

胡怀生.紫苏挥发油化学成分分析 [J].甘肃科技，2014，30（1）：76-77，111.

胡慧玲，付超美，王战国，等.川木香煨制前后挥发油成分的研究 [J].华西药学杂志，2010，25（1）：37-39.

胡建楣，冯鹏，李瑞明，等.气相色谱 - 质谱法分析桑白皮挥发油的化学成分 [J].中国医药导报，2012，9（30）：113-114，122.

胡静，高文远，凌宁生，等.巴豆和巴豆霜挥发性成分的 GC-MS 分析 [J].中国中药杂志，2008，33（4）：464-465.

胡兰，热娜·卡斯木.两产地沙棘挥发油中化学成分的比较 [J].华西药学杂志，2009，24（2）：152-154.

胡黎明，申建梅，曾玲，等.桔小实蝇对甜橙挥发油的行为反应及挥发油化学成分分析 [J].广东农业科学，2011，（16）：71-73.

胡律江，胡志方，郭慧玲，等.四制香附与生品香附挥发油成分的比较 [J].中国实验方剂学杂志，2012，18（22）：112-116.

胡珊梅，徐雄华，李玲玲.没药挥发油成分的 GC-MS 分析 [J].中草药，1999，30（10）：733-734.

胡珊珊，梁梦洁，徐兴梦，等.同时蒸馏 - 萃取牛蒡子挥发油化学成分的 GC-MS 分析 [J].昆明学院学报，2018，40（3）：95-99.

胡苏莹，何刚，陈蓓，等.秦巴山区华细辛遗传多样性与挥发油成分分析 [J].中药材，2012，35（2）：188-194.

胡文杰，邱修明，曾建军，等.皇菊不同部位挥发油化学成分比较分析 [J].天然产物研究与开发，2015，27：1187-1193.

胡晓娜，周欣，李明，等.不同提取方法对蜘蛛香挥发油的研究 [J].分析试验室，2008，27（增刊）：186-189.

胡延喜，徐亮，王志萍，等.槟榔果皮挥发油成分的 GC-MS 分析 [J].时珍国医国药，2017，28（5）：1055-1056.

胡彦，张志信，张铁，等.草果不同栽培品种挥发性成分的 GC-MS 分析 [J].文山学院学报，2018，31（6）：15-22.

胡云峰，张静敏，王娜，等.熟制过程对枸杞子挥发性成分的影响 [J].食品工业科技，2020，41（08）：256-262.

黄保民，刘杰.气质联用法对怀菊花及"大怀菊"挥发油化学成份的分析与比较 [J].中医研究 [J].1997，10（5）：14-16.

黄保民，王蕾.怀菊花挥发油的化学成分研究 [J].中药材，1997，20（3）：144-145.

黄际薇，张永明，黄亚非.喉咽灵口服液、野菊花和威灵仙挥发油化学成分比较 [J].中山大学学报（自然科学版），2012，51（4）：68-72.

黄晶玲，江汉美，曹晨阳.HS-SPME-GC-MS 法分析鉴定九里香不同部位的挥发性成分 [J].国际药学研究杂志，2019，46（7）：532-537.

黄晶玲，江汉美，邸江雪，等.HS-SPME-GC-MS 和主成分分析比较枇杷叶、花、茎的挥发性成分 [J].现代食品科技，2019，35（6）：295-300.

黄晶玲，卢金清，肖宇硕，等．顶空固相微萃取法与水蒸气蒸馏法联合气相色谱 - 质谱分析肿节风挥发性成分 [J]. 中国医院药学杂志，2018，38（10）：1073-1076.

黄兰珍，林励．化州柚果皮、花、叶有效成分的比较研究 [J]. 中药新药与临床药理，2008，19（3）：213-215，219.

黄蕾蕾，熊世平，周治，等．不同产地独活挥发油化学成分的比较研究 [J]. 武汉植物学研究 [J]. 2002，20（1）：78-80.

黄立兰，李春远，邓雪莹，等．几种荔枝叶挥发性成分的比较研究 [J]. 广东化工，2010，37（9）：128-129，134.

黄明泉，田红玉，郑福平，等．广西不同地区茴香挥发油香成分分析比较研究 [J]. 中国调味品，2009，34（4）：97-100.

黄勤挽，胡昌江，李兴迎，等．益智仁盐炙前后挥发油成分对比研究 [J]. 中国药业，2008，17（5）：3-4.

黄琼，林翠梧，黄克建，等．牡荆叶茎和花挥发油成分分析 [J]. 时珍国医国药，2007，18（4）：807-809.

黄荣清，肖炳坤，骆传环．气相色谱 - 质谱法分析鸡血藤化学成分 [J]. 质谱学报，2004，25（增刊）：45-46.

黄荣清，熊景峰，史建栋，等．山楂核馏油的气相色谱 - 质谱研究 [J]. 中药材，1998，21（1）：25-26.

黄森，刘拉平，梅任强．陕西兴平白皮蒜挥发油化学成分的分析 [J]. 中国农学通报，2006，22（8）：123-125.

黄相中，张润芝，关小丽，等．云南楚雄杜仲叶挥发油的化学成分分析 [J]. 云南民族大学学报（自然科学版），2011，20（5）：356-360.

黄相中，张润芝，刘飞，等．云南产川芎叶挥发油的化学成分分析 [J]. 食品科学，2011，32（10）：175-179.

黄小燕，乙引，张习敏，等．气相色谱 - 质谱联用测定黔产金钗石斛挥发油成分研究 [J]. 时珍国医国药，2010，21（4）：889-891.

黄旭东，晁鲁平，项庆琰，等．不同产地荷叶功能性成分的评价，食品研究与开发，2017，38（12）：153-158.

黄雪莹，王圣鑫，余爱明，等．HS-SPME-GC-MS 联用分析羌活、防风药对配伍前后挥发性组分变化规律 [J]，中药新药与临床药理，2019，30（6）：707-714.

黄远征，陈全友．110 个种和品种的柑橘属植物叶挥发油的化学成分 [J]. 植物学报，1998，40（9）：846-852.

黄远征，溥发鼎．川芎叶挥发油的化学成分 [J]. 云南植物研究 [J]. 1988，10（2）：227-230.

黄远征，左尧凤，何宗英，等．两种新的茴香脑资源植物 [J]，天然产物研究与开发，1991，3（3）：18-24.

回瑞华，侯冬岩，李铁纯，等．超临界 CO_2 萃取淫羊藿挥发油的实验与分析 [J]. 分析试验室，2005，24（10）：63-66.

回瑞华，侯冬岩，李铁纯，等．益母草中挥发性组分的酶提取及分析 [J]. 分析测试学报，2007，26（增刊）：154-156.

回瑞华，侯冬岩，李铁纯，等．中国车前草挥发性化学成分分析 [J]. 分析试验室，2004，23（8）：85-87.

回瑞华，侯冬岩，李铁纯．酸枣果肉中挥发性化学成分的提取及分析 [J]. 分析化学，2004，32（03）：325-328.

回瑞华，侯冬岩，刘晓媛，等．不同方法提取侧柏叶中挥发性成分的气相色谱 - 质谱分析 [J]. 质谱学报，2006，27（4）：226-231.

回瑞华，侯冬岩，刘晓媛，等．卷柏中挥发性组分的酶提取及气相色谱 - 质谱分析 [J]. 质谱学报，2006，27（1）：17-21.

回瑞华，候冬岩，李铁纯，等．黄柏挥发性化学成分分析 [J]. 分析化学，2001，29（3）：361-364.

回瑞华，侯冬岩，李铁纯，等．肉苁蓉挥发性化学成分分析 [J]. 分析化学，2003，31（5）：601-603.

回瑞华，魏倩，盖泽广．辽细辛挥发油化学成分的研究 [J]. 辽宁大学学报（自然科学版），1993，20（2）：87-93.

惠宇，孙墨珑．兴安杜鹃叶中挥发性成分的 GC-MS 分析 [J]. 植物研究 [J]. 2012，32（3）：365-368.

霍丽妮，李培源，邓超澄，等．广西地枫皮不同部位挥发油化学成分比较 [J]. 中国实验方剂学杂志，2010，16（16）：81-84.

霍文兰，李志田．鲜姜与干姜超临界流体萃取物的 GC/MS 研究 [J]. 应用化工，2015，44（1）：184-186，189.

霍昕，高玉琼，刘建华，等．土茯苓挥发性成分研究 [J]. 生物技术，2006，16（3）：60-62.

霍昕，高玉琼，杨迺嘉，等．桑寄生挥发性成分研究 [J]. 生物技术，2008，18（2）：47-49.

霍昕，刘建华，高玉琼，等．蒺藜挥发性成分的 GC-MS 分析 [J]. 中国药房，2014，25（11）：1025-1027.

霍昕，杨迺嘉，刘文炜，等．秦艽挥发性成分研究 [J]. 生物技术，2008，18（1）：58-59.

姬晓悦，严珺，王静．香椿叶与臭椿叶挥发性成分分析 [J]. 安徽农业科学，2018，46（16）：179-181.

姬志强，唐娜娜，张建民，等．固相微萃取 - 气质联用法分析大青叶挥发性成分 [J]. 中国药师，2014，17（11）：1835-1837.

吉力，徐植灵，潘炯光，等.草麻黄中麻黄和木贼麻黄挥发油化学成分的 GC-MS 分析 [J].中国中药杂志，1997，22（8）：489-492.

吉力，徐植灵，潘炯光，等.羌活挥发油成分分析 [J].天然产物研究与开发，1997，9（1）：4-8.

吉力，徐植灵，潘炯光，等.西河柳挥发油化学成分的 GC-MS 分析 [J].中国中药杂志，1997，22（6）：360-362.

吉力，徐植灵，姚三桃.补骨脂挥发油的化学成分 [J].中国药学杂志，1995，30（7）：436.

纪丽莲.菊花脑茎叶挥发油的化学成分与抗霉菌活性的研究 [J].食品科学，2005，26（10）：91-94.

纪丽莲.菊花脑茎叶挥发油的化学成分与抗霉菌活性的研究 [J].食品科学，2005，26（10）：91-94.

纪明慧，舒火明，陈光英，等.花梨木挥发油的提取及其包合物研究 [J].中成药，2009，31（10）：1526-1530.

季爱民，车瓯，徐峰，等.莲子心超临界 CO_2 萃取物化学成分分析 [J].中国药业，2006，15（2）：31-32.

贾安，杨义芳，孔德云，等.广东紫珠挥发油化学成分的 GC-MS 分析及体外抗菌活性 [J].中药材，2012，35（3）：415-418.

贾春晓，孙晓丽，毛多斌，等.郑州刺槐花挥发油化学成分分析 [J].郑州轻工业学院学报（自然科学版），2004，19（2）：15-18.

贾金萍，秦雪梅.GC-MS 法分析比较垂序商陆根不同提取物的脂溶性成分研究 [J].西北植物学报，2003，23（7）：1272-1274.

贾天柱，李军，解世全.狗脊及其炮制品挥发油成分的比较研究 [J].中国中药杂志，1996，21（4）：216-217，155.

贾元印，张玲，刘建华，等.草麻黄和木贼麻黄挥发油成分的比较研究 [J].中国药学杂志，1989，24（7）：402-404.

贾智若，李兵，朱小勇，等.SFE-CO_2 法与 SD 法提取杜仲叶挥发油成分的比较 [J].湖北农业科学，2014，53（15）：3625-3628.

贾智若，朱小勇，李兵，等.不同产地杜仲叶挥发油成分的 GC-MS 分析 [J].中国实验方剂学杂志，2013，19（19）：118-122.

贾忠建，李瑜，杜枚，等.大苞雪莲挥发油成分的研究 [J].兰州大学学报，1986，（03）：100-105.

江滨，廖心荣，贾向云，等.威灵仙和显脉旋复花挥发油成分的研究和比较 [J].中国中药杂志，1990，15（8）：40-42，64.

江康丽，康显杰，吴瑶.通过 GC-MS 比较不同产地加工方法对乌药中挥发油的影响 [J].中华中医药杂志（原中国医药学报），2019，34（8）：3760-3763.

江梅，李枚秋，袁宏球.荔枝果皮挥发油的超临界萃取研究及挥发油成分分析 [J].热带作物学报，2000，21（2）：50-57.

江宁，龚力民，刘塔斯，等.吴茱萸叶挥发油成分的 GC-MS 分析 [J].湖南中医药大学学报，2010，30（1）：43-45.

姜坤好，余兰.不同采摘时间干、鲜道真洛龙党参挥发油的 GC-MS 分析 [J].天然产物研究与开发，2018，30：2110-2119，2186.

姜明华，姜建国，杨丽.不同方法提取代代花中挥发油成分的 GC-MS 分析 [J].现代食品科技，2010，26（11）：1271-1279.

姜平川，周军，曹斌，等.九里香挥发油成分研究 [J].中药材，2009，32（8）：1224-1227.

姜霞，毕文.兰州不同产地百合挥发油成分对比研究 [J].中国科技信息，2013，（22）：66-68.

姜志宏，周荣汉.枫香叶挥发油化学成分研究 [J].中药材，1991，14（8）：34-35.

姜子涛，李荣，邵晓芬.芥末中的辛辣物质 - 异硫氰酸酯成份的研究 [J].中国调味品，1996，（2）：30-32.

蒋际谋，胡文舜，许奇志，等.枇杷品种香甜和解放钟及两者杂交子代优系果实挥发油成分分析 [J].植物遗传资源学报，2014，15（4）：894-900.

蒋继宏，李晓储，高雪芹，等.侧柏挥发油成分及抗肿瘤活性的研究 [J].林业科学研究 [J].2006，19（3）：311-315.

蒋燕霞，林榜建，徐瑞超，等.气相色谱 - 质谱联用分析八仙汤及其组方药材挥发性成分 [J].食品与药品，2019，21（3）：202-205.

蒋以号，杨先玉，张庆华，等.枳壳樟帮法炮制前后挥发油的 GC-MS 分析 [J].中药材，2010，33（8）：1233-1236.

蒋勇，李靖宇，杜军强，等.同时蒸馏萃取 - 气相色谱 - 质谱联用分析汉麻叶挥发性成分 [J].食品科学，2011，32（20）：226-229.

焦淑清，刘凤华.超临界 CO_2 萃取的满山红挥发油成分分析 [J].中药材，2009，32（2）：213-216.

焦威，王燕军，白冰如，等.四川产千金子挥发油的 GC-MS 分析 [J].分析试验室，2008，27（增刊）：1-3.

焦玉凤，李平亚，刘云鹤，等.国内外西洋参挥发性成分的 HS-SPME/GC-MS 比较 [J].中药材，2019，42（11）：2574-2581.

金晶，蔡亚玲，赵钟祥，等.香附挥发油提取工艺及主要成分的研究 [J].中药材，2006，29（5）：490-492.

金静兰，陈桂初，文永新，等.山鸡椒根部挥发油化学成分的研究 [J].广西植物，1991，11（3）：254-256.

金晓玲，徐丽珊.佛手挥发性成分的 GC-MS 分析 [J].中草药，2001，32（4）：304-305.

金晓玲，徐丽珊，施潇，等.4 种佛手挥发油化学成分的研究 [J].中国药学杂志，2002，37（10）：737-739.

金晓玲，徐丽珊.佛手挥发性成分的 GC-MS 分析 [J].中草药，2001，32（4）：304-305.

金泳妍，张瑞，胡春弟，等.金刚藤挥发油成分的分析研究 [J].山东化工，2011，40（6）：84-86.

居靖，朱满洲，章俊如，等.超临界 CO_2 萃取三七脂溶性成分及其 GC-MS 分析 [J].中国医院药学杂志，2007，27（8）：1076-1078.

康琛，张强，仝会娟，等.GC-MS 法鉴定茺蔚子挥发油的化学成分 [J].中国实验方剂学杂志，2010，16（3）：36-38.

康传红，张彦龙，韩晓云.中药刘寄奴挥发油成分研究 [J].黑龙江医药，2002，15（5）：343-344.

康林芝，王娜，云帆，等.GC- MS 法测定不同温度处理的莲子心挥发油成分含量变化 [J].农产品加工，2015，（5）：41-44，47.

康淑荷，马惠玲，黄涛.鸡血藤挥发油化学成分研究 [J].西北民族大学学报（自然科学版），2003，24（3）：21-23.

康文艺，姬志强，王金梅，等.石韦叶挥发油成分 HS-SPME-GC-MS 分析 [J].中草药，2008，（07）：994-995.

康文艺，王金梅.白碧桃挥发性成分的快速分析 [J].天然产物研究与开发，2010，22：442-444，454.

康文艺，王金梅.白碧桃挥发性成分的快速分析 [J].天然产物研究与开发，2010，22：442-444，454.

寇天舒，陈伟华，李媛，等.酸枣浸膏挥发性成分分析及在卷烟加香中的应用 [J].湖北农业科学，2016，55（16）：4265-4268，4279.

赖普辉，田光辉，季晓晖，等.大巴山区汉中参叶挥发油化学成分和抗菌活性研究 [J].中国实验方剂学杂志，2010，16（13）：7-11.

赖展鹏，程轩轩，杨全，等.不同种源高良姜 1，8- 桉油精含量及挥发油成分分析 [J].亚太传统医药，2010，6（9）：6-8.

劳燕霞，陈康，林文津，等.不同提取方法的麻黄挥发油 GC-MS 比较分析 [J].现代中药研究与实践，2005，19（2）：53-56.

乐长高，付红蕾.荔枝壳和核挥发性成分研究 [J].中草药，2001，32（8）：688-689.

雷福成，陈利军，石庆锋.楝树叶挥发油化学成分 GC − MS 分析 [J].湖北农业科学，2010，49（7）：1701-1702，1706.

雷华平，卜晓英，田向荣，等.超临界二氧化碳萃取川黄柏挥发性成分及其 GC-MS 分析 [J].中国野生植物资源，2009，28（2）：61-62，65.

雷华平，张辉，叶掌文.侧柏和千头柏挥发油化学成分分析 [J].中国野生植物资源，2016，35（4）：26-29.

雷华平，邹书怡，张辉，等.三种前胡挥发油成分分析 [J].中药材，2016，39（4）：795-798.

冷天平，张凌，许怀远.不同产地不同品种藁本挥发性成分研究 [J].江西中医学院学报，2008，（5）：63-65.

黎锦城，吴忠，林敬民.救必应超临界 CO_2 萃取物的 GC-MS 分析 [J].中药材，2001，24（4）：271-272.

黎凌楠，阿吉艾克拜尔·艾萨，吴桂荣.3 种不同溶剂提取新疆塔城红花挥发油的化学成分分析 [J].新疆医科大学学报，2011，34（2）：162-167.

黎勇，孙志忠，郝文辉，等.玉竹挥发油化学成份的研究 [J].黑龙江大学自然科学学报，1996，13（3）：92-94.

李兵，黄志其，陈建惠，等.两种不同寄主桑寄生挥发油成分分析 [J].中国实验方剂学杂志，2013，19（18）：150-154.

李涔，王晓杰，李双石，等.GC-MS 分析测定乌骨藤挥发性成分 [J].中国实验方剂学杂志，2012，18（23）：94-97.

李春，张建春，赵东兴，等.大叶钩藤钩茎的挥发性成分 GC-MS 分析 [J].中药材，2018，41（3）：634-637.

李春丽，周玉碧，周国英，等.不同采收期栽培兖芜活挥发性成分的研究 [J].天然产物研究与开发，2012，24（7）：910-915.

李达，傅维，李响，等.朝天椒及米椒中可挥发性风味物质含量研究 [J].食品研究与开发，2015，36（19）：41-43.

李达，王知松，丁筑红，等.固相微萃取 - 气 - 质联用法对干椒烘焙前后风味化合物的分析评价，食品科学，2009，30（16）：269-271.

李大鹏，曹逸霞，陈乃中，等.固相微萃取和同时蒸馏萃取法分析臭椿叶挥发性组分的初步研究[J].植物检疫，2013，27（1）：1-6.

李德坤，李静.木贼挥发油成分的研究[J].中草药，2001，32（6）：499-500.

李德英，屠荫华，包俊鑫.微波消解 - 气质联用仪法分析枸杞挥发油成分[J].安徽农业科学，2015，43（22）:59-61.

李冬生，胡征，王芹，等.枸杞挥发油的 GC/MS 分析[J].食品研究与开发，2004，25（4）：133-135.

李菲，杨元霞.玫瑰花和月季花挥发油成分的比较[J].中国药师，2016，19（1）：182-184.

李高申，刘文，张伟，等.济源地区野生品系冬凌草中挥发性成分分析[J].中国药房，2016，27（12）:1664-1667.

李高阳，丁霄霖.亚麻籽挥发油化学成分的 SDE-GC/MS 分析[J].食品研究与开发，2006，27（3）：104-106.

李国辉，李晓如.药对麻黄 - 葛根挥发油成分分析[J].世界科技研究与发展，2009，31（01）：43-45.

李国辉，李晓如.药对麻黄 - 葛根挥发油成分分析[J].世界科技研究与发展，2009，31（1）：43-45.

李海亮，高星，徐福利，等.芍药花挥发油化学成分及其抗氧化活性[J].西北农林科技大学学报（自然科学版），2017，45（5）：204-210.

李红娟，牛立新，李章念，等.不同栽培方式卷丹鳞茎挥发油化学成分的 GC-MS 分析[J].西北农林科技大学学报（自然科学版），2007，35（3）：149-152，158.

李洪峰，于英，金星海，等.不同产地防风中挥发油成分分析[J].黑龙江水专学报，2007，34（4）：101-104.

李怀林，杨晓虹，李刚，等.长白山水杨梅挥发油成分 GC-MS 分析[J].长春中医学院学报，2005，21（2）：31-32.

李焕荣，徐晓伟，许淼.干制方式对红枣部分营养成分和香气成分的影响[J].食品科学，2008，29（10）：330-333.

李惠成，张兵，西北产贯叶连翘挥发性化学成分研究[J].宝鸡文理学院学报（自然科学版），2006，26（3）：200-203.

李惠成，张兵.西北产贯叶连翘挥发性化学成分研究[J].宝鸡文理学院学报（自然科学版），2006，26（3）：200-203.

李惠勇，刘友平，张玲，等.花椒和青椒挥发油化学成分的气相色谱 - 质谱分析[J].现代中药研究与实践，2009，23（5）：62-64.

李慧，王一涛.不同方法提取川芎挥发油的比较分析[J].中国中药杂志，2003，28（4）：379-380.

李计龙，刘建华，高玉琼，等.石吊兰挥发油成分的研究[J].中国药房，2011，22（27）：2560-2562.

李杰红，陈代武.固相微萃取 - 气相色谱 - 质谱技术分析槐花的挥发性成分[J].化学研究[J].2007，18（1）：77-79.

李京华，林奇泗，王加，等.GC-MS 法研究竹节参和深裂竹根七挥发性成分[J].沈阳药科大学学报，2013，30（9）:701-703，739.

李菁，葛发欢，黄晓芬，等.超临界 CO_2 萃取当归挥发油的研究[J].中药材，1996，19（4）：187-189.

李静，卫永第，陈玮瑄，等.独角莲块茎挥发油化学成分的研究[J].吉林农业大学学报，1996，18（2）:29-31.

李静，卫永第，陈玮瑄.野山参叶挥发油化学成分的研究[J].中草药，1996，27（4）：205-206.

李娟，周震.超临界二氧化碳萃取沙棘籽油的化学成分分析[J].中国药学杂志，1996，31（1）：19-20.

李开辉，李长寿，女贞子挥发油化学成分的研究[J].中成药，1990，12（12）：32-33.

李开辉，李长寿.女贞子挥发油化学成分的研究[J].中成药，1990，12（12）：32-33.

李兰，吴启南.主产地泽泻药材顶空萃取挥发性成分的 GC-MS 分析[J].西北药学杂志，2009，24（2）：111-113.

李丽明，任斌，郭洁文，等.不同规格三七挥发性成分研究[J].中药材，2013，36（6）：934-938.

李玲玲.厚朴挥发油化学成分研究[J].中草药，2001，32（8）：686-687.

李麦香，江泽荣.菖蒲中的挥发油成分及其在不同植物部位中的分布研究[J].中草药，1993，24（9）：459-461.

李美红，方云山，陈景超，等.芡实和冬葵子挥发性成分的 GC-MS 分析[J].云南化工，2007，（01）：47-49，57.

李娜，苏素娇，陈亮，等.闽产海风藤茎叶挥发油成分的 GC-MS 分析[J].福建中医药大学学报，2013，23（5）：40-42.

李楠楠，孟宪生，包永睿，等.木蝴蝶挥发性成分体外抗肿瘤活性评价及化学成分研究[J].中国现代应用药学，2016，33（11）：1361-1365.

李鹏，王鲁石，唐辉.新疆地产侧柏叶挥发油成分的气相色谱一质谱联用，时珍国医国药，2006，17（6）：951.

李平，贾红婕，靳毓，等.核桃分心木水提液易挥发性成分分析[J].食品科学，2016，37（16）：142-148.

李萍，卢丹，刘金平，等．远志挥发油成分的 GC-MS 分析 [J]．特产研究 [J]．2003，（4）：43-45.

李奇，张月婵，刘训红，等．不同产地罗布麻叶挥发性成分的 HS-GC-MS 分析 [J]．现代中药研究与实践，2009，23（5）：34-37.

李琦，梁荣，李燕，等．GC- MS 分析荷花的挥发油化学成分 [J]．中国果菜，2019，39（5）：45-49.

李启发，王晓玲，官艳丽，等．通关藤挥发油成分的 GC-MS 分析 [J]．西南民族大学学报 自然科学版，2006，32（6）：1185-1187.

李庆勇，王春成，宋瑱，等．独角莲超临界萃取物的 GC-MS 分析及体外抑瘤活性 [J]．植物研究 [J]．2011，31（1）：113~116.

李荣，姜子涛．微波辅助水蒸气蒸馏调味香料肉豆蔻挥发油化学成分的研究 [J]．中国调味品，2011，（3）：102-104，108.

李瑞珍，王定勇，廖华卫．野生黄花蒿种子挥发油化学成分的研究 [J]．中南药学，2007，（03）：230-232.

李瑞珍，朱志鑫，黄晓兰，等．超临界 CO_2 萃取与水蒸气蒸馏法研究泽兰中挥发性有机物，分析测试学报，2007，26（4）：548-551，555.

李双，王成忠，唐晓璇，等．不同提取方法对牡丹挥发油理化性质和成分的影响 [J]．食品工业，2015，36（7）：170-174.

李双石，王晓杰，李淳，等．乌骨藤超临界萃取油的气相色谱 - 质谱联用分析 [J]．时珍国医国药，2012，23（11）：2763-2765.

李松林，乔传卓，苏中武，等．草珊瑚 3 个化学型的挥发油成分及其抗真菌活性研究 [J]．中草药，1991，22（10）：435-437.

李松涛．汶香附挥发油 GC-MS 化学成分分析 [J]．药学研究 [J]．2013，32（12）：683-685.

李松武，庆伟霞，王文领，等．华山参挥发油化学成分分析 [J]．河南大学学报（自然科学版），2005，35（3）：34-36.

李素玲，王强，田金强，等．杏仁油挥发性风味物质的分离鉴定 [J]．食品工业科技，2011，（4）：160-160，165.

李素云，李孝栋．石菖蒲薄层鉴别及挥发性成分分析 [J]．福建中医药大学学报，2012，22（5）：48-50.

李涛，何璇．GC-MS 测定野生当归挥发油中的化学成分 [J]．华西药学杂志，2015，30（2）：249-250.

李涛，苏趁．Box-Benhnken 响应面法优化超声辅助提取川续断挥发油及 GC-MS 分析 [J]．四川师范大学学报（自然科学版），2018，41（1）：94-101.

李涛，汪元娇．GC-MS 法分析短葶飞蓬挥发油中的化学成分 [J]．华西药学杂志，2017，32（3）：287-288.

李涛，张浩．GC-MS 分析四川产长鞭红景天挥发油的化学成分 [J]．华西药学杂志，2008，23（2）：176-177.

李天略，纪明慧，舒火明，等．微波辅助提取 - 气相色谱 - 质谱法测定花梨木挥发油成分 [J]．理化检验 - 化学分册，2009，45（8）：907-909.

李铁纯，侯冬岩，刁全平，等．HS-SPME-GC /MS 对干、鲜杏花挥发性成分的分析 [J]．鞍山师范学院学报，2016，18（2）：45-47.

李铁纯，侯冬岩，刁全平，等．干、鲜槐花挥发性成分的对比分析 [J]．鞍山师范学院学报，2017，19（2）：32-35.

李铁纯，回瑞华，侯冬岩，等．生姜挥发性成分的分析 [J]．分析科学学报，2003，19（5）：447-448.

李铁林，周杰，徐植灵，等．炮制对肉豆蔻挥发油含量的影响及肉豆蔻挥发油化学成分的研究 [J]．中国中药杂志，1990，15（7）：21-23，62.

李伟东，杨光明，蔡宝昌，等．三种方法提取当归挥发油的气相色谱 - 质谱比较 [J]．广州中医药大学学报，2004，21（3）：206-210.

李玮，邵进明，雷战霞，等．流苏石斛与束花石斛挥发油成分 [J]．贵州农业科学，2014，42（9）：55-58.

李卫民，高英，曾建青，等．香附 CO_2 超临界萃取物的化学成分研究 [J]．中草药，2000，31（10）：734-735.

李卫民，田恒康．辛夷二氧化碳超临界萃取物的化学成分研究 [J]．中国民族医药杂志，1999，5（增刊）：137-138.

李西林，须丽茵，栾晶．北苍术挥发油的提取与成分分析 [J]．上海中医药大学学报，2008，22（1）：59-61.

李熙灿，赵小军，谢学明，等．荜茇挥发油清除自由基作用及其与分子结构的关系，中药新药与临床药理，2006，17（3）：218-221.

李翔，邓赟，唐灿，杨祥，等．GC-MS 分析白鲜皮的挥发油成分 [J]．华西药学杂志，2006，21（6）：556-558.

李小兵，张丽玲 . 栀子超临界 CO_2 萃取物的 GC-MS 分析 [J]. 中药材，2003，26（11）：794.

李晓如，梁逸曾，郭方遒，等 . 气相色谱 / 质谱 - 化学计量学法分析测定药对桃仁 - 红花挥发油 [J]. 分析化学，2007，35（4）：532-536.

李晓如，邹桥，周涛，等 . 药对荆芥 - 防风挥发油成分的分析 [J]. 中国药学杂志，2008，43（18）：1373-1376.

李昕，聂晶，高正德，等 . 超声微波协同水蒸气蒸馏 -GC-MS 分析南、北五味子挥发油化学成分 [J]. 食品科学，2014，35（08）：269-274.

李秀琴，孙秀燕，何仲贵，等 . 柴胡挥发油提取方法的研究 [J]. 中国药学杂志，2004，39（2）：103-105.

李雪飞，白根本，王如峰，等 . 京大戟挥发油化学成分分析 [J]. 中药材，2013，36（2）：237-239.

李雪松，龚力民，盛文兵，等 . 椿皮挥发油成分的 GC-MS 分析 [J]. 湖南中医药大学学报，2010，30（7）：31，35.

李雅萌，郭文英，王亚茹，等 . 顶空固相微萃取结合气相色谱 - 质谱联用法检测山药挥发油成分 [J]. 特产研究 [J]. 2018，（3）：50-55.

李雅文，黄兰芳，梁晟，等 . 仙鹤草挥发油化学成分的气相色谱 - 质谱分析 [J]. 中南大学学报（自然科学版），2007，.38（3）：502-506.

李岩，赵德刚 . 杜仲挥发性成分测定及差异性研究 [J]. 中华中医药杂志（原中国医药学报），2010，25（10）：1641-1644.

李扬，王丽峰，刘科攀，等 .GC-MS 考察羌活、独活及其药对中挥发油透皮成分及透皮效果，中国实验方剂学杂志，2012，18(18)：46-51.

李耀华，梁建丽，魏江存，等 . 不同产地肉桂叶挥发油成分的比较分析 [J]. 湖北农业科学，2019，58（9）：101-103.

李耀华，卢澄生，曾颖虹，等 . 不同产地葛根挥发油成分的比较分析 [J]. 中国民族民间医药，2014，（5）：24-25.

李毅然，陈玉萍，黄艳，等 . 升麻与广东升麻挥发油成分的 GC-MS 分析 [J]. 广西中医药，2012，35（4）：56-59.

李银塔，刘扬瑞，迟玉森，等 . 超临 CO_2 萃取姜挥发油及 GC-MS 分析 [J]. 食品研究与开发，2009，30（3）：121-125.

李迎春，曾健青，刘莉玫，等 . 椒目超临界二氧化碳萃取物的分析 [J]. 中药材，2001，24（7）：493-494.

李永华，苏本伟，张协君，等 . 寄主植物对桑寄生药材挥发性成分的影响研究 [J]. 时珍国医国药，2012，23（3）：574-578.

李勇慧，曹晓燕，押辉远 . 大叶秦艽中脂肪酸及挥发油成分的 GC-MS 分析 [J]. 中药材，2009，34（4）：559-562.

李有田，洪英杰，李洋，等 . 疱疹止痛灵治疗带状疱疹后遗神经痛疗效观察—疱疹止痛灵主药栀子化学成分作用的研究 [J]. 辽宁中医杂志，2009，36（1）：21-23.

李玉美，吕元琦 . 密蒙花挥发油成分气相色谱 - 质谱分析 [J]. 食品研究与开发，2008，29（5）：105-107.

李玉美，气相色谱 - 质谱联用法测定川贝母中的挥发性化学成分 [J]. 食品研究与开发，2008，29（9）：107-108.

李玉美 . 黑豆馏油化学成分气相色谱 - 质谱联用分析 [J]. 食品研究与开发，2008，29（7）：122-124.

李玉美 . 气相色谱 - 质谱联用法测定川贝母中的挥发性化学成分 [J]. 食品研究与开发，2008，29（9）：107-108.

李源栋，黄艳，朱保昆，等 . 葫芦巴净油的超临界 CO_2 萃取工艺及成分研究 [J]. 化工技术与开发，2017，46（3）：8-11.

李增春，徐宁，杨利青，等 . 蒙药冬葵果挥发油化学成分分析 [J]. 中成药，2008，30（6）：922-924.

李增春，杨利青，徐宁，等 . 蒙药旋覆花挥发油化学成分分析 [J]. 药物分析杂志，2007，27（1）：117-119.

李长虹，秦小梅，张璐璐，等 . 枇杷核挥发油化学成分及体外抗氧化活性研究 [J]. 华中师范大学学报（自然科学版），2014，48（1）：58-61.

李正洪，彭霞，黄敏 . 傣药黑种草籽挥发油的 GC-MS 分析 [J]. 中国民族医药杂志，2009，（4）：53-54.

李智宁，李晓，李自红，等 . 豫产张良姜挥发性成分研究 [J]. 湖北农业科学，2019，58（23）：189-192，257.

梁臣艳，覃洁萍，陈玉萍，等 . 不同产地防风挥发油的 GC-MS 分析 [J]. 中国实验方剂学杂志，2012，18（8）：80-83.

梁晟，梁逸曾，李雅文，等 . 木香挥发性化学成分的气相色谱 - 质谱分析 [J]. 广州化学，2007，32（4）:12-17，24.

梁光义，周欣，王道平，等 . 贵州蜘蛛香挥发性成分的 GC-MS 研究 [J]. 中国药学杂志，2002，37（12）：959.

梁嘉钰，赵思雨，刘佳，等 . 丹参挥发油提取工艺考察及成分测定 [J]. 沈阳药科大学学报，2018，35（4）：301-305.

梁健钦，杨焕琪，熊万娜，等 . 超临界 CO_2 萃取砂糖桔叶挥发油及其 GC-MS 分析 [J]. 食品与机械，2010，26（3）：28-29，

34.

梁洁，史庆龙，李菁，等．超临界 CO_2 萃取食用姜油的研究 [J]. 广州食品工业科技，2000，（01）：23-24，27.

梁洁，王雯慧，甄汉深，等．广西产龙眼叶及花挥发成分气质联用分析 [J]. 中国实验方剂学杂志，2010，16（09）：52-55.

梁利香，张耀洲，陈利军．安徽野生一支黄花花期叶挥发油 GC-MS 分析 [J]. 周口师范学院学报，2016，33（5）：95-97.

梁倩，徐文晖．野葛花挥发油化学成分的 GC-MS 分析 [J]. 时珍国医国药，2012，23（1）：124-125.

梁勇，典灵辉，方昆阳，等．甘草挥发性成分 GC-MS 分析 [J]. 西北药学杂志，2005，20（1）：3-5.

梁宇，董丽．SPM-GC/MS 联用分析菊苣浸膏的挥发性成分 [J]. 河南科学，2008，26（7）：773-776.

梁振益，张德拉，刘长生，等．CGC-MS 法测定白木香挥发油的化学成分 [J]. 海南大学学报（自然科学版），2005，23（3）：228-232.

廖广群，罗芳．五味子超临界 CO_2 萃取物的 GC-MS 分析 [J]. 中药材，2002，25（6）：406-407.

廖华军，彭国平．北沙参挥发油化学成分 GC-MS 分析 [J]. 辽宁中医药大学学报，2010，12（7）：104-105.

廖华军．莪术 - 三棱药对配伍挥发油成分 GC-MS 分析 [J]. 辽宁中医药大学学报，2014，16（8）：74-78.

廖杰，卢涌泉．党参化学成分研究 Ⅴ. 挥发油的成分研究 [J]. 中草药，1987，18（9）：2-4.

廖立平，毕志明，李萍，等．四季青挥发油化学成分的研究 [J]. 中草药，2003，34（11）：984-985.

廖彭莹，李兵，朱小勇，等．寄主来源为柚子的桑寄生挥发性成分的水蒸气蒸馏法和二氧化碳超临界流体萃取法提取 [J]，时珍国医国药，2012，（1）：32-34.

廖彭莹．钩藤超临界 CO_2 流体萃取物化学成分的 GC-MS 分析 [J]. 广州化工，2016，44（01）：121-124.

林朝展，祝晨蔯，张翠仙，等．杜虹花叶挥发油化学成分及抗氧化活性研究 [J]. 热带亚热带植物学报，2009，17（4）：401~405.

林崇良，蔡进章，林观样．浙产石香薷挥发油化学成分的研究 [J]. 中华中医药学刊，2012，30（1）：197-198.

林佳彬，李冬梅，郑炜．青花椒挥发油的 GC-MS 分析 [J]. 安徽农业科学，2012，40（30）：14724 -14725.

林杰，江汉美，卢金清．HS-SPME-GC-MS 法分析杜仲和杜仲叶中挥发性成分 [J]. 安徽农业科学，2018，46（10）：165-166，199.

林杰，卢金清，江汉美，等．HS-SPME-GC-MS 联用分析木鳖子挥发性成分 [J]. 中药材，2014，37（12）:2231-2233.

林杰，卢金清，江汉美，等．春、冬季采收肉豆蔻中挥发性成分分析 [J]. 中国调味品，2017，42（3）：118-120.

林敬明，吴忠，陈飞龙．石榴皮超临界 CO_2 萃取物化学成分的 GC-MS 分析 [J]. 中药材，2002，25（11）：799-800.

林敬明，夏平光，吴忠．木棉花 CO_2 超临界萃取物的 GC-MS 分析 [J]. 广东药学院学报，2001，17（2）：111-112.

林凯．福建野菊花挥发油成分分析 [J]. 江西农业学报，2009，21（4）：87-89.

林凯．蒲公英中挥发性和半挥发性香味成分分析 [J]. 仲恺农业技术学院学报，2008，21（4）:14-16.

林励，徐鸿华，刘军民，等．诃子挥发性成分的研究 [J]. 中药材，1996，19（9）：462-463.

林琳，蒋合众，罗丽勤，等．薤白挥发油成分的超临界 CO2 萃取及 GC-MS 分析 [J]. 分析试验室，2008，27（1）：115-118.

林茂，郑炯，杨琳，等．不同产地太子参中化学成分分析 [J]. 食品科学，2012，33（02）：204-207.

林文津，徐榕青，张亚敏．不同方法提取的莲子心挥发油气质联用成分分析 [J]. 药物分析杂志，2009，29（11）：1858-1862.

林文津，徐榕青，张亚敏．超临界 CO_2 萃取与水蒸气蒸馏法提取太子参挥发油化学成分气质联用研究 [J]. 药物分析杂志，2011，31（7）：1300-1303.

林文津，徐榕青，张亚敏．中药乌梅超临界 CO_2 萃取物中挥发性成分气质联用分析 [J]. 现代中药研究与实践，2011，25（6）：27-29.

林正奎，华映芳，谷豫红．十种柑桔叶挥发油化学成分研究 [J]. 四川日化，1990，（2）：23-33.

凌大奎，朱永新，王维，等．气相色谱保留指数谱用于中药材鉴别的研究 [J]. 药物分析杂志，1995，15（4）：13-20.

凌育赵，刘经亮．微波辅助水蒸汽蒸馏提取沙姜挥发油的研究 [J]. 中国调味品，2010，（6）：57-59，65.

凌云，张卫华，郭秀芳，等．气相色谱 - 质谱分析蒲公英挥发油成分 [J]. 西北药学杂志，1998，13（4）：151.

刘百战，高芸.固相微萃取 - 气相色谱 / 质谱分析栀子花的头香成分 [J]. 色谱，2000，18（5）：452-455.

刘布鸣，赖茂祥，蔡全玲，等.地枫皮、假地枫皮、大八角种植物挥发油化学成分对比分析 [J]. 药物分析杂志，1996，16（4）：236-240.

刘春美，宿树兰，吴德康，等. GC-MS 联用法分析芩连四物汤及其组方药材挥发性成分 [J]. 中成药，2008，30（12）：1815-1818.

刘大有，李向高，李树殿，等.两头尖挥发油和脂肪油的研究 [J]. 中成药研究 [J]. 1984，（4）：27-28.

刘福涛，宋晓静，魏蔷，等.蓼蓝挥发性成分研究 [J]. 北京师范大学学报（自然科学版），2010，46（5）：586-588.

刘海峰，李翔，邓赟，等.藏药独一味地上和地下部分挥发油成分的 GC-MS 分析 [J]. 药物分析杂志，2006，26（12）：1794-1796.

刘海萍，郭雪清，王英锋，等.米炒党参与麸炒党参挥发性成分 GC-MS 分析 [J].首都师范大学学报(自然科学版)，2006，27(3)：41-44，36.

刘和，赵荣飞，余正文，等.密蒙花不同部位挥发性成分研究 [J]. 安顺学院学报，2010，12（1）：87-90.

刘惠卿，刘铁城.北京农田栽培人参根中挥发油成分分析 [J]. 中国药学杂志，1991，26（7）：408，442.

刘慧，姚蓝，陈建红，等.栀子不同炮制品中挥发油类成分的 GC-MS 分析 [J]. 中国中药杂志，2015，40（9）：1732-1737.

刘基柱，钟兆健.豆豉姜超临界 CO_2 萃取物的 GC-MS 分析 [J]. 中药材，2006，29（2）：142-144.

刘建华，董福英，程传格，等.菏泽牡丹花挥发油化学成分分析 [J]. 山东化工，1999，（3）：35-36，18.

刘建华，高玉琼，霍昕，等.金钗石斛、环草石斛挥发性成分研究 [J]. 中成药，2006，28（9）：1339-1342.

刘建华，刘惠玲，代泽琴，等.碎米桠挥发性成分研究 [J]. 中华医学研究杂志，2005，5（4）:305-308.

刘建祥，刘伟伟，宋辉.花粉挥发油成分 GC/MS 分析 [J]. 农业机械，2012，（09）：66-67.

刘江琴，庄海旗，蔡春，等.九里香叶与花中挥发油成分研究 [J].广东医学院学报，1997，15（1）：80-81.

刘磊，秦华珍，王晓倩，等.10 味山姜属药物挥发油成分的气相 - 质谱联用分析 [J]. 广西植物，2012，32（4）：561-566.

刘琳琪，赵晨曦，李佩娟，等.花椒挥发油超临界 CO_2 萃取工艺的响应面优化及 GC-MS 分析 [J/OL]. 现代食品科技 .http://kns.cnki.net/kcms/detail/44.1620.TS.20200415.1338.027.html 网

刘梦菲，江汉美，卢金清，等.基于 GC-MS 分析蜜炙对前胡中挥发性成分的影响 [J]. 中国医院药学杂志，2019，39（18）：1851-1856.

刘梦菲，卢金清，江汉美，等.HS-SPME-GC-MS 分析益母草及其伪品夏至草的挥发性成分 [J]. 中医药导报，2018，24（16）：47-50.

刘朋朋，刘永刚，张宏桂，等.安国产白术挥发油化学成分分析 [J]. 人参研究 [J].2011，（4）：31-33.

刘鹏岩，郭志峰，安秋荣，等.两种蒲公英挥发性成分的 GC-MS 分析比较 [J]. 河北大学学报（自然科学版），1996，16（1）：36-41.

刘鹏岩，靳伯礼，郭志峰，等.马齿苋挥发油的 GC-MS 分析 [J]. 河北大学学报（自然科学版），1994，14（3）：72-74.

刘倩，于燕莉，毕云生，等.用 GC/MS 法分析选奇滴丸中防风与羌活挥发油成分 [J]. 药学服务与研究 [J].2014，14（1）:31-34.

刘韶，曾茂茂，李新中，等.苦楝花挥发油的气质 - 化学计量学分析及抑菌作用研究 [J]. 中国药学杂志，2010，45（19）：1508-1512.

刘绍华，黄世杰，胡志忠，等.藏红花挥发油的 GC-MS 分析及其在卷烟中的应用 [J]. 中草药，2010，41（11）：1790-1792.

刘绍华，黄泰松，邹克兴，等.GC-MS 对罗汉果提取物挥发性成分的分析及其对提高卷烟吸食品质的作用，中草药，2008，39（5）：674-676.

刘绍兴，余启荣，胡玉霞，等.灵丹草油提取工艺及其主要成分研究 [J]. 中国现代应用药学，2010，27（11）：986-989.

刘胜辉，冼皑敏，魏长宾，等.固相微萃取 - 气质联用法测定紫苏子挥发性成分 [J]. 热带农业工程，2009，33（2）：42-45.

刘卫根，周国英，徐文华，等.不同商品等级羌活挥发油的比较研究 [J]. 中药材，2012，35（7）：1042-1045.

刘为广，张东，杨岚.HS-SPME-GC / MS 法分析紫萁挥发性化学成分 [J]. 中国实验方剂学杂志，2011，17（8）：63-66.

刘文炜，高玉琼，刘建华，等．巴戟天挥发性成分研究 [J]. 生物技术，2005，15（6）：59-61.

刘喜华，赵应学，黄敏琪，等．不同形态桂郁金挥发性成分 GC-MS 分析 [J]. 中药材，2014，37（5）：819-822.

刘向前，倪娜，陈素珍，等．湖南产青蒿和黄花蒿挥发油 GC-MS 分析 [J]. 西北药学杂志，2006，21（3）：107-109.

刘小金，徐大平，杨曾奖，等．檀香心材和边材的挥发油含量及成分差异 [J]. 森林与环境学报，2015，35（3）：219-224.

刘晓丹，刘存芳，赖普辉，等．野菊花茎叶挥发油的化学成分及其对植物病原真菌抑制作用，食品工业科技，2013，34（24）：98-100，104.

刘晓芬，张颖，胡明勋，等．川芎挥发性成分的水蒸气蒸馏提取与顶空进样 GC-MS 分析 [J]. 中国民族民间医药，2020，29（1）：44-47，51.

刘晓爽，赵岩，张连学．红豆蔻挥发油化学成分的比较研究 [J]. 安徽农业科学，2009，37（36）：17967-17969，17980.

刘晓薇，张飞，陈随清，等．不同商品规格怀菊花的质量特征分析 [J]. 中华中医药杂志（原中国医药学报），2018，33（6）：2650-2655.

刘晓燕，王瑞．朱砂根挥发油的超临界 CO_2 萃取工艺优选及 GC-MS 分析 [J]. 时珍国医国药，2008，19（11）：2738-2739.

刘新湘，梁逸曾．桑叶挥发油化学成分的 GC-MS 分析 [J]. 中国科技论文在线，2006，1（1）：79-82.

刘信平．天然产遏蓝菜挥发性物质及硒赋存形态分析 [J]. 食品科学，2009，30（18）：252-254.

刘雪梅，杨秀芬，刘耀泉，等．超临界 CO_2 萃取桂郁金挥发油的化学成分 [J]. 中国实验方剂学杂志，2011，17（19）：114-116.

刘训红，王媚，蔡宝昌，等．不同产地太子参挥发性成分的气相色谱 - 质谱联用分析 [J]. 时珍国医国药，2007，18（1）：43-45.

刘亚，吕兆林，邹小琳，等．不同品种金银花挥发油组分对比研究 [J]. 北京林业大学学报，2017，39（2）：72-81.

刘亚旻，宋波，李宗阳，等．前胡挥发油胆碱酯酶抑制作用及化学成分研究 [J]. 天然产物研究与开发，2012，24（11）：1508-1512，1516.

刘亚敏，刘玉民，李鹏霞，等．枫香叶挥发油提取工艺及成分分析 [J]. 林产化学与工业，2009，29（4）：77-81.

刘亚敏，胥耀平，高锦明，等．GC/MS 法分析核桃叶挥发油化学成分 [J]. 西北植物学报，2004，24（6）：1100-1102.

刘亚婷，徐建国，赵军，等．瘤果黑种草子超临界 CO_2 流体萃取物的 GC-MS 分析 [J]. 新疆医科大学学报，2009，32（12）：1661-1663.

刘瑜霞，邓仕明，林健．两种菊科中药材挥发油成分的 GC-MS 分析研究 [J]. 中国林副特产，2018，（2）：14-18.

刘玉峰，李胜男，朱美霞，等．苏木挥发油成分的 GC-MS 分析 [J]. 辽宁大学学报（自然科学版），2016，43（2）：175-178.

刘玉峰，刘洋，潘明辉，等．赤芍挥发油成分的 GC-MS 分析 [J]. 中国药房，2011，22（27）：2543-2545.

刘玉民，刘亚敏，李昌晓，等．路路通挥发油化学成分与抑菌活性研究 [J]. 食品科学，2010，31（7）：90-93.

刘元艳，王淳，宋志前，等．重庆产酸橙与甜橙枳实中挥发油成分的对比分析 [J]. 中国实验方剂学杂志，2011，17（11）：45-48.

刘振丽，张玲，张秋海，等．骨碎补挥发油成分分析 [J]. 中药材，1998，21（3）：135-136.

刘志雄，刘祝祥，田启建．七叶一枝花挥发油成分及其抑菌活性分析 [J]. 中药材，2014，37（4）：612-616.

刘志雄，田启建，陈义光，等．重楼挥发油成分的 GC-MS 分析 [J]. 中药材，2015，38（1）：104-107.

娄方明，白志川，李群芳．椿皮挥发油化学成分的 GC-MS 分析 [J]. 安徽农业科学，2011，39（10）：5741-5742，5745.

娄方明，李群芳，邱维维．5 种不同产地厚朴挥发油化学成分的 GC-MS 分析 [J]. 安徽农业科学，2011，39（7）：3934-3937.

娄方明，李群芳，邱维维．气质联用分析安息香的挥发性成分 [J]. 中成药，2010，32（10）：1829-1831.

楼舒婷，程焕，林雯雯，等．SPME-GC/MS 联用测定黑果枸杞中挥发性物质，中国食品学报，2016，16（10）：245-250.

卢化，张义生，黎强，等．顶空固相微萃取结合气质联用分析使君子挥发性成分 [J]. 湖北中医杂志，2014，36（11）：76-78.

卢化，张义生，梅珍珍，等．顶空固相微萃取结合气质联用分析升麻蜜炙前后挥发性成分 [J]. 中国医院药学杂志，2018，38（12）：1281-1284.

卢化，张义生，易晨，等．气相色谱 - 质谱联用技术分析续断及其酒灸品中挥发性成分 [J]．中国药师，2018，21（10）：1738-1742．

卢金清，郭彧，李雨玲，等．HS-SPME-GC-MS 对不同产地南沙参挥发性化学成分的研究 [J]．湖北中医杂志，2013，35（3）：71-73．

卢金清，胡俊，唐瑶兴，等．气相色谱 - 质谱法分析矮地茶挥发油的化学成分 [J]．中国药业，2012，21（1）：10-11．

卢金清，李肖爽，梁欢，等．SPME-GC-MS 联用分析大腹皮中挥发性成分 [J]．北方药学，2012，9（10）：8-9．

卢金清，唐瑶兴，杨珊，等．沙棘挥发油化学成分 GC-MS 分析 [J]．中国现代中药，2011，13（7）：35-37．

卢雪，靳素荣，郑兴飞，等．荷花不同花期及部位挥发油成分的测定 [J]．贵州农业科学，2016，44（1）：125-128．

卢远倩，王兰英，骆焱平．九里香挥发油的抑菌活性及成分分析 [J]．农药，2011，50（6）：443-445，448．

芦燕玲，李干鹏，李亮星，等．气相色谱 - 质谱法测定诃子中挥发性成分 [J]．理化检验 - 化学分册，2013，49（3）：354-357．

鲁曼霞，李丽丽，李芝，等．紫花前胡花和根挥发油成分分析与比较 [J]．时珍国医国药，2015，26（1）：74-76．

鲁湘鄂，刘艳清．枇杷叶饮片炮制前后挥发油的 GC-MS 分析 [J]．中药材，2008，31（11）：1625-1626．

陆兔林，陶学勤，邵霞琴，等．气质联用法分析炮制对三棱挥发油的影响 [J]．中成药，1999，21（1）：22-23．

陆占国，李秀慧，李伟．采用 3 种萃取纤维头的顶空固相微萃取法萃取荜茇果穗挥发性成分 [J]．北京工商大学学报（自然科学版），2011，29（3）：8-12，27．

陆钊，高凯，潘淑霞，等．加速溶剂萃取 / 气相色谱 - 质谱法分析朝鲜淫羊藿挥发油成分 [J]．哈尔滨工业大学学报，2011，43（8）：145-148．

罗春兰，吴爱琴．不同品种莪术挥发油成分 GC-MS 分析 [J]．广东药学，2005，15（2）：10-11．

罗朵生，李勇，周修腾，等．生佛手与制佛手挥发油化学成分的气相色谱 - 质谱联用技术分析比较 [J]．中华中医药杂志（原中国医药学报），2014，29（3）：916-918．

罗华，李敏，冯志文，等．肥城桃果实不同发育时期的香气组分及其变化 [J]．湖南农业大学学报（自然科学版），2012，38（03）：276-281．

罗静，黄玉南，王超，等．4 份桃种质挥发性成分的 GC-MS 分析 [J]．经济林研究 [J]．2016，34（03）：49-55，72．

罗静，谢汉忠，方金豹，等．红肉桃和白肉桃果实挥发性成分的差异分析 [J]．中国农业大学学报，2016，21（11）：34-42．

罗兰，管淑玉．响应面法优化药对柴胡 - 黄芩的挥发油提取工艺及其化学成分 GC-MS 分析 [J]．中成药，2013，35（8）：1657-1663．

罗秀珍，余竞光，徐丽珍，等．中药益智挥发油化学成分 [J]．中国中药杂志，2001，26（4）：262-264．

罗浔，杨志荣．大蓟挥发油的 GC-MS 分析及其抑菌活性的研究 [J]．四川大学学报（自然科学版），2009，46（5）：1531-1536．

罗亚男，陶晨，王道平，等．气相色谱 - 质谱法测定南五加皮挥发性成分 [J]．安徽农业科学，2010，38（17）：8949-8950．

罗耀华，刘晓鸣，李月，等．不同芥菜的滋味及挥发性成分变化规律，食品科技，2018，43（09）：90-94．

罗益远，刘娟秀，刘训红，等．何首乌和首乌藤的挥发性成分 GC-MS 分析 [J]．中药材，2015，38（10）：2113-2116．

罗永明，李诒光，李斌．几种辛味中药的化学成分分析 [J]．江西中医学院学报，1999，11（2）：80-81．

罗永明，朱英，李斌，等．牛蒡子挥发油成分的 GC-MS 分析 [J]．中药材，1997，20（12）：621-623．

吕华军，黄举鹏，卢健，等．决明子挥发油成分的 GC-MS 分析 [J]．中国现代中药，2008，10（6）：23-25．

吕金顺，刘岚，邓芹英．臭椿籽挥发油的化学成分分析 [J]．分析测试学报，2003，22（4）：39-41．

吕金顺，邱锡娇．白苏子挥发性及半挥发性组分的化学成分及抗氧化活性 [J]．精细化工，2009，26（3）：273-278．

吕金顺，王新风，薄莹莹．川赤芍根的挥发性和半挥发性成分及其抗菌活性 [J]．林业科学，2009，45（1）：161-166．

吕琳，秦民坚，吴刚，等．不同种源野菊及菊花脑花的挥发油成分分析 [J]．植物资源与环境学报，2007，16（1）：53-57．

吕琦，黄星雨，杨琼梁，等．市售不同产地鹅不食草挥发油成分分析 [J]．中国当代医药，2017，24（36）：4-9．

吕晴，秦军，章平，等．同时蒸馏萃取三七花挥发油成分的气相色谱 - 质谱分析 [J]．药物分析杂志，2005，25（3）：284-287．

吕姗，凌敏，董浩爽，等.烘干温度对大枣香气成分及理化指标的影响 [J].食品科学，2017，38（02）：139-145.

吕玉年，柴玉霞.核桃花絮与核桃叶所含挥发性成分的对比，中国社区医师，2011，13（23）：7.

麻琳，何强，赵志峰，等.三种花椒挥发油的化学成分及其抑菌作用对比研究 [J].中国调味品，2016，41（8）11-16.

马玎，马逾英，张利，等.三个不同产地的川芎与其近缘植物藁本的挥发油成分对比分析 [J].中国现代中药，2009，11（7）：20-25.

马凤爱，宋洁，张伟，等.安徽省不同药用菊花中挥发油成分的 GC-MS 分析 [J].现代中药研究与实践，2017，31（4）：12-16.

马家聪，汪捷，丁适跃，等.人参花、叶挥发油化学成分的研究 [J].中成药，1992，14（4）：35-36，53.

马敬，罗世琼，杨占南，等.厚朴和凹叶厚朴种子中酚类及挥发性物质比较分析 [J].种子，2015，34（12）：29-34.

马君义，张继，王一峰，等.乌拉尔甘草根挥发性化学成分的分析研究（简报）[J].草业学报，2006，15（1）：120-123.

马君义，张继，姚健，等.胀果甘草根挥发油的化学成分 [J].现代中药研究与实践，2005，19（6）：32-35.

马培恰，吴文，唐小浪，等.广东几个汁用甜橙品种的营养成分及香气组分初探 [J].广东农业科学，2008，（3）：18-20.

马四补，李开斌，陈维，等.GC-MS 联用技术对比分析黔产广东紫珠叶与果实挥发性化学成分及含量 [J].中药材，2019，42（5）：1066-1070.

马贤鹏，欧邦露，马晋芳，等.GC-MS 联用技术分析广金钱草中的挥发性成分 [J].广东化工，2018，45（9）：63-65，99.

马晓青，蔡皓，刘晓，等.GC/MS 法分析硫磺熏蒸对杭白菊挥发油成分的影响 [J].质谱学报，2011，32（6）：374-379.

马学恩，南敏伦，李延团.龙胆超临界 CO_2 萃取物的 GC-MS 分析 [J].中国医药指南，2011，9（11）：41-42.

马逾英，马羚，詹珂.不同来源及加工方法的辛夷挥发油气相色谱 - 质谱联用分析 [J].四川中医，2005，23（7）：17-18.

马越，王利明，王晓杰，等.超临界 CO_2 萃取佛手挥发油的工艺研究及 GC-MS 分析 [J].食品科学，2009，30（02）：221-223.

麦蓝尹，韦真昕，庞婷，等.大黄枳实药对配伍及其不同提取方法挥发油成分变化的 GC-MS 分析 [J].时珍国医国药，2016，27（7）：1558-1561.

毛坤，向丽娟，张虎，等.湖北茅苍术挥发性化学成分的研究 [J].时珍国医国药，2014，25（11）：2622-2624.

梅文莉，曾艳波，刘俊，等.五批国产沉香挥发性成分的 GC-MS 分析 [J].中药材，2007，30（5）：551-555.

孟根其其格，刘建军.侧柏叶挥发油提取工艺优化及其成分分析 [J].食品工业，2013，34（12）：89-93.

孟佳敏，江汉美，卢金清，等.HS-SPME-GC-MS 分析怀牛膝不同炮制品中的挥发性成分 [J].中国药师，2017，20（10）：1745-1748.

孟君，彭秀丽，张峻松，等.3 种香辛料提取物抑菌及挥发性成分的研究 [J].中国调味品，2019，44（1）：40-44.

孟青，郭晓玲，冯毅凡，等.柴胡超临界二氧化碳萃取物化学成分气相 - 质谱联用分析 [J].时珍国医国药，2005，16（1）：8-9.

孟祥敏，刘乐全，徐怀德，等.不同木瓜果实香气成分的 GC-MS 分析 [J].西北农林科技大学学报（自然科学版），2007，35（8）：125-130.

孟永海，史连宏，杨欣，等.花椒挥发油成分 GC- MS 分析 [J].化学工程师，2015，（04）：26-28.

弥宏，于敏，赵东明，等.白芷超临界 CO_2 萃取产物化学成分的研究 [J].中国实验方剂学杂志，2006，12（3）：22-24.

米盈盈，薛娟，张宏伟，等.大青叶挥发油成分 GC-MS 分析 [J].化学工程师，2015，（03）：21-22，30.

苗婉清，李小花，何希荣，等.梅花挥发油化学成分研究 [J].中国实验方剂学杂志，2013，19（22）：117-120.

苗志伟，刘玉平，孙宝国，SDE-GC-MS 分析乌梅中挥发性成分 [J].食品科学，2011，32（24）：270-273.

穆晗雪，惠阳，林婧，等.不同方法提取胡椒叶挥发油 GC-MS 分析 [J].广东化工，2017，44（6）：25-26.

穆启运，陈锦屏，张保善，红枣挥发性芳香物的气相色谱 - 质谱分析 [J].农业工程学报，1999，15（3）：251-255.

倪慧，姜传义，刘淑兰，等.阿魏属中挥发油成分的比较研究 [J].中草药，1997，26（6）：331-332.

倪克平，李光照，赵铭钦，等.淡竹叶挥发油的香味成分分析及在卷烟加香中的应用研究 [J].郑州轻工业学院学报（自然科学版），2008，23（1）：15-17，23.

倪敏，凌雪峰，王丽娟，等.枇杷果实挥发油中的化学成分 [J].光谱实验室，2013，30（4）：1856-1858.

倪士峰，黄静，潘远江，等.紫金牛地上和地下部位挥发性成分比较研究 [J].药物分析杂志，2004，24（3）：257-261.

聂红，沈映君.白芷挥发油的 GC-MS 分析 [J].贵阳中医学院学报，2002，24（2）：58-60.

欧小群，王瑾，李鹏，等.广陈皮及其近缘品种挥发油成分的比较 [J].中成药，2015，37（2）：364-370.

潘红亮，欧阳天赟.水蒸气蒸馏法和超声辅助提取法提取华细辛挥发油的比较 [J].食品科学，2011，32（10）：190-193.

潘炯光，徐植灵，樊菊芬.牡荆、荆条、黄荆和蔓荆叶挥发油的 GC-MS 分析 [J].中国中药杂志，1989，14（6）:37-40.

潘炯光，徐植灵，吉力，等.白苏挥发油的化学研究 [J].中国中药杂志，1992，17（3）：164-165，192.

潘小姣，陈勇，韦玉燕，等.桂郁金茎叶、生品与炮制品挥发油的比较分析 [J].中国实验方剂学杂志，2011，17（21）：107-112.

庞吉海，杨缤，梁伟升，等.狭叶柴胡挥发油化学成分的 GC/MS 分析 [J].北京医科大学学报，1992，（06）：501-502.

裴学军，卢金清，黎强，等.HS-SPME-GC-MS 法分析不同产地菟丝子中的挥发性成分 [J].中国药房，2016，27（21）：3006-3009.

彭广，刘建华，汪凯莎，等.独角莲普通粉与超微粉挥发性成分的对比研究 [J].中华中医药杂志，2010，25（7）：1119-1121.

彭洪，郭振德，刘莉玫，等.银杏叶挥发油化学成分的研究 [J].广州化工，1995，（2）：36-38.

彭加兵，严安定，陈昆鹏，等.不同方法提取颖半夏挥发油化学成分的气相色谱 - 质谱联用法分析 [J].中国药业，2019，28（9）：25-27.

彭军鹏，乔艳秋，肖克岳，等.葱属植物挥发油研究 [J].Ⅲ 薤（Allium chinense G.Don）挥发油成分的研究 [J].中国药物化学杂志，1994，4（4）：282-283，288.

彭军鹏，乔艳秋，肖克岳，等.葱属植物挥发油研究Ⅲ：薤（Allium chinense G.Don）挥发油成分的研究 [J].中国药物化学杂志，1994，4（4）：282-283，288.

彭全材，罗世琼，杨占南，等.顶空固相微萃取法在天葵挥发性成分测定中的应用研究 [J].时珍国医国药，2009，20（8）：1964-1965.

彭涛，尹震花.康文艺等硬毛地笋脂溶性成分 GC-MS 分析 [J].中国实验方剂学杂志，2011，17（16）：100-102.

彭艳丽，刘红燕，张炳桢.山东不同产地单叶蔓荆子挥发油 GC-MS 分析 [J].山东中医药大学学报，2005，29（2）：146-148，155.

彭颖，夏厚林，周颖，等.苏合香与安息香中挥发油成分的对比分析 [J].中国药房，2013，24（3）：241-243.

齐菲，史亚军，崔春利，等.共水蒸馏法提取香附 - 艾叶挥发油的工艺优化及与隔水蒸馏法

祁伟，董岩，紫花地丁挥发油化学成分分析及其抑菌作用研究 [J].德州学院学报，2011，27（2）：41-45.

祁伟，董岩.紫花地丁挥发油化学成分分析及其抑菌作用研究 [J].德州学院学报，2011，27（2）：41-45.

钱伟，韩乐，刘训红，等.太子参药材特异气味成分的 HSGC-MS 分析研究 [J].现代中药研究与实践，2010，24（5）：25-27.

强悦越，韦航，方灵，等.福建姜黄挥发油化学成分的 HS-SPME-GC-MS 分析 [J].中国食品添加剂，2020，（1）：147-153.

秦路平，丁如贤，张卫东，等.积雪草挥发油成分分析及其抗抑郁作用研究 [J].第二军医大学学报，1998，19（2）：186-187.

秦民坚，龚建国，顾瑶华，等.黄山贡菊的挥发油成分 [J].植物资源与环境学报，2003，12（4）:54-56.

秦民坚，王强，徐珞珊，等.射干和鸢尾的挥发性成分 [J].植物资源与环境，1997，6（2）：54~55.

秦巧慧，彭映辉，何建国，等.野胡萝卜果实挥发油对蚊幼虫的毒杀活性 [J].中国生物防治学报，2011，27（3）：418-422.

秦巧慧，彭映辉，何建国，等.野胡萝卜果实挥发油对蚊幼虫的毒杀活性 [J].中国生物防治学报，2011，27（3）：418-422.

秦艳，翁静艳，庞英明，等.针捕集法、静态顶空法和水蒸气蒸馏法结合 GC-MS 对紫花地丁挥发性成分的比较 [J].中国实验方剂学杂志，2019，25（4）：153-161.

邱琴，崔兆杰，刘廷礼，等.GC/MS 法测定木香挥发油化学成分 [J].理化检验 - 化学分册，2001，37（8）：346-348.

邱琴，崔兆杰，刘廷礼，等.白术挥发油化学成分的 GC-MS 研究 [J].中草药，2002，33（11）：980-981，1001.

邱琴，崔兆杰，刘廷礼，等.蛇床子挥发油化学成分的 GC-MS 分析 [J].中药材，2002，25（8）：561-563.

邱琴，丁玉萍，赵文强，等.千年健挥发油化学成分的研究 [J].上海中医药杂志，2004，38（3）：51-53.

邱琴，刘廷礼，崔兆杰，等.GC-MS 法测定辛夷挥发油成分 [J].中药材，2001，24（4）：269-270.

邱琴，刘廷礼，崔兆杰，等.独活挥发油化学成分的气相色谱 - 质谱法测定 [J].分析测试学报，2000，19（2）：58-60.

邱琴，张国英，孙小敏，等.超临界 CO_2 流体萃取法与水蒸气蒸馏法提取肉豆蔻挥发性化学成分的研究 [J].中药材，2004，27
（11）：823-826.

邱松山，周天，梁艳霞，等.同时蒸馏萃取 /GC-MS 分析荔枝挥发油香味成分 [J].食品研究与开发，2014，35（14）：29-32.

邱燕，范明，单萍.谷精草中挥发油的气质联用分析 [J].福建中医药，2006，37（1）：46.

曲丽洁，刘文杰，钱雪洁，等.超临界 CO_2 萃取槟榔挥发油的 GC-MS 分析 [J].食品工业科技，2012，33（1）：148-151，
155.

饶长全，乔方，王燕，等.GC-MS 分析荔枝核超临界 CO_2 萃取物 [J].食品科学，2012，33（16）：163-166.

热增才旦，王英锋，童丽，等.GC/MS 法测定干姜挥发油化学成分 [J].青海药学院学报，2007，28（4）：365-367.

任爱农，鞠建明.江苏产野菊花、菊花脑挥发油成分分析 [J].中药材，1999，22（10）：511-512.

任安祥，何金明，郭园，等.我国不同来源茴香挥发油含量与成分分析 [J].时珍国医国药，2006，17（2）：158-159.

任洪涛，周斌，秦太峰，等.栀子花挥发性成分的提取和对比分析 [J].香料香精化妆品，2012，（3）：17-21.

任少红，郭瑛，肖朝萍，等.不同产地乌梅挥发油成分的 GC-MS 分析 [J].中药材，2004，27（1）：16-19.

任卓英，朱海军，倪朝敏，等.干红枣 ASE 提取物的 GC/MS 分析及其在卷烟中的应用 [J].光谱实验室，2009，26（3）：
491-494.

容蓉，邱丽丽，张莹，等.水蒸气蒸馏与顶空进样 GC-MS 法分析荜茇挥发性成分 [J].中国医药工业杂志，2010，41（10）：
740-742，747.

容蓉，邱丽丽，张玉朋，等.水蒸气蒸馏提取与顶空进样 GC-MS 分析高良姜挥发性成分 [J].化学分析计量，2010，19（4）：
41-43.

容蓉，邱丽丽，张玉朋，等.水蒸气蒸馏提取与顶空进样气质联用分析仙茅挥发性成分 [J].山东中医药大学学报，2010，34（4）：
366-367.

芮和恺，季伟良，沈祥龙.桃仁挥发油的化学成分研究 [J].中成药，1992，14（2）：33-34.

芮和恺，余秋妹，林秀妹.月腺大戟挥发油成分的研究 [J].中国药学杂志，1992，27（4）：209-210.

邵霞，于生，张丽.甘遂醋制前后挥发油成分的 GC- MS 分析 [J].江苏中医药，2013，45（4）：61-62.

邵霞，于生，张丽.甘遂醋制前后挥发油成分的 GC- MS 分析 [J].江苏中医药，2013，45（4）：61-62.

佘金明，刘汉，华美玲，等.GC-MS 结合 HELP 分析茅苍术中挥发油成分 [J].广州化工，2010，38（3）：114-118.

佘金明，彭友林，梁逸曾，等.化学计量学解析法与山奈挥发油化学成分的 GC-MS 分析 [J].湖南文理学院学报（自然科学版），
2010，22（1）：24-27.

佘金明，唐嘉，华美玲，等.GC-MS 和交互移动窗口因子法分析药对枳壳 - 白术挥发油成分 [J].中南大学学报（自然科学版），
2013，44（8）：3137-3141.

沈宏林，向能军，许永，等.GC-MS 分析麦冬中脂溶性成分 [J].光谱实验室，2008，25（4）：669-672.

沈宏林，向能军，许永，等.顶空固相微萃取 - 气相色谱 - 质谱联用分析麦冬中有机挥发物 [J].分析试验室，2009，28（4）：
88-92.

沈宁，王素贤，吴立军，等.中国吉林栽培西洋参挥发成分的新近研究 [J].沈阳药学院学报，1991，8（3）：175-181，210.

沈谦，蔡光明，何桂霞.超临界 CO_2 萃取和水蒸气蒸馏法对火麻仁挥发油提取的比较 [J].中南药学，2008，6（6）：669-671.

沈祥春，陶玲.贵州产太子参挥发油化学成分的气相色谱 - 质谱分析 [J].中成药，2007，29（11）：1659-1661.

盛菲亚，卢君蓉，彭伟，等.香附炮制前后挥发油的 GC-MS 指纹图谱对比研究 [J].中草药，2013，44（23）：3321-3327.

盛萍，刘悦，刘洋洋，等.4 个不同居群新疆阿魏中挥发性成分分析 [J].现代中药研究与实践，2013，27（5）:24-27.

施华青，陈彬，寿佳妮，等.顶空固相微萃取 - 气质联用分析并比较两种延胡索挥发性成分 [J].中国医药工业杂志，2014，45（1）：

66-68，75.

施丽娜，刘润民，曹树明，等.市售三七挥发油成分的研究 [J].昆明医学院学报，1989，10（4）：6-8.

施丽娜，詹尔益，张玉珠，珠子参挥发油的化学成份 [J].昆明医学院学报，1992，13（1）:46-48.

施启红，吕磊，李玲，等.运用 GC-MS 技术对 2 种淫羊藿挥发性成分的比较研究 [J].药学实践杂志，2011，29（6）：445-448.

石力夫，邓延昭，吴柏生.川芎干燥根茎挥发油化学成分及其稳定性的研究 [J].药物分析杂志，1995，15（3）：26-30.

石雪萍，张卫明.红花椒和青花椒的挥发性化学成分比较研究 [J].中国调味品，2010，35（2）：102-105，112.

石雪萍，张卫明.花椒挥发油的超临界 CO_2 萃取法与水蒸气蒸馏法提取的比较 [J].中国野生植物资源，2009，28（6）：46-51.

史高峰，杨云裳，鲁润华，等.藏药短管兔耳草挥发性化学成分的研究 [J].天然产物研究与开发，2003，15（4）：319-321.

史清华，马养民，秦虎强.杠柳根皮挥发油化学成分及对麦二叉蚜的毒杀活性初探 [J].西北植物学报，2006，26（3）：620-623.

舒任庚，胡浩武，张普照，等.不同采收期江香薷挥发油成分 GC-MS 分析 [J].药物分析杂志，2010，30（3）：443-446.

宋双红，王喆之.黄芩不同部位挥发油成分分析 [J].中药材，2010，33（8）：1265-1270.

宋伟峰，陈佩毅，熊万娜.白茅根挥发油的气相色谱-质谱联用分析 [J].中国当代医药，2012，19（16）：61-62.

宋伟峰，罗淑媛，李瑞明，等.布渣叶挥发油的气相色谱-质谱联用分析 [J].现代医院，2012，12（9）：12-14.

宋晓，曾韬.枫脂挥发油的化学组成 [J].林产化学与工业，2010，30（5）：40-44.

宋兴良，吕莉.金银花中挥发性成分的 GC-MS 分析及其指纹图谱的建立 [J].临沂师范学院学报，2010，32（3）：96-100.

宋艳丽，于慧斌，姬志强，等.枇杷花挥发性成分分析 [J].河南大学学报（医学版），2009，28（2）：104-106.

宋志峰，牛红红，何智勇，等.静态顶空萃取-气相色谱-质谱法分析大豆花中挥发性成分 [J].大豆科学，2014，33（04）：574-577.

苏莉，郭新异.不同产地延胡索挥发油成分分析 [J].安徽农业科学，2011，39（33）：20418-20420.

苏玲，蔡毅，朱华，等.小驳骨挥发油化学成分 GC-MS 分析 [J].广西中医学院学报，2009，12（2）：56-58.

苏勇，冒德寿，李智宇，等.搅拌棒磁子萃取-热脱附-气相色谱/质谱联用分析葫芦巴酊剂的挥发性成分 [J].香料香精化妆品，2012，（4）:5-10.

隋利强，黄婷婷，曹冬英，等.SPME-GC-MS 法测定生、炒饮片三子养亲汤挥发性成分 [J].中国民族民间医药，2019，28（16）：40-46.

隋利强，马嘉琪，李娜，等.固相微萃取气质联用分析探讨炮制对酸枣仁挥发性成分影响 [J].辽宁中医药大学学报，2017，19（9）：51-54.

隋长惠，吴立军，杨继芳，等.木贼的石油醚提取物成分 [J].沈阳药科大学学报，1997，14（4）：294-295.

孙汉董，丁立生，吴玉，等.云南野香橼叶油的化学成分 [J].云南植物研究 [J].1984，6（4）：457-460.

孙汉董，林中文，秦崇秋，等.抗癌植物冬凌草化学成分的研究 [J].云南植物研究 [J].1981，3（1）：95-100.

孙娟，陈晓青，蒋新宇，等.虎杖饮片挥发油的提取及 GC/MS 分析 [J].质谱学报，2006，27（4）：242-245.

孙君社，高孔荣.大蒜和洋葱风味物及其萃取 [J].中国调味品，1995，（10）：9-13.

孙立靖，谢英渤.色质联用分析炮制工艺对侧柏叶挥发油的影响 [J].山东师大学报（自然科学版），2001，16（3）：357-360.

孙莲，赵岩，胡尔西丹·依麻木，等.气相色谱-质谱法分析桑枝挥发油的化学成分 [J].国际药学研究杂志，2017，44（3）：292-295.

孙玲，王琦，杨轲.安徽亳菊挥发油成分 GC-MS 分析 [J].辽宁中医药大学学报，2014，16（12）：42-44.

孙玲，杨肖，李世民，等.微波辅助萃取益母草中挥发油含量研究 [J].中国药物警戒，2016，13（1）:13-15.

孙启良，卫永第，杨雨东.GC/MS 法分析独角莲挥发油 [J].中国药学杂志，1995，30（9）：572.

孙琴，解国，肖顺汉，等.GC-MS 测定青果中的挥发油 [J].华西药学杂志，2008，23（3）：353-354.

孙艳，路军章，GC-MS 法鉴定银柴胡挥发油的化学成分 [J].解放军药学学报，2003，l9（6）：473-475.

孙艳，路军章．GC-MS 法鉴定银柴胡挥发油的化学成分 [J]．解放军药学学报，2003，l9（6）：473-475．

孙艳涛，张振秋，李想，等．气相色谱质谱联用法分析比较莪术油和莪术残油成分 [J]．时珍国医国药，2010，21（6）：1525-1526．

孙毅坤，雷海民，魏宁漪，等．川楝子挥发油化学成分的 GC-MS 分析 [J]．中国中药杂志，2004，29（5）：475-476．

孙颖，陈怡颖，丁奇，等．小根蒜挥发性风味成分分析 [J]．食品科学，2015，36（16）：117-121．

孙中海，饶力群．湖南邵阳地区山银花 SFE-CO₂ 萃取物成分的 GC-MS 联用法分析 [J]．湖南农业科学，2013，（09）：21-23．

孙中海，饶力群．湖南邵阳地区山银花 SFE-CO₂ 萃取物成分的 GC-MS 联用法分析 [J]．湖南农业科学，2013，（09）：21-23．

台琪瑞，徐熹，郭伟琳．枇杷叶挥发油的气相色谱 - 质谱联用分析 [J]．中国医院药学杂志，2008，28（3）：206-208．

覃葆，杨海玲，蒋文兰，等．广西莪术不同炮制品挥发油的含量测定及气相色谱 - 质谱联用分析 [J]．时珍国医国药，2010，21（9）：2284-2285．

覃振林，韦海英，李学坚，等．苍耳挥发油化学成分的 GC-MS 分析 [J]．中国中医药科技，2006，13（4）：248-250．

谭建宁．不同产地生姜挥发油化学成分的 GC-MS 研究 [J]．亚太传统医药，2011，7（4）:23-25．

谭黎明，李晓如．药对金银花 - 金银藤与其单味药挥发油组分的比较研究 [J]．中国药学杂志，2010，45（6）：416-419．

谭丽贤，曾志，蒙绍金，等．石胡荽的挥发性成分和指纹图谱研究 [J]．分析测试学报，2006，25（6）：91-94．

谭穗懿，杨旭锐，杨洁，等．青果挥发油化学成分的 GC-MS 分析 [J]．中药材，2008，31（6）：842-844．

谭谊谈，薛山，唐会周．不同花期栀子花的香气成分分析 [J]．食品科学，2012，33（12）：223-227．

汤洪波，周健．莪术中挥发性成分的酶提取及 GC-MS 分析 [J]．应用化工，2010，39（11）:1770-1772．

汤洪波，周健．虎杖中挥发性成分的酶提取及 GC-MS 分析 [J]．四川中医，2010，28（12）：58-60．

汤敏燕，孙凌峰，汪洪武，等．中药郁金挥发油成分及挥发油中蜡质成分研究 [J]．天然产物研究与开发，2000，12（4）：74-78．

汤敏燕，孙凌峰，汪洪武．中药莪术挥发油化学成分的研究 [J]．林产化学与工业，2000，20（3）：65-69．

唐飞，刘美辰，张世洋，等．广藿香、厚朴配伍前后挥发油化学成分及抗菌活性对比研究 [J]．中药新药与临床药理，2019，30（4）：478-483．

唐国琳，高天元，吴情梅，等．不同产地羌活挥发成分的 GC-MS 分析 [J]．北方园艺，2019，（03）：132-137．

唐会周，明建．5 种市售脐橙果实挥发油成分的主成分分析 [J]．食品科学，2011，32（20）：175-180．

唐丽君，周日宝，刘笑蓉，等．超临界 CO₂ 流体萃取法与水蒸气蒸馏法提取灰毡毛忍冬中挥发油的 GC-MS 比较研究 [J]．湖南中医药大学学报，2010，30（9）：109-113．

唐倩囡，朱梦媛，郁霄，等．GC-MS 法分析鹤壁冬凌草挥发油的化学成分 [J]．江苏农业科学，2009，（4）:310-311．

陶勇，石米扬．连钱草挥发油的气相色谱 - 质谱联用分析 [J]．时珍国医国药，2011，22（4）：833-834．

滕杰，杨秀伟，陶海燕，等．疏毛吴茱萸果实挥发油成分的气 - 质联用分析 [J]．中草药，2003，34（6）：504-505．

滕杰，杨秀伟．不同产地吴茱萸挥发油气相色谱 - 质谱联用分析 [J]．中国现代中药，2009，11（11）：17-20，27．

滕坤，王萌，朱金凤，等．气质联用法对乳香炮制前后挥发性成分分析 [J]．通化师范学院学报（自然科学），2013，34（5）：39-41．

田佳佳，郭晓玲，赖林城，等．国产沉香醇浸膏挥发油成分分析 [J]．时珍国医国药，2009，20（10）：2505-2507．

田锐，杨华，孙雪花，等．微波提取气相色谱 - 质谱联用测定刺槐花中挥发性成分 [J]．延安大学学报（自然科学版），2010，29（2）：64-67．

田卫环，张蓓．4 种不同产地青、红花椒挥发油成分及香气特征研究 [J]．香料香精化妆品，2017，（2）：7-11．

田锡林，孟祥生，卫永第，等．黄芪挥发油化学成分的研究 [J]．人参研究．1994，（2）：41-43．

田效民，李凤，黄顺菊，等．柳叶白前挥发性成分的 GC-MS 分析 [J]．中国实验方剂学杂志，2013，19（5）：111-113．

佟鹤芳，薛健，童燕玲．GC-MS 法测定人参和西洋参挥发性成分 [J]．中医药学报，2013，41（1）：49-54．

佟亚楠，李宝志，刘文春，等．桑枝化学成分提取及其在卷烟中的应用 [J]．广州化工，2017，45（20）：98-99，142．

涂杰，张新申，李翔，等 . GC-MS 分析蒺藜籽炒香前后挥发油的化学成分及其变化 [J]. 华西药学杂志，2007，22（1）：1-4.

屠寒，江汉美，卢金清，等 . HS-SPME-GC-MS 联用分析川楝子挥发性成分 [J]. 中药材，2015，38（9）：1897-1899.

万丽娟，卢金清，许俊洁，等 . HS-SPME-GC-MS 联用分析瓜蒌子挥发性成分 [J]. 食品工业，2015，36（2）：294-296.

汪芳，吉力，刘元艳 . 桑叶挥发油的气相色谱 - 质谱联用分析 [J]. 中国中药杂志，2005，30（21）：1706-1707.

汪洪武，刘艳清，韦寿莲，等 . 微波、超声波和水蒸气蒸馏在紫苏籽挥发油分析中的对比研究 [J]. 精细化工，2011，28（6）：544-547.

汪洪武，刘艳清，严子军，等 . 不同方法提取鸦胆子挥发油化学成分的 GC-MS 分析 [J]. 精细化工，2011，28（7）：668-670，697.

汪小根，邱蔚芬 . 龙脷叶挥发油的气 - 质联用分析 [J]. 食品与药品，2007，9（05）：19-20.

王斌，李国强，管华诗 . 柽柳挥发油成分及无机元素的 GC/MS 和 ICP-MS 分析 [J]. 质谱学报，2007，28（3）：161-164.

王斌，杨彬，穆鑫，等 . 栀子根挥发油的成分分析 [J]. 化学与生物工程，2011，28（8）：84-87.

王斌，杨彬，穆鑫，杨天鸣 . 栀子根挥发油的成分分析 [J]. 化学与生物工程，2011，28（8）：84-87.

王冰冰，齐文，王莉莉，等 . 三种细辛挥发油的化学成分、镇痛作用及急性毒性实验的比较研究 [J]. Journal of Chinese Pharmaceutical Sciences，2014，23（7）：480–489.

王陈翔，周子晔，林官样 . 浙产山鸡椒各部位挥发油化学成分的比较 [J]. 中国中医药科技，2011，18（4）：317-319.

王成章，沈兆邦，谭卫红，等 . 银杏叶挥发油的化学成分 [J]. 热带亚热带植物学报，2000，8（4）：329-332.

王丹红，陈玉婷，李飞，等 . 巫山淫羊藿叶中挥发油成分的气相色谱 - 质谱分析 [J]. 时珍国医国药，2007，18（12）：3022-3023.

王发松，杨得坡，任三香，等 . 山苍子叶挥发油的化学成分与抗真菌活性 [J]. 中药材，1999，（8）：401-403.

王桂红，胡俊杰，肖伊，等 . 橘叶挥发油化学成分的气相色谱 - 质谱分析 [J]. 中国医院药学杂志，2011，31（4）：272-274.

王国亮，朱信强，王金凤，等 . 豫北平原栽培金银花挥发油化学成分分析 [J]. 中国中药杂志，1992，17（5）：268-271，319.

王海，严铸云，何冬梅，等 . 川产川芎挥发性组分的气相色谱 - 质谱联用比较分析 [J]. 时珍国医国药，2013，24（9）：2070-2074.

王海波，葛发欢，李菁，等 . 超临界 CO_2 萃取蛇床子挥发性成分的研究 [J]. 中药材，1996，19（2）:84-86.

王海来，万新，闫兴丽，等 . 蜘蛛香 SFE-CO_2 萃取物与水蒸气蒸馏所得挥发油的 GC-MS 对比分析 [J]. 中国中药杂志，2007，32（24）：2667-2670.

王红娟，，王亮，苏本正，等 . 北沙参挥发性成分的 GC-MS 分析 [J]. 齐鲁药事，2010，29（2）：80-81.

王虹，何桂霞，沈谦，等 . 超临界 CO_2 萃取和水蒸气蒸馏法提取苍耳子挥发油的比较研究 [J]. 湖南中医药大学学报，2009，29（1）：44-46.

王鸿梅，冯静 . 韭菜挥发油中化学成分的研究 [J]. 天津医科大学学报，2002，8（2）：191-192.

王鸿梅 . 柏枝节挥发油化学成分的测定分析 [J]. 中草药，2004，35（8）：1.

王华 . 芦根的挥发性成分分析及在卷烟中的应用 [J]. 云南化工，2008，35（6）：62-65.

王辉，曾志，曾和平 . 木棉花醇提物中石油醚溶解组分的化学成分研究 [J]. 林产化学与工业，2003，23（1）：75-77.

王继彦，李向高，许传莲，等 . 人参果中挥发油和无机元素的分析 [J]. 吉林农业大学学报，2004，26（1）：53-56.

王加，王淼，翁琰，等 . GC-MS 法分析川乌炮制前后挥发性成分 [J]. 沈阳药科大学学报，2014，31（8）：622-628.

王健，薛山，赵国华 . 紫苏不同部位挥发油成分及体外抗氧化能力的比较研究 [J]. 食品科学，2013，34（07）：86-91.

王健松，李远彬，王羚郦，等 . 超临界和亚临界提取的沉香挥发油的气相色谱 - 质谱联用分析 [J]. 时珍国医国药，2017，28（5）：1082-1085.

王进，岳永德，汤锋，等 . 气质联用法对黄精炮制前后挥发性成分的分析 [J]. 中国中药杂志，2011，36（16）：2187-2191.

王静妮，邓延秋，唐红珍，等 . GC-MS 法检测苦木叶和皮的挥发性成分 [J]. 中国民族民间医药，2019，28（17）：35-38.

王军，王昊，杨锦玲，等 . 7 种黄檀属植物心材挥发油的成分分析及其抗菌活性 [J]. 热带作物学报，2019，40（7）：1336-

1345.

王立英, 王艳珍, 吴丽艳, 等. 响应面法优化超临界 CO_2 萃取决明子挥发油工艺及其抑菌活性研究 [J]. 药物分析杂志, 2016, 36 (4) : 594-601.

王丽丽, 陈爽, 陆璐, 等. 温莪术挥发性成分的闪蒸 - 气相色谱 - 质谱法测定研究 [J]. 林产化学与工业, 2010, 30 (1) : 17-21.

王丽梅, 邱红汉, 周涛. 合欢的不同部位挥发性成分比较研究 [J]. 中国药师, 2016, 19 (6) : 1081-1084.

王丽艳, 周颖, 逯相霞, 等. 槐花挥发油化学成分的 GC-MS 分析 [J]. 辽宁化工, 2008, 37 (9) : 646-648.

王媚, 史亚军, 郭东艳, 等. 延胡索挥发油的红外光谱法与气相色谱 - 质谱分析 [J]. 中南药学, 2017, 15 (01) : 99-102.

王媚, 吴建华, 史亚军, 等. 红花挥发油的红外光谱鉴定与气相色谱－质谱分析 [J]. 化学与生物工程, 2017, 34 (3) : 66-70.

王梦, 李亮星, 李干鹏. 不同方法提取的龙胆草不同部位的挥发性化学成分分析 [J]. 云南民族大学学报: 自然科学版, 2016, 25 (4) : 293-300.

王明林, 乔鲁芹, 张莉, 等. 固相微萃取 - 气相色谱 / 质谱测定植物叶片中的挥发性物质, 色谱, 2006, 24 (4) : 343-346.

王宁生, 黄天来, 刘启德, 等. 益智仁挥发油成分的分析 [J]. 中药材, 1991, 14 (6) : 38-40.

王强, 陈金印, 沈勇根, 等. 四个品种赣南脐橙果实糖酸含量及果皮挥发油成分分析 [J]. 食品工业科技, 2018, 39 (6) : 1-10.

王巧荣, 高玉琼, 刘建华, 等. 鸡骨草挥发性成分的 GC-MS 分析 [J]. 中国药房, 2013, 24 (39) : 3700-3702.

王秋萍, 张承, 李俐. 两地桂枝挥发油化学成分分析 [J]. 安徽农业科学, 2015, 43 (11) : 113-115.

王蓉, 徐志杨, 毕阳, 等. 白果挥发性物质的顶空固相微萃取条件筛选及成分分析 [J]. 食品工业科技, 2013, 34 (9) : 132-136.

王锐, 倪京满, 马蓉. 中药半夏挥发油成分的研究 [J]. 中国药学杂志, 1995, 30 (8) : 457-459.

王少山, 梁广文, 曾玲, 等. 新鲜荔枝果挥发性成分检测分析 [J]. 新疆农业科学, 2010, 47 (2) :237-240.

王升匀, 罗亚男, 姜艳萍. 八月瓜挥发性成分 GC-MS 分析 [J]. 安徽农业科学, 2010, 38 (36) : 20608, 20618.

王书妍, 翁慧, 张力, 等. 忍冬藤挥发油化学成分 GC/MS 分析 [J]. 内蒙古民族大学学报 (自然科学版), 2011, 26 (1) : 18-20.

王书云, 毛绘娟, 萧伟, 等. GC-MS 分析桂枝茯苓胶囊及组方药材挥发油成分 [J]. 石河子大学学报 (自然科学版), 2013, 31 (3) : 359-364.

王淑惠, 雷荣爱, 宋二颖, 等. 葛根地上部分挥发性成分的研究 [J]. 中国药事, 2002, 16 (2) : 107-109.

王淑萍, 许飞扬, 张桂珍, 等. 南沙参挥发油化学成分分析 [J]. 河北大学学报 (自然科学版), 2008, 28 (4) : 373-377, 383.

王淑萍, 许飞扬, 张学伟. 乙醇浸提南沙参挥发油化学成分分析 [J]. 分子科学学报, 2010, 26 (6) : 428-431.

王淑萍, 张桂珍, 高英, 苍耳子挥发油化学成分分析 [J]. 长春工程学院学报 (自然科学版), 2007, 8 (2) : 81-83.

王甜甜, 陈玲, 李心怡, 等. 辛夷药材及嫁接品种挥发油的 GC-MS 鉴别研究 [J]. 中华中医药杂志(原中国医药学报),2019,34(2): 787-790.

王文杰, 罗光明, 李煮, 等. 菘蓝不同器官脂溶性成分的 GC-MS 分析 [J]. 西北植物学报, 2011, 31 (4) :0823-0828.

王文娟, 李瑞锋. 超临界 CO_2 萃取法与水蒸气蒸馏法提取枸骨叶挥发油的 GC-MS 分析 [J]. 贵州师范大学学报 (自然科学版), 2016, 34 (3) : 89-93.

王文通, 江汉美, 轩菲洋. HS-SPME-GC-MS 分析莲须、莲子心挥发性成分 [J]. 湖北农业科学, 2020, 59 (3) : 137-140.

王文通, 卢金清, 江汉美, 等. SD-HS-SPME-GC-MS 联用分析断血流挥发性成分 [J]. 中国药师, 2018, 21 (11) : 1958-1961.

王雯萱, 葛发欢, 张湘东. 韭菜子挥发油的 GC-MS 分析 [J]. 中药材, 2015, 38 (6) : 1223-1224.

王希丽, 张建丽, 何洪巨. GC-MS 法测定大蒜中的挥发性物质, 分析测试学报, 2004, 23 (增刊) : 107-109.

王锡宁, 孙玉泉. 南鹤虱挥发油化学成分的分析 [J]. 光谱实验室, 2003, 20 (4) : 530-532.

王贤亲, 潘晓军, 林观样, 等. 气相色谱 - 质谱联用分析比较浙江海风藤茎及叶挥发油成分 [J]. 光谱实验室, 2009, 26 (2) :

194-196.

王祥培，吴林菁，吴红梅，等．苦楝子挥发油化学成分分析 [J].安徽农业科学，2010，38（17）：8953-8954.

王消冰，蔡宝昌．佩兰挥发油成分的 GC-MS 研究 [J].中医药导报，2016，22（16）：50-51，57.

王小明，蒋海强，吕青涛，等．顶空静态进样 GC-MS 分析委陵菜中挥发性成分 [J].广东药学院学报，2013，29（2）：147-150.

王晓，程传格，杨予涛，等．牛蒡挥发油化学成分分析 [J].天然产物研究与开发，2004，16（1）：33-35.

王晓娟，刘应蛟，龚力民，等．GC-MS 法检测湘产扣子七、白三七挥发性成分含量研究 [J].亚太传统医药，2016，12（14）：35-38.

王晓霞，魏杰，阴耕云，等．不同方法提取的柚子花的挥发性成分分析 [J].云南师范大学学报（自然科学版），2013，33（4）：52-59.

王新芳，董岩，刘洪玲，播娘蒿挥发油化学成分的 GC-MS 研究 [J].山东中医杂志，2005，24（2）：112-114.

王新芳，董岩，刘洪玲．播娘蒿挥发油化学成分的 GC-MS 研究 [J].山东中医杂志，2005，24（2）：112-114.

王雄，吴润，张莉，等．韭菜挥发油成分的气相色谱 - 质谱分析及抗常见病原菌活性研究 [J].中国兽医科学，2012，42（02）：201-204.

王秀坤，李家实，魏璐雪．苦参挥发油成分的研究 [J].中国中药杂志，1994，19（9）：552-553.

王秀琴，王岩，李军，等．GC-MS 分析天仙子及其炮制品中挥发油成分 [J].中华中医药学刊，2013，31（5）：1044-1047.

王雪，梁梦洁，黄丽佳，等．两种栀子挥发油的 GC-MS 成分分析 [J].昆明学院学报，2019，41（3）：85-87.

王雪，林彦君，梁梦洁，等．不同品种石榴皮中挥发油的 GC-MS 成分分析 [J].昆明学院学报，2018，40（6）：83-87.

王雪峰，郑俊华，陈青云．GC/MS 对唐古特大黄挥发油化学成分的研究 [J].中国药学杂志，1995，30（12）：719-720.

王亚君，郭巧生，杨秀伟，等．安徽产菊花挥发性化学成分的表征分析 [J].中国中药杂志，2008，33（19）：2207-2211.

王娅娅，张有林．花椒籽中脂肪酸及挥发性成分的 GC/MS 分析研究 [J].中成药，2007，29（12）：1838-1840.

王延辉，师邱毅，孙金才，等．胡椒梗中挥发性成分提取及其抑菌效果研究 [J].安徽农业科学，2016，44（7）：52-56，75.

王艳艳，王团结，宿树兰，等．乳香、没药药对配伍挥发油成分的 GC-MS 分析 [J].现代中药研究与实践，2011，25（2）：31-34.

王燕，高洁，崔建强，等．陕产贯叶连翘挥发油的提取工艺优化及 GC-MS 分析 [J].化学与生物工程，2016，33（3）：28-32.

王一卓，罗慧，赵士贤．合欢花挥发油化学成分及提取液抑菌作用研究 [J].湖北农业科学，2012，51（6）：1245-1247.

王义潮，巩江，高昂，等．枇杷叶挥发油气相色谱 - 质谱研究 [J].安徽农业科学，2011，39（5）：2637-2638.

王英锋，刘娜，竺梅，等．顶空固相微萃取 - 气相色谱 - 质谱法测定泽兰中的挥发性成分 [J].首都师范大学学报（自然科学版），2011，32（1）：38-43.

王影，唐丽君，李君丽，等．不同核桃仁香气物质的分析 [J].饮料工业．2016，19（5）：54-57.

王勇，孔杜林，董琳，等．GC-MS 分析海南白沙产裸花紫珠叶挥发油的化学成分 [J].中国实验方剂学杂志，2015，21（2）：94-98.

王勇，赵艳红，陈彦，等．SFE-CO$_2$ 等方法提取没药化学成分及其 GC-MS 研究 [J].中草药，2005，36（6）：821-823.

王悠然，周春娟，杨永利，等．龙眼果皮干燥前后挥发性化学成分的 GC-MS 分析 [J].湖北农业科学，2015，54（03）：682-686.

王玉玺，刘训红，杨巷菁．泰山前胡与前胡的挥发油化学成分比较，，中草药，1992，23（6）：329，332.

王远志，李坤，贾天柱．肉豆蔻与长形肉豆蔻挥发油成分 GC-MS 比较分析 [J].吉林医药学院学报，2008，29（2）：85-87.

王长柱，高京草，孟焕文．蒜薹挥发性风味成分顶空取样 GC-MS 分析 [J].中国蔬菜，2013，（10）：80-83.

王兆玉，汪铁山，陈飞龙，等．半枝莲全草挥发油的 GC-MS 分析 [J].南方医科大学学报，2009，29（7）：1482-1483.

王兆玉，郑家欢，林敬明．九里香不同部位挥发油成分 GC-MS 分析 [J].中药材，2016，39（06）：1323-1326.

王振中，毕宇安，尚强，等．金银花与山银花挥发性成分 GC-MS 的研究 [J].中草药，2008，39（5）：672-674.

王治平，樊化，杨珂，等.裸花紫珠挥发油化学成分的气相色谱-质谱联用分析[J].时珍国医国药，2006，17（9）：1640-1641.

王自梁，王景迪，邹依霖，等.川芎与东川芎挥发性成分分析[J].延边大学学报（自然科学版），2016，42（3）：217-220.

韦熹苑，郭锦明，丁扬洲，等.湖南道县产凹叶厚朴发汗前后挥发油成分及含量变化的研究[J].湖南中医药大学学报，2010，30（9）：117-120.

卫强，翟义祥，孙涛，等.龙爪槐叶和茎中挥发油的GC-MS分析及活性研究[J].华西药学杂志，2016，31（5）：490-494.

卫强，彭喜悦.碧桃花、叶、茎、果实挥发油成分及抗油脂氧化、抑菌作用，应用化学，2016，33（8）：945-950.

卫强，徐飞.栀子叶、茎挥发油成分及其抑制豆腐致腐细菌作用研究[J].食品与发酵工业，2016，42（6）：123-130.

卫强，周莉莉.小蓟中挥发油成分的分析及其抑菌与止血作用的研究[J].华西药学杂志，2016，31（6）：604-610.

卫亚丽，汤洪敏.陕西茜草挥发油及脂肪酸的成分[J].贵州农业科学，2014，42（6）：44-47.

卫永第，安占元，张忠诚，等.中国雪参挥发油成分的色谱-质谱分析[J].分析化学，1994，22（3）:308-310.

卫煜英，曹艳平，李延墨，等.韭菜花挥发性成分的气相色谱-质谱分析[J].色谱，2003，21（1）：96.

魏刚，李薇，徐鸿华.GC-MS建立石牌广藿香挥发油指纹图谱方法学研究[J].2003，中成药，25（2）：90-94.

魏均娴，胡建林，王传宝.臭灵丹挥发油的化学成分研究[J].昆明医学院学报，1992，13（2）：21-24.

魏萍，屈清慧，姜会敏，等.川楝花挥发油的GC-MS分析[J].西北药学杂志，2014，29（3）：241-244.

魏倩，回瑞华，盖泽广.辽五味子挥发组分GC/MS法鉴定[J].辽宁大学学报（自然科学版），1993，20（1）：95-96，41.

魏泉增，王磊，肖付刚.GC-MS分析不同产地花椒挥发性成分[J].中国调味品，2020，45（3）：152-157.

魏兴国，董岩，崔庆新，等.德州野生青蒿挥发油化学成分的GC/MS分析[J].山东中医药大学学报，2004，28（2）：140-142.

毋福海，宋粉云，曾艳红，等.苦丁茶挥发油化学成分的GC-MS分析[J].广东药学，2004，14（3）：3-5.

吴彩霞，王金梅，康文艺.金银花在阴干、55℃烘干时挥发油成分HS-SPME-GC-MS分析[J].中成药，2009，31（8）：1246-1249.

吴刚，成军，高官俊，等.合欢皮超临界CO$_2$萃取物的GC-MS分析[J].中草药，2005，36（6）：832-833.

吴洪伟，吴岳滨，吴观健，等.超临界CO$_2$萃取麦冬挥发油的GC-MS分析[J].食品研究与开发，2017，38（7）：102-105.

吴怀墨，袁荣贤，张霞，等.猪毛蒿不同炮制方法炮制前后化学成分变化[J].安徽农业科学，2017，45（35）：111-115.

吴惠勤，张桂英，黄芳.大高良姜超临界CO$_2$萃取产物及GC-MS分析[J].分析测试学报，2001，20（增刊）：90-92.

吴惠勤，张桂英，史志强，等.超临界CO$_2$萃取姜油及其成分的GC/MS分析[J].质谱学报，2000，21（3，4）：85-86.

吴锦忠，陈体强，秦路平.太子参挥发油化学成分研究（I），天然产物研究与开发，2008，20（3）：458-460，487.

吴丽群，林菁，张增弟.不同产地黄精中挥发性成分分析与比较[J].药学研究[J].2016，35（12）：693-696，711.

吴练中.蒲黄挥发油化学成分研究[J].中草药，1993，24（8）：412.

吴林芬，杨光宇，刘巍，等.不同方法提取罗汉果化学成分的GC-MS比较分析[J].食品研究与开发，2012，33（4）：161-166.

吴蔓，刘军民，翟明.不同产地鸡血藤藤茎挥发性成分的GC-MS分析[J].中国中医药现代远程教育，2011，9（9）：149-150.

吴琴，叶冲，宋培浪，等.白鲜皮挥发油成分的SPME-GC-MS分析[J].时珍国医国药，2007，18（1）：137-139.

吴仁海，刘红彦，尹新明，等.菊花茎叶挥发油的GC-MS分析[J].河南中医学院学报，2008，（05）：26-27.

吴圣曦，赖兰香，吴国欣，等.白芥子挥发油提取工艺优化及其化学成分鉴定[J].中华中医药杂志(原中国医药学报),2010,25(5):680-682.

吴万征.辛夷挥发油成分的GC-MS分析[J].中药材，2000，23（9）：538-541.

吴乌兰，付芝，金莲.蒙药材诃子中挥发油化学成分的研究[J].内蒙古民族大学学报（自然科学版），2011，26（3）：274-275.

吴秀华，钟鸣.GC-MS法对比分析超临界CO$_2$萃取法与水蒸气蒸馏法提取佩兰挥发油化学成分的差异[J].中国药房，2009，

20（24）：1888-1889.

吴雪平，李明．天葵块根挥发油化学成分的研究[J]．安徽农业科学，2005，33（10）：1864，1866.

吴彦，张文娟，王萍娟，等．短葶山麦冬挥发油对三种烟叶仓储害虫的触杀及趋避活性研究[J]．广西烟草2015年学术年会论文集，133-144.

吴银生，李超雄，林煜，等．鹿衔草挥发油的化学成分及其对成骨细胞增殖的影响[J]．世界中西医结合杂志，2016，11（4）：492-495.

吴玉兰，丁安伟，冯有龙．荆芥及其相关药材挥发油的成分研究[J]．中草药，2000，31（12）：894-896.

吴玉梅，冯蕾．不同方法提取北沙参挥发油的GC-MS分析[J]．内蒙古中医药，2015，（5）：118.

吴知行，杨尚军，巴图仑，等．荜茇挥发油的成分分析[J]．中草药，1994，25（9）：500.

吴忠，许寅超．超临界CO_2流体萃取海南砂有效成分的研究[J]．中药材，2000，23（3）：157-158.

伍岳宗，温鸣章，肖顺昌，等．我国特有植物-木里香橼叶挥发油化学成分的研究[J]．天然产物研究与开发，1990，2（1）：32-36.

武宏伟，赵丽元，郑宜婷，等．小叶苦丁茶挥发油成分分析[J]．安徽农业科学，2012，40（12）：7097-7099.

武子敬，杜跃中，刘金刚，等．北苍术挥发油成分GC-MS分析[J]．人参研究[J]．2010，（3）：13-15.

武子敬，兰兰．牡丹皮挥发油成分分析[J]．通化师范学院学报，2011，32（10）：42-43.

武子敬．远志挥发性成分的GC-MS分析[J]．安徽农业科学，2010，38（9）：4562，4574.

郗瑞云，张海丰，张桂燕，等．不同种药材威灵仙挥发性成分研究[J]．中国现代中药，2009，11（6）：12-13.

席亚男，王英锋，郭雪清，等．枫香脂挥发性成分HS和SPME进样方式的GC-MS分析[J]．首都师范大学学报（自然科学版），2010，31（1）：36-38.

夏佳璇，卢金清，肖宇硕，等．顶空固相微萃取结合气-质联用分析谷精草及其伪品的挥发性成分[J]．中国医院药学杂志，2018，38（9）：939-941，945.

夏青松，卢金清，黎强，等．HS-SPME-GC-MS联用分析炒制前后莱菔子中挥发性成分变化[J]．中国实验方剂学杂志，2017，23（2）：57-61.

夏文斌，周瑞芳，欧桂香．橘白、橘络、橘叶、化橘红、青皮与陈皮的挥发油成分比较分析[J]．亚太传统医药，2011，7（10）：33-36.

冼继东，刘少兰，陈越，等．妃子笑荔枝果实不同组织挥发性物质的成分分析[J]．广东农业科学，2014，（9）：39-43，47.

晓华，李增春．桑椹挥发油化学成分的GC/MS分析[J]．内蒙古民族大学学报（自然科学版），2007，22（1）：32-35.

肖炳坤，杨建云，黄荣清，等．贯叶金丝桃挥发油成分的GC-MS分析[J]．中国实验方剂学杂志，2016，22（11）：64-67.

肖晶，卢卫斌，庄明蕊，等．用色质联用仪分析鉴定野马追挥发油的化学成分[J]．分析仪器，2004，（3）：21-24.

肖丽和，张箭，王红燕，等．黄芩CO_2超临界萃取物的化学成分研究[J]．中国药学杂志，2003，38（6）：471.

肖晓，许重远，杨德俊，等．鸡骨草与毛鸡骨草挥发油及脂肪酸成分的比较分析[J]．药学实践杂志，2017，35（1）：39-42.

肖雪，高映敏，许思敏，等．不同形态女贞子挥发成分的GC-MS研究[J]．中药材，2019，42（10）：2281-2284.

肖艳辉，何金明，王羽梅，光照长度对茴香植株生长及挥发油含量和组分的挥发油[J]．生态学报，2010，30（3）：1-7.

肖艳辉，何金明，王羽梅．光照长度对茴香植株生长及挥发油含量和组分的挥发油[J]．生态学报，2010，30（3）：1-7.

肖宇硕，卢金清，孟佳敏，等．瓜子金挥发油气质联用分析及其抗氧化活性[J]．中国医院药学杂志，2018，38（7）：728-731.

肖宇硕，卢金清，孟佳敏，等．气质联用法对蕲艾及不同产地艾叶中挥发油成分分析比较[J]．中国药师，2018，21（3）：404-410，425.

谢练武，戴世鲲，王广华，等．裂叶荆芥不同部位香挥发油组成研究[J]．天然产物研究与开发，2009，21（6）：976-979.

谢林伯，戴卫国，孙毅，等．气相色谱-质谱联用法分析3种方法提取的三七挥发性成分[J]．安徽中医药大学学报，2016，35（2）：83-88.

谢显珍，王玉林，潘向军，等．GC-MS分析香独活挥发油成分[J]．光谱实验室，2012，29（1）：317-319.

邢学锋，陈飞龙，罗佳波．金银花、连翘药对配伍挥发油成分的 GC-MS 分析 [J]．中药新药与临床药理，2009，358-360.

邢炎华，周蕊，高忠彦．木鳖子挥发油化学成分 GC-MS 分析 [J]．中医药通报，2016，15（4）：56-58.

邢有权，李凤芹，陈念陔．黑龙江狼毒大戟挥发油成分的研究 [J]．黑龙江大学自然科学学报，1991，8（1）：65-68.

邢有权，孙志忠，韩晓玲，等．黑龙江刺五加根和茎挥发油成分的气相色谱 - 质谱分析 [J]．黑龙江大学自然科学学报，1992，9（4）：92-96.

熊汝琴，赵峰，王锐，等．4 种天麻变型的挥发性成分分析 [J]．浙江农业科学，2014（9）：1364-1367.

熊耀坤，刘志勇，赵雯，等．GC-MS 法比较紫苏干燥前后挥发油化学成分的差异 [J]．实验室研究与探索，2018，37（10）：46-49.

熊耀坤，胡吉贤，慕泽泾，等．GC-MS 结合主成分分析比较茵陈干燥前后挥发油化学成分差异 [J]．江西中医药，2018，49（3）：64-68.

熊耀坤，刘志勇，赵雯，等．GC-MS 法比较紫苏干燥前后挥发油化学成分的差异 [J]．实验室研究与探索，2018，37（10）：46-49.

熊运海，彭小平，刘奕清，等．GC-MS 与化学计量学法结合对干姜与高良姜挥发油成分的比较分析 [J]．江苏农业科学，2015，43（5）：298-302.

熊运海，彭小平，刘奕清，等．GC-MS 与化学计量学法结合对干姜与高良姜挥发油成分的比较分析 [J]．江苏农业科学，2015，43（5）：298-302.

熊运海，王玫，余莲芳，等．丁香与桂皮挥发油混合后化学成分变化分析 [J]．食品科学，2009，30（24）：311-315.

熊运海，王玫．GC-MS 和化学计量学法对苏叶、苏梗挥发油成分的比较分析 [J]．中药材，2010，33（5）：736-741.

胥聪，龙普明，魏均娴，等．三七花挥发油的化学成分研究 [J]．华西药学杂志，1992，7（2）：79-82.

徐必达，陈康，林文津，等．麻黄超临界 CO_2 萃取物的 GC-MS 分析 [J]．中药材，2003，26（10）：722-723.

徐多多，郑炜，高阳，等．荔枝核挥发油的 GC-MS 分析 [J]．安徽农业科学，2012，40（7）：4058-4059，4062.

徐飞，吴启南，李兰，等．气质联用法分析泽泻中的挥发性成分的研究 [J]．南京中医药大学学报，2011，27（3）：277-280.

徐禾礼，余小林，胡卓炎，等．七个荔枝品种果实挥发油成分的提取与分析研究 [J]．食品与机械，2010，26（2）：23-26，39.

徐红颖，禹晓梅，梁逸曾，等．板蓝根挥发油成分的 GC/MS 分析 [J]．中国药房，2007，18（16）：1249-1250.

徐怀德，周瑶，雷霆，等．鲜黄芪和干黄芪挥发性化学成分比较分析 [J]．食品科学，2011，32（10）：171-174.

徐凯建，闫凤，顾风云，等．淫羊藿叶中挥发油成分的气相色谱 / 质谱分析 [J]．中成药，1997，19（9）：34-35.

徐礼英，张小平，蒋继宏．栝楼子挥发油的成分分析及其生物活性的初步研究 [J]．中国实验方剂学杂志，2009，15（8）：38-43.

徐鹏翔，王乃馨，李超，等．苍耳叶挥发油的 GC/MS 分析及抑菌性研究 [J]．中国食品添加剂，2017，（10）：49-53.

徐涛，杨永键，万德光．峨眉山野生威灵仙挥发油类成分分析 [J]．中华实用中西医杂志，2005，，18（7）：1046-4047.

徐兕，陶海燕，杨秀伟．西红花挥发油化学成分的 GC-MS 分析 [J]．中国现代中药，2008，10（5）：15-17，46.

徐文晖，梁倩．短莛飞蓬挥发油化学成分的研究 [J]．北方园艺，2012（28）：183-184.

徐雯雯，吴珊珊，邓利玲，等．桑叶粉和桑叶挥发油对赤拟谷盗的驱避效应及主要挥发性成分的 GS-MS 分析鉴定 [J]．中国粮油学报，2019，34（8）：110-118.

徐小娜，蒋军辉，GC-MS 联用技术分析徐长卿挥发性化学成分 [J]．南华大学学报（自然科学版），2011，25（2）：84-88.

徐小娜，蒋军辉，谢志鹏，等．气相色谱 - 质谱联用技术结合直观推导式演进特征投影法分析药对栀子 - 连翘及其单味药的挥发油成分 [J]．中国卫生检验杂志，2016，26（13）：1843-1846.

徐小娜，蒋军辉，于军晖，等．基于 GC-MS 结合 HELP 法的药对金银花 - 连翘及其单味药挥发性化学成分分析 [J]．南昌工程学院学报，2016，35（1）：6-10.

徐小娜，蒋军辉．GC-MS 联用技术分析徐长卿挥发性化学成分 [J]．南华大学学报（自然科学版），2011，25（2）：84-88.

徐晓浩，孙立伟，姜锐．林下参花挥发油化学成分及其抗肿瘤细胞增殖活性研究 [J]．北华大学学报（自然科学版），2017，18

（1）：38-42.

徐新建，宋海，朱小荣，等 . GC-MS 与直观推导式演进特征投影法分析青蒿挥发油化学成分 [J]. 精细化工，2008，25（12）：1194-1197.

徐洋洋，蔡皓，段煜，等 . GC-MS 结合 AMDIS 和保留指数法分析白术芍药散及其组方饮片中挥发油的组成 [J]. 南京中医药大学学报，2018，34（4）:409-415.

徐植灵，潘炯光，赵中振 . 辛夷挥发油的研究 [J]. 中国中药杂志，1989，14（5）：38-40.

许福泉，郭雷，郭赣林，等 . 萹蓄挥发油气相色谱 - 质谱联用分析 [J]. 时珍国医国药，2012，23（5）：1190-1191.

许慧，高新国，李磊，等 . 固相微萃取 - 气相色谱质谱法分析灯盏花中挥发油组分 [J]. 当代化工，2019，48（6）：1354-1357.

许俊洁，卢金清，屠寒，等 . HS-SPME-GC-MS 法分析五加皮、香加皮和地骨皮中挥发性成分 [J]. 中药材，2015，38（2）：330-332.

许腊英，梅静，李凯，等 . 气 - 质联用分析北柴胡炮制前后超临界二氧化碳萃取物 [J]. 中国医院药学杂志，2008，28（19）：1657-1659.

许莉，郭力，罗方利，等 . 川产叠鞘石斛挥发油化学成分的 GC-MS 分析 [J]. 成都中医药大学学报，2014，37（1）：4-6，10.

许亮，王冰，贾天柱 . 锦灯笼与兔儿伞两种药材的挥发油成分研究 [J]. 中成药，2007，29（12）:1840-1843.

许永，刘巍，张霞，等 . 桔梗浸膏挥发性成分 GC-MS 分析及在卷烟中的应用研究 [J]. 应用化工，2010，39（8）:1183-1186.

许永，向能军，王乃定 . SDE/GC-MS 分析甘草浸膏的挥发性成分 [J]. 应用化工，2009，38（11）：1683-1686.

许有瑞，顾生玖，朱开梅，等 . 椪柑幼果挥发油化学成分的 GC-MS 分析 [J]. 安徽农业科学，2010，38（16）：8410-8411.

许重远，陈振德，陈志良，等 . 金毛狗脊的化学成分研究（Ⅱ）[J]. 解放军药学学报，2000，16（2）：65-68.

薛敦渊，李兆琳，陈耀祖，等 . 阴行草中挥发油的分析 [J]. 高等学校化学学报，1986，7（10）：905-908.

薛敦渊，李兆琳，陈耀祖 . 阴行草中挥发油的分析 [J]. 高等学校化学学报，1986，7（10）：905-908.

薛娟，王立红，刘龙江，等 . 基于 GC-MS 分析不同产地麻黄挥发性成分 [J]. 中药材，2020，43（2）：359-362.

薛愧玲，唐娜娜，姬志强，等 . 有柄石韦和绒毛石韦叶的挥发油成分分析 [J]. 中国药房，2009，20（24）：1881-1884.

薛敏，乔晶晶，王倩，等 . 不同干燥方法对佩兰挥发油质量及抗菌活性的影响 [J]. 中成药，2018，40（10）：2249-2254.

薛晓丽，张心慧，孙鹏，等 . 六种长白山药用植物挥发油成分 GC-MS 分析 [J]. 中药材，2016，39（5）：1062-1066.

薛月芹，袁珂，朱美晓，等 . 不同方法提取 -GC /MS 法分析淡竹叶中的挥发油化学成分 [J]. 药物分析杂志，2009，29（6）：954-960.

闫吉昌，张宏，刘洁宇，等 . 前胡挥发油成分分析 [J]. 人参研究 [J]. 1995，（3）：34-35.

闫克玉，高远翔，李卫，等 . 满山红挥发油的分析及在卷烟中的应用 [J]. 烟草科技，2009，（7）：31-37.

闫克玉，贾玉红，李卫，等 . 款冬花挥发油的提取及其在卷烟中的应用 [J]. 烟草科技，2009，（5）：27-33.

阎博，吴芳，刘海静，等 . 陕西野生薄荷挥发油化学成分的气相色谱 - 质谱分析 [J]. 中国药业，2015，24（8）：12-14.

颜世芬，陈茂齐，段志兴 . 芥子挥发油化学成分研究 [J]. 中草药，1994，（3）：162.

羊青，晏小霞，王茂媛，等 . 不同产地姜黄挥发油的化学成分及其抗氧化活性 [J]. 中成药，2016，38（5）：1188-1191.

杨彬彬，容蓉，吕青涛，等 . GC–MS 分析不同方法提取的大黄挥发性成分 [J]. 化学分析计量，2013，22（6）：14-16.

杨超，闫庆梓，唐洁，等 . 蒲公英挥发油成分分析及其抗炎抗肿瘤活性研究 [J]. 中华中医药杂志（原中国医药学报），2018，33（7）：3106-3111.

杨翠，赵锦花 . GP-MSE/GC MS 分析夏枯草不同部位挥发性成分 [J]. 食品工业科技，2019，40（13）：180-185，192.

杨大峰，闫汝南，杨春澍 . 五个不同来源细辛挥发油气相色谱 - 质谱分析 [J]. 中国中药杂志，1997，22（7）：426-429.

杨得坡，张小莉，Jean-Pierre CHAUMONT，Joelle MILLET. 中药黄芩挥发性化学成分的研究 [J]. 中药新药与临床药理，1999，10（4）：234-236.

杨得坡，张小莉．Jean-Pierre CHAUMONT，Joelle MILLET，中药黄芩挥发性化学成分的研究 [J]. 中药新药与临床药理，1999，10（4）：234-236.

杨光明，蔡宝昌，王天山，等 . 川芎化学成分的气相 - 质谱与指纹图谱研究（Ⅰ）[J]. 西北药学杂志，2002，17（4）：147-150.

杨广成，高玉琼，刘文炜，等 . 牵牛子（黑丑）挥发油成分研究 [J]. 生物技术，2011，21（4）：74-76.

杨海霞，夏新奎，陈利军 . 槐米挥发油化学成分 GC-MS 分析 [J]. 南阳师范学院学报，2010，9（3）：38-39.

杨华，李癸，陈炳旭 . 侧柏叶挥发油的提取及成分分析 [J]. 广东农业科学，2011，（12）：89-90.

杨华，李癸，田锐，等 . 陕北野生黄花蒿挥发油化学成分分析 [J]. 广东农业科学，2009，（1）：71-72，91.

杨慧，周爱梅，夏旭，等 . 低温连续相变萃取广佛手挥发油及其组成分析 [J]. 食品工业科技，2015，36（16）：289-293.

杨健，徐植灵，潘炯光，等 . 辛夷挥发油的成分分析 [J]. 中国中药杂志，1998，23（5）：295-298.

杨金平，高玲，管仁伟，等 . 烘干对金银花挥发性成分的影响 [J]. 时珍国医国药，2016，27（4）：869-871.

杨进，汪鋆植，段和平，等 . 三峡紫皮大蒜与市售百合蒜品质的比较研究 [J]. 时珍国医国药，2009，20（3）：559-560.

杨立梅，高慧慧，张超，等 . 蒺藜炒制前后挥发性成分和脂肪油的 GC-MS 分析 [J]. 山东中医药大学学报，2016，40（6）：563-566.

杨丽芳，李晓如，和建川 . 药对白术 - 防风及其单味药中挥发油的比较分析 [J]. 广州化工，2015，43（7）：114-117.

杨柳，刘守金，胡江苗，等 . GC-MS 法检测铁皮石斛茎中挥发性成分 [J]. 中国现代中药，2013，15（5）:362-364.

杨鹿佳，李兆琪，浦帆，等 . 夏枯草挥发油组成的 GC/FT-IR 分析 [J]. 药物分析杂志，1988：8（5）：264-266.

杨敏，李菁，蔡洁，等 . 地肤子油的超临界 CO_2 萃取及 GC-MS 分析 [J]. 中药材，2003，26（7）：494.

杨敏，周围，魏玉梅 . 桃品种间香气成分的固相微萃取 - 气质联用分析 [J]. 食品科学，2008，（05）：389-392.

杨敏丽，赵彦贵 . 不同月份宁夏原州区金银花挥发油成分的分析比较 [J]. 宁夏大学学报（自然科学版），2007，28（2）：140-146，150.

杨敏丽，赵彦贵 . 宁夏银柴胡挥发性成分的分析 [J]. 青岛科技大学学报（自然科学版），2007，28（2）：113-114，128.

杨娜，李英杰，周柏松，等 . 顶空固相微萃取 - 气相色谱 - 质谱联用法检测黄芪挥发油成分 [J]. 中华中医药杂志 (原中国医药学报)，2018，33（8）：3627-3630.

杨廼嘉，刘文炜，霍昕，等 . 忍冬藤挥发性成分研究 [J]. 生物技术，2008，18（3）：53-55.

杨廼嘉，刘文炜，霍昕，等 . 天南星挥发性成分研究 [J]. 生物技术，2007，17（5）：52-54.

杨琼梁，欧阳婷，杨仁义，等 . 市售不同产地辛夷中挥发油成分分析及木兰脂素的含量测定 [J]. 湖南中医药大学学报，2016，36（10）：39-44.

杨荣平，王宾豪，励娜，等 . GC-MS 法分析大宁党参挥发油化学成分 [J]. 中国实用医药，2007，2（25）：33-34.

杨胜杰，刘明川，梁娜，等 . 黔产射干挥发油化学成分的 GC-MS 分析 [J]. 中国实验方剂学杂志，2013，19（7）：136-139.

杨仕兵，刘德铭，刘洋，等 . 青海羌活挥发油化学成分的 GC/ MS 分析 [J]. 云南大学学报（自然科学版），2006，28（S1）：237-240.

杨仕兵，刘德铭，刘洋，等 . 青海羌活挥发油化学成分的 GC/ MS 分析 [J]. 云南大学学报（自然科学版），2006，28（S1）：237-240.

杨顺利 . 正交试验优选半枝莲超临界二氧化碳萃取条件研究 [J]. 解放军药学学报，2004，20（1）：46-48.

杨卫平，杨占南，何前松，等 . GC-MS 分析不同方法提取的疏毛吴茱萸挥发性成分 [J]. 精细化工，2009，26（5）：458-463.

杨卫贤，袁铸人 . 没药挥发油成分 GC-MS 分析 [J]. 中药材，1989，12（6）：34-36.

杨小凤，仇佩虹，李永，等 . 瓯柑石油醚提取物的 GC-MS 分析 [J]. 分析试验室，2007，26（1）：85-88.

杨晓红，侯瑞瑞，赵海霞 . 鲜龙眼肉挥发性化学成分的 GC-MS 分析 [J]. 食品科学，2002，23（7）：123-125.

杨欣，李亚辉，李来来，等 . 广金钱草挥发油基于 TRP 通道的抗炎作用研究 [J]. 中草药，2019，50（1）：134-141.

杨延峰，祝爱艳，王远兴 . 南丰蜜桔挥发性成分的主成分分析 [J]. 食品科技，2017，42（04）：280-286.

杨艳芹，周国俊，储国海，等 . HS-SPME /GC-MS 结合化学计量学分析不同产地路路通中的挥发性成分 [J]. 分析测试学报，2016，35（4）：406-413.

杨烨，王祥培，徐锋，等.苦楝皮不同部位挥发油化学成分分析 [J]. 中国实验方剂学杂志，2013，19（14）：84-88.

杨莹，杜伟锋，岳显可，等.GC-MS 法分析"发汗"对续断挥发性成分的影响 [J]. 中成药，2016，38（10）：2222-2226.

杨莹，杜伟锋，岳显可，等.GC-MS 法分析"发汗"对续断挥发性成分的影响 [J]. 中成药，2016，38（10）：2222-2226.

杨友宝，宁德山.中药沉香挥发油成分分析 [J]. 湖南中医杂志，2004，20（5）：48-49.

杨元丰，皮达，刘鑫，等.《中国药典》中四个品种来源的陈皮挥发油 GC-MS 分析比较 [J]. 井冈山大学学报（自然科学版），2018，39（6）：77-81.

杨元丰，皮达，刘鑫，等.《中国药典》中四个品种来源的陈皮挥发油 GC-MS 分析比较 [J]. 井冈山大学学报（自然科学版），2018，39（6）：77-81.

杨再波，顶空萃取 - 气相色谱 - 质谱法分析马鞭草的挥发油组分 [J]. 理化检验—化学分册，2008，44（6）：514-516.

杨再波，康文艺，钟才宁，等.侧柏叶挥发油化学成分固相微萃取分析 [J]. 精细化工，2008，25（4）：342-346.

杨再波，龙成梅，钟才宁，等.固相微萃取 -GC-MS 法分析火麻仁挥发油的化学成分 [J]. 中国药房，2008，19（33）：2613-2614.

杨再波，彭黔荣，杨敏，等.同时蒸馏萃取 /GC-MS 法分析蜘蛛香挥发油的化学成分 [J]. 中国药学杂志，2006，41（1）：74-75.

杨再波，赵超.固相微萃取 / 气相色谱 / 质谱法分析蔓荆子挥发性化学成分 [J]. 河南大学学报（医学版），2006，25（3）：16-19..

杨再波，钟才宁，邓维先，等.顶空气相色谱 - 质谱法分析补骨脂挥发油化学成分 [J]. 分析试验室，2008，27（4）：87-90.

杨再波，钟才宁，孙成斌，等.固相微萃取法分析黔产覆盆子挥发油 [J]. 河南大学学报（医学版），2009，28（1）：49-52.

杨再波，钟才宁，孙成斌，等.伸筋草挥发油成分的固相微萃取分析 [J]. 中国医院药学杂志，2008，28（13）：1067-1070.

杨再波.顶空萃取 - 气相色谱 - 质谱法分析马鞭草的挥发油组分 [J]. 理化检验—化学分册，2008，44（6）：514-516.

杨占南，林俊清，余正文，等.厚朴种子挥发性物质的评价，种子，2012，31（4）：80-82.

杨占南，罗世琼，余正文，等.凹叶厚朴不同组织器官挥发性物质比较分析 [J]. 中国实验方剂学杂志，2012，18（17）：115-119.

杨占南，余正文，罗世琼，等.贵州青蒿挥发油成分研究 [J]. 时珍国医国药，2008，19（1）：255-257.

仰玲玲，吴向阳，仰榴青.野葛藤地上部分挥发油成分分析和抗氧化活性研究 [J]. 江苏农业科学，2014，42（2）：268-271.

仰玲玲，吴向阳，仰榴青.野葛藤地上部分挥发油成分分析和抗氧化活性研究 [J]. 江苏农业科学，2014，42（2）：268-271.

姚川，周成明，崔国印，等.白芷挥发油化学成分的鉴定 [J]. 中药材，1990，13（12）：34-36.

姚发业，崔兆杰，苏德民，细辛挥发油化学组成的研究 [J]. 药物分析杂志，1998，18（增刊）：133-136.

姚发业，崔兆杰，苏德民.细辛挥发油化学组成的研究 [J]. 药物分析杂志，1998，18（增刊）：133-136.

姚发业，刘廷礼，邱琴，等.母丁香挥发油化学成分的 GC-MS 研究 [J]. 中草药，2001，32（3）：203-204.

姚发业，朱文彩，邱琴，等.超临界 CO_2 流体萃取和水蒸气蒸馏法提取苏合香挥发油化学成分的研究 [J]. 中草药，2008，39（8）：1151-1153.

姚惠平，贺云彪.气质联用和多维分辨法分析独活的挥发性成分 [J]. 中医药导报，2016，22（15）：54-57.

姚育法，雷正杰，张忠义，等.超临界 CO_2 流体萃取金银花产物的化学成分研究 [J]. 中药材，2000，23（9）:545-546.

叶佳，穆青.新疆紫草脂溶性成分分析 [J]. 中药材，2009，32（10）：1553-1555.

叶鹏，周昱.琯溪蜜柚鲜花香气成分的气相色谱 / 质谱分析 [J]. 福建分析测试，2007，16（1）：4-6.

叶强，李生茂，敖慧，等.不同产地绿壳砂仁挥发油组分比较 [J]. 中成药，2014，36（5）:1033-1037.

叶青，陈宗保，陈伟华，等.红外辅助蒸馏 - 顶空固相微萃取 - 气相色谱 - 质谱快速分析干白芷挥发油 [J]. 上饶师范学院学报，2010，30（3）：45-52.

叶欣，卢金清，曹利，等.牛蒡子炒制前后挥发性成分的比较 [J]. 中药材，2017，40（7）：1586-1589.

叶欣，卢金清，曹利，等.气质联用法分析胖大海中挥发性成分 [J]. 中国医院药学杂志，2018，38（5）：491-495.

伊力亚斯·卡斯木，解成喜，熊元君，等.新疆贯叶金丝桃挥发油化学成分分析 [J].中成药，2007，29（3）：441-442.

伊勇涛，杨振民，胡军，等.不同方法提取巴戟天挥发性成分的研究 [J].安徽农业科学，2009，37（24）：11540-11541，11572.

易新萍，马君刚.新疆温郁金块根挥发油化学成分研究 [J].光谱实验室，2010，27（5）：1757-1759.

银建中，石文华，徐巧莲.槐花浸膏和芦丁的超临界 CO_2 提纯工艺研究 [J].医药工程设计，2006，27（6）：1-3.

尹海波，陈永新，韩荣春.牻牛儿苗挥发性成分 GC-MS 分析 [J].辽宁中医杂志，2009，36（11）：1963-1964.

尹慧晶，钱一帆，濮存海.均匀设计法优化荷叶超临界 CO_2 萃取工艺及萃取物 GC-MS 分析 [J].中药材，2007，30（4）：464-466.

尹莉君，王雨情，李坪，等.GC-MS 法比较分析阳春砂与艳山姜的果实挥发油成分 [J].中草药，2020，43（4）：892-897.

尹鲁生，范俊源.矮地茶挥发油化学成分的研究 [J].中草药，1989，20（10）：5-8.

于萍，崔兆杰，邱琴，等.草豆蔻挥发油化学成分的 GC/MS 研究 [J].中国现代应用药学杂志，2002，19（2）：135-137.

于万滢，张华，黄威东，等.多种气相色谱联用技术分析陕西刺五加茎挥发油的化学成分 [J].色谱，2005，23（2）：196-201.

余海清，彭克忠，何超群，等.四川甘孜州不同产地甘松药材的挥发油成分分析 [J].安徽农业科学，2019，47（20）：199-203.

余红，张小平，邓明强，等.多花黄精挥发油 GC-MS 分析及其生物活性研究 [J].中国实验方剂学杂志，2008，14（5）：4-6.

余辉，张淼，秦昆明，等.益智仁中挥发油成分的 GC-MS[J].中国实验方剂学杂志，2014，20（10）：83-86.

余建清，廖志雄，蔡小强，等.瞿麦挥发油化学成分的气相色谱 - 质谱分析 [J].中国医院药学杂志，2008，28（2）：157-158.

余建清，于怀东，邹国林.款冬花挥发油化学成分的 GC-MS 分析 [J].中国中药杂志，2005，30（15）：1216-1218.

余建清，于怀东，邹国林.墨旱莲挥发油化学成分的研究 [J].中国药学杂志，2005，40（12）:895-896.

余柳仪，陈淼芬，刘京宏，等.桑不同部位及不同成熟度桑葚挥发性成分分析 [J].湖南农业大学学报（自然科学版），2020，46（1）：63-69.

余跃东，郁建平.萝卜籽油成分研究 [J].食品科学，2005，26（8）：331-333.

余珍，丁靖垲.几种芸香科柑桔类挥发油的化学成分与香气的研究 [J].云南植物研究 [J].1996，18（4）:465-470.

俞年军，刘守金，梁益敏，等.不同产地白花前胡饮片挥发油化学成分的比较 [J].安徽中医学院学报，2007，26（1）：44-45.

禹晓梅.甘草挥发性成分的气相色谱 - 质谱联用分析 [J].安徽农业科学，2010，38（2）:735-736.

喻东.莲子心乙醇提取物的 GC-MS 分析 [J].食品研究与开发，2011，32（10）：125-127.

喻亮，陈向东，刘法锦，等.水蒸汽蒸馏与超临界 CO_2 萃取南五味子挥发油 GC-MS 分析 [J].湖南中医杂志，2007，23（4）：97-98.

喻明洁，冯伟，熊丽蓉，等.西南地区野菊花挥发油主要成分和抗菌活性研究 [J].中南药学，2019，17（11）：1819-1824.

贠亚波，杨春雨，郭凤倩，等.姜炙法对寒凉性药挥发油含量及组分的影响 [J].中医药信息，2019，36（1）：11-16.

袁久荣，容蓉，王玉堂.川芎饮片挥发油化学成分的研究 [J].中国药学杂志，1999，34（6）：406.

袁文杰，曾伟成.干地黄挥发油 GC-MS 测定 [J].中药材，1999，22（11）：577.

袁文娟，高文分.不同产地莪术挥发油气相色谱 - 质谱联用分析 [J].中国药师，2011，14（11）：1578-1581.

原思通，张保献，黄红生.气质联用法分析炮制对芫花挥发油的影响 [J].中国中药杂志，1993，18（10）：595-597，638.

原思通，张保献，夏坤.气质联用法分析芫花挥发油模拟醋制前后的变化 [J].中国中药杂志，1995，20（11）：668-669.

韵海霞，陈志.青海产暗紫贝母化学成分的气相色谱 - 质谱联用分析 [J].时珍国医国药，2010，21（5）：1057-1058.

战琨友，董灿兴，徐坤.生姜挥发油、浸膏和油树脂的提取及成分分析 [J].精细化工，2009，26（7）：685-590.

张斌，刘超.交互移动窗口因子法比较分析羌活葛根挥发油成分 [J].科技资讯，2010，（30）：201-202.

张斌，刘超.交互移动窗口因子法比较分析羌活葛根挥发油成分 [J].科技资讯，2010，（30）：201-202.

张丙生，干树槐，宋根萍，等.大黄挥发油化学成分的研究 [J].中草药，1992，23（8）：165-166.

张博，韩禄，唐一梅，等.GC-MS 法分析柴胡、辛夷及配伍药对挥发油成分 [J].化学工程师，2018，（12）：72-75.

张博文，叶耀辉，史毅，等．超声提取柴胡挥发油工艺及其 GC-MS 分析 [J]. 中药材，2018，41（3）：665-669.

张成江，娄方明，谢增琨．不同方法提取的枸杞子挥发油化学成分的研究 [J]. 遵义医学院学报，2011，34（2）：117-122.

张道英，程庚金生，彭金年，等．顶空进样与水蒸气蒸馏 GC-MS 法分析杠板归中挥发性成分 [J]. 基因组学与应用生物学，2017，（4）：无页码．

张恩让，任媛媛，胡华群，等．6 个品种辣椒干的挥发性成分比较研究 [J]. 种子，2009，28（10）：88-90.

张峰，李艳明，原玲芳，等．苦楝叶中挥发油成分及抑菌作用研究 [J]. 安徽农业科学，2009，37（27）：13097-13098，13100.

张凤杰，陈功锡，刘祝祥．湘西产黄花蒿挥发性成分分析 [J]. 中草药，2010，33（11）：17431748.

张福维，回瑞华，侯冬岩．半枝莲挥发性化学成分分析 [J]. 质谱学报，2009，30（3）：175-178.

张富昌，赵文军，刘明灯，等．新疆雪莲的超临界萃取及气相色谱 - 质谱分析 [J]. 时珍国医国药，2007，18（8）：1821-1823.

张根荣，胡静，丁斐，等．肉豆蔻挥发性成分的气相色谱 / 质谱分析 [J]. 时珍国医国药，2016，27（11）：2596-2598.

张冠东，郝旭亮，赵晶晶，等．不同产地及种属罗布麻叶挥发油的 GC-MS 成分分析 [J]. 中国现代应用药学杂志，2009，26（3）：207-210.

张桂芝，李翠．莪术挥发油的气相色谱 - 质谱分析 [J]. 时珍国医国药，2007，（05）．1126-1128.

张桂芝，朱芮溪．GC-MS 分析运脾糖浆组方药材中的挥发油成分 [J]. 现代中药研究与实践，2012，26（6）：54-56.

张国彬，薛敦渊，李兆琳，等．杭白芷挥发油化学成分研究 [J]. 兰州大学学报（自然科学版），1989，25（3）：159-160.

张海，陈珍娥，付实烘．GC-MS 法对茜草藤挥发油化学成分的分析 [J]. 广州化工，2016，44（22）：68-70.

张海方，许化溪．半枝莲超临界 CO_2 萃取物化学成分分析及其体外抗肿瘤作用，山东医药，2010，50（47）：47-48.

张海丰，郗瑞云，张宏桂，等．东北铁线莲根与茎叶化学成分的 GC-MS 比较分析 [J]. 中医研究 [J]. 2008，21（3）：22-24.

张海松，岳宣峰，张志琪．猫爪草挥发油的提取及其化学成分的 GC-MS 分析 [J]. 中国中药杂志，2006，31（7）：609-611.

张合川，徐如彦．大枣挥发油的提取分析及其在烟草中应用研究 [J]. 轻工科技，2013，（12）：17-18.

张建逵，高睿，康廷国，等．西洋参鲜品与干品蛋白质、维生素 C、维生素 E、挥发油成分及超氧化物歧化酶活性的比较 [J]. 中国实验方剂学杂志，2013，19（8）：102-106.

张捷莉，车奋勇，李学成，等．玉环柚果肉中挥发性成分的 GC-MS 分析 [J]. 食品科学，2008，29（9）：494-495.

张捷莉，何方奕，李铁纯，等．千山核桃叶中挥发油成份分析 [J]. 辽宁大学学报（自然科学版），1998，25（2）：135-138.

张金渝，王元忠，赵振玲，等．气相色谱 - 质谱联用分析不同产地云当归挥发油化学成分 [J]. 安徽农业科学，2009，37（26）：12538-12539，1256.

张静，周小婷，胡立盼，等．SPME-GC-MS 测定不同品种牡丹花挥发性物质成分分析 [J]. 西北林学院学报，2013，28（4）：136-143.

张菊珍，刘永清，钱仁渊．女贞子挥发油成份分析 [J]. 南京化工学院学报，1993，15（4）：77-79.

张举成，郭亚力，田茂军，等．黄藤挥发性成分的 GC/MS 分析 [J]. 云南化工，2006，33（1）：41-43.

张举成，苏一兰，闵勇，等．中药黄藤的微波萃取和成分研究 [J]. 红河学院学报，2006，4（5）：1-4.

张娟娟，尹震花，陈林，等．桃花脂溶性成分分析 [J]. 河南大学学报（医学版），2019，38（3）：158-160.

张军，王亮，石典花，等．4 种不同药材来源郁金饮片中挥发油成分的 GC-MS 分析 [J]. 中国实验方剂学杂志，2017，23（13）：1-7.

张军，王亮，石典花，等．4 种不同药材来源郁金饮片中挥发油成分的 GC-MS 分析 [J]. 中国实验方剂学杂志，2017，23（13）：1-7.

张军安，陈波．顶空固相微萃取 - 气质联用分析酸枣仁挥发性成分 [J]. 中药材，2012，35（2）：235-240.

张峻松，王花俊，谭宏祥，等．对川芎超临界 CO_2 提取物化学组分的研究 [J]. 香精香料香化妆品，2007，（1）：4-6.

张兰胜，董光平，刘光明．密蒙花挥发油化学成分的研究 [J]. 安徽农业科学，2010，38（9）：4585-4586.

张兰胜，董光平，刘光明．云南、四川两产地菖蒲挥发油的化学成分分析 [J]. 中国药房，2010，21（23）：2153-2155.

张力，包玉敏，杨利青，等．草豆蔻化学成分的 GC/MS 研究 [J]. 内蒙古民族大学学报（自然科学版），2006，21（5）：502-504.

张立坚，蔡春，王秀季．橘红珠、橘红及化橘红挥发油成分的比较 [J]. 广东医学院学报，2006，24（4）：344-345.

张丽华，杨生婷，徐怀德，等 . 枇杷花香气成分固相微萃取 GC-MS 分析研究 [J]. 食品科技，2008，（3）：108-110.

张琳，张青，田景奎 . 白头翁挥发油化学成分研究 [J]. 中国现代应用药学杂志，2006，23（2）：109-111.

张凌，许怀远，刘隆洪，等 . 遂川产西芎藁本挥发油气相色谱指纹图谱研究 [J]. 中草药，2007，38（3）：439-442.

张明，曹佩雪，周美，等 . SPME-GC-MS 法比较野生和栽培铁皮石斛的挥发性成分 [J]. 信阳师范学院学报：自然科学版，2015，28（2）：239-243.

张明，黄玉林，宋菲，等 . SPME-GC/MS 联合分析槟榔花香气成分 [J]. 热带作物学报，2014，35（6）：1244-1249.

张沐新，刘昕，姜东莉，等 . 玉竹挥发油成分的 GC-MS 分析 [J]. 特产研究 [J].2008，（4）：56-57，60.

张沛 . 月季花挥发油的 GC- MS 分析 [J]. 北方药学，2018，15（11）：3，2.

张鹏云，李蓉，陈丽斯，等 . 顶空固相微萃取 - 气质联用法结合自动解卷积技术分析葛根中的挥发性成分 [J]. 食品科学，2019，40（12）：220-225.

张鹏云，李蓉，卢俊文，等 . 顶空 - 固相微萃取法与水蒸气蒸馏法提取沙棘挥发油组分的比较研究 [J]. 分析测试学报，2019，38（6）：699-705.

张倩芝，蔡明招，卢志毅 . 高良姜与大高良姜挥发油中活性物质的比较 [J]. 中草药，2006，37（8）：1151-1152.

张强，李章万，杭白芷挥发油成分的 GC-MS 分析 [J]. 中药材，1997，20（1）：28-30.

张强，李章万 . 杭白芷挥发油成分的 GC-MS 分析 [J]. 中药材，1997，20（1）：28-30.

张庆勇，两种四川花椒油的成分分析 [J]. 香料香精化妆品，1996，（3）：9-12.

张庆勇 . 两种四川花椒油的成分分析 [J]. 香料香精化妆品，1996，（3）：9-12.

张润芝，关小丽，刘飞，等 . 昆明产石菖蒲根和叶挥发油的化学成分分析 [J]. 中成药，2012，34（5）：976-979.

张少梅，莫鉴玲，王恒山，等 . 广西巴豆叶挥发油的 GC-MS 分析 [J]. 广西师范大学学报：自然科学版，2008，26（2）：53-55.

张世洋，王晶，盛永成，等 . 六种不同产区白芷药材挥发性成分比较分析 [J]. 保鲜与加工，2019，19（4）：176-183.

张思巨，张淑运 . 常用中药锁阳的挥发性成分研究 [J]. 中国中药杂志，1990，15（2）：39-41.

张婷婷，陈晓珍，罗应刚 . 禹白附生品和制品挥发油成分及稳定性，中国中药杂志，2011，36（10）：1337-1341.

张维玲，杨悦武，孙艳，等 . 人参挥发油化学成分比较研究 [J]. 中药材，2019，42（4）：813-817.

张伟，卢引，顾雪竹，等 . 地锦草挥发性成分的 HS-SPME-GC-MS 分析 [J]. 中国实验方剂学杂志，2012，18（21）：66-68.

张伟，张娟娟，尹震花，等 . HS-SPMF-GC-MS 法检测并鉴定胡椒叶和果实中的挥发性成分 [J]. 中国药房，2017，28（6）：820-822.

张伟，张娟娟，尹震花，等 . HS-SPME-GC-MS 法快速检测积雪草挥发性成分 [J]. 中国药房，2016，27（33）：4710-4711.

张晓凤，高南南，刘红玉，等 . 吴茱萸炮制前后挥发油成分及毒性的比较研究 [J]. 解放军药学学报，2011，27（3）：229-232.

张晓珊，陈图峰，张海丹，等 . 顶空固相微萃取 - 气相色谱 - 质谱联用法分析松花粉挥发性成分 [J]. 中药材，2007，30（12）：1521-1525.

张肖宁，孙妍，曹飞 . 刺五加叶挥发性化学成分的提取与气相色谱 - 质谱分析 [J]. 中国新药杂志，2011，20（10）：936-939.

张欣，王爱武，宿廷敏，等 . 莱菔子生制品挥发性成分 GC-MS 分析 [J]. 中成药，2008，30（1）：96-98.

张星贤，孙晓东，杨轲，等 . 十八种清热中药特征性挥发性成分分析 [J]. 中国实验方剂学杂志，2019，25（16）：111-119.

张雅男，李百美，杨春娟，等 . GC- MS 联用法分析半边莲挥发油的化学成分 [J]. 化学工程师，2018，（9）:27-29.

张雅琪，曾志，谭丽贤，等 . 浙江产石菖蒲的挥发性成分研究 [J]. 华南师范大学学报（自然科学版），2011，（2）：87-90.

张亚敏，林文津，徐榕青 . 泽泻超临界 CO_2 萃取物化学成分气质联用分析 [J]. 中药材，2009，32（11）：1700-1702.

张延妮，岳宣峰，王喆之 . 水菖蒲挥发油化学成分的 GC-MS 分析 [J]. 中成药，2007，29（1）：124-126.

张艳焱，王祥培，廖海浪，等 . 鲜干槐枝中挥发油化学成分的比较 [J]. 贵州农业科学，2014，42（4）：186-189.

张翼，张硕，谭永红，等 . 4 种不同方法提取苍术挥发油的比较研究 [J]. 西南国防医药，2018，28（3）：201-204.

张银华，熊秀芳，徐盈 . 湖北栀子花挥发油的 GC/MS 分析 [J]. 武汉植物学研究 [J].1999，17（1）:61-63.

张迎春，陈畅，李韶菁，等 . 藁本、辽藁本和新疆藁本挥发油化学成分分析及其血管活性观察，中国实验方剂学杂志，2011，

17（14）：159-164.

张永明，黄亚非，陶玲，等.不同产地野菊花挥发油化学成分比较研究 [J]. 中国中药杂志，2002，27（4）：265-267.

张永明，陶玲，黄际薇.茵陈挥发油的超临界 CO_2 萃取法与水蒸气蒸馏法提取的比较 [J]. 分析测试学报，2003，22（2）：84-86.

张勇，吴焕.管花肉苁蓉挥发油化学成分的研究 [J]. 中成药，1993，（2）：28.

张裕强，郭立玮，刘史佳，等.不同方法提取苈芨挥发油的 GC/MS 分析 [J]. 质谱学报，2008，29（4）：231-236.

张元媛，贾晓妮，曹永翔，等.黄蜀葵花化学成分研究 [J]. 西北药学杂志，2008，23（2）：80-82.

张远志.乙醇提取法与树脂吸附法提取柚子花香气成分的对比研究 [J]. 饮料工业，2017，20（3）：12-16.

张媛，王喆之.火麻仁挥发油的化学成分研究 [J]. 天然产物研究与开发，2009，21：259-262.

张赟彬，缪存铅，崔俭杰.吹扫 / 捕集 - 热脱附气质联用法对荷叶挥发油成分的对比分析 [J]. 化学学报，2009，67（20）：2368-2374.

张云峰，魏东，张学武，等.小决明挥发油的提取及其化学成分的 GC-MS 分析 [J]. 化学与生物工程，2007，24（5）：70-74.

张云霞，杨建兴.红枣挥发油的提取及检测分析 [J]. 江苏调味副食品，2019，（3）:37-40.

张韵慧，冯靖，晋兴华，等.枫香叶挥发油化学成分的 GC-MS 分析 [J]. 中国实验方剂学杂志，2012，18（22）：81-83.

张笮晦，钱信怡，黄广智，等.不同生长环境和生长年限肉桂的出油率、挥发油成分及抑菌活性研究 [J]. 中草药，2019，50（12）：2990-2996.

张知侠，杨亚婷，张兴.茵陈挥发油成分的 GC-MS 分析 [J]. 咸阳师范学院学报，2006，（06）：25-26，40.

张忠义，雷正杰，姚育法，等.连翘超临界 CO_2 萃取物化学成分分析 [J]. 中药材，1999，22（12）：635-636.

张忠义，王鹏，雷正杰，等.超临界 CO_2 萃取 - 分子蒸馏对白术挥发油的提取分离和 GC-MS 分析 [J]. 分析测试学报，2003，22（4）：61-64.

章家立，金星，汪洪武，等.药对款冬花、紫菀及其单味药中挥发油的 GC-MS 分析 [J]. 精细化工，2012，29（3）：254-257.

章俊如，夏伦祝，汪永忠，等.超临界 CO_2 流体萃取远志脂溶性成分的 GC-MS 分析 [J]. 安徽医药，2011，15（6）：697-698.

赵爱红，杨鑫宝，杨秀伟，等.兴安白芷的挥发油成分分析 [J]. 药物分析杂志，2012，32（5）：763-768.

赵爱红，杨秀伟，杨鑫宝，等.祁白芷挥发油成分的 GC-MS 分析 [J]. 中国中药杂志，2011，36（5）：603-607.

赵超，杨再波，肖利强，等.固相微萃取技术 / 气相色谱 / 质谱分析水菖蒲挥发性化学成分 [J]. 中华中医药杂志(原中国医药学报)，2009，24（4）：464-467.

赵富春，曾志，刘雪英，等.没药挥发性化学成分的研究 [J]. 华南师范大学学报（自然科学版），2006，（1）：69-74.

赵富春，廖双泉，梁志群，等.蛇床子挥发性成分的 GC/MS 分析 [J]. 质谱学报，2008，29（6）：361-366.

赵海誉，王秀坤，陆景珊.北葶苈子中挥发油及脂肪油类成分的研究 [J]. 中草药，2005，36（6）：827-828.

赵红，宋爱华，赵余庆.椒目超临界提取物中挥发性成分的气相色谱 - 质谱分析 [J]. 中草药，2009，40（9）：1382-1383.

赵宏冰，王志辉，何芳，等.姜不同炮制品的挥发油成分 GC-MS 分析 [J]. 中药材，2015，38（4）：723-726.

赵金凯，康显杰，应泽茜，等.通过 GC-MS 比较乌药直根与块根中挥发油化学组成 [J]. 中华中医药杂志（原中国医药学报），2020，35（1）：408-410.

赵进，孙晔，田丽娟.不同产地黄花蒿挥发油成分的 GC-MS 研究 [J]. 陕西中医学院学报，2009，32（5）：72-74.

赵雷蕾，张亚峰，吴珺玮，等.星点设计 - 响应面法优化超临界 CO_2 萃取苹澄茄挥发油工艺，中国药师，2017，20（7）：1177-1181.

赵丽娟，张捷莉，李铁纯，等.海南地区白胡椒挥发油成分的研究 [J]. 鞍山钢铁学院学报，2001，24（4）：245-247.

赵丽娟，张捷莉，李学成.木蝴蝶挥发性化学成分的气相色谱 - 质谱分析 [J]. 食品科技，2006，（8）:252-254.

赵明，杨声，孙永军，等.气相色谱 - 质谱技术测定分析当归干燥根挥发油的化学成分 [J]. 化学世界，2018，59（4）：231-234.

赵谋明，刘晓丽，崔春，等.超临界 CO_2 萃取余甘子挥发油成分及挥发油抑菌活性 [J]. 华南理工大学学报（自然科学版），2007，35（12）：116-120.

赵欧, 关四维, 韦万丽 . 贵州不同地区山苍子根部挥发油的 GC-MS 分析 [J]. 湖北农业科学, 2015, 54 (4) : 950-952.

赵欧, 周建威, 班大明 . 山鸡椒不同部位挥发油化学成分的 GC/MS 分析 [J]. 中药材, 2010, 33 (9) : 1417-1419.

赵荣飞, 刘和, 张来, 等 . 黔竹节参与鄂竹节参挥发油成分研究 [J]. 北方园艺, 2010, (7) :181-184.

赵淑平, 丛浦珠, 权丽辉, 等 . 小茴香挥发油的成分 [J]. 植物学报, 1991, 33 (1) : 82-84.

赵甜甜, 董怡, 赵谋明 . 光果甘草叶、根中挥发性成分气相色谱 - 质谱法分析 [J]. 食品工业科技, 2013, 34 (22) : 96-99.

赵夏博, 梅文莉, 龚明福, 等 . 降香挥发油的化学成分及抗菌活性研究 [J]. 广东农业科学, 2012, (3) : 95-99.

赵小艳, 吕武清, 刘朋 . 个青皮和四花青皮挥发油成分的比较 [J]. 中国现代医生, 2008, 46 (21) : 66-67.

赵艳艳, 房志坚 . 一种新的人工结香沉香挥发油成分 GC-MS 分析 [J]. 中药材, 2013, 36 (6) : 929-933.

赵怡, 邱琴, 张国英, 等 . 桂产、滇产草果挥发油化学成分的研究 [J]. 中草药, 2004, 35 (1) : 1225-1227.

赵英永, 戴云, 崔秀明, 等 . 草乌中挥发油化学成分的研究 [J]. 中成药, 2007, 29 (4) : 588-590.

赵莹, 李平亚, 刘金平 . 仙鹤草挥发油化学成分的研究 [J]. 中国药学杂志, 2001, 36 (10) : 672.

赵勇, 陈业高, 赵焱 . 灯盏细辛挥发油化学成分的研究 [J]. 云南化工, 2004, 31 (5) : 21-22.

赵玉兰, 张桂芝, 王忠慧 . 片姜黄饮片挥发油的气相色谱 - 质谱联用分析 [J]. 亚太传统医药, 2009, 5 (9) : 33-35.

赵长胜, 郭树科, 张小东, 等 . 五加皮挥发油的气相色谱 - 质谱联用分析 [J]. 中国药物经济学, 2013, (1) : 28-30.

赵朕雄, 冯茹, 符洁, 等 . GC-MS 联用法分析不同产地白芍和赤芍挥发油成分 [J]. 药物分析杂志, 2015, 35 (4) -726.

赵志峰, 雷鸣, 雷绍荣, 等 . 两种四川花椒挥发油的成分分析 [J]. 中国调味品, 2004, (10) : 39-42.

郑君成, 高兆建, 刘辉, 等 . 姜油树脂的超临界 CO_2 萃取及其抗氧化性研究 [J]. 食品科学, 2009, 30 (18) : 163-167.

郑立辉, 王鹏君, 李伟, 等 . 白芷挥发油 GC/MS 解析及清除亚硝酸钠作用研究 [J]. 中国粮油学报, 2014, 29 (11) : 60-64.

郑伟颖, 俞志刚, 陈延辉, 等 . HS-SPME /GC-MS 法分析 5 个不同品种芍药花挥发性成分 [J]. 化学研究与应用 [J]. 2016, 28 (3) : 355-359.

郑晓媚, 汤庆发, 马钦海, 等 . GC-MS 法分析超微粉碎对白术挥发油成分的影响 [J]. 中药新药与临床药理, 2015, 26 (6) : 822-824, 844.

郑勇凤, 汪蕾, 赵思蕾, 等 . 应用自动质谱退卷积定性系统 (AMDIS) 和保留指数分析 3 种不同基原莪术的挥发油成分差异 [J]. 中国中药杂志, 2016, 41 (2) : 257-263.

郑友兰, 张崇禧, 李向高, 等 . 国产西洋参与进口西洋参的比较研究一西洋参中挥发油成分的分析 [J]. 药学学报, 1989, 24 (2) : 118-121.

植中强, 李红缨, 覃亮 . 芡实不同部位挥发性成分的 GC- MS 分析 [J]. 食品研究与开发, 2015, 36 (16) : 132-133.

钟昌勇, 梁忠云, 陈海燕, 等 . 广西山苍子叶挥发油成分 GC-MS 分析 [J]. 天然产物研究与开发, 2009, 21: 346-348.

钟可, 王文全, 靳凤云, 等 . 西陵知母药材挥发性成分 GC-MS 分析 [J]. 中华中医药学刊, 2013, 31 (4) : 740-742.

钟灵允, 曾佳恒, 刘巧, 等 . 野菊花挥发油组成分析及其抗菌活性研究 [J]. 成都大学学报 (自然科学版) , 2018, 37 (4) : 373-376.

钟凌云, 龚千锋, 祝娟, 等 . 气 - 质联用分析比较麻黄及其炮制品中挥发性成分 [J]. 中国药学, 2010, 19 (1) : 67-73.

钟凌云, 张淑洁, 龚千锋, 等 . 生姜、干姜炮制对厚朴挥发性成分影响比较 [J]. 中国实验方剂学杂志, 2015, 21 (20) : 49-54.

周本杰, 张忠义, 石勇, 等 . 超临界 CO_2 流体萃取与分子蒸馏联用技术提取分离川芎挥发性成分及其 GC/MS 分析 [J]. 第一军医大学学报, 2002, 22 (7) : 652-653.

周春玲, 孔令锋 . GC-MS 分析罗布麻叶挥发油的化学成分 [J]. 中成药, 2011, 33 (2) : 338-340.

周大鹏, 王金梅, 尹震花, 等 . HS-SPME-GC-MS 分析槟榔果皮和种子的挥发性成分 [J]. 天然产物研究与开发, 2012, 24 (12) : 1782-1786.

周继斌, 翁水旺, 范明, 等 . 乌药块根及根、茎挥发油成分测定 [J]. 中国野生植物资源, 2000, 19 (3) : 45-47.

周剑, 李祥, 武露凌 . 四物汤组方前后脂溶性化学成分的 GC/MS 分析 [J]. 现代中药研究与实践, 2008, 22 (3) : 35-38.

周劲帆，覃富景，冯洁，等.二氧化碳超临界流体萃取两面针根挥发油成分的气相色谱-质谱分析[J].中国药业，2012，21（11）：5-6.

周静媛，徐世涛，姚响，等.不同产地菊苣浸膏挥发性成分对比分析及其在卷烟中的应用[J].湖北农业科学，2018，57（3）：103-106，封三.

周力，黎明，李凤，等.猪牙皂挥发性成分GC-MS分析[J].中国实验方剂学杂志，2013，19（24）：156-159.

周玲，范欣生，唐于平，等.气相色谱-质谱联用分析三拗汤加味及其组方药材挥发性成分[J].中国医科大学学报，2008，39（6）：515-518.

周玲，唐于平，吴德康，等.五拗汤及其组方药材挥发油GC-MS比较分析[J].中国中药杂志，2009，34（10）：1245-1250.

周凌波.金钱草挥发性化学成分分析[J].广西科学院学报，2010，26（3）：221-222.

周露，谢文申，江明.2种云南主要食用姜的挥发性成分研究[J].安徽农业科学，2016，44（24）：95-97，146.

周能，周振，梁逸曾，等.化学计量学方法用于甘草和芫花及其药对的挥发性成分分析[J].中国药房，2012，23（43）：4078-4081.

周倩，王亮，戴衍朋，等.基于GC-MS分析蜜炙对甘草中挥发性成分的影响[J].中国实验方剂学杂志，2017，23（17）：87-90.

周卿，付娟利.黔产山香草挥发油化学成分的GC-MS分析[J].光谱实验室，2012，29（4）：2256-2260.

周日宝，吴佳，童巧珍，等.不同提取方法中白术挥发油成分的比较研究[J].中药材，2008，31（2）：229-232.

周涛，邱红汉.HS-SPME-GC-MS分析炮制前后苍耳子挥发性成分[J].中国药师，2017，20（2）：235-237，241.

周天，郭继勋，胡勇军，等.吉林西部黄蒿挥发油成分分析[J].吉林农业大学学报，2006，28（1）：54-56.

周围，魏玉梅，杨敏，等.甘肃主栽杏果实品种间香气成分的固相微萃取-气质联用分析[J].分析试验室，2008，27（8）：40-44.

周维书，高艳玲，周震.香菊挥发油成分的质谱分析[J].中成药，1998，20（2）：34-35.

周欣，李章万，王道平，等.姜科姜黄属植物有效成分的研究[J].分析测试学报，2004，23（6）：53-56.

周欣，梁光义，沈万雁，等.不同产地莪术挥发油的研究[J].华西药学杂志，2002，17（3）：201-203.

周欣，莫彬彬，赵超，等.野菊花二氧化碳超临界萃取物的化学成分研究[J].中国药学杂志，2002，37（3）：170-172.

周漩，郭晓玲，冯毅凡.不同产地高良姜挥发油化学成分的研究[J].中草药，2006，37（1）：33-34.

周严严，巩丽丽，孙国明，等.水蒸气蒸馏与顶空进样GC-MS分析北柴胡挥发性成分[J].食品与药品，2013，15（5）：332-334.

周意，卢金清，陈尊岱，等.金钱草和广金钱草挥发性成分分析[J].中国现代中药，2018，20（12）：1499-1503.

周意，卢金清，崔露，等.土茯苓及其混淆品挥发性成分分析[J].中国药师，2018，21（10）：1865-1867.

周意，卢金清，孟佳敏，等.白蔹生品及其炮炙品挥发性成分对比研究[J].中国现代中药，2018，20（4）：469-472.

周正辉，焦连庆，于敏，等.锦灯笼根茎挥发油化学成分GC-MS分析[J].特产研究[J].2012，（1）：69-71.

周忠波，白红进，罗锋.红柳花氯仿层提取物化学成分的研究[J].时珍国医国药，2007，18（2）：309-311.

周子晔，林观样，林迦勒，等.浙产连钱草挥发油化学成分的分析[J].中国现代应用药学，2011，28（8）：737-739.

朱翠英，付喜玲，李玲，等.2个设施油桃新品种糖酸组分及香气成分研究[J].山东农业大学学报（自然科学版），2015，46（05）：641-647.

朱凤妹，杜彬，李军，等.利用GC-MS技术分析三棱挥发油化学成分[J].天然产物研究与开发，2010，22：253-256.

朱凤妹，李军，高海生，等.气相色谱-质谱法分析沙苑子挥发油化学成分[J].河北科技师范学院学报，2009，23（3）：37-39.

朱化雨，宋兴良，孙爱德.蛇床子超临界CO_2萃取成分GC-MS分析[J].临沂师范学院学报，2006，28（6）：49-55.

朱立俏，盛华刚.白芷挥发性成分的GC-MS分析[J].广州化工，2012，40（23）：103-104，119.

朱立俏，盛华刚.川芎挥发性成分GC-MS分析[J].山东中医药大学学报，2013，37（2）：164-165.

朱丽, 武艳桃, 叶欣, 等. 顶空固相微萃取-气质联用技术分析白前及其炮制品挥发性成分 [J]. 中国医院药学杂志, 2018, 38 (2): 152-156.

朱丽, 张倬, 卢金清. HS-SPME-GC-MS 分析蛇床子与其伪品的挥发性成分 [J]. 中国药师, 2019, 22 (9): 1649-1651, 1678.

朱祥英, 王丽丽, 潘再法, 等. HS-SPME-GC/MS 法分析金银花-连翘药对挥发性成分 [J]. 浙江工业大学学报, 2011, 39 (5): 501-507, 519.

朱欣婷, 丁丽娜, 刘云, 等. 荷叶普通粉与超微粉挥发油化学成分的对比研究 [J]. 广东农业科学, 2012, (15): 120-123.

朱缨, 谈如蓝, 吴芝园. 豆蔻果实挥发油成分研究 [J]. 亚太传统医药, 2018, 14 (5): 71-73.

朱永新, 刘林喆, 王维, 等. 麦冬挥发油化学成份的研究 [J]. 药物分析杂志, 1991, 11 (1): 21-23.

竺平晖, 陈爱萍. GC-MS 法对湖南产玉竹挥发油成分的分析研究 [J]. 中草药, 2010, 41 (8): 1264-1265.

祝洪艳, 张琪, 夏从立, 等. 千金子油理化性质及其脂肪酸和挥发油成分分析 [J]. 分子科学学报, 2009, 25 (2): 90-94.

祝婧, 袁恩, 陈香玲, 等. 江西特色炮制工艺对升麻挥发性成分的影响 [J]. 中国实验方剂学杂志, 2019, 25 (21): 95-105.

卓志航, 杨伟, 徐丹萍, 等. 云斑天牛寄主核桃树皮及树叶的挥发性成分 [J]. 西北农林科技大学学报(自然科学版), 201, 44 (05): 205-214.

邹晖, 王伟英, 戴艺民, 等. GC-MS 法比较分析铁皮石斛原球茎和花的挥发性成分 [J]. 福建农业科技, 2019, (9): 50-56.

邹小兴, 黄璐琦, 郭兰萍, 等. 鄂西苍术挥发油成分 GC-MS 分析 [J]. 中药材, 2009, 32 (9): 1404-1406.

邹耀洪, 王林样. 薏苡仁挥发物质化学成分的研究 [J]. 林产化工通讯, 1992, (5): 16-18.

左定财, 范会, 刘婉颐, 等. 基于固相微萃取-气质联用分析贵州黄连的挥发性成分 [J]. 贵州农业科学, 2017, 45 (3): 101-103.